现代实用口腔医学

XIANDAI SHIYONG KOUQIANG YIXUE

王玮 主编

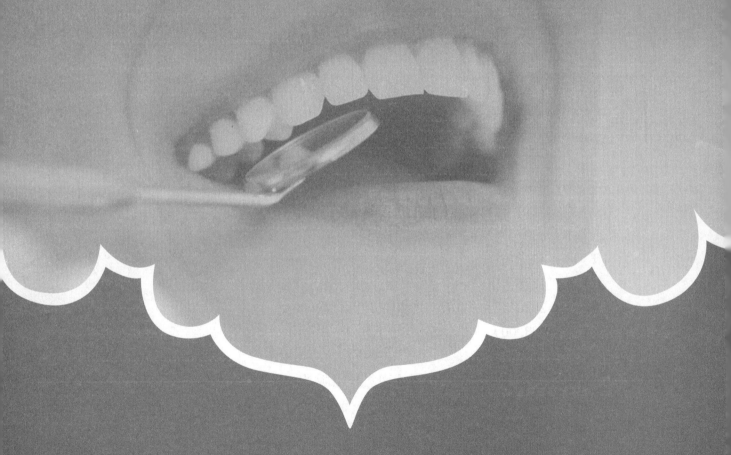

云南出版集团公司

云南科技出版社

图书在版编目（ＣＩＰ）数据

现代实用口腔医学 / 王玮主编. -- 昆明 ： 云南科
技出版社，2018.3
ISBN 978-7-5587-1250-0

Ⅰ．①现… Ⅱ．①王… Ⅲ．①口腔科学 Ⅳ．①R78

中国版本图书馆CIP数据核字(2018)第063015号

现代实用口腔医学

王　玮　主编

责任编辑：王建明　蒋朋美
责任校对：张舒园
责任印制：蒋丽芬
装帧设计：庞甜甜

书　　号：978-7-5587-1250-0
印　　刷：廊坊市海涛印刷有限公司
开　　本：889mm×1194mm　　1/16
印　　张：43
字　　数：1376千字
版　　次：2020年7月第1版　2020年7月第1次印刷
定　　价：198.00元

出版发行：云南出版集团公司云南科技出版社
地址：昆明市环城西路609号
网址：http://www.ynkjph.com/
电话：0871-64190889

前　言

　　口腔医学是一门发展迅速的专业学科,随着新理论、新技术、新材料、新方法、新器械的不断涌现,使得口腔医学得以迅速发展。近年来,随着人民生活水平的提高和对口腔保健意识的增强,人们对口腔医师的专业需求也越来越高,因此,作为口腔临床医师而言,及时更新自己的专业知识并与其他临床医师交流经验,不仅可以巩固自己的医学理论知识,还可以提高自身的临床诊治水平。鉴于此,特组织了一批临床经验丰富的口腔医师编写了《现代实用口腔医学》一书。

　　本书内容主要涵盖了龋病、牙体硬组织非龋性疾病、牙髓病和根尖周病、牙周病、口腔颌面部感染、口腔颌面部良性肿瘤及瘤样病变、口腔颌面部恶性肿瘤、口腔修复、口腔正畸等内容。本书结构严谨、层次分明、内容新颖、专业度高、实用性强,是一本具有一定参考价值的口腔医学类书籍。

　　本书在编撰过程中,各位编者都付出了巨大的努力,对稿件进行了多次认真的修改,但由于编写经验不足,加之编写时间有限,书中恐存在疏漏或不足之处,敬请广大读者不吝赐教,以期再版时完善。

目　　录

第一章　口腔常规检查

一、口腔检查的意义

正确的治疗来源于正确的诊断,正确的诊断来源于对病情全面而深入的了解以及科学的分析、综合和判断。要了解病情必须认真详细地采集病史,全面地进行各种检查。一般而言,口腔临床检查应遵循从一般到特殊、从明显到不明显、从外到内的顺序,通过对患者进行深入细致的视诊、探诊、叩诊等一般性临床检查之后,结合病史资料,可取得较为准确的诊断。正确的诊断是拟定恰当的治疗计划、取得满意治疗效果的必备前提。

口腔检查不但要考虑局部情况,如牙体组织、牙周组织、口腔黏膜以及颌面部状况等,还要考虑与疾病有关的全身情况。有些口腔疾病,特别是口腔黏膜病实际上是全身疾患的表征,当然,也有些疾病是通过口腔检查首先发现的。因此细致的口腔检查还为全身疾患的早发现、早诊断、早治疗提供相关依据。

二、口腔检查前的准备

【医生准备】

1.询问病史时,医生应和蔼可亲,耐心倾听患者的叙述,这有利于减轻患者的紧张情绪,增强患者对医生的信任,使检查和治疗过程能够较顺利地进行。

2.医生必须穿工作服,戴工作帽及口罩,洗手消毒,并戴好手套。

【患者准备】

检查前先漱口,若有假牙,要先取下,放在漱口杯里。

【检查室环境】

(一)环境

清洁,安静,优美的环境布置,有利于患者放松心情,若有条件可配置背景音乐,使患者在极为温馨的环境下接受检查。检查时,除医护人员和患者外,不应有其他人在场围观。儿童可以由一名家长陪同。

(二)照明

检查室应具备充足的自然光线,并使光线能聚集在口腔及其周围。若自然光线不足,必须采用冷光源灯光辅助照明。

【基本器械】

口腔检查最基本的器械是口镜、探针与镊子。作为牙体牙髓科的检查,因有些龋洞中有腐质和食物碎片,因此一般还需要配备挖匙,以除去洞中腐质,便于直接观察。

(一)口镜

为圆形,柄与干部为螺纹相接,镜面有平、凹两种。用途有:

1.可牵拉唇颊,推压舌体,便于检查治疗。

2.可反射聚焦光线至较暗区域。

3.使检查者通过口镜能看到不能直视的部位。

4.操作中可保护舌体及口腔黏膜等软组织。

5.金属柄端可做叩诊检查用。

6.操作时注意勿将口镜边缘压迫牙龈,令患者产生疼痛或不适感。

（二）镊子

呈反角形,口腔科专用。用途有:

1.尖端闭合理严密,夹持敷料、药物、材料、异物等。

2.测定牙齿松动度。

3.柄端可做叩诊检查用。

（三）探针

为双头探针,双向呈不同形状的弯曲,尖端锐利。用途有:

1.检查牙面龋洞及其他缺损。

2.检查牙齿患部的感觉、硬度、龋洞深浅及发现敏感区。

3.检查口腔黏膜及皮肤的感觉等。

4.钝头探针可检查牙周袋深度、瘘管的走向,三弯探针用于检查邻面龋坏情况。

【患者体位】

（一）坐式体位

1.手术椅靠背上缘与患者肩胛持平,头枕支持在枕骨部位,使头颈、背呈一条直线,椅位高低与医师高度相适应。

2.检查上颌时,使上颌牙列与水平面呈 45°。

3.检查下颌时,使头颈长轴与躯干一致,开口时下牙列与地面接近平行。

4.上下颌检查,患者体位高度均与医生肘部平齐。

（二）仰卧式体位

1.患者半卧或平卧于椅上,下颌合理平面与医师面部相对,上颌合理平面与医师身体平行。

2.患者头部和腿部在同一水平位置,患者头部与医师心脏平位。

3.治疗检查中宜适当调整患者头部位置及灯光方向。

【医生术式】

1.医师一般位于患者的右后方,可因检查部位不同,从患者的右后方至右前方调整移动。

2.医师坐位,双脚平放于地面,大腿和双肩与地面平行,双手保持与心脏水平,背部直立靠于椅背。

三、口腔检查的方法

【牙体牙髓病及根尖周病的检查】

牙体牙髓病及根尖周病的检查方法与其他口腔疾病检查方法相同,但也有些特殊检查方法。

（一）问诊

问诊是诊断疾病的第一步。问诊要简明扼要,尽可能不要使用医学术语。问诊包括主诉、现病史、既往史和家族史。

由于牙体牙髓病和根尖周病一般都具有疼痛症状,所以问诊主要抓主诉、现病史中疼痛这一关键问题。

(二)视诊

视诊要诊查患部的颜色、形状、质地、比例、活动度有无改变,同时也要观察病人本身的表情、意识是否正常,有无痛苦和恐惧。视诊应先检查主诉部位,然后再按一定顺序检查其他部位。

1.颌面部　注意两侧是否对称及有无肿胀、皮瘘等。特别是对颊部、下颌角区、鼻唇沟的观察,这些区域常是最早肿胀的部位。

2.牙齿　要注意牙齿色、形、质上有无改变,有无龋齿、畸形中央尖、畸形舌侧窝、楔状缺损、牙隐裂及有无创伤合理。

同时还要检查牙周情况,有无红肿、窦道、牙周袋等。

(三)探诊

借助探针进行检查的方法叫做探诊。探针可用于检查龋洞的部位、深浅及牙髓显露情况,也用于检查充填体边缘的密合理度、有无悬突及继发龋。用刻度探针,可检查牙周袋的深度;用圆钝头质软的探针,可检查窦道的方向和深度。要注意的是,窦道的位置不一定和患牙一致。

探诊时要有支点,动作要轻巧,以免给病人带来不必要的痛苦。

(四)叩诊

对牙齿的叩诊可用金属口镜柄或镊子柄的末端叩击牙冠。叩诊分为垂直叩诊和侧方叩诊,前者主要检查根尖区的炎症,后者主要用以检查牙周膜某一侧的炎症及可能存在的隐裂。

叩诊时,用力不能过猛,宜从健康牙开始轻轻叩击,任何时候都不能首先叩击可疑牙。

叩诊对确定根尖周病的位置是一个可靠的方法。叩诊有剧痛者,说明根尖周有急性炎症;叩诊有轻痛者,多半是根尖周有慢性炎症,也可能是晚期由牙髓波及到根尖。总之,叩痛是根尖周炎的主要体征之一。

(五)触诊

用手指或镊子夹棉球按压覆盖唇、颊和舌侧牙槽骨板的软组织,检查相当于根尖区的部位有无压痛。若有窦道口,应检查有无溢脓及窦道所引起的小结节。窦道、压痛、窦道溢脓及小结节是根尖周炎的常见体征。

对肿胀位置的触诊,可以了解肿胀的范围、部位、活动度、硬度、弹性、界线以及淋巴结的情况。触诊时,动作要轻柔。

(六)嗅诊

坏疽的牙髓组织有特殊的腐败气味,借助嗅觉,有助于诊断。

(七)咬诊

咬诊可以发现创伤合理、根尖周组织病变。

(八)牙齿松动度检查法

检查时,用镊子夹持病人前牙的切缘或将镊子尖置于磨牙𬌗面的沟窝,作唇(颊)舌(腭)及近、远中方向的摇动,判断牙齿的松动度。

常用的松动度记录方法有:

1.以 mm 计算松动幅度

Ⅰ度松动:松动幅度<1mm;

Ⅱ度松动:松动幅度为 1~2mm;

Ⅲ度松动:松动幅度>2mm。

2.以牙冠松动方向计算松动度

Ⅰ度松动:唇(颊)舌(腭)方向松动,伴有近、远中方向松动;

Ⅱ度松动:唇(颊)舌(腭)方向松动,伴有近、远中方向松动与垂直方向松动。

(九)牙髓活力检查

1.电诊法　是用不同强度的电流刺激牙齿,以了解和检测牙髓的活力情况。使用的电牙髓检测器种类很多,有单极的,也有双极的。

(1)一般测试方法:

1)测试前告诉病人测试目的和注意事项,求得病人的密切配合。

2)隔开被测的牙齿,并拭干牙面。

3)探头上涂上牙膏,再将探头置于被测试的牙齿颊面上,上颌后牙也可以将探头置于牙齿腭侧牙面。测试时,探头决不可触及黏膜,以免引起灼伤。

4)检测器先调至零点,然后慢慢加大电流,一旦病人举手示意有麻刺感时,立即去除电极,记下电流表上的读数。一般重复 2～3 次,取平均值。

5)电测时,应先测正常邻牙或对侧同名牙,然后再测患牙,将两个测试结果比较,便可推断出患牙牙髓的活力情况。

(2)检测结果的判断:

1)和对照牙读数相同,表示牙髓感受性正常,病变可能不在牙髓。记录为"电检测反应正常"。

2)反应读数低于正常读数,表示牙髓感受性增强。可能系牙本质暴露、可复性牙髓炎、有症状不可复性牙髓炎。记录为"电检测反应敏感"。

3)反应读数高于正常读数,表示牙髓反应迟钝,可能为无症状不可复性牙髓炎、牙髓变性等。记录为"电检测反应迟钝"。

4)无反应,表示牙髓无感觉,牙髓坏死,也有可能发生在牙髓处于休克状态,如近期的外伤牙。记录为"电检测无反应"。

(3)注意事项:

1)电牙髓检测不能作为唯一的诊断牙髓状态的方法。

2)不适宜检测年轻恒牙。

3)因为磨牙是多根牙,故检测数值不一定代表牙髓的全部真实情况。

4)不能用于带有心脏起搏器的病人。

2.冷诊法和热诊法　牙髓的感觉神经末梢受到冷热刺激时,可引起牙髓内容物的胀缩,从而出现不同程度的感觉反应。

常用的冷诊法是将氯乙烷喷在小棉球上,然后接触干燥牙面的颈 1/3 处来进行,也可用小冰棒、二氧化碳雪替代。无条件者也可用冷水测试,但一定要先下牙、后上牙,先后牙、后前牙,这样可以避免水的流动而产生的干扰。

常用的热诊法是在被测牙面上涂一薄层凡士林,将烤热的牙胶棒(变弯、但不冒烟)立即置于牙面颈 1/3 处。此外,还可用加热的蜡刀、慢速旋转的橡皮轮。后两者适用于已做冠修复的牙。

检测时,一般都要在对侧牙上做对比。如果冷热诊均有感觉,并与对照牙相似,表示牙髓反应正常,记录为"冷热诊反应正常";如果反应过强产生疼痛,表示牙髓呈炎症状态,记录为"冷热诊反应敏感";如果冷热诊无反应或迟钝,表示牙髓坏死或牙髓变性,也可见牙外伤时牙髓处于休克状态,记录为"冷热诊无反应"或"冷热诊反应迟钝"。

当然,冷诊、热诊的反应也有不一致的时候,如化脓性牙髓炎。这时,冷诊、热诊的反应要分别记录。

(十)选择性麻醉

对于放射性疼痛,在无法确定疼痛部位时,可采用局部麻醉的方法协助定位。如不能区别痛牙为上颌或是下颌时,可行下齿槽神经阻滞麻醉;若痛止,则肯定为下颌牙痛,反之亦然。如欲给某个牙定位,还可采用牙周韧带麻醉。

(十一)透照

透照法已有多年的历史,但由于需要特殊环境,所以临床很少采用。随着光导纤维的临床应用,透照法又重新启用,并有了飞速发展。

应用光导纤维透照技术,有助于死髓牙、牙隐裂的诊断以及根管口位置的判断。

检查前牙,应将光源置于牙齿舌侧;检查后牙,可从颊侧或舌侧透照。正常活髓牙呈明亮微粉红,死髓牙色暗且不透明。有隐裂时,光线不能通过隐裂区,隐裂区两侧的牙体组织就呈现两种不同的光泽。

对已去髓室顶及髓室内容物,并经冲洗拭干的死髓磨牙,若从水平方向透照髓室底,明亮髓底上呈暗黑色的点即为根管口。

(十二)X 线检查

X 线检查是牙髓病、根尖周病检查中不可缺少的项目之一,它能提供一般检查法所不能获得的诊断依据,但它也不能替代一般检查法。单靠 X 线检查所见来诊断,常会引起误诊。

1.常用 X 线检查法　X 线检查常用的是合理翼片和根尖片。

(1)合理翼片可以提供牙冠部及牙根上部的修复体或龋坏的二维影像,以及有无继发龋、有无修复性牙本质形成,同时,还可观察髓腔形态和内吸收情况等。

(2)根尖片显示出根尖区骨质的变化,可用于诊断各种根尖病变、根折、内吸收、根管形态以及牙槽骨的破坏程度等。

X 线检查不仅应用于疾病的发现和病变部位、范围的确定,而且治疗过程中的检查在疗效的判定上也是必不可少的。如根管治疗过程中,确定牙根及根管数目、形态、弯曲度、钙化情况、髓腔大小、根管长度、有无侧穿、检查根管充填的效果以及疗效的远期观察。

(3)颊侧物体投影法:在确定多根牙的根管数目、形态、位置时,有时用一张标准片(根尖片)是困难的,这时我们可采用颊侧物体投影规则来协助诊断。

颊侧物体投影规则(BOR)是 Clark 1909 年首先提出的。1953 年和 1980 年 Richards 作了进一步阐述,并称之为 Clark 规则,即不变的舌侧,相反的颊侧(又称 SLOB 规则)。也就是说,当 X 线投照的水平角度变为斜行方向投照时,由于颊侧牙体距胶片远,舌侧牙体距胶片近,就产生了舌侧牙体因距胶片近而影像基本不动,颊侧牙体因距胶片远而影像移动度大的颊舌侧物体投影分开现象。

在根管治疗中,掌握 BOR 知识,有助于:①区别正常解剖标志和牙根周病变的 X 线透射影。②确定根折、穿孔以及牙根病变发生于颊侧还是舌侧。③外伤病例中的异物位置。④在根管外科手术中,确定下颌神经管、上颌窦等正常解剖关系。⑤确定各种牙根和根管的数目、位置、形态、大小和方向。⑥使颧突移动避免和牙根重叠,使根尖显示清晰。

2.根尖片投照技术

(1)适应证

1)牙体疾病:龋病、牙髓病、根尖周病、牙齿发育异常等的检查。

2)牙周病以及系统性疾病累及牙周骨等的检查。

3)牙外伤、牙根纵折、种植体等的检查。

(2)操作方法(以根尖片分角线投照技术为例):

1)体位:牙椅椅坐呈水平位,靠背呈垂直位,调节牙椅高度,使患者口角与医生腋部相平,患者坐位呈直立姿势,头部靠在头枕上,矢状面与地面垂直。投照上颌后牙时,外耳道口上缘至鼻翼之连线(听鼻线)与地面平行。投照上颌前牙时,头稍低,使前牙的唇侧面与地面垂直,投照下颌后牙时,外耳道口上缘至口角之连线(听口线)与地面平行。投照下颌前牙时,头稍后仰,使前牙的唇侧面与地面垂直。

2)胶片的位置:放入口内胶片时,要使胶片的感光面紧靠被检查牙的舌腭面。投照前牙时,胶片竖放,胶片边缘高出牙齿切缘 7mm 左右,如是投照侧切牙,应以中切牙切缘投照后牙时,胶片横放,胶片边缘高出牙齿殆面 10mm 左右。这样做的目的是使照片形成明显的对比度,以及避免牙冠影像超出胶片。放好口内胶片后,嘱咐患者用手指固定或用持片夹固定。

(3)X 线中心线

1)X 线中心线角度:使 X 线中心线与被检查牙的长轴和胶片之间的分角线垂直。每个牙根有不同的 X 线中心线投照角度。

X 线中心线与被检查牙长轴和胶片之间的夹角分角线的角度称为垂直角度,应尽量呈直角投照。X 线中心线向牙近、远中方向所倾斜的角度称为 X 线水平角度。由于个体之间牙弓形态可以有比较大的差异,X 线水平角必须随患者牙弓形态进行调整。

2)X 线中心线位置:投照根尖片时,X 线中心线需要通过被检查牙根的中部。投照上颌牙时,外耳道口上缘至鼻尖连线为假象连线,X 线中心线通过部位分别为:

①投照上中切牙通过鼻尖。

②投照上单侧中切牙及侧切牙时,通过鼻尖与投照侧鼻翼之连线的中点。

③投照上单尖牙时,通过投照侧鼻翼。

④投照上前磨牙及第 1 磨牙时,通过投照侧自瞳孔向下的垂直线与外耳道口上缘和鼻尖连线的交点,即颧骨前方。

⑤投照上第 2、3 磨牙时,通过投照侧自外眦向下的垂线与外耳道口上缘和鼻尖连线的交点,即颧骨下缘。投照下颌牙时,X 线中心线均在下颌骨下缘上 10mm 的假想线上,然后对准被检查牙的部位射入。

3.合理翼片

(1)投照技术:合理翼片投照技术所用胶片是由 3cm×4cm 的根尖片改制而成,其方法是在根尖片的长轴中线(投照后牙时用)或短轴中线(投照前牙时用)外套一胶皮圈,在胶片感光面胶皮圈内穿一较硬的纸片,并折叠成与胶片垂直的翼片,以利胶片固位时用。

1)切牙位:患者坐于牙科椅上,使听鼻线与地面平行,头矢状面与地面垂直。请患者张口,将胶片长轴与切牙长轴平行,放于上下颌切牙舌侧,胶片长轴位于两中切牙之间,短轴在上颌切牙下缘。请患者用上下切牙缘咬住殆翼片。X 线中心线以 +8° 角对准两中切牙之间,通过上颌切牙缘上方 0.5cm 射入,并使 X 线水平方向与被照牙邻面平行。

2)磨牙位:患者坐于牙科椅上,使头的矢状面与地面垂直,听口线与地面平行。请患者张口,将胶片短轴与磨牙长轴平行,放于下颌磨牙舌侧,将殆翼片放于被照牙殆面上,然后请患者轻轻用正中合理咬住合理翼片。X 线中心线以 +8° 角对准胶片中心,通过上颌磨牙面上方 0.5cm 射入,并使 X 线水平方向与被照牙邻面平行。

(2)正常图像:此片主要显示上下牙的牙冠部,常用于检查邻面龋、髓石、牙髓腔的大小、邻面龋与髓室是否穿通和穿通程度,以及充填物边缘密合理情况等,主要用于前磨牙和磨牙区检查。此外尚可清晰地显示牙槽嵴顶,可用于确定是否有牙槽嵴顶的破坏性改变。对儿童尚可用于观察滞留乳牙根的部位及位置、恒牙胚的部位及其与乳牙根的关系以及乳牙根的吸收类型等。

（十三）制洞试验

制洞试验是判断牙髓活力最可靠的诊断试验。制洞时，如牙本质敏感，则表明牙髓是活髓，但不一定是健康的，因为牙髓可能有炎症。制洞试验不能作为常规牙髓活力检查方法，只能在其他所有检查方法仍不能做出诊断时才可采用。

【牙周病的检查】

（一）采集病史

对就诊者全面地询问牙周病的病史，进行仔细的临床检查并寻找易感因素，将所获得的资料进行综合分析，是牙周病诊断的基础。在检查和诊断过程中，应包括患者的全身情况、牙周状况和口腔其他部位的改变。

1.系统病史　牙周病与全身健康有着密切的联系，某些全身疾病可能影响或加快牙周病的发生和发展，或成为牙周病的诱发因素。因此在询问病史时，不可忽视系统病史，特别是与牙周病有关的系统性疾病，如血液病、心血管疾病、糖尿病或其他内分泌疾病、神经系统疾病、免疫功能缺陷以及某些遗传性疾病等。白血病的早期症状常表现为牙龈出血、牙龈肿胀等；有的牙周病损与长期服用某些药物有关，如药物性牙龈增生；也有的是正常生理过程的内分泌变化加重了牙龈的炎症反应，如青春期龈炎、妊娠期龈炎等。

2.牙周病病史　详细询问并记载牙周病方面的主诉，现病史中应记录可能的诱因及疾病的发展过程、治疗经过和疗效。同时，还应了解患者自己所采取的口腔卫生措施，如刷牙的方法和习惯、牙膏和漱口剂的应用情况等，使临床医生对疾病的发展过程及对治疗的反应有所了解，从而制定必要的治疗措施，并进一步指导菌斑控制方法。

（二）牙周组织检查

牙周组织的检查器械除常规使用的口镜、镊子和探针外，还须备有牙周探针、牙线、咬合纸和蜡片等。通过视诊、探诊、扪诊、叩诊、取研究模型和 X 线牙片等进行检查。

1.口腔卫生状况　口腔卫生状况与牙周组织的健康关系是十分密切的，其内容包括检查菌斑、软垢、牙石和色渍沉积情况，以及有无食物嵌塞和口臭等。

对菌斑的检查，可用目测或用菌斑显示剂辅助检查，一般用 2％中性品红溶液。以有菌斑的牙面不超过总牙面数的 20％为口腔卫生较好的指标。若菌斑作为临床研究的观察指标，则应按菌斑指数分级记录。

（1）菌斑指数（PLI）：菌斑指数主要体现口腔卫生状况，检查患者自我菌斑控制的措施是否有效，以及临床观察某些抗菌斑剂的效果，患者自己也能对镜检查，所以应用比较方便。

从牙周病的角度来说，应特别重视龈缘附近的菌斑和软垢的量及其成分的变化，因为它直接刺激并损害牙周组织，并使病变向深层组织发展。

（2）简化口腔卫生指数：本指数包括软垢指数（DI）和牙石指数（CI）两部分，将牙面自龈缘至切（合理）缘三等分，用菌斑显示剂着色，目测菌斑、软垢、色素或牙石占据牙面的面积，只检查 6 个牙（16、11、26、31 的唇颊面和 36、46 的舌面）以代表全口。

（3）V-M 牙石评估法：是通过标有刻度的探针，从每个牙的 3 个方向来测量下前牙舌侧牙石的覆盖面以评估牙石的量，在一般临床检查中，仅以＋、＋＋、＋＋＋表示牙石的量即可。

2.牙龈状况

（1）牙龈炎症状况：正常牙龈呈粉红色，边缘菲薄，紧贴在牙颈部，牙龈质地坚韧而富有弹性，用探针探测龈沟时不会出血。若牙龈发炎，颜色变暗红或鲜红色，质地松软而失去弹性，牙龈肿胀，边缘厚钝，甚至肥大增生，在作探诊检查时，牙龈易出血。

应用指数记分法可以比较准确而客观地判断牙龈炎症的程度,临床上可作为观察疗效和科学研究的指标。

1)牙龈指数(GI):按牙龈病变的程度分级,检查时仅将牙周探针放到牙龈边缘龈沟开口处,并沿龈缘轻轻滑动,牙龈组织只被轻微触及。共记为4级,0为正常牙龈,1为牙龈略有水肿,探针探之不出血,若探之出血则记为2,若有自发出血倾向或溃疡形成则记为3。

2)龈沟出血指数(SBI):将牙周探针轻探至龈缘以下约1mm处轻轻滑动,观察有无出血及出血程度。

3)探诊出血(BOP):探诊后有无出血,记为BOP阳性或阴性,这已被作为指示牙龈有无炎症的较客观指标。

(2)牙龈缘的位置:牙龈缘的位置受生理和病理改变的影响。在病理情况下,如牙龈的炎症、肿胀、增生等,使牙龈缘向冠方延伸,甚至可位于牙冠的中1/3或更多,此时如果结合上皮的位置不变,则没有附着丧失(AL);而在牙周炎的情况下,结合上皮移向根方,实际上已有附着丧失发生,但牙龈缘仍可位于牙冠上,这就需要进行牙周探诊来探明有无附着丧失。

(3)牙龈色泽的变化:除了局部炎症或全身因素可引起牙龈的充血发红或苍白色外,还有其他一些原因可使牙龈有色泽的改变。

1)吸烟:吸烟者牙龈或口腔黏膜上出现深灰或棕黑色的色素沉着,牙面上也会沉积棕褐色的斑渍。

2)重金属着色:某些重金属如铋和铅等,进入体内后可能被吸收或出现中毒,可在牙龈缘出现颜色改变。

3)牙龈黑色素沉着:有一些肤色较黑的人,其牙龈常出现黑色或褐色的沉着斑。还有某些系统病患者,如Addison病患者的口腔黏膜可出现蓝黑色或暗棕色斑块或斑点,也可出现于牙龈。

4)白色病损:一些出现白色病损的口腔黏膜病也可发生于牙龈组织,如白斑和扁平苔藓。

(4)牙龈的剥脱性病损:牙龈的剥脱性病损主要表现为牙龈乳头、龈缘和附着龈的上皮剥脱并出现炎症。

3.牙周探诊 牙周探诊是牙周炎诊断中最重要的检查方法,其主要目的是了解有无牙周袋或附着丧失,并探测其深度和附着水平。牙周袋是指龈缘至袋底的距离,附着水平是指釉牙骨质界至袋底的距离,可用普通牙周探针或电子探针进行探测。

牙周探针应沿着牙齿长轴在各个面进行探查,通常分别在牙的颊(唇)、舌面远中、中央、近中测量,每个牙要记录6个位点的探诊深度。

牙周探诊除了测量袋的深度外,还应观察探诊后是否出血,探测龈下牙石的量及分布,根分叉是否受累。同时还应检查龈缘的位置,即有无牙龈退缩或增生、肿胀等,因为这些因素可使牙周袋变浅,或者形成假性牙周袋,临床医生就应根据具体情况来判断牙周组织的破坏程度。

牙周附着水平能较客观地反映出牙周组织的破坏程度,即附着丧失的程度。在探测牙周袋深度后,当探针尖沿牙根面退出时,探查釉牙骨质界位置,测得釉牙骨质界到龈缘的距离,将袋深度减去该距离即为附着丧失的程度。若两数相减为零,或不能探到釉牙骨质界,说明无附着丧失;若牙龈退缩使龈缘位于釉牙骨质界的根方,则应将两个读数相加,得出附着丧失程度。

4.牙的松动度 正常情况下牙有轻微的生理松动度。患牙周炎时,由于牙槽骨吸收、咬合创伤、急性炎症及其他牙周支持结构的破坏而使牙的动度超过了生理性动度的范围,出现了病理性的牙松动。

(三)合理与咬合功能的检查

合理创伤就是因早接触、合理干扰等使牙承受的合理力过大或产生侧向力,而使牙周组织损伤,因为过大的合理力会超出牙周组织的适应能力,而侧向力可使牙周组织承受不均匀的压力或张力,两者均可使牙周组织发生病理性改变,并成为牙周炎的促进因素。因此对咬合的检查是牙周病诊断中的重要内容。

1.合理的检查 下颌在各种功能运动中,上下颌牙的接触现象称之为合理或咬合。牙周病患者的合理检查主要包括以下几种情况。

(1)正中合理:又称牙尖交错秴,正常情况下,在吞咽闭口时下颌处于正中位置,上下牙应为最密切广泛的接触。检查时观察下颌位置是否在正中位,上下颌牙是否达到最广泛且密切接触的合理关系。检查属于何种合理类型,上下前牙的中线是否一致,牙排列是否正常,有无拥挤或牙错位、扭转等错秴。覆秴及覆盖程度是否正常,有无深覆秴、深覆盖或反合理、对刃合理、锁秴等。

(2)检查合理磨耗程度是否均匀:如前牙磨耗明显,多为内倾型深覆秴;如后牙呈杯状磨耗,可能有紧咬牙;如前牙的切缘磨成尖锐不齐或后牙牙尖的功能斜面(如下牙颊尖的颊侧斜面)有光亮的磨损小平面,提示有磨牙症等。

(3)检查有无牙松动或移位、牙缺失或牙倾斜等。

2.颌位的检查 颌位即下颌的位置,是指下颌对上颌的关系。检查时让患者端坐,放松,两眼平视前方,不咀嚼、不吞咽、不说话,此时即是下颌的休息位置。然后下颌向上轻咬,至上下牙刚有接触即止,此时下颌的位置称肌位。再重咬则下颌到达牙尖交错位,简称牙位。若轻咬和重咬时上下牙接触无滑动,下颌无偏移,则表示牙位和肌位一致;若肌位时仅有少数牙甚至个别牙接触,而在患者继续重咬牙时下颌便顺着接触牙的斜面滑动而进入牙位,此种现象称为牙位和肌位不一致,表示牙尖交错位(ICP)不正常,可能有早接触存在。

3.早接触的检查 当下颌从休息位置到上下牙发生接触的肌位(肌接触位,MCP)时,如果只有少数牙甚至个别牙接触,而不是广泛的密切接触,这种个别牙的接触,称为早接触;检查咬合有无异常时,首先要检查有无早接触以及早接触的位置。

4.合理干扰的检查 在前伸咬合达到前牙切刃相对的过程中,后牙一般无接触,若后牙有合理接触,则称为合理干扰。检查时可用牙线或镊子夹玻璃纸条放在后牙区,若前伸时后牙能咬住牙线或玻璃纸,则说明后牙有合理干扰。

侧向合理时,工作侧牙接触,非工作侧牙一般无接触,若有合理接触,则为合理干扰。检查时按上述方法用牙线或玻璃纸放在非工作侧,当下颌侧向运动时,若非工作侧能咬住牙线或玻璃纸,说明非工作侧有合理干扰。

5.合理检查的方法和步骤

(1)视诊:合理、颌位、早接触或秴干扰等均可先用视诊初步确定。再用其他方法进一步确定准确位置。

(2)扪诊:用示指的指腹轻按于上颌牙的唇(颊)面近颈部,让患者做咬合动作,手指感到有较大的震动或动度的牙,可能有早接触存在。

(3)咬合纸法:擦干牙的秴面,将薄型的咬合纸放于下牙秴面上,让患者做正中咬合,然后取出咬合纸检查,一般在秴面的蓝色印记比较均匀,若有浓密蓝点且范围较大,甚至将纸咬穿,该处牙面可呈中心白点而周围蓝点,即为早接触点。

(4)蜡片法:用厚度均匀的薄型蜡片,烤软后放在被检查牙的秴面,让患者作正中咬合,待蜡片冷却后取出,然后对光透照检查蜡片上的咬合印记。若有非薄透亮甚至穿孔区,即为早接触点。

(5)牙线:牙线主要用于检查有无合理干扰的存在,按上述检查法确定有合理干扰的牙位后,进一步用其他方法确定该牙上的合理干扰部位。

(6)研究模型:对复杂而一次不易查清的创伤性合理,可制备研究模型,将秴关系转移到合理架上做进一步的检查分析。

(7)合理力计:是测定咬合时最大合理力的仪器。

上述各种检查方法可根据需要综合应用,并根据各自的结果进行综合判断。

6.食物嵌塞的检查   在咀嚼食物过程中,由于咬合压力使食物碎块或纤维嵌入相邻两牙的牙间隙内,称为食物嵌塞。水平型食物嵌塞多因牙龈乳头退缩,龈外展隙中有团块状食物残渣,或可有龈缘充血。垂直型食物嵌塞时,患者能指出牙位。

(1)首先检查殆面及边缘嵴有无磨损,邻面接触区是否增宽,颊舌外展隙是否变窄,对合理牙齿有无充填式牙尖或尖锐边缘嵴,有无牙松动、移位、缺牙或排列不齐等情况,并用探针检查嵌塞部位有无纤维性食物残渣,牙齿有无邻面龋。

(2)牙线检查:取一段牙线放在殆面加压通过接触区压向龈缘,若牙线能无阻挡地通过邻面接触区,表示接触区不紧密;若通过有一定阻力,则表示接触区紧密。牙线还可查明邻面接触区的位置和大小。根据检查结果,可作适当处理。

(四)X 线片检查

X 线片对牙周炎的诊断和疗效评价有重要意义。观察牙周病损以平行投照的根尖片为主,或者拍摄曲面断层片。

1.正常牙周组织的 X 线像

(1)牙槽骨:在牙根周围的固有牙槽骨表现为连续阻射的白线状致密影,称为硬骨板。松质骨的骨髓腔呈透射,骨小梁呈阻射、互相交织成网状。正常情况下,牙槽嵴顶到釉牙骨质界的距离约 $1\sim1.5$mm,不超过 2mm,这是确定有无骨吸收的重要参照标志。

(2)牙周膜:牙周膜在 X 线片上占据一定的空隙称为牙周膜间隙,为宽 $0.18\sim0.25$mm 的连续而均匀的线状黑色透射带,其宽度的变化对牙周病的诊断有重要意义。

2.牙周炎时的 X 线像   患牙周炎时,由于牙槽骨的破坏,硬骨板常不完整或消失,而牙周膜间隙也相应显示增宽或明显增宽。在 X 线片上主要显示牙齿近远中的骨质情况,而颊舌侧牙槽骨因与牙齿重叠而显示不清晰。在标准根尖片上,当牙槽嵴顶到釉牙骨质界的距离超过 2mm 时,则可认为有牙槽骨吸收。

在 X 线片上牙槽骨吸收的类型表现为水平型吸收或垂直型吸收。

水平型吸收:牙槽骨高度呈水平状降低,骨吸收面呈水平状或杯状凹陷。前牙因牙槽嵴窄,多呈水平型吸收。

垂直型吸收:X 线片显示骨的吸收面与牙根间有一锐角形成,也称角形吸收,多发生于牙槽间隔较宽的后牙。

骨吸收的程度一般按吸收区占牙根长度的比例来描述,通常分为 3 度。

Ⅰ度:牙槽骨吸收在根长 1/3 以内。

Ⅱ度:牙槽骨吸收超过根长 1/3,但在根长 2/3 以内。

Ⅲ度:牙槽骨吸收占根长 2/3 以上。

X 线片观察结果必须结合临床检查,综合分析判断,方能作出准确的诊断。

(五)牙周炎的辅助检查方法

牙周炎的常规检查方法,是牙周炎诊断的基础,随着相关学科的迅速发展,牙周病的一些新的辅助诊断方法对于揭示疾病的本质、优化治疗计划、评价疗效和在维护期的监测具有重要意义,医生可以根据科学研究的需要和自己的工作条件酌情选用。

1.微生物学检查。

2.压力敏感探针。

3.X线片数字减影技术。

4.牙动度仪。

5.合理力计。

6.龈沟液检查。

7.基因检测。

牙周炎因涉及多个牙,且检查指标又多,可设计按牙位记录探诊深度、附着丧失、出血情况、根分叉病变、牙动度等数据的牙周炎专用表或图。

【口腔黏膜病的检查】

(一)收集病史

口腔黏膜病的病史收集要更加详尽,因为口腔黏膜病病因复杂,种类众多,有些与全身疾病或皮肤病有紧密的联系。

1.现病史 主要的发病情况及发生发展过程,包括:①主诉症状的特征、程度、性质,发病的时间及病情的演变,发病有无诱因,是突然发生还是逐渐发生,病情的变化,病变的部位及伴随症状。②治疗的方法和使用的药物,治疗后的疗效等。③与现病史有直接关系的病史。

2.既往史 身体健康状况。①有无系统性疾病。②有无疾病治疗史、手术史。③有无过敏性疾病与药物过敏史。

3.个人史 生活习惯与嗜好,如吸烟、饮酒、嚼槟榔等,以及职业和个性方面的特点。

4.家族史 父母、子女及有血缘关系亲属的健康状况和特殊疾病。

(二)体格检查

1.口腔检查

(1)口腔黏膜的检查主要是视诊及触诊。视诊可观察口腔黏膜色、形、质的情况,应利用自然光线,但要避免日光直接照射,不用有色灯光。用手指触诊病变基底情况,黏膜下的肿块、结节损害。

(2)检查病变的要求

1)病变是哪种病损,如溃疡、糜烂、疱疹、斑块等。

2)病损的特征、程度、性质,如为溃疡要注意溃疡的深度,外形是否规则,边缘是否整齐,有无倒凹,基底有无浸润,组织有无坏死,有无组织增生,表面渗出物情况等,这有助于初步鉴别是良性还是恶性溃疡,是一般炎症还是特殊炎症。如为疱疹要注意其分布情况,有无成簇性,疱壁松弛度或紧张感等。

3)有无病损愈合后的瘢痕,以及色素沉着、色素脱失等。

4)对黏膜下方的结节、肿块或其他增殖性病变,应检查其与骨组织的关系,以及硬度、活动度及触痛感等。

5)病损是否易出血,唾液量有无变化,口腔有无臭味。

6)病损相应部位淋巴结有否压痛、增大。

(3)检查口腔内有无对黏膜的不良刺激因素,如残根、残冠,过度磨耗牙齿的尖锐边缘或牙尖。另外,充填物的悬突、不良修复体的牙托、卡环,均可刺激黏膜。

(4)检查口腔内有无病灶,如牙髓炎、根尖周炎、牙龈炎、牙周炎及三叉神经痛,除对黏膜病的发生和愈合有一定影响外,对鉴别诊断亦很重要。

2.皮肤检查 某些黏膜-皮肤病同时伴有皮肤病损,所以在体检时也要注意皮肤有无病损。特别是口周、面部、四肢手足及躯干的胸、背部皮肤。例如检查皮肤有无疱疹、丘疹、结节、斑块、色素沉着、色素脱失等,以及病损的范围、分布情况等。

3.其他　有些口腔黏膜病也可能伴发其他腔孔黏膜(如外阴、鼻腔)的病损。必要时应做眼、耳、鼻、喉、皮肤、外阴部的检查,或请相关专科会诊。

4.体检时的注意点

(1)体检时要认真负责,仔细观察病损情况。

(2)检查要全面,注意观察病人的全身情况,如发育、营养情况及精神状态,皮肤、外阴及其他部位的病损等。

(三)辅助检查

1.活体组织检查　活体组织检查是诊断口腔黏膜病的重要手段之一。活检的目的一是确定诊断,二是排除恶变,三是判断预后。临床不能确定诊断时,可以根据组织学的表现再结合临床表现综合分析可得出确切的诊断。根据组织象可以提出符合某种疾病或否定某种疾病的意见,以协助临床诊断和治疗。

(1)活检适应证

1)有高度病理诊断价值的病种,如黏膜上不明原因肿块、慢性肉芽肿性疾病或其他组织增生性疾病。

2)有重要病理诊断价值的疾病,如一些大疱性疾病、结缔组织疾病。

3)癌前病变出现癌变的迹象,如溃疡表面有颗粒样增生或基底有硬结浸润;白斑表面形成溃疡或出现颗粒样增生;扁平苔藓糜烂长期不愈合或表面不平整;原因不明的溃疡、红斑等病损,经抗感染抗炎治疗后2周以上仍不愈。

4)作为某些特殊性疾病的辅助诊断,如干燥综合征的唇腺活检等。

5)疑难病例根据病史、临床表现及化验检查均不能作出诊断时。

6)将临床表现相似的疾病进行鉴别诊断。

(2)下列情况可以不进行活检

1)一般急性感染性口炎。

2)根据临床表现及病史能确诊的疾病。

(3)活检取材注意事项

1)活检取材前要先仔细询问病史,检查患者出、凝血时间及血小板有无异常。病变有感染和炎症时要基本控制后才能进行活检。

2)用快刀进行手术,以免组织残缺不全。用镊子轻夹起组织,然后从基底切掉,千万不能挤压标本以免妨碍病理诊断,然后缝合。如在牙龈上取标本则不必缝合,可于创面上保护剂。

3)切取部位为典型的病损。取损害与正常黏膜交界处,切取时作梭形切口,组织块一般为 $0.6\mathrm{cm}\times 0.2\mathrm{cm}$ 左右。标本应包括黏膜上皮、固有层及黏膜下层,以便于诊断。

4)如为小块可疑癌肿,应全部切除,且切除范围要从病变边缘处扩大 $0.4\mathrm{cm}$ 左右。

2.微生物检查

(1)细菌检查:口腔黏膜常见的细菌感染为革兰阳性及阴性球菌,梭形杆菌及奋森螺旋体。可于病损处涂片用革兰染色或作培养证实。特殊染色如结核杆菌,可涂片用抗酸染色找结核菌,必要时作培养或送血培养证实。

(2)真菌检查:真菌感染的口腔黏膜病或合并感染的病例逐渐增多,必要时应做真菌检查。可于局部病损部位或义齿的组织面取材涂片,滴加 10% 氢氧化钾显清晰后,在微火焰上固定,可在光镜下见到菌丝及孢子。用过碘酸雪夫染色或革兰染色检查白色念珠菌丝及孢子,将病变组织或病人唾液进行培养亦可得到证实。

3.脱落细胞学检查　脱落细胞学检查是一种简便易行的诊断方法。可用于以下情况：

(1)天疱疮：在局部消毒、表面麻醉下，将早期新鲜的大疱，剪去疱顶，刮取疱底组织，涂于玻片上，干燥后用吉姆萨或苏木精—伊红染色，镜下可见典型的棘层松解的解体，该细胞大而圆，染色深，疱浆较少，又名天疱疮细胞，即可诊断天疱疮，这类细胞量的多少与病情轻重有关。

(2)疱疹性口炎：于病变底部刮取脱落的上皮细胞作涂片，用瑞氏或吉姆萨染色检查可见多核的巨细胞和核内嗜酸性病毒包涵体。

(3)早期癌变病变：对一切临床可疑癌变的病变可于病变底部刮取脱落细胞，可能见到癌变细胞，可作为初步的辅助诊断。

4.免疫学检查　免疫功能的变化与口腔黏膜病发病有着密切的关系，目前国内外对口腔黏膜病的免疫学研究进行亦较多，但大部分处于研究探索阶段。除了免疫荧光检查对诊断疱性疾病、红斑狼疮较成熟外，其他疾病病人的免疫功能变化还只能作为参考，尚没有明确的诊断指标。

对天疱疮病人做直接免疫荧光检查，可在上皮细胞间质内发现荧光抗体，而类天疱疮则在上皮基底膜处有荧光抗体。对部分盘状红斑狼疮病人，在上皮和结缔组织交界处有荧光抗体存在。

5.周围血检查　在口腔黏膜病的诊断和治疗用药时往往需要了解患者血液情况。

(1)查白细胞总数及其分类情况：目的是了解感染情况，如感染性口炎或其他口腔黏膜病有继发感染时，或用对血白细胞有影响的药物(如氯喹)前及用药期间需要检查白细胞。怀疑过敏性疾病时，查白细胞分类及嗜酸性粒细胞直接计数。

(2)查红细胞、血红蛋白及血清铁、维生素 B_{12}、叶酸：必要时在舌痛、舌乳头萎缩、口腔白色念珠菌感染等疾病时检查，以排除贫血及微量元素缺乏。

(3)查血沉：白塞病活动期，其他口腔炎症或怀疑恶性病变时有助于诊断。

(4)怀疑出血性疾病或其他血液病时，应做血常规、分类及出凝血时间、血小板等检查，必要时作全面的血常规检查。

总之，要仔细检查，综合资料，实验室检查和病理学检查结果应紧密结合临床症状及体征进行分析、诊断，对罕见、疑难疾病还需进一步动态观察，以便验证和修正诊断。

(左志彬)

第二章 口腔诊疗常用设备

口腔内科是操作为主的学科,这和一般大内科有着明显的不同。治疗的成败固然和医技人员的知识、经验和技术有关,但不可否认的是设备、器械也是举足轻重的,"工欲善其事,必先利其器"。

一、口腔诊疗基本设备

(一)牙科钻机

从 17 世纪使用的弓型牙钻开始,到 18 世纪中的发条式"森马伊"牙钻机,19 世纪中期脚踏式牙钻机问世,中间经历了 300 多年的历史。手机的雏形是在脚踏式牙钻机产生后,临床应用了直车头和弯车头才开始的。

此后,由于电的使用明显提高了钻头的转速和转矩。20 世纪初期,出现了壁挂式三弯臂牙科电钻机,其转速达 4000r/min,有的甚至可达 10000r/min 的速度,现在仍然在使用的绳轮传动的三弯臂牙钻机就是其衍生物。高速手机出现于 20 世纪 50 年代,几经发展,高速涡轮手机的转速已达到 40 万~50 万 r/min 甚至更高,其良好的安全性和舒适性很快被牙医和患者共同接受。

1.电动牙钻机 电动牙钻机可分为台式、立式、机载式等。一般由电动机、三弯机臂、车绳、手机、机座、脚控开关等组成。其电机转子上有电枢绕组和换向器,定子由两组激磁绕组构成一对磁极,激磁绕组和电枢绕组经碳刷与换向器串联,接在单相交流电源或直流电源上,电枢电流与磁通几乎在同相位上变化大小和方向,故转子受瞬时转矩的驱动转动。电机的转动通过机臂、车绳的传导带动手机转动,从而带动车针、牙钻、磨头转动。

电动牙钻机使用的单相串激式结构,电机转速可达 4000~10000r/min,启动转矩大,能实现频繁的无级调速、启动、制动、反转,并具有软转速特性(即:钻削量增加、负载增大时转矩增大,转速降低不使电机过载)。串激式结构电机的这些特性非常适合口腔操作的需要,至今仍有应用,但在临床已基本被低速马达取代。

2.高速涡轮牙钻机 上世纪中叶出现了以压缩空气、水压、油压驱动的涡轮牙钻。很快水压、油压驱动的涡轮牙钻被淘汰,气动涡轮机以其超高的转速、极强的切削力成为医生最主要的工具。气动涡轮机有单机独立工作和配套在综合治疗机上使用这两种类型。

(1)单机独立气动涡轮机:主要由空气压缩机、供气系统、供水系统、控制开关、箱体、手机组成。其中供气系统主要包括:分水滤清器、调压阀、油雾器、压力表、电磁阀、组合阀等组成,供水系统包括组合阀中的一部分气水控制通路和储水桶、压水器组成。

(2)配套在综合治疗机上气动涡轮机:与独立的气动涡轮机组成基本一致,不同之处在于综合治疗机一般采用外部供气,没有空气压缩机;其中一部分结构与综合治疗机上其他设备共用,如分水滤清器等;由于综合治疗机上有多路手机单元,其组合阀部分经浓缩和微型化并增加了多路交叉控制部分,以保证一个工作单元工作时其他工作单元不会误工作;另一个重要的不同是现代综合治疗机上的气动涡轮机已不再有油雾器,早期气动涡轮机上的油雾器主要是为了保证手机的润滑,但实际工作中它成为一个污染源且对机内的管道有一定的腐蚀破坏作用,加之现在技术已能保证手机在每次消毒前加油润滑就能正常工作而不影响使用寿命。

3.低速牙钻机

(1)气动低速牙钻机:气动低速牙钻机由水汽管道、缸体、转子、轴承、正反转切换环及消音过滤部分组成。高压气流沿切线方向进入缸体形成旋转气流推动转子上的滑片运动从而带动转子转动。调节正反转切换环可切换马达正反转,正反转切换环位于中间位置时马达停止转动。转速一般为 5000～20000r/min。

(2)微型电动牙钻机:传统的微型电动牙钻机采用直流马达是微型化的台式电动牙钻,其工作原理、特性与电动牙钻机类似,只是工作电压不同。缺点在于其转子的励磁线圈电流须由正、负电极石墨(碳刷)经整流子导入,因而,马达在运转中碳刷整流片处于摩擦状态,时间一久碳刷和整流子被磨损,会影响速度及力矩。

直流无刷马达结合直流马达高效率及易控制性,并舍弃碳刷与整流子传统作法,采用先进的磁感应组件(HALL-SENSOR)与场效晶体管(MOS-FET)来代替碳刷与整流器,因而具备高电源利用率、低噪音、高转速、扭力及使用年限和交流马达一样具有半永久性年限的优点,得到越来越多的应用。

目前,一般综合治疗台都是采用气动牙钻机,电动马达与气动马达相比有许多优势,不但转速范围扩展了,同时扭矩也相应的增大。原先气动马达一般在 5000～20000r/min,而电动马达则可以达到1000～40000r/min;电动马达即使是在低转速时,它的力矩也很大;同时,电动马达的噪音要比气动马达小得多。

4.牙科手机

(1)高速涡轮手机:高速涡轮手机是牙椅设备中最为基本和最重要的配置,其转速可达 300000r/min以上,一般可耐常规 120℃及快速 135℃高温、高压消毒。

1)结构:高速涡轮手机主要由壳体、手机接头、水汽管路、涡轮转子组成。光纤手机还有灯泡、光导纤维等。其中涡轮转子为核心部分,它由两个轴承、风轮、夹轴组合而成,有些厂家的涡轮转子是封闭在筒夹内再装入壳体的。手机接头有螺旋式和快装式。常用接口分国际标准二孔(大孔为进气孔,小孔为进水孔)、四孔(大孔为回气孔,次大孔为进气孔,两个小孔分别为气雾进气进水孔)型,光纤手机还有两金属插头为灯泡供电。车针装卸方式分扳手换针和按钮换针两种。

2)回吸现象:当手机停止转动时,由于惯性,会产生一股回吸气流,造成碎削和污染物吸入手机,这是口腔医疗中交叉感染的重要途径。因此防回吸手机装置成为高档产品的重要配置,目前的防回吸手机主要采用的是日本和德国的专利技术。

3)高速手机的使用要点

①高速涡轮手机的工作气压一般为 0.2～0.25MPa,应严格按照厂家给出的推荐气压使用,压力过高或过低都会缩短手机的使用寿命。

②车针没有插到底、手机未夹持车针时通气运转和使用非标准的车针是损坏夹紧装置的主要原因。

③手机应绝对避免遭到磕碰。

④严格按照清洗、注油、消毒的步骤进行保养。

(2)低速手机:低速手机一般分直、弯头两种,与气动马达为 1∶1 等速转动。

1)直机头:直机头由壳体、主轴、轴承、三瓣夹簧、锁紧装置组成。三瓣夹簧在主轴前端,通过锁紧装置可调节其在主轴的前后位置从而夹紧车针,主轴后端与气动低速马达联结。

2)弯机头:弯机头由壳体、前齿轮(齿轮和夹轴一体)、夹簧、中齿轮杆、后齿轮杆组成。后齿轮杆后端与气动低速马达联结,前端与中齿轮杆后端啮合,中齿轮杆前端与前齿轮啮合,三段式的设计使得弯机头有一个更适合治疗的角度。

(3)减速手机(变速手机):减速手机在普通弯机头的结构基础上增加了一组或多组减速齿轮,由于要在低转速下承受更大力矩,内部结构强度比一般弯机头要大。其减速比在 4∶1～1024∶1 不等。还有的可作 90°往复转动、上下往复运动则专用于根管治疗的减速手机。减速手机最重要的作用在于它可以在降低转速的同时增大力矩。

无碳刷电动马达与变速手机组合可覆盖 100～200000r/min 的转速范围,当今牙科技术比较领先的欧美地区牙科医生已经逐渐减少甚至放弃使用高速涡轮手机,电动手机正受到越来越多人的青睐,逐渐成为发展方向。但由于价格和特殊方面的使用要求,高速涡轮手机和电动手机还将在一段时期内并存。

(二)口腔综合治疗机

口腔综合治疗机是口腔诊疗工作的基本设备,有机、椅分离式和连体式两种,一般也称连体式口腔综合治疗机为口腔综合治疗台,近年来随着制造技术的发展及临床需求的不断提高,机、椅分离式口腔综合治疗机已逐渐淡出市场,新型的口腔综合治疗台更加符合人机工程学原理,更加适应手动操作的要求。

1.结构与工作原理

(1)结构:口腔综合治疗台主要由治疗单元和牙科椅组成。治疗单元主要包括冷光手术灯、器械盘、观片灯、三用枪、痰盂、漱口水系统、手机单元等,还可选配超声波洁牙机、光固化机、口腔内窥镜等。牙科椅常见类型有 3 种,即脚踏油泵式、电动油泵式、电动机械式。第一种只用于机、椅分离式口腔综合治疗机,现已较少使用。电动油泵式、电动机械式目前使用较广。牙科椅主要由底座、椅身、电动机(或液压泵系统)、控制电路、升降和靠背传动装置等组成。

(2)工作原理:治疗单元部分分为气控型和电控型,气控牙椅是指用气动开关控制手机动作,电控是指用电磁阀控制手机动作。在接通水、电、气后,压缩空气和水分别经过气路系统和水路系统的各控制阀到达机头,压缩空气驱动涡轮旋转从而带动车针转动切削,同时水从机头喷出给车针降温。牙科椅有主电路和控制电路两部分。接通电源后,按动相应动作的控制开关,控制电动机或液压系统工作,通过传动装置带动椅位向所需方向运动,至松开开关或到达限位停止。

2.日常使用维护　口腔综合治疗台是口腔医生日常使用最为频繁的设备,其运行状态的好坏直接影响的每一个病人的治疗,做好日常的维护工作极其重要。

(1)保证口腔综合治疗台有一个稳定的水、电、气的供应。一般要求:供气压力 0.5MPa,供水压力 0.2～0.3MPa,电源 220V、50Hz。

(2)每天检查空气过滤器,通过排气阀排气几分钟以排除压缩空气中的冷凝水。

(3)吸唾器每次使用后应吸一定量的水,以清洁管路。

(4)每日清洁痰盂,定期清洗排水系统的污物收集器。

(5)严格按照手机相关技术资料的使用要求使用手机。

(6)器械盘不可放置过重的物品,以免损坏固位装置。

(7)冷光手术灯由于其灯泡的工作寿命是一定的,不用时应随时关闭,冷光手术灯的反光镜应定期清洁,以免灰尘影响光照效果。

(8)保持设备表面的清洁。

二、牙科综合诊疗设备

(一)光固化机

口腔光固化机按照光源的不同基本上可划分为两大类:第一类是产生白光,经过滤色片得到400～500nm的蓝光,如:传统的卤素灯固化机和电弧固化机,卤素灯固化机光源是卤素灯泡,电弧固化机光源是弧光灯;第二类是光源本身即产生蓝光,如:激光固化机、蓝光LED固化机,激光固化机光源是固体或气体激光器,LED光固化机光源是俗称的"发光二极管"。电弧固化机和激光固化机价格相对较高,应用较少,故重点介绍卤素灯固化机和LED固化机。

1.卤素灯固化机

(1)结构原理:卤素灯固化机主要由主机和集合光源的手机两大部分组成。主机包括电源供给部分、电子开关电路、指示信号电路及固定手机的机座等;手机包括卤素灯泡、光导纤维管、干涉滤波器、散热风扇、触发开关等。打开电源,主机进入工作准备状态,散热系统开始工作;按动手机上的触发开关,光照信号触发,卤素灯泡发光;光波通过干涉滤波器滤除红外和紫外光后经光导纤维管输出,使光固化树脂固化。定时结束卤素灯熄灭同时发出提示信号,完成一次工作。

(2)特性:卤素灯固化机的灯泡有一定的使用寿命,其发光强度会随着使用时间的增加而不断递减,即便灯泡还能发光也可能因为光强减低而影响固化效果,为此一些厂家的光固化机配备了光强检测装置。

2.LED光固化机　近年来由于发光二极管(LED)技术的迅猛发展,原本在电子行业被广泛应用的LED技术,在口腔光固化机上也得到了显著的发展,大有取代传统卤素光固化机的趋势。

LED光固化机由电源供给部分、电子开关电路、指示信号电路、LED、集光部件、光导棒等组成。接通电源按动触发开关,LED发光,经集光后由光导棒输出,使树脂固化。由于LED光固化机的功率消耗很小,使光固化机使用电池供电成为可能,经常采用可充电电池供电。目前常用两种LED光源,超高亮度LED和大功率LED。

超高亮度LED须使用多只LED,再用聚光型光导棒进行集光(有的先使用光纤光锥进行集光,再用光导棒把光导出)。此类LED发热非常小,所产生的蓝光波长范围较窄,集中在465～470nm,波长主峰就在468nm附近,集中于绝大多数树脂的光敏波段,如果用传统的测光表来测试,它的光强较低,一般为250～350mW/cm^2,但由于其光能几乎全部都是有效的,固化效果并不差。如果不使用特殊敏感波长的树脂,可选购此类机器。

大功率LED,它的光谱范围较宽,一般为410～510nm,波长主峰约在450nm附近,但在普通树脂的敏感波长470nm附近,光强与超高亮度LED相当。此类机器可固化敏感波长为430～470nm的树脂和其他材料,用测光表测量,它的光强很高,单颗LED即可使光强达700甚至1000mW/cm^{2}以上,5～15s即可完成树脂的固化。它的另一优点是一般使用一只LED就足够了,可把外形做得很小,但它的缺点是功率消耗较大,须用大容量的电池供电,且产生热量较大,一般工作时间最长只能10多秒。如果使用的光敏树脂的敏感波长是特殊的(现在国内少见,如430nm),那么就应使用大功率LED光固化机。

LED光固化机体积小巧轻便,采用可充电电池供电时为无绳设计,摆脱了电线的束缚,非常便于医生的操作。LED的经济性远高于卤素灯,由于半导体材料的光电效率高,材料稳定的特性,使发光二极管的使用寿命大于所有其他光源,几乎是终生不用换灯,用电消耗也比卤素灯低得多,虽然目前价格高于卤素灯,但是单次使用成本要远低于卤素灯。

(二)超声波治疗机

1.超声波洁牙机　超声波洁牙机包括电子振荡电路、控制电路、超声换能器、水流控制等,并配有手柄和可替换的工作头,以及脚踏开关,它的作用原理是由电子振荡电路产生高频电脉冲,经手柄中的超声换能器将电能转换为高频机械能,使工作头产生相同频率的振动。经工作头流出的水受超声波振动,水分子破裂产生空穴,空穴闭合时产生巨大的瞬时压力,从而形成兼具机械作用、化学作用、热作用的空化现象使牙石破裂,从牙面脱落。其工作频率一般在 $25\sim32kHz$,有的能高达 $40kHz$ 以上。

根据工作原理的不同超声换能器分为两大类,为采用磁致伸缩材料的换能器和采用电致伸缩材料的换能器。

磁致伸缩原理:铁磁性物质在外磁场作用下,其尺寸伸长(或缩短),去掉外磁场后,其又恢复原来的长度。传统磁致伸缩材料主要有两类:一是磁致伸缩的金属与合金,二是铁氧体磁致伸缩材料。磁致伸缩材料的换能器一般用镍等强磁性材料薄片叠成通过焊接或螺纹连接与工作尖连接为一体,插入一个外绕线圈的手柄中,在线圈产生的磁场作用下强磁性材料的长度在磁化方向随磁场变化伸缩产生振动。也有采用软磁铁氧棒换能器的超声波洁牙机。磁致伸缩型优点是产生的超声振荡频率较高,工作效率高;缺点是易产热,工作尖振荡时不够稳定。

电致伸缩原理或称压电陶瓷技术,压电陶瓷是电子陶瓷的一类,给它施加一定的力使其产生形变,就会在陶瓷表面产生电荷,反之给其施加一个电场,陶瓷体则产生一定的形变。钛酸钡、钛酸铅等晶体制成圆板,两面有电极,中间为一通孔,用一中空螺栓穿过并夹紧,螺栓后端接进水管,前端接工作尖。当电极加电时晶体厚度随电场强度及频率变化而产生振动,通过螺栓传导到工作尖进行工作。压电陶瓷技术的换能器产热较少。

2.超声波治疗机在口腔内科治疗中的其他应用　除了洁牙以外,超声波治疗机在其他牙周病治疗方面和根管清洗、根管钙化物的去除、根管折断器械或异物的取出等治疗项目中也有广泛应用。很多机型只要换用合适的工作尖或根管锉就能做到,尤其是采用压电陶瓷技术的超声波治疗机,由于其工作尖的种类多、更换方便,在这些方面应用更多一些。不过在洁牙以外的领域应用时对频率、功率等的要求更高一些,不是每一台洁牙机都可以做到,反之可以做其他治疗的机器洁牙是没有问题的。

超声技术现已成为口腔治疗技术中的一种重要手段和方法。随着新型超声设备和器械的出现,超声技术在牙周病、牙髓病和根尖病的治疗中将发挥更大的作用。

(三)其他常用设备

1.牙髓活力测试仪　牙髓活力测试仪是通过测试牙髓神经成分对电刺激的反应,来判断牙髓的状态。有手动调节式和数字显示式两种。手动调节式是将探头置于被测牙面,调节旋钮逐渐增大电流,直到患者牙体对电流产生反应,放开探头,读取旋钮读数。数字显示式按下开关后无需调节,电流强度自动逐渐加大,同时显示数值也同步变化,至患者牙体对电流产生反应读数。

2.根管工作长度测定仪　电子根管工作长度测量仪被用于探测根管预备和根管充填应达到的长度有30年了,这种装置能确定根管锉超出根尖孔到达牙周膜的位置,它和传统的影像学测长相比形成鲜明对照,后者是将三维图像变为二维图像的简单方法。影像学测量根管工作长度的方法有它内在的缺陷,电子根管测量仪消除了这些问题,因为电子根管测量仪的读数和根尖组织无关,而仅和根尖缩窄区有关。

早期电子根管工作长度测量仪是由 Suzuki 和 Sunacla 进行基础研究后提出的,原理是无论病人的年龄、牙齿的形状和类型如何,口腔黏膜和牙周组织之间的电阻值总恒定在 $6.5k\Omega$。第二代电子根管测量仪测量的是阻抗,它是任何不同电流中感应和电容的复杂函数,可以认为它就是广义的电阻,基于阻抗概念的测量仪尽管不是最完美,但是已经在测量准确度上超过了第一代产品。双频电流测量法:原理是用普通根管锉为探针测量在使用两种不同频率时所得到的两个不相同的根管锉-口腔黏膜阻抗值之差。该差值在根管锉远离根尖孔时接近于零,当根管锉尖端到达根尖孔时,该差值增至恒定的最大值。测量时,一个电极连口腔黏膜,另一个电极连根管锉。由于是在测量两种频率下的阻抗值之差,根管内存在活髓或液体不影响测量结果。

3.高频电刀　利用高频电流进行生物组织切割与凝血的一种手术设备,在口腔内科主要用于牙周各类手术。工作时,高频电流的流经路线是:高频信号发生器、手术电极刀、患者组织、病人电极板、返回高频信号发生器,形成一个闭合回路。工作时,刀尖与极板、机壳、双极镊尖均不可随意接触,以免损坏刀具。患者同时使用高频手术设备和生理监护仪器时,任何没有保护电阻的监护电极均应尽可能地远离手术电极,此时一般不采用针状监护电极。高频电刀的输出太大时容易引燃消毒未干的酒精而造成烧伤。

4.喷沙洁牙机　喷沙洁牙机是利用高压气流和水流将水溶性的喷沙粉喷向牙齿从而达到洁牙目的。喷沙洁牙机一般由主机、手柄、脚踏开关等组成。还有一种喷沙洁牙手机可直接连接在口腔综合治疗台的手机接口上使用,主要由喷粉盒、可消毒的喷头和喷嘴等组成。

由于喷沙洁牙机所使用的喷沙粉是一种水溶性的盐,在其受潮的情况下极易结块造成管道堵塞。使用时要保证气源洁净、干燥,使用后要及时清洁手柄并保持干燥,每天停机后倒出多余的喷沙粉,防止发生堵塞。

5.口腔局部麻醉仪　主要由主机、脚控开关、手柄、麻药套筒组成。采用计算机技术控制麻药流量,在进针时保持压力使得麻药总是位于针头前方,减少针头穿透组织时的不适感觉。由于手柄可以左右旋转进针,抵消了针头斜角的偏转力,提高了注射位置的精确度。由于麻药是通过药泵输入的,因而,使牙周韧带麻醉变得很轻松。

6.牙科 X 线机　牙科 X 线机一般有壁挂式、移动式和附设于综合治疗台上三种类型。主要由组合机头、控制器、活动臂组成。组合机头包括 X 线管、高压变压器、灯丝变压器等,其内部充满专用的高压变压器油,用来绝缘和散热。控制器包含了高压变压器和灯丝变压器初级供电电路、控制电路、调节钮、显示电路等。牙科 X 线机的管电流一般固定为 10mA,或有 10mA、0.5mA 两档值可选;管电压在 $60\sim70kV$。使用时主要通过调节曝光时间来适应不同牙位,新型的牙片机直接通过按不同的牙位键来选择。

牙片机产生的 X 线穿过人体后,由于组织密度的不同形成不同强度,投射到胶片上成像。直接数字化影像系统则通过传感器接受 X 线将其转换为电信号后通过电路处理形成图像;还有一种间接数字化影像系统用影像板接受 X 线转换为荧光图像,通过专用的扫描仪读取影像板,将其转换为电信号后通过电路处理形成图像。数字化影像系统可大大降低辐射剂量,对摄影条件有较大的宽容度,通过后处理可调节图像的亮度、对比度等扩大诊断范围,保存影像资料也非常方便。直接数字化影像系统更可以在曝光后立即获得图像,但其使用的 CCD 传感器有一定厚度,病人的异物感强,在拍摄后牙时摆位困难。间接数字化影像系统所使用的影像板较薄,厚度与牙片相近,但其需经扫描才可成像,不能立即显示。

(四)常用辅助设备

1.口腔消毒灭菌设备　口腔科器械种类繁多,形状复杂,使用频繁,污染严重,消毒灭菌较难。口腔器械有效的消毒与灭菌对于预防和控制医源性感染是十分重要的环节,对控制 HBV、HCV、HIV 血液传播性疾病尤为重要和紧迫。目前国内外口腔器械常用消毒灭菌方法有:①化学消毒剂。②干热灭菌法。③微波消毒法。④高温高压蒸汽灭菌法。灭菌效果最理想的是高温高压蒸汽灭菌法。

高温高压蒸汽灭菌器由加热系统、真空系统、控制系统、消毒腔、消毒盘等组成。一般分为 B、S、N 三个级别。B 级消毒:有多次间歇预真空及真空干燥功能,适用于各类有包装的、无包装的、实心的、中空的、多孔的器械物品的消毒。S 级:有预真空及真空干燥功能,适用于无包装的实心器械和至少下列所述各类物品中某一物品的消毒,有孔器械、小件多孔器械、单层包装物品和多层包装物品。N 级:无抽真空功能,适用于无包装的实心器械的消毒。

2.银汞合金调和器 现在常用的是用于银汞胶囊的银汞合金调和器,主要由电机、偏心装置、摆动装置以及调节控制装置构成。由电机通过偏心装置带动杠杆式摆动装置工作,对胶囊内的银粉和汞进行振荡、调和(须先压破胶囊中的隔膜)。调和频率一般在 4000r/min 左右,调和时间可调。

3.供气设备 现在的口腔综合治疗台主要配备的还是气动涡轮机和气动低速马达,可以说气源是关系到设备的最主要功能正常运转的关键。最初使用的气源多是工业用的有油压缩机,价格较低但压缩空气中含有大量油分子,目前国内国外已全面采用了无油压缩机,提供无油、无味、卫生、清洁干燥的绿色气源。

在牙科治疗工作中,光固化、玻璃离子、烤瓷等对气源的要求较高,如果压缩空气中含有油分子,光固化的结合度和牢固性将很差,最终影响治疗质量和使用效果,在做玻璃离子等其他齿科治疗中也会发生上述情况。

在手机的使用过程中,由于手机的精密度极高,有油压缩机产生的压缩空气中的油分子,其颗粒大、黏度高、清洁度差会使手机内的微型轴承及微型气动马达发生黏结、磨损,导致手机发生故障,大大减短手机的寿命。同时,压缩空气中的油分子具有一定的腐蚀性,会使综合治疗台中的管路和气路部分发生老化,影响整台综合治疗台的寿命。

有油压缩机由于其产出的压缩空气含有油分,故吹入病员口腔中会对病员的健康造成一定的损害,无油压缩机则避免了这种情况。从保证患者健康、提高医疗质量、有利于设备的使用、维护、延长设备的使用寿命等多方面来看,无油压缩机是当前口腔诊疗气源的首选。

可能的话应尽量将空气压缩机安置在一个通风而隔音的环境中。空气压缩机的周围环境温度过高会影响其工作,可能会造成其自保护停机,甚至损坏。一般在使用1~2个月以后要检查一下发动机上的固定螺丝有否松动,一旦出现松动就可能会引起整台发动机的移位。如果压缩机不是脱湿模式的,则需要每天放水。一些模式的压缩机还需要常规定期换油。可靠稳定的电源条件也是必需的,空气压缩机在启动时瞬间负载非常大,如果电源容量不足,启动时损坏的概率非常大。

口腔综合治疗台数量很少时一般选用静音型空气压缩机直接在椅旁单台独立供气;数量较多时由于用气量增加,需要较大排气量的空气压缩机,其体积、噪音不适合直接在诊室内应用,一般有专门的房间放置空气压缩机,铺设供气管路到每张椅位。

(侯　伟)

第三章　牙体修复材料

第一节　银汞合金

银汞合金,是室温下液态的汞与固态金属(合金)形成新的合金,其过程称汞合反应,以银的成分最高而得名。单纯银锡合金为第一代合金,低铜体系为第二代,由高铜球型银铜共晶合金和低铜屑型传统合金所成的混合型高铜合金为第三代,单一组成银、锡、铜高铜合金是第四代,由银、锡、铜、铟组成的含铟单一高铜合金为第五代,由银、铜、钯共晶合金和第二代或第三代合金相混合而成的含钯混合型高铜合金为第六代。

一、低铜银汞合金

(一)银合金

1.组成　为银,锡、铜、锌组成的四元合金。常用配比如下:

银 65%(最小量),锡 25%(最小量)~27%(最大量),铜 6%(最大量),锌 2%(最大量)。

银为银汞合金强度的主要成分,可减小形变和提高耐腐蚀性。一定的膨胀利于与洞壁的密合,但不易产生汞合反应。

锡和汞有较大亲和力,与银形成银锡合金使之便于汞合,增加合金的可塑性。可降低其强度和耐腐蚀性,增加形变和体积收缩。锡与汞形成的锡汞相是银汞合金中最弱相,有损银汞合金性能,故须严格控制其含量在 25%~27%。

铜通过取代一部分银,改善银锡合金脆性,易于均匀粉碎。取代量应限制在铜在合金中的溶解范围(5%),以增强合金强度、硬度和结固过程中的膨胀,否则有不利影响。含量应严格限制在 6%以内。

锌有两重作用,其一可减少银汞合金脆性而增加其可塑性;另外在合金冶炼过程起净化作用,和氧结合而将其他金属的氧化物减少至最低限度。但如在银汞合金调制、充填过程中遇湿,可因产氢而导致术后产生延缓膨胀。于 1~5 天后开始,可延续数月,严重者可使银汞合金体积膨胀 4%。

2.类型　根据其粉化方式和颗粒形状分为两种类型。

(1)屑型合金:将铸锭合金热处理后,车床切屑而成。颗粒呈不规则的针状,一般 $100\sim150\mu m$(国外 $30\sim50\mu m$),充填压力常不足以消除空隙,修复体中含有较多微孔隙,影响强度。

(2)球型合金:合金在融熔状态时雾化处理,于惰性气体的容器中沉积而成。颗粒呈球形,粒度在 2~43μm,近年来普遍在 25μm 以下。充填时小球填塞于大球间隙,粒间空隙明显小和少于屑型合金,强度较大而形变较小。由于接触面较大,易于汞合,需汞量减少,性能优于屑型。受低铜合金性能限制,功能没有根本的改善。锡汞相的存在使蠕变率偏高而耐腐蚀性偏低,易形成修复体边缘裂隙、折裂等缺陷。

(二)汞

从质和量两方面影响合金质量。质地纯净,不含铅、砷等杂质,表面光洁,非挥发性残余应<0.02%;量为银汞合金最终含汞量。汞与合金粉重量必须精确,一般按1∶1为标准。汞量的高低均影响银汞合金性能,其他因素为调制的方式、时间和充填的技术。

(三)性能

1.强度 结固初期较弱,随后缓慢增强。一般5～10分钟后,可刻形和承受磨光压力。20分钟时仅达其7天抗压强度的6%左右。最初数小时内受力可形成微裂。8小时后可达70%,但抗张强度较差,仅为抗压强度的1/8左右。咀嚼时一旦产生张力可致断裂,尤其复面洞。一般2小时后可正常咀嚼,6～7天强度达最高。

影响强度的因素有:

(1)成分与类型:合金中的银、铜可增强合金的强度,含量应适度。尤其是铜,在低铜合金体系中,6%为其极限。此外,锡含量过多,可降低合金强度。球型合金由于形状规则,表面光滑,颗粒间空隙少而小,微孔率较低。颗粒越细,强度增加越快,早期抗压强度明显优于屑型合金。

(2)汞合金比:是影响强度的关键性因素。充填后的合金中所含汞相过多,将削弱其强度。故在保证汞合反应正常的前提下,应严格控制汞含量,尤其低铜合金。当汞含量在53%以内时,抗压强度维持于280MPa,而当汞含量至58%时降低至125MPa。故一般应控制在50%左右。球型合金需汞量较少,可控制在48%左右。为保证汞含量的适度,调制时应控制好汞合金比。临床强调充填完成后,修复体中含汞量应与调制时的汞合金比基本相同,而不再主张采用调制时加大汞量(8∶5),调制完成后再用绸布挤出的方式控制。事实证明,合金中的余汞不可能完全挤出,充填加压是除汞的继续。

(3)孔隙率:合金中孔隙的存在,是应力集中及材料断裂发生的基础,影响机械性能。应尽可能选用球型合金或细颗粒的屑型合金,注意研磨和充填的规范化。研磨的目的在于使汞更好地与合金颗粒起汞合反应。在一定限度内适当增加研磨力量和时间,有利于各相的彼此融合。临床延误充填,可产生修复体中的孔隙,搁置时间愈长,影响愈大。充填时违反少量多次的原则,一次置入过多合金或充填不足,也可产生较多较大的孔隙。

(4)磨光:是修复体完成前的关键步骤,可减少修复体微孔率,增加坚实度以及减少汞含量,提高耐腐蚀性。

2.体积变化 结固过程中体积变化有3个阶段。第一阶段在反应初期,当汞被吸收入合金颗粒间隙,合金颗粒溶于汞时,有体积的收缩。第二阶段基质晶粒的形成和增长过程中,彼此相互撞击形成向外压力产生膨胀,并随着基质形成,汞合反应的基本完成而达到一相对平稳状态。第三阶段因剩余汞的吸收而存在有限的收缩。修复体形成时,体积既可为膨胀,也可为收缩,主要取决于充填完成时银汞合金处于汞合反应的何种阶段,及各阶段体积变化相互抵消后的结果。

影响体积变化的因素:

(1)组成:银锡相多者,体积膨胀;而锡含量多者则有利于收缩。

(2)汞含量:含汞较多,可延长汞合反应的第二阶段,形成膨胀。

(3)颗粒粒度:较细者单位体积颗粒接触面较大,利于汞消耗,汞合反应比粗颗粒快,需汞量减少,可有轻度收缩。

(4)颗粒形状:规则且表面光滑者,易于汞的湿润,汞合反应较快,故最大膨胀可能产生于充填完成之前,充填完成后无明显膨胀。

（5）研磨：施力越大，汞的渗入力量也越大，使溶解反应加速，基质晶粒均匀分布，减少了第二阶段膨胀。平稳状态的较快形成使充填后的银汞合金无明显膨胀，反有少许收缩。高速震荡相当于增加了研磨时间，是近代银汞合金大多有轻度收缩的原因之一。

（6）充填时的压力：大而均匀者体积变化较小。

（7）玷污：主要指调制和充填过程中由潮湿所致的延缓膨胀。

3.蠕变率　银汞合金修复体失败最常见的原因是边缘缺陷，与蠕变有密切关系。蠕变率高易产生边缘缺陷，尤其低铜合金，影响临床寿命。低蠕变总伴有边缘状况的改善，比抗压强度、流变意义更大。低铜银汞合金蠕变率在 $0.8\%\sim8\%$，近年来虽有降低但仍比高铜合金高。

4.腐蚀　通常腐蚀有两种形式，一种称晦暗，主要由口腔中的细菌、食物、硫化物、氯化物、氧化物等所形成。临床表现合金表面失去光泽，发暗变色，无实质缺损。另一种称腐蚀，合金有小麻点，或片状表层剥脱，大多数为电化学性质，是化学反应和电流作用的综合。故保持银汞合金充填物表面的光洁具有十分重要的意义。

二、高铜银汞合金

高铜银汞合金的主要特点是增加了铜含量。凡合金中含铜量超过低铜合金极限 6% 者，均可称为高铜合金，我国要求应在 30% 以内。第三代混合型高铜银汞合金和前二代银汞合金的主要差别在于消除了 γ_2 代之两种新的相——银铜相（Ag_3Cu）和铜锡相（Cu_6Sn_5），前者强度与 γ_1 相符，后者则具有较强的耐腐蚀性，均有助于合金性能的提高，但仍存在汞相、微量相和孔隙相。

1.蠕变率　蠕变率明显降低。美国牙科材料、器械和设备委员会1982年对132种高铜合金的研究分析，报告高铜合金（以>6%为准）蠕变率在 $0.02\%\sim1.77\%$，而低铜合金（<6%）为 $0.5\%\sim6.26\%$。近年在高铜合金中加钯，有利于蠕变率的进一步降低。

2.耐腐蚀性　耐腐蚀性较高。高铜合金结固24小时，耐腐蚀性已基本稳定，而低铜合金在结固的最初7天内，仍有耐腐蚀性的下降。

3.强度　美国牙科材料、器械和设备委员会在1982年报告，132种高铜银汞合金1小时抗压强度在 $118\sim291MPa$，比低铜合金的 $45\sim141MPa$ 高出1倍。其强度的增长速度也高于低铜合金，结固后4小时即可达到7天强度的 50%，而在16小时内可至少达到 75%，可较早地投入使用。

4.硬度　显微硬度高于低铜合金。据 Duke 对30种高铜合金的分析结果，无论混合型或单一组成型高铜合金，显微硬度均在 $130\sim180KHN$，而低铜合金大多在 $90KHN$。

5.体积变化　高铜合金的体积变化小于低铜合金。

三、无锌银汞合金

含锌合金的缺点是易受水玷污的影响。做好隔湿防潮，是完全可以避免水玷污的。锌的去氧化作用对合金性能，尤其是低铜合金具有重要意义。从性能考虑，并无以无锌合金完全取代含锌合金的必要，应酌情在不易防湿或不可能隔湿的情况下，选用无锌合金。无论是高铜或低铜合金，即使是不含锌的单一组成型高铜合金，亦应注意防湿，以免削弱其强度。

四、含氟（防龋）银汞合金

评价尚不一致，多数认为含氟合金有抑制继发龋及促釉质再矿化的作用，含量适当时，不影响银汞合金性能。其机制是因牙体组织中含氟量的增多，导致溶解度的降低；或是因析出的氟进入涎液与菌斑，从而影响牙齿环境，或二者兼而有之，还有待证明。临床意义是乳牙对抗压强度、耐久性要求较低，而继发龋发生率却较高，故而考虑选用。

五、汞的防护

汞在常温下挥发成汞蒸气，造成污染。在磨除旧合金修复体及充填时，也有汞蒸气和汞尘逸出而易被吸入。汞表面张力高，一旦溅出，可形成许多细小汞滴，渗入地板、吸附于粗糙墙壁、桌面缝隙和其他隐蔽场所，难以消除，成为长期的空气污染源。预制囊与密闭电动研磨技术，使调制中汞溅出的机会明显减少。防护措施的改进，使汞的毒害作用在某些先进国家已基本消除。对汞的防护除工作时外，还应注意长期污染源的消除。需定期对工作地点空气含汞量，医护人员的尿、毛发或指甲含汞量进行测试，一旦发现超出允许量，立即采取相应措施。1984 年美国牙科材料、器械、设备委员会推荐的汞防护措施如下：

1.工作地点通风良好，过滤器应定期更换。

2.工作地点每年监测 1 次，有汞的溅出或较大污染时，清除后应立即进行监测，直至达到安全限以内，允许的空气最高汞含量为 $50\mu g/m^3$。

3.工作人员应定期进行尿检，使用 24 小时尿标本，或空腹晨尿，平均允许量为 $15\mu g/L$。

4.工作地点的设计以利于控制与清除汞污染为标准。工作台表面应无渗漏并有限制边缘，以防汞滴流溢和收集溅落的汞滴。地面以无缝材料覆盖，并延续至墙上 10cm 以上。

5.汞应储存于密闭器皿中，同时应远离热源。

6.鼓励使用预制囊。取出调好的合金后均应立即闭合拧紧，以防汞蒸气逸出。余汞应浸于定影液中，至少也应立即置入一密闭的容器中。

7.避免与银汞合金直接接触，接触后的皮肤应以肥皂和水洗净。

8.严格掌握汞合金比，以消除或减少调制后挤汞的需要。

9.磨除旧银汞合金充填物时，应使用大量喷水，戴口罩（或面罩），以避免吸入汞尘。

10.所有排水管道、痰盂、洗涤槽内均应加滤网，以截留银汞合金碎屑，并定期清理，碎屑置于一盛有定影液的密闭容器中，交由重新提炼者处理。

11.对溅落的汞滴可以用下列方法清除：

(1)利用吸引器将汞滴吸入瓶中。

(2)用橡皮胶布或新鲜调制的银汞合金清除细汞滴。

(3)在无法到达的地点洒入硫磺粉，使之形成表层覆盖膜，防止汞蒸发。

12.决不可对银汞合金或汞加热。

（单俊文）

第二节 牙色材料

一、复合树脂

复合树脂是目前应用最广的牙色修复材料。热膨胀系数较接近牙齿组织,结固时的体积变化较小,同时物理机械性能也较高,是一种全面强化的双相结构材料,由连续相与间断相构成。一般连续相为有机质树脂大分子组成基质,而间断相则为无机填料,二者组成的复合物即复合树脂,性能明显优于其他牙色修复材料。

(一)基本结构与结固反应

1.连续相　通常均由有机质聚合树脂大分子组成,有一环氧树脂骨架和甲基丙烯酸酯反应基团,形成一连续塑性相将弥散相的颗粒黏合在一起,成为一整体。常用者为具有高交联度的双酚 A 丙烯酸缩水甘油酯(Bis-GMA)。连续相的聚合导致材料的结固,由一组活化剂与引发剂的作用而发生。引发可有热、光、化学三种形式,通常均以过氧化苯甲酰为引发剂,活化剂则各不相同。热本身可导致过氧化苯甲酰引发聚合反应;光固化系通过光吸收剂(亦称光敏剂),将光能转化为聚合能而聚合,常用光源为紫外线(波长 365nm)或蓝色可见光(波长 450nm);化学固化则以叔胺为活化剂。一般说来,热固化聚合最完全,但不适于临床应用;光固化与化学固化则视光源、修复体厚度、部位以及反应程度而异,是临床实际应用的主要形式。

2.间断相或弥散相　多为高强度陶瓷颗粒,有以下几种形式,可单独或联合应用。

(1)大颗粒陶瓷:以二氧化硅-硅酸盐为基料组成。常用者为石英、烧结石英、晶体硅酸铝锂、硅酸硼玻璃等具有低(温度)体积变化、透明、化学惰性和可增强树脂强度与硬度的物质,以及硅酸硼铝钡和氟化钡等。含钡物质可使树脂 X 线阻射而便于观察充填情况。原始颗粒粒度最初为 $5\sim75\mu m$,以后逐渐改进,降至 $1\sim5\mu m$,但形状不规则,不易填压坚实而有微孔。目前已可达到使填料在复合树脂中占有 50% 重量比或 80% 体积比的水平。

(2)胶体-微粒陶瓷:最初为硅酸形式的胶状二氧化硅,通过水解化学程序而后沉淀制成。当处于液体状态时,颗粒粒度均 $<0.04\mu m$,因此其表面积极大,可达 $300m^2/g$,黏稠度也有很大提高。近来以平均直径为 $0.05\sim0.1\mu m$ 的热解石英较大颗粒取代一部分胶体硅微粒,二者颗粒均小于可见光波长,因此,修复体表面可表现得非常平滑。但由于其黏稠度很大,致使填料数量在不至影响临床操作的前提下,受到限制,约为 50%(体积比)与 30%(重量比)。

(3)胶体-微粒与大颗粒陶瓷复合体:为使复合树脂体系能最大限度地得到来自胶体或微粒陶瓷的加强,而又不致影响临床操作性能,采取以下几种措施:

1)将热解石英和胶体硅酸最大限度地弥散于一树脂体系中,随即加热使之固化,然后磨成 $1\sim200\mu m$ 的小而形状不规则的颗粒,作为复合树脂填料。

2)将胶体微粒陶瓷与一直径为 $20\sim30\mu m$ 的部分热-化学聚合树脂的球形颗粒相掺混,使之得到强化,然后用作复合树脂填料。

3)应用加温加压烧结程序,使胶体微粒陶瓷凝集而形成形状、大小不等的多孔颗粒,粒度在 $1\sim25\mu m$,用作复合树脂填料。由于其多孔而使基质材料(连续相)能嵌入而形成机械扣锁,从而促进彼此间的结合,只需最小数量的基质将其结合在一起,从而得到一高强度复合树脂,填压性能也好。

(二)分类

1.按目前常用无机填料粒度分为以下三类

(1)细微填料型复合树脂:亦称可抛光复合树脂,填料平均粒度为 $0.01\sim0.04\mu m$,含量在 $35\%\sim50\%$(重量比)。色泽与抛光度均好,且不易着色。因此表面光洁度好且美观。但体积收缩、热膨胀系数、吸水率均偏大,且因所含填料较少而物理、机械性能较差。

(2)混合型复合树脂:兼有传统型与细微填料复合树脂的优点,填料粒度由亚微米($<1\mu m$)至 $10\mu m$,而含量可达 $70\%\sim80\%$,物理、机械性能与传统型相似,但耐磨性、光泽度和抛光性能较好,是目前应用较广的一种复合树脂。

(3)纳米型复合树脂:粒度为纳米级,具有杰出的抛光性和抛光保持性,以及耐磨性能,前后牙通用,易于操作,不粘器械。

2.按固化方式分类

(1)化学固化复合树脂:可于室温自凝固化,以过氧化物为引发体系,叔胺类为促进剂。使用方便,结固时整体均匀固化。但可塑期短,且日久后易变色。

(2)光固化复合树脂:有紫外光与可见光(波长 $420\sim470nm$)两种,前者对眼与皮肤有害,除每次使用前均需有一预热时间外,所需固化时间也较长,约 1 分钟,而且固化层较浅,为 $0.5\sim1.5mm$。此外,光源可随使用时间的延长而逐渐减弱。后者对人体基本无害,无需预热,而且固化时间也短,为 $20\sim30$ 秒,固化深度可达 $2\sim5mm$,且光源不因使用时间而有变化直至灯泡寿命终了。但光强度较大,仍须用护目镜。

(三)复合树脂的性能

理想的前牙修复牙色材料应具备以下性能:有良好的黏着性;与遗留牙齿组织色泽匹配且长期不变;生物相容性好;易于操作,且可长期保持修复体的形态与功能。目前所有牙色材料均有不足之处。

1.工作时与结固时   由于在窝洞中结固,因此工作时与结固时均应尽可能短。对化学结固树脂而言,主要取决于粉剂的粒度、引发剂和促进剂的浓度以及结固时所产生的热量。而光固化树脂则与光照射的类型、强度、时间以及树脂类型、颜色等因素有关。目前各类树脂均能在 $5\sim8$ 分钟完成修复,15 分钟内基本达到各自机械性能。

2.聚合收缩   在预聚物聚合时,由于聚合体的密度较高均伴有收缩,无填料树脂的体积收缩为 $6\%\sim7\%$,是直接修复牙色材料中最高者。有填料树脂也在 5% 左右,虽通过调整单体比例可有一定改进,但影响不大。常规复合树脂由于有 50% 左右(体积)的无机填料,以及使用大分子的 Bis-GMA 预聚物,聚合收缩可减少至 $0.5\%\sim1.4\%$。细微填料复合树脂因所含填料百分比较小而收缩略大于常规复合树脂(1.7%),但无临床意义。酚为树脂的阻聚剂。此外,可采取分次固化的方式,使聚合收缩逐层完成而减小至最低限度。

3.热膨胀系数与热传导率   牙本质热膨胀系数为 $8.3ppm/℃$,牙釉质为 $11.4ppm/℃$。遇冷时,由于修复体的收缩远大于牙齿组织,可导致于洞壁界面处应变与微间隙的加大,虽可于温度复原时随之缩减,但由于口腔中的温度变化具反复性,瞬时温差较大,次数频繁,使热膨胀系数较大的材料经多次反复后导致其疲劳,出现与牙齿间结合性的削弱。复合树脂由于含有 50%(体积比)左右的无机填料,因而有助于降低其热膨胀系数,一般可较无填料树脂低 60% 左右。

4.吸水性   一般说来,由于复合树脂分子量较大,树脂含量较少,而且基质与填料间有较好的结合,因此,其吸水性($0.3\sim0.7mg/cm^2$)明显低于无填料树脂($2mg/cm^2$)。由于吸水可导致修复体膨胀,抵消一部分收缩,因此复合树脂的吸水也并非完全有害。对不同树脂吸水膨胀所作测量表明,大多数树脂需要7天才能达到平衡,而在4天时已可显示出大部分膨胀。

5.溶解度　与所含残余单体数量有关,可随其增多而增加。无填料树脂在水中的溶解度(0.22mg/cm²)大于复合树脂(0.01～0.06mg/cm²),在复合树脂聚合完成后,其溶解度可以基本不计。

6.机械性能　目前所用的牙色材料,其机械性能均与牙齿组织有相当差距,因此,有学者认为只能是半永久性材料,不能作为永久性修复物。

(1)抗压强度:复合树脂的抗压强度约3倍于无填料树脂,而在各类复合树脂间则无明显差异。

(2)抗张强度:复合树脂的抗张强度约为无填料树脂的2倍,而在复合树脂中以混合型为最高,细微填料型略低于常规复合树脂。

(3)弹性模量:与材料的刚性有关,常规复合树脂最高,可达16000MPa,其次为混合型,但仍低于银汞合金(69000MPa)与牙齿组织(牙本质为18600～19800MPa,釉质82500MPa)。

(4)硬度:树脂材料硬度均低于牙体组织与金属修复材料,尤以无填料树脂为明显,常规复合树脂硬度最高,细微填料型次之。

(5)表面示性:表面示性包括表面的硬度、粗糙度与耐磨损能力。硬度与树脂填料含量有关,粗糙度则与填料粒度、硬度以及树脂中所含微孔数量有关。复合树脂修复时覆盖以赛璐珞成形片加压,结固后与成形片接触的修复体表面极其平滑而有光泽,是最佳状态。此时任何修整措施,无论所用器械如何细密,均将使之破坏,导致填料外露、脱落,从而形成粗糙面并失去光泽。填料颗粒愈大,表面愈粗糙,故应尽可能少作修整。复合树脂比无填料树脂有较大的耐磨性,第4、5、6代混合型复性树脂的耐磨性均大于常规复合树脂。但迄今为止复合树脂的耐磨性能仍较银汞合金低。

7.光固化复合树脂的固化深度　光固化的过程由表及里,此过程中将产生散射与反射,从而失去一部分能量,使之在透入过程中逐渐削弱,到达一定深度后即不能再引发固化。固化深度受以下因素影响:

(1)光源性质:可见光深度大于紫外光约1mm。

(2)所含光引发剂或吸收剂必须能与特定波长的光线产生作用,且有足够浓度。

(3)填料粒度与含量对光线的传播有重要意义。填料颗粒细、数量多而密集的细微填料复合树脂,其固化深度不如颗粒大而数量较少的常规复合树脂。

(4)光源活化效应:光源距离与固化深度呈反比。一般光源头部应距修复体表面在1mm以内。

(5)树脂颜色:颜色愈深,对透入深度的影响愈大。

(6)照射时间:随产品而异,自10秒至1分钟。目前多数可见光固化树脂的标准照射时间为20秒,可使一般色度树脂固化2～5.5mm。

8.颜色稳定性　所有树脂类修复材料均可着色,可为内源性或外源性,以后者较多见。

(1)内源性着色:来自材料内某些成分所起变化,如化学固化复合树脂中的叔胺,光固化紫外线对过氧化苯甲酰的作用。

(2)外源性着色:较多见,大多发生在洞缘或修复体表面。前者多由裂隙所致,后者则主要由于表面粗糙所致着色和牙菌斑的附着。酸蚀的釉质,如无材料覆盖,更易着色。

9.与牙髓-牙本质复合体的生物相容性

(1)树脂类材料对牙髓-牙本质复合体均有刺激性。

(2)刺激来源于剩余单体、酸蚀(牙本质)、聚合反应中所产生的热、高热膨胀系数以及洞缘裂隙。

(3)牙本质有效厚度:如小于2mm,即可能造成破坏性反应。复合树脂刺激性较小,但如牙本质有效厚度小于1.5mm,仍可能导致破坏性后果。因此,均需垫底,垫底材料一般均用磷酸锌水门汀或聚羧酸锌水门汀,以后者较多。此外,也可使用玻璃离子水门汀。

(四)关于后牙复合树脂

影响后牙复合树脂修复体疗效的主要因素为:耐磨耗性能、修复体边缘缺陷、整体色泽变化、技术敏感、失败率和与银汞合金的对比几个方面,其中尤以技术敏感对修复体质量有关键意义。

1.耐磨耗性能　某些品牌,在耐磨性能上有长足进步。Leinfelder 认为,从临床观点,某些品牌的后牙复合树脂耐磨耗已不再是一个问题,如 3M 公司的 P60 后牙复合树脂等。对影响修复体质量因素的探讨,可适当转向其他方面。尽管如此,由于从整体来说,解剖形态的丧失仍然是后牙复合树脂修复体普遍存在的问题。

2.边缘缺陷与色泽变化　由于复合树脂有固化收缩,远期疗效的评价中,界面密合度及与之有关的边缘微渗漏、变色、断裂、继发性龋和术后敏感就成为重要指标。而色泽变化是复合树脂的固有问题。可通过减少磨耗与聚合收缩、改善膨胀系数使其与牙齿的体积改变更加接近,改进黏结体系获得进一步的进展。

3.技术敏感性　是指材料可因适应证选择不当,术者对材料性能及其作用机制理解不深,以致在具体操作中未能严格遵循产品所要求的操作规程等技术性原因,而产生不良后果的可能性。随着技术不断发展,技术敏感也随之增长,术者因素的重要性有增无减。

二、玻璃离子

玻璃离子粘连性强而刺激性小,有一定的防龋作用。色泽不如复合树脂,微孔率较高,但稳定性较好,可与牙组织羟磷灰石中的钙起螯合作用,故粘连强度与聚羧酸锌水门汀相近,可不经酸蚀而取得固位,在牙颈部洞的修复中优于复合树脂。但其韧性较差不耐磨,不能用于 IV 类窝洞,是一种既可用于基底也可用于修复的材料,后者多用于不直接受力的部位与乳牙。

三、复合体

现代牙色材料基本上以复合树脂与玻璃离子水门汀为主。20 世纪 90 年代中期开始研发一种新型牙色材料——玻璃离子-复合树脂混合材料,将玻璃离子与复合树脂技术有机地结合起来,吸取各自优点,既有玻璃离子与牙齿组织的粘连、与释氟性能,又有复合树脂的物理机械和临床操作性能,彼此相辅相成。于是,一个由复合树脂与玻璃离子组合成的新词——复合体应运而生。

复合体在组成和性能上更接近复合树脂,虽含有玻璃离子的基本成分,但其数量不足以在暗处产生酸碱固化反应。由于是预配的单一组分,置于"子弹头"或注射管中,利用机械操作,极其便利,而且黏稠度适宜,形同油灰,利于充填。同时,它不必酸蚀,对牙髓刺激性小,因此,问世后不久即很快推广,其代表产品 Dyract 已成为目前应用最广的牙色材料,尤其是 III、V 类洞与乳后牙的修复。但在黏结强度和耐磨性方面仍与复合树脂有一定差距,不宜应用于较大牙体缺损的修复。

（齐　景）

第三节 基底和衬里材料

一、基底与衬里材料的性能要求

绝大多数需要修复的牙齿,其牙髓-牙本质器官均在修复前经历龋病和窝洞制备的刺激,而修复材料又往往具有一定的直接或间接刺激作用。因此,清除龋坏组织、完成窝洞制备后,如何保护牙髓-牙本质复合体,避免再受刺激,增强防卫修复能力,具有重要意义。临床上主要依靠在窝洞的近髓方,铺垫基底或衬里材料来达到此目的。此类材料在性能要求上侧重于绝缘、无刺激,或有安抚、促进修复性牙本质形成等保护牙髓-牙本质复合体的作用,而对强度等方面的要求低于修复材料。

(一)共性

1.封闭性　应在被切割的牙本质表面建立起可一定程度上封闭或堵塞牙本质小管开口的衬里或基底层。这样,既降低牙本质渗透性,防止毒素、唾液、酸或其他可自修复材料中析出的化学物质以及腐蚀产物的渗入,又能防止牙本质液的渗出,破坏某些修复材料的黏着性能。

2.绝缘性　应是温度、电流与化学物质的隔离体,尤其在金属材料下起绝缘作用。

3.生物相容性　对牙髓-牙本质复合体不仅有良好的生物相容性,而且对遭受刺激的牙髓有安抚作用,能诱导牙髓-牙本质复合体产生修复性反应。

4.化学相容性　与修复材料有良好的化学相容性。

5.稳定性　不致牙或修复体变色;弹性模量、膨胀系数尽可能与牙本质和修复材料相近。

6.其他　结固后应有一定机械强度,足以承受通过修复体传递的咀嚼应力。

(二)分类

1.洞漆　是一种薄膜型材料,厚度通常在 $5\sim10\mu m$,用以封闭牙本质小管开口与填塞修复体和洞壁间存在的微间隙。不溶于唾液,既可应用于牙本质,也可应用于牙釉质切割面。

2.洞衬剂　基本成分也是可形成薄膜的材料,含治疗作用,厚度大于洞漆,可达 $25\mu m$。溶于唾液,仅用于窝洞底部牙本质切割面,以发挥其治疗作用,窝洞侧壁禁用。

3.次基材料　是置于深窝洞底层的材料,要求能达到安抚、消炎与促进修复性牙本质形成的目的,偏重于治疗作用而机械性能较低,一般均须覆盖以机械性能较高的基底材料。

4.基底材料　主要为绝缘材料,可直接置于窝洞底部牙本质切割面,或覆盖于次基表面。用于前者时可于洞底先涂以一层洞漆,封闭牙本质管开口。机械性能在这四类材料中最高,用于直接承受修复体压力的部位,但需有一定厚度,有次基时更需注意。

(三)常用的基底和衬里材料

1.氧化锌丁香油(酚)水门汀(简称 ZOE)。

2.氢氧化钙。

3.磷酸锌水门汀(简称锌汀)。

4.聚羧酸锌水门汀(简称 PCC)。

5.玻璃离子水门汀或硅酸铝丙烯酸水门汀(简称 ASPC)。

6.可形成薄膜的树脂类材料包括洞漆、洞衬剂。

二、常用的基底和衬里材料

(一)氧化锌丁香油(酚)水门汀

1.组成　氧化锌丁香油(酚)水门汀(ZOE):系粉液型,临时调制。纯 ZOE 为一种治疗剂,为增强其物理、机械性能,以适合基底料的要求,在粉、液中均加有改良剂。

(1)普通型

1)粉:除氧化锌(约占 69%)外,主要为白松香(约占 29%),以增加其强度、均匀性和光滑度,减少流变、溶解度和脆性,据报道,氢化松香在性能上优于天然松香。其他成分是填料、结固促进剂与增塑剂。

2)液:除丁香油或丁香油酚(占 85%)外,其余为橄榄油(占 15%),用作增塑剂。可加入少量灭菌或抑菌剂。

(2)加强型

1)聚合物加强型:粉中含 20%聚甲基丙烯酸甲酯与 80%氧化锌。

2)EBA 氧化铝加强型:粉中含 70%氧化锌与 30%氧化铝(重量比);液中含 37.5%丁香油酚与 62.5%乙氧基苯甲酸(重量比)。本型亦称乙氧基苯甲酸水门汀。

2.结固反应　为丁香油(酚)湿润粉剂的物理反应,丁香油(酚)与锌起有限的螯合作用形成丁香油锌,产生的水可促进结固反应。结固后产物主要是由原始粉剂颗粒与由丁香油(酚)、丁香油锌所成基质组成的团块。

3.主要性能

(1)一般要求结固时间为 3～10 分钟,一般要求在 5 分钟,最有效的方法为加醋酸锌等化学促进剂。在液体中加入植物油或甘油,可延缓结固,使团块于一较长时间内保持可塑性。

(2)结固收缩最小(0.1%体积),热膨胀系数在基底料中最接近牙体组织。

(3)溶解率约 1.5%/24h,加强型含乙氧基苯甲酸者溶解度较高。短期内与洞壁的密合度是基底料中最高的,常用作暂封料。

(4)流变率仅次于粉剂型氢氧化钙,是基底料中较高者,可由增加粉液比或粉剂中的松香、填料以及液中乙氧基苯甲酸的量而降低。

(5)强度较低,约 35Mp/24h,抗压强度随成分而异。弹性模量较低,虽作为次基,覆盖在弹性模量较高的基底材料下,仍需严格控制其厚度,以免影响修复体与牙体组织强度。

(6)生物相容性:在基底、衬里料中刺激性最低,且可有安抚、抗炎与促进牙本质硬化及成牙本质细胞功能活跃等作用。0.5mm 厚时,口腔内正常存在的物质不能透过。有良好的隔热性,导热系数与热扩散率稍低于牙体组织,0.25mm 厚度即足以起到作用。电的绝缘作用是基底料中最好者,虽不能完全绝缘,但在基底料中是唯一可在牙本质仅有 1mm 左右有效厚度,甚至牙髓已有退变,不宜使用氢氧化钙情况下,仍能保证牙髓-牙本质复合体有良好反应的材料。

(7)与其他修复材料的化学相容性:由于 ZOE 中的丁香油酚对聚合物可有阻聚作用,从而影响其聚合、结固,甚至对已经聚合者也可有某种程度地解聚作用。因此,与自凝塑料、树脂类材料、聚羧酸锌水门汀、玻璃离子水门汀以及聚甲基纤维素运载的氢氧化钙,均不能直接接触。

4.用途　可用作近髓深洞的次基,但需控制其厚度,不能与上述聚合型材料直接接触。由于短期内密封性能良好,也是常用的暂封料,临床上常称其为"暂汀"。

(二)氢氧化钙

1.组成　氢氧化钙有粉剂、双糊剂和光固化三种制剂。

（1）粉剂型：由氢氧化钙粉与蒸馏水、无菌生理盐水或甲基纤维素调成糊剂应用，结构松散不易填紧。由甲基纤维素调制者虽稍有黏性，仍难以操作。

（2）双糊剂管型：有两种制剂。

1）甲基纤维素聚合体运载体系：由两只糊剂管组成，糊剂管1主要为基质，糊剂管2主要为催化剂。二者等量混合，甲基纤维素聚合成氢氧化钙的载体，氢氧化钙不参与化学反应。由于甲基纤维素聚合体各大分子间彼此粘连，因此性能优于粉剂型，但仍较疏松，填压效率仍低。

2）氢氧化钙水门汀（酸碱型氢氧化钙）

糊剂管1：为酸性糊剂，主要为水杨酸烷酯（如水杨酸异丁酯）与惰性填料，如氧化钛（12%～14%）和/或硫酸钡（32%～35%），以增加X线阻射。

糊剂管2：为碱性糊剂，主要为氢氧化钙（50%～60%），并含有增塑剂，如磺胺或石蜡油。二者以等量混合，起酸碱反应，最终形成一松弛结合的复合结构。

3）光固化型：国外单糊型光固化氢氧化钙——Prisma VLC Dycal，以二甲基丙烯酸氨基甲酸乙酯为基质，加入含氢氧化钙与硫酸钡的填料，及引发剂和光敏剂，使用方便。pH为9～10，光照20秒固化深度1mm，抗压强度可达83～104MPa，在35%磷酸中1分钟溶解度<0.18%，对酸蚀剂有较强抗力，有利于护髓，水中24小时溶解度<0.5%。其基质亦系聚合树脂，可与复合树脂紧密黏结，提高质量。生物相容性方面优于其他制剂，与牙髓直接接触可促进其愈合及与牙本质桥的形成，而无坏死层的产生。

2.主要性能

（1）结固时甲基纤维素聚合体运载体系可因增加催化剂而加速结固，而氢氧化钙水门汀则可因温度与湿度的增加而加速结固，干与冷可延缓结固。光固化为20秒。

（2）体积变化：甲基纤维素聚合体结固收缩可达5%，无论何型，热膨胀系数均高于ZOE，但由于使用量较小，又多使用于深洞底层，故无临床意义。

（3）溶解度：以往是基底料中最大者。而光固化型的抗溶解性能则大幅度的增强，水中24小时溶解度<0.5%。

（4）流变率：粉剂型是基底料中最高者；甲基纤维素聚合体运载体系和氢氧化钙水门汀可由增加聚合度或水杨酸烷基钙而使流变率降低；光固化型流变率低。

（5）强度：粉剂型所成糊剂实际上无强度可言；双糊剂型抗压强度亦仅有5.6MPa；光固化型较好，抗压强度可达83～104MPa。

（6）便利性：以光固化型最好，操作简便，材料浪费少。

（7）生物相容性：与牙髓直接接触有刺激性。如牙髓状况良好且无退变，则在牙本质有效厚度为0.1mm时，仍可使牙髓产生健康的修复性反应。强碱性、高钙离子浓度及一定的抗菌、抗炎性能，可促进钙的沉积，有利于牙本质硬化。但无论何型于任何厚度均不能隔绝电的传导。

（8）与其他材料的化学相容性：氢氧化钙对任何永久性修复材料的结固反应均无影响，也不影响其性能，对基底材料也基本无影响。

3.用途　为强碱性钙化因子，对龋坏牙本质有一定抑菌作用，可作健康牙髓深窝洞次基或盖髓剂。应用得当，有良好促进愈合作用，否则可有破坏性。

（三）磷酸锌水门汀

1.组成　磷酸锌水门汀（ZPC）为粉液型，其中MgO含量可至10%，可降低煅烧时的温度；SiO_2为一种钝性填料，有助煅烧过程；Bi_2O_3作用在于调制，可延长结固时间。Al与Zn的中和作用作为缓冲，以缓和粉、液调制时的反应，调节反应时，使之充分作用并易于调匀，便于操作与应用。水分多时，可缩短结固时，反之则可使之延长。

2.结固反应 为酸碱反应,碱性的粉溶于酸性的液中,产生放热反应。$Zn_3(PO_4)_2 \cdot 4H_2O$ 为一种不溶性磷酸盐,形成磷酸锌水门汀基质,未完全溶解的粉末包埋其中。由于纯氧化锌与磷酸反应过猛、过快,因此常通过改变粉的颗粒形状、粒度和烧结方式等方法降低粉颗粒的表面能量,同时通过加缓冲剂与调节液中含水量的方式控制磷酸,从而使反应减慢,以利操作。

3.性能

(1)结固时有关影响因素列表如下:粉液比愈大,结固愈快;粉加入愈快,结固愈快;粒度愈细结固愈快;温度愈高,结固愈快;液的缓冲程度愈大,结固愈慢;每次少量加粉而扩大接触面,可减慢反应;液体失水可延缓结固,遇水则加速结固。

(2)强度:是基底料中最高者,足以承受填压修复材料的压力和咀嚼压力。弹性模量与牙本质相近,也是基底料中最高者。

(3)溶解度:是基底料中最低者,但仍可溶于唾液。

(4)传导性:厚度大于 1mm 为良好的隔热体(最低厚度不能小于 0.75mm)。但非电的完全绝缘体。

(5)生物相容性:结固的最初 1 小时中,pH 可达 3~4,48 小时内逐渐上升,最后达到中性。在初结固的 48 小时内,对牙髓-牙本质复合体有较强的刺激性。调制时含液较多,1 周后仍可有剩余磷酸。

(6)与其他材料的化学相容性:一般均无影响,因此,是应用最广泛的基底材料。

4.用途 可用于与某些修复材料不相容的次基表面(如 ZOE 与复合树脂),和弹性模量较低的次基表面[如 $Ca(OH)_2$、ZOE]。也可用作一般基底材料。为隔绝游离酸刺激,近髓侧应用护洞漆,而当牙本质有效厚度小于 1.5mm 时,应加次基。

(四)聚羧酸锌水门汀(PCC)

1.组成

(1)粉液型

1)粉:主要为氧化锌,占 90%;氧化镁和氧化铝,占 10%。

2)液:为聚丙烯酸(40%~50%)水溶液,可以改变其分子量或加入适量氢氧化钠,调节其 pH 的方式控制黏滞度。

(2)单组分粉剂:为便于操作,将聚丙烯酸、衣康酸或马来酸等固体共聚物,与氧化锌粉相混而成。使用时与蒸馏水按 2g:0.5ml 的比例调制。

2.结固反应 为螯合反应,形成复合双相团块,即连续相与间断相。羧基可与牙齿组织羟磷灰石中的钙结合,形成较好的黏结力。

3.性能

(1)结固时间:冷玻板调制,可延缓反应;可将大部或全部粉一次混入液中,以缩短时间;加水或加温可加速结固,但可影响其他性能,故很少应用。

(2)强度:抗压强度低于磷酸锌水门汀,但抗张强度高于磷酸锌水门汀。调制后 15 分钟可达结固后抗压强度的 75%,弹性模量为磷酸锌水门汀的 1/4 左右。由于其羧基可与羟磷灰石中的钙形成螯合物,因此,与牙齿组织的黏结强度较大。

(3)溶解度:临床溶解度仅次于 ZOE 而大于磷酸锌水门汀。

(4)体积变化:37℃潮湿环境下保持 24 小时,较磷酸锌水门汀变化大,且发生较早。

(5)生物相容性:由于其结固时酸不易析出,聚合体分子大,与牙本质中的钙、蛋白质等很快结合而不渗入牙本质小管,故对牙髓的刺激性很小。一般认为刺激性与 ZOE 相似。

4.用途 常以之取代 ZOE,变双层基底为单基,较深窝洞只需 1mm 牙本质有效厚度即可应用,必要时可以 Ca(OH)$_2$ 为次基。由于弹性模量偏低,尚不足以取代磷酸锌水门汀。

(五)玻璃离子水门汀

玻璃离子水门汀(GIC)可视为聚羧酸锌水门汀的发展,旨在集硅水门汀、磷酸锌水门汀与聚羧酸锌水门汀的优点于一身。黏结性强而刺激性小,有一定的防龋作用。色泽不如复合树脂,微孔率较高,但稳定性较好。可与牙组织羟磷灰石中的钙起螯合作用,故黏结强度与聚羧酸锌水门汀相等,可不经酸蚀而取得固位,在牙颈部洞的修复中优于复合树脂。韧性较差不耐磨,不能用于Ⅳ类窝洞。是一种既可用于基底也可用于修复的材料,后者多用于不直接受力的部位与乳牙。

1.组成 有粉液型、粉剂型、金属加强型和光固化型四种剂型。

(1)粉液型

1)粉:为复合硅酸铝玻璃。

2)液:为 47.5%～50% 的 2：1 聚丙烯酸-衣康酸共聚物水溶液,与少量(5%左右)酒石酸。衣康酸可降低液的黏滞性与阻止其凝胶化,保证不致过于黏稠,酒石酸可改善其结固性能。

(2)粉剂型:将聚丙烯酸与衣康酸共聚物冻干制成粉状,与硅酸铝玻璃粉混合,或将硅酸铝玻璃粉与聚丙烯酸和马来酸共聚物的冻干粉混合。用时与水或稀酒石酸(一般 5%)水溶液调制。

(3)金属加强玻璃离子:常加入金属,如银。

(4)光固化型:一般由 80% 玻璃离子与 20% 光固化聚合物组成。其抗压、抗张、抗挠强度、黏结性能以及边缘密封性和可抛光性等方面,均优于普通型玻璃离子水门汀。

2.结固反应 结固机制尚未明了,认为是一种酸碱反应。结固反应分两阶段进行,第一阶段为钙离子反应,第二阶段为铝离子反应。第一阶段可塑形,第二阶段后不再能塑形,其间有 10 分钟左右间隔,24～48 小时完全结固。

3.性能

(1)结固时在冷调和板上延缓,但强度也降低。可大组分粉剂以较快速度混入液中,并于 40 秒内完成,至充填完毕应于 3 分钟内完成。24～48 小时完全结固。

(2)强度:24 小时抗压强度为 117～140MPa。弹性模量小于磷酸锌水门汀而大于聚羧酸锌水门汀,与牙组织有较大差距。单体过多可使强度明显下降,反之如粉过多,可导致聚合不全。结固早期 30 分钟遇湿,可降低强度而增加溶解度。故充填时须严格隔湿,在充填完毕即于修复体表面加涂一层护洞漆或凡士林,以隔绝唾液。脆性较大,不宜用于切角或承担咬合力部。

(3)黏性:由于玻璃离子水门汀所含阴离子可与釉质和牙本质中的钙起螯合作用,有较强的黏结力。使用前,用清洁剂去除玷污层,并以 FeCl$_3$ 处理牙面,可以增强其黏结强度。

(4)为温度与电的不良导体。

(5)热膨胀系数:与牙近似,且结固收缩小,故充填后体积变化极小,洞缘裂隙也小。

(6)生物相容性:新鲜调制的玻璃离子水门汀对细胞增殖有抑制作用,但结固后即无毒性,毒性小于磷酸锌水门汀。当牙本质有效厚度为 1.5mm 时,牙髓反应良好,如小于 1mm 可有病理性修复反应,如小于 0.5mm 或与牙髓直接接触,则可形成破坏性反应。总的说来是一种生物相容性较好的材料,一般无需另加基底,仅在近髓窝洞(牙本质有效厚度小于 1mm)最深处加薄层氢氧化钙。

4.用途 多用于牙颈部洞的修复及乳牙充填,对接近更替期者尤为适用。

（六）可形成薄膜的树脂材料

1.护洞漆

（1）组成:由天然树脂或合成树脂溶解于可挥发的有机溶媒中形成。加入某些药物可加强消毒、安抚作用。涂抹于洞壁后,有机溶媒挥发而遗留一层厚度在 $2\sim10\mu m$ 的树脂。

（2）性能

1）与牙齿组织间为物理性结合,结固过程中无化学反应。

2）可阻止 70% 来自修复材料的酸或其他刺激性物质的渗透。用窝洞清洁剂去除玷污层,可增进防渗性能与封闭牙本质管开口。增加数层护洞漆的效果明显优于一层。

3）护洞漆可降低银汞合金或磷酸锌水门汀修复体与洞壁间的微间隙。

①形成的薄膜有半透膜作用,可有选择地阻止某些离子、物质的通过。

②减少洞壁的不规则表面,增进修复体与洞壁的密合度,减小微间隙。

③全部或部分地占有微间隙所形成的空隙,从而减小或消除间隙。复合树脂单体可溶解护洞漆薄膜,使之遭受破坏,护洞漆中的有机溶媒也可影响复合树脂而不能合用。

4）生物相容性:由于有机溶媒的刺激性及挥发时的降温,可对牙髓产生刺激。$0.5\sim1mm$ 的有效厚度一般均无牙髓反应。如牙本质有效厚度小于 $0.5mm$,则可能有牙髓的可逆性反应与反应性牙本质的形成。由于过薄,无实际临床隔热、绝缘作用。

（3）用途:涂抹于髓壁与龈壁,封闭牙本质管开口,将游离酸或其他刺激因素的渗透减少至最低程度。涂抹于侧壁减少洞缘渗漏,以及延缓来自银汞合金的染色。

2.洞衬剂　在上述树脂溶液中加入 ZOE、$Ca(OH)_2$ 或单氟磷酸钠等有治疗作用的物质,使成混悬液,然后置于窝洞底部,在溶媒挥发后遗留的薄膜中即含有这些物质而作用于牙髓-牙本质复合体,从而有助于 $Ca(OH)_2$ 等不易操作药剂的使用。由于厚度大于护洞漆,且可经由促进牙本质矿化而降低其渗透度,因此,其本身具有降低牙本质渗透性的作用,但不能形成足够强度和绝缘作用,必须使用其他基底材料。由于洞衬剂可溶于唾液,因此一般仅用于洞底。

（周丽静）

第四节　粘接材料及粘接修复技术

一、树脂粘接修复体

美容牙科学的主要目的是恢复或改善患者牙齿的外观。这是患者的愿望,并且对此期望甚高。为达此目的,目前临床已使用过多种不同的材料和技术。随着粘接技术革命性的进展,也就使得树脂粘接修复体的应用也越来越广泛。树脂粘接修复体就是主要通过树脂的化学粘接力获得固位的修复体。

新的牙色材料和釉质、牙本质粘接技术的发展使修复体中完全不使用金属成为可能。牙科修复材料的美观性能通常是牙科治疗计划中考虑的一个重要方面。如今美学因素甚至成为一个主导因素,以致在临床选择时我们也越来越多地优先考虑使用树脂类及全瓷类树脂粘接修复体。

（一）树脂粘接修复体的临床适用范围

树脂粘接修复体主要包括口内直接以及间接树脂类修复体,各类全瓷修复体,包括瓷贴面、全瓷部分冠、全冠、固定桥等，以及金瓷或全瓷树脂粘接桥等。

树脂粘接修复体适应证中，只要把牙体预备外形线保持在牙釉质内的这一要求，使树脂粘接修复体具有广泛的适应证。牙体预备外形线内及边缘保留釉质是非常重要的。当外形线在牙本质内时，仅能依赖牙本质获得粘接，从而降低了边缘封闭的有效性。

（二）粘接性树脂

全瓷修复体之前没有被广泛应用的一个原因是要将瓷直接粘接于牙面比较困难。如果瓷没有其下的组织直接支持的话，瓷修复体会显得质脆、易碎而不能承受口内产生的机械应力，瓷将如同没有牙本质支持的无基釉那样易折裂。伴随树脂粘固剂的发展，可以创造条件以通过机械和化学的方法把瓷和牙面粘接在一起。树脂粘固剂是一种有机高分子聚合物基质，目前市场上大部分的粘接树脂通常是以 BIS-GMA 树脂为基质的，内含化学处理过的玻璃（硅烷化玻璃），并与树脂基质发生化学结合作用；另外一种截然不同的树脂粘接剂则不含 BIS-GMA 树脂，而是以 PMMA 树脂为基质，代表产品是 Superbond C&B。通过在树脂中加入 4-META 或粘接性的磷酸酯类单体，新型的树脂粘接剂可以和牙面以及修复体的表面形成化学粘接，从而在简化粘接操作的同时提高了粘接的牢固性。

注意：树脂粘接剂有化学固化、光固化和光、化学双重固化型。对于树脂修复体、渗透尖晶石和铸造陶瓷等光透性好的修复体，可以采用光固化或双重固化树脂粘接系统进行粘接。而对于光透性较低的全瓷类修复体及不透光的金属烤瓷粘接桥，则最好采用双重固化或化学固化类树脂进行粘接。

树脂粘接技术是伴随釉质酸蚀技术而出现的。目前，树脂与釉质之间的粘接效果已经得到了临床的长期验证。但对于牙本质的粘接，虽然有多类牙本质粘接剂出现，但远期的效果仍有待验证，目前公认的事实是牙本质粘接效果远不如釉质。因此，对于粘接修复体，尽可能地保存釉质粘接面，修复体的边缘止于釉质内，或全冠边缘预备时保证肩台外缘有一层牙本质，止于釉质内，对保证粘接修复体的长期使用效果是极为重要的。

树脂粘接剂按照操作方式的不同可以分为全酸蚀、自酸蚀和自粘接三大类。各自有不同的操作特点和粘接强度，在临床选用时应该考虑对固位的需求和操作的便利性。

（三）粘接前表面处理

树脂粘接剂的种类繁多，操作步骤也各有不同，但不管采用何种粘接系统，都应该严格按照产品的使用说明进行。目前，随着第 7 代树脂粘接剂的推出，粘接操作已经大为简化，出现了非冲洗的自酸蚀粘接材料。但是，经过近年的研究发现，最经典的粘接操作过程，即牙面酸蚀处理后，冲洗，涂布偶联剂、粘接剂及修复体表面涂覆偶联剂，然后树脂粘接的三步操作模式，被证明仍是效果最好的粘接方式。

1.修复体表面处理　对于氧化硅基的全瓷类修复体，例如长石陶瓷、铸造陶瓷等制作的修复体，因为属于可酸蚀的材料，表面应采用氢氟酸进行蚀刻，然后用硅烷偶联剂进行硅烷化涂层。而非氧化硅基的全瓷材料，如渗透陶瓷系列、致密纯氧化铝、氧化锆全瓷等制作的修复体，因采用氢氟酸无法蚀刻，一般不进行酸蚀处理。但研究证明硅烷涂层同样还是能够在一定程度上提高其粘接强度。

所谓硅烷化是指在一玻璃样物质的表面进行涂层，所用的物质是一种能与之发生化学结合的物质，以使涂层呈现有机化表面。这样一种物质可以是 γ-methacryl-oxy-propyl-trime-thoxy-silane（γ-甲基丙烯-氧-丙基-三氧甲基硅烷）。在用树脂粘固剂粘固修复体前，在硅烷化的表面使用粘接剂（无填料、较稀薄的具有流动性的树脂），可以在两者之间形成化学键结合从而获得化学粘接。

2.牙面的处理　釉质一般采用磷酸进行酸蚀，牙本质面则一般不用磷酸酸蚀，而需专用的牙本质处理剂处理。然后即可涂覆树脂粘接剂进行粘接。

最新的研究发现，在修复体-粘固剂-牙面这三者间，最薄弱的环节还是在于牙面-粘接剂界面，修复体-

粘接剂间的粘接强度一般能够满足临床的要求。临床修复体的粘接破坏一般多发生于此,原因在于牙面的状况比较复杂,个体差异大,特别是牙本质的粘接目前还是一个亟待改进的技术。这也是很多研究中,各种修复体表面处理后,实测的粘接破坏力却大体相近的原因,因为所测得实际上是相对薄弱的树脂-牙面的粘接强度。

3.粘接剂的选择　目前的高强度全瓷修复体虽然产家说明中可以使用无机类粘固剂粘固,但首选的还是树脂类有机粘接剂。原因如下:①树脂粘固剂其具有透光性,可以最大限度发挥全瓷修复体的美学优势。②树脂粘接的化学结合可以对修复体起到强化的作用。③树脂为疏水性材料,可以避免口腔内吸水膨胀,产生对修复外撑的张应力而导致修复体强度的下降。在早期的强度实验中曾发现,Dicor玻璃陶瓷全冠用玻璃离子粘固后,模拟水浸泡及温度循环后,未加载前修复体即自行破损,原因就是粘固层吸湿膨胀导致低强度的冠修复体被撑破。④树脂对修复体边缘的小缺陷和间隙能起到良好的修补充填作用。使用有机粘固剂较使用无机的粘固剂,如磷酸锌、玻璃离子水门汀等,其优点是显而易见的:只有有机材料才能在硅烷化瓷表面产生化学粘接作用,从而获得更大的粘接强度和更稳固持久的粘接效果。

树脂粘固剂与牙面是如何获得粘接强度的呢?

牙面树脂粘接机制,主要有几点:①酸蚀牙表面为粘接剂提供了微机械固位作用;②粘接剂在牙本质表面通过溶解玷污层的一些组分和把玷污层结合到牙本质粘接剂中,同样达到微机械固位的作用;③树脂与牙面和修复体表面的直接化学结合作用,或通过偶联剂与修复体形成化学结合;④分子间的作用力等。树脂粘接剂通过紧密嵌合的微机械固位作用将修复体和牙齿表面连接在一起。完全性粘接作用的结果使得修复材料和牙体组织具备了更好的抗折裂性。树脂粘固剂的上述诸多特性也使修复体获得更好的边缘适合性和封闭性。

(四)全瓷粘接修复体

将修复体粘接于釉质既增加了牙齿的强度,同时也增加了修复体的强度。瓷是粘接修复中应用得最广泛的修复材料。瓷美观自然,耐磨性好,但脆性大、抗弯强度低,通过树脂粘接,可以对脆弱的修复体起到极大的强化作用。其原理就如同在水泥地上铺设瓷砖一样,瓷砖本身的强度并不高,但通过水泥与底层形成化学结合以后,其强度成倍增加,甚至可以抵抗数吨的压力而不破损。因此,瓷材料目前已用于取代金属、塑料、汞合金或复合树脂修复材料,全瓷修复体顺势而生,全瓷修复体也成为目前粘接修复的最主要形式之一。

目前,瓷不仅在美容修复牙科学,而且在老年牙科学领域内广泛应用,具有广阔的发展空间。目前瓷贴面和全瓷冠修复已成功用于活髓或死髓牙的修复。三单位的全瓷固定桥也已在临床成功应用,出于强度的考虑,长桥修复目前采用更多的是烤瓷熔附金属修复技术。但随着氧化锆材料的出现和普及,全瓷长桥的临床应用前景和远期效果也获得了保证。

牙体预备技术和牙科技工室操作程序的标准化可以保证树脂粘接修复体的美观、舒适和持久性。预示使用树脂粘接修复体的新时代已经来临。

目前所使用的瓷材料性能的提高极大地促进了新的相关修复技术的发展。尽管新型瓷材料比以往使用的瓷材料强度更高,美观性能也更好,但仍需良好的牙体组织支持和牙面树脂粘接。其中粘接可以通过采用粘接性树脂的粘接技术实现。

(五)树脂粘接操作

1.釉质粘接　采用酸惰性的软质金属薄片保护邻牙,将酸蚀剂涂刷于预备体的釉质表面酸蚀60秒,然后用水冲洗干净,乙醇消毒表面时,力量一定要柔和,不可损伤酸蚀后的釉面,彻底吹干。在应用粘接剂以前,酸蚀后的釉质表面应呈现白垩色外观。

用树脂粘固剂涂敷于修复体粘接面,就位于预备牙表面;采用分步固化技术,先用光固化灯在修复体处晃动照射 3～5 秒,溢出粘固剂初步固化后,用探针去除溢出的多余粘固剂,然后并从各个方向光照固化,每次照射持续 20 秒钟;用锥状的金刚砂车针及橡皮抛光尖蘸陶瓷抛光糊剂完成修复体边缘的细修和最终抛光。

2.牙本质粘接(以自酸蚀型为例,不同系统操作有差异)　隔离牙齿,牙本质面用牙粉或专用材料用旋转毛刷打磨,获得清洁的表面;将牙本质处理剂滴入一双碟形托盘的其中一碟内。用一次性的笔刷将处理剂涂布于牙本质,保持 20 秒。在此时间内,处理剂可反复涂布以保持表面湿润。牙本质处理剂不能冲洗去除,而是用不含油和水分的压缩空气吹干 2～3 秒,以干燥牙本质面。干燥后会呈现不反光的晦暗外观,注意粘接剂的粘接效果依赖于无污染的本质面。

将专用粘接剂滴入双碟托盘的另一碟中,用干净的笔刷进行涂布。将粘接剂均匀涂布于牙本质粘接面,避免压缩空气过吹表面而使涂层过薄。粘接剂层用可见光固化 20 秒钟。将适当粘接树脂置于固化后的粘接剂层表面及修复体表面,然后进行光照固化。固化后用探针去除多余的复合材料,采用超细粒度金刚砂车针和磨光糊剂进行边缘抛光。

二、粘接固定桥

【概述】

粘接固定桥(RBBs)是一类不需要磨除大量缺隙区邻近健康牙体组织、通过粘接方式将修复体固定于基牙的固定桥修复体。

粘接固定桥是随着粘接性树脂材料的发展,酸蚀技术及金属粘接面处理技术的不断进步而得以推广应用的。从 1955 年 Buonocore 提出釉质酸蚀可以提高树脂材料与釉面粘接强度后,研究者们开始尝试将酸蚀和树脂粘接技术用于牙列缺损的固定修复。1973 年 lbsen 首次用粘接性树脂将塑料牙桥体粘接到未经牙体预备的邻牙,开创了粘接桥修复的先河。但由于邻面树脂连接体的强度低,修复体使用范围局限,寿命短,失败率高。其他的研究者们也对此技术进行了应用和研究,并在邻面连接体处使用不锈钢丝或螺钉加固,但由于钢丝或钉与树脂粘接失败,且强度仍不足,脱落率高,长期以来此种修复方式一直被认为只能作为一种过渡性的修复方法或长期暂时性修复方法使用。

为了增加粘接桥的强度和固位力,1973 年 Rochette 在粘接桥结构中引入了金属支架材料,首次提出了在邻牙上设置多孔洞的金属翼状固位体的粘接桥设计,并在粘接上采用金属表面硅烷化的技术,大大提高了修复体的成功率,使树脂粘接桥成为了一种牙体缺损修复的新选择,完成了树脂粘接桥革命性的改变。迄今为止,后续的研究者们都是在此金属翼及金属桥架的结构基础上,对翼的结构和固位方式进行不断的改进,从而衍生出不同类型的树脂粘接桥。如 Maryland 桥、Virginia 桥和翼板粘接面铸网粘接桥(Cast Mesh FPD)等。

常规的树脂粘接桥以金属材料制作支架,金属粘接桥的金属底架对基牙和桥体的颜色均有不良的影响,因此在美观和生物相容性方面均存在不足。近年来,全瓷修复技术发展迅速,全瓷以其独特的美观性能及良好的生物相容性而成为理想的修复材料,并已成为当今口腔固定修复的主要发展趋势之一。目前出现的高强度、美观和生物相容性良好的全瓷冠桥修复材料,如 VitaIn-Ceram、IPS-Empress 2、致密氧化锆等,也正被用于粘接桥修复,从而衍生出了全瓷树脂粘接桥(All-ceramic RBBs),克服了金属烤瓷粘接桥美观性能方面的不足。全瓷粘接桥的设计与金瓷粘接桥基本相同。只是粘接桥的树脂粘接面处理与常规的陶瓷有所不同。例如 IPS-Empress 2 可以采用喷砂、氢氟酸酸蚀偶联剂涂层等常规方法。但 Vita In

Ceram 和致密氧化锆材料需进行表面 SiO_2 涂层再加偶联剂表面处理,或采用含磷酸单体的树脂粘接剂,才能达到较稳固的粘接效果。另外,玻璃纤维增强树脂材料粘接桥也获得了短期(2 年)93%的存留率。

粘接固定桥与常规全冠或部分冠作为固位体的固定桥相比,有以下优点。

1.最小的牙体预备量 粘接桥修复的牙体预备一般局限在釉质层内,有的病例甚至不需进行牙体预备就可以直接修复。因此具有一定的可复性,即使修复体脱落,也容易再进行其他类型的修复。是一种较为保守的修复治疗方式,易于被患者所接受。

2.不需要麻醉 因为牙体预备局限于釉质内,牙体预备前不需要局部麻醉,牙体预备后也很少存在牙齿敏感现象,可以不需要制作暂时修复体。

3.对牙周组织刺激性小 树脂粘接桥固位体的龈边缘要求设计为龈上边缘,此种边缘设计修复体制作简单,易于检查,对龈缘的刺激性也最小,利于牙周组织的保护。

4.脱落后具有可重新粘接性 树脂粘接桥与常规固定桥相比具有较高的脱落率。修复体完全脱落后,只要修复体的金属翼无变形,可以重新粘接后继续使用。

但在临床上,更多的情况不是修复体完全脱落,而只是一侧固位体松动,另一侧粘接完好。在此种情况下,要在不破坏牙体组织的前提下将修复体完整取下,临床操作具有一定的难度,特别是牙体预备固位设计较好的情况下更是如此。

5.修复体成本较低 牙体预备简单,耗时少,因此临床成本相对较低。但在修复体的加工制作成本方面,目前与常规固定桥修复相比并不具有太大的优势。而且因需要带模铸造金属支架,需翻制耐火模型,因此技工操作甚至更复杂。

那么,与常规全冠或部分冠作为固位体的固定桥相比,粘接固定桥存在的问题主要包括:

1.远期成功率仍存在一定争议 不同的研究者对不同设计的粘接桥进行过临床研究,由于观察随访时间不一,修复体设计也不尽相同,因此成功率的差别也较大。总的趋势时,随着修复时间的延长,脱落率增加;由于粘接相关技术的进步和对固位体设计相关研究的不断深入,最近制作的成功率高于以前制作的修复体;适应证的正确选择与良好的设计对修复体的远期成功率影响较大;最近有学者的研究表明,粘接桥的 10 年以上成功率达到了 95%左右。因此,目前粘接固定桥也逐渐被视为一种永久性的修复体。

2.对缺牙间隙和邻牙畸形的矫正有限 因为对邻近基牙的牙体预备范围仅局限于舌腭面等区域,不涉及唇、颊、邻、切(咬合)面,切面预备量仅为 0.5～0.7mm,因此对过宽和过窄的缺牙间隙、基牙畸形、扭转或错位等无法像常规固定桥一样可以通过修复体进行矫正。

3.仍然存在不可复性 除了少数病例不需进行牙体预备外,大部分的病例均需进行必要的牙体预备,因此也存在一定的不可复性。

4.固定性暂时修复体的制作难度大 虽然大部分病例牙体预备后可以不制作暂时修复体,但对于需要制作暂时修复体的情况,则大多只能采用黏膜支持式活动义齿的方法。

【组成和类型】

(一)粘接桥的组成

1.翼状固位体 对固位体的合理设计是保证修复体成功率的重要因素。经典的固位体设计为翼板结构,置于基牙的舌腭面和邻面。

在垂直方向上,对于前牙粘接桥,翼状固位体边缘距离切端 1.5～2.0mm,龈边缘位于龈缘之上约 1.0mm;后牙粘接桥为增加修复体的支持力,翼状固位体可在基牙近中(或近远中)邻面向殆方延伸在边缘嵴上形成殆支托、覆盖部分殆面沟窝形成环状甚至覆盖整个舌尖形成类似于 3/4 冠的形态。后牙翼状固位体的龈边缘也在龈上 1.0mm。

　　在近远中方向上，为获得足够的粘接固位面积，要求翼状固位体环抱基牙轴面的角度应大于180°。经典的设计是从基牙近缺隙侧的唇(颊)-邻轴角环抱到远离缺隙侧的舌-邻轴角处。在后牙，为抵抗较大的咬合力，翼状固位体的轴面环抱角度可设计为270°甚至360°。

　　翼状固位体的组织面还应该设计有抗沉结构，在粘接桥中通常采用的方法是通过在基牙近缺隙邻面邻唇(颊)轴角和远缺隙邻舌轴角处预备轴沟，制作的翼状固位体相应部分形成凸起的栓体结构，与基牙上的沟啮合，增加抵抗殆力作用下修复体龈方下沉的能力，同时可以防止修复体水平向的脱位。前牙还可以在舌面窝或舌隆突上预备底面与牙长轴垂直的浅窝或预备针道，后牙在殆面舌沟设置殆支托，利用殆面已存在的洞型来增加抵抗殆力的能力。

　　2.桥体　目前桥体的材料大多采用烤瓷材料，通过在粘接桥桥体支架的表面塑瓷烧结形成，其制作方法和要求与常规固定桥基本相同。

　　(二)粘接桥的类型

　　按照修复体的制作材料可以分为金属烤瓷粘接桥、金属树脂粘接桥、全瓷粘接桥等；按照缺失牙的位置又可分为前牙粘接桥和后牙粘接桥。近年来，随高强度全瓷材料的发展，临床也越来越多地采用高强度全瓷材料制作粘接桥支架。全瓷粘接桥克服了金属对基牙及桥体颜色的影响，具有比金属烤瓷粘接桥更好的美观性能。而金属作为支架的粘接桥是最为经典的设计方式，也是临床上使用最为广泛的粘接桥，特别是金属烤瓷粘接桥。

　　按照翼状固位体树脂粘接面的固位设计的不同，有四种金属翼板固位形态设计(图3-1所示)，从左到右依次为：穿通孔翼板、电化学蚀刻微观表面、铸网或失晶粗化宏观固位表面和喷砂后化学树脂直接粘接表面。按设计不同，金属支架的粘接桥又可以分为Rochette、Maryland、Virginia和化学粘接桥四种类型。

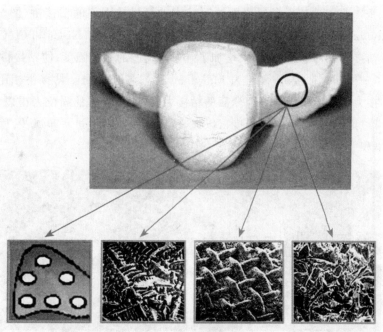

图3-1　金属翼板不同的固位形态或表面处理方式是金属翼板粘接桥分类的依据

　　1.Rochette粘接桥　是一种机械固位的粘接桥。为增加树脂牙周夹板强度，1973年Rochette在夹板设计中，首次采用了加入铸造的多穿通孔舌侧金属翼板的方法，金属支架起增强作用，通过孔洞的作用来增加金属与树脂的机械粘接固位力，如图3-2所示。在Rochette的夹板设计中，同时也涉及伴有缺失牙修复的夹板设计。而后续的研究者则将此方法特别用于牙列缺损的粘接修复，并对舌侧翼板设计进行改良，以最大面积覆盖基牙舌面,并倡导最小量牙体预备修复技术,从而产生了 Rochette 粘接桥技术。由于最早是采用高填料密度的树脂进行粘接,树脂流动性差,翼板不能完全就位,因此粘接力不足,仅局限于下前牙及上前牙病例使用。Livaditis 等改良了 Rochette 粘接桥,将舌侧翼板向基牙近缺隙的邻面及𬌗面延伸,形成一定程度的基牙环抱,从而将其适用范围扩大到了后牙,也大大提高了修复体的使用寿命。但翼板的多穿通孔设计也存在不足,主要包括:多孔结构降低了固位体的强度;多孔洞结构提供的树脂粘接力有限,仍不能满足临床应用要求;口腔暴露面金属抛光不易,孔洞处的树脂磨耗严重,成为修复体失败的重要原因之一。临床应用结果表明,修复体的 10 年存留率仅为 50%～63% 左右。

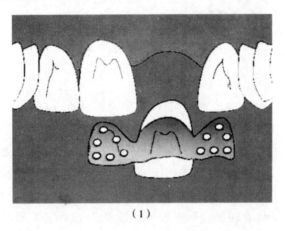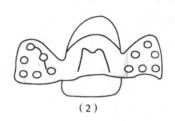

（1）　　　　　　　　　　　　　　　　（2）

图 3-2

(1)Rochette 粘接桥结构;(2)翼板上的宏观固位孔

2.Maryland 粘接桥　是一种基于金属表面蚀刻技术的微机械固位的粘接桥(图 3-3)。1981 年,美国 Maryland 大学的 Thompson 和 Livaditis 改良并在粘接桥修复中应用了 Ni-Cr 和 Co-Cr 合金电蚀刻技术,通过对铸造金属翼板粘接面进行电蚀刻,大大增加了金属与树脂的粘接强度,使粘接桥摒弃了 Rochette 的多穿通孔设计,产生了一种新的粘接桥,命名为 Maryland 桥。与 Rochette 粘接桥相比,它具备以下优点:由于金属与树脂的粘接力超过了树脂与酸蚀牙面的粘接力,因此修复体的固位力得以大幅提高;由于避免了孔洞设计,固位体可以设计得更薄,同时强度得以提高,牙体预备量也进一步减少;固位体光滑面可以高度抛光,减少了菌斑堆积。

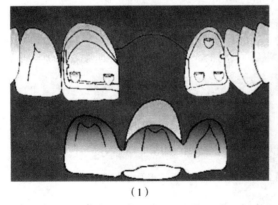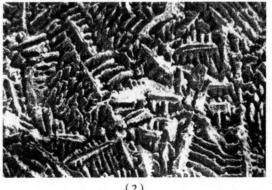

（1）　　　　　　　　　　　　　　　　（2）

图 3-3

(1)Marylaml 桥;(2)蚀刻后的金属粘接而微观同位结构

但由于缺乏孔洞,粘接时高填料密度的树脂粘接剂溢出不良,导致粘接剂厚度较大,修复体的适合性成为了 Maryland 桥使用初期迫切需要解决的问题,这也催生了第一代的牙科粘接性树脂材料。第一代树脂粘接剂实质上是一类中等填料密度的树脂材料,可以进入蚀刻后金属表面的微孔隙倒凹中,产生微机械嵌合,因此树脂与金属之间仅为机械性粘接而非化学粘接;由于粘接剂的流动性较好,粘接剂的厚度可以达到 $20\mu m$,允许修复体完全就位,修复体的适合性得以大幅提高。

由于金属和树脂之间缺乏化学性的粘接结合,因此在口腔环境中粘接随使用时间而大幅下降,修复体的存留率依然没有本质的提高。

3.Virginia 粘接桥　　相对于微机械固位的 Maryland 桥而言,是属于宏观机械固位的一类粘接桥。为在粘接桥制作中采用 Ni-Cr 合金以外的其他类型烤瓷合金,有必要对微机械粘接固位方式进行改进,在粘接面制作宏观可见的机械固位结构是一种有效的方法(图 3-4)。Virginia 州立大学牙学院首次将"失晶铸造技术"用于粘接桥的制作。方法是在工作模基牙上涂分离剂,均匀洒上 $150\sim250\mu m$ 粒度的盐晶(距离边缘线 0.5mm 不洒),然后制作树脂铸型,包埋后用水溶去盐晶,铸造后就在翼板组织面留下肉眼可见的粘接机械固位倒凹。因为不依赖于金属的蚀刻技术,因此适用于所有合金类型的粘接桥。

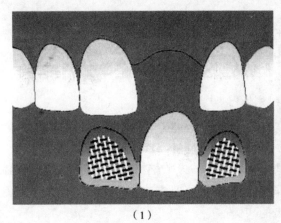
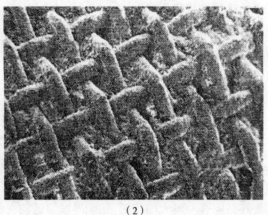

（1）　　　　　　　　　　　　　　　　　　（2）

图 3-4

（1）Virginia 桥;（2）采用铸网技术后获得的粘接面结构

"铸网技术"的方法是在蜡型制作前,在工作模基牙粘接面先铺一层尼龙织网,然后于其上覆盖蜡或树脂完成蜡型,常规包埋铸造后,即在翼板组织面形成网状固位结构。用此技术制作的 RBBs 也称为粘接面铸网粘接桥(cast mesh RBBs)。

由于在翼板组织面增加了机械固位结构,同时为保证不降低固位体的强度,因此必须增加翼板的厚度,牙体的预备量也较 Maryland 粘接桥稍大。

4.化学粘接桥　　是一类主要依靠化学粘接固位的粘接桥。此种粘接桥设计的基础在于新型化学粘接剂的出现以及新的金属表面处理工艺。

化学性粘接剂以含有 4-META 的 PMMA 基粘接剂,如 Super-Bond,以及含有 MDP 的 Bis-GMA 基粘接剂,如 Panavia 系列。此类新型粘接剂可以直接与某些合金发生化学性粘接、研究发现,对于 Ni-Cr 和 Co-Cr 合金,对金属表面进行电蚀刻较 $50\mu m$ 氧化铝喷砂后粘接的强度没有差异,因此可以仅采用喷砂就可以获得良好的粘接强度;而对于贵金属,金属表面锡涂层后就可以达到与 Ni-Cr 或 Co-Cr 合金相当的粘接结合力。临床应用也表明,用此类粘接剂粘接的粘接桥达到了与以往用电蚀刻技术的树脂粘接桥类似的成功率。因此,采用此类粘接剂的粘接桥已不再需要进行粘接金属面的蚀刻或进行粘接面机械固位的制作,从而大大简化了技工及临床医师的操作,如图 3-5 所示。

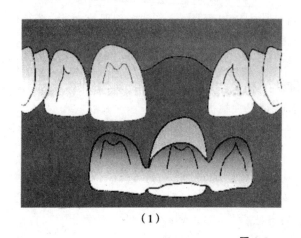
（1）

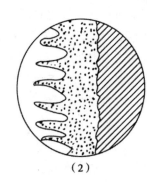
（2）

图 3-5

（1）化学粘接桥；（2）粘接界面微观结构示意图

【适应证与禁忌证】

（一）粘接桥的适应证

粘接桥多用于 2 颗以内缺失牙的修复,因牙体磨除量很少,因此较适于髓腔较大的年轻恒牙。要求基牙的釉质健康完整,基牙有较大面积的釉质粘接面,牙齿排列整齐;牙周组织健康,且无明显的松动度。具体可用于:

1.下颌切牙缺失修复   对于基牙完好的下颌 1～2 颗切牙缺失病例。

2.上颌切牙缺失修复   上颌前牙缺失,开𬌗、对刃𬌗、正常咬合到中度深覆𬌗病例。

3.单个后牙缺失修复   单个后牙非游离缺失,基牙完好的病例可以采用粘接桥修复。

虽然多个后牙缺失也可以考虑,但随缺失牙数的增加,修复体的失败率增加。另外,增加固位体的数目同样会导致修复体失败率的增加,因此一般宜采用两个固位体的修复方式。多个后牙缺失粘接修复在选择时最好是咬合力不大的情形,比如对𬌗为活动义齿的病例。

4.作为牙周夹板   粘接桥可以作为松牙固定夹板,改善基牙的松动度。但是有研究表明,用于松牙固定的粘接桥脱落率远较一般的粘接桥高,主要是由于各个基牙的动度不一产生扭力,导致粘接界面的破坏。因此在作为夹板使用时,应慎重选择病例,在基牙预备时增加抵抗𬌗力作用下桥体下沉和增加粘接固位力的结构。

最近也有报道粘接桥只要解决两侧基牙动度不一的情况,同样可以成功用于缺失达 2 个牙的长桥修复,Botelho 等通过在一侧连接体处采用可动连接的方式,使修复体的成功率大幅提升,用于缺失 2 颗以上前牙及 2 颗后牙缺失病例的修复,并获得 95% 的成功率。

（二）禁忌证

1.前牙紧咬合、深覆𬌗病例   因为前牙舌侧颈部釉质较薄,无法在釉质厚度范围内磨出足够的修复间隙,如导致牙本质暴露,粘接强度将受到影响。

2.夜磨牙病例   由于咬合力较大,易导致修复体的失败。

3.大范围龋坏   基牙由于缺乏足够的釉质粘接面,因此此类病例应采用常规的固定桥修复以提供修复体足够的固位并修复缺损基牙。

4.金属过敏   目前大部分的粘接桥均采用镍铬/钴铬合金作为支架材料,因此对此类合金过敏的患者不宜采用。当然此类患者可以采用其他种类的金属或采用全瓷粘接桥进行修复。

【树脂粘接桥的设计】

(一)设计要求

前牙翼板粘接桥是当前最有希望成为永久性修复体的粘接桥。在实际应用中,仅个别前牙缺失可单靠粘接剂的粘接力获得固位。但为了使粘接效果达到永久水平,在多数情况下,除固位体粘接固位外,还需要增加机械固位结构,例如舌面增加窝、钉洞,邻面采用邻沟,后牙咬合面采用洞型等辅助固位型。

由于咀嚼运动的复杂性,粘接桥的粘接面也受到多方向力的作用。水平向力比垂直向力对粘接桥粘接界面的破坏性大。特别是当基牙动度差异较大的情况下,粘接桥在行使功能时会受到扭转力的作用,导致粘接破坏。因此,两侧基牙动度不同者,可采用多基牙粘接桥,制作多基牙连续固位体,粘接桥同时起到夹板的作用。在基牙预备时应特别注意增加抵抗殆力作用下桥体下沉和增加粘接固位力的结构。最近有学者研究发现,粘接桥受力时,基牙动度的不一致性产生的扭力是粘接破坏的主要原因。在临床中也发现单端单基牙粘接桥具有较高的存留率,主要是单端粘接桥不存在基牙动度不一的现象。为此他们提出在一端基牙上设置允许一定垂直动度和水平向旋转的可动连接体以消除动度不一的现象,发现修复体的存留率较双端固定的粘接桥大大提高。

粘接桥的固位体的设计极为重要,设计时应考虑以下因素:

1.有良好的固位形态,要能够抵抗桥在各方向的旋转和翘动。前牙设计应充分考虑美观因素;后牙因咬合力较大,固位体最好能环抱基牙轴面180°以上,咬合面可设计较大的支托。

2.固位体不能引起咬合障碍,前牙舌面牙体预备时磨除0.5~0.7mm左右牙体组织,以备用翼板恢复应有的外形。

3.不应将固位体边缘放置在咬合接触区域,以避免边缘破损后易形成龋坏。

4.固位体边缘距龈缘约1mm左右,切端离开切缘1.5~2mm,边缘界限清楚,各基牙应取得共同的就位道。

5.牙体预备一般不超过釉质层。

6.固位体和基牙粘接面应经特殊处理,并正确地使用复合树脂粘接以提高粘接的持久性和牢固性。

(二)粘接剂及粘接面处理

粘接桥的固位主要依靠粘接材料将修复体固定于基牙上。因此,保证粘接桥足够的粘接强度,是粘接桥修复的关键。粘接桥的粘接面积越大,固位力越大。在制作粘接桥时,除应选择良好的粘接材料外,还应对粘接材料的性能和应用技术进行充分了解。粘接界面的处理也很重要,在应用粘接剂时,应严格技术操作步骤,才能取得良好效果。由于口腔内的环境条件比较复杂,粘接材料的粘接强度会受多种因素影响。

1.粘接剂　最早用于Rochette粘接桥的树脂粘接剂是聚甲基丙烯酸类树脂粘接剂,将多孔翼板粘接桥直接粘着于酸蚀后的釉质表面。随着粘接剂的发展,出现了具有化学粘接活性的树脂粘接剂,此类粘接剂通过在树脂中添加4-META和MDP等化学活性物质,可以和金属和釉质表面产生化学粘接,从而大大提高了修复体的成功率,产品如前述的Super Bond C&B Metabond和Panavia系列等。由于金属的不透光性,因此粘接桥一般采用化学固化或双重固化而非光固化树脂粘接剂粘接。

2.粘接面处理　粘接面处理包括对牙体和金属粘接面的处理两个方面。

(1)牙体粘接面处理:应进行常规釉质酸蚀处理。先用毛刷蘸牙粉对预备面进行清洗,然后采用40%~50%的磷酸对粘接面进行酸蚀,时间1分钟,蒸馏水清洗,气枪吹干。然后再重复酸蚀15秒,流水清洗20秒后吹干,准备涂布粘接剂。

(2)金属粘接面处理:为增加粘接面结,多种工艺均可对金属组织面进行粗化处理,包括电化学点蚀、化学蚀刻、蜡型失晶粗化、氧化铝喷砂粗化等。根据所使用的粘接桥类型而不同。目前一般采用的粗化方法是喷砂,通常采用 $50\mu m$ 粒度的氧化铝颗粒对粘接面进行喷砂处理,然后超声波清洗 2 分钟,清水冲洗,吹干,采用化学粘接型树脂粘接。

相对于粘接剂的改良,另一条获得普通树脂粘接剂与金属表面化学粘接的方法是金属表面改性。目前使用的方法是在粗化处理后,通过化学或颗粒摩擦法二氧化硅涂层技术,在金属表面结合一层二氧化硅涂层,表面再涂布硅烷偶联剂进行硅烷化以获得与金属良好的粘接力。硅烷化是指在一玻璃样物质的表面(前述的二氧化硅)进行涂层,所用的物质是一种能与之发生化学结合的物质,以使涂层呈现有机化表面/常用的是 γ-甲基丙烯-氧-丙基-三氧甲基硅烷。硅烷偶联剂分子一端与硅涂层发生化学键合,另一端与树脂发生化学聚合或键合,从而形成化学粘接界面。用于二氧化硅涂层的系统包括化学烧结法的 Silicoater MD 系统和颗粒摩擦法的 Rocatec 系统。研究表明,硅烷化后再采用普通的树脂粘接剂(无填料的树脂)粘接桥修复体,粘接强度达到了与化学粘接剂技术相当的水平。

对于贵金属,因其耐腐蚀特性一般不进行电化学酸蚀,先喷砂处理,然后需进行喷砂后的锡涂层,通过金属表面与粘接剂之间形成的"锡桥"提高粘接强度。方法是用在 4V 电压的特制探针末端夹持浸满锡的酰胺溶液棉球,涂抹金属的粘接面 5～10 秒钟,使粘接面呈现浅灰色表面,然后涂布化学粘接剂,但粘接效果仍不理想。研究表明,经喷砂和合金处理单体处理后的贵金属与树脂的粘接强度也能达到非贵金属相当的程度,因此贵金属也能作为粘接桥可选择的修复材料之一。

【牙体预备】

(一)基本要求

早期的粘接桥主张尽量不进行牙体预备,以保证此修复方法一旦失败后的可复性。这也造成了早期修复体脱落率较高的后果。目前一般主张对基牙进行必要的预备,以提供修复体良好的固位稳定,并保证修复体足够的强度和刚度。

粘接桥基牙预备主要包括咬合面间隙预备、近缺隙邻面引导平面预备、轴面预备、邻面沟预备、抗沉结构预备等。

1.咬合间隙　一般在上颌前牙舌侧釉质厚度范围内预备 0.5mm 的修复间隙,在咬合间隙较大的情况下,可以不需要预备。

2.缺隙邻面引导平面预备　引导平面顺就位道方向进行预备,为保证唇侧不显露金属,导平面不能超过唇邻轴角过多。导平面的目的是为粘接桥提供抵抗唇舌向移位的能力。

3.轴面预备　轴面预备应注意环抱的轴面的角度不能低于 180°。前牙从舌隆突至龈上 1.0mm 形成轴面,从近缺隙的唇邻轴角环抱到远缺隙侧邻舌轴角;后牙从距离咬合面 1.5～2.0mm 到龈上 1.0mm 形成轴面,环抱角度从近缺隙的唇邻轴角环抱到远缺隙侧邻舌轴角。为增加粘接固位力,也可以将固位体环抱角度增加到 270° 及环抱到远缺隙邻面的唇邻轴角,甚至形成 360° 环抱。轴面的预备量约为 0.5～0.7mm。

4.抗沉结构预备　为防止修复体在咬合力作用下龈方下沉,必须在基牙上进行抗沉结构制备,可以在切牙舌面制备平底洞或制备钉洞,尖牙上制备舌隆突支托凹,前磨牙和磨牙上制备𬌗支托凹。

5.邻面沟预备　邻面沟的主要作用是增加粘接桥的稳定性和抗力性,抵抗脱位,增加固位体强度和刚度。沟的位置一般位于近缺隙的邻面和远缺隙邻面舌邻轴角处,两条沟之间具有共同的就位道。如果邻面有充填体,可以去净充填物后,制备出邻面箱状洞型取代邻面沟。

(二)牙体预备器械及预备技术

高速涡轮手机、轮形金刚砂钻针、圆头及平头锥形金刚砂钻针、短针形金刚砂钻针、咬合纸等。

前牙和后牙有解剖结构不同,因此在预备技术上也有所差异。

1.前牙预备

(1)咬合点标记:用咬合纸嘱患者正中咬合,在上前牙舌侧标记出正中咬合点,用轮盘形钻针消除基牙上与对𬌗牙的咬合点,磨出 0.5mm 的咬合间隙。

(2)舌面凹预备:同样用轮盘形钻针对舌面凹进行预备,预备量 0.5mm,保留距离切端 1.5～2.0mm 不预备。

(3)舌面抗沉结构预备:钻针与牙长轴方向平行,用平头锥形金刚砂钻针的尖端,在舌面凹范围内制备 2～3 个底面与牙长轴垂直的抗沉窝结构。

(4)邻面导平面预备:用圆头或平头锥形金刚砂钻针在基牙近缺隙侧邻面片切成一定的斜角,片切面向唇侧作一定的延伸,刚好越过唇邻轴角为宜。

(5)邻面轴面预备:在导平面的邻面偏舌侧,用圆头或平头锥形金刚砂钻针进行邻面轴面的预备,预备量 0.5mm,边缘位于龈上 1.0mm。

(6)舌侧轴面预备:用圆头锥形金刚砂钻针预备,舌侧舌隆突以下至龈上 1.0mm 形成舌侧轴面,龈边缘制备成浅凹型,预备量 0.5mm。向远缺隙的邻面舌邻轴角延伸预备轴面,形成 1800 环抱。

(7)邻面轴沟预备:用短针形金刚砂钻针在近缺隙侧邻面导平面和邻面轴面交界处,以及远缺隙侧邻面轴面最远端预备邻面沟,注意两条沟之间应有共同就位道。

2.后牙预备　后牙预备方法与前牙大致相同。

(1)邻面导平面预备:用圆头或平头锥形金刚砂钻针在基牙近缺隙侧邻面片切成一定的斜角,片切面向颊侧作一定的延伸,刚好越过颊邻轴角为宜。

(2)邻面轴面预备:在导平面的邻面偏舌侧,用圆头或平头锥形金刚砂钻针进行邻面轴面的预备,预备量 0.5～0.7mm,将近缺牙侧邻面突度降低至龈上 1.0～2.0mm,保证预备面𬌗龈高度最低不少于 3mm。

(3)舌侧轴面预备:用圆头锥形金刚砂钻针预备,咬合面 1.5～2.0mm 以下至龈上 1.0mm 形成舌侧轴面,龈边缘制备成浅凹型,预备量 0.5～0.7mm。向远缺隙的邻面舌邻轴角延伸预备轴面,形成大于 180° 的环抱。

(4)𬌗支托凹预备:基牙邻面边缘嵴处预备出𬌗支托凹。270° 和 360° 环抱设计时,可在远缺隙侧边缘嵴预备第二个𬌗支托。

(5)邻面轴沟预备:用短针形金刚砂钻针在近缺隙侧邻面导平面和邻面轴面交界处,以及远缺隙侧邻面轴面最远端预备邻面沟,注意两条沟之间应有共同就位道。

(6)𬌗面预备:覆盖舌尖或𬌗面沟的粘接桥,需进行一定量的牙体磨除,预备量 0.5mm 左右。舌尖可采用圆头锥形钻针,𬌗面沟可用球形钻针进行预备。

【印模与模型】

为保证修复体的精度,需使用硅橡胶类印模材料制取全牙列印模。印模的制取方法一般采用稠体加轻体硅橡胶材料的 Putty Wash 一次印模技术。也可采用二次印模技术,先用稠体硅橡胶制取一次印模。固化后取出,用手术刀修除初印模各牙体颈部的倒凹。调拌稀体二次印模硅橡胶,装入注射器,在预备牙体上先注入少许,剩余材料注入到初印模的牙窝部位,置入口内取二次印模。固化后取出,检查印模是否清晰,有无缺陷,注意预备体边缘应清晰,这对牙科技师准确处理修复体边缘,保证良好的适合性有重要的指示作用,并灌注超硬石膏上作模型。

【粘接桥的制作】

为了保证修复体的精度,粘接桥的金属支架最好采用带模铸造技术进行制作,因此需要翻制耐火材料工作模型。铸造后在人造石工作模上进行烤瓷堆塑和调磨。为了精确调改咬合,需进行患者咬合关系的固定和转移,并上𬌗架、翻置耐火模型,修整出预备体模型边缘的便利型。用铅笔标记蜡型范围,在耐火材料工作模型上按预备范围制作整体支架蜡型,固位翼的组织面相应的辅助固位装置应清晰。桥体蜡型按照常规烤瓷固定桥要求完成。

蜡型连同耐火工作模型一起包埋、铸造。铸造后金属支架在超硬石膏工作模上完成打磨和修整,也可进行口内试戴。

试戴时注意检查支架边缘适合性,基牙切端不透露金属色,无早接触。

光滑面打磨抛光后,贴胶布覆盖,以避免对粘接面喷砂时损伤抛光面。粘接面进行喷砂处理,然后超声波清洗,干燥。

【粘接桥的粘接】

粘接桥试戴,检查金属支架边缘适合性,调磨早接触点。可使用橡皮障以避免诸如牙龈组织腐蚀损伤或因牙预备体受污染导致粘接不良等并发症。粘接时如果出现唾液污染未完全粘接的区域,不仅对粘接本身,而且对修复体最终的强度都会有不利的影响。

以下是粘接的步骤:

1.预备体磷酸酸蚀　基牙粘接面常规牙粉打磨清洗,然后37%磷酸常规酸蚀处理,采用酸惰性的软质金属薄片保护邻牙,按操作说明将酸蚀剂涂刷于预备体的釉质表面进行酸蚀。在应用粘接剂以前,酸蚀后的釉质表面应呈现白垩色外观。

2.釉面涂布自酸蚀剂和粘接剂　自酸蚀剂应在磷酸酸蚀后再使用。因为如果不先用磷酸酸蚀,新鲜的釉面不能够暴露,单使用自酸蚀剂效果不佳。保持30秒后,吹干。按操作说明涂布粘接剂。

3.喷砂处理　Ni-Cr/Co-Cr合金粘接面在试戴后粘接前需进行喷砂处理,然后超声波清洗,干燥,涂布硅烷和化学性粘接剂进行粘接;为保证粘接效果,贵金属粘接面喷砂后还需进行锡涂层处理。

4.粘接就位　将修复体完全就位于预备牙体上,并施加持续性的压力直至粘接剂固化。可以用小刷或棉球去除溢出的多余树脂粘固材料。边缘区使用少量氧气隔绝剂以创造无氧环境保证边缘区粘接材料的良好固化。

5.粘接边缘线抛光　材料固化后先用探针仔细清理多余的粘接材料,然后可以采用超细粒度金刚砂抛光车针和橡皮尖加抛光糊剂进行逐级抛光。

【粘接桥修复后的养护】

修复体粘接后,应进行定期随访。粘接桥的脱落或一端松动是临床上最常见的问题。特别是修复体一端松脱,因较为隐蔽而难于发现,常常导致继发龋的产生而使修复体失败。通过目视,探针检查,并对修复体施以不同方向的力以确认有否粘接失败。修复体粘接失败常与患者的大力咀嚼习惯相关,因此应叮嘱患者勿咬过硬的食物。

修复体完全粘接失败脱落的处理较简单,如果修复体没有较大的变形,可重新粘接就位;而对于一端粘接失败的情况处理起来相对困难,主要在于如何将修复体完整无变形地取下。可以尝试采用自制的弯凿以及超声震荡的方法。重新粘接前,应彻底去除牙面上残留的粘接材料,并进行重新酸蚀处理;金属粘接面也应进行重新喷砂和(或)表面处理。如果修复体脱落两次以上,应分析原因,以重新进行设计、牙体预备、重做修复体或改做其他修复体设计为宜。

修复体戴入后,由于舌侧外形的改变及修复体边缘的作用,使菌斑的堆积加剧,造成结石或牙周损害,因此对患者良好的口腔卫生指导显得十分必要。在进行结石的去除时,也推荐使用手动器械而非超声波器械,以避免超声波震荡对粘接界面造成可能的破坏。

（单俊文）

第四章 龋病

第一节 概述

龋病是指在口腔诸多内外环境因素共同影响下,以细菌感染为主的慢性进行性的牙体硬组织缺损性疾病。包括无机质的脱矿和有机质的分解,临床表现为早期的色泽变化和后期的实质缺损。世界卫生组织将其与肿瘤、心血管病并列为人类三大重点防治疾病。

龋病作为人类的一种易感疾病,对健康危害极大。牙齿和牙列除了是消化系统的主要组成部分以外,还具备发音、言语及维持面部协调美观的重要功能。龋病若不能得到及时的治疗,则其基本的发展规律是:龋病→牙髓病变→根尖周病变→蜂窝组织炎→颌骨炎性病变,可造成咀嚼器官完整性的破坏及各种疼痛不适。直接削弱了消化功能,影响儿童颌面及全身的生长发育,甚至造成错𬌗畸形。作为局部病灶,还可形成对远隔脏器的血行播散,导致风湿性心脏病、细菌性心内膜炎、肾炎等疾病。

龋病的主要表现是以色、形、质同期变化为特征的实质性改变。颜色在初期因脱矿呈白垩色,随着色素在病损区附着而加深为棕褐色。形态的改变为局部硬组织缺损成窝洞,早期沿釉柱方向发展,在光滑牙面形成楔形尖向内,在窝沟部形成楔形顶朝外的病损区;后期则沿釉牙本质界形成楔形顶向内的病损。

龋病的发病有着地区差异,在发展中国家龋患率高,而在发达国家则龋患率低。地区的差异与当地的饮水含氟、口腔健康水平、食物的精细、居民口腔卫生习惯、含氟牙膏的应用水平密切相关。过去的调查显示,沿海的居民龋患率高于内地,城市的居民龋患率高于农村。最近的调查显示,农村居民的龋患率高于城市。

龋病的发病有着时间差异,发达国家20年来呈下降趋势,而发展中国家则呈上升趋势。这种状况与饮食糖含量的增加及龋病预防措施未跟上有关。

龋病的发病有着年龄差异,儿童一般自3岁开始龋患率上升,5～8岁达高峰。其第一磨牙萌出后有下降趋势,但至12～15岁又进入易感期,20岁后趋于平稳。进入老年后则根颈部龋患率上升。

龋病的发病有着性别差异,据报道下乳牙龋患男性多于女性,而对恒牙则女性多于男性。一般认为与女性牙齿萌出早有关。

龋病的好发牙及部位:下颌磨牙和上颌磨牙最易患龋,其次为前磨牙和前牙;好发牙面为窝沟处和邻面,老年人则根颈部好发;一般来说乳牙比恒牙易患龋。

龋病的致病因素包括细菌和牙菌斑、食物以及牙所处的环境(宿主),后来时间因素也考虑在内。

龋病应立足于早检查、早发现、早治疗,防患于未然。饮水含氟的普及、含氟用品和食品的供应,增强了牙齿的抗龋能力,收到了良好的预防龋病的效果。饮食中减少碳水化合物和糖类的摄入量,多摄入粗纤维等安全食品,可以有效地减少龋病的发生。个人与家族应养成良好的口腔卫生意识与习惯,每天规范和及时地对牙列实施清洁,是防止菌斑附着于牙面最行之有效的方法。一旦出现异常,及时去医院就诊,也是防止龋病进一步发展的控制手段。

(张明华)

第二节 龋病病因及发病过程

龋病是口腔常见病、多发病之一,龋病与细菌和牙菌斑、食物以及牙所处的环境(宿主)等多种因素有关。1960年Keyes创建宿主、细菌、食物三联因素论。这三种因素相互影响,同时具备,导致龋病的发生。1978年Newbrun认为时间因素也必须考虑在内,从而将三联因素理论发展成为四联因素理论。(图4-1)。

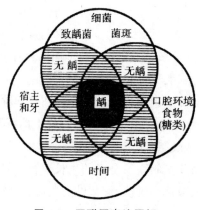

图 4-1 四联因素论图解

龋病是口腔常见病、多发病之一,是在以细菌为主的多种因素作用下,牙体硬组织发生慢性进行性破坏的一种疾病。龋病的多种致病因素主要包括细菌和牙菌斑、食物以及牙所处的环境。

一、牙菌斑

菌斑是指黏附在牙齿表面或口腔其他软组织上的微生物群。它是由大量细菌、细胞间物质、少量白细胞、脱落上皮细胞和食物残屑等物质组成。菌斑不能用漱口或用水冲洗的方法把它去除。因此,现在把菌斑看成是细菌附着在牙石上的一种复杂的生态结构,其与龋病和牙周病的发生有密切的关系。

(一)牙菌斑的形成和发育

牙菌斑是牙面菌斑的总称,按其形成部位,常分为龈上菌斑和龈下菌斑两种,前者附于龈线以上的临床牙冠上,后者则附于龈沟或牙周袋内的根面上。目前对牙菌斑的形成和发育已有了较充分的认识。为了描述方便,可将这一过程区分为三阶段:①获得性膜形成和初期聚集。②细菌迅速生长。③菌斑成熟。这些阶段在实际情况中是不能决然分开。

1.获得性膜 获得性膜是由唾液蛋白或糖蛋白吸附到牙面所形成的生物膜,质地均匀透明,无结构,也不具备结构特征的薄膜,牙齿清洁后会很快重新形成获得性膜。此膜在数分钟内便可形成,2小时可厚达$100\mu m$,$24\sim48$小时则增厚至$400\mu m$。用免疫电镜观察获得性膜至少由4种以上的类糖蛋白组成。而此膜是如何吸附到牙石上的,至今仍不十分清楚。获得性膜组成成分有蛋白质、碳水化合物和脂肪。其功能包括修复和保护釉质表面,为釉质提供有选择的渗透性,影响特异性口腔微生物对牙面的附着,作为菌斑微生物的底物和营养等。

2.细菌附着 在获得性膜形成后，即可有细菌吸附其上，开始是单个细菌出现在获得性膜上，而后以平均3～4小时更新一代的速度繁殖，24～48小时便可形成肉眼可以观察到的菌斑。最初附着至牙面的细菌为球菌，其中主要是血链球菌。不同的菌种以不同的速率吸附至获得性膜上。细菌选择性吸附的实质是菌体表面黏附素与牙表面获得性膜上受体的分子结合。由于细菌团块是不稳定的实体，因此能连续无限制地形成，在这一阶段，微生物总量仍然相对恒定，但其组成变得更为复杂。总的模式是早期以链球菌为主，继之有较多厌氧菌和丝状菌丛，特别是放线菌数量增加。丝状菌与牙面垂直排列，扩大了细菌附着的面积，在靠近牙面的部位氧气密度降低，适宜兼性厌氧菌繁殖。

（二）牙菌斑的结构

牙菌斑结构有显著的部位差异，平滑面菌斑和窝沟菌斑的结构各具特征。

1.平滑面菌斑 平滑面菌斑一般分为3层，即菌斑-牙界面、中间层和菌斑表面层。

（1）菌斑-牙界面：为菌斑的最内层，常见的排列是细菌位于获得性膜的上方。获得性膜可以是完整的一层，并有相当厚度和连续性，细菌呈扇贝状排列于获得性膜表面。

（2）中间层：包括稠密微生物层和菌斑体部。该层为3～20个细胞深度。在界面外方有稠密的球菌样微生物覆盖。稠密微生物层外方为菌斑体部，占菌斑的最大部分。由各种不同的微生物构成，通常呈丛状。有时丝状微生物排列呈栅栏状，垂直于牙面。

（3）菌斑表层：菌斑表层较其他部分松散，细胞间间隙较宽，菌斑的表面微生物差异很大，可能是球菌状、杆菌状、玉米棒或麦穗样形式的微生物。以丝状菌为主，其外方绕以大量的球菌。

牙菌斑中除了细胞成分外，还有细胞间基质。基质可以呈颗粒状、球状或纤维状，由蛋白质和细胞外多糖构成，其中一些在细菌附着过程中具有重要作用。在菌斑-牙界面，菌斑基质与获得性膜连续。

2.窝沟菌斑 窝沟中的菌斑与平滑面菌斑显著不同，窝沟中滞留微生物和食物分子，微生物类型更为有限。在均质性基质中以 G^+ 球菌和短杆菌为主。缺少栅栏状排列的中间层，丝状菌罕见。在一些区域仅见细胞躯壳，在细菌细胞内及周围可能发生矿化。

（三）牙菌斑微生物学

口腔存在着天然菌群，其种类繁多，目前已知至少有50种以上的不同种属。在正常的口腔生理活动中，细菌与宿主之间保持着平衡状态，当某些因素使有关细菌发生异常的生态变化，就会出现平衡失调。失控的细菌毒素使牙体出现慢性病理性损害，而产生牙体破坏性疾病，也就是龋病。因此，在龋病发生的过程中，细菌是多因素中的主要生物因素。

1.微生物与龋病 与大多数感染性疾病不同，龋病不是由某一种细菌所致，牙面上存在的多种细菌均与龋病发生有关。在早期受化学细菌学说的影响，致龋菌的寻找是在龋洞内，认为龋损的发生是产酸菌（如乳酸杆菌等）使牙硬组织酸蚀的结果。口腔内存在30种产酸菌，仅酸蚀并不能真实反映致龋菌的存在。自20世纪50年代后，大体上从以下几个方面研究确定相关致龋菌：

（1）用单菌种感染确定致龋菌：Orland(1955)、Fitzgerald(1966)、Keys(1960)等研究用无菌动物和悉生动物感染单菌试验，确定了8～9个有致龋性的菌种。

（2）从牙表面早期龋损分离有关菌种：Stoppelar(1971)、Duchin(1978)等人，从患龋者的牙釉质表面脱钙的白垩色斑点区分离发现，变形链球菌数比正常部位高10～100倍。

（3）从动物模型中，寻找食物种类与龋的关系：Fitzgerald(1968)、Dennis(1975)等人，在动物试验中选择不同的含糖食物进行喂养试验，结果发现蔗糖在龋病发生中的作用，同时发现依赖蔗糖的致龋菌。在以上试验的基础上加入抑菌剂则使龋病发生率减少。

（4）通过流行病学研究寻找有关致病菌：大量的龋病流行病学研究证实了有龋、龋活性以及龋好发年龄和变形链球菌数量成正相关。当采取了控制致龋菌的措施后就可以使龋发生减少。

通过上述一系列的研究，公认的致病菌是：变形链球菌群、放线菌属、乳酸杆菌属。

2.主要致龋菌

（1）变形链球菌群：它是链球菌属里口腔链球菌部分内的一个菌群。能利用蔗糖产生细胞外多糖，并能在厌氧、兼性厌氧环境中生长，在微氧环境中生长最好。其中的变形链球菌是主要致龋菌，产生的细胞外多糖和其他附着功能，促进菌斑形成，产酸耐酸，致龋性强。

（2）乳酸杆菌属：在口腔内有8～9种，与致龋相关的是乳酪乳酸杆菌和嗜酸性乳酸杆菌。在龋洞内牙颈部的菌斑比唾液中检出的多，能在厌氧、微氧环境中生长。可单独导致窝沟龋，也可与变形链球菌协同，在菌斑形成后，起到促进龋发展的作用。

（3）放线菌属：为人类口腔正常菌群，可在牙本质龋损中检出该菌，其中的黏性放线菌和溶牙放线菌与牙邻面、根面龋有关。

3.致龋菌的作用特点　致龋菌的主要作用是：黏附、产酸、耐酸。

（1）黏附：是细菌在口腔内的定植能力，是菌斑形成的核心。黏附的实质是菌体表面黏附素与牙表面获得性膜上受体的分子结合。致龋菌通过细胞外多糖、表面附着蛋白和钙桥蛋白等物质附着在牙面上。另外，致龋菌与其他细菌间还有结合，促使细菌在牙面堆积而促进菌斑形成。

（2）产酸：菌斑细菌致龋的基础是以酸为代谢产物的糖代谢。致龋菌能产生乳酸、甲酸、乙酸、丙酸等多种酸性物质，其中主要是乳酸，乳酸脱钙取决于产酸菌的产酸量，而致龋菌合成和分解糖的代谢能力是决定因素，特别是合成细胞内多糖的能力，是其重要的毒力因素。

（3）耐酸：随着菌斑内细菌代谢的酸性产物的增多，pH 持续下降，当 pH 降到 5.0 以下时，多数产酸菌不能继续生长，而乳酸杆菌、变形链球菌仍能继续生存并产酸，从而促使脱矿发生。

4.菌斑液与脱矿和再矿化　菌斑液是菌斑细菌细胞间质物，也是直接与牙面接触的液体物质。菌斑代谢的产物及胞外酶产物都存在于菌斑液中，它的成分变化，特别是 pH 及钙离子饱和度的变化，与龋的发生直接相关。pH 低，钙饱和度下降，促使釉质脱矿，反之有利于再矿化。因此在脱矿和再矿化之间有一个临界 pH，它的范围是 5.0～5.5。在这个临界值以下釉质易脱矿，所以临界值对观察龋活性有一定意义。临界 pH 变化，受到口腔缓冲系统的调节，同时也反映出唾液的缓冲能力。

二、口腔环境

口腔是牙齿的外环境，与龋病的发生密切相关，其中起主导作用的主要是食物和涎液。

（一）食物

主要是碳水化合物，既与菌斑基质的形成有关，也是菌斑中细菌的主要能源。细菌能利用碳水化合物（尤其是蔗糖）代谢产生酸，并合成细胞外多糖和细胞内多糖，所产的有机酸有利于产酸和耐酸菌的生长，也有利于牙体硬组织的脱矿，多糖能促进细菌在牙面的黏附和积聚，并在外源性糖缺乏时，提供能量来源。因此，碳水化合物是龋病发生的物质基础。

（二）涎液

在正常情况下，有以下几种作用：

1.机械清洗作用　减少细菌的积聚。

2.抑菌作用　直接抑菌或抑制菌斑在牙面的附着。

3.抗酸作用　由所含重碳酸盐类等物质起中和作用。

4.抗溶作用　通过所含钙、磷、氟等增强牙齿抗酸能力,减少牙质溶解。

涎液的量和质发生变化时,均可影响龋患率。临床上,口干症或有涎液分泌障碍的患者龋患率明显增加。颌面部放射治疗患者可因涎腺被破坏而产生多数牙龋坏的猛性龋;另一方面,当涎液中乳酸量增加,或重碳酸盐含量减少时,也有利于龋的发生。

三、宿主

(一)牙齿

牙齿是龋病发生中的靶器官,牙齿及牙弓的形态、矿化程度和组织结构与龋病发生有直接关系,如牙齿的窝沟处、拥挤和重叠以及矿化不良的牙较易患龋,而矿化程度较好、组织内含氟量适当的牙抗龋力较强。

另一方面,牙齿的形态和结构又与机体的全身状况有密切关系,而全身状况又受到营养、内分泌、遗传、机体免疫状态和环境因素的影响,尤其是在发育过程中,不仅影响到牙齿的发育和结构,而且对涎液的流量、流速及其组成也有很大影响,因而也是龋病发生中的重要环节。只有在牙齿结构、形态存在某种缺陷或不足,牙齿对龋病的敏感性增高的前提下,龋病才会发生。

(二)遗传和环境因素

在同一家族中龋病的流行具有相类似的模式,然而目前还难以区分造成这种现象的原因是遗传因素还是早期就具有相同的生活习惯,或对口腔保健持有相同的态度所致。

通过对同卵和双卵双胞胎的龋病流行情况的调查表明,遗传因素对龋病的发生和发展只产生一定的影响,而环境因素更为重要。

(三)人的行为和生活方式

人的行为首先是对疾病的认识,在此基础上,人可以改变生活方式,采取措施,防止和减少龋病的发生。在人的生活习惯、饮食结构里存在着有利或不利于龋病发生的因素,例如,不良的口腔卫生可以使口腔菌斑过量堆积,从而增加了龋的危险因素。饮食中精制的含糖食物增多,吸烟等不良习惯也有利于菌斑聚集,促使龋发生发展。良好的口腔卫生习惯,合理的膳食,改变不良嗜好,则可以减少龋的发生。由此可见,人的行为和生活方式同样是龋病发生发展的重要因素。

四、时间

龋病的发生有一个较长的过程,从初期龋到临床形成龋洞一般需 1.5～2 年,因此即使致龋细菌、适宜的环境和易感宿主同时存在,龋病也不会立即发生,只有上述三个因素同时存在相当长的时间,才可能产生龋坏。在此过程中,任何一个因素的作用减弱或消失,都可能导致致龋性的减弱,从而减慢甚至使龋损过程终止。所以时间因素在龋病发生中同样具有重要意义。

五、病因学说

龋病的病因学研究,早在中国殷商时代(公元前 13 世纪)甲骨文中就有了关于龋病的记载,到汉代淳于意(公元前 180 年)提出了"食而不漱"的最初病因。在国际上,最早的病因理论探讨是在 1819 年以后,如

Parmly(1918)、Roberson(1935)、Regnart(1938)为代表的化学学说以及 Erdl(1843)、Dubos(1954)的寄生腐败学说。但有影响的研究是 Miller(1890)的化学细菌学说、Gottlieb(1944)等人的蛋白溶解学说和 Schatz 和 Martin(1955)的蛋白溶解-螯合学说。然而,获得广泛认可的理论是 Keys(1960)等人的细菌、食物、宿主三因素学说。

(一)化学细菌学说

1890 年,Miller 在前人工作的基础上,将酸和细菌学说结合起来,提出了化学细菌学说,内容归纳如下:

口腔中的微生物,通过酶的分泌和自身代谢,降解能发酵的碳水化合物而产酸,酸使牙齿脱矿,釉质遭到破坏,微生物沿着牙本质小管进入,造成牙本质溶解。由于蛋白溶解酶的分泌,使牙本质有机基质溶解,最终使牙本质崩溃,形成洞腔。

Miller 的化学细菌学说是现代龋病病因学的基础,但该学说不能解释龋病的特异性部位、个人的易感性和静止龋现象,具有一定的局限性。

(二)蛋白溶解学说

Gottlieb(1944)等人根据所观察到的一种龋样损害,这种损害是在轻度碱性条件下,通过蛋白溶解活动所造成的。在这个过程中涉及有机基质的溶解和液化,提出了蛋白溶解学说:通过蛋白溶解酶的溶解作用,微生物通过釉质的有机途径侵入并使龋病过程开始,随后,无机盐由产酸菌所溶解。

上述结论是在早期组织学观察的基础上作出的,至今尚无人在生理条件下成功地证实通过蛋白溶解活动可使釉质组织丧失。釉质是一种结构完整的组织,在牙脱矿之前,釉质只有在酸、螯合剂作用时才会发生溶解。

(三)蛋白溶解-螯合学说

一种无机离子,如钙离子与有机分子上的富含电子的功能集团结合产生螯合。

由于釉质的无机成分可以在中性或碱性条件下被降解,由此,Schatz 和 Martin 于 1955 年提出蛋白溶解-螯合学说。该学说认为:细菌及其产物造成牙的破坏首先从有机成分开始,破坏后的有机产物具有螯合特性,可溶解釉质中的矿物质,使釉质中的有机成分和无机结构同时被破坏。

在天然状况下,釉质中的有机基质含量低于 1%,这样少量的有机基质要使 96% 以上的矿物质溶解,目前还缺乏实验证据支持,同时也没有可靠证据支持龋病从有机质破坏(即蛋白溶解)开始。然而蛋白溶解-螯合龋病是发生在中性或碱性条件下的一种生物学现象,它们在龋病病因学方面所起的真正作用还有待进一步研究。

(四)龋病病因的现代概念

Keys(1960)等人提出了龋病的三联因素学说。该学说认为龋病是一种多因素疾病,有 3 种相互作用的主要因素在疾病发生过程中起作用,这 3 种因素包括细菌、食物和宿主,只有 3 种因素同时具备的情况下龋病才有可能发生。1978 年 Newbrun 又补充了时间因素,强调还必须有充分的作用时间,即为四联因素理论,进一步完善了三联因素学说。

概括起来,这一学说的基本内容是致龋食物(特别是蔗糖和精制碳水化合物)进入口腔后,通过细菌的作用,形成高黏度不溶性多糖,黏附于牙面由涎液蛋白所形成的获得性膜上,在这种由牙齿表面解剖结构和生化、生物物理特点形成的生态环境中,构成一个复杂的生态系统——牙菌斑。使细菌不仅得以牢固地附着在牙面,而且可以在适宜的温度、湿度下,有足够的时间在菌斑深层产酸,侵蚀牙齿,使之脱矿,进而破坏有机基质,产生龋洞。

(张明华)

第三节　龋病的临床病理学

龋病是牙齿硬组织的细菌性疾病,其特点是牙齿无机成分脱矿和有机成分破坏。龋病的发生是一种复杂的动态过程,其主要因素是致龋细菌、可酵解性食物(糖)以及敏感的宿主(牙),即三联因素学说中的三要素。龋病的发生不仅与微生物聚集的分布一致,而且还与时间相关。

一、釉质龋

釉质龋常发生在牙齿邻接面,相邻牙接触点下方,又称平滑面龋。开始发生于窝沟处的,则为窝沟龋,肉眼观呈白垩色不透明状。探诊病变区釉质,其硬度与正常釉质相同。反射光观察病变表面,可见规则的牙面平行线。龋病早期,釉质表面多无明显改变,但在表层下方表现为显著脱矿。在组织病理学上,釉质龋由内向外分为4个带(区):

1.透明带:是病变前沿。

2.暗带:位于透明带与病变体部之间。

3.体部。

4.釉质表面层。

以上4层病变是釉质龋进展的连续性改变,是一种伴随着脱矿和再矿化相互交替的动态发展过程。这一过程又分为以下6期:

1.釉质内出现表层下透明带,但临床和X线不能识别。

2.表层下透明带扩大,部分区域有再矿化现象,其中心区可见暗带形成。

3.随着脱矿的进行性发展,暗带中心出现病损体部。体部相对透明,釉质横纹、柱间区和Retzius线明显。临床上可见白色龋斑。

4.病变区被食物、烟或细菌性色素等外源性色素着色,临床上表现为棕色斑。

5.龋病进展到釉牙本质界时,龋坏沿釉牙本质界侧向发展,发生潜行性破坏,临床上表现为蓝白色。侧向扩展与其有机成分多,含氟量低有关。

6.釉质表层破坏和龋洞形成。第3期之前也可出现龋洞。

窝沟龋的损害性质与平滑面龋相同,但由于窝沟特殊的解剖形态和周围釉柱的排列方向与平滑面龋不同,当龋发生时,病损常从窝沟的侧壁开始,然后沿着釉柱长轴方向向深部发展。当其超过窝沟底部时,则侧壁的病损相互融合,其结果是形成三角形的病损区。由于其底部朝着釉牙本质界,顶部围绕着窝沟壁,而且窝沟底部的釉质较薄,龋损可很快发展至牙本质,并沿着釉牙本质界向两侧扩展,结果形成口小底大的潜行龋。

二、牙本质龋

牙本质龋通常是釉质龋进一步发展所致,也可因牙根部牙骨质龋发展而成。由于牙本质与釉质在结构生物学上存在的差异,其病变进展与釉质龋有着明显的不同。首先,牙本质内所含有机成分多于釉质,而其矿化程度不如釉质,因此,除了无机晶体的溶解外,有机物的酶解破坏也是重要的方面。其次,牙本质中牙本质小管内含成牙本质细胞突起,牙本质龋沿牙本质小管进展,其发展较快。第三,牙髓和牙本质为一生理结构复合体,牙本质龋损时可发生一系列防御性反应。牙本质龋的病变表现为首先是酸引起的脱矿,随后是有机基质的溶解。防御反应可出现在牙本质龋坏之前,这可能是由于致龋刺激物通过龋坏的釉质,刺激成牙本质突起,引起反应性牙本质形成和牙本质硬化。但在快速进展性病变中,龋坏发展迅猛,则反应性牙本质形成不明显。

牙本质龋通常由内到外分为四层(带):透明层(硬化层)、脱矿层、细菌侵入层(感染层)和坏死崩解层。

对活动性龋损,坏死崩解层由结构遭到破坏的牙本质小管、混合性口腔菌群以及被降解的无结构基质所构成。该层质地较软,易于去除。坏死层下方为细菌侵入层,该层中细菌已渗透至牙本质小管,但管周牙本质无大的破坏。靠近感染层的是脱矿层,该层矿物盐已被溶解,留下相对完整的牙本质小管。在脱矿层表面可发现少量细菌,但深层的大部分组织无菌。这一部分组织,由于其硬度的原因亦称为革样牙本质。虽然牙本质龋的前沿有脱矿层,但相对完整的硬化层的存在具有重要的临床意义。

当牙本质龋进展较慢时,在脱矿区的下方可形成硬化层。该层的管腔比正常牙本质腔狭小,可能是由于晶体堵塞之故。硬化层的牙本质小管可因钙化而完全封闭,使该层的渗透性降低,矿化水平增高且超过正常牙本质。在硬化层的下方,成牙本质细胞继续形成一层修复性牙本质,一方面增加了牙本质的厚度,另一方面使成牙本质细胞退到牙髓腔中远离损害区。

三、牙骨质龋

牙骨质龋损过程与牙本质龋相同。临床上牙骨质龋呈浅碟状,常发生在牙龈退缩、根面自洁作用差的部位。在病理形态上,早期的牙骨质龋表面的凹陷内有大量的细菌及菌斑。显微放射摄影显示表层下脱矿,而表层矿化相对增高。由于牙骨质较薄,脱矿的牙骨质很容易沿生长线崩裂、缺失,而使病变很快地累及牙本质形成类似于冠部牙本质龋的组织学改变,或形成牙骨质下的潜行性龋。同样,牙骨质龋进展缓慢时,在相应的髓腔侧可出现修复性牙本质形成。

牙骨质龋的发生同样是由于细菌酸的作用。酸首先使颈部牙骨质发生脱矿,酸和细菌代谢产物进一步可通过穿通纤维侵入深层牙骨质,并可沿着牙骨质的生长线或层板状结构向上、下扩展,使牙骨质脱矿、有机物分解,形成牙骨质的潜行性龋。

当牙骨质龋进展缓慢时,龋损表面同样形成相对完整的表层结构,其形成的机制与釉质龋表层的形成类似,其中矿物盐可能来自唾液或由表层脱矿游离出的矿物离子在此沉积而成。

(张明华)

第四节　龋病的临床表现、分类和诊断

龋病是在以细菌为主的多种因素的影响下,牙体硬组织发生慢性进行性破坏的一种疾病。其病理改变涉及牙釉质、牙本质和牙骨质,其基本变化是无机物的脱矿和有机物的分解。龋病病变始于牙表层,随着病变的发展,病损深入,逐渐扩展到牙本质深层,同时,机体会出现防御反应。牙髓-牙本质复合体是敏锐的感受器,当其遭到龋病侵袭时,可引发一系列的临床症状和体征。了解龋病的临床特征、表现和诊断,对龋病的治疗和预防具有重要意义。

一、龋病的临床基本特征

龋病首先发生在牙齿表层,其过程经历色、形、质的改变,质变是关键,色、形变化为其结果。随着病程的发展,病变由釉质进入牙本质,组织不断被破坏、崩解而逐渐形成龋洞。龋病临床基本特征包括:

(一)牙色泽的改变

龋病初始,受累及的牙釉质表层因羟基磷灰石晶体溶解,局部脱矿会发生折光率的变化而表现为肉眼观察时的无光泽的白垩色。脱矿后釉质表层微孔增大、增多,易于吸附外来食物色素,局部呈黄褐色或棕褐色。病变进入牙本质时,可表现为灰白色、黄褐色甚至棕褐色。龋洞暴露时间愈长,病程进展愈慢,病变颜色愈深。外来色素、细菌代谢的色素产物和牙本质蛋白质分解后的变色物质,共同导致了龋坏区的颜色变化。

(二)牙光滑度和硬度的改变

牙体硬组织在龋病发生后都会出现硬度下降。随着组织脱矿,有机质破坏分解的不断进行,牙釉质和牙本质逐渐疏松变软。临床用探针检查时可以发现,釉质龋坏区有粗糙感,失去原有的光滑度。

(三)组织缺损

龋病由于不断地使牙体组织脱矿和溶解,随着时间的推移,临床可出现由表及里的组织缺损。早期龋在釉质表面造成微小的损害,然后逐步沿釉柱方向发展,形成圆锥状病损区。釉柱排列的方向在光滑面呈放射状,在点隙窝沟区呈聚合状。

当龋病侵入牙本质后,其发展变快,常常沿着釉牙本质界扩展,并形成从顶部向内的圆锥状病损区。早期牙本质龋损的表面,由于表层釉质的覆盖,临床尚未见到明显的龋洞,但表层釉质由于失去正常牙本质支持,成为无基釉,在咀嚼过程中易破损、碎裂,直至形成龋洞。随着龋病的进展,组织缺损逐渐增多,龋洞亦会变得越来越大。

(四)进行性破坏

龋病一旦发生,若环境因素不发生变化则会不断地进展,龋损由小至大,由浅入深,逐渐破坏牙体组织,直至使牙齿成为残冠、残根。在牙体组织遭到破坏的同时,牙髓组织也会受到侵犯,出现牙髓炎症,甚至牙髓坏死,进而导致根尖周病变。这一进行性发展过程可能因机体反应的不同、个体持续时间长短会有所差异,但若不经过治疗,这一过程就不会自动停止,所缺损的牙体组织更不会自行修复。

(五)龋病好发部位

1.好发牙面和位点　　龋病的好发部位与食物是否容易滞留有密切关系。牙齿表面一些不易得到清洁、细菌、食物残屑易于滞留的场所,菌斑积聚较多,容易导致龋病的发生,这些部位就是龋病好发部位,包括:窝沟、邻接面和牙颈部。

牙齿的窝沟是牙齿发育和矿化过程中遗留的一种缺陷,也是龋病的首要发病部位。牙齿的邻接面是仅次于窝沟的龋病好发部位,一般因邻面接触面磨损或牙间乳头萎缩导致食物嵌塞所致。牙颈部是釉质与牙本质的交界部位,即利于滞留食物和细菌,也是牙体组织的一个薄弱环节,尤其是在釉质与牙骨质未接触、牙本质直接外露时更容易发生龋坏。

2.好发牙齿　　由于不同牙齿解剖形态和生长部位的不同,龋病在各牙的发生率上存在着差别。大量流行病学调查资料表明,龋病的牙位分布是左右侧基本对称,下颌多于上颌,后牙多于前牙。在乳牙列中,患龋最多的是下颌第2乳磨牙,其次是上颌第2乳磨牙,以后依次为下颌第1乳磨牙、上颌第1乳磨牙。在恒牙列中,下颌第1磨牙的患龋率最高,其次是下颌第2磨牙,以后依次是上颌第1磨牙、上颌第2磨牙、前磨牙、第3磨牙。下颌前牙患龋率最低。

二、龋病的分类和诊断

（一）按病变程度分类

龋齿有色、形、质的变化,临床上常根据龋坏程度分为浅、中、深三个阶段。

1.浅龋　患者一般无主观症状,遭受外界的物理和化学刺激(如冷、热、酸、甜刺激)时亦无明显反应。浅龋位于牙冠部时,一般均为釉质龋或早期釉质龋,但若发生于牙颈部时,则是牙骨质龋和(或)牙本质龋,亦有一开始就是牙本质龋者。位于牙冠的浅龋又可分为窝沟龋和平滑面龋。临床初期于平滑面表现为脱矿所致的白垩色斑块,以后因着色而呈黄褐色,窝沟处则呈浸墨状弥散,一般无明显龋洞,仅探诊时有粗糙感,后期可出现局限于釉质的浅洞,无自觉症状,探诊也无反应。

浅龋诊断应与釉质钙化不全、釉质发育不全和氟牙症相鉴别。

2.中龋　龋坏已达牙本质浅层,临床检查有明显龋洞,可有探痛。患者对酸甜饮食敏感,过冷过热饮食也可能导致酸痛感觉,冷刺激尤为显著,但刺激去除后症状立即消失,无自发性痛。龋洞中除有病变的牙本质外,还有食物残渣、细菌等。由于个体反应的差异,有的患者可完全没有主观症状。颈部牙本质龋的症状较为明显,这是由于该部位距牙髓较近。当龋病进展到牙本质时,龋病进展较快,容易形成龋洞,这是由于牙本质中含无机物较釉质少,而有机物较多,在构造上又有很多小管,有利于细菌入侵,因此牙本质因脱矿而软化,随色素侵入而变色,呈黄褐或深褐色,同时出现主观症状。

3.深龋　由于深龋与牙髓的特殊关系,因此无论有无症状,必须加以考虑:①牙髓-牙本质器官变化的类型、程度与恢复能力。②洞底与洞壁牙本质的完好性。③已受龋影响的牙本质的恢复可能。④由窝洞制备、修复材料以及其他修复措施可能产生的刺激性质与程度。

龋病进展到牙本质深层时为深龋,临床上可见很深的龋洞,易于探查到。但位于邻面的深龋洞以及有些隐匿性龋洞,外观仅略有色泽改变,洞口很小而病变进展很深,临床检查较难发现,因此应结合患者的主观症状,仔细检查。必要时需在处理过程中去除无基釉,然后再进行诊断。

若龋洞洞口开放,则常有食物嵌入洞中,食物压迫使牙髓内部压力增加,产生疼痛。遇冷、热或化学刺激时,产生的疼痛较中龋时更加剧烈。深龋时一般均能引起牙髓组织的修复性反应,包括修复性牙本质形成,轻度的慢性炎症反应,或血管扩张、牙本质细胞层紊乱等。

根据患者主观症状、体征,结合 X 线片易于确诊,但应注意与可复性牙髓炎和慢性牙髓炎相鉴别。对难以确诊者(如邻面龋),可借助 X 线片(殆翼片)协助诊断。

（二）按发展速度分类

1.慢性龋　龋病一般均进展缓慢,尤其是成人,多数为慢性。因病程较长、质地较干而软龋较少,此类患者有较长的修复过程,通常洞底均有硬化牙本质层。

2.急性龋　多见于儿童、青少年、孕妇或健康状况不佳者,时间短而进展快,软龋较多,质地松软,着色也浅,呈浅黄或白垩色,易被挖除,洞底缺乏硬化牙本质层。

3.静止性龋　由于局部致龋因素被消除,导致龋坏进展非常缓慢或完全停止,称静止性龋。静止性龋常发生于邻牙被拔除后的邻面釉质龋,由于环境的改变,龋病进程自行停止,日久成为褐色斑块,检查时质硬且光滑。静止性龋还可来源于咬合面的龋损,由于咀嚼的作用,可将龋损部分磨平,菌斑不易堆积,病变因而停止。

4.继发性龋　多见于龋病治疗过程中龋坏组织未去净或修复体边缘不密合,形成裂隙以致再次发生龋坏。

（左志彬）

第五节　龋病的治疗原则

龋病是在以细菌为主的多种因素影响下,牙体硬组织发生慢性进行性破坏的一种疾病。致龋因素包括细菌和牙菌斑、食物以及牙所处的环境等。就病因角度而言,龋病是牙体硬组织的细菌感染性疾病。

临床上通常将龋病按病变程度分为浅龋、中龋和深龋。又可根据发病情况和进展速度分为急性龋、慢性龋和继发龋。

一、浅龋

【概述】

龋病损害仅限牙表层时称浅龋。牙冠部的浅龋为釉质龋或早期釉质龋,牙颈部的浅龋则表现为牙骨质龋和(或)牙本质龋。

【临床表现】

牙面出现白垩色斑块,或黑色着色,局部粗糙感。

【诊断要点】

1.龋损部位色泽变棕黑,或表现为龋白斑,呈白垩色改变。

2.如龋损继续发展,用探针检查时可有粗糙感或能钩住探针尖端。

3.浅龋一般无主观症状。

4.X 线片检查,有利于发现隐蔽部位的龋损。

【治疗原则及方案】

1.病变早期尚未形成龋洞者,采用药物或再矿化等保守疗法。

2.形成龋洞者,备洞后行牙体修复治疗。

二、中龋

【概述】

龋损进展到牙本质浅层称中龋,又称牙本质龋。

【临床表现】

1.有龋洞形成,龋洞中除病变牙本质外,还有食物残渣、细菌等。牙本质呈黄色或深褐色。

2.出现自觉症状,对酸甜饮食敏感,过冷过热刺激也能诱发酸痛感,冷刺激尤为明显,刺激去除后疼痛立即消失。由于个体差异,有的患者可完全没有主观症状。

【诊断要点】

1.达牙本质浅层的龋洞。

2.部分患者有自觉症状。

3.位于邻面的损害可通过 X 线片检查发现。

【治疗原则及方案】

行牙体修复术,必要时可垫底。

三、深龋

【概述】

龋病进展到牙本质中层以下时称深龋。

【临床表现】

1.可见较深的龋洞,探痛明显。

2.位于邻面的龋洞以及隐匿性龋洞,仅能从牙面看到一暗黑色区域,必须仔细探查才能发现。

3.深龋洞口开放时,食物嵌入洞中引起疼痛。平时遇冷、热和化学刺激时,疼痛程度较重。刺激去除后,疼痛可立即消失。

【诊断要点】

1.有深龋洞存在,探诊敏感。

2.遇冷热酸甜刺激时疼痛,无自发性痛。

3.应注意隐匿性龋,通过 X 线片检查可见牙体缺损暗影。

4.注意与可复性牙髓炎及慢性牙髓炎的鉴别。

【治疗原则及方案】

深龋治疗的原则是:①正确判断牙髓状况,这是深龋治疗成功的基础;②停止龋病发展,促进牙髓的防御性反应;③保护牙髓,治疗中必须保护牙髓,减少对牙髓的刺激。

探龋根据不同的临床症状,采取不同的治疗方法:

1.垫底修复,多数情况下垫底后可一次完成修复。

2.安抚治疗,对一些无自发痛,但有明显的激发痛,备洞过程中极其敏感的患牙,应先作安抚治疗,待症状消失后再作修复。

3.间接盖髓术,对龋坏接近牙髓、软化牙本质不能一次去净的患牙,可先采用间接盖髓术,促进软化牙本质再矿化和修复性牙本质形成,再作修复治疗。

四、猛性龋

【概述】

多数牙在短期内同时患龋,称猛性龋。

【临床表现】

多数牙短期内同时发生不同程度急性龋,病损区硬组织高度软化,颜色较浅呈浅棕色,质地较软且湿润,易于挖除。

【诊断要点】

1.常见于口干症及头颈部肿瘤经放射治疗的患者。

2.多数牙特别是前牙光滑面自洁区易于罹患。

3.龋坏牙本质高度软化,易于去除。

【治疗原则及方案】

1.首先查明病因,针对病因治疗。对口干症及头颈部肿瘤经放射治疗后的患者,可给予人工唾液,并采取口腔综合预防措施。

2.对患牙,去除腐质后,采用可释放氟离子的材料如玻璃离子粘固剂进行修复。

3.可采用辅助性治疗方法,如再矿化治疗等。

急性牙髓炎和急性根尖周炎的主要症状是疼痛,有时疼痛是非常剧烈而难以忍受的。因此,需要首先解除病人的痛苦。应急治疗的目的就是解除炎症引起的疼痛,但它只能起暂时止痛作用,决不能替代其后的其他治疗。

（左志彬）

第五章　牙体硬组织非龋性疾病

第一节　牙齿发育异常

一、畸形中央尖

【概述】

由于牙发育期间形态发生异常分化出现的畸形小尖,称畸形中央尖。

【临床表现】

1.好发于下颌前磨牙,尤其是下颌第二前磨牙最多见,偶见于上颌前磨牙,常对称发生。

2.中央尖常位于牙合面中央窝处,呈圆锥形突起,形态可为圆锥形、圆柱形或半球形等,高度1~3mm。

3.如牙萌出时间长,中央尖磨损后呈浅黄色圆形环,中央有浅黄色或褐色的牙本质轴,在轴中央可见到黑色小点,此点即是突起的髓角。

4.如中央尖较尖锐,常在牙萌出后不久与对颌牙接触时折断,使牙髓感染、坏死,影响根尖的继续发育。

【诊断要点】

1.年轻患者,主诉牙髓炎症状,无龋病及牙周损害。

2.检查可发现畸形中央尖或折断后的特定形态,常对称。

3.X片检查有时可见异常突起之髓角,如牙髓感染坏死,常伴根尖呈喇叭口形。

【治疗原则及方案】

1.若中央尖圆钝,或无髓角突入者,可观察,亦可分次逐渐调磨。

2.若已穿髓引起牙髓、根尖病变者,作相应牙髓治疗。若为年轻恒牙为保存患牙并促使牙根继续发育完成,可采用根尖形成术或根尖诱导形成术。

二、牙内陷

【概述】

牙内陷是牙发育期间,成釉器形态异常分化,舌侧过度卷叠或局部过度增殖深入牙乳头中,形成一系列形态内陷畸形。

【临床表现】

牙面可见一囊状深陷的窝洞,常见于上颌侧切牙,也可发生于上颌中切牙或尖牙。根据牙内陷的程度及形态,临床上可分为畸形舌侧窝、畸形根面沟、畸形舌侧尖和牙中牙。

1.畸形舌侧窝　由于舌侧窝呈囊状深陷,可引发牙髓炎。

2.畸形根面沟 可与畸形舌侧窝同时出现。临床上可见一条纵形裂沟向舌侧越过舌隆突,并向根方延伸,严重者可达根尖部,将牙根一分为二,形成一个额外根。可引发牙髓炎及牙周损害,形成骨下袋。

3.畸形舌侧尖 在畸形舌侧窝的基础上,舌隆突呈圆锥形突起,有时突起形成一牙尖,牙髓组织亦可进入舌侧尖内,形成纤细髓角,易遭磨损而引发牙髓感染。

4.牙中牙 牙呈圆锥形,较其正常形态稍大,舌侧窝深度内叠卷入,X片示深入凹陷部好似包含在牙中的一个小牙。

【诊断要点】

1.如未合并牙髓感染或牙周损害,患者常无症状。

2.典型的临床表征。

3.X线检查有助于诊断。

【治疗原则及方案】

根据患牙的牙髓是否感染而决定采用牙体修复或牙髓治疗。

1.牙内陷早期,可按深龋处理,预备窝洞,按间接盖髓术处理。

2.对于根面沟裂仅达颈 1/3 者,行局部牙周手术,浅沟磨除,深沟充填。

3.沟裂达根尖且已导致牙周组织广泛破坏者,可考虑拔除。

4.畸形舌侧窝(尖)引起牙髓感染者,应行根管治疗。

三、四环素着色牙

【概述】

在牙的发育期,若服用了四环素族药物,该类药物能被结合至牙组织内,使牙着色,亦可影响牙的发育,被四环素族药物着色的牙称四环素牙。

【临床表现】

1.可发生于乳牙与恒牙,乳牙着色比恒牙明显。

2.牙冠呈浅黄色逐步过渡到棕褐色至灰黑色,由于光能促进着色过程,因此前牙染色较后牙严重。

3.严重的四环素牙可伴有釉质发育不全。

【诊断要点】

1.典型的临床表现。

2.四环素类药物服用史。

【治疗原则及方案】

治疗原则是恢复牙的美观。

1.着色浅且没有釉质缺损的患牙可采用脱色法,但漂白脱色法效果有一定局限。

2.对着色较深或有釉质缺损的患牙,可用复合树脂修复,也可用贴面修复;对于着色严重的患牙,由于遮色效果差,该方法也难以达到理想效果。

3.对美容要求较高的患者,或合并有牙体缺损的患牙,在患者要求或同意下可作烤瓷冠修复。

4.为预防此病,妊娠和哺乳的妇女,8岁以下的儿童一般不宜使用四环素族药物。

四、氟牙症

【概述】

氟牙症是慢性氟中毒的表现,在牙表现为釉质发育不全症,又称氟斑牙。氟牙症有明显的地域性,一般情况下,水中的氟浓度超过 1ppm(1mg/L)时发病逐渐增加。

【临床表现】

1.常见于恒牙,乳牙少有发生,程度亦较轻。

2.同一时期萌出的牙,釉质上有白垩色(轻度)到褐色的斑块(中度),严重者还伴有釉质的实质性缺损(重度)。

3.患牙耐酸,但对摩擦的耐受性差。

4.严重的慢性氟中毒者还可有骨骼、关节的损害。

【诊断要点】

1.氟牙症患者可有儿童期在高氟区的生活史。

2.典型的临床表现。

3.需要与釉质发育不全相鉴别,氟斑牙的色斑呈散在云雾状,边界不明确,与生长线不完全吻合。

【治疗方案与原则】

治疗原则与四环素牙相同。

1.轻度患牙可用脱色法,但应注意漂白只能达到一定程度的效果。

2.用复合树脂或贴面恢复患牙外观,但遮色效果达不到理想效果。

3.对美容要求较高的患者,或合并有牙体缺损的患牙,在患者要求或同意下可作烤瓷冠修复。

4.为预防此病,在高氟区选择新的饮水水源或用活性矾土或活性炭以去除水源中过量的氟。

五、先天性梅毒牙

【概述】

先天性梅毒牙是在牙发育期梅毒螺旋体感染导致牙发育障碍。

【临床表现】

1.主要见于恒牙,尤其是 $\frac{61|16}{621|126}$。

2.半月形切牙,这种切牙的切缘比牙颈部狭窄,切缘中央有半月形缺陷,切牙之间有较大空隙。

3.桑葚状磨牙,第一磨牙的牙尖皱缩,表面粗糙,牙合面釉质有多个不规则小结节和坑窝,牙尖向中央凑拢,牙横径最大处是在牙颈部,

4.蕾状磨牙,有的磨牙牙面不粗糙,但牙合面紧缩,如花蕾状,称蕾状磨牙。

【诊断要点】

1.母亲患梅毒病史。

2.典型的牙体表征,结合先天梅毒的其他临床表现。

3.血清学检查,康-华氏反应阳性。

【治疗方案与原则】

1.修复牙外形与功能,如复合树脂,各类冠等。

2.妊娠早期对母体进行抗梅毒治疗可有效预防此病。

(张明华)

第二节　牙损伤

一、牙外伤（急性损伤）

牙体急性损伤是指在外力作用（含咀嚼力）下造成的牙体或牙周组织的损伤，这些损伤往往并不仅局限于牙齿本身，同时还可伴有颌骨、口腔颌面部的软组织和牙齿支持组织的损伤。因此，临床处理牙外伤时，应仔细检查。

（一）牙震荡

牙震荡是指牙周膜在外力作用下的轻度创伤，不伴有牙体组织的缺损。

【病因】

因外力碰伤或进食时骤然咀嚼硬物所致。

【临床表现】

患牙有伸长感，不松动或轻微松动，咬合时有酸痛感，有叩痛，龈缘可以见到少量渗血，是牙周膜损伤后的表现。患牙对牙髓活力测试一般开始没有反应，数周或数月后逐渐恢复。牙髓活力可长期保持正常，也可逐渐失去活力、最后完全坏死。有时患牙在伤后1年以后，其牙髓活力才逐渐丧失。

【诊断】

1.外伤史。

2.患牙有酸痛感。

3.患牙松动＜Ⅰ度，叩痛（±）

4.牙髓活力测试反应不一。

【治疗】

1.轻者可不作特殊处理。

2.受伤较重者应使患牙休息，在1～2周内避免承受压力，可调磨对𬌗牙，使其与患牙不接触。如果牙齿Ⅱ度松动，可行简单结扎固定。

3.受伤后定期复查记录，每月复查1次。半年后若无自觉症状，牙冠不变色，牙髓的活力正常，可不必处理；如牙冠变色，牙髓活力不正常，应考虑做根管治疗。

（二）牙脱位

牙脱位是指牙齿在外力作用下发生位置偏离，甚至从牙槽窝中脱出，这里所指的牙脱位不包括拔牙的脱出。

【病因】

碰撞是引起牙脱位的最常见原因。

【临床表现】

由于外力方向不同，牙齿脱出可向根尖方向嵌入或唇（舌）方向移位。脱位后常出现疼痛、松动和移位，咬合障碍。X线片显示牙根尖与牙槽窝的间隙明显增宽，牙齿向深部嵌入者，牙冠变短。完全脱位者，牙槽窝空虚，同时常伴有牙龈撕裂和/或牙槽突骨折。

牙齿脱位后,还可发生下列病理变化:

1.牙髓充血　牙齿外伤无论伤势轻重均引起程度不等的牙髓充血,其恢复情况与患者年龄关系密切,应定期观察其恢复情况。

2.牙髓出血　牙冠呈现粉红色,或于外伤后当时出现,也可经一定时间后才出现。年轻恒牙微量出血有可能恢复正常,成年人牙不易恢复,日久变成深浅不等的黄色。患牙如无其他症状,不一定要做根管治疗。

3.牙髓休克　牙齿外伤后,牙髓可能失去感觉,对活力测验无反应。经过一段时间(1~13个月)以后,牙髓活力可缓慢地恢复正常。这种情况多发生于年轻恒牙。因此,牙齿外伤后当时牙髓活力测验无反应,不一定说明牙髓坏死,不必立即做牙髓治疗,应定期观察,诊断明确后再处理。

4.牙髓坏死　脱位、根折、牙齿震荡和处理不当的冠折患牙均可发生牙髓坏死,其中嵌入性脱位的牙髓坏死发生率高达96%。牙根发育完全的外伤牙牙髓坏死发生率明显增高。发生牙髓坏死后,应立即做根管治疗。

5.牙髓钙化　多见于年轻恒牙的脱位损伤之后,患牙牙冠颜色可略变暗,牙髓活力迟钝或无反应。X线片表现为牙髓腔和根管影像消失。如无症状可不处理。

6.牙根吸收　脱位和根折的外伤牙后期可出现牙根外吸收和牙内吸收。根管治疗时,在根管内封入氢氧化钙可以预防和停止牙根吸收的发生和进行。牙根外吸收患牙偶伴有骨性粘连。

【诊断】

1.外伤史。

2.不完全脱位者　患牙伸长,倾斜移位,松动Ⅱ度~Ⅲ度。叩痛,扪痛明显,牙龈出血,X线片示根尖周牙周膜间隙明显增宽。

3.嵌入型脱位　牙冠变短或扭转,X线片示根尖部牙周膜间隙消失,叩痛及牙龈缘出血。

【治疗】

1.部分脱位牙　局麻下复位,固定4周,定期复查。

2.嵌入型脱位牙　复位2周后行根管治疗,年轻恒牙任其自然萌出,不可强行复位。

3.完全脱位牙　半小时内行再植,防止牙齿干燥。根尖发育完成者及时复位,术后3~4周行根管治疗。脱位2小时以上就诊者,体外行根管治疗,处理根面及牙槽窝后复位固定。若为年轻恒牙,及时就诊者,固定观察;未及时复位者,体外行根管治疗,处理根面及牙槽窝后再植,固定。

4.定期复查　观察牙髓情况、根尖周情况及根是否有吸收现象。

5.牙脱位固定的常用方法

(1)牙弓夹板固定法:先将脱位的牙复位,再将牙弓夹板弯成与局部牙弓一致的弧度,与每个牙相紧贴。夹板的长短,根据要固定的范围而定。原则上牙弓结扎的正常的固位牙数应大于脱位牙数的两倍,注意应先结扎健康牙,后结扎脱位牙。所有结扎丝的头,在扭紧后剪短,并推压在牙间隙处,以免刺激口腔黏膜。

(2)金属丝结扎法:用一根长结扎丝围绕损伤牙及其两侧2~3个健康牙的唇(颊)舌侧,作一总的环绕结扎;再用短的结扎丝在每个牙间作补充垂直向结扎,使长结扎丝圈收紧。对单个牙的固定有"8"字结扎法。

(3)高强弹性纤维固定法:先将脱位的牙复位,根据情况对所需固定的牙齿唇颊侧进行酸蚀,然后清洁干燥,取相应长度的高强弹性纤维与每个牙的唇颊面紧贴,涂黏结剂,光照后再用流动树脂黏结光照固定。

（三）牙折

【病因】

常见于外力撞击，也可因局部咬合力过大，如咬硬物而发生。

【临床表现】

因外力的大小、方向的不同，牙折的位置也不同，临床上将牙折分为冠折、根折和冠根折 3 型。有外伤史。

1.冠折　牙冠有横折、斜折和纵折，露髓或未露髓，牙髓充血，牙齿敏感症，牙髓炎。

2.根折　常有根颈 1/3 折、根中 1/3 折和根尖 1/3 折。X 线片为诊断的重要依据，显示折裂线。有时可见龈缘出血，牙根部扪痛。

（1）根颈 1/3 根折：折断处多与龈沟相交通，牙冠松动度大，牙龈可见明显撕裂伤，龈沟溢血，不能咬合。

（2）根中 1/3 根折：X 线片可见到折断线位置，牙冠可有松动。牙髓在伤后 6～8 周时才有反应，牙髓也可能全部坏死或部分坏死。患牙叩痛明显。

（3）根尖 1/3 根折：X 线片可见折断线位置，牙冠一般无明显松动，或仅比正常牙稍有松动。可有肿痛，牙髓活力测定应在伤后 6～8 周进行。

3.冠根折　牙髓常暴露，叩痛明显，牙龈出血。斜行冠根折多见。

4.纵折　多见于后牙，以第 1 磨牙发生率最高，第 2 磨牙次之。其最常见原因是咬合力过大，如咬硬物，或已作过牙髓治疗的牙齿其承受咬合力的能力下降，导致纵折。最常见的症状是咀嚼痛，牙折片松动，牙齿可有伸长感，或合并有牙周或根尖周感染。

【治疗】

1.冠折　缺损少，无症状者，半锐利边缘磨光即可。敏感者行脱敏治疗。露髓者根据年龄及根尖发育情况采用牙髓摘除术、活髓切断术。牙冠缺损较大者，采用复合树脂修复或人工冠修复。

2.根折　根颈 1/3 折断者，治疗可先去除折断的牙冠，做根管治疗后进行接冠或冠修复。根中 1/3 折断者，治疗首先将有移位的牙冠复位，降低咬合，并做夹板固定牙冠，每月定期复查，尤应注意牙髓活力情况。如果牙髓坏死，应及时做根管治疗。根折处组织愈合后，即可去除夹板。根中部 1/3 折断还可考虑采用根管骨内植桩术，以保留患牙。根尖 1/3 折断者，治疗时应首先降低咬合，必要时可做夹板固定。患牙牙髓一般可长期维持正常生理功能，折断处常可自行愈合，所以开始时可定期观察，数月后未愈合者，可结合外科手术治疗，去除折断的根尖。

3.冠根折　凡可作牙髓治疗者均应予以保留。根管治疗后可用固位钉（桩）加冠修复或在根管治疗术后保存牙根，其上用义齿修复。个别折断处已达龈缘之下，可在龈切除后进行牙髓治疗。

4.纵行根折　治疗应根据其折裂程度采用不同的处理方法，如果仅为少部分牙尖折失，大部分牙体组织仍稳固，应做相应的牙髓治疗，最后用冠修复以保存患牙。如果牙冠已全部折裂，并且就诊及时，可先将牙冠用钢丝结扎，做牙髓治疗后再作冠修复，以保存患牙。但纵折时间较长的牙常常因为折裂线处与牙周、口腔相通，难以控制感染而使治疗失败，导致拔牙。

二、牙体慢性损伤

（一）磨损

磨损是单纯的机械摩擦而使牙体硬组织缓慢地渐进性地丧失，一般分为咀嚼磨损和非咀嚼磨损。

【病因】

1.食物的性质　粗糙和硬的食物可使牙齿磨损。

2.牙体硬组织的结构　发育钙化不完善的易磨损。

3.耠力和耠关系　对牙耠或早接触的牙磨耗严重。

4.不良习惯或习惯形成特定部位的磨损　如偏侧咀嚼、吹奏乐演奏者。

5.全身疾患　如胃肠功能紊乱和夜磨牙症。

【诊断】

1.磨损部位　主要发生在牙齿的切缘、耠面、邻面,引起食物嵌塞、邻面龋或牙周病。

2.临床表现　牙本质未暴露时可无症状,一旦牙本质暴露,早期会产生牙齿敏感症。进一步发展可引起牙髓感染和坏死,进而引起根尖病变。磨损严重者,可形成高耸的牙尖,造成创伤,可以引起食物嵌塞和创伤性溃疡。全口牙严重的耠面磨损使牙冠变短。导致颌间距离变短,使下颌髁状突过于向后移位,可产生颞颌关节紊乱综合征。

3.磨损指数

0:釉面特点未丧失,牙颈部外形无改变。

1:釉面特点丧失,牙颈部外形丧失少量。

2:釉质丧失,牙本质暴露少于表面的1/3,切缘釉质丧失刚暴露牙本质,牙颈部缺损深度在1mm以内。

3:釉质丧失,牙本质暴露多于牙面的1/3,切缘釉质和牙本质丧失,但尚未暴露继发牙本质和牙髓,牙颈部缺损深达1～2mm。

4:釉质完全丧失,牙本质暴露,牙髓暴露,牙颈部缺损深度>2mm。

【治疗】

1.去除和改正引起病变的原因,如不良习惯,调整咬合关系,修复缺失牙,医治全身疾病。

2.生理性磨损过程中相对应髓腔面可有反应性牙本质形成,一般无明显症状,无需对其进行特殊处理。

3.对症治疗:出现牙齿敏感症,用脱敏法或充填法;顽固性牙本质过敏可以在患者同意下行根管治疗;牙髓炎用干髓疗法或根管治疗;根尖周炎用根管治疗;耠面的深凹可充填治疗;个别牙严重磨损时要逐个全冠修复;全口牙磨损用耠垫修复。

4.有食物嵌塞者,应恢复正常的接触关系和重建垂直间距离。

【并发症】

1.牙本质过敏症　该酸痛的症状可以在几个月内逐渐减轻直到消失,有时持续时间长而不见好转。敏感的程度因人而异,一般来说釉牙本质界处最为敏感,磨损发生快,暴露面积大,酸痛明显。

2.食物嵌塞　咀嚼食物时,由于牙间隙楔入食物的作用,以及变短的牙冠,邻面都可引起食物嵌塞,并促使牙周病和邻面龋的发生。

3.牙髓和根尖周病变　由于过度磨损使髓腔暴露所致。

4.颞颌关节紊乱综合征　严重的磨损可导致颌间垂直距离过短,从而引起颞颌关节病损。

5.创伤性溃疡　不均匀遗留的过锐牙尖和边缘能刺激颊、舌黏膜,可引起局部溃疡,严重者有癌变的危险。

(二)楔状缺损

楔状缺损是各种原因造成的牙齿唇颊面颈部硬组织逐渐丧失,形成两个光滑面组成的楔形缺损。据临床统计在60岁以上的老年人中该病的发生率高达90%以上,而且随着年龄的增长,严重程度也随之加重。临床研究表明随着楔状缺损深度的增加,缺损应力呈增高的趋势,楔状缺损对牙体破坏的速度是逐渐加快的,临床上应尽早对楔状缺损进行充填修复。

【病因】

1.刷牙的机械作用　不恰当的刷牙方式,用硬毛牙刷用力横刷牙的人。

2.酸的作用　龈沟内的酸性分泌物使牙齿局部脱钙。

3.牙齿结构薄弱　牙颈部釉质与牙骨质在发育中未接触;牙颈部的釉质、牙骨质很薄,对各种理化因素耐受力差;牙颈部的牙龈易发生炎症而退缩,暴露牙颈部。

4.耗力作用　牙颈部在咀嚼时,其应力集中所导致的应力疲劳损伤降低了釉质和牙本质的显微硬度,和其他因素协同作用,加快牙颈部缺损的速度。

【诊断】

1.年龄　中老年多见的一种慢性牙体损伤。

2.部位　以牙弓中处于突出部位的尖牙和双尖牙多见,也可见于磨牙。

3.形态　缺损表面光滑、坚硬,边缘整齐,不着色,由于牙本质暴露,局部呈浅黄色。形状为程度不等的楔形、槽形、卵圆形和蝶形,唇颊面多见。

4.症状　随着损伤的加深,可出现牙齿敏感症,严重的可并发龋病或继发牙髓病、根尖周病,甚至牙冠折断。

5.牙龈变化　患牙常伴有牙龈的萎缩,无牙龈变化时,缺损在牙龈下一般不易诊断,应根据患者主诉仔细探查。

【治疗】

1.注意正确的刷牙方法,加强科普知识的宣传,选择软毛牙刷,力度适中,由横刷改为竖刷,使用细腻的牙膏刷牙,注意牙刷定期更换。

2.睡觉前注意口腔清洁卫生,定期做口腔保健,及时发现缺损,及时治疗,防止此病的发生和发展,以免造成缺损严重,引起不良后果。

3.纠正口腔内的酸性环境,尤其全身疾患者可用弱碱性含漱液漱口。

4.调𬌗:对有𬌗创伤的牙齿进行调𬌗。

5.组织缺损较少又无临床症状者无需特别处理,有症状的可先行脱敏治疗。

6.深缺损:制备Ⅴ类洞形充填,可在缺损的𬌗向和龈向部位制备固位沟以增强固位。

7.若发生牙髓病或根尖周病,应作相应治疗。

8.髓腔穿通或横折的牙齿应作根管治疗后再作牙体修复。

（三）牙隐裂

牙隐裂又称微裂,是牙齿表面有特别微细不易发现的异常裂纹,由浅至深,可达牙髓,最后可导致牙齿的劈裂。临床研究表明,由于上颌处于被动撞击的地位,上颌第一磨牙的近中腭尖承担最大的𬌗力,是咬合的中心,故隐裂发生率最高。

【病因】

1.牙体硬组织发育缺陷　𬌗面有较深的裂沟,较大的釉板在牙齿的牙尖之间或窝沟处,此为牙齿钙化结合薄弱处,不耐压,易劈裂。

2.过大的咬合力　由于磨损不均匀形成高陡的牙尖或咬合过紧造成牙尖之间的水平压力大,可加深裂纹。

3.温度差应力　釉质和牙本质的膨胀系数不同,在进食50℃以上的过热食物时,又突然吃过冷食物易引起釉质表面的微裂,有学者认为是牙齿内的温度疲劳现象。

4.外伤　咀嚼硬物、韧物、夜磨牙等。

【诊断】

1.牙位:磨牙和双尖牙的𬌗面,多见于下颌磨牙和上颌第 1 磨牙,与近远中发育沟重叠,延伸到边缘嵴至牙齿邻面。

2.隐裂在𬌗面的部位

(1)近中或远中发育沟处。

(2)位于牙尖处。

(3)近远中向纵裂。

(4)颊舌向横裂。

3.隐裂与正常发育沟的区别

(1)正常发育沟不越过边缘嵴。

(2)正常发育沟是在正常位置。

(3)用 2.5%碘酊涂在𬌗面上,有隐裂处着色。

4.隐裂隙达牙本质层时,可有牙齿敏感症状,达牙本质深层时,可引起牙髓病变和根尖病变;有时可急性发作,并出现定点性咀嚼剧痛,严重的会导致牙齿劈裂。

5.特点

(1)有长期的咬合不适感,咬合时疼痛可持续一段时间,只有咬合时咬至裂纹处引起劈裂时才感到疼痛。

(2)患牙无龋,无牙周袋。

(3)叩诊有不适感,叩诊时要变换方向,叩到劈裂方向就有痛感产生,检查𬌗面可见裂纹。

(4)患牙有𬌗面磨损,有高陡的尖嵴或深的裂沟。

(5)温度试验可有阳性反应。

【治疗】

1.调𬌗:对过陡的牙尖应尽早调磨,降低水平分力,预防隐裂发生。

2.无症状的隐裂,只做调𬌗治疗和隐裂纹的封闭,并定期复查。

3.有牙齿敏感症的需调𬌗,备洞充填治疗,采用哑铃状充填。

4.出现牙髓病和根尖周病时,不仅要大量调𬌗,还要做根管治疗。

5.如隐裂已达髓腔壁,应在根管治疗前做钢丝结扎或带环;根管治疗结束后用 25 号不锈钢丝结扎患牙,并行全冠修复。

(张明华)

第三节　牙齿敏感症

牙齿敏感症是指牙本质暴露部分受温度、化学、机械等刺激引起牙齿异常酸软和疼痛的症状,是很多疾病侵及牙本质时造成的一种症状,而不是一种独立疾病。因许多患者以该症为主诉就诊,治疗上也有其特色,故在此介绍。

【病因】

1.釉质缺损,牙本质暴露　各种牙体损伤如外伤、隐裂、磨损、创伤𬌗等伴有牙齿敏感症,其出现与继发性牙本质的形成及外界刺激有关。

2.全身应激性增高　全身末梢神经敏感性增高,可使原本不会引起疼痛的刺激产生疼痛反应。

【发病机制】

目前尚未明确,可能与下列因素有关:

1.神经传导　在电镜下可见牙齿敏感区的牙本质小管大部分呈开放状态。认为当开放的牙本质小管受到外界刺激时,通过牙本质神经传导而感到疼痛。

2.牙本质纤维传导　认为牙本质中存在牙本质纤维,并联系牙髓,釉质磨损后,牙本质暴露,刺激可沿牙本质纤维传导到牙髓而产生疼痛。

3.液体动力学说　目前被较多的学者所认可。认为主要是牙本质小管口开放,外来刺激激发牙本质小管内的液体流动,牙本质小管内的液体外移或内移,而产生疼痛。

【临床表现】

主要表现为对冷、热、甜、酸和机械刺激产生激发痛,刺激除去后,激发痛立即消失,无自发痛。若刺激除去后,这种激发痛还要持续一段时间,甚至发生自发痛,则多已引起牙髓病变,应按牙髓炎治疗原则处理。症状严重者,病人刷牙、漱口、进食均感困难。

检查时,病人多能指出患牙,并多数能查到牙本质暴露区,用探针探查暴露区可找到过敏点,过敏点多数位于釉牙本质交界处和釉牙骨质交界处(牙颈部)。

【诊断】

1.激发痛:化学刺激痛,对酸甜等刺激产生激发性一过性酸痛。去除刺激,疼痛立即消失。

2.有敏感点或敏感区:物理刺激痛,对冷热刺激产生疼痛,并用探针在牙面上探诊,可找到一个或几个敏感区,探到敏感点时就有酸软疼痛的感觉。移去探针,症状消失。一般在釉牙本质交界和牙颈部最敏感。

3.无自发痛:可与牙髓炎鉴别。

4.常伴有使牙本质暴露的牙体疾患:如磨损、楔状缺损、外伤冠折等。

5.患者可能有神经官能症,妊娠、月经期、神经衰弱、头颈部放射治疗等应激性增高的全身表现。

【治疗】

1.小而深的敏感点,可充填治疗并调𬌗。

2.敏感部位行脱敏治疗,并注意检查和调磨对𬌗过高牙尖。

3.牙颈部敏感区的脱敏应注意避免脱敏剂烧伤牙龈(最好使用无腐蚀的脱敏剂,如75%氟化钠甘油糊剂)。

4.多个牙敏感,尤其位于牙颈部,可考虑用直流电离子导入法脱敏或激光脱敏。激光脱敏的作用原理是使用激光的热效应作用于牙本质小管,使牙本质小管热凝封闭,因而脱敏。

5.对患有神经官能症等应激性增高的患者可采用耳针治疗。

6.对脱敏无效或激发痛明显,尤其伴有较重磨损的患者,可视情况用充填术或冠修复以隔绝外界刺激,消除敏感症状,或行牙髓治疗。

牙齿敏感症的脱敏方法甚多,其效果随不同个体差异甚大。临床上常用的脱敏法有:

(1)氟化钠脱敏法:75%氟化钠甘油糊剂最为常用。先将患牙区隔湿,吹干患牙,用小棉球蘸药物涂擦患区1~2分钟。视疗效,隔一定时日再重复处理。其作用可能是氟渗入牙齿硬组织内与钙盐结合,形成氟磷灰石,从而使牙齿对刺激的敏感性降低。

(2)碘化银法:患牙区隔湿后,先用3%碘酊涂敏感区,半分钟后,再涂以10%~30%硝酸银液,即见有灰白色碘化银沉淀生成,再依法重复 1～2 次,很快即显效。硝酸银可使牙体硬组织内蛋白凝固,新生碘化银又可阻塞牙本质小管,从而阻断刺激传导。

(3)碘酚或 50％麝香草酚酒精液法:以小棉球蘸上述任一药液置牙齿敏感区,再以烤热的充填器头置棉球上,使产生白烟而病人不感到疼痛为度,如此反复 2～3 次。

麝香草酚酊防腐力强而刺激性小,能渗入牙本质小管内。对腐败物质有分解作用,并有轻微的镇痛作用。用于消毒窝洞或根管、牙本质脱敏。

(4)脱敏牙膏:含有氟化物、氯化物、中草药等有脱敏作用的脱敏牙膏,长期使用,对牙齿敏感症有一定疗效。

(5)釉质黏结剂:近来有人用光固化釉质黏结剂治疗牙齿敏感症,取得较好效果。方法是先清洁患牙,隔湿,吹干,37％磷酸酸蚀敏感区 15 秒,冲洗,再吹干,涂光固化黏结剂,光照 20 秒。

(6)其他:经常咀嚼茶叶、带皮核桃仁,或用生大蒜在牙齿敏感区摩擦 2～3 分钟也可起到一定作用,因为其中有蒜辣素等能降低牙齿的感受性。

【预防】

饮水加氟法、口服氟化物法、牙面涂氟法、洁牙剂加氟法等氟化物防龋,酶防龋,防龋涂料防龋,糖代用品防龋,化学药物防龋等方法。勤刷牙,使用正确方法刷牙,防止牙外伤及牙龈萎缩,保持口腔卫生是积极的防治方法。

有牙齿敏感症的患者,应积极就医。在专业牙科医师的处理下,多数牙齿敏感症患者可以取得较好的疗效。

(左志彬)

第六章　牙髓病和根尖周病

第一节　牙髓及根尖周组织生理学特点

牙髓位于牙齿内部,周围是钙化程度较高的牙本质,在冠部,最外层还有牙釉质覆盖,在牙根,还有牙骨质被覆。因此,外界刺激一般不易进入牙髓腔引起牙髓病变。牙髓炎多由感染引起,感染主要来自深龋。牙髓组织通过窄小的根尖孔与根尖周组织联系,牙髓中的血管、神经、淋巴管都必须由根尖周组织通过根尖孔进入髓腔。因此,牙髓组织与根尖周组织是密切相关的。

在病因上,牙髓病与根尖周病大致相似,例如严重龋病可引起牙髓炎,继而又可引起根尖周炎。

在病理学上,绝大多数根尖周病变,特别是炎症,都是继发于牙髓病,牙髓中的病变产物和细菌很容易扩散到根尖周组织。反过来,根尖周组织的病变也可影响牙髓。例如,来自于牙周的深部感染在病变达到根尖时,也可使牙髓产生病变。

在治疗上,牙髓病和根尖周病的治疗一致性也很大,消除并治愈牙髓病即可使根尖周病痊愈。在欧美国家,大多数牙髓病和根尖周病都采用根管治疗术。在我国,由于种种原因,牙髓病和根尖周病的治疗方法是多样的,但有的却正在被逐步淘汰。

一、牙髓的组织结构和生理功能

牙髓腔是位于牙体中央并与牙体外形相似,但比牙体牙本质显著缩小的腔隙。髓腔内充满牙髓组织,在牙冠部髓腔膨大称髓室,延向牙根的部分细窄称根管。根管末端的开口称根尖孔,是髓腔内的血管、神经、淋巴管与牙周的通道。除根尖孔外,髓腔的壁全部为坚硬的牙本质。

一般情况下,牙髓不能被直视,仅能通过 X 线观察到它的大致外形。但在一些偶然的情况(如外伤)时,牙髓可以暴露于口腔,它为一团红色或粉红色的具有黏性的软组织。用一根拔髓针,可将一个正常有活力的牙髓从髓腔内完整地拔出,检查时可以发现,牙髓是一个坚实的、黏性的和具有弹性的实体,并能保持它在髓腔内的形态。

牙髓的血液来源于上、下牙槽动脉。动脉经根尖孔进入牙髓后,在牙髓中央区域向冠部行走,沿途向周边发出分支,从小动脉到微动脉,最后形成毛细血管。虽然毛细血管存在于整个牙髓,但在成牙本质细胞下层形成了密集的毛细血管网,以满足邻近成牙本质细胞层和多细胞层内细胞功能的需要。离经毛细血管的血液回流到毛细血管后静脉和小静脉,出根尖孔后汇入牙槽静脉。多根牙在髓室内有丰富的血管吻合,但由于来源于副根管的交通血管不足或缺乏,牙髓无有效的侧支循环。另外,在牙髓特别是在根髓中,存在着静脉和动脉的直接吻合,当炎症使组织压升高时,这些吻合的血管可以开通,以降低组织压和维持牙髓正常的血流量。

牙髓的神经主要来源于三叉神经的上颌支和下颌支,其感觉神经纤维束伴随着血管自根尖孔进入髓腔。在中央区可见较粗大的神经纤维,随着向冠方和周边的行走,它们逐渐分出越来越细小的分支。在邻近多细胞层,广泛的神经分支形成了神经壁层,也称为 Raschkow 丛,该神经丛包括有髓鞘的 Aδ 纤维和无髓鞘的 C 纤维。

牙髓具有 4 种基本功能:①形成牙本质功能。②营养功能。③感觉功能。④防御功能。

从解剖生理学和胚胎学的观点看,牙髓和牙本质属于一个系统,都是从牙乳头发育而来,牙本质显露后的各种变化,包括牙本质内的变化都是和牙髓密切相关。因此,有人主张将两者合并起来,称为牙髓-牙本质复合体。

(一)形成牙本质功能

牙髓在牙的整个生命过程中有不断形成牙本质的功能,初期成牙本质细胞形成牙本质即原发性牙本质是管状且排列有规律,当原发性牙本质形成之后,牙髓会继续形成牙本质,即形成继发性牙本质。由于继发性牙本质是在牙行使功能性咬合之后所形成的牙本质,因此,它又称为功能性牙本质。

外界刺激如龋病、磨损、楔状缺损等可导致牙本质暴露和成牙本质细胞的变质。邻近的成牙本质细胞和储备细胞或年轻成纤维细胞代替这些变质的细胞在受损区形成牙本质,通常称为修复性牙本质。这是一种防御机制,其目的是保护牙髓免遭不良刺激。由于外界刺激是诱因,更精确的术语应是刺激性牙本质。修复性牙本质形成的速度较快,牙本质小管形态不规则,数目较少甚至缺乏,且不含成牙本质细胞突,因此它们对外界刺激的敏感性较低。若修复性牙本质的形成速度过快,基质中就会含有细胞或组织,形成类似骨组织样外观,因此又被称为骨样牙本质。

(二)营养功能

牙齿的营养是靠牙髓组织提供的,血管系统向牙髓-牙本质复合体提供营养物质。牙髓的血液来源于上、下牙槽动脉。动脉经根尖孔进入牙髓后,在牙髓中央区域向冠部行走,沿途向周边发出分支,从小动脉到微动脉,最后形成毛细血管。

牙髓组织中有淋巴管存在,其毛细淋巴管以盲端起源于牙髓周边,所收集的淋巴液逐步汇入较大的淋巴管,最后牙髓淋巴管与血管神经一起出根尖孔,汇入相应的淋巴结。毛细淋巴管内皮细胞的间隙较大,且基底膜不连续,使得大分子物质甚至细菌能够进入管中。炎症时,淋巴管可移走过多的组织液、蛋白成分、细胞碎片和细菌等,因此,它具有降低组织压、缓解早期炎症反应的功能。

牙本质液来源于组织液,组织液经成牙本质细胞间不断进入牙本质小管内,成为牙本质液,其组成与血浆成分相似。

(三)感觉功能

牙髓丰富的神经分布是其行使感觉功能的基础。牙髓神经属三叉神经终末分支,属于感觉神经。牙髓内仅有伤害感受器或疼痛感受器,不管受到外界何种刺激如机械、温度或化学刺激时,反映的冲动传递都是疼痛。因此,牙髓的感觉功能是产生痛觉。

牙髓的神经为全纤维束,含有鞘和无鞘纤维,在穿过牙槽骨时分开,而在进入根尖孔前又汇合成牙髓神经。在根髓行进时,分支甚少,至冠部,神经束主要分为牙尖神经丛,并向周围分成细支,最后形成 Rasehkow 成牙本质细胞下神经丛。

A$_\delta$ 纤维为有髓鞘神经纤维,其末梢主要分布于牙髓牙本质交界区,刺激阈值较低,疼痛特征为尖锐刺痛,一般认为它与牙本质过敏有关。C 纤维是无髓鞘神经纤维,末梢遍布整个牙髓,刺激阈值较高,疼痛特征为烧灼样剧痛,相对而言,它与牙髓炎疼痛有关。

牙髓炎的主要症状是疼痛,特别是自发痛在诊断上具有重要意义。牙髓炎疼痛的原因被认为与组织压升高的压迫作用和某些炎症介质直接作用于神经末梢有关,特别是 C 纤维的兴奋与炎症性疼痛关系密切。

(四)防御功能

牙髓的防御功能包括疼痛、修复性牙本质形成和炎症反应。

在受到外界刺激时,牙髓感觉神经纤维可向中枢系统发放冲动而引发痛觉,并通过肌肉运动能够和血液变化等痛觉反应发挥保护作用,使牙髓免遭进一步损害。

修复性牙本质的形成是牙髓对外界刺激的一种防御反应,其目的是保护牙髓免遭进一步的有害刺激。过度形成的修复性牙本质内无神经支配,因此,它对外界的敏感性较正常牙本质低。一般情况下,修复性牙本质形成的量或范围与牙本质破坏的量和范围有关,也与损伤因素(如龋病的发展速度)有关。牙本质破坏越多,修复性牙本质形成相对越多;龋病进展速度越快,修复性牙本质形成相对越少。

在外界有害刺激下,牙髓受到损伤时,组织释放的炎症介质可引起毛细血管的通透性增加及血流的变化,血管内的液体和中性粒细胞随之进入受损区。

牙髓炎症过程由于缺乏有效的侧支循环和处在不利的环境中,牙髓一旦出现明显炎症,就难以恢复。

二、牙髓组织的生理学特点及其临床意义

(一)牙髓组织的生理特点

1.组织学特点 牙髓组织是一种过渡型的疏松结缔组织,称为黏液性结缔组织。其特点是纤维细胞大,呈星状,基质富含胶原,呈溶胶状,显黏蛋白反应。基质中含有很多细致的胶原纤维网,这种网易被银盐染色。另一部分不定型的基质则由黏多糖组成。牙髓组织的代谢,如血管内水溶性物质(氨基酸、维生素、氧等)在进入细胞前,以及细胞的代谢产物在进入小静脉和淋巴管前都必须通过牙髓的基质,特别是不定型的基质。

基质与水的亲和力很强,因此含有大量处于溶胶状态的结合水,成为水溶性代谢物和气体通过的溶媒。

不定型基质的黏多糖是一种聚合物,它使牙髓基质具有黏性。这种性质使牙髓内一旦发生炎症时,炎症不易扩散,另一方面又会使局部组织压增高。

2.组织压特点 牙髓组织具有较体内其他器官更高的组织压,一般体内组织液具有比大气压略低的负压。最早研究牙髓压力的是 Ydnkowitz(1963),他用狗做实验,测得狗牙内压为 4.67~11.3kPa,平均为 8.26kPa。以后 Brown 和 Ydnkowitz(1964)改进了方法,测得狗牙的内压力平均为 6.80kPa。1965 年,Beveridge 和 Brown 测量了人牙,上颌第一前磨牙的牙髓内压力平均为 3.73kPa,下颌前磨牙的牙髓内压力为 4kPa。VanHasse(1971)经过几百次努力,历时 7 年,用实验的方法测得牙髓内压力平均为 3.33kPa。

由于牙髓包围在硬组织腔内,限制了血流量的变化,牙髓内压力增高,即导致牙痛。当进行了合适的牙髓治疗,消除增高的牙髓内压力,就使急性牙痛得以缓解。任何对牙髓的刺激,都有可能使牙髓内压力增加,如果刺激未能及时解除或未及时治疗,就可导致牙髓静脉萎缩、血流停滞和缺血、局部坏死,以后逐渐扩展。

关于牙髓内压力的研究,目前已有以下的结论:①牙髓内压力有与心搏一致的节律变化。②牙髓内压力与血流有密切关系,即牙髓内压力在结扎颈总动脉时下降,在结扎颈静脉时升高。③牙髓内压力受作用于血管的药物所影响。④牙髓内压力直接与温度改变有关,即降低牙髓温度,可使压力降低,反之亦然。

3.神经特点　牙齿的神经来自牙槽神经,大约90％是有鞘纤维。这些神经末梢终止于牙髓基质间质或成牙本质细胞间,少数纤维进入前期牙本质或牙本质。

温度改变、压力改变、药物或充填材料等刺激,引起的牙髓反应都是痛觉。牙髓生物学问题,即产生牙痛的机制是目前最具争论的问题之一。

假说一:认为牙本质中有神经纤维,并已有形态学的证明,且有特殊的神经传导物乙酰胆碱酶存在。反对者则认为,牙本质内的神经分布只是在前期牙本质和近髓角区的牙本质内才能发现,而给予牙本质表面的刺激,并不渗透牙本质全层,因而也不能传到感受器;其次用局部麻醉剂或有沉淀蛋白质潜力的药物,不能减低对这种刺激的敏感。另外用于皮肤神经末梢的致痛物质,如组织胺、乙酰胆碱和5-羟色胺,对牙本质则无作用。

假说二:有学者提出液体动力学说:他认为牙本质小管内充满着组织液,并且与牙髓组织液相交通。这小管内的液体在受到刺激时有缩胀反应,产生压力,刺激牙本质神经,而激发冲动的传入。例如冷刺激、搔刮、钻磨、甜食均可使牙本质液收缩而向外移动,热刺激使液膨胀而压向牙髓,由于液体的流动而刺激牙髓,导致疼痛。

假说三:成牙本质细胞损伤后,在损伤点的细胞膜处改变了表面的电荷,这一改变沿浆膜运动而刺激成牙本质细胞所接触的神经纤维,即疼痛感受器,激发冲动的传入。

4.牙髓的血供特点　牙髓组织的血供是通过一狭小根尖孔进行的,因而缺少侧支循环,易造成:①牙髓发炎或有其他病变时,牙髓内不易得到有力的免疫系统的支持。②病变产物不容易顺利被输送出去。③不利于牙髓组织的修复。

5.根尖周组织血循环特点　根尖周组织的血液循环极为丰富,修复再生力很强,在得到治疗后容易恢复和痊愈。另外,牙周膜中含有丰富的神经末梢,能传递触觉及深压觉,并且还具有本体感受性,触动牙体时可感到牙齿的位置,因此病人能明确指出是哪个患牙。

(二)牙髓对外界刺激的反应

牙髓对外界刺激的反应是炎症反应和硬组织形成,包括修复性牙本质和硬化区的形成。这些硬组织隔绝了外界对牙髓的刺激。

Mjor等证实,如果在同名牙上制备颊面洞,那么开放在唾液中的窝洞就会受到污染,牙髓就会产生炎症。牙髓对充填体下的刺激,如细菌,反应也是强烈的。如果将刺激去除,修复体下垫基,牙髓炎症就可能消退,修复性牙本质就可能形成。他们还证明,不少牙髓损伤是可以恢复的。

临床医师必须注意,在治疗龋病时,如果牙髓已有轻度炎症,应采取无创伤治疗,以免加重对牙髓的刺激,牙髓才有可能恢复正常。

对牙髓的刺激有龋病、制洞、牙科材料、修复体周围细菌的渗漏、创伤及牙本质暴露等。

1.龋病　这是导致牙髓损伤的主要原因。当龋坏波及牙本质时,可引起成牙本质细胞产生反应,形成修复性牙本质和牙本质硬化区。修复性牙本质实质上是继发性牙本质加速形成形式,因它形成得快,牙本质小管的排列则更无规则,不规则的程度代表了它的生成率。硬化区发生在成牙本质细胞突起的最远端,是一种防御机制。

只有龋坏进一步发展,侵袭到修复性牙本质时,牙髓才可能感染,但也只是可逆性的损伤。坚持去净龋坏组织,并充填起来,牙髓可以恢复正常。龋坏发展到晚期,常发生像脓肿形成这样严重的牙髓病变。

2.洞型制备　用旋转器械切割牙本质,对牙髓有不同程度的损伤作用,除非是制备很浅的洞型。切割时加用冷却水喷雾可大大减轻对牙髓的刺激。

牙本质预备对牙髓的反应极其重要,切割的牙本质小管暴露的越多,通向牙髓通道也越多。制备的大洞比制备的小洞造成的牙髓损伤要大,全冠的牙体预备往往对牙髓造成潜在的损害,偶尔还发生没有适当的冷却喷水装置而造成的牙髓不可逆性损伤。

龋病越深,潜在的损伤越大。这是因为牙本质小管呈反射状排列,洞越深,单位面积成牙本质细胞突起被切割的就越多,牙本质小管暴露的横断面积也越大。

3.牙科修复材料 不少牙科修复材料都对牙髓有刺激性。例如硅酸盐黏固粉长期以来就被认为是最有刺激性的修复材料。有学者发现硅黏固粉在凝固后,可在牙体与材料之间形成小的裂隙,细菌进入就会导致牙髓损伤,在以后的实验中,他又仔细排除细菌存在的可能,但仍发现牙髓对修复材料本身有反应,这是释放的游离酸之故。

复合树脂对牙髓也有刺激性,充填3天后,牙髓有中等炎症反应,5~8周消失,可形成修复性牙本质,但也有造成不可逆性牙髓炎的。

4.细菌渗透 各种修复材料边缘都可能产生细菌渗透,细菌渗透和牙髓炎症有内在关系。牙髓对细菌渗透的反应有产生炎症、形成修复性牙本质和硬化区。防止牙髓损伤可采用洞漆、洞衬,使用复合树脂要酸蚀窝洞边缘。

在牙体手术中,采用洞衬、洞漆的目的主要是防止牙髓受到来自修复体边缘细菌渗透的影响,隔绝温度、隔绝材料刺激则是次要的。

5.创伤和牙本质暴露 创伤可能通过以下方式对牙髓造成损伤:①外层釉质脱落,牙本质暴露,菌斑在暴露面形成,刺激牙髓。②牙髓本身暴露。③损伤了牙髓血供,导致牙髓钙化或坏死。

各种原因造成的牙本质暴露,都可使牙髓对外界刺激敏感,如果在牙本质暴露面形成菌斑,就可能造成牙髓炎。牙髓可通过修复性牙本质和硬化区来降低对外界刺激的敏感度以保护自己。

(三)牙髓对牙周组织病及其治疗的反应

Czarneckl(1979)指出,牙周疾病只有在波及主要侧支根管时,才可能引起牙髓的病理性变化。牙髓要保持正常活力,离不开根面牙骨质层的完整性。如果这层被吸收,那么位于其下的牙本质小管将受到细菌侵蚀,造成牙髓炎症。

由于洁治术,去除了一些牙骨质,牙髓就可能产生炎症、修复性牙本质和硬化区形成。然而,牙髓对洁治术的反应一般都很轻,也不会造成不可逆性的损伤。洁治后,根部牙本质小管可能开放,牙齿产生过敏症。一般来说,几周后过敏程度就会降低,这是由于牙本质小管因矿物质沉淀而堵塞之故。

(四)牙髓组织病变的临床特点

综上所述,牙髓组织是一种特殊的结缔组织,血运虽然丰富,但缺少侧支循环,加之牙髓组织周围又被坚硬的牙体包围,在有较强的刺激时,牙髓就可能发生较严重的炎症,血管扩张、水肿、渗出增多,从而破坏了牙髓细胞以及成牙本质细胞的功能。如果动脉内的血流增加,而静脉的回流量不变,甚至如果静脉内发生血栓,则牙髓腔内的组织压会进一步增高。这一方面会压迫神经末梢,产生剧痛,另一方面又会加速牙髓的破坏和死亡。这就是症状性不可复牙髓炎产生的基础,对这类牙髓炎要及早开放引流,以降低组织内压力。深龋已穿孔而牙髓仍有活力这种情况属于开放性病变,其病理变化是穿孔处牙髓有炎症反应甚至坏死,但其余部分较为正常,这就是牙髓渗出物得到引流的结果。

三、牙髓-牙本质复合体的增龄性变化

随着年龄的增长,牙髓-牙本质复合体也会发生增龄性变化,产生结构和功能上的退行性变化。

1.成牙本质细胞具有不断形成生理性继发性牙本质的功能,所以随着年龄的增长,髓腔周围的牙本质

会不断增多,牙髓体积就会不断缩小。髓室由大变小,髓角变低或消失,根管由粗变细,根尖孔变窄。髓室顶、底的继发性牙本质相对地要比髓室壁形成的多,有时可见髓底和髓顶相连,而髓角位置变化不大,髓腔在 X 线上显"H"形。

严重的磨损或龋病也可诱导牙髓形成修复性牙本质,加速牙髓增龄性变化,使髓腔变小,甚至闭塞。在临床治疗过程中,要特别注意牙髓这种"早老"性变化。

2.管周牙本质缓慢性生长及牙本质小管的钙化使牙本质小管堵塞,折光率改变,从而形成了透明牙本质,增加了牙本质硬化。同时,根尖孔的变窄和血管数目的减少可造成牙髓血流的随之减少,使牙髓中的细胞因缺乏足够的营养物质和氧的供给而丧失它们在防御和修复方面的功能。神经纤维数目的减少,也导致了增龄性变化的牙髓对外界刺激的敏感性降低。

3.随着年龄的增加,牙髓内成纤维细胞的体积变小和数目逐渐减少,牙髓不仅有外形上的变化,还有结构上的变化。在牙髓老化过程中,细胞成分及神经、血管的数目亦明显减少,钙盐沉积在变性或坏死的细胞、血管壁、神经纤维以及胶原纤维上,导致了牙髓营养不良性钙化的发生,增加了根管治疗的难度。牙创伤和盖髓术常可诱发和加速牙髓组织的钙化,年轻恒牙的髓腔也会出现钙化性闭塞。

4.随着年龄增长,牙本质不仅厚度增加而且性质也改变。这些变化使得牙齿颜色逐渐变黄,也是牙齿最常见的增龄性改变。

5.随着年龄增长,血流供应量明显下降。进入根尖孔动脉数量、小血管分支明显减少,纤维组织成分增加;感觉反应也较迟缓。随着年龄增加,牙髓矿化增强;按程度,青年:老年约为 1:10。因此弥漫性矿化和髓石的形成通常也因衰老而逐年增多。

四、根尖周组织生理学特点

根尖周组织完全不同牙髓组织,血液循环极为丰富,修复再生力很强,在得到治疗后容易恢复和痊愈。根尖周组织是指根尖部的牙周组织,包括牙骨质、牙周膜和牙槽骨。

(一)牙骨质

牙骨质冠 2/3 的结构与尖 1/3 的结构是有所不同的。牙根冠方 2/3 的牙骨质为薄的板层状结构,而根尖 1/3 的牙骨质为较厚的不规则的板层状,多为细胞性牙骨质。牙骨质的基本功能是将牙周膜的主纤维附着于根面上,除此之外,牙骨质还可行使一些其他生理功能。

在正常情况下,根尖 1/3 不断有细胞性牙骨质沉积,以补偿牙冠的磨耗。这种不断沉积的特点使牙根不断增长和根尖孔逐渐缩小。根尖孔过度的缩小将影响血流进入牙髓,诱发牙髓的退行性或增龄性变化。虽然牙根的长度在不断增加,但如果以牙本质牙骨质界为测量标准,根管工作长度却在不断减少,在根管充填后,根尖牙骨质持续性的沉积将增加牙本质牙骨质界与根尖孔之间的距离。

根管预备的深度应止于牙本质牙骨质界,通常距根尖孔约 1mm,在老年人患牙该值大于 1mm。牙本质牙骨质界是根管最狭窄处,是牙髓与周边组织的分界,因此,它又被称为组织学根尖孔。在根管治疗中,组织学根尖孔可协助根管预备器械在根尖定位.同时还可预防根管充填材料超出根尖孔。

牙骨质可修复因炎症导致的牙根病理性吸收。也可修复因牙移位导致的牙根生理性吸收;在对后者的修复过程中,可使根尖孔开口更偏向侧方。另外,在根尖诱导成形术后,牙骨质在根端硬组织屏障形成中亦具有重要作用。

(二)牙周膜

根尖周牙周膜由成束的胶原纤维和其间的疏松结缔组织构成,它位于牙骨质于牙槽骨的间隙中,通过根尖孔与牙髓相接。根尖周胶原纤维束呈放射状排列,一端埋在牙骨质内,一端埋入牙槽骨,具有悬吊和支持牙的作用。在胶原纤维束之间的疏松结缔组织中含有神经、血管和各种细胞成分,它们发挥不同的生理功能。

牙周膜内分布有触觉(压觉)感受器和疼痛感受器,前者可传导压力和轻微感触牙体的外部刺激,发挥本体感受功能;而后者可传导痛觉,参与防御反应。当根尖周组织发生炎症时,由于炎症介质的释放、血管的扩张和局部组织压力的增加,患者既可感觉到疼痛,又能指出患牙所在。

与牙髓相比,牙周膜的侧支血液循环较为丰富,其血供有三个来源:①牙槽动脉在进入根尖孔前的分支。②牙槽的血管通过筛状孔进入牙周膜。③牙龈血管也可分支至牙周膜。这些血管在牙周膜内形成血管网,能较好地清除炎性产物,使病变在接受合理治疗后易恢复和痊愈。根尖周淋巴管也较丰富,因此在根尖周炎时,所属淋巴结可肿大,扪压时产生疼痛。另外,牙周膜中的营养可以渗透到牙骨质中,经过治疗失去活髓的牙体,其营养主要依靠牙周膜的供给。进入牙骨质的营养物质可以渗透到牙本质,无髓牙和死髓牙能保存于颌骨内并继续行使功能就是依靠牙周膜的联系及营养。

根尖周牙周膜内含有成纤维细胞、组织细胞和未分化的间质细胞,后者在炎症过程中可分化成各种细胞,如成牙骨质细胞、成骨细胞和破骨细胞等。根尖周牙周膜内还含有牙周上皮剩余,它受到炎症刺激时可增殖,在根尖囊肿的形成中起重要作用。

(三)牙槽骨

牙槽骨由固有牙槽骨和支持骨组成,固有牙槽骨为薄层致密骨,构成牙槽窝的内壁,它在 X 线片上呈围绕牙根的连续阻射白线,又称为硬骨板。持续性根尖周炎症可导致根尖周硬骨板的吸收,在 X 线片上表现为阻射白线的模糊、中断甚至消失。牙槽骨是易变化的骨,它不断被吸收,同时也不断新生。当根尖周炎由急性期转为慢性期时,根尖周组织中未分化的间叶细胞受到刺激变为破骨细胞,将牙槽骨吸收。在病变刺激较弱时,则不但不会引起牙槽骨的吸收,反而出现骨质增殖,形成致密性骨炎。

固有牙槽骨上有许多小孔,它们是血管、神经进出的通道,这些小孔使固有牙槽骨呈筛状外观,因此它又被称为筛状板。因为固有牙槽骨的筛状特点,牙周间歇就不至于和牙髓一样处在一个无让性的环境中。所以,由根尖周炎压力引发的疼痛远没有牙髓炎疼痛那么剧烈。

(周丽静)

第二节　牙髓病的临床表现和诊断

诊断牙髓炎主要是依据其症状、病因及患牙对一定刺激的反应进行分析判断。

牙髓炎的症状主要是疼痛,而且是特征性疼痛,病因也比较明确(大多是感染途径),牙髓炎发生时牙髓敏感度增高,因此诊断牙髓炎并不困难。但是牙髓炎的疼痛是不定位的,因而确定患牙是诊断牙髓炎的重要问题。临床医生常有这样的感觉:诊断牙髓炎一般并不困难,可是一旦困难起来,常常使医生难于准确判断。

诊断牙髓炎首先是问诊,如果病人反映的牙疼特点符合牙髓炎,便可得出初步印象,然后再进行检查,如查到有可能引起牙髓炎的病因存在时,即可认为患牙髓炎的可能性很大。这时还应进一步对可疑为牙髓炎的患牙进行牙髓活力检测,以验证是否患牙髓炎,只有这样一步一步地证实判断的可靠性,才能得出正确的诊断。

确定牙髓状态的方法很多,但没有一种方法是万能的。一种方法对有的病例是有效的,对有的病例则是无效的,有的引出的只是损伤牙髓组织中正常部分的反应。因此,在所有检测后,医生必须根据临床表现来确定牙髓状态。

一、可复性牙髓炎

可复性牙髓炎是一种病变较轻的牙髓炎,受到温度或化学刺激时,立即产生短暂、尖锐的酸痛,但除去刺激后,症状立即消失。

检查时应无穿髓孔,电活力检测时,牙髓反应应与正常牙相同或稍高。冷诊时,产生疼痛,但刺激一停疼痛立即消失。

有人认为,可复性牙髓炎不是一个单一的独立病,是一种症状,所以有人称之为牙髓充血。如果除去刺激、积极治疗,牙髓则可恢复至正常,如果刺激继续存在,则可发展为不可复性牙髓炎。

可复性牙髓炎与不可复性牙髓炎的区别是:①用温度刺激检测时,都可产生疼痛,当刺激去除后,可复性牙髓炎疼痛立即消失,而不可复性牙髓炎疼痛持续较久。②可复性牙髓炎无自发痛史,不可复性牙髓炎则常有自发痛史。

二、不可复性牙髓炎

不可复性牙髓炎可以是急性的或慢性的;牙髓可能是感染的,也可能是未感染的;炎症可能是局限性的,也可能是全部性的。炎症的范围和性质从临床上很难区别,而且对治疗也无意义,因此,过去把牙髓炎分为浆液性、化脓性,是没有必要的。临床上常把这类不可复性牙髓炎分为急性牙髓炎(包括慢性牙髓炎急性发作)、慢性牙髓炎、逆行性牙髓炎和残髓炎。

(一)急性牙髓炎

包括慢性牙髓炎急性发作。这种牙髓炎临床表现主要是发病急,疼痛剧烈。临床上绝大多数属于慢性牙髓炎急性发作的表现,龋源性者尤为显著。无慢性过程的急性牙髓炎发生在受到急性的物理损伤、化学刺激以及感染等情况下,如手术切割牙体组织等导致过度产热、充填材料的化学刺激等。

【疼痛性质】

1.自发性阵发性痛　在没有任何刺激下可发生强烈的自发痛,突然发作强烈的自发性尖锐疼痛,这种痛是阵发性的,有持续过程又有缓解过程,即所谓的阵发性发作或阵发性加重。在炎症早期,疼痛持续的时间较短,而缓解的时间较长;到炎症晚期,则疼痛的持续时间延长,可持续数小时甚至一整天,而缓解时间缩短或根本没有疼痛间歇期。炎症牙髓出现化脓时,患者可主诉患牙有搏动性跳痛。

2.温度刺激可使疼痛加剧　若患牙正处于疼痛发作期内,温度刺激可使疼痛更为剧烈。如果牙髓已有化脓或部分坏死,则患牙可表现为所谓的"热痛冷缓解"。

3.疼痛沿三叉神经分布区放射至同侧上、下牙及头面部　病人常不能确定患牙位置。疼痛呈放射性或牵涉性,常常是沿三叉神经第二支或第三支分布区域放射至患牙同侧的上下颌牙或头、颞、面部。但这种放射痛绝不会放射到患牙对侧区域。

4.疼痛在夜间加重,平卧位时加重　患者常因牙痛而难以入眠,或从睡眠中痛醒。

【诊断要点】

诊断主要是依靠病史、检查和温度试验,电活力检测意义不大。

1.诊断急性牙髓炎首先是问诊,如果病人的疼痛症状典型,反映的牙疼特点符合牙髓炎,便可得出初步印象。

2.然后再进行检查,如查到有可能引起牙髓炎的病因存在时,即可认为患牙髓炎的可能性很大。

3.这时还应进一步对可疑为牙髓炎的患牙进行牙髓活力检测,以验证是否患牙髓炎。

【鉴别诊断】

1.三叉神经痛　三叉神经痛的发作一般有疼痛"扳机点",患者每触及该点即诱发疼痛。患者在诉说病史时,往往忽略此点,应特别加以详细询问。再者,三叉神经痛很少在夜间发作,且冷、热温度刺激并不引发疼痛。

2.龈乳头炎　龈乳头炎也可出现剧烈的自发性疼痛,但疼痛性质为持续性胀痛,对温度测验的反应为敏感,一般不会导致激发痛,患者对疼痛多可定位。检查时可发现患者所指示部位龈乳头有充血、水肿现象,触痛极为明显。患处两邻牙间可见有食物嵌塞的痕迹或可问及食物嵌塞史。一般不能查及可引起牙髓炎的牙体硬组织损害及其他疾患。

3.急性上颌窦炎　通过仔细检查,在急性上颌窦炎时所出现的疼痛为持续性胀痛,患侧的上颌前磨牙和磨牙可同时受累而致二三颗牙均有叩痛,但无引起牙髓炎的牙体硬组织疾患。上颌窦前壁可出现压痛,同时,患者还可能伴有头痛、鼻塞、脓涕等上呼吸道感染的症状。

(二)慢性牙髓炎

是牙髓炎中最常见的一型,临床症状不典型。一般没有剧烈的自发痛,有时有不明显的阵发性痛,有时呈轻微的钝痛,温度变化可产生疼痛,且持续时间较长,发展到晚期,可有叩痛。检查时可见穿髓孔、探针刺入可引起疼痛,如未见穿髓孔的要和可复性牙髓炎区别,要点在于有无自发痛史和温度试验所产生的疼痛是否持续。

慢性牙髓炎有以下几种分型:

1.慢性闭锁性牙髓炎

(1)症状:无明显的自发痛。但是,对有过急性发作的病例或由急性牙髓炎转化而来的病例则可追及有过剧烈自发痛的病史,也有从无自发痛症状者。几乎所有患者都有长期的冷、热刺激痛病史。

(2)检查:①有深的龋洞、冠部充填体或其他近髓的牙体硬组织疾患。②洞内探诊患牙感觉迟钝,去净腐质后无肉眼可见的露髓孔。③患牙对温度测验和电活力测验的反应多为迟缓性反应。④有轻度叩痛(＋)或叩诊不适感(±)。

2.慢性溃疡性牙髓炎

(1)症状:多无自发痛,但常有食物嵌入患牙洞内的剧烈疼痛。另一典型症状是当冷、热刺激激惹患牙时,会产生剧痛。

(2)检查:①有深的龋洞或其他近髓的牙体损害。患者由于怕痛而长期废用患牙,以致患牙侧见大量软垢、牙石。②去除腐质,可见穿髓孔。用尖锐探针探查穿髓孔时,浅探不痛,深探剧痛且见有少量暗色血液渗出。③温度测验表现为敏感。④一般没有叩痛,或仅有极轻微的叩诊不适。

3.慢性增生性牙髓炎　此型牙髓炎发生的原因是:①患牙根尖孔粗大,血运丰富。②穿髓孔较大,足以允许炎症牙髓增生呈息肉状自髓腔突如。因此,慢性增生性牙髓炎多见于青少年患者。由于经受轻度而持久的刺激,机体修复能力强,血运丰富,牙髓组织向外增殖,形成息肉。

(1)症状:一般无自发痛,可有进食时患牙感疼痛或进食出血现象,因此,长期不敢用患侧咀嚼食物。

(2)检查:患牙大而深的龋洞中有红色的肉芽组织——牙髓息肉,它可充满整个洞内并达咬合面,探之无痛但极易出血。由于长期的废用,常可见患牙侧有大量软垢、牙石沉积。

这种牙髓炎诊断容易,但要和牙龈息肉区别。鉴别方法为:①可以用探针检查息肉蒂部的起源。②可以用 X 线检查髓底的完整性。

【诊断要点】

1.患牙有长期冷、热刺激痛病史和(或)自发痛史。

2.肯定可查到引起牙髓炎的牙体硬组织疾患或其他病因。

3.患牙对温度测验的异常表现。

4.叩诊反应可作为很重要的参考指标。

在临床上诊断慢性牙髓炎不必再细分为闭锁型、溃疡型及增生型。这是因为临床对洞底是否与髓腔穿通的检查结果与实际的组织学表现常有出入,再者从治疗方法的选择上,这三种类型也并无区别。因此,临床仅对患牙明确诊断出"慢性牙髓炎"即可。

【鉴别诊断】

1.深龋　无典型自发痛症状的慢性牙髓炎有时与深龋不易鉴别。可参考温度测验结果进行判断。深龋患牙对温度测验的反应与对照牙是相同的,只是当温度刺激进入洞内才出现敏感症状,刺激去除后症状立即消失;而慢性牙髓炎对温度刺激引起的疼痛反应会持续较长时间。另外,慢性牙髓炎可出现轻叩痛,而深龋患牙对叩诊的反应与正常对照牙相同。

2.可复性牙髓炎　可复性牙髓炎对温度刺激也敏感,但往往是当冷、热刺激进入深龋洞内才出现疼痛反应,而刺激去除后症状并不持续。当牙复性牙髓炎与不可复性牙髓炎难以区别时,可先按可复性牙髓炎的治疗进行安抚治疗。

3.干槽症　患侧近期有拔牙史。检查可见牙槽窝空虚,骨面暴露,出现臭味。拔牙窝邻牙虽也可有冷、热刺激敏感及叩痛,但无明确的牙髓疾患指征。

(三)逆行性牙髓炎

是因为牙周袋深达或接近根尖,袋内的感染通过根尖孔或侧支根管进入牙髓引起炎症,所以在诊断时必须有不可复性牙髓炎的症状。X 线检查有助于诊断。

【诊断要点】

1.患牙有严重的牙周炎表现,特别是深的牙周袋。

2.近期出现牙髓炎症状。

3.患牙未查及引发牙髓病变的牙体硬组织疾病。

(四)残髓炎

经过牙髓治疗的牙,残留根髓产生炎症称为残髓炎。发生在经牙髓治疗后的患牙,由于残留了少量炎症根髓或多根牙遗漏了未作处理的根管,因而命名为残髓炎。所表现的症状同不可复性牙髓炎。

根据病史,患牙曾作过牙髓治疗,现有自发痛、温度刺激痛、咬合痛,应疑为残髓炎。若以温度试验检测患牙有感觉时,可诊断为残髓炎。除去旧充填物后,探诊根髓,如有疼痛,便可证实为残髓炎,这是最可靠的诊断方法。

三、牙髓坏死

牙髓坏死可由牙髓炎发展而来,也可由外伤、化学刺激引起。牙髓坏死后,牙髓组织呈弥散的无结构样物质,组织可能是液化的,也可能是凝固的。牙髓部分坏死可能产生不可复性牙髓炎的症状,牙髓全部坏死在未波及根尖周组织前一般是无症状的。牙髓坏死时,牙冠可变为暗黄色或暗灰色,牙髓活力检查无反应。但多根牙的牙髓,病理改变可能不一,牙髓活力检测常不够准确,这时往往需开髓后进行检查才能准确诊断。

【诊断要点】

1.无自觉症状。

2.牙冠变色。

3.牙髓活力测验结果和 X 线片的表现异常。

4.牙冠完整情况及病史可作为参考。

四、牙髓钙化

牙髓钙化则是由于牙髓营养障碍,发生钙盐沉积,有的弥散,有的成为小团块,称为髓石。一般情况下牙髓钙化没有自觉症状,极少数病例可出现剧烈的自发痛,并放射到头面部,但无扳机点及神经痛史。有时很像有症状的不可复性牙髓炎,但与温度刺激无关,X 线检查有助于诊断。

【诊断要点】

1.X 线的阳性检查。

2.排除由其他引起自发性放射痛的疾病。

3.询问病史,有外伤或氢氧化钙治疗史者可作为参考。

五、牙内吸收

牙髓受到某种刺激后,牙髓组织发生肉芽性变,即牙髓组织变为炎性肉芽组织。这种肉芽性变的牙髓组织中,可以产生破牙本质细胞,从髓腔内部将牙本质吸收,叫做牙内吸收。牙内吸收原因不明,一般多见于受过创伤的牙、再植牙、外科正畸牙以及做过活髓保存治疗的牙。

牙内吸收一般无自觉症状,但牙内吸收严重时,由于牙体组织变薄,可透出髓腔内肉芽组织的颜色,使牙体呈粉红色。X 线检查可见髓腔扩大。

【诊断要点】

1.X 线片的表现作为主要依据。

2.病史和临床表现作为参考。

（宋国栋）

第三节　根尖周病的临床表现和诊断

根尖周病是指发生在根尖周围组织的炎症性疾病,多为牙髓病的延续。根尖周炎可以表现为急性炎症或慢性炎症,前者主要症状是疼痛、肿胀;后者则常造成根尖部牙槽骨不同程度的破坏,但病人多无症状。根尖周炎可扩散到颌骨,在体弱或抵抗力低下时,可形成颌骨骨髓炎。慢性根尖周炎还可能成为病灶感染源。因此,对根尖周病应及早诊断、及早治疗。

根尖周病一般分为:

1.急性根尖周炎

(1)急性浆液性根尖周炎。

(2)急性化脓性根尖周炎。

2.慢性根尖周炎

(1)根尖周肉芽肿。

(2)慢性根尖周脓肿。

(3)根尖周囊肿。

(4)致密性骨炎。

一、急性根尖周炎

急性根尖周炎由牙髓炎发展而来,当牙髓炎发展到晚期,牙髓组织大部分或全部坏死并合并细菌感染。细菌及其毒素、感染牙髓的分解产物,通过根尖孔引起根尖周组织发炎。乳牙及年轻恒牙,因根尖孔粗大血运丰富,感染也容易扩散,故乳牙及年轻恒牙患牙髓炎时,在早期即有可能引起根尖周炎。

急性根尖周炎按其发展过程可分为两个阶段,即浆液期和化脓期,可分别称为急性浆液性根尖周炎和急性化脓性根尖周炎。

(一)急性浆液性根尖周炎

当牙髓炎发展到晚期,牙髓组织大部分或全部坏死,或合并细菌感染时,牙髓组织分解产物、毒素等便会通过根尖孔,引起根尖周组织发炎。慢性根尖周炎在自身抵抗力弱时,也可转变为急性根尖周炎。

【临床表现】

初期病人自觉患牙根部不适,发胀,轻度钝痛,并有患牙的早接触感,轻轻咬紧牙齿反感舒适。当病变发展,牙齿出现自发性持续性疼痛,浮出感明显,此时再咬紧患牙,不但不能缓解疼痛,反而因增加根部压力而加重疼痛,使患牙不敢咬合。病人能明确指出患牙。

临床能查及深龋或充填体、修复体及其他牙体硬组织疾患。牙冠变色,活力测试无反应,叩痛明显。

【诊断要点】

根据症状,诊断急性根尖周炎是不难的。自发性、持续性而较局限的疼痛,不敢咬合,叩诊时痛,都是诊断依据。X线检查意义不大,但如是慢性根尖周炎急性发作,则是有意义的,所以根尖周炎要常规摄X线片。

(二)急性化脓性根尖周炎

急性化脓性根尖周炎可以是由急性浆液性根尖周炎发展而来,也可由慢性根尖周炎急性发作而来。

病变性质属一般化脓性炎症改变。开始根尖周膜组织液渗出增加,大量白细胞浸润,释放溶酶体,使牙周膜纤维溶解液化,形成脓液。脓液只积聚在根尖孔附近,形成根尖脓肿。若炎症继续发展,则迅速向附近牙槽骨内扩散,脓液通过骨松质到达牙槽骨的骨外板,并穿过骨外板的营养孔,积聚在骨膜下,形成骨膜下脓肿。脓液可继续将骨膜溶解,穿破骨膜达牙龈黏膜下,形成黏膜下脓肿。最终穿破黏膜,向口腔排脓,转为慢性炎症,如引流不畅,又可急性发作。

事实上,急性根尖脓肿的发展过程并不都是这样典型,脓液在得不到引流时则必然向周围扩散,并向较薄弱的骨壁处突破,排脓的途径有以下几种:

1.穿通唇颊、舌腭侧骨壁　唇颊侧的牙槽骨骨壁较薄,脓液多由此穿出,在患牙牙根的唇颊侧形成脓肿,破溃可形成牙龈窦道。上腭侧切牙牙根偏向腭侧,可向腭侧排脓。

穿通骨壁突破皮肤:有少数病例根尖部的脓液穿通骨壁后不在口腔内排脓,而是穿通皮肤,久之形成皮窦。如下颌切牙的根尖周脓肿有时可穿通颏部皮肤,形成颏窦;上颌尖牙可见于同侧眼眶的内下方皮肤排脓,形成面窦;下颌磨牙的根尖部脓液则可排放于颊部皮肤,形成颊窦。

2.脓液通过根管从龋洞排出　根尖孔粗大、根管通畅、冠部缺损的牙,根尖部的脓液易由此路排出。这种情况对根尖周组织破坏最小。

3.脓液沿牙周膜向龈沟排出　这多发生在原有牙周病的患牙,因根尖病灶与牙周袋接近,脓液易从此道排出。也有因牙周袋的引流不畅形成牙周窦道。这种途径排脓使牙周膜纤维受到严重破坏,致使牙齿松动、脱落,预后较差。

4.向上颌窦内排脓　多发生于低位上颌窦的病人,上颌后牙的牙根可能在上颌窦内,如果脓液由上颌窦排出时,可引起上颌窦炎,这种情况临床比较少见。

5.向鼻腔排脓　极为少见,只有上中切牙牙槽突很低而牙根很长时,根尖部的脓液才能穿过鼻底或唇侧骨壁,沿骨膜上升,而在鼻孔内发生脓肿。

【临床表现】

急性根尖周脓肿的表现为剧烈疼痛,是剧烈的持续性跳痛,牙齿松动,浮起感明显,轻叩时即有剧痛。病人不敢咬合,甚至唇舌触动患牙时,也会产生疼痛。牙龈出现红肿、压痛,所属淋巴结肿大,有触痛,还可以出现全身反应,如乏力、发热、白细胞计数升高等。

根尖脓肿、骨膜下脓肿、黏膜下脓肿,各阶段除有上述共同点外,又有各自特点:

1.根尖脓肿　根尖周牙周膜破坏,脓液聚集在此得不到引流,故有剧烈的持续性疼痛,牙齿伸长感明显,咬合时患牙首先接触并引起剧痛,患者不敢咬合。患牙根尖部黏膜充血发红,压之轻度疼痛,但不肿胀,所属淋巴结肿大并压痛。

2.骨膜下脓肿　脓液通过骨髓腔并穿过牙槽骨壁扩散到骨膜下。因骨膜为致密、坚韧的结缔组织,张力大,脓液聚集在此,压迫和刺激神经末梢,引起非常剧烈的疼痛。疼痛程度较前加重,为持续性、搏动性跳痛。患牙浮起、松动。轻触患牙即感明显疼痛。患牙根尖部黏膜红肿、移行沟变平,相应面部皮肤处呈反应性水肿。所属淋巴结肿大、压痛。患者精神疲惫,呈痛苦病容。伴有全身症状,体温升高,白细胞计数增多。若全身症状加重,体温持续升高,白细胞计数不断增加,则应高度警惕,防止发生颌骨骨髓炎和败血症等严重并发症。

3.黏膜下脓肿　脓液在骨膜下停留不久即穿破骨膜达黏膜下或皮下,形成黏膜下脓肿或皮下脓肿。因黏膜及皮肤组织疏松、张力小,脓肿内压比骨膜下大大降低,故疼痛明显减轻。患牙根尖部肿胀明显减轻,移行沟黏膜呈半球形隆起,扪诊时有明显波动感。全身症状有所减轻,体温及白细胞计数均有所下降。因脓肿表浅,易破溃。在黏膜或皮肤上留下瘘管开口。排脓后,症状逐渐缓解,根尖周炎症由急性转化为慢性。

【诊断要点】

1.患牙有肿胀史,牙有伸长感、咬合痛、持续性自发痛,痛能定位,痛与冷热刺激无关。

2.牙齿松动,叩、触痛,牙髓无活力,患牙根尖部水肿,前庭沟变浅或形成脓肿,严重的面颊部肿胀,局部淋巴结肿大,全身无力、头痛、发热等症状。

3.X线照片显示根尖周骨质破坏,有稀疏区的多为慢性尖周炎急性发作。

4.多数有明确的病因,如深龋穿髓、牙髓坏疽、非龋性牙体病、创伤性咬合或牙髓牙周综合征。

【鉴别诊断】

急性根尖周炎与急性牙髓炎鉴别见表6-1,急性根尖周脓肿与急性牙周脓肿鉴别见表6-2。

表 6-1　急性根尖周炎与急性牙髓炎鉴别

	急性根尖周炎	急性牙髓炎
自发痛	持续性痛	阵发性放射痛
疼痛部位	能明确指出患牙	不能定位,放射至同侧
叩痛	明显	后期可有
触痛	有	无
咬合	不敢咬,牙有伸长感	能咬合
牙齿松动 逐渐明显	无	
牙髓活力	大多数无反应	有反应
根尖牙龈 水肿、按痛	一般正常	
X 线照片	多数根尖有稀疏区	根尖膜增宽、硬板破损
应急处理	根管开放,脓肿切开消炎止痛	安抚止痛、牙髓失活

表 6-2　急性根尖周脓肿与急性牙周脓肿鉴别

	急性根尖周脓肿	急性牙周脓肿
牙冠	有龋坏或其他牙体病	正常
脓肿部位根尖部	牙周袋区	
牙周袋	无	有
牙齿松动	可有	明显
牙髓活力	无	有
X 线照片	根尖周有稀疏区,牙槽骨无明显变化	根尖周正常,牙槽骨吸收
应急处理	根管开放、脓肿切开消炎	脓肿切开、牙周袋冲洗上药

二、慢性根尖周炎

慢性根尖周炎是指根管内由于长期有感染及病原刺激物的存在,根尖周组织呈现出慢性炎症反应,表现为炎症性肉芽组织的形成和牙槽骨的破坏。

慢性根尖周炎多无明显的自觉症状,有的只是在咀嚼时有不适感或较轻微咬合痛,有的则完全无自觉症状。但是在自身抵抗力减弱时,可转为急性根尖周炎,因此慢性根尖周炎常有反复疼痛肿胀史,也有的仅在检查时才被发现。

慢性根尖周炎常常是牙髓病的延续,因而可见龋齿、充填物及其他牙体硬组织疾患。牙冠常变色,探诊髓腔无反应,活力测试无反应。有的有瘘道,有的没有,有的仅为叩诊不适。

慢性根尖周炎又分为根尖周肉芽肿、慢性根尖周脓肿、根尖周囊肿、根尖周致密性骨炎。根尖周肉芽肿、根尖周脓肿和根尖周囊肿之间,可相互转化,有着移行的关系。根尖周肉芽肿内的上皮团块中央液化或上皮增殖被覆于肉芽肿内的液化腔,则形成根尖周囊肿;肉芽肿中央部分变性坏死,化脓形成脓腔,则为慢性根尖周脓肿。慢性根尖周脓肿在机体防御力量增强、局部引流良好的情况下,由肉芽组织增生,则可转变为根尖周肉芽肿;如果炎症消退,上皮增殖,而脓腔未消失也可发展成根尖周囊肿。根尖周囊肿也可由周围的肉芽组织活跃增生,使囊腔消失而成为根尖周肉芽肿,或机体抵抗力降低,囊肿增大破溃,继发感染而成为慢性根尖周脓肿。

慢性根尖周炎的 3 种病变方式,在去除根管内感染物质、消除感染之后,病变区的炎症即可逐渐消退,纤维结缔组织成分增多,从而修复破坏的骨组织,形成新的硬骨板,病变愈合。

【临床表现】

1.根尖周肉芽肿　一般无自发痛,仅觉咀嚼不适,咬合无力,叩诊有异样感,牙齿有时有伸长感,牙髓多已坏死,牙冠变色。

2.慢性根尖周脓肿　症状与根尖周肉芽肿相似,多无自觉症状。有的有窦道,有的无,窦道口可见粟粒样肉芽组织小结节。有时窦道口远离患牙牙根,在邻牙牙龈表面,必须认真区别。

3.根尖周囊肿　小囊肿几乎没有自觉症状,可因咀嚼不适和牙齿变色,在 X 线摄片检查时偶然被发现。大囊肿显出面部不对称,可见根尖部龈黏膜半球状隆起,不红,扪之有乒乓球感,可使邻牙移位或牙根吸收。

4.致密性骨炎　无症状,仅在 X 线检查时发现。

【诊断】

主要根据病史、临床表现、牙体情况、叩诊、活力试验,窦道的存在有利于诊断。对于根尖周组织慢性病变的存在和范围的确定,则要依靠 X 线检查。

1.肉芽肿　根尖部有圆形或椭圆形透射区,边界清晰,直径不超过 1cm,周围骨质正常或稍致密。

2.慢性根尖周脓肿　根尖部透射区形状不规则,边缘模糊,周围骨质较稀疏而呈云雾状。

3.根尖周囊肿　较小的囊肿只根据 X 线片与根尖肉芽肿不易区别。较大的囊肿 X 线片显示有较大的圆形或椭圆形透射区,直径有时可达数厘米,边界清楚,其周围骨质呈致密反应,形成清晰白线环绕透射区。

4.致密性骨炎　在 X 线片上呈不规则的根尖周骨质增生的影像,无透射区。

由于慢性根尖周炎的各种类型区分非常困难,即使借助 X 线片亦非完全准确可靠,再加之各型的治疗又都相同,所以现倾向于不再分类,统称为慢性根尖周炎。

(周丽静)

第四节　牙髓病和根尖周病的治疗原则和术前准备

一、治疗原则

牙髓病和根尖周病是口腔科最常见的疾病,其治疗方法和程序都非常细致,需要牢固的基础知识和熟练的操作技能,同时还要求有一定的设备和精细的器械,才能实现保存牙齿和牙髓、恢复其生理功能的预期目的。

牙髓病和根尖周病的治疗原则是保存具有正常生理功能的牙髓或保存患牙。

牙髓组织具有形成牙本质和营养硬组织的功能,对外来刺激能产生一系列防御性反应,因此,保存活髓有十分重要的意义。

在进行牙髓治疗时,首先应确定牙髓的生活状态,是死髓还是活髓。生活牙髓具有防御、修复、营养牙齿、保持牙齿活力的功能。保存活髓是最理想的治疗,凡能保存活髓的应尽量保存,不能保存全部活髓的,也应尽力保存生活的根髓。但由于牙髓组织所在的环境,不利于牙髓的修复,又限于目前的口腔医疗水平,只能保存非感染的牙髓。

当患有牙髓病而不能保存活髓时,应当去除病变牙髓,尽量保存患牙,以维持牙列的完整,维持牙的咀嚼功能。采取去除牙髓的治疗方法,尚可保存患牙,行使功能。然而,一旦失去牙髓,牙硬组织变脆并容易折裂。因此,在保存患牙的同时,应注意保护硬组织。

成年人的牙髓炎原则上不作保存活髓的治疗,仅保存无害的死髓牙或无髓牙,以便继续行使咀嚼功能。

牙髓保存疗法中的活髓保存法,分全部活髓保留和部分活髓保留。全部活髓保留中的安抚疗法,是使处在异常过敏、充血和亢奋状态的牙髓恢复到原有的健康状态。盖髓术的目的是隔绝外界刺激防止牙髓感染,同时促进牙髓的修复。盖髓术又分为间接盖髓和直接盖髓两种。

部分活髓保存法是去除感染的冠部牙髓或部分感染的冠部牙髓,切断后余下的根髓仍保持生活功能,并发挥其固有功能,形成牙本质桥,以保持牙齿生活功能。

干髓术是切除感染牙髓,将余下的根髓失活使之木乃伊化,并使其继续保留在根管内,防止感染扩散到根尖。

对死髓牙的治疗原则是保存患牙。

牙髓去除法是去掉感染的牙髓,它包括牙髓摘除术和根管治疗术。根管治疗术还适用于牙髓坏死和各型根尖周炎。

根尖周病的病灶存在于根尖周组织,破坏达到颌骨内,危害着身体健康。因此根尖周病的治疗原则首先是消除病灶,除去对机体的威胁,同时在清除病灶的前提下尽量保存患牙。

急性根尖周脓肿的治疗首先是控制炎症,控制炎症的目的不仅及时解除了病人的痛苦,还有效地防止炎症继续扩展和加重。急性根尖周脓肿如未得到及时有效地控制,可以向纵深发展,引起颌骨骨髓炎、颌面部间隙感染,甚至引发菌血症。

慢性根尖周炎在消除病原刺激物后,通过根管治疗是可以恢复的,但若根尖周组织破坏过大,则不易修复。此时可在根管治疗后用根管外科的方法解决。

二、术前准备

牙髓病和根尖周病治疗的手术效果,除要求术者应具备丰富的牙体、牙髓病和根尖周病的知识,扎实的髓腔解剖学基础,以及熟练的操作技能外,还要求了解病人的身体状况,以及无菌技术和无痛操作。

(一)病例的选择

牙髓病和根尖周病的治疗和其他牙科手术一样,必须综合考虑病人的全身状况和局部条件。

病人的全身健康、精神状态、年龄以及有无牙髓病和根尖周病的治疗经历都应注意。对一些慢性病病人(如结核病、心血管病、神经过敏者)或老人、女性、儿童等,手术时间不宜过长,动作更要敏捷轻柔,取得病人的信任和合作。对无根管治疗经历的人,要耐心解释,打消恐惧感,求得配合。

患牙自身的条件,如有无叩痛,有无溢脓、肿胀,松动度如何,有无牙周组织疾病。邻牙的情况,患牙在口腔牙列中的"地位",有无可修复性,保留价值如何。以及牙根的长短、根管的形态、根管数目、有无解剖变异等。

X线片是根管治疗的重要依据,借此可以大致了解根管的数目、形态、弯曲度、钙化程度以及根管内有无充填物或异物。

做根管治疗取决于下列情况：

1.病人的全身状况　年老、体弱，或有严重全身性疾病者，因抵抗力及恢复能力差，组织愈合能力也差，故根管治疗的疗效欠佳。

2.根尖周病变范围的大小　根尖周病变范围过大，或伴有严重牙周疾病者，根管治疗往往不能达到预期目的。

3.根管本身的条件　根管严重弯曲、钙化、器械不能达到根尖孔，使根管治疗无法进行。

4.患牙的保留价值　牙冠破坏严重，不能修复者，或保留牙根也不能做义齿（包括覆盖义齿）修复者，则根管治疗毫无意义。

5.术者的技能、工作条件和病人的合作程度。

一般来说，各型不可复性牙髓炎、牙髓坏死、各型根尖周炎，只要上述条件许可，都适合做根管治疗。

治疗牙髓病或根尖周病前，一定要对病例进行全面分析。了解患者及患牙的状况，确定治疗的必要性和可行性，选择有效的治疗方法，使患者受到医疗保护，并使医生避免在医疗保险和法律纠纷中出现问题。

（二）隔湿与消毒

牙髓病和根尖周病的病因主要是细菌感染，口腔唾液中存在各种细菌，随时都可能污染牙体和牙髓治疗的器械。无菌指不含活菌的状态，是灭菌的结果。防止微生物进入人体及其他物品的操作技术称为无菌技术。

牙髓病和根尖周病的治疗和其他手术一样，也需无菌操作，它包括手术区消毒、术者手指的消毒及器械材料的消毒等。

1.隔湿（手术区的隔离）　隔离手术区就是将准备治疗的牙隔离开来，不让唾液和其他液体的侵入，以免污染患牙，影响充填效果和充填材料的性能。

在进行牙髓病和根尖周病治疗时，这种要求更高，除不能有唾液污染外，还要防止根管器械、硬组织碎屑等异物落入气管、食管。

（1）橡皮障隔离法：橡皮障隔离法是19世纪Barnum S.C.发明的，最初用来隔离患牙放置金箔，现在的橡皮障已经发展成为一种保护医生和患者的精密装置。使用橡皮障隔离手术区是最有效的方法，可将手术区完全隔离出来，不受唾液污染，防止根管器械、异物进入气管、食管，减少交叉感染机会，提高工作效率。

橡皮障隔离技术在我国尚未普及，有人认为难以操作，有人根本没用过，甚至没见过。其实，掌握橡皮障技术并不困难：首先是术者要有信心，这是首要条件；其次是在橡皮障上打出的洞必须清晰，不能拖泥带水；第三是选用的橡皮障夹必须合适，不能在牙齿上滑动或脱落；最后在操作橡皮障时，手指必须干燥。

（2）简易隔离法：橡皮障隔离法优点很多，因为需要特殊设备，所以目前即使在城市医院也没普及，大多数医院还是用简易隔离法。

简易隔离法首先用消毒棉卷或纸卷置于患牙的唇、舌侧，或将棉卷、纸卷置于唾液腺导管开口处，使分泌出的唾液立即被吸收。如再配合使用综合治疗台上的吸唾器，效果则更好。

简易隔离法简便易行，不需特殊设备，但隔离效果不如上者。唾液过多者，要不断更换棉卷、纸卷，颊舌的活动也会使棉卷、纸卷脱出。另外，上颌前庭沟长时间使用棉卷隔湿，会使黏膜干燥，造成损伤。

2.消毒　牙科手术操作需要动力装置，如手机、车针、根管锉、超声治疗仪等，这些装置都可能沾有病人唾液和血液的喷雾和飞沫。这些喷雾和飞沫常含有各种细菌和病毒，可引起口腔科院内感染。为保护口腔医生和就诊病人，迫切需要采用切实可行的方法来防止院内感染。

（1）手术区的消毒：隔湿以后，即作牙面和橡皮障的消毒。过去常用米他酚酊消毒，再用75%乙醇洗涤。现在最常用的是 2％碘酊,然后再用乙醇擦拭脱碘。特点是消毒效果可靠,挥发快。

(2)手和手指的消毒:术者要剪去指甲,术前术后都要用肥皂洗手,并用流水充分冲洗,这样可将手上的病菌基本去掉,手指可用碘酊加乙醇消毒。戴无菌手套。

(3)器械材料的消毒:根管治疗中,所有的器械,尤其是被血液污染者,必须在消毒前彻底清洗,有条件的可用超声清洁器清洗以保护操作者的手免受污染,然后再消毒。选用多酶清洗剂浸泡,清洁效果更佳。一般器械可用人工清洗或机械自动清洗。根管器械及其他细小器械可用一个筛状小器具封装后放进清洗机清洗。

1)高压蒸汽消毒:又称湿热灭菌法,高压蒸汽的高热强穿透力作用能有效地杀灭包括芽胞在内的一切微生物,是最常用的方法。优点是经济实用,消毒周期短,透入包裹性能好,适用于金属、玻璃以及不适于干热消毒的棉、布、纸等材料及其制品。灭菌时间:121℃时,需 15～40 分钟;132℃时,仅需 3 分钟。缺点是消毒棉、布、纸后,必须烘干,不锈钢根管器械可能被腐蚀。

2)干热消毒:干热空气在足够高热和时间的条件下,能杀灭细菌和芽胞,确实可靠,使用方便,不会使金属生锈,相对也较经济。缺点是穿透缓慢且不均匀,故消毒时间较长,温度要达到 160℃,持续 1～2 小时。所以橡胶、塑料、棉纸等不适用此法。

3)冷灭菌法:冷灭菌法又称浸泡灭菌法。所谓"冷",是相对高热、高温而言,是指与周围环境相同的温度。适用于金属、玻璃、塑料等不吸入药物的材料制品的消毒及本法对热易产生损害的物品消毒。缺点是消毒时间较长,对金属器械有腐蚀性,真实的灭菌效果无法检测,化学灭菌剂的灭菌能力也会因溶液中的有机物和水的含量增高而降低,目前已少用此方法。

①戊二醛:是口腔科首推的冷灭菌消毒药物,它能有效杀死细菌、芽胞、病毒(乙肝、艾滋病)。无臭、毒性小,无腐蚀性,不影响导电性能,适用于刃具、橡胶、塑料的消毒。使用时,2％戊二醛加 0.3％碳酸氢钠,浸泡器械 1～2 小时,有效期 2 周,还可加上 0.16％的亚硝酸钠的防锈剂。

②甲醛:甲醛具有杀灭细菌、芽胞及病毒的作用,穿透能力强,但有臭味,刺激性大。常用 10％浓度的甲醛进行根管器械的消毒。

4)熏蒸消毒法:熏蒸法的优点是在低温下进行器械消毒的,适用范围广,由于这种消毒没有水的存在,所以一旦消毒完成,棉卷和纸巾是干燥的,立即就可使用。缺点是花费时间过长,且需要特制的密闭容器。

常用的药物有氧化乙烯(ETO),室温下为无色气体,低温下为无色透明液体,能杀灭细菌、芽胞和病毒。每立方米用量为 300～700g,室温下消毒 8～12 小时,适用于各种用品的消毒,尤其是机头、电子器械的消毒。

要消毒的根管器械应排列好放入金属盒内进行灭菌和贮存,金属盒可以是有间隔的,也可以是无间隔的。金属盒最好准备两套,一个是装已灭菌器械的盒子,一个是空的非灭菌盒子。从灭菌盒中取出器械使用,用过后置入非灭菌空盒中。

(三)牙髓的失活和麻醉

牙髓组织富含神经纤维,对刺激反应敏感。在牙髓治疗过程中,各种操作都会引起疼痛,使患者难以忍受以致惧怕接受治疗。因此,对于牙髓炎需做根管治疗术和去髓术的病例,都要保证患者无痛,才能使病人接受和合作,便于手术的进行,如牙髓已坏死,则此步可以省略。常用的有失活法和麻醉法。

1.失活法　失活法是一种用药物破坏牙髓组织的一些生理功能,以达到牙髓治疗时无痛的方法。方法虽为古老,而且有些缺点,但因其确实可靠,至今仍有不少医生使用。失活法可以有效地达到无痛操作,常规用于干髓治疗。其他去髓治疗在麻醉效果不佳,或对麻醉剂过敏时才采取失活法。使牙髓失活的药物称作失活剂,常采用多聚甲醛,以及金属砷、亚砷酸和蟾酥制剂。

（1）亚砷酸：三氧化二砷是一种剧毒药物，现在有人反对用该药，认为它对人体有潜在的危害。其酸酐（As_2O_3）为白色粉末，溶于水，对原生质有强烈毒性，0.8mg 就足以使牙髓失活。临床应用中稍有不慎便可破坏周围组织，给患者带来极大的痛苦。由于其毒性强烈，所以在制剂中加入赋形剂，以增加其体积，便于使用。为了容易查看封药时是否有砷剂外溢，还常加入着色剂。赋形剂多为棉纤维、石棉纤维、药用炭的粉末等，着色剂多为油烟、卡红，再加上一些麻醉、镇静、消毒等药物，如盐酸普鲁卡因、麝香草酚、石炭酸等，最后用甘油、丁香油类液体调成糊剂，以备使用。

亚砷酸是强烈的毛细血管毒素，最易感受的是毛细血管和血管内皮细胞。作用的结果，使血管扩张、充血、形成血栓，血管破裂出血，血细胞破坏。同时，也作用于神经组织使神经纤维弯曲、膨胀、髓鞘及轴索破坏。神经与血管的变化出现在封药后 24～48 小时，牙髓失去痛觉活性。

亚砷酸具有强渗透性，而且无自限性，故要谨慎使用。特别要注意用药的量和用药时间，使其只作用于牙髓，而绝不作用到根尖孔以外，如达根尖周组织，则引起化学性根尖周炎。剂量越大，时间越长，渗透越深，故应嘱患者按时复诊，防止造成危害。

亚砷酸的作用与牙髓的生活状态关系密切。年轻人的牙髓，血运丰富，组织液多，药物渗透性强，失活作用较快；老年人的牙髓有退行性变，晚期牙髓炎牙髓部分坏死者，其失活作用较缓慢。失活剂直接接触在生活牙髓组织上作用快，如放在近髓的牙本质上，其作用也可以通过牙本质小管达到牙髓，但所需时间较长。根尖孔尚未形成的牙齿，应忌用失活剂，因其血运极丰富，药物作用扩散快，很易达到根尖周组织，引起化学性根尖周炎。封失活剂前，应向患者说明封药的目的和药物具有的毒性。待患者同意并按患者可能的复诊时间，选择失活剂进行治疗。避免因未能按时复诊，封药时间过久而造成根尖组织损伤。

封药时必须初步制备洞型，并严格隔湿，才能封闭严密。用探针取粟粒大小失活剂置于穿髓孔或近髓处，以暂时性封闭剂密封窝洞。封闭剂常用氧化锌丁香油黏固粉，调拌时要稍软些，以免密封时将失活剂压进髓腔内，失活过程中发生剧痛。或将砷剂移位，或将其压出洞外，渗漏到牙龈组织，造成牙周组织坏死。对于邻面龋洞，为防止药物渗漏，也可先用磷酸锌黏固粉在邻面做壁后，再封失活剂。

（2）金属砷：也称之为钻石，黑灰色，金属结晶物质，不溶于水。此剂先与牙髓接触氧化成亚砷酸后，再起失活作用。它较亚砷酸作用慢而缓和，能使牙髓组织血管扩张、淤血、栓塞，并不产生大量渗出液。因此失活的牙髓较干燥，髓腔压力不增高，比亚砷酸安全，多用于乳牙的失活。

（3）三聚甲醛和多聚甲醛：两者均为甲醛聚合体，可缓慢释放甲醛渗入到牙髓组织，使血管壁麻痹，血管扩张，出血，形成血栓。特点是先使牙髓感觉丧失，后使牙髓缓慢坏死、凝固变硬。作用缓慢，对牙周膜刺激性小，使用安全，多用于乳牙或不能按时复诊者以及对砷剂禁忌的病人。

（4）中药失活剂：中药失活剂的主要成分为蟾酥，可使牙髓发生充血、淤血、循环障碍和坏死。作用原理与砷剂不同，它并不是使牙髓组织坏死才达到无痛效果的，而是与自身的麻醉性能有关，它可使神经纤维发生传导障碍，产生麻醉。

中药失活剂有快速和慢速两种，快速失活剂封药后 30～40 分钟便可达到麻醉无痛，可用于开髓、切髓、拔髓，一次完成治疗，既缩短疗程，又免去砷剂失活并发症。慢速失活剂则需要封药 2～4 天。

2.麻醉法　失活法虽有操作简便、效果确实、出血少等优点，但人们似乎更倾向于用麻醉法。特别是阿替卡因、甲哌卡因的引入。麻醉法能缩短疗程，一次拔髓，也不会造成恼人的化学性根尖周炎，以及牙周组织的坏死等。牙髓麻醉方法与拔牙麻醉方法在目的和手法上都有不同，牙髓神经极其敏感，因此麻醉的效果要求更强烈、更确实。

（1）麻醉药物：根管治疗时的麻醉只需局部麻醉即可，它还可以用于疾病的诊断。

理想的局部麻醉药应符合以下条件：①对神经组织及其他组织没有刺激性。②水溶性强。③溶液稳定,可经高压蒸汽或煮沸消毒,而不分解变质。④吸收后无明显毒性。⑤麻醉显效快,药效持久。⑥能透过黏膜,并在组织内有很好的弥散性能。⑦局部麻醉药作用可逆,没有残留或持久的副作用,神经生理功能可完全恢复。

现有的局部麻醉药未必能完全具备这些条件,但只要基本符合,就可在临床上推广使用。目前常用的局部麻醉药有酯类的普鲁卡因、丁卡因,酰胺类的利多卡因、卡波卡因、阿替卡因、甲哌卡因等。

1)普鲁卡因:又名奴佛卡因,无色无臭,味微苦,小针状结晶,水溶液在碱性环境不稳定,易分解而失效。

普鲁卡因常用其盐酸盐,盐酸普鲁卡因水溶液能经受热力蒸煮,但不论哪种普鲁卡因,多次加热或久贮后都会泛黄,深黄色药液局麻效能降低。

普鲁卡因的局麻显效时间为 2～5 分钟,一般仅维持 45～60 分钟。由于有明显的扩张血管作用,能迅速吸收入血液循环中,故为了延长时效,减缓药物吸收,药液中常加入肾上腺素(1∶100000～1∶400000),时效可延长 20% 左右。普鲁卡因为酯类药物,偶能产生过敏反应。

2)利多卡因:又名赛洛卡因。其盐酸盐为白色粉末结晶,无臭,苦麻味,易溶于水及乙醇。市场上销售的为盐酸盐制剂,水溶液无色透明,化学性能稳定,可长时间储存和耐高压灭菌。

利多卡因具有较强的弥散力和组织穿透力,作用强度是普鲁卡因的 2 倍,麻醉范围广,麻醉深度深,维持时间亦长,扩张外周血管作用也不显著。但毒性作用比普鲁卡因高,用作局部麻醉时,用量应比普鲁卡因少 1/3～1/2 较为安全。

本品具有快速耐药性,反复多次用药 4～5 次后,药量要逐渐增大,才能产生同等程度的局部麻醉效应,加肾上腺素可以改善其耐药性。

利多卡因可使已损伤的或处于兴奋状态的细胞膜或神经膜电位趋于稳定,可制止产生异位心律,也可抑制心室自律性,缩短心肌不应期,对各种原因的室性心律失常都有显著的治疗效果,所以也是心律失常病人首选的局部麻醉药。碳酸利多卡因注射液是近期问世的药物,它通过提高溶液的 pH 值使药效增加。与盐酸利多卡因溶液相比,潜伏期缩短,阻滞作用强度增加,不过持续时间和毒性无明显区别。

3)丁卡因:又名潘妥卡因、阿美索卡因。其盐酸盐水溶液不稳定,2～3 次高压消毒或久贮 3～6 月后,多被分解。浑浊时不能再用。本品穿透能力强,主要用于表面麻醉,麻醉强度和毒性作用是普鲁卡因的 10～20 倍。由于毒性大,故不用于浸润麻醉。

4)阿替卡因:商品名必兰麻,最新的酰胺类麻药。特点:麻醉起效快,用量少,持续时间长,毒性低,麻效高,安全性高。使用时要注意:①仅适于 4 岁以上儿童及成人。②注射速度:每分钟不超过 1ml。③注射前应回抽无血。

5)甲哌卡因:又名卡波卡因,商品名斯康杜尼,是一种类似利多卡因的局部麻醉药,局部麻醉强度和毒性作用都类似,但时效长。本品溶于水和乙醇,性能稳定,有血管收缩作用,可不加肾上腺素。

(2)麻醉方法:对牙髓根尖周病治疗的麻醉方法,基本同其他牙科手术的麻醉方法。

1)浸润麻醉:又称骨膜上浸润麻醉,浸润麻醉是将局部麻醉药液注入组织内,以作用于神经末梢,使之失去传导痛觉的能力而产生麻醉的效果。

在进行上下颌前牙和上颌前磨牙等的牙髓治疗时,浸润麻醉根尖部软组织是最为安全、迅速、有效、简单的方法,黏膜下浸润麻醉效果欠佳时,可将麻醉药注入骨膜下,这时称之为根尖部骨膜下注射法。针尖刺入牙根中部骨膜下,沿骨面滑行至根尖处注药 1ml。骨膜下浸润麻醉应在骨膜上浸润麻醉后施行,避免针刺骨膜及注药加压造成的剧痛。

首先根据注射部位调整好椅位,并预先告知病人,然后牵引注射处的黏膜,使之紧张如鼓面,这样易于穿刺。将注射针刺入牙齿唇颊沟,触至根尖部骨面,针的斜面朝向骨面形成适当的角度,在以根尖为中心的数毫米范围内移动针尖,稍加压力缓缓注入骨膜下。数分钟后,即显效;否则应视为麻醉失败,再追加麻醉。

2)阻滞麻醉:阻滞麻醉是将局部麻醉药液注射到神经干或其主要分支附近,以阻断神经末梢传入的刺激,使神经分布的区域产生麻醉效果。

进行阻滞麻醉时,必须熟悉口腔颌面部的局部解剖,掌握三叉神经的行径和分布,以及注射标志和解剖的关系。操作时应严格遵守无菌原则,注意勿使针头触及唇、舌、牙等器官,以防并发感染。当注射针头到达神经干附近时,在注射麻药之前,必须检查回抽有无回血,如见回血,应将注射针头退回,改变方向重新刺入,直至回抽无血,方可注射麻药。

①上齿槽后神经阻滞麻醉:是将局麻药液注射于上颌结节,以麻醉上齿槽后神经,故又称上颌结节注射法。在牙髓病的治疗中,它适用于上颌磨牙的麻醉。

注射时,一般采用口内法,以上颌第二磨牙远中颊侧根部前庭沟作进针点,在上颌第二磨牙尚未萌出的儿童,则以第一磨牙的远中颊侧根部的前庭沟为进针点。注射时,病人取坐位,头微后仰,上颌牙𬌗面与地平面呈45°,半张口,术者用口镜牵拉口角向后上方,显露穿刺点。注射针与上颌牙的长轴成45°,向后、向上、向内刺入。进针时,针尖沿上颌结节的弧形表面滑动,深约2cm,回抽无血,即可注射麻醉药。注意针尖刺入不宜过深,以免刺破上颌结节后方的翼静脉丛引起血肿。另外,第一磨牙的颊侧近中根由上齿槽中神经支配,故在做第一磨牙牙髓治疗时,应加上第一磨牙近中颊侧根部相应的浸润麻醉。

②下齿槽神经阻滞麻醉:一般都采用口内法。其注射标志是:翼下颌韧带中点外侧的颊脂垫尖。方法是:病人张口,下牙𬌗面与地面平行。注射器置于对侧口角,即对侧第一、二前磨牙之间,与中线成45°。注射针高于下𬌗平面1cm,并与之平行。按注射标志进针2~2.5cm,抵达骨板后,回抽无血,即可注入麻醉药。5分钟后,病人主诉注射侧下唇麻木。

该方法适用于所有下颌牙的牙髓治疗。下前牙由于可能有对侧吻合支的支配,可采用或加用浸润麻醉。颊长神经有的参与下颌磨牙与前磨牙的神经支配,故在行下齿槽神经阻滞麻醉后,针尖退至肌层、黏膜下层后,注射0.5ml麻醉药,一并麻醉颊长神经。

③颏神经阻滞麻醉:颏神经自颏孔穿出下颌骨体部。颏孔位于下颌两前磨牙根尖之间的下方,下颌骨下缘上方约1cm。

口内注射法:用口镜外拉口角,在下颌两前磨牙根尖颊沟移行皱襞处进针,向前、向下方寻找颏孔,一般能顺利刺入孔内,麻醉后,可行下前牙和第一前磨牙的牙髓治疗。

3)表面麻醉:对于害怕注射麻醉的成人和儿童病人,如果只准备去除牙髓表面组织,就可采用表面麻醉法。本法适用于表面牙髓搔刮术或部分牙髓切断术。方法是用棉球浸2%丁卡因液,也可用2%~4%的利多卡因,但效果不如前者,将药液置于露髓处1~3分钟,就能使牙髓表面麻醉。

表面麻醉另一个含义是麻醉黏膜表面,为下面的局部麻醉作准备,以此减轻麻醉注射针头刺入黏膜时的痛觉,消除病人的痛苦。德国Voco公司的黏膜表面麻醉片,使用时只要将该片贴于将要进针处,2分钟后即可产生麻醉效果,针刺黏膜时就不会产生痛觉。同时,在贴片处,黏膜呈蓝色,为进针定好标志。

4)牙髓内注射:是将麻药液直接注入髓腔内,方法是将注射针头直接插入髓腔内,加压注入药液,适用于根管粗大的前牙,以及作为浸润麻醉和传导麻醉的追加麻醉。

5)牙周韧带麻醉(PDLA):牙齿与牙槽骨板之间的牙周韧带间隙是麻醉极易奏效的部位。与其他方法相比,用少量的麻醉药就可得到有效的麻醉,对妊娠、产妇、老人、心血管疾病病人,尤其适用。

进行牙周韧带内注射,必须使用特制的抽吸式金属注射器,这种注射器形态短小,形似枪形或笔形,使用时可藏于医生手中,减轻了病人心理上的不安和恐惧感,刺入时疼痛感很轻,适用于小儿。注入麻醉药时的压力,只需唧筒式注射器所用压力的1/9。

抽吸式金属注射器由注射器杆、注射剂槽和拇指环等构成。在注射器杆的针筒端有一回抽钩,可插入麻醉剂安瓿的活塞,另一端是一个拇指环,当拇指轻轻推拉,回抽钩带动安瓿活塞,反向运动可产生回吸的负压,向前推进可将麻醉剂推出。操作者手持注射器,向后拉注射器活塞杆,放入安瓿至注射器槽内,将回抽钩插入安瓿底座,缓缓向前放松活塞杆。如果偏离,可用手指调整注射器槽内安瓿的轴向。针头刺入安瓿隔的中央后,推动活塞杆向前1~2mm。检查注射器滑动是否灵活,观察液体是否从针尖流出,有无其他渗漏。注射时可能流入患者口内,这时需中止注射,更换安瓿。

注射前,针尖斜面朝向根面,刺入龈沟或牙周袋,沿韧带间隙推进至遇阻力为止。缓缓加压,如注射时毫无阻力,则可能药液漏出,应继续向深处刺入或改变位置,枪形注射器一次可注入0.2ml,笔型注射器一次可注入0.05ml,过多时可引起一过性的牙髓血运受阻或牙周韧带受压损伤。由于麻醉药液只能分布于注射部位的牙周韧带间隙,不能超越牙槽间隔和牙间隔,而使邻根或邻牙麻醉,因此麻醉多根牙时,必须每个根的牙周间隙都要注射,同时由于不能麻醉邻牙,所以可用于牙痛的定位诊断。急性牙周感染和深的牙周袋禁忌。

由于特殊的压力注射器普及,故牙周韧带注射这种方法在我国已被越来越多的牙髓病医生接受。

(3)计算机控制下的口腔无痛局部麻醉仪的使用计算机控制的口腔局部麻醉仪由麻醉剂套筒、手柄、主机和足控开关组成。可以进行传导阻滞麻醉、局部浸润麻醉、牙周韧带注射麻醉及特定部位注射等麻醉。快速产生的无痛麻醉效果可减少患者的恐惧、疼痛和焦虑,同时减轻医生的压力。

1)特点

①麻醉通道技术:当针头进入组织时,保持压力使麻醉剂一直位于针头前方,成为一个麻醉通道,减轻针头进入组织的不适感。

②慢流速技术:慢流速技术解决了传统麻醉方法注射速度过快导致疼痛的问题。计算机控制的注射流量可保持匀速,自动释放麻醉药物,使注射时几乎无痛。

③握笔式左右旋转进针:能够精确定位注射,特别是在阻滞麻醉时,能防止因针头偏转而造成注射位置不准确。

④自动回吸功能:避免麻醉药物进入血管,使麻醉注射安全有效。

2)操作方法

①将麻醉剂装入手柄套筒紧压以刺穿隔膜,插入主机机座内逆时针旋转固定。

②足控开关有两挡控制,轻压和重压分别为慢速和快速。

③进行回吸预测试,先确定针尖斜面向下,压足控开关后放开,可见针尖麻醉剂"泪滴"回缩。

④找准注射点,当针头快进入时踩下足控开关至慢速,将1~2滴麻醉剂滴至注射点上。

⑤握笔式握住手机柄,在轻轻旋转针头的同时缓慢地刺穿组织到达注射部位。

⑥放松足控开关,开始回吸,若回吸无血则踩下足控开关,按需要保持流速或提高流速。注射所需剂量后,针头保持原位几秒,待液体压力消失后取出针头。

麻醉法和失活法各有优缺点,在治疗上应根据具体情况采用不同的方法。但从治疗的速度及病理组织学的角度来看,麻醉下拔髓的创面愈合较快,又无失活剂溢漏的并发症。失活法的优点是方法简单,牙髓干燥,出血极少,对于麻醉困难的病例,适合采用失活法。

(左志彬)

第五节　牙髓病和根尖周病的应急治疗

急性牙髓炎和急性根尖周炎的主要症状是疼痛,有时疼痛是非常剧烈而难以忍受的。因此,需要首先解除病人的痛苦。应急治疗的目的就是解除炎症引起的疼痛,但它只能起暂时止痛作用,决不能替代其后的其他治疗。

一、牙髓炎的应急治疗

1.原理　牙髓炎发作时,由于炎症渗出、水肿,髓腔压力增大,引起剧烈疼痛,应急处理就是要迅速减轻髓腔压力、缓解症状,阻止炎症向纵深发展。

2.方法

(1)开髓引流:在局部麻醉下从龋洞距髓角最近的部位,用挖匙或牙钻使牙髓显露,髓腔内炎症渗出物就会立即得到引流而使压力减轻,疼痛也就立刻减轻,这是牙髓炎时止痛的最有效的方法。在无设备条件下,也可用粗针、锥子等锐利器械刺穿髓腔,但动作要轻,最好在局部麻醉下进行,以免增加病人疼痛。开髓后,应在洞内放入有止痛药物的小棉球,以防食物嵌入小洞引起剧痛。

(2)药物止痛:若病人拒绝开髓或条件受限时,可在龋洞中置浸透丁香油酚、樟脑酚、牙痛水的小棉球止痛。对逆行性牙髓炎,可将棉线浸以止痛剂,置入牙周袋接近根尖区。同时,也可配合口服止痛片。

(3)针刺止痛:常以患牙侧合谷穴为主,再根据不同的患牙,配合其他穴位。上前牙配四白、迎香、人中;上后牙配下关、颊车;下前牙配承浆、大迎、颊车;下后牙配下关、颊车、地仓。

二、根尖周炎的应急治疗

1.开放髓腔　开放髓腔是控制急性根尖周炎、急性根尖周脓肿的首要措施。打开髓腔,使根尖周渗出物通过根尖孔引流入根管,经根管向龋洞引流,达到减压、缓解症状的目的。对创伤性根尖周炎,如系活髓,可暂不开髓,经调整咬合、消炎、止痛,可以使病变痊愈。

开髓时,为了减轻振动和压力,以免增加病人痛苦,可用左手指固定患牙,操作动作要轻、快,揭去髓顶后,要拔除根管内的残髓,使根管引流通畅。如牙髓已坏死、液化、分解,可用过氧化氢溶液和生理盐水交替冲洗,将根管内腐败物质冲洗干净,充分引流。开放后,可在根管口放一小棉球,以免食物嵌入。同时要降低咬合使患牙休息。

2.脓肿切开　当急性根尖脓肿发展到骨膜下脓肿和黏膜下脓肿时,脓液已从根尖周组织沿骨髓腔发展到骨膜下甚至黏膜下层,开放髓腔已不能使脓液从根管引流,这时必须切开排脓,使脓液从切口引流,才能有效地控制炎症。

切开黏膜下脓肿比较容易,因为脓腔在黏膜下,往往在患牙根尖部有局限而明显的肿胀,只需切开黏膜表层脓肿即破溃,有时只要表面麻醉,甚至不用麻醉。骨膜下脓肿时,则应仔细检查,扪及脓肿所在,有深部波动感时,才能考虑切开。过早切开,可引起剧痛,且出血较多;过晚切开,则贻误病情。切开时,应在局部麻醉下进行,切口必须深达骨膜下脓腔,方向应与较大血管神经走向一致。脓液过多时,应放置引流条,1~2天后取出。

3.全身治疗　急性根尖脓肿阶段，多有明显的全身症状，如体温升高、颌面部肿胀、淋巴结肿大等。除开髓、切开引流外，还应配合全身治疗。

（张明华）

第六节　根管治疗术

根管治疗和去髓术都是根管手术，不少人统称为根管治疗术。其实，两者的治疗对象、治疗目的和处理方法都各有不同，临床病理也完全两样，但因其两者在操作方法上基本一致，所以，为了方便起见，将去髓术包括在根管治疗内一并讨论。

根管治疗的目的是彻底清除感染的牙髓以及感染的牙本质壁和毒性分解产物，同时进行根管扩大、清理、冲洗和消毒，以容纳充填材料。充填材料将封闭整个根管系统，隔绝与牙周膜以及与口腔的交通。所以根管治疗包括三个基本步骤——根管预备、根管消毒和根管充填。

一、根管的解剖

熟练掌握牙齿根管解剖系统基础知识是保证根管治疗术取得良好效果的前提条件。为了完成根管清理、根管消毒和根管充填，必须充分地掌握牙根的形态和根管的解剖，尤其是要了解根管形态上的变异。

（一）髓腔形态

1.概述　髓腔分为两部分：髓室通常是指位于牙冠内的部分；根管是指位于牙根内的部分。根管末端开口处，称为根尖孔，此孔为牙髓神经、血管、淋巴管的通道。

因为牙齿的颊舌径大于近远中径，所以髓腔的形态也是这样，呈卵圆形横截面。根管的直径向根尖孔方向逐渐减小，最狭窄处在离根尖孔 1.0～1.5mm 处，这一点称之为根尖狭窄区，恰好位于根管内牙本质和根管内牙骨质交界处。

2.根尖孔的位置和形态　根尖孔为根管内血管、神经、淋巴与牙周的通道，一般多在根管的末端，但有的在根尖的唇、舌、近中、远中侧，与牙体长轴成一定角度。

在进行根管预备时，根尖区预备的界限是根据根尖狭窄区的位置而定的，在根管预备和根管充填时，只要不超出这一区域就不会损伤根尖周组织。

大量研究表明，根尖孔的位置极少是在解剖学的根尖处。根尖孔和根尖最末端一般相距 0.20～2.00mm。根尖狭窄区一般离根尖孔 0.5～1mm。理论上来说，它是根管治疗的自然终止点。要保证根管治疗的远期疗效，在治疗过程中，必须保证根尖狭窄区的完整。

在临床操作中，可能存在根尖狭窄区缺失，这种情况可能是发育未完成的牙齿根尖狭窄区尚未形成，或是因长期存在的根尖周损害而吸收造成。另外，根尖狭窄区可能因医源性的因素而被破坏（如工作长度确定得不准）或是被术者有目的的扩大（如促进根尖脓肿从根管途径排脓）。

与髓腔的增龄变化一样，根尖区也有着同样的增龄变化。根尖区由于继发性牙骨质的形成，使根尖孔、根尖狭窄区与根尖端的距离增大。

根尖狭窄区既是根尖区牙本质和牙骨质的交接处，又是牙髓组织和根尖周组织的移行部，因而，又有人称之为生理学根尖孔，以区别解剖学上的根尖孔。临床上说的根尖孔一般都是指解剖学的根尖孔。

根尖孔的横截面一般分六型：圆形、椭圆形、半月形、砂钟形、锯齿形和不规则形。

(二)根管的应用解剖

了解了髓腔解剖后,医生在进行牙体、牙髓和根尖周病的治疗时,必须牢牢记住髓腔的解剖形态,防止并发症的发生。

1.上颌前牙应用解剖

(1)上颌前牙的髓腔在牙颈部最大,开髓时从舌面窝入手,向牙颈方向钻入。

(2)上颌前牙根管粗大,很少弯曲,根管治疗时操作便利,效果极好。

2.上颌前磨牙应用解剖

(1)确定根管数目时,可采用斜行方向投照,应用颊侧物体投影规则协助诊断。

(2)双根管者其根管分支较低,做根管治疗时,应注意寻觅根管口。特别是髓角发育较好的第一前磨牙,切不可将两髓角的穿髓孔误认为两根管口。

3.上颌磨牙应用解剖

(1)近中颊根根管窄小弯曲,且常有双根管。做根管治疗时,应准确探寻根管口,并应考虑到可能发生的变异。

(2)近中颊根多向远中弯曲,操作比较困难,远中颊根多向近中弯曲,两根形状同牛角样。

4.下颌前牙应用解剖

(1)下颌前牙的双根管多分布在唇舌向,在正面的 X 线片上,很难辨出双根管,因此,可以改变投照方向加以辨别。在根管治疗时,必须想到根管的数目,检查根管的数目。

(2)下颌切牙牙根细小,近远中径小,根管壁薄,根管治疗时,应防止侧穿根管的近中、远中壁。

5.下颌前磨牙应用解剖

(1)下颌第 1 前磨牙牙冠向舌侧倾斜度大,颊尖位于牙冠中分,颊髓角突入颊尖,根管长轴通向颊尖,故开髓时,窝洞入口应在𬌗面偏向颊尖处,才能保证与各根管形成近直线的通路。

(2)下颌第 1 前磨牙的根管,其尖端部分细小,根管治疗时,器械不易达到,必须坚持从小号器械到大号器械的原则进行根管预备。

6.下颌磨牙应用解剖

(1)髓室顶和髓室底相距很近,开髓时要防止磨伤或磨穿髓室底。

(2)根管形态变化较大,根管治疗时,要仔细确定根管形态和根管数目。

二、牙髓组织的去除

根管治疗就是要清除根管内的感染源,将根管内的污染减少到最低程度。在去除牙冠部的龋坏组织以及隔离和消毒后,即可开始去除根管内的牙髓组织。这一过程分为开髓、根管口扩大和拔髓三步。

(一)开髓

根管治疗前,必须设计和制备好窝洞入口,其设计要求是:

1.完全揭去髓顶,防止髓角和髓室内残留坏死组织和碎屑,以免牙冠变色。

2.入口能和根管连成近直线的通路,以保证器械无障碍地进出根管,便于去除根管内容物,最后充填根管。

3.尽量少切削牙体组织,防止形成薄壁。对于多根牙,要保证开髓后,根管口正好位于窝洞边缘,使根管器械沿洞壁直接滑入根管内。

要完成合理的洞型入口设计和正确的开髓,必须全面地掌握各类牙的髓腔解剖特点和应用解剖。开髓之前,要先观察患牙的 X 线片,了解髓腔的形态、牙根的弯曲度以及和邻牙相比的倾斜角度。

(二)根管口扩大

开髓后,应立即冲洗髓室,在扩大根管口之前,必须先探查出根管口准确的位置。

1.探查根管口　临床上,有时不易找到根管口。常见的原因有:

(1)根管口形态变异。

(2)窝洞入口制备不当或髓室顶未全去除等使根管口不能充分显露;或髓室内的污染物未去净,视野不清晰,难以发现根管口。

(3)髓室底和髓室壁磨削变形,从而破坏了根管口与髓室壁线角及髓室底沟凹的相互延续的关系。

(4)根管口位置的变异:查寻根管口时,最好先用质硬而尖锐的探针沿髓室壁线角及髓底的自然沟凹滑动并稍加压力,以便探入根管口内。然后在探针进入或滞留的地方换用小号扩大针,按不同的根管方向探插根管口。如仍找不到根管口,可在髓底涂上碘酊,使其渗入根管内,然后再用乙醇棉球擦干,着色较深的地方很可能就是根管口。

寻找根管口除了要非常熟悉根管的解剖和可能的变异外,还要非常耐心和细心。切记,在未能确定根管口的准确位置前,决不能进行盲目的扩大操作。

2.根管口扩大　根管口由于钙化而狭窄、变异或出现弯曲的情况,应该给予纠正,将其扩大成较粗大的较圆滑的漏斗状形态,以利于频繁的根管器械进出,以及其后的根管充填。

(三)拔髓

根管口扩大后,要再次清洗消毒,防止将感染物带入根管深部。

1.活髓牙　对于单根管牙,用拔髓针就可以取出髓室内的牙髓和根管内的根髓。

对于多根牙,应先用锐利挖匙去除髓室内牙髓组织,然后再用拔髓针摘除各个根髓。但对细小的或弯曲的根管,也只能用 H 型锉或 K 型锉来去除根髓组织。

2.死髓牙　要成功地去除死髓牙中的坏死牙髓组织则稍微困难一些。最好的方法仍是用拔髓针和根管锉,参照活髓牙的去髓方法,从根管的冠部开始,分段去除坏死牙髓组织,每次将器械多插入根管内 3～4mm,旋转 1 周,然后拉出。对于坏死分解的牙髓,拔出时常呈碎块或粉状,有时甚至拔不出有形物质。这时则可在根管内滴入 2% 氯胺(亦称氯亚明)或 5.25% 次氯酸钠液,放拔髓针于根管内,轻轻振荡,使根管内腐败物质被溶解,然后再用 3% 过氧化氢溶液冲洗。过氧化氢与根管内物质作用,放出氧气,形成泡沫后将根管内腐败物质冲出根管。

拔髓以后,不管是活髓,还是死髓,都必须用次氯酸钠液和过氧化氢溶液进行根管内的反复冲洗。这不仅使潮湿的根管有助于锉的运动,而且还冲洗掉了残留的血液和牙髓残屑,可防止不必要的牙冠变色。

三、根管工作长度的测定

准确地测量根管工作长度对于完美的根管治疗是至关重要的,没有准确的根管工作长度,就不会有合格的根管治疗。确定准确的根管工作长度不仅为根管预备所必须,对完善的根管充填也是必不可少的条件。

(一)根管工作长度(亦称根管操作长度)

是指从冠方开始,根管预备和根管充填所应该达到的长度。理论上讲,这一长度的终点应在根管的根尖狭窄区,而不是解剖学上的根尖或根尖孔。根管工作长度的起点是在牙体上选择的参照点,一般都采用前牙的切缘和后牙的牙尖或边缘嵴。根管工作长度既不同于牙齿长度,也不同于根管长度。

（二）根管工作长度的测定方法

在根管治疗前,术者必须掌握各个牙齿的平均长度,这样能大概估计出根管工作长度。

1.指感法　根据无变形的根尖X线片和估计出的大概根管工作长度,选择合适型号的扩大针或锉,要注意其粗细易通入根管又不易超出根尖孔。细小弯曲的根管,可选用 08# 或 10# 的;磨牙的粗大根管和大多数单根管牙,可选用 15#、20#、25# 的。在放置扩大针或锉时,不要忘了在杆上配好定位器。将测量器械慢慢插入,当抵达根尖狭窄区时,手指会有轻微的阻力感,这时器械尖端至定位器的距离即为所测的根管工作长度。

指感法简便快捷,不需投照X线片,但对于医生的要求非常高,一般适用于经验丰富的医生,而且又缺乏X线投照条件时。对弯曲根管、钙化根管或根尖孔未形成的年轻恒牙,不宜采用。

2.X线片法　是常用而又较为准确的方法。

比例计算法:在根管内插入测长器械,摄X线片,测量X线片上的牙齿长度和测长器械的长度,按测量器械的实际长度,计算出牙齿实际长度。在进行根管工作长度测量时,必须考虑到根尖狭窄区和解剖根尖的不一致性。

3.仪器测定法　电子根管长度测定仪是确定根管工作长度的另一种方法,临床上有较高的准确性。尽管它还不能完全取代插针拍X线片测定法,但确实是根管治疗医生的好帮手。对一些确定根尖位置困难和拍标准根尖X线片困难的后牙,尤其适用。对一些根尖孔距X线上根尖较远的牙来说,应用这种仪器可有效地防止根管测长器械穿出根尖狭窄区。从临床角度看,用仪器测量根管工作长度要比用X线片法快得多。受益最大的当然是孕妇,因为她们避免了X射线的伤害。

四、根管预备

根管预备包括清理、扩大和冲洗,扩大的过程主要是根管内的机械操作过程。由于扩大根管在根管预备中占主要的和重要的地位,因此有人将根管预备称为根管扩大,与之相应的术语有根管的器械预备、清理、清洁和成形等。实际上根管预备是不能用。扩大这个词概括的,因为根管直径的增加并不能说明管腔成形,也不能说明根管内残余组织已经清除。根管的清理、扩大和冲洗只能用"根管预备"来统之。

（一）根管预备的方法

1.根管预备的原则

(1)不破坏术前原根管的形态,预备应限制在根管工作长度内。

(2)根管要预备成圆锥形,最狭窄部应在根尖狭窄区。

(3)根管的冠 1/2 要有足够的宽度,以利于整个根管系统细菌和组织碎屑的去除以及根管的冲洗,同时有足够的空间进行牙胶和糊剂的根管充填。

最后,不要忘了根管和牙根的空间解剖关系,预备好的根管应和牙根的锥度、形态、走向相一致,不应有台阶、侧穿的发生。

2.根管预备的方法　根管的清理、扩大和冲洗是根管预备的三个内容,而不是顺序,在根管预备中,这三个内容是同时或交替进行的。虽然在概念上根管预备不等同于根管扩大,但实际上根管预备是通过机械法(根管扩大)和化学法(根管冲洗)来实现的。

(1)机械法:是利用扩大针、根管锉等工具扩大根管的方法。扩大根管的重要性在于减少细菌的数量,清除细菌赖以生存的碎屑和残髓,增加管腔直径,便于冲洗、消毒和充填。

1)根管扩大的标准

①以主尖锉为标准:将根管扩大前能进入根管,并能达到工作长度的最大号根管锉定为初尖锉。比初尖锉大 3 号,但能同样到达工作长度的根管锉定为主尖锉。根管扩大的标准就是要扩大到主尖锉。

②以根管器械为标准:不少学者都提出,根管扩大的最小直径应是 25# 器械。Gerstein(1983)指出,只要有可能,牙根发育完全的磨牙,根尖处都应扩大到 30# ～50#。

③以牙本质刮屑为标准:不少学者认为,行根管扩大时,当扩大针或根管锉上见到清洁、白色的牙本质刮屑时,可作为根管已扩大到位的标准。另一些学者则认为,在见到这样的碎屑后,还应再扩大 2～3 号。

2)扩大根管的方法:扩大根管要根据 X 线片所了解的根管情况,插入根管扩大器械,顺时针方向向根尖捻进,一般捻转不超过半周,再贴紧管壁一侧向外提拉,同时也带出感染物质。根管扩大既可以用扩大针,也可用根管锉。扩大针旋转切削能力强,深入穿透力强,形成的根管壁圆滑,适用于穿透根管,切削侧壁,但在弯曲根管中易形成台阶或侧穿。根管锉的提拉切削力强,不易折断,用于弯曲根管不易侧穿,适用于椭圆或凹凸不平、形态不规则的根管。一般来说,两者是交替使用的,充分发挥两者的效能。直粗根管多先用扩大针,弯曲根管多先用锉,然后则交替使用。

扩锉根管的器械应遵循由细到粗、由小号到大号顺序进行的原则,切不可跳号,更不能开始就选用较大号器械强行开扩,以免形成台阶、侧穿或器械折断。后牙开始可选用 10# 器械,上前牙开始可选用 20# 器械,当器械在根管内可自由转动而无阻力后,即可换用大一号的器械。每次更换器械,都应用次氯酸钠和过氧化氢溶液进行根管冲洗。扩锉根管的器械应达到根尖狭窄区,不可超出而使根尖孔人为扩大。

(2)化学法:是利用次氯酸钠、EDTA 等化学溶液来溶解根管的软硬组织、以扩大根管的方法。实际上,化学法是根管冲洗的一个内容,化学法就是通过根管冲洗来实现的,化学法是机械法的补充。在机械预备时,用上一些化学药物,除冲溢出根管内的碎屑外,还能润滑器械、增加切割效率。根管预备都是在冲洗液的频频冲洗下进行的,化学预备法的药液和根管冲洗液是相同的。

(3)根管冲洗:根管内的有机物碎片和切削掉的无机物碎末,都是感染源,应用冲洗液将它们清洗干净。根管冲洗是根管治疗过程中要反复进行的操作,除根管扩大外,化学预备、根管治疗开始前、开髓拔髓、根管预备后,以及根管消毒和根管充填前,都要进行根管冲洗。

1)根管冲洗液应具有的性能:①溶解有机碎屑。②能冲溢出无机碎屑。③润滑根管器械。④具有杀菌作用。⑤相对无毒。⑥价格便宜。

2)常用根管冲洗液

①次氯酸钠:是最接近于理想性能的冲洗液,对组织有很好的溶解性,同时具有杀菌、漂白和润滑作用,价格也相对便宜。次氯酸钠常与 3%过氧化氢溶液交替使用,两者合用可释放新生态氧和氯,产生大量泡沫,增强清洗效果。

②乙二胺四乙酸(EDTA):乙二胺四乙酸是一种螯合剂,与钙结合形成螯合钙,可使根管内壁的硬组织软化脱钙,玷污层去除,因此有利于细小根管的开扩和根管壁的清洁。EDTA 为无机溶剂,对有机质无作用,故与次氯酸钠合用效果更好。

③其他:蒸馏水、生理盐水都可用于根管冲洗,但因不具有杀菌和溶解有机组织的性能,所以并不是理想的冲洗液。当然,这些刺激性小的药液还是可以作为过氧化氢溶液、次氯酸钠、EDTA 冲洗后的最终冲洗剂。

不管选用哪种根管冲洗剂,都要保证足够的冲洗量,并在根管系统内进行。因此清洗液应轻轻导入根管,任何压力都可能造成根尖周组织的损伤,导致疼痛和肿胀。

切记,最后一次的冲洗液必须是生理盐水或蒸馏水。

(二)根管预备的术式

1.常规法　本法最简单,是沿袭多年的古老方法,适用于根管直通、有明显根尖狭窄区的圆根管。这样的牙在根管工作长度确定后,依次用扩大针和/或根管锉进行预备,器械从小到大,每号都必须达到同一工作长度,在整个预备过程中,不要忘了不断地进行根管冲洗。这种方法又称之为简单扩大法或单纯扩大法。

每一种器械,特别是大号的柔韧性差的,都有一种复直性,因此单纯扩大法的主要缺点就是在弯曲根管易形成台阶。这种弯曲在X线片中,有的能看出,有的则看不出。

为了解决上述问题,应尽量使用高柔韧性的根管器械,这对细小的器械是可行的,但是大号的器械,柔韧性必定要差一些,易造成弯曲根管内侧壁过多的预备,以及根尖部位根管中轴移位。这样预备的根管最狭窄部位不在根尖狭窄部,而是在根尖的弯曲部位,称之为"根管肘"。这种"时钟"样的根管,要想完美充填是非常困难的。因而,对于弯曲根管,可以采用后退台阶法。

2.后退台阶法　又称逐步后退法,特点是在根管的根尖部分形成台阶,以利于垂直向充填和侧向充填的加压,使根管得到严密的充填。此法的扩大、清理效果好,很少引起根尖周组织损伤,操作步骤如下:

(1)确立根尖终点,进行根尖部根管预备:按前述的方法确定根管工作长度后,选择适当型号的根管初尖锉,慢慢导入根管直至整个工作长度,沿根管壁顺时针方向依次提拉扩锉。当感到小号锉在整个根管内非常松弛时,再更换大一号锉,直至根管根尖部分预备完毕。根管内要不断冲洗,以利于提高锉的效能。

为防止根管阻塞,在换用大一号器械前应再用小一号器械插入根管,并配合根管冲洗以清除碎屑。更换器械的顺序是:$10^\#\rightarrow15^\#\rightarrow10^\#\rightarrow20^\#\rightarrow15^\#\rightarrow25^\#\rightarrow20^\#$……

(2)逐步后退:根管预备的这一阶段,就是要扩大根管空间,并和根尖部预备好的根管"接轨"。每次换用比前一个器械大一号的器械,并且每次的工作长度要比前一次缩短1mm,这样就在根管内形成了台阶。应当要强调的是,这里所指的台阶与根管内的并发症之一的台阶是两个完全不同的概念,后者妨碍了根管的进一步扩大。

(3)完成根管预备:根管的中1/3和冠1/3,可以用锉,也可以用G-钻进行根管预备。根管较直的部位可用2号或3号G-钻预备,这种方法对于直根管是效率极高的,但要严防侧穿、器械折断和过分预备。

后退台阶法产生的台阶是很小的,但也必须在最后阶段用锉去除台阶,光滑管壁。预备好的根管应呈圆锥状,最狭窄处在根尖部位,最大直径在窝洞开口。

3.冠-根向预备法　根管器械预备时,会将根管内的残留牙髓组织、微生物、牙本质碎屑、冲洗液等挤出根尖孔。另外,根管内的细菌有一个明显的趋向性,即随着根尖孔的接近,细菌逐渐减少,在某些感染牙髓的病例中,在根尖部甚至没有细菌的存在。然而在根管器械预备中,穿过冠部下玷污层和中部牙髓的器械,就可能将感染物质带入根尖区。

Hession指出:①根管的器械预备有助于根管内容物挤出根尖孔。②这种情况最易发生在根管器械直径与根管内直径相吻合时,因为这时的根管和器械会产生一种"唧筒样"作用。③根管预备前先行敞开根管,可提供一个冠向通道,有效地减少"唧筒样"作用。

冠-根向预备是用Gates-Glidden钻和大号根管器械形成冠向的根管通道,以利根管内容物和牙本质碎屑的排出,在进行根管器械预备时,执行的是从大到小和无根尖压力的原则。这不仅减少了根管内容物的挤出,而且由于根管中1/3和冠1/3的开放,使得弯曲根管的弯曲度减小,有利器械操作。下面以上中切牙为例,具体描述冠-根向无压力预备法。

(1)冠部开髓:是指从牙冠表面到根管口这段距离的预备,包括开髓、根管口扩大和拔髓等。

(2)根管开通预备:是指从根管口到根管中1/3与尖1/3交界处的大部分根管预备,包括根管内容物的去除。

在不向根尖施加压力的情况下,向根管内插入 35# 锉,直至遇有阻力为止。如果锉深≥16mm,根管开通的深度就在 16mm 范围进行。如果所测深度<16mm,就应与术前 X 线片比较,确定根管是否存在弯曲、狭窄和钙化。如果所遇阻力是因为根管弯曲,那么根管开通的深度就以所测的深度为准。如果所遇阻力是因为根管狭窄,那么就应扩大到 35#,锉能没有阻力地深入到 16mm 处,然后记下根管开通长度(RAL)。

根管开通按照预先测定的 RAL,先用 2 号,再用 3 号 Gates-Glidden 钻,在根管中完成。

(3)假设工作长度的预备:根据术前 X 线片,将离 X 线片上的根尖 3mm 处定为假设工作长度(PWL)的终点。根管内插入 30# 根管锉,遇到阻力后,在不向根尖方向施压的情况下,顺时针方向旋转两周。取出 30# 根管器械,放入 25# 根管器械,遇到阻力后,不施压旋转两周。不断更换小一号的器械,直至根管器械到达假设的工作长度(PWL)。

(4)实际工作长度的预备:假定工作长度预备完毕后,留下使用的最后一根根管器械,插针拍 X 线片,以确定实际工作长度(TWL)。如果所插入的根管器械尖端与根尖的距离超过 3mm,应更换小一号的根管器械,行无根向压力开扩。这一方法要不断更换小一号的器械进行,直至达到实际工作长度。这就是从 30# 根管器械开始的首轮系列器械预备。

第二轮系列器械预备要从 35# 根管器械开始,比第一轮开始的器械型号要大一号。插入 35# 器械,旋转两周,取出,更换小一号器械预备,直至到达实际工作长度。

第三轮系列器械预备从 40# 开始,接下来还可从 45#、50# 开始,直至获得满意的根尖部分预备。从临床实践看,到达实际工作长度的最终根管器械型号应是首轮器械的 2 倍,或至少达到 25#。

该方法预备根管,不需将器械预弯;避免了根尖向压力和扭力;也避免了在根管同一深度重复放置和旋转同一型号器械。在同一根管深度重复放置和旋转同一型号根管器械,是弯曲根管形成台阶的主要原因。

4.平衡力法　是 1979 年 Roane 提出的,同时还创立平衡力学说,设计出 flex-R 型锉,因此该方法又称 Roane 法。

该方法是以反时针方向旋转器械来扩大根管,Roane 提出,顺时针旋转器械会把碎屑压向根尖孔,反时针旋转器械则可使碎屑向牙冠方向溢出。操作时先以顺时针方向旋转动作伴轻度根尖向压力使器械伸入根管,当器械遇阻力后,则反时针方向旋转器械,以发挥更大的切割效率。顺时针进入,反时针切割,相互交替,直至达到整个工作长度的根管预备。

flex-R 型锉的尖端无锋利的切嵴;尖与螺旋的连接处较光滑、圆钝,使用这种器械将使平衡力法更加安全、高效。flex-R 型锉能更好地定位于根管,对主根管的解剖方向改变很小,预备的根管尖部也更为圆钝。

(三)超声预备

早在 1957 年,Richman 首次将倒钩髓针接在超声手机头上,并在超声手机上安置了冲水装置,开创了超声根管治疗术。其后,超声波在根管治疗术中的作用越来越受到人们的重视。超声波技术不仅在根管预备上有很好的效果,而且在根管治疗的其他几个方面也有着良好的治疗作用。它不仅提高了根管治疗的质量,而且还使原先的治疗方法变得简便、省力。

在新型的超声波洁牙机上,都配有一个根管治疗的专用超声机头,可换置各种型号的超声扩大锉,并配有冲洗装置,成为多功能超声波机。

当超声波被引入到液体中后,沿着一定的方向进行震荡,在震荡过程中产生真空效应,使附着在根管壁上的细菌、残屑易于脱落,也同时将侧支根管中的一些污染物质吸入主根管。如果扩锉用金刚砂锉,则因金刚砂锉颗粒有极佳的传导超声的性能,因而比手用根管锉切割效率高。

在超声根管预备时,同时伴有次氯酸钠液的持续冲洗,超声锉搅动冲洗液引起主要的超声液体效应即空穴作用,其内聚力形成震荡真空效应,使侧支根管内的残屑脱落并吸入冲洗液的主流而被冲走。同时,超声的摆动力量使次氯酸钠液加温,增加了杀菌力,并不断在锉尖流动而将所余下的残屑冲走。洁化根管的能力主要是由于超声波高频震荡在液体介质中产生的成腔效应、热效应、声流效应和搅动效应。

超声波除了用于根管的清理外,还可用来取出根管内异物、桩钉,输入根管糊剂,充填根管以及进行根尖呈喇叭口状死髓牙的根管预备。

(四)声波器械

声波振动器械直接接高速涡轮机,有 Endo MM(Micro Mega)1500 和 Endo MM(Micro Mega)3000 两种,分普通接口和快速接口,普通接口可以接 BOR(Borden)两孔或 MID(Midwest)四孔,快速接口则可以接 BOR(Borden)两孔、三孔或 MID(Midwest)四孔。工作频率为 1500Hz,使用的是特殊设计的根管锉:Heli-锉,Rispi-锉和 Shaper 锉。Shaper 锉适用根尖 1/3 的根管预备,Rispi-锉更适用冠 2/3 的根管预备。锉的安装非常方便,只要松一下机头上半部,露出安装孔,插入特殊设计的根管锉即可使用。

机头上带有控制根管工作长度的保险装置,可准确深入所测量的长度。当锉在进行旋转和上下运动时,根管被切削扩大。机头上还带有冲洗装置,工作时有冲洗液始终直接冲在根管锉上。

机头上还有调节环,可调节合适的频率,一般调节的频率是 1500 赫兹(Hz)。方法是:从静止位置开始,反时针旋转调节环,直到肉眼看出锉尖是在 0.5mm 范围内摆动为止。

声波器械预备改善了工作环境,使工作舒适,减轻了术者疲劳。同时还使从根尖挤出的碎屑减少,减轻了术后疼痛和肿胀。

(五)镍钛机用器械

20 世纪 90 年代发展起来的镍钛机用器械根管预备系统,由马达和各型镍钛根管锉构成。研究显示其成形和清理效果优于不锈钢手用器械,术后肿痛少,缩短操作时间,减轻术者疲劳。

僵硬的不锈钢锉不能随着根管的弯曲而弯曲,过分的侧方压力易将根管拉直或使得根管变形,但高弹力的镍钛锉却能顺应根管形态,即使在弯曲根管,也体现了很好的可预见性及安全性。许多研究表明,与不锈钢锉比较,镍钛机用预备系统更加快捷,根管中轴不易偏移,更加丰满匀称,更好地保持了根管原先的解剖形态。

目前常用的系统有 ProFile、ProTaper、HERO642、Quantec、K₃ 和 LightSpeed 等。

在根管预备时,机用器械不是万能的,更不是手用器械的替代物。大量研究表明,机用器械仅能起到省时、省力作用,影响工作效率的最主要因素是根管本身的解剖形态。

五、根管消毒

根管消毒是根管治疗的一个重要步骤。经过机械法和化学法处理过的根管,其侧壁牙本质深层、侧支根管和根尖周围等处仍有一些坏死物质或微生物的存在。为进一步消灭或减少微生物,促进根尖周组织愈合,应进行彻底的根管消毒。

(一)根管消毒的目的

根管消毒必须建立在完善的根管预备基础上才能有效。根管内的微生物必须通过机械清理、化学清洗才能去除,单纯依靠根管消毒来去除根管内全部微生物的想法是错误的。根管消毒只能用于经机械和化学方法处理过的根管,对侧壁牙本质深层、侧支根管和根尖分歧处残存的病原刺激物进行药物消毒。

在复杂的根管治疗中,根管消毒除有助于杀灭微生物外,还具有减轻疼痛、减少根尖渗出、促进愈合和硬组织形成、控制炎症性根吸收等作用。

1.杀灭微生物　机械预备和化学冲洗虽然减少了根管系统内的细菌,但不能杀灭细菌。医生希望在根管预备时,用一种杀菌力很强的冲洗液。在根管预备时,虽然也用了冲洗液,但冲洗的时间是短暂的,没有足够的时间保证冲洗液杀灭感染牙本质小管内的细菌。在根管内放置抗菌药物数天或数周,就可以从时间上保证药物弥散入牙本质小管来杀灭细菌。

2.缓解疼痛　根尖周疼痛是由根尖周的急性炎症所引起的,炎症可能是原发的、急性的细菌性的感染,但更多见的是慢性炎症的急性发作。慢性根尖周炎就像一个没有引爆的"炸弹",一旦根管内的细菌和机体的防御平衡被打破,"炸弹"就会爆炸,炎症发作伴有剧烈疼痛、局部肿胀,甚至发展成蜂窝织炎。

做好根管消毒,能有效地减少急性根尖周炎的发生以及慢性根尖周炎的急性发作,从而减少或减轻疼痛。目前,几乎所有的抗生素和肾上腺糖皮质激素合用都有较好的止痛效果。

3.减少根尖周渗出　根管充填以前,根尖周不能有渗出存在。这是因为:①根尖周有渗出,就提示根尖周组织有持续性的、活动性的炎症反应存在。②潮湿的环境也影响了根管充填的封闭性。

4.促进愈合和硬组织形成　$Ca(OH)_2$ 是活髓牙治疗中应用最广的材料,现在也用于死髓牙,特别适用于牙根没有发育完全的牙、大型根尖周病的保守治疗、根折和根吸收的病例。$Ca(OH)_2$ 在根管治疗中的主要作用是杀菌作用和促进硬组织钙化作用。

$Ca(OH)_2$ 可以是粉剂,也可以是糊剂。如果是粉剂,使用前要用适当的液体调和,如局部麻醉药、生理盐水、蒸馏水。糊剂则是预先制好的,特别适用于根管用药,有利于促进硬组织钙化。

5.控制炎症性吸收　炎症性根吸收,大都发生在脱位牙和再植牙,其原因不明。

控制炎症性根吸收破坏过程的进展,首先要避免细菌对无活力牙髓组织的侵袭。要及早进行去髓、根管清理、根管内消毒、封药等,所用的药物仍以 $Ca(OH)_2$ 制剂为好。

综上所述,根管消毒除杀灭细菌外,还具有止痛、减少渗出、诱导钙化、控制炎症性根吸收的作用,因而又有人称根管消毒为根管用药。

(二)根管消毒药物

过去使用的根管药物大都是水剂,现在用的都是糊剂。糊剂的优点是能在一定的时间内,不断释放药物的有效成分渗入到牙本质和根尖周组织中,同时糊剂本身也充满了根管空间。

1.根管消毒药物应具备的条件　根管消毒药物应具备以下条件:①杀菌作用强、具有广谱抗菌效果,疗效可靠、迅速,不易产生耐药性。②对根尖周生活组织无刺激性。③渗透性要强,在牙本质小管和侧支根管中,消毒剂的作用应达到深部才能有助于消除感染。④消毒效能的时间要长,至少应维持 24 小时,而且越长越好。⑤遇血液或渗出物时不降低疗效。⑥不会使牙齿变色。⑦无抗原性或半抗原性,不出现免疫反应。⑧性能稳定,贮存方便,价格便宜。

2.常用根管消毒药物

(1)氢氧化钙:具有强碱性,pH 值 9～12,可抑制细菌生长,促进硬组织形成,减少根尖周渗出和控制炎症性吸收等功效,可用于根管消毒和根管暂时性充填。

常用的剂型有:①pulpdent:氢氧化钙加水样甲基纤维素。②calxyl:氢氧化钙与 ringer 液混合。③calvital:氢氧化钙与碘仿等制成糊剂。④dycal:氢氧化钙、氧化锌、碘胺乙基甲苯与二氧化钛等调成糊剂。⑤calcimol:氢氧化钙加催化剂。⑥氢氧化钙加蒸馏水调和。

(2)樟脑酚(camphor phenol 简称 CP):是将樟脑加入酚中制成,与单用酚比较,刺激性小,消毒力强,但不如甲醛甲酚液。适用于牙髓镇痛和根管消毒。

处方:甲酚 30％,樟脑 60％,乙醇 10％。

（3）碘仿：又名三碘甲烷，呈淡黄色粉末或结晶，具有特殊气味。当遇到炎性组织液、渗出液或血液时，能缓慢释放游离碘，通过碘化和氧化作用，使细菌代谢酶受到抑制，从而起到消毒、防腐、杀菌作用。同时碘仿还有吸收创面渗出物、保持创面干燥的作用，特别适用于渗出多的根管。另外，碘仿与砷剂可以结合成稳定的碘化物而解毒，可用于封砷过程中所致的化学性根尖周炎的治疗。

（4）抗生素类：虽然对根尖周组织无刺激性，但作用时间太短，而且还有一些过敏反应和毒副作用，因而受到一定限制。目前多采用合剂形式，如 Ledemix 糊剂，主要成分是去甲金霉素和氟羟泼尼松龙，对根管内大部分细菌都有效。

（5）甲醛甲酚液(formocresol，简称 FC)：是目前世界上应用最广泛的根管消毒药物。三甲酚有镇痛、杀菌、除臭作用，可与腐败脂肪产物皂化；甲醛具有凝固蛋白质的作用，渗透性强，作用缓慢。甲醛与甲酚合用比两者单独使用具有更强的杀菌、消毒、去腐、除臭的作用，同时也兼有渗透性强、持续时间长的特点，缺点是对根尖周组织具有一定的刺激性。适用于根管感染，特别是根管坏疽，但用药量不可过大。有人不主张在根管内置甲醛甲酚棉捻消毒根管，而主张在髓室内置甲醛甲酚棉球消毒，依靠药物的蒸气渗透根管。

处方：甲醛液(福尔马林)10.0ml，三甲酚(三煤酚)10.0ml，无水乙醇 5.0ml。

3.根管消毒的操作方法　在根管扩大、根管冲洗和根管干燥后，即可进行根管消毒。

（1）糊剂类消毒剂的操作方法

1)导入糊剂：将螺旋充填器装于低速手机上，蘸满糊剂后，开动低速手机，当顺时针方向转动时，即可迅速将糊剂推入并填满根管。螺旋充填器进入根管的深度应短于该牙根管工作长度 3mm，在根管内垂直抽动 2～3 次，压入糊剂。最后将螺旋充填器慢慢抽出，但手机不能停止转动直至充填器完全抽出，方可停止转动，以免充填器折断。

对弯曲根管，不适于采用螺旋充填器，可用扩大针上蘸有糊剂，然后插入根管，反时针方向来回旋转，并上下推进。

有的糊剂已被装在特殊设计的注射器内，只要选择型号适合的针头，即可将药物直接注入根管，简便快捷。

2)清洁髓室：糊剂导入根管后，要仔细地用湿棉球擦净髓室内的药物。一是为暂封材料留下足够的空间，二是防止牙冠部染色。

3)覆盖根管口：根管口要用干棉球覆盖，以防止在封入和拆除暂封材料时，杂物落入根管，同时也节省了暂封材料的用量。

4)封闭髓腔：常用的封闭材料有氧化锌丁香油黏固粉和牙胶，这两种封闭材料都为暂时性封闭材料，便于操作，易于拆卸。

（2）液体类消毒剂的操作方法：一般将棉捻或纸尖蘸少量消毒液浸湿后放入根管，要注意不可过饱和，以免对根尖周组织造成刺激。根管口置于棉球，洞口用暂封材料按上述方法暂封。

（3）封药时间：封药的时间应根据药物性能而定，酚类封 2～3 天.抗生素只能封 1 天，甲醛甲酚封 1 周，碘仿封 1～2 周，氢氧化钙可以封数月。

（三）电解药物疗法

电解药物疗法是利用电解作用，将一些有杀菌和消毒作用的药物离子带进根管系统，而达到消毒的效果，故又称离子电渗疗法。一般说来，某一消毒剂杀菌作用，电解疗法要比常规根管用药强 3 倍左右。但由于电解药物疗法需要专用设备，操作相对复杂，以及根管治疗的理论、术式、方法、器械和药物的进步，电解药物疗法并未能普及。

1.电解药物疗法的原理　电解质一经电解即产生离子,带正电的为阳离子,带负电的为阴离子。离子在电解质内是不断运动的,而且有一定的方向。阳离子趋向阴极电极,阴离子趋向阳极电极。通电停止,电解质即不再分解,已经分解但尚未与电极结合的离子,逐渐又相互结合成电解质分子。

根管的电解药物疗法就是根据这一原理加以改进而成。电解药物疗法是在根管内注入一种药物作为电解质,并在其内放一电极(通常放入阴极),另一电极(阳极)则包以薄纱布握于病人手中。通电后药物即分解,利用药物的离子有强力杀菌作用,对根管内以及根管深部的细微结构进行消毒。

2.电解药物疗法的特点　应用直流电进行药物电解有以下特点:①由直流电带入体内的药物离子不会失去它们的药理性能。②由于弥散、渗透、电渗透,特别是电离子透入定律的作用,药物就能更有效地进入根管深部进行消毒。③药物能在透入的局部形成大量的药物离子堆,并能长时间保持作用而不被机体吸收。④直流电导入的药物,在体内保存时间长、排泄慢,有持续治疗作用。⑤局部和深层组织产生极化,加强了药物本身的功效。⑥发挥了直流电本身的治疗作用,如阳极有改善血运和局部营养作用,阴极有提高细胞兴奋性和渗透性作用等。

3.电解药物的方法　根管内插入阴极,病人手中握湿纱布包裹的阳极。接通电流后,可见根管内有气泡溢出,缓慢加大电流至病人感觉疼痛为止,记录病人能忍受的电流强度,根据 Zierler 创立的公式,计算出治疗所需时间。

电解药物时间(分钟)＝30/忍受的电流强度(mA)

如病人的忍受电流强度为 3mA,则电解药物时间为 10 分钟。通电 10 分钟后,取出电极,即可暂封。

六、根管充填

用根管充填剂或成形充填材料进行根管充填是根管治疗的最后一个重要步骤。其目的是严密封闭主根管及侧支根管,消灭死腔,预防细菌的再感染。

根管治疗的最终目标就是要实现根管系统的三维完全充填,各种技术和材料的应用都是为了达到这个目标。

(一)根管充填的材料

要达到根管充填的目的,完成一个完好密合的根管充填,根管充填材料是非常重要的。

1.根管充填材料的性能要求　理想的根管充填材料性能要求为:①对根尖周组织无刺激性,并能促进根尖周组织病变的愈合和根尖孔的封闭。②性能稳定,体积不收缩,不溶解。③X线阻射。④操作简便,能以简单技术即可填满根管,必要时也能很容易从根管内取出。⑤能长期保存在根管内,不被吸收。⑥不使牙冠变色。⑦消毒作用持久。⑧不受根尖周渗出液的影响。⑨无抗原性,不引起免疫反应。

2.根管充填材料　临床上应用较多的根管充填材料可分为两大类:一类是固体型成形根管充填材料;另一类是糊剂型可塑性根管充填材料。前者是利用充填材料的物理性质,致密地充填根管,阻断外来的刺激物质,促进根尖周组织自然愈合。后者则常和前者合用,既可弥补固体材料与根管间的微小间隙,又可利用其自身的化学性能,促进根尖周组织愈合。

(1)固体型根管充填材料

1)牙胶尖:牙胶尖充填根管具有以下优点:①在根管内性质稳定,对组织有亲和力。②具有压缩性,通过缩聚加压,可以和根管壁紧密结合。③X线阻射。④温度变化不引起体积改变。⑤不使牙齿染色。⑥必要时,容易取出。

缺点是:硬度不够,不能用于细弯根管;对根管壁无黏结性,因而需用黏固粉、封闭剂等封闭根管内的间隙。

厂家生产的牙胶尖有标准型和普通型两类,标准型牙胶尖的直径、锥度与 ISO 标准型的根管扩大器械的型号相同。根充时,应选用与根管预备所用的最大根管器械型号相同规格的标准牙胶尖作为主尖。普通型牙胶尖分为粗、中、细三型,使用不太方便,可用作辅尖。

2)银尖:亦称银针,类似的金属材料还有钴尖、钛尖等。银尖适用于根管过分狭小弯曲,而且应用牙胶尖困难的病例,特别适用于上颌磨牙的近中颊侧根管和下颌磨牙的近中根管。

银尖的优点是:①比牙胶尖易导入根管,不致折断扭曲,尤其适用于弯曲细小的根管。②不收缩、不吸收水分。③具有抑菌作用。④对根尖周组织无刺激性。⑤X 线阻射。⑥不使牙冠变色。⑦易于进行椅旁消毒。

其缺点是:①银针充填根管后,留在髓室内的末端部分不易去除。②充填后的银尖不像牙胶那样容易取出,甚至根本不能取出。③拟做桩冠的牙根不适合用银针充填。

(2)糊剂型根管充填材料:在根管治疗中,不管是根管预备前还是根管预备后,大多数根管形态都是不规则的。很难有固体或半固体根管充填材料完全适合根管形态,达到完全密合的程度。要做到完满的根管充填,必须加用糊剂型可塑性根管充填材料,以填补于固体、半固体充填材料之间,以及和根管壁之间的空隙。

1)氧化锌丁香油黏固粉:是口腔科最常用的药物之一,由粉剂(氧化锌)+液剂(丁香油酚)组成的双组分制剂。适用于安抚、垫底、盖髓、暂封等,其黏固性、封闭性及化学性能也适用于根管充填,除乳牙外,一般不单独充填根管。

2)氢氧化钙糊剂:氢氧化钙用于盖髓术或切髓术,可诱发牙髓组织形成不规则的骨样钙化组织,最终成为牙本质。根据这一原理,用氢氧化钙作为根充剂,就是试图刺激根尖孔处硬组织的形成。

氢氧化钙在根管内有杀菌作用,对根尖周的损害有促进骨质再生作用,长期用它做根管内封药,可见根尖区有钙化屏障形成,用它作暂时性根管充填材料,大的根尖病变可发生迅速的骨质修复。对严重的根尖病损,尽管经过彻底清创和消毒,但仍会有持续性的渗出,而氢氧化钙则具有很强的干燥根管作用。

外伤性损伤的牙齿,由于牙髓坏死,可能会发生根管外吸收,用氢氧化钙充填根管可阻止外吸收,重建牙周膜及硬骨板。对根横折的病例,在根尖断片部分,经常保存的是活髓,用氢氧化钙临时充填冠部的断面,断面上就可能形成钙化屏障,使折愈合。对慢性根尖周炎症引起的根尖外吸收、根管根尖部分的内吸收或根尖切除失败又需再治疗的病例,由于根尖的正常解剖被破坏,用一般的根管充填方法,很难获得根尖封闭,而用氢氧化钙临时充填根管就有可能重建或封闭根尖。

氢氧化钙是一种可吸收性材料,作为根管内封药和暂时性根管充填材料,用于组织恢复过程中是合理的。当愈合发生后,应改用永久性充填材料充填根管。

3)碘仿糊剂:是常用的根管充填材料,具有防腐、杀菌、减少渗出等作用。碘仿糊剂适用于脓液多、渗出物多的根管,以及根尖未发育完成的年轻恒牙根管、乳牙根管。由于碘仿与砷剂可以结合成碘化物而具有解毒作用,所以可用于砷剂所致的化学性根尖周炎的治疗。

4)牙胶糊剂:是用有机溶剂将牙胶溶解而制成。因溶剂是挥发性的,一旦溶剂挥发,根管充填材料的体积就会发生收缩,因此这类糊剂不能单独使用,主要是和牙胶尖合用。

①氯仿牙胶:是将牙胶碎块溶于氯仿中制成,它是作为牙胶尖的黏结封闭剂,硬固后将与充填的牙胶尖构成一整体的圆锥形牙胶,严密封住整个根管。

②桉油牙胶:是将牙胶碎块用上述同样的方法溶于桉油醇中制成,根据译音,又称为优卡牙胶。

5)玻璃离子(GIC)根管糊剂:由极细的钙铝氟硅酸玻璃粉与聚丙烯酸溶液混合而成的高分子聚合物,

有很好的组织相容性、黏结性和封闭性,但取出困难。研究显示,当其作为一种逆充填材料时,渗漏最小。根尖封闭性显著优于其他根充糊剂。

6)环氧树脂类根充糊剂:AH-26 和 AH-plus 为代表的属于环氧树脂为基质的一类。这类材料表现了良好的密封性和体积稳定性。另外,hydron、diaket 等属聚羟基乙烯甲基丙烯酸类根充糊剂。

(二)根管充填的方法

根管充填的方法从根管充填的目的来看主要有两种:①机械地、严密地填塞根管,阻断根管和根尖周组织以及根管壁的牙本质小管间的交通,防止异物从外面再侵入根管内,也防止根管内可能残留的微生物通向根尖周组织,这就是所谓的机械的根管充填法或固体型根管充填法。②用有药理作用的、能促进根尖周组织愈合的材料作为根充剂,以保护根尖周组织并促进硬组织(牙本质、牙骨质、骨组织)的再生,促使牙齿本身自行封闭根尖孔的所谓生物性根管充填法或糊剂型根管充填法。由于双方的优缺点可以互补,目前多是二法合一。

1.牙胶尖法

(1)单尖法:即根管内只用一根牙胶尖充填的方法,牙胶尖与根管壁之间的间隙则用糊剂充填,多适用于粗细适中、形状较圆的根管。这种方法适用于标准器械预备的根管,这样预备的根管和所选用的牙胶尖才可能吻合,封闭效果才能好。

单尖充填法适合于用常规法预备的根管,但实际上,根管预备后的拦截面,除了根尖 2～3mm 的根管外,其余部分很少是圆形的,因此,单尖法封闭最好的区域是根尖 2～3mm 的根管,其余部位可能未完全充填。

(2)多尖法:当根管横截面为卵圆形或长圆形时,若只用单根横截面为圆形的牙胶尖来充填,就不能使根管密封,故必须配用几根辅助牙胶尖来进行充填,这就是所谓多尖法。目前,该方法已逐步被侧方加压法替代。

(3)侧方加压法:实质上是多尖法的发展,它能够实施接合性较好的根管充填,适用于根管口部与尖部大小相差悬殊或横截面为长圆形、卵圆形的根管充填。该法是首先用合适的单尖充填根管,使根尖处 2～3mm 的根管完全填满,然后用根管充填器械将先填的牙胶向侧方挤压,留出间隙,再充入合适的牙胶,如此反复,直至整个根管充填完毕。

侧压充填的缺点是牙胶在根管中不能形成均质的充填体,它的最终充填体是由大量紧密挤压在一起的牙胶尖和糊剂形成。

(4)垂直加压法:由于根管系统的复杂性、不规则性,传统的不加热牙胶侧压充填技术不能对根管系统进行严密封闭。热牙胶充填技术可充填根管不规则区,达到良好的根尖封闭,实现根管系统的三维充填。

本法是将牙胶尖加热软化作垂直向(根尖向)加压根管充填的方法,由于施行的是严密适合的根管充填,可使牙胶和糊剂充填到根管侧支或根尖分支。该方法适用于弯曲粗大的根管,根管的大小要能适合根管充压器的插入,根管必须制备成根管口处粗大,根尖孔处狭窄。具体方法如下:

1)同其他充填方法一样,选择好合适的主牙胶尖,将牙胶尖的尖端截去 2～3mm,作为垂直加压法所用的主牙胶尖。

2)选择合适的根管充压器,保证能顺利伸入到根管的根尖 1/3 处。

3)根管内导入少量糊剂,主牙胶尖的尖端醮少许根管糊剂,插入根管预定部位,将多余的牙胶尖齐根管口截去。

4)用加热的根充扩大器插入根管内牙胶 3～4mm,使牙胶部分软化,再用冷的根管充压器向根尖方向垂直填压,如此反复数次。这时受到充填的牙胶仅是根管冠部的牙胶,该段牙胶尖受到了严密的侧方和垂直向充填。

5)用加热的器械去除根管冠部的牙胶,再用上述同样的方法,加热和充填剩下的牙胶,如此方法,牙胶尖就会被压至根尖孔,与根尖孔完全密合,整个根管壁也被完全压上一层薄薄的牙胶。

6)停止操作,摄 X 线片,如 X 线片证实根尖部充填完好,应用牙胶尖将余下的根管间隙按上述方法充填。这时的根管充填不需用根管糊剂,单独用牙胶完成三维根管充填。

牙胶垂直加压技术能够在根尖部分获得更大的牙胶密度,并能够充填侧支根管和微孔。该法的缺点是操作时间较长,且难以在细小弯曲的根管中实施充填,加热器械也不易控制热量,过热会引起牙周损伤。

(5)热塑牙胶注射法:热塑牙胶充填是将消毒的牙胶装入热牙胶注射器内,加热软化后,注入根管。热牙胶在根管内具有较好的流动性和充盈性,易随根管形态灌注到管腔各个部位形成一个均匀致密的整体,迅速完成充填。

使用时先根据患牙的根管长度和粗细选择合适的注射针管,插入根管内适当深度,一般以针头距根尖孔距离 3~5mm 为宜。牙胶用 75% 乙醇浸泡消毒后,装入热牙胶注射充填器内,加热软化呈流动状,即可向根管内注射。注射时能感到一种后退的力量,此时应边注射边退针,直到根管充填完满。充填一个根管一般只需几秒至十几秒钟。

(6)Thermafil 牙胶充填:本法是 Johnson 创立的,由一套 Thermafil 充填尖组成。每一充填尖与相应的根管锉直径一致,中间为金属轴或塑料轴,外包 alpha 相牙胶。其方法是将成品的 Thermafil 充填尖充入根管。

操作方法:①根管预备后,选择与预备时所用的最大根管锉相同型号的根管充填尖。②在 Therma Prep 炉中将充填尖加热。③将封闭剂置入根管,再将加热的充填尖插入根管至工作长度。④自根管口的上方 1~2mm 处用倒锥钻切断充填尖的柄端部分,完成根管充填。

Abarca(2001)的研究表明,对于曲度为 20°~40° 的弯曲根管,Thermafil 方法才是替代牙胶侧方加压的满意方法。

2.金属尖法 金属尖大多采用银尖、钛尖,多用单尖充填,适用于细小弯曲的根管。按照根管预备时所用的最大根管器械型号,选择相应的金属尖。金属尖置酒精灯上消毒,根管内置入糊剂,插入金属尖完成根管充填。露出根管口外的多余部分,可先用磷酸锌黏固粉垫底后,再用倒锥钻割断。

3.糊剂法 选择根管糊剂时,首先要考虑糊剂的性质、药理作用及对牙髓、根尖周组织的影响。糊剂应具有各自的特殊作用,如氢氧化钙的促进硬组织形成作用、碘仿的解毒作用等,同时还要具有促进组织愈合的作用以及满意的远期疗效等。

充填时,可先将糊剂置入根管口,或直接用器械将糊剂送入根管。用光滑髓针或扩孔钻从根管口向根尖方向紧贴根管壁旋转推进,在接近根尖时,再将器械紧贴根管壁直线抽出,如此反复数次。初填时可见糊剂随螺旋运动进入根管,逐渐糊剂不再进入,此时糊剂已基本填满。另一种方法是使用专用的螺旋充填器,该方法既快又很容易充填根管。

(三)根管充填的时机

1.牙髓摘除术的充填时机 对牙髓摘除术,应在拔髓后立即实行根管充填,但技术要求较高;对把握不大者,可在封药后第二次就诊时,实行根管充填,以免病人不适。

2.感染根管的充填时机 感染根管的充填应在病原物已去除,感染已被控制,病变开始恢复的情况下进行,具体的指征是:①牙体的腐败组织已经完全去除,经过彻底的根管预备,根管消毒,暂封物完整。②病人无自觉症状。③根尖部牙龈无红肿,无叩痛,无压痛,④根管内无渗出,封入的棉捻干燥、无臭味。

3.关于根管治疗一次法 所谓根管治疗一次法是指:①从开髓、根管预备和根管充填一次完成。②为了减轻病人疼痛曾作开髓引流,在复诊时一次完成根管预备和根管充填。③因过去根管治疗失败,现一次完成根管的重治疗。

一次性根管治疗术把根管预备、根管消毒、根管充填三大步骤一次来完成,这大大缩短了疗程,减少了病人的就诊次数和时间。

首先,进行一次性根管治疗术的病例选择是非常重要的。临床观察慢性窦道型根尖周炎,进行一次性根管治疗疗效较好,有窦型由于脓液以及炎性分泌物可以从窦道口排出,不易转化为急性炎症;患者的年龄对病例的选择也有关系,年轻人组织修复能力强,髓腔大,有利于操作,并不易发生术后反应。全身情况差的,对根管治疗的反应较差,预后不良。

在一次性根管治疗完成后,临床上常嘱病人口服螺旋霉素和甲硝唑片3天,以防术后不良反应。

七、根管治疗的并发症

根管治疗术是一种非常精细的手术,操作中要使用许多细小的器械、各种药物及材料,要求术者全神贯注,来不得半点马虎。在操作中,由于术者的主观原因和其他的客观原因,可能会发生一些意外的事,造成一些不良的后果,有时甚至是很严重的后果,给病人带来一定的损失。因此,术者在治疗时必须高度警惕,严格遵守医疗常规,防患于未然。一旦发生术中意外,必须迅速、冷静、正确、及时地处理,将损害减少到最低程度。

(一)根管器械折断

根管治疗术中,由于种种原因,扩孔钻、根管锉、拔髓针等根管器械可能折断在根管中,造成医源性的根管堵塞。

1.器械折断的原因

(1)术者工作中粗心大意,动作粗暴。

(2)使用了已生锈、有裂痕和失去弹性的器械。

(3)在细小弯曲的根管,未能按操作常规进行根管预备,强力开扩,旋转过度。

(4)倒钩髓针伸入根管过深,甚至穿出根尖孔,由于倒刺的作用,强力抽出,可能造成倒钩髓针的折断。

2.折断器械的去除　不管是采用哪种方法,都必须先摄X线片,以确定折断器械在根管内的位置。

(1)折断器械的断端露在根管口外,可用镊子、蚊式血管钳或特制的根管钳挟持,然后慢慢旋转晃动后取出。

(2)折断的器械断在根管内,比较松动者,如Peeso钻、Gates-Glidden钻的断段,用探针可以拨动,但因体位和重力的关系,不能拨出。也可用根充扩大器沿折断器械边缘缝隙插入,利用楔力,将折断器械挤压脱出。对折断在根管内的扩大针、根管锉、髓针等,可试用拔髓针、H型锉,缠少量棉花,试将折断器械带出。

(3)Masserann器械法:1971年,法国人Masserann发明了专用于取根管内折断器械的一套装置——Masser-annkit。使用时,先用Peeso钻预备通道,直到根管内折断器械的残段为止。接着使用管形钻,这种钻类似空心管,但尖端有刃。旋转时,利用折断器械作导向装置,在折断器械周围形成环形沟,使折断器械部分游离。最后,将挟持器的尖端伸入根管内,将折断器械的游离部位紧紧挟住,将其取出。

Masserann器械法具有安全、可靠的优点,但整套器械在结构上、数量上和操作上都过于复杂,并且只适用于较直的根管。

(4)超声波法首先用一根小号的K型锉(10#~15#),在牙本质与折断器械之间形成一个穿通点,最好要达到折断器械的一半,至少也要有 $1\sim1.5$mm 深度。然后改用 $15^\#\sim25^\#$ 超声锉,将超声机开到最大输出功率,使锉在折断器械的一侧作小幅度的上下运动,使折断器械周围的牙本质碎屑松解,并随冲洗液移去,使折断器械游离,最终随冲洗液流出。

用超声波法配合手术显微镜取根管内折断器械是一个省力、有效、安全的方法。

(5)充填法:对于折断器械在根管中部,又不妨碍其他根管器械进入者,可常规进行根尖 1/3 的根管充填,根管的中 1/3 和冠 1/3 可用热塑牙胶充填。对于折断在根尖部的器械,或虽折断在根管中部,但其他根管器械无法通过者,可行根管液体(酚醛树脂)充填术。

(6)逆向去除法:用手术方法切除根尖使其成为斜面,术者能明视根管内的部分折断器械,用小号车针磨除折断器械周围的牙本质,用蚊式血管钳等小器械上推折断器械使其松动后将其取出。

(7)根尖切除术:是将折断在根尖部根管内的器械,连同相应的牙根一并切除后用银汞合金封闭根尖。

(二)根管旁穿和台阶形成

正常情况下,髓腔是通过根管系统与牙周组织交通的。由于各种原因,髓腔通过其他通道与牙周组织发生了交通,就称之为根管旁穿。医源性的根管旁穿既可以发生在使用车针、扩大针、根管锉操作不当或不正确时,也可发生在制作桩冠时。如果根管器械虽偏离了根管方向,但未产生侧穿,则可在根管壁上形成台阶。

1.分类和原因

(1)髓室旁穿:是从髓室至牙周组织的交通,较为少见。常发生于下颌切牙、下颌前磨牙和下颌磨牙。

(2)髓室底穿孔:髓室底穿孔是指髓室穿通髓底,或与牙周组织的联通,常见于增龄变化的髓室狭窄,或术者误将根管口当成髓角而盲目开髓等。

(3)侧壁穿孔:是指根管侧壁穿孔,是髓腔穿通根管侧壁与牙周组织的交通。常见于弯曲、狭窄、钙化的根管或其他变异。术中操作不当,越号强行开扩也可能形成侧壁穿孔或台阶。

2.穿孔的处理　　穿孔处理的三大原则是及时、无菌和严密。即穿孔的部位要尽早修复,穿孔部位要防止感染,穿孔的修复要严密。

(1)髓室旁穿:发现髓室旁穿后,应重新寻找主根管,完成根管充填。然后对穿孔部位进行清理、冲洗、止血,最后充填封闭。

(2)髓室底穿孔:髓室底的穿孔在根充前要立即封闭,用生理盐水冲洗、止血、吸干后,即用氧化锌丁香油黏固粉封闭,小的穿孔也可直接用银汞合金充填,也可直接用 MTA 充填。

对于较大的陈旧性髓室底穿孔,在保守治疗无效时可采用牙半切除术、截根术、牙半分离术,严重者应拔除患牙。

(3)侧壁穿孔

1)根管冠 1/3 的穿孔:调整开扩方向,重新找到主根管,以分段法充填主根管,再按封闭髓室底的方法封闭穿孔。也可常规充填主根管,再去除根管冠 1/3 的牙胶,然后再封闭穿孔。

2)根管中 1/3 的穿孔:如穿孔的部位在颊侧或近中、远中,可以用外科手术的方法修补。方法是翻开黏膜骨膜瓣、凿去部分骨质,找到穿孔的根面。舌腭侧穿孔因操作不便,常需拔除。

3)根管尖 1/3 的侧穿:假如侧穿发生在根管的近根尖处,可在充填根管时采用热牙胶充填法,加压将充填材料压入根管和穿孔部。也可将穿孔处作为一个副根管看待,对穿孔像根管一样清理、修整和充填。有时因根尖部弯曲,穿孔部位又在根管冠 1/3 长轴的连线上,要想回到根尖区的主根管并且充填之,几乎是不可能的,这时可将穿孔部位当主根管充填,原根尖区主根管可看成是根管欠填,如小于 2mm,可观察一段时期后处理,如大于 2mm,应行根尖切除术。

（三）误吸和误咽

误吸和误咽是指在行根管治疗术时,器械落入呼吸道或消化道。这是根管治疗术中的严重事故,会给病人和术者都带来痛苦和不安,应尽力避免。

1.原因　术者手术时注意力不集中,缺乏高度的警惕性;根管器械柄没有擦拭干净,沾上有一定润滑作用的根管冲洗剂或口水。

病人体位不当,尤其是电动卧式手术椅的普及,增加了误吸、误咽的机会;病人不合作或突然的呛咳、恶心等。

2.处理　一般来说,器械从手中滑脱后,多半先落入口腔中,如在口腔前部,应立即取出。如落在近咽部,则易产生吞咽反射而将器械吞入。此时术者应保持镇静,切勿慌张,应立即将右拳放入病人口中,使病人不能闭口,不能产生吞咽反射。同时,用左手托住病人头部,使头部前倾,让器械滑到口腔前部,然后取出。

如果术者过度紧张,未采取上述紧急措施,近咽部的器械一般都咽入消化道。此时,应立即进行胸腹部X线检查,了解位置和可能发生的情况,收病人住院密切观察。嘱病人少运动,多吃含纤维多的食物,如韭菜、芹菜等,观察病人的大便,不断进行X线观察,多数器械都能随粪便排出,极少数病人需开腹手术才能取出。要注意的是,切不能让病人服泻药,以免增加肠蠕动,而将器械刺入消化道内壁。

若在根管治疗术中,病人头部过仰,器械直接落入咽部,则有可能吸入呼吸道。在根管治疗术中,如器械滑落口腔后消失,病人伴剧烈呛咳,则表明器械已落入呼吸道。立即请耳鼻喉科会诊,尽早用气管镜取出。若器械已到很深的部位,气管镜不能取出者,必须做开胸手术才能取出。

（四）疼痛与肿胀

从开髓至根管充填结束这一整个根管治疗过程中,由于机械的、化学的、生物的各种不良刺激都可能诱发炎症反应,出现局部的肿胀、疼痛等并发症。

1.原因

（1）机械性刺激:根管预备时,扩大针、根管锉超出根尖孔,造成过分预备;根管工作长度测量时,测量器械超出根尖孔。超出的器械除本身对根尖周组织是一种机械刺激外,还可能将细菌、毒素、分解产物带入根尖周组织。

根管充填时,由于操作失误,使根管充填材料超出根尖孔引起疼痛和肿胀。

（2）化学性刺激:根管冲洗剂、根管消毒剂、根管充填剂、失活剂对根尖厨组织有一定的刺激作用,如含多聚甲醛的糊剂有一定细胞毒性,超出范围后会引起严重的根尖周组织反应和临床症状。

（3）生物性刺激:过分的器械预备或加压冲洗,将细菌、毒素等带入根尖周组织,会引起严重的根尖周组织反应。

2.处理和预防　根管预备时,要严格掌握好根管的工作长度,切不可将根管器械穿出根尖孔。根管充填也应遵照所测工作长度,准确充填。

掌握和控制根管用药,根管冲洗后的最后冲洗必须使用生理盐水或蒸馏水。对根尖孔未形成的年轻恒牙,应使用刺激性小的药物。

对用砷剂失活的牙髓,必须向病人说明情况,要求按时复诊。

处理感染根管时,应严格遵守无菌操作的原则,对根尖周炎症反复发作的病例更需注意。根管治疗的每个步骤,都要做到无菌处理,如在根管充填前,发生感染性根尖周炎,应立即开放引流,降低咬合,给予抗菌药物,待急性炎症消退后,再做根管充填。如发生在根管充填后的根尖周炎,一般不必再拆除充填物开放引流,可降低咬合,给予抗生素;如已形成脓肿的,可切开排脓。

（五）皮下气肿

根管冲洗时，冲洗针头插入根管过紧，堵塞住根管使冲洗液不能回流，或冲洗时压力过大，都可使过氧化氢溶液溢出根尖孔，形成气肿。根管干燥时，使用压缩空气吹干根管也可形成皮下气肿。

发生皮下气肿时，病人的颜面部、颈部出现突发性的肿胀，无痛，不红，有捻发音。一旦在根管冲洗时发生皮下气肿，应立即停止过氧化氢的冲洗，改用生理盐水冲洗掉根管内的过氧化氢溶液，并将根管开放。如是因使用压缩空气不当造成的气肿，也必须将根管开放。

对于皮下气肿无特殊处理方法，应向病人解释清楚，保持病人安静，同时服用抗生素预防感染。一般说来，气肿在 10 日内会自行消退。

（六）牙体折裂

根管治疗术后，牙体硬组织失去了来自牙髓的营养和修复功能，牙体组织相对薄弱、容易折裂。如果折断只发生在冠部，可以修整洞形，重作充填修复。全冠修复可以增强充填后患牙的抗折裂强度，提倡根管治疗后用全冠修复。

八、手术显微镜在根管治疗中的应用

显微镜早在 20 世纪二三十年代就应用于医学领域，到了 20 世纪 50 年代应用于眼科和耳鼻喉科临床，在 20 世纪 70 年代，显微外科首先在口腔颌面外科修复手术方面获得应用，80 年代初外科显微镜首次应用于口腔内科，用于观察龋洞的去矿化，咬合面的形态学变化（裂缝），牙龈和口腔内黏膜的变化（癌前变化和新生期）及充填缺陷和边缘密合性检查。此后，应用手术显微镜进行牙髓病治疗成为一个新的研究领域。1992 年费城大学牙髓学部创建了世界上第一个手术显微镜培训中心。1998 年美国牙医协会（ADS）规定，所有经此协会认可的牙髓病研究生课程，都必须教授手术显微镜在牙髓病非手术和手术治疗中的应用。我国自上世纪 90 年代末开展显微根管治疗的基础和临床应用研究，至今已有很多口腔院校和专科医院购置了显微根管治疗设备，但真正掌握和开展显微根管治疗技术的医师还较少，整体水平与美国等发达国家相比存在较大差距。

显微治疗与传统治疗方法最大的不同点在于：显微镜可以将牙齿患部放大，并提供充足的光源进入根管，使临床医生能看清根管内部结构，确认手术位置，不再凭感觉和经验来做治疗，从而提高牙髓病和根尖周病治疗的质量，减少创伤。

（一）手术显微镜简介

1.手术显微镜的基本结构和功能　手术显微镜由支架系统、光学系统和附件三大部分组成：

（1）支架系统：包括底座、连接臂、关节（锁）和附加功能结构等，其主要作用是为光学系统和附件提供支持结构。

（2）光学系统

1）目镜：常用 10～12.5 倍放大的双目镜，有直镜筒、固定 45°和可进行 180°倾斜角变化三种类型。目镜相当于高级放大镜，它将物镜所成的初级像进行二级放大和处理，形成适合人眼观看的图像。选择目镜应更多的考虑其与眼睛的协调性，以免增加视觉疲劳和造成医生体位性疲劳。一般来说有三个方面可以考虑：①广角高眼点目镜视觉比较舒适。②视度可调节的目镜能给佩戴眼镜的术者提供便利。③倾斜角度或活动角度大的目镜比较适合牙科术区大角度变化的特点。

2）透镜：通过数个透镜组成的光路主体，可以获得不同的放大倍数。

3）物镜：牙科常用的为 200mm 或 250mm 焦距的物镜，物镜的功能是将目标物初级放大及消除"像差"

（指成像缺陷，表现为成像模糊、变形、色彩还原差等）。

　　4）光线灯源：为卤素灯或氙灯。后者的功率大，光照度强。

　　（3）附件

　　1）图像采集系统：摄像机或照相机可以通过分光器与显微镜相连接，视频信号可以显示在监视器上或者通过采集卡进入电脑，用于资料保存。

　　2）助手镜：为助手提供的目镜，解决了助手的视野问题，有利于助手有效配合操作。

　　2.显微根管器械　　显微根管治疗或显微根尖手术需要有一些特殊的器械。常用的显微器械包括：前面口镜，显微口镜，根管口探针，显微根管锉，显微吸引器，显微冲洗器，MTA 输送器，显微充填器等。

　　3.手术显微镜的使用特点

　　（1）根管放大系统：根据显微镜型号的不同和光路主体中透镜的多少，大多数牙科显微镜的放大倍数为 2～32 倍，3～6 级变焦。一般而言，放大倍率为 2～8 倍时，所见视野较广，可用于术区定位；8～16 倍是最适于根管治疗操作的倍率；大于 20 倍以上的放大倍率，用于观察牙及根管内较细微的部分。

　　（2）照明系统：手术显微镜上配有调节光亮度的旋钮，当放大倍数越大，视野越暗，可适当增加光的亮度。进行显微根管治疗时，所有的牙位均需要采用前面口镜，间接观察髓腔根管系统。

　　（3）图像采集和资料保存系统：摄像机或照相机可以通过分光器与显微镜相连接，视频信号可以显示在监视器上或者通过采集卡进入电脑，用于资料保存。视频信号的质量与照明效果、放大效果及摄像机的采样质量有关，如使用氙灯照明时组织的颜色更加饱和。

　　（二）手术显微镜在根管治疗中的应用

　　1.常规根管治疗　　手术显微镜不单纯对疑难根管治疗有明显帮助，在常规根管治疗中也有优势。能够观察到根管细微结构、根管的预备和清洁程度以及充填情况。

　　2.辨别解剖结构，避免遗漏根管　　手术显微镜可以用来辨别根管口的位置、数目，以及检查根管处理后的状态。例如，上磨牙 MB2 根管，在髓室底肉眼很难观察到明确的开口，但在手术显微镜下常可见到近颊根管口有一腭侧走向的深色沟槽，提示 MB2 的存在。研究报告表明，手术显微镜能够帮助发现和治疗90％以上的 MB2。

　　遗漏根管是导致根管治疗失败常见原因之一。X 线根尖片是判断遗漏根管的主要手段，对于 X 线片怀疑有遗漏根管的病例，手术显微镜是进一步寻找遗漏根管的有效手段。

　　另外，"C"形根因形态复杂，变异多，容易造成根管遗漏及根管充填不完善。显微镜下"C"形根管形态显示清晰，便于对根管峡部和近中舌根根管进行充分预备。在镜下垂直加压法根充时，也便于形成严密的三维充填。

　　3.根管再治疗　　我国现阶段因干髓术、牙髓塑化治疗等治疗失败的病例较多，这些病例均需进行完善的根管治疗，以保存患牙。另外，临床上还存在一些复杂根管系统中根管治疗失败的病例。应用手术显微镜，可以有效清除根管充填物，修整台阶，处理根管歧坡，对这些病例进行有效的根管再治疗。

　　4.根管折断器械的取出　　根管治疗器械于根管内折断是根管治疗的主要并发症之一，充分暴露折断器械，在可视下操作是取出折断器械的必要条件。在手术显微镜观察下，利用超声工作尖，可以大大提高根管折断器械的取出率。

　　5.钙化根管的治疗　　有文献报告，应用手术显微镜处理钙化根管的成功率约为 88.1％。对于中上段钙化阻塞的根管，在显微镜下可以通过牙本质和钙化物质颜色的细微不同来加以鉴别，并在镜下去除钙化物质。

　　6.根尖未发育完成牙齿的治疗　　在显微镜下操作，有利于准确地将根尖诱导剂［如 $Ca(OH)_2$ 或

MTA]放置于根尖区。

7.根管侧穿的处理　根管预备或根管桩修复时操作不当会引起根管侧穿、牙根吸收。对于这些病例，应用手术显微镜有助于显示根管壁发生侧穿或吸收的区域，从而便于修复。

（三）手术显微镜在根尖外科中的应用

对于需要根尖外科手术治疗的病例，显微镜有助于显示视野，提高操作准确性。与传统根尖手术相比，显微根尖手术有以下一些优点：开窗小，减少颊侧骨皮质的破坏；容易发现根管之间的峡部；根尖区切除角度小于 10°，根尖倒预备和根尖倒充填操作准确等。

（四）临床诊断方面的应用

牙髓病临床中，怀疑牙根折裂的患者，若根面隐裂细小，肉眼无法看清，通过临床表现、牙周探针和 X 线片等也不易确诊。配合亚甲蓝染色和牙龈收缩线，在显微镜下多数可观察到这些裂纹。手术显微镜还有助于牙髓病科医生判断修复体边缘的密合性和冠部隐裂。

（五）显微根管治疗的禁忌证

显微根管治疗是一项复杂精细的牙髓治疗方法，治疗所需时间较长，需要患者在各方面均能配合。以下几种情况，不适用于此种治疗：

1.牙周条件差而不能用于修复的患牙，例如，劈裂至龈下深部的牙齿。

2.殆关系不良，不能使用，无保留价值的患牙，例如，无对殆牙的智齿。

3.因颞颌关节疾病或其他系统疾病，不能耐受长时间开口的患者。

4.因精神疾患等不能合作的患者。

手术显微镜提高了根管治疗术中操作的可视性，从而增加了治疗的精确性，提高治疗效果，使治疗质量具有可预见性。因此，显微根管治疗必将成为牙髓病治疗中的常规方法。随着科技的快速发展，新型显微镜会为牙髓病治疗提供更多的帮助。例如磁共振显微镜，与 CT 或磁共振相比，它不仅可以看见硬组织，而且能看见软组织——牙髓，并且可以三维成像，可以在不损伤牙齿的前提下，正确判断牙髓组织的炎症程度和病变范围。可以预见，在本世纪的牙髓病学临床研究中，显微镜必将占有越来越重要的地位，并将极大地推动牙髓病学的发展。

（柴红波）

第七章　牙周病

第一节　牙周组织的解剖学应用

通常注射抗生素,病人全身情况较差,可以补充营养以增强身抵抗力。

牙周组织由包绕和支持牙的组织(牙龈、牙周膜、牙骨质和牙槽骨)构成(图7-1)。它可以分成两部分:一部分是牙龈,其主要功能是保护深面的结缔组织;另一部分是牙周的附着装置,由牙周膜、牙骨质和牙槽骨构成。牙骨质和牙槽骨共同联结支持牙周膜纤维,因此也被认为是牙周组织的一部分。

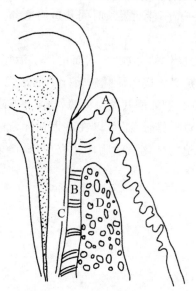

图7-1　牙周组织的构成
A:牙龈;B:牙周膜;C:牙骨质;D:牙槽骨

随着年龄的增长,牙周组织的形态和功能也会相应发生变化。各组成部分相对独立而又相互依赖、不断调整和更新以保证在生理状况下保持平衡。掌握牙周组织的应用解剖和生理不仅有利于理解牙周疾病的发生发展,同时对于正确进行牙周病的诊断和拟订治疗计划也至关重要。

一、牙龈

牙龈是指覆盖在牙槽突表面和牙颈部周围的口腔黏膜上皮及其下方的结缔组织。在解剖学上它可分为游离龈、附着龈和龈乳头(或牙间乳头)三部分。

【临床特征】

1.游离龈　游离龈,又称边缘龈,是牙龈的边缘或非附着部分,是呈领圈状包绕牙齿的末端牙龈(图 7-2)。大约有 50％的情况下,游离龈以一条窄的线性凹陷——游离龈沟和相连的附着龈分界,可能是由于釉牙骨质界处牙周膜纤维深入牙根所致。游离龈沟约有 1mm 宽。

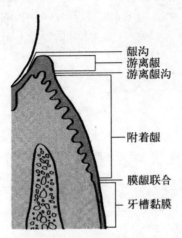

图 7-2　牙龈的解剖结构

游离龈通常宽为 1～2mm,它构成龈沟的软组织内壁,可以通过探针从牙面分离开来。健康的牙龈呈淡粉红色,但也可存在变化。上皮的厚度、角化程度、血管化程度以及色素沉着的状况都可以影响其色泽。色素沉着在黑人和黄种人中较为多见,而在白种人中少见。色素沉着由浅棕色到黑色不等,规则或不规则的沉积于牙龈表面。牙龈边缘通常位于釉牙骨质界的冠方。

龈沟是包绕牙齿周围的"V"字形浅沟,牙面构成其中一壁,另一壁由游离龈的内衬上皮构成。龈沟的临床探诊深度有重要的临床意义。实验条件下的无菌动物或者经过长期、严格菌斑控制下的龈沟,此深度大约是 0.43mm。龈沟的组织学深度,有人报道为 1.8mm,在 0～3mm 之间变动;而另一些研究报道为 1.5mm。临床上采用金属器械——牙周探针来确定龈沟的深度,它的数值可能和龈沟的组织学深度不完全相等。人的健康牙龈探诊深度为 2～3mm。

2.附着龈　附着龈与游离龈相连,组织致密而富有弹性,与下方牙槽骨的骨膜紧密结合。唇颊侧的附着龈与相对松弛、可以活动的牙槽黏膜移行,交界处称为膜龈联合。附着龈在颊侧止于膜龈联合,舌侧至口底黏膜。在腭侧与同样紧密、有弹性的硬腭黏膜相连,无明确界限。

附着龈表面有橘皮样的点状凹陷,称为点彩。在显微镜下,结缔组织乳头凸向上皮表面,结缔组织之间为上皮钉突。数个上皮钉突融合,从而在牙龈表面形成凹陷,即为点彩。

附着龈的宽度是又一个重要的临床参数。它不能和角化牙龈宽度相混淆,因为后者还包括游离龈。

正常附着龈的宽度因人而异、因牙位而异。上颌牙宽于下颌牙,前牙宽于后牙。通常前牙唇侧最宽(上颌 3.5～4.5mm,下颌 3.3～3.9mm),后牙区较窄,第一双尖牙区最窄(上颌 1.9mm,下颌 1.8mm)。

膜龈联合在成年人的一生中相对恒定,儿童的附着龈宽度相对不足,但可以在 6～12 岁时逐渐增宽。成人附着龈宽度的改变是由于其冠方位置的变动造成的。附着龈宽度随着年龄的增长而少量增宽,可能与𬌗面磨耗后牙齿继续萌出有关。

3.牙间乳头　牙间乳头又称龈乳头,呈锥体状或"谷状"凹陷充满于相邻两牙接触区根方的龈外展隙中。在后牙,颊侧和舌(腭)侧龈乳头顶端位置较高,在邻面接触点下相互连接处低平凹下呈山谷状,故称龈谷(图 7-3)。龈谷区上皮菲薄,无角化,而且容易滞留菌斑,常是牙周病病损起始的部位。牙间乳头的外形受多种因素影响,如相邻两牙接触点位置的高低甚至无接触点、龈乳头是否退缩及退缩的程度等。若相邻牙之间有较大间隙,牙龈将紧紧覆盖在牙间骨隔,形成宽而圆滑的外形而缺乏龈乳头的形成。

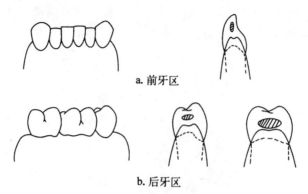

a. 前牙区

b. 后牙区

图 7-3 牙齿外形与接触点、龈谷的关系

【正常牙龈的结构和代谢特征】

在组织结构上,牙龈由上皮及下方的结缔组织构成。

(一)牙龈上皮的结构和代谢特征

按照形态、功能及位置的不同,牙龈上皮可以分为口腔龈上皮、龈沟上皮和结合上皮。

1.口腔龈上皮　口腔龈上皮为复层鳞状上皮,是直接暴露于口腔、从龈缘到膜龈联合的口腔上皮。它覆盖在临床上可直视的游离龈和附着龈表面。口腔龈上皮主要由角化或不全角化细胞构成,分泌物为角蛋白,是细胞张力分子,分子量为 40000~68000,可使上皮层产生机械的伸缩力。牙龈角化程度随着年龄增长和妇女绝经而减少,但与月经周期无明显关系。

和其他复层鳞状上皮一样,牙龈上皮的基本细胞类型是角化或不全角化细胞,在上皮组织内还发现有透明细胞或非角化细胞,包括朗格汉斯细胞、Merkel 细胞和色素细胞(图 7-4)。

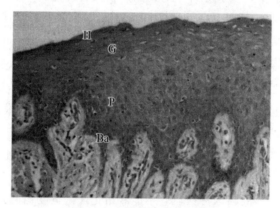

图 7-4 人的角化牙龈上皮

H:角化层;G:粒层;P:棘细胞层;Ba:基底细胞层(HE 染色)

口腔龈上皮的主要功能是保护深层组织,同时通过细胞增殖分化与口腔环境进行互动。通过基底层细胞的有丝分裂使角化细胞不断增殖,通过表面成熟角化细胞的脱落进行组织更新。

2.沟内上皮　沟内上皮即龈沟的衬里上皮,是一层菲薄的非角化复层鳞状上皮,有钉突,从结合上皮的顶端延伸到游离龈的嵴顶。沟内上皮的许多细胞呈现水样变性。

和其他非角化上皮一样,沟内上皮缺乏颗粒层、角化层和 K1、K2、K10~K12 细胞角蛋白,但表达 K4 和 K13,即所谓的食管型细胞角蛋白。也表达 K19,正常情况下不包含 Merkel 细胞。

尽管沟内上皮存在上述形态学和化学特征,但如将其直接暴露于口腔环境或彻底清除龈沟内菌丛,则沟内上皮仍然具有角化的潜能。相反,当口腔龈上皮与牙齿接触后也会失去角化功能。说明龈沟内的局部刺激妨碍了沟内上皮的角化。沟内上皮具有半透膜的作用,有损害作用的细菌产物可通过沟内上皮进入牙龈。同样,牙龈结缔组织的组织液及防御细胞也能通过沟内上皮渗透进入龈沟。

3.结合上皮　位于沟内上皮的根方,呈领圈状附着于牙冠或牙根。它位于牙齿和牙龈结缔组织之间,对维持牙周健康有至关重要的作用。由于直接附着于牙面,它与沟内上皮及牙龈上皮有很多差别。健康状况下,结合上皮菲薄,并可产生特异细胞角蛋白,与深层结缔组织形成平坦界面。结合上皮由非角化复层上皮构成,无角化层,也无钉突。一种观点认为结合上皮是发育不完全的复层鳞状上皮;而另一种观点则认为,与牙龈上皮和沟内上皮下方的结缔组织不同,结合上皮下方的结缔组织可能产生了使上皮附着的信号,而缺乏诱导上皮发育分化为复层角化鳞状上皮的信号。结合上皮在冠方最厚处可含15～30层细胞,但在釉牙骨质界仅有少数几层细胞。

结合上皮基底层细胞是一层扁平细胞,其长轴与牙齿表面平行,细胞间连接相对较少,细胞间隙大。因此上皮细胞间的连接松弛(相对其他牙龈上皮)。细胞间隙内有时混有从结缔组织来源的组织液,通过上皮可以进入龈沟。

结合上皮通过内侧基板和外侧基板分别与牙面和牙龈的结缔组织附着。结合上皮依靠基底板和半桥粒结构与牙釉质或牙骨质相附着,这种有机的附着结构称为上皮性附着。结合上皮产生的基板物质特异地黏附在牙面,一定程度上保护着根方牙周韧带免受外界有毒物质的入侵。结合上皮通过基底层细胞的有丝分裂、冠方迁移和脱落,不断进行组织更新。其更新时间仅为4～6天,每一固定区域内细胞脱落的量为口腔内其他黏膜细胞脱落量的数倍之多。和牙龈上皮及沟内上皮一样,结合上皮也有朗格汉斯细胞。即使临床表现正常的牙龈,结合上皮内也包含从龈沟底进入的中性粒细胞,这些细胞对维持健康牙周组织的完整性是很重要的。结合上皮来源于缩余釉上皮,但牙周手术后,结合上皮可以从牙龈上皮的基底细胞获得再生。

儿童时期结合上皮厚3～4层细胞,随着年龄增长,细胞层数增加至10～20层。这些细胞可分为基底层和基底上层,其厚度向根方逐渐变薄。结合上皮的冠根方向长度为0.25～1.35mm。

4.结合上皮的位置和生物学宽度　结合上皮的位置随患者年龄和牙萌出的不同阶段而变化。当牙初萌时,结合上皮附着于牙冠;牙完全萌出后,结合上皮位于釉牙骨质界;而当牙龈退缩使牙根暴露时,结合上皮位于牙根面。

成人的牙在一生中不断萌出,其萌出方式分为主动萌出和被动萌出。主动萌出是指牙向𬌗方移动;被动萌出则是指由于牙龈的根向移位而导致临床牙冠延长。

当牙主动萌出时,牙骨质沉积于牙根尖和根分叉部使牙根增长,同时牙槽骨也在根尖部和牙槽嵴顶形成。牙𬌗面的磨耗降低了临床牙冠的高度,防止牙冠过长而致使牙的冠、根比例失调,从而避免了对牙周组织产生过大的咬合力;另一方面,牙的主动萌出又补偿了𬌗面的磨耗,保持了牙列的垂直距离。

由于骨的沉积与牙的主动萌出相伴随,所以当牙主动萌出或人工牵引使牙继续萌出时,牙槽嵴顶随之增高;而将牙压入牙槽窝时,牙槽嵴顶随之吸收。这意味着结合上皮附着水平与牙槽嵴的关系不变。结合上皮的根方距牙槽嵴顶的距离保持在1.07mm左右。通常将龈沟底与牙槽嵴顶之间的恒定距离称为生物学宽度(BW),包括结合上皮和牙槽嵴顶冠方的结缔组织,约2mm(图7-5)。随着年龄的增大或在病变情况下,上皮附着向根方迁移,牙槽嵴顶随之下降,沟(袋)底与嵴顶间的生物学宽度保持不变。临床上,因龈下根面龋、牙冠和牙根折断不利于义齿修复,需要延长临床牙冠时,可以通过手术去除部分牙槽骨。术中去除牙槽骨的量,除了考虑术后义齿修复所需临床牙冠长度等因素,重点要考虑生物学宽度这一因素,使术后牙槽嵴顶至临床牙冠边缘的距离足够。

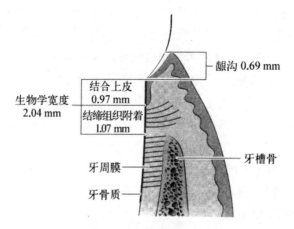

图 7-5　生物学宽度示意图

5.龈牙结合部　龈牙结合部是指牙龈组织结合上皮与牙面连接,良好地封闭了软硬组织交界处。同时,结合上皮对牙的附着,因牙龈纤维而得到进一步加强。所以,将结合上皮和牙龈纤维视为一个功能单位,即龈牙单位。龈牙结合部中,结合上皮的完整性对于维持牙周组织的健康至关重要。由于结合上皮的细胞间连接松弛,外来刺激物可以通过结合上皮而进入结缔组织;而结缔组织的白细胞也可通过结合上皮进入龈沟,从而使龈牙结合部成为机体防御系统与外部致病因子相互抗争的场所,也是牙周病的始发部位。

(二)牙龈结缔组织

牙龈结缔组织又称为固有层,分为乳头层和网状层。乳头层临近上皮,为位于上皮钉突之间的乳头状突起;网状层与牙槽骨骨膜相邻。

胶原是牙龈结缔组织中的主要蛋白。Ⅰ型胶原构成固有层的大部分,使牙龈组织具有一定的张力强度。Ⅳ型胶原纤维(嗜银网状纤维)分布在Ⅰ型胶原之间,与基底膜和血管壁的纤维相连。弹性纤维系统由耐酸水解性纤维、elaunin 纤维和弹力蛋白纤维组成,并分布于胶原纤维之间。

1.牙龈的胶原纤维　牙龈的胶原纤维由Ⅰ型胶原构成的牙龈纤维有如下作用:①束紧游离龈,使其与牙面紧贴。②提供牙龈必要的硬度,使其承受咀嚼压力。③使游离龈与牙骨质及相邻的附着龈相连。牙龈纤维包括龈牙组、环形组和越隔组(图 7-6)。

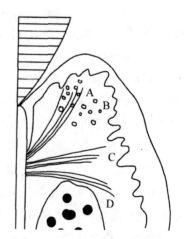

图 7-6　牙龈纤维示意图
A:牙龈纤维;B:越隔纤维;
C:牙周膜纤维;D:环形纤维

(1)龈牙组:包括颊舌侧及邻面的牙龈纤维。起自结合上皮根方的牙骨质,在颊舌侧止于游离龈顶端和外侧面。同时也止于颊舌侧牙槽骨的骨膜,或止于附着龈。邻面止于龈乳头顶端。

(2)环形组:位于游离龈和牙龈乳头的结缔组织中,呈环形围绕牙颈部。

(3)越隔组:此组纤维仅限于牙齿邻面,是一组水平向分布的纤维。从龈牙纤维根方的牙骨质水平穿过牙槽间隔冠方,止于邻牙对应部位。

2.牙龈结缔组织的细胞成分　正常牙龈结缔组织中,细胞成分约占总体积的 8%,成纤维细胞占细胞总体积的 65%,是牙龈结缔组织的主要细胞成分。像在身体其他部位的结缔组织一样,成纤维细胞合成胶原纤维、弹性纤维以及分泌无定形的细胞基质,如糖蛋白和糖胺多糖。同时成纤维细胞还参与调控胶原的降解。牙龈结缔组织中的其他细胞还包括肥大细胞、单核-吞噬细胞以及淋巴细胞和白细胞等。

　　临床表现健康的牙龈,在靠近龈沟底部的结缔组织中可见少量的浆细胞和淋巴细胞。而在牙龈结缔组织和龈沟内的炎症细胞中,中性粒细胞的数量相对较多。讨论少量的白细胞是否是牙龈的正常细胞组成,其理论意义大于实际的临床意义。在非常严格的临床标准或特殊的实验条件下,正常牙龈组织是不含淋巴细胞的,但是临床实际并非如此。即使在牙齿完全萌出以前,可能由于龈牙结合部的菌斑刺激,其抗原也可通过龈沟内上皮及结合上皮渗透进入牙龈,引发低度亚临床炎症反应。

　　3.牙龈结缔组织的基质　结缔组织的基质主要由成纤维细胞产生,肥大细胞也产生一部分基质,而部分基质成分直接来源于血液。结缔组织的正常功能必须借助基质才能完成。组成基质的大分子物质包括蛋白多糖和糖蛋白。蛋白多糖主要是透明质酸和硫酸软骨素。糖蛋白的主要成分是蛋白质,主要有纤维粘连蛋白和层粘连蛋白。其中纤维粘连蛋白可将成纤维细胞黏附到纤维及其他细胞基质成分,并对细胞的趋化、附着也起着重要作用。

　　4.牙龈的血管、淋巴及神经　牙龈的血供来源于牙槽骨骨膜表面、牙周韧带以及牙槽间隔等处的血管。这些血管分出很多细小分支进入牙龈结缔组织。在牙龈表面上皮下方的固有层中,毛细血管深入上皮钉突之间的固有层乳头形成发夹状的血管襻,与牙龈表面垂直;在沟内上皮和结合上皮下方,毛细血管襻与牙面平行形成密集的血管丛;在龈谷区则为相互吻合的毛细血管襻(图7-7)。

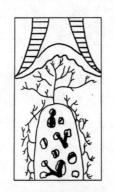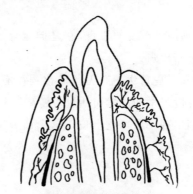

a. 牙槽间隔来源的　　　　b. 来源于骨膜的动脉发出分
小动脉营养牙间组织　　　　支营养周围的牙龈组织

图7-7　牙龈组织的血供

　　收集牙龈结缔组织淋巴循环的淋巴管,延伸至牙槽突骨膜处直至局部淋巴结(特别是上颌下组淋巴结)。此外,结合上皮处的淋巴管延伸到牙周韧带,与血管伴行。

　　牙龈组织的神经来源于从唇、颊、腭部进入牙周韧带的神经纤维,以感受牙龈的痛温觉和触压觉。

【牙龈临床表现和显微结构之间的关系】

　　1.颜色　正常附着龈和游离龈的颜色通常被描述为粉红色。牙龈的颜色有个体差异,其色泽与局部血供、上皮厚度及角化程度、色素细胞的多少等有关。另外,还与皮肤的色素沉着有关。金发人种的牙龈颜色较黑发人种颜色浅。

　　在唇颊面,附着龈和相邻的牙槽黏膜以一条明显的膜龈联合线划分界限。牙槽黏膜为红色、光滑且有光泽;而牙龈通常呈粉红色,有点彩。牙槽黏膜的上皮更薄,没有角化,无钉突。牙槽黏膜的结缔组织排列疏松,血管更加丰富。

　　2.生理性色素沉着(黑色素)　黑色素是一种非血色素源性的棕色色素,它和皮肤、牙龈的正常色素沉着密切相关。它存在于所有正常个体,但临床不会检测到所有色素。而白化病患者没有黑色素或严重缺乏。在黑色人种个体的口腔中黑色素沉着较为明显。

3.范围　牙龈范围与总的细胞体积、细胞间组织成分及血供有关。牙龈范围的改变通常和牙龈病的特征有关。

4.轮廓　牙龈的外形或轮廓主要和以下因素有关:①牙齿外形。②牙弓形态。③邻牙接触点的位置和大小。④颊舌侧外展隙的形态。边缘龈呈领圈样包绕着牙齿,而颊舌面的牙龈呈扇贝状循牙根面形成相对扁平的直线。

5.外形　牙间乳头的外形由相邻牙面外形、位置及外展隙的形态所决定。

6.质地　牙龈质地致密,富有弹性。除了边缘龈可移动外,附着龈和牙槽骨表面骨膜紧紧相连,坚固且不能活动。而游离龈的坚固程度与牙龈纤维相关。

7.表面结构　牙龈表面类似于橘皮,也称作点彩。牙龈表面染色后点彩更为明显。

附着龈表面富有点彩,而游离龈缺如。牙龈乳头的正中部分有较为明显的点彩,而边缘则光滑。点彩的形成和范围在不同个体间存在较大差异。即使在同一口腔内,不同牙位的牙龈其点彩也有差异,颊侧比舌侧明显。但有一些个体,即使正常牙龈也没有点彩。随着年龄的改变,点彩也会发生变化。婴儿没有点彩,从5岁起开始出现点彩,在成年期达到顶峰,之后又逐渐消失。

在显微镜下,可见结缔组织乳头凸向表面上皮,结缔组织乳头之间的上皮钉突相互融合,并在牙龈表面形成凹陷。交替出现的表面隆起和凹陷就形成牙龈表面的点彩。牙龈上皮角化程度越高,点彩突起越明显。

点彩是功能强化或适应性改变的表现,它是健康牙龈的特征。牙龈有炎症时点彩较少或消失。当牙龈健康恢复时,点彩又重新出现。

牙龈的表面结构也和上皮角化的有无及角化程度有关。上皮角化是一种保护性功能,在牙龈受到刷牙等刺激时,牙龈角化程度可增加。然而通过对游离龈移植的研究发现:角化区域结缔组织移植到非角化区域时,其表面也会逐渐出现一层角化上皮。这个研究结果显示结缔组织的遗传特异性将决定上皮表层的类型。

二、牙周膜

牙周附着装置包括牙周膜、牙骨质和牙槽骨。

牙周膜又称牙周韧带,是围绕在牙根周围并连接牙根与骨的结缔组织,是牙龈结缔组织的延续部分。牙槽动脉的分支经牙槽骨而进入牙周膜。

(一)牙周膜纤维

牙周韧带中最重要的成分是主纤维,它是束状排列的胶原纤维。牙周韧带的纵切面观,主纤维呈波纹状。其末端插入到牙骨质和牙槽骨的部分被称为Sharpey纤维。束状的主纤维由许多单个纤维构成,在牙和骨之间形成持续的吻合网状结构(图7-8)。

胶原是由许多不同氨基酸构成的蛋白质。最主要的成分包括氨基乙酸、脯氨酸、羟基赖氨酸和羟基脯氨酸,其中羟基脯氨酸为主要成分。

胶原由成纤维细胞内胶原蛋白分子构成。通过大量的微原纤维聚集形成纤维。胶原纤维有许多特征性的、直径为64mm的横向条纹。这些条纹由纤维原蛋白分子重叠分布所形成。

胶原可以由成纤维细胞、成软骨细胞、成骨细胞、成牙本质细胞和其他细

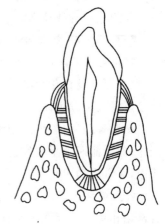

图7-8　牙周膜主纤维示意图

胞合成。各种类型的胶原通过它们的化学成分、分布、功能及形态得以区分。主纤维主要由Ⅰ型胶原构成。而Ⅲ型胶原构成网状纤维。

胶原纤维的分子结构决定了它们的张力异常强大。因此,胶原所在的部位有非常好的韧性和强度。

虽然牙周韧带中不含成熟的弹性蛋白。但包含有两个不成熟的结构——耐酸水解性纤维和elaunin纤维。oxytalan纤维平行于根面,附着在颈1/3处的牙骨质表面。大量的弹性蛋白层及外周的oxytalan纤维和elaunin纤维构成了牙周韧带弹性蛋白网状结构,可能与咀嚼压力下能继续保持血液的通畅有关。

根据不同的位置和排列方向,牙周韧带的主纤维可分为5组:牙槽嵴组、水平组、斜行组、根尖组和根间组。

1.牙槽嵴组 起自结合上皮根方的牙骨质,斜行进入牙槽嵴。其功能是将牙齿向牙槽窝内牵引,并对抗侧向殆力。该组纤维切断后不会明显增加牙的松动度。

2.水平组 该组纤维在牙槽嵴纤维的根方,呈水平方向走行,一端埋入牙骨质,另一端埋入牙槽骨中。

3.斜行组 是牙周韧带中数量最多、力量最强的一组纤维。起自牙骨质,斜行向冠方进入牙槽嵴。它们可以承受咀嚼压力,并将该力转变为牵引力均匀传递到牙槽骨。

4.根尖组 位于根尖区,从牙骨质呈放射状进入牙槽窝底部的骨内。该组纤维具有固定根尖,保护进入根尖孔的血管和神经的作用。在根尖未完全形成的牙,无此纤维。

5.根间组 此纤维只存在于多根牙各根之间,有防止多根牙向冠方移动的作用。

其他纤维束相互交错或互相展开分布在上述纤维束间。少量不规则分布的胶原纤维填充在主纤维之间的结缔组织空隙中,这些组织包括神经、血管和淋巴组织。

(二)牙周膜的细胞成分

牙周膜细胞能重建主纤维以适应生理需求,并对各种刺激做出反应。

牙周韧带包含4种类型的细胞:结缔组织细胞、上皮剩余细胞、免疫系统细胞以及与神经血管成分有关的细胞。

结缔组织细胞包括成纤维细胞、成牙骨质细胞和成骨细胞。成纤维细胞是牙周韧带中最重要的细胞,呈卵圆形或细长形,分布在主纤维周围,并含有伪足样结构。这些细胞可以合成胶原,并能吞噬和降解陈旧的胶原纤维。因此,成纤维细胞可以通过细胞内胶原的降解活动,而不用借助胶原酶的作用,就可以调控胶原的更新。

成人牙周韧带中可能存在表型和功能各异的成纤维细胞亚群。它们在同一光学和电子显微镜中看似相同,但却表现出不同的功能,如分泌不同类型胶原或生成不同的胶原酶。但这些具有异质性的细胞在对胶原的快速更新方面,却是一致的。

牙周膜中的间充质细胞可以分化为成骨细胞、成牙骨质细胞以及破骨细胞和破牙骨质细胞。这些细胞均可在牙周韧带的牙骨质和牙槽骨表面出现。目前,已从人的牙周韧带中分离出了具有干细胞特征的细胞。

Malassez上皮剩余在牙周韧带中为小的上皮条索或团块。动物实验表明,它和结合上皮具有连续性。上皮剩余被认为是Hertwig根鞘的残余,是牙根发育不完整的表现。上皮剩余沿靠近牙骨质的表面排列,且在根尖区和牙颈部的牙周膜内分布较多。随着年龄的增加,上皮剩余逐渐降解消失,或钙化形成牙骨质小体。细胞由不同的基板所围绕,并由半桥粒相互连接。受到刺激后,上皮剩余可发生增殖而参与形成根尖周囊肿和根侧囊肿的囊壁上皮。而最近的研究表明,上皮剩余可能还涉及牙周的修复和再生。

防御细胞包括淋巴细胞、中性粒细胞、巨噬细胞、肥大细胞和嗜酸性细胞以及一些与神经、血管相关的细胞。

（三）牙周膜的基质

牙周韧带包含大量的充填于纤维束间和细胞间的基质。包含两种主要成分：①黏多糖：如透明质酸和蛋白多糖。②糖蛋白：如纤维粘连蛋白和层粘连蛋白。基质中含水量约为 70%，有利于抵抗外力。在炎症和创伤区域，组织液中含基质物质的无定形物增多。

牙周韧带中含有丰富的血管和神经。血液供应主要来自：①牙龈的血管。②上下牙槽动脉的分支进入牙槽骨，再通过牙槽窝的内壁进入；③来自上下牙槽动脉在进入根尖孔前的分支。多种来源的血管在牙周膜中互相吻合成丛。牙周膜富含感觉神经末梢，且通过三叉神经传递触觉、压觉和痛觉，感受和判断加于牙体的压力大小、位置和方向。所以，当牙周韧带发生急性炎症或临床叩诊检查时，患者能指明患牙的位置。

牙周韧带也包含有钙化团块，称为牙骨质小体。它可以附着于根面，也可以从根面分离。牙骨质小体可由钙化的上皮剩余形成；也可由钙化的 sharpey 纤维而成；或牙周韧带中栓塞的血管钙化形成。

（四）牙周膜的𬌗力传递

牙周主纤维的排列方式就像斜拉桥或吊床一样。当一个轴向力作用于牙齿时，牙齿向牙槽底部逐渐移位，根尖牙周膜缓冲轴向力。其余纤维改变纤维波纹，使之尽量伸长，处于紧张状态，维持轴向作用力。而在水平或倾斜力作用时，如果作用力在牙周韧带承受范围内，则牙周韧带收缩或伸张以抵抗外力。当外力超过牙周韧带负荷时，颊舌向的骨板也随之发生移位。随着𬌗力的增加，牙齿的转动中心也会发生改变。

通常根尖部牙齿的运动方向和冠方正好相反。在张力处主纤维伸张，受压侧纤维收缩。牙齿发生移位时，牙槽骨发生对应的变形。

单根牙的转动中心位于根中 1/3 与根尖 1/3 之间。在多根牙，其转动中心位于各牙根之间的牙槽骨（图 7-9）。

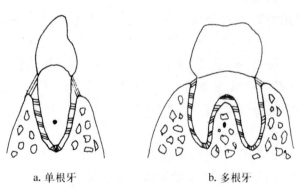

a. 单根牙   b. 多根牙

图 7-9   牙齿的转动中心

牙周膜的宽度（厚度）随年龄及功能状态而异，一般为 0.15～0.38mm，以牙根中部支点附近最窄，牙槽嵴顶及根尖孔附近较宽。牙周膜在 X 线片上呈现为围绕牙根的窄黑线。大约有 5.5% 的牙周膜间隙在牙槽嵴顶处呈楔形增宽，主要分布在尖牙和第一、二磨牙区。这可能是由于这些牙位的牙齿承受了正常范围内的过大𬌗力所致，是生理性的适应性过程，而非病损。随着牙齿生理性的近中移位，近中侧牙周韧带较远中侧薄。近年的研究表明，牙周膜细胞分泌的多种分子能有效调节牙周膜的矿化程度，使牙周膜保持一定宽度，维持其功能。

（五）牙周膜的功能

牙周膜的功能包括支持、感觉、形成和营养等。

生理功能有：①形成软组织的外罩，以使血管神经免受机械力的损伤。②传递𬌗力至牙槽骨。③连接牙齿至牙槽骨。④维持牙龈和牙齿间适当的位置关系。⑤通过缓冲作用抵抗𬌗力的影响。

三、牙骨质

（一）牙骨质的组成、结构和发生

牙骨质是一层附着在牙根表面，矿化而无血管的间充质组织。虽然牙骨质是牙体组织的一部分，但在功能上属于牙周附着装置。牙骨质最主要的功能是使牙周韧带的胶原主纤维附着于根面，但同时它还有重要的适应和修复功能，维持正常咬合关系，并保持根面完整性。

由于牙骨质没有血管和神经分布，所以不能像骨组织一样进行重建，且通常状况下较难诱导再生。但生理状况下，牙骨质可以在一生中不断增厚。牙骨质可以承受一定压力而不易被吸收，但牙槽骨却会在一定外力作用下吸收和改建。基于牙骨质能保护牙根的这一特点，正畸过程中通过牙槽骨的吸收与改建，达到重新排列牙齿的目的而不影响牙齿的完整性。

牙骨质中有两种来源的胶原纤维。一种是外源性的 Sharpey 纤维，纤维方向与牙根表面垂直，是牙周韧带中植入牙槽骨的主要纤维部分。另一种是内源性纤维，由成牙骨质细胞所形成，纤维方向与牙根表面平行。成牙骨质细胞同时也形成一些非胶原性成分，如蛋白多糖、糖蛋白和磷酸蛋白等。

牙骨质主要有两种结构形式，即无细胞牙骨质和有细胞牙骨质。两类牙骨质都包含钙化的胶原纤维和纤维间质。无细胞牙骨质形成于建殆之前的牙根发育过程，覆盖在近牙颈部 $1/3\sim1/2$ 左右，厚约 $30\sim230\mu m$。其中不含牙骨质细胞，主要由 Sharpey 纤维构成，它对牙齿起主要的支持作用。除了在近釉牙骨质界 $10\sim50\mu m$ 处的 Sharpey 纤维属部分钙化，其余的 Sharpey 纤维都是完全钙化的纤维。其平行于纤维的矿化晶体也构成牙本质和牙槽骨的一部分。无细胞牙骨质的矿化程度大约为 $45\%\sim60\%$，而根据 X 线检查显示，其内部结构比外周部分矿化程度高。

有细胞牙骨质形成于牙齿萌出并建殆以后，位于无细胞牙骨质表面，在根尖部可以全部为有细胞牙骨质，而在牙颈部常常全部为无细胞牙骨质。在有细胞牙骨质形成过程中，成牙骨质细胞包埋于基质内形成牙骨质陷窝，陷窝间通过吻合的小管相互交通。有细胞牙骨质的钙化程度较无细胞牙骨质低，Sharpey 纤维只占其中一小部分，被平行于牙根表面或随意排列的纤维所间隔。

无细胞牙骨质和有细胞牙骨质都位于和牙根表面平行的层板结构内，这些层板结构被牙骨质形成间歇性的生长线所隔开。一般认为，在牙根形成过程中，牙囊细胞接受已形成的根面牙本质的诱导信号，从而分化为成牙骨质细胞，形成根面牙骨质。但是，越来越多的证据表明，Hertwig 上皮根鞘也参与了部分牙骨质的形成。可能无细胞牙骨质由上皮根鞘来源的细胞形成；而有细胞牙骨质则由牙囊来源的细胞形成。

牙骨质的组成与骨相似。包含约 50% 的矿物成分和约 50% 的有机物。其无机成分（主要是羟磷灰石，$Ca_{10}[PO_4]_6[OH]_2$）低于骨（60%）、釉质（97%）和牙本质（70%）中的无机物含量。

（二）牙骨质渗透性

一些动物实验发现，有细胞牙骨质和无细胞牙骨质的渗透性良好，可以使髓腔来源和牙根面来源的染料在牙骨质层混合。在有细胞牙骨质，某些区域的微管和牙本质小管非常接近。随着年龄增长牙骨质渗透性将逐渐减弱。

（三）釉牙骨质界

牙颈部的牙骨质与牙釉质交界处即釉牙骨质界（CEJ）。它有 3 种形式（图 7-10）：$60\%\sim65\%$ 的牙为牙骨质覆盖牙釉质；约 30% 的牙其牙骨质和牙釉质端端相连；$5\%\sim10\%$ 的牙为两者不相连接，牙本质暴露。最后这种情况下，当牙龈退缩、颈部牙本质小管暴露时，易发生牙本质过敏症。

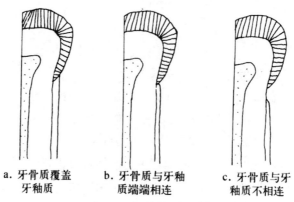

a. 牙骨质覆盖　　b. 牙骨质与牙釉　　c. 牙骨质与牙
　　牙釉质　　　　　质端端相连　　　　釉质不相连

图 7-10　釉牙骨质界的三种形式

(四)牙骨质的厚度和增生

牙骨质在一生中不断沉积,但不同年龄段沉积速率不尽相同。牙骨质的沉积在根尖部最为明显,因为它需要代偿牙齿因磨耗而导致的继续萌出。牙骨质在牙根冠 1/2 段的厚度为 $16\sim60\mu m$,或接近一根头发丝的厚度。而在根尖 1/3 和根分叉区域,其厚度可达 $150\sim200\mu m$。可能由于牙齿生理性近中移位的刺激,牙根远中面的牙骨质厚度通常比近中面要厚。在一项 $11\sim70$ 岁年龄段人群的牙周组织研究中发现,老年组牙骨质厚度平均是年轻人的 3 倍之多,特别是在根尖区。20 岁的年轻人牙骨质厚度约为 $95\mu m$,而 60 岁的老年人则可达 $215\mu m$。

牙骨质增生是指牙骨质发生明显增厚的现象,可发生于个别牙或整个牙列。由于要考虑不同个体或同一个体不同牙位牙骨质厚度的变化,有时很难明确区别牙骨质增生和生理性牙骨质增厚。牙骨质增生是牙骨质全层弥漫性增厚,特别是根尖 1/3 部分结节状增生。由于牙骨质小体融合、插入牙骨质的牙周纤维发生钙化等,可以导致牙骨质针刺样突起的形成。

牙骨质增生的病因不明,针刺样牙骨质增生的发生可能与正畸治疗或异常咬合有关。没有对殆牙的牙齿发生牙骨质增生,可能为代偿牙齿过度萌出后产生的多余空间。在根尖段由于牙髓遭到轻度激惹,导致牙齿纤维附着破坏,也可造成牙骨质增生。而整个牙列发生的牙骨质增生,则可能与 Paget 病等全身因素有关。

(五)牙骨质的吸收和重建

通常恒牙不会发生生理性吸收,只有乳牙才会吸收。然而牙骨质经常会发生轻微吸收,在萌出或未萌出的牙均可发生。甚至当达到严重程度时,在 X 线片上也可显示。牙骨质轻微吸收的现象非常普遍。一项研究发现,261 颗牙中有 236 颗(90.5%)根面发生牙骨质吸收。每颗牙的吸收部位平均有 3.5 处,76.8%位于根尖 1/3;19.2%位于根中 1/3;4%位于颈 1/3。70%的吸收仅局限于牙骨质而不累及牙本质。

牙骨质吸收可能是局部或系统因素造成的,或无明显病因(如特发性牙骨质吸收)。在局部因素中,牙骨质吸收可发生于殆创伤、正畸治疗、囊肿、肿瘤、废用牙、埋伏牙、再植或移植牙、根尖周病或牙周病等。系统因素则倾向于缺钙、甲状腺功能减退和 Paget 病等。

牙骨质吸收在显微镜下表现为牙根表面凹坑样破坏,吸收区域及临近区域可见多核巨细胞和单核巨噬细胞。多个吸收位点可融合形成一个大的破坏区域。吸收可深入牙本质甚至牙髓,但通常不发生疼痛。牙骨质吸收并非持续不断,而是吸收和新生交替发生。

牙骨质内只有少量细胞,这些细胞没有增殖和新生功能。它的新生有赖于牙周膜中的细胞分化出成牙骨质细胞,在原有的牙根表面成层地沉积新的牙骨质,同时新形成的牙周膜纤维也埋入新牙骨质中,重新在新形成的牙骨质中建立功能性关系。牙骨质的新生可以发生在死髓牙和活髓牙,同时,在牙周炎的愈合过程中,这种生理功能对于牙周新附着的形成也至关重要。

新形成的牙骨质与牙根形成一条深染的不规则线,称为方向线。

牙周治疗过程中,修复性牙骨质与根面牙本质的紧密结合对于新附着至关重要,但往往也是最难达到的。一些研究显示,在原有根面吸收基础上沉积的牙骨质则与根面结合紧密。这提示破骨细胞可能有利于根面处理。而以往牙周治疗过程中采用酸或螯合剂进行根面处理,仍然难以获得良好的附着。也许今后在根面的化学处理方面,还有相当的发展空间。

若牙骨质和牙槽骨融合在一起,其间的牙周膜消失,则称为牙固连。牙固连可伴发于牙骨质的吸收过程,这提示牙固连是一种异常的牙骨质修复形式。牙固连也可发生于慢性根尖周炎、牙再植、殆创伤及埋伏牙周围。牙固连导致牙吸收及骨组织逐渐替代形成。由此,牙固连的再植牙4~5年后会牙根吸收、牙齿松动甚至脱落。

钛种植体植入颌骨时,骨直接与种植体发生愈合,无结缔组织介入其间。由于金属种植体不会发生吸收,同时,上皮不会沿着牙根表面向根方增殖,从而不会形成真性牙周袋。所以,种植体可以长期保持这种与骨的连结关系。

四、牙槽骨

(一)牙槽骨的大体结构

牙槽骨也称牙槽突,是上下颌骨包绕、支持牙齿的部分。其中,容纳牙根的窝称牙槽窝(图7-11)。牙槽窝随着牙齿的萌出而形成,为牙周膜提供骨的附着;相应地,它也会随着牙齿的脱失而逐渐消失。

牙槽突包含以下结构:

1.位于牙槽突外表部分的骨皮质。

2.位于牙槽窝内壁的固有牙槽骨 在 X 线片上呈围绕牙根的连续的致密白线,称为硬骨板。当牙槽骨因炎症或殆创伤等开始发生吸收时,硬骨板消失或模糊、中断。组织学上,该骨板包含很多小孔,所以又称筛状板。通过这些小孔,血管神经束将牙周膜和牙槽骨的中心部分即骨松质相连。

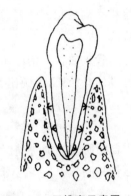

图 7-11 **牙槽窝示意图**
(箭头所示为牙槽窝内壁)

3.位于骨皮质与固有牙槽骨之间的骨松质 是牙槽骨中承接咬殆压力的部分。两牙之间的牙槽骨部分称为牙槽间隔,由被硬骨板包绕的骨松质构成(图1-20)。牙槽突的最冠方,即邻近牙颈部称为牙槽嵴顶。牙槽嵴顶和釉牙骨质界的距离在青年人为0.75~1.49mm,平均1.08mm。一般认为,在 X 线殆翼片上,此距离小于2mm均为正常。很多因素可以造成牙槽嵴顶处硬骨板的消失或增厚,这些征象的单独出现并无病理意义。

另外,上下颌骨还包括位于牙根根尖方向的基底部分,它与牙齿的关系不大。在解剖上,牙槽骨被分为独立的几个部分。但是它们的功能是统一的,共同支持牙齿。牙槽骨的骨密质构成绝大部分牙槽窝的唇、舌侧壁,而骨松质主要分布在硬骨板包绕的根尖、舌侧根尖及根间区域。

(二)细胞及细胞间基质

成骨细胞来源于具有多向分化潜能的滤泡细胞,分泌产生牙槽骨的有机基质。胚胎发育时期,牙槽骨以膜内成骨方式形成。牙槽骨由许多钙化基质组成,中间有被腔隙围绕的骨细胞,该腔隙称为骨陷窝。骨细胞发出小嵴伸入由骨陷窝发出的细管中,这些细管通过骨的细胞间基质汇合成一个吻合系统。通过与血管的交流,此系统可以为骨细胞运输氧和养分,并排出代谢产物。血管分支广泛并通过骨膜、骨内膜与基质脉管系统相邻。骨的生长有赖于成骨细胞有机基质的层层沉积。由于骨有相当的厚度,所以除了有表面血管的血供外,骨内部的哈弗斯系统(骨单位)还对骨组织有滋养作用。这一现象首先在外层骨皮质和固有牙槽骨被发现。

骨组织包含 2/3 的无机物和 1/3 的有机基质。无机物主要为矿物钙盐和磷酸盐,还包括羟基、碳酸盐、柠檬酸盐以及一些微量的元素如钠、镁和氟。其中,矿物盐主要形成超微结构的羟磷灰石,从而构成约 2/3 的骨结构。

有机基质主要(90%)由 I 型胶原组成,还包括少量非胶原蛋白如骨钙素、骨连结蛋白、骨形成蛋白、磷蛋白以及蛋白多糖。

虽然,牙槽骨的内部组织在人的一生中会不断变更,但其大致外形却基本保持不变。在骨的塑形改建和新生过程中,由成骨细胞的骨沉积作用和破骨细胞的骨吸收作用两方面来平衡。

(三)牙槽窝

牙槽窝由薄层骨密质组成,按照排列方向的不同,可以分为哈弗斯系统和束状骨。束状骨位于固有牙槽骨内,是与牙周膜相邻并包含大量 Sharpey(沙比)纤维的部分。它由平行于根面的薄的板层状结构组成,中间有许多平行排列的间隙线。有些 Sharpey 纤维是完全钙化的,但大部分包含未钙化的核心和钙化的外层结构。束状骨结构并不是颌骨特有的,全身的骨骼系统中有肌肉、韧带附着的部位都有此结构的存在。

牙槽骨的骨松质部分由不规则地排列于骨髓腔的骨小梁组成。受咬殆力的影响,骨小梁的形态可以发生很大的变化。骨松质由不规则排列的板层结构伴哈弗斯系统组成,板层中间有加深着色的生长线或吸收线。

骨松质在牙槽间隔和根间骨隔比较丰富。但除了腭部外,它在牙槽骨的唇、舌侧含量都很少。成人牙槽骨的骨松质,上颌比下颌含量丰富。

(四)骨髓

在胚胎时期和新生儿,全身骨骼的骨髓都是具有造血功能的红骨髓。随着年龄的增长,红骨髓逐渐变为含脂肪多的黄骨髓而失去造血功能。一般而言,成人颌骨的骨髓均为黄骨髓。只有在肋骨、胸骨、颅骨、椎骨和肱骨中,还有红骨髓的存在。偶尔,颌骨骨髓中也能见到局灶性的红骨髓,通常与骨小梁的吸收相伴出现。颌骨骨髓通常位于上颌结节、上下颌磨牙和前磨牙、下颌联合和升支部,在 X 线片上表现为透射影。

(五)骨膜和骨内膜

所有骨的表面都被覆有具有成骨能力的结缔组织。位于外表面的叫骨膜,而在内侧、衬于骨髓腔表面的则称作骨内膜。

骨膜分为两层:内层由成骨细胞以及包绕其周围的骨的前体细胞所组成;外层富含血管、神经、胶原纤维和成纤维细胞。成束的骨膜胶原纤维穿透骨板,将骨膜附着于骨面。骨内膜由单层成骨细胞组成,有时还含有少量的结缔组织。

(六)牙槽间隔

牙槽间隔主要以骨松质构成,外以相邻牙的筛状板(即硬骨板或固有牙槽骨)、唇舌侧的骨皮质为界。如果相邻牙的间隙窄,则其只包含筛状板。在大约 85% 的情况下,位于下颌第二前磨牙和第一磨牙之间的骨间隔包含骨松质和筛状板;而在约 15% 的情况下,此间隙只保留有筛状板。假如相邻牙根靠得太近,在与牙根相邻的骨隔上将会有不规则的"开窗"(图 7-12)。在上颌磨牙之间,大约 66.6% 的情况下,牙槽间隔由骨松质和筛状板构成;约 20.8% 的情况仅有筛状板;约 12.5% 的情况会出现骨开窗。牙槽间隔嵴顶的近远中连线往往与相邻牙的釉牙骨质界连线平行。年轻人的牙槽嵴顶到釉牙骨质界的距离在 0.75mm 至 1.49mm 之间变动(平均为 1.08mm)。随着年龄的增长,这一距离可以增加到平均 2.81mm。牙槽间隔的近远中、唇舌侧的形状和距离由相邻两牙牙冠的凸度、牙齿在颌骨的位置以及其萌出程度所决定。

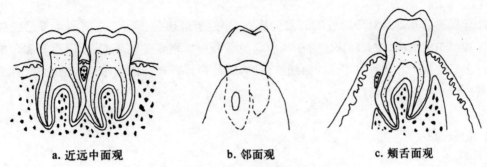

a. 近远中面观　　　　b. 邻面观　　　　c. 颊舌面观

图 7-12　相邻磨牙牙根过近引起的骨开窗

(七)牙槽骨的外形

正常时,牙槽骨的外形随着牙根的形状而凸出、内陷(图 7-13)。不同的个体,牙槽骨的解剖形态有很大差异并有不同的临床意义。牙齿的排列、牙根与骨的交角以及殆力等因素决定了唇、舌侧骨板的高度和厚度。

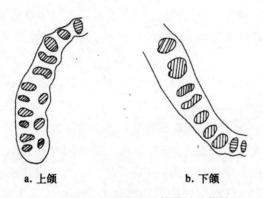

a. 上颌　　　　b. 下颌

图 7-13　牙根外形与包绕牙槽骨的结构关系

从唇面观,牙槽骨的边缘更接近根尖方向,而且瘦削菲薄,成为明显的弓状物。但如果从舌侧观,唇面的牙槽骨板则显得较厚、边缘圆钝且没有明显的弓状外形。在上颌磨牙的腭根,根-骨交角对牙槽骨高度的影响尤为突出。通常,由于对抗殆力所致,牙槽骨板唇面的颈部明显比其他部分的厚。

(八)骨开窗和骨开裂

如果有部分牙根面裸露于骨板之外,其上仅有牙周膜和牙龈覆盖且牙槽骨边缘完整,这种缺损称为骨开窗。如果裸露范围延伸至牙槽骨边缘,此时缺损被称为骨开裂。大约有 20% 的牙齿会有缺损的发生;唇侧比舌侧多见、前牙区比后牙区好发,而且常常是双侧对称。目前,缺损的原因还不清楚。但是,牙根的凸度大、牙的错位、牙根的唇向突出以及薄的骨板都可能是诱发因素。骨开窗和开裂有重要的临床意义,因为这些缺损的存在会使牙周手术的情况变变更为复杂。

(柴红波)

第二节 牙周病的检查与诊断

成功治疗牙周病的基础是对牙周组织的完整检查,并给予准确的诊断。之前的章节已经提到牙周病是累及牙齿支持组织的疾病,因此临床上对于牙周病的诊断应该重点关注牙龈、牙周附着和牙槽骨等组织结构。由于许多系统疾病和药物对于牙周组织有影响,因此进行牙周病的临床检查前,非常有必要先全面了解患者的系统疾病史和用药情况。

一、临床诊断

临床上对于牙周病的检查应该重点注意牙周组织上表现的症状和体征。下面以一名重度牙周病患者的口腔情况为例,描述牙周病的临床检查过程。

患者,女性,36 岁,否认系统性疾病和用药史。主诉是牙齿松动,牙龈流血和肿胀,咀嚼困难。相关的牙周临床检查从牙龈组织开始,即观察牙龈炎症,包括边缘龈的颜色以及质地的改变,牙周袋探诊出血增多情况。

虽然在临床研究和流行病学研究中,已经开发和应用了众多的牙周相关的指数系统,但对于各种牙龈炎症病例,如早期牙龈炎或确定性牙龈炎的判断,这些指数在对于某个患者个体情况的诊断时却没有意义。

因此,通常判定牙龈炎症的方法是使用探针探查龈沟或牙周袋底,观察是否存在探诊出血的情况。如果某个部位存在探诊出血,这个位点就被认为是发炎的部位。分析记录该患者牙周情况的牙周记录表,计算一下红色位点的百分数,发现全口探诊出血的百分数是 83%($105/126 \times 100\%$)。这个比值对于判断初次检查时患者的牙龈炎症严重程度非常重要,并可以用于监测治疗后和维持期的牙龈康复情况。虽然探诊出血对于预测将来附着丧失并非理想的指标,但是不存在探诊出血却是牙周病况稳定的可靠指标。必须牢记准确判断探诊出血的前提条件是使用适当的探诊力量。探诊的力量应该控制在 0.25N 以内,以防止由于施力过度导致创伤而引发出血。

在评估探诊出血时,可以记录探诊深度和牙龈萎缩,同时计算附着丧失的程度。牙周袋深度(实际为探诊深度)是牙龈边缘到龈沟底或牙周袋底的距离。通常对于每个牙都要检查 6 个位点,但仅记录大于 3mm 的牙周袋。测量获得的探诊深度一般认为可以准确地代表龈缘到结合上皮最上端细胞间的距离。但 20 世纪 70 年代以来的研究数据显示情况并非都是如此,其主要原因是探诊深度受到软组织的紧密程度的影响,即在大量的炎症细胞渗透和胶原丧失的情况下,探针尖端可以穿透结合上皮的顶点,而如果牙龈组织是健康的和致密的,探针尖端可能无法到达袋底。其他原因包括探诊力量、探针尖端的直径、牙齿表面形状、吸烟习惯和探针的角度等,也都会影响探诊深度检测的准确性。

为获知牙齿某个位点的牙周附着丧失,仅仅记录牙周袋深度是不够的。由于组织学的牙周正常附着点位于釉牙骨质界,这是临床上用于确定附着水平的解剖标志,因此在探诊深度的冠方,还需要以釉牙骨质界为参考测量牙龈退缩。将牙龈退缩数值加上探诊深度后,即获得临床附着丧失(代表牙周组织的破坏程度)数据。

当牙周疾病累及多根牙时,组织的破坏会扩展到根分叉区域的牙周支持结构。这类根分叉感染通常需要使用更加精细的治疗技术。因此,精确的诊断和治疗计划需要准确辨别每个多根牙根分叉区域牙周组织的破坏情况和范围。

　　根分叉感染的分类标准：一度，根分叉区组织水平丧失不超过牙齿宽度的1/3或者不大于3mm；二度，根分叉区组织水平丧失超过牙齿宽度的1/3，但没有到达整个根分叉区域的宽度，或者大于3mm但尚未贯通；三度，根分叉区的支持组织在水平方向贯通。在牙周记录表上，可以填写根分叉感染的程度，或者简单地采用三角形标记根分叉感染的严重程度。空心三角形代表根分叉区域尚未贯通（一度或二度），而实心三角形代表贯通（三度）。

　　牙周病的支持组织丧失可以导致牙齿松动度的增加。牙齿松动度分类：一度，水平方向牙齿松动幅度在0.2~1mm；二度，水平方向牙齿松动幅度超过1mm；三度，垂直方向出现牙齿松动。松动度可以使用两支手器的柄来检查，例如使用口镜和牙周探针的柄。但必须牢记，菌斑导致的牙周病并非引起牙齿松动的唯一原因，例如牙齿受力过大和咬合创伤同样可以导致牙齿松动度增加。牙齿松动度的增加还经常发生在根尖感染、牙周手术之后等情况下。因此对于牙齿松动度的评估不但要判断松动的程度，还必须诊断引发松动的原因。

　　患有牙周病的牙齿，其牙髓的健康程度可能因严重的牙周病而受到影响。因此有必要对此类牙齿的牙髓活力进行检测，以判断牙周牙髓联合病变的可能。可以使用牙髓电活力检测计或冷热诊来判断牙髓活力。当然对于能否准确判断多根牙的牙髓状态的观点是有争论的，而这种判断又可能影响到医师的治疗方案。

二、X线片分析

　　牙槽骨是牙齿支持组织的一部分，也是牙周炎症过程中可能受到破坏的重要结构，为准确判断牙槽骨丧失的程度，需要进行X线分析。牙周病患者经典的X线检查是全口根尖片（12~14张），或者可以使用全景片和局部的根尖片替代。为证实牙周病患牙的垂直和水平骨丧失，以及为实现对不同时期拍摄的X线片进行纵向比较，应该尽可能使用平行投照技术以获得更加标准的X线片，可以使用的附着装置有Eggen设备、Rinn等系统（图7-14）。

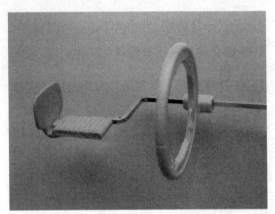

图7-14　Rinn系统构成：咬合块，用于校正X线位置及角度的金属杆和定位环

　　上文中描述的患者的全景片和根尖片见图7-15。这些X线片可用于判断每个牙周围剩余的支持骨数量、牙根形态、牙结石、是否角形骨吸收，以及对牙周牙髓联合病变进行诊断。

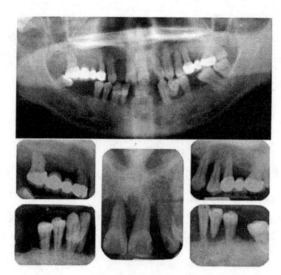

图 7-15   示例患者的全景片和根尖 X 线片

必须注意 X 线片上显示的牙槽骨水平是疾病的历史表现。它代表着之前骨丧失的情况,而无法判定牙周疾病是否已经被控制。因此,有必要结合临床数据和 X 线片的信息进行诊断。

三、风险因素评估

已经证实牙菌斑是牙周病的始动因子,但是针对牙周病自然演变过程的研究发现,并非每个口腔卫生不良的个体都会出现附着丧失或牙齿丧失。因此在牙周病的诊断和治疗计划制订时,需要针对每个患者的牙周病进行风险评估。牙周病的主要风险因素,它们应该被认为是可疑的风险因素,因为其中大多数因素仅仅通过横断面研究和非常少量的纵向研究获得证实,这些纵向研究采用的是多变量研究方法,以期在控制可能的混淆因素的同时,证实真正的风险因素。例如,牙槽骨丧失的数量或基线时牙齿的数量似乎可以用于预测牙周病的进展,而事实上,这两个因素是对疾病本身的评估,并代表了患者对牙周病的易感性。虽然两者可以作为将来牙周疾病进展的极好预报,但它们并不能被认为是风险因素。风险因素更恰当的对象是那些通过纵向研究发现的与疾病相关的因素。

评估患者的牙周病可以在 3 个水平上进行:①患者风险评估;②牙齿风险评估;③位点风险评估。

患者风险评估包括患者的系统情况,行为习惯,与患者的年龄和口腔卫生情况相关的牙周附着丧失严重程度。

牙齿风险评估需要对单个牙的风险因素进行确定,包括牙齿在牙弓中的位置、根分叉感染、医源性因素、牙髓状态以及剩余的附着和支持组织的数量。所有上述因素都可能对牙齿的治疗疗效产生影响。

位点风险评估的研究对象是探诊深度,附着丧失数量和脓肿形成情况。

四、预后评估

风险因素可以用于预测疾病的发作,而预后是指对疾病未来发展结果的预测。预后和风险有许多共同点,它们都是通过纵向研究获得的。为获得更加准确的预后评估,收集患者的风险因素、分析全部已知的临床信息、全面考虑患者的预后因素,这几个方面都非常重要。影响预后的因素包括牙齿类型、根分叉感染、探诊深度、牙齿位置、牙髓状态、牙周支持组织、咬𬌗力和龋齿程度等。牙齿的松动度通常可以用以判断预后,但必须牢记松动度不等于疾病,而且牙齿的松动度并非都来源于牙周病。常见的情况是当牙周支持组织丧失、软组织发生炎症时,在相同咬殆压力下患牙会出现更明显的松动度。

五、现代诊断技术

应用上文讨论的传统牙周病临床诊断工具和参数,已经能够设计有效而且是适当的治疗计划。然而即使是最有经验的临床医师,对少数患者也可能会产生意料之外的治疗结果。研究数据显示,传统的诊断标准,例如牙龈水肿、充血、菌斑、出血和渗出等临床指征,对于牙周病患者或部位活动性进程的诊断有相当高的特异性(约71%～97%),但敏感性较低(约3%～42%)。因此,研究者们努力在开发新的诊断技术,以期能够早期诊断牙周病,或更加准确地预测某位患者或某个位点的牙周条件是否会进一步恶化,以针对性地提供早期干预治疗。并希望改良的牙周病诊断方法能够更好地区分不同类型的牙周病,判定牙周病的发生和进程,判定对于牙周病发生、发展敏感的患者或患牙,并监控治疗的反应。

(一)探诊牙周袋

如上文所讨论,探诊是临床检查牙龈出血、测量牙周袋深度和牙龈退缩程度以获得附着丧失数据的最重要的方法之一,因此测量的精确性非常重要。为减少探诊的固有误差,人们发明了自动探针或电子探针以减少这类误差。佛罗里达探针是其中的一种(图7-16),它能够检测到小于1mm的附着水平丧失,准确度达到99%。而使用传统的手用探针,一个位点需要发生2～3mm的附着改变才能被观察到存在活跃的附着丧失。使用自动探针可以精确地检测到很小的附着改变,通过在两次很短的时间内检查结果的比较,可以对牙周病进行早期诊断

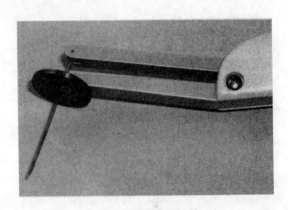

图 7-16　佛罗里达探针

和干预。但是,近来也有研究发现手用探针的重复性比多种自动探针都好。考虑到使用自动探针的成本和各方对其的评价不一,手用探针仍然是当今临床检查时的最佳工具。

(二)X 线图像

上文已经提到 X 线片对于判定牙槽骨丧失非常重要。使用传统的 X 线片,需要数月或更长时间才能观察已发生的 30%～50% 的骨矿化程度差别。为早期判断少量的牙槽骨增加或丧失,需要更加敏感的检测手段。近年来发展的计算机辅助的数码 X 线影像技术,使用直接放置于口内的传感器,或使用扫描仪或数码相机从传统 X 线片上获得数码图像,通过减影软件可以检测到牙根周围最少 0.5mm 的骨丧失或微量的仅仅 1%～5% 的矿化降低。

(三)细菌检测

已经证实超过 300 种细菌与牙周病相关,而其中仅有少数——个别细菌或几种细菌的组合被认为可能引发牙周病。传统的培养技术是研究和证实牙周可疑致病微生物的主要方法。这项技术能够发现龈下菌群的许多特性,可以对微生物进行鉴定,并进行抗生素药物敏感实验。使用选择性培养基能够限制地培养特定的细菌,而通过非选择性培养基可以使各种微生物尽可能地生长,从而发现那些主要的可培养微生物物种。然而培养技术非常耗时、成本较高,并且存在特殊的技术问题。因此人们开发了其他快速而经济的微生物检测方法,包括免疫技术、DNA 检测、酶反应和聚合酶链反应(PCR)等。

免疫检测是基于细菌抗原抗体反应的特异性检测方法。常用的技术有两种,酶联免疫吸附检验

(ELISA)和间接免疫荧光检验(IFA)。使用 ELISA 的一项研究发现,在刮治和根面平整之后,牙密螺旋体的数量显著性降低,同时伴有能够说明牙周炎患者获得良好治疗反应的牙周袋深度的减少。另一项使用 IFA 的横断面研究发现牙龈卟啉单胞菌和福赛斯坦纳菌的数量与患者牙周袋的深度相关。另外有一种使用抗原抗体反应的商业化椅旁诊断试剂盒已经上市,它能够检测 3 种牙周致病菌:牙龈卟啉单胞菌、伴放线放线杆菌。

DNA 分析方法是基于微生物物种水平的特异基因组序列的检测方法。依据这些特异基因序列,构建并标记互补的寡核苷酸探针对菌斑标本进行检测。已有可靠的研究证实,DNA 探针在一个标本中可以准确地检测至少 103 种细菌。另外有实验室商业性诊断服务,应用放射标记的探针,可检测牙龈卟啉单胞菌、中间类杆菌、伴放线菌嗜血菌、啮蚀艾肯菌、福赛斯坦纳菌和牙密螺旋体。棋盘 DNA-DNA 杂交技术可以检测 40 种龈下微生物物种,此方法非常适用于在一个或多个牙菌斑标本中同时检测多种细菌物种。虽然这种方法迅速而相对廉价,但不能完全排除探针与非目的基因之间发生交叉反应。

部分厌氧微生物以蛋白质和肽作为能量来源,因此它们会产生特殊的酶。此类酶中的一种称胰岛素样酶,它不但能降解宿主的细胞外基质蛋白,而且能够水解合成肽 N-a-benzoyl-DIL-arginine-2-naphthylamide(BANA)。3 种牙周可疑致病微生物牙龈卟啉单胞菌、福赛斯坦纳菌、牙密螺旋体都合成这种酶。使用 BANA 测试的商业性椅旁试剂盒已经上市,据称对牙龈卟啉单胞菌和牙密螺旋体的检测与 ELISA 技术比较,能够达到 84% 的准确率。这个试剂盒内有一个试剂卡,可根据牙位放置刮下的龈下菌斑标本,折叠试剂卡后在 55℃ 下孵育 15min。试剂卡上颜色的改变即可判定是否存在此 3 种牙周可疑致病微生物中的任意一种。

伴随着近年来基因组计划的研究,聚合酶链反应(PCR)被逐渐应用于检测细菌物种。PCR 是证实特异微生物的最快速和最敏感的检测方法。但是 PCR 需要相对昂贵的实验室设备和实验室参照标准。Ashimoto 等学者(1996)发明了基于 16S rRNA 的 PCR 检测方法,用以检测伴放线放线杆菌、福赛斯坦纳菌、直形弯曲杆菌、啮蚀艾肯菌、牙龈卟啉单胞菌、中间类杆菌、变黑类杆菌和牙密螺旋体。但 PCR 仅能够获得微生物的定性信息,只有更加昂贵的实时定量 real-time PCR 技术才能进行定量分析。

(四)宿主因素评估

牙周病是机会性感染,宿主对牙周病的敏感性是疾病发展的关键。研究者发现白细胞、血液循环中针对牙周病原菌的抗体等相关因子与牙周病的活动性相关。虽然针对外周血的研究有成功的希望,但许多研究仍然在探索如何能够使这种诊断方法实现最佳的特异性和敏感度。对于外周血标志物是否反映宿主大体上的易感性或保护性,目前并不明确。抗体滴度、中性粒细胞功能和单核细胞反应提供了患者个体水平的潜在信息,它们能够在将来用以筛选有风险的患者,但对于患者个别部位的状态判断没有价值。通常认为疾病的敏感性和进程是以部位为基础的,因此疾病活动性的标志物就应该以牙位的判定为基础。所以使用龈沟液进行诊断的判定更理想、更具有实际意义。

龈沟液是依从局部组织的渗透压而持续冲洗龈沟或牙周袋的血清样渗出物。这种液体来源于宿主的微循环,流经炎症组织,进入牙周袋,它携带有与破坏性组织反应的相关介质,以及局部组织新陈代谢产物。龈沟液的成分可以无创伤性地使用滤纸条或毛细管收集,再使用特殊的检测方法进行定性或定量分析。多种宿主因子在治疗前后的变化,以及与疾病发生过程的相关性都获得了大量的研究,但仅有少数被用于开发椅旁快速诊断。本章内容并未全面讨论宿主龈沟液的成分,但集中探讨一下可以用于椅旁快速诊断的龈沟液成分。

花生四烯酸代谢产物包括多种在体内体外都具有骨吸收潜能的炎症介质。有研究已经开发出类似于 ELISA 技术,能够定量龈沟液中前列腺素 2(PGE2)的快速酶联免疫测定法。

胶原酶属于金属蛋白酶超家族,研究发现其在普通细胞外基质改建和牙周组织破坏过程中发挥一定的作用。以人为研究对象的临床交叉实验显示,龈沟液胶原酶水平伴随着患病位点早先的临床附着水平或 X 线片牙槽骨丧失增加而增加。一种快速椅旁胶原酶检测系统已经开发成功,并得到部分管理机构的认可,可以作为监控组织疾病的手段。

其他基质降解酶有组织蛋白酶、中性蛋白酶等,它们被释放进入龈沟液,并在疾病时增高。有研究开发了一种检测龈沟液弹性蛋白酶的快速分光荧光检测法,并使用其完成了 30 例未经治疗的牙周病患者 6 个月的纵向研究。此法是基于龈沟液中弹性蛋白酶活性的检测,已经获得 FDA 认证。另一种基于非特异性中性蛋白酶水平检测的椅旁检测系统也已经开发成功,同样得到 FDA 的认证。

β 葡萄糖苷酸酶是多形核白细胞释放的溶酶体酶,能够反映牙周组织的局部炎症。其具有临床意义的应用是当牙周袋深度和牙槽骨丧失增加,或存在可疑致病微生物时,β 葡萄糖苷酸酶水平上升。基于 β 葡萄糖苷酸酶检测的椅旁试剂盒已应用于临床。

另一种可能获得应用的龈沟液标记物是天冬氨酸转氨酶(AST),它是细胞坏死和崩解后释放的一种细胞内酶。早期使用毕尔格猎犬的实验研究发现龈沟液 AST 水平,伴随着龈沟结扎诱导牙周炎的产生而显著性增高。基于 AST 检测的椅旁试剂盒已应用于临床。

龈沟液碱性磷酸酶是成骨细胞和中性粒细胞功能的标志物,同样能够指示牙周炎发生后的局部代谢情况,其数量与增加的牙周袋深度显著性相关。检测龈沟液碱性磷酸酶的椅旁化学发光分析已经报道开发成功。但是还未在人群疾病诊断中,以纵向研究的方法来证实这种检测的可行性。

(五)局部生理或代谢变化的指示物

炎症的主要表现有红、肿、热、痛。对牙龈炎症的诊断通常依据肿胀、充血、出血,而牙周袋温度的改变因变化太小而无法准确测量。先前的交叉实验研究发现龈下温度与牙周袋探诊深度相关。通过 44 名牙周病患者的纵向研究发现龈下温度升高与疾病的严重性、牙龈炎症程度和可疑致病微生物的存在呈正相关。这些研究还发现如果龈下平均温度超过 35.5℃,单个或多个位点存在 2mm 以上附着丧失的个体患病风险为 14.5 倍。相同地,当存在两个或更多位点为牙周病进展状态时,此个体的患病风险上升到 64.0 倍。一种自动龈下温度测试探针已发明,用于一般人群筛选检查,它通过舌下温度测试进行校准,检测结果显示为颜色的变化。但是单纯使用龈下温度升高来预测牙周炎活动度的敏感性仅 31%,而特异性较高,达到 97%。

另外一种诊断技术的新进展是使用核医学检测,这项技术可以在 X 线片感知到骨变化之前相当长的时间点上就敏感地检测到牙周骨代谢的改变。Kaplan(1975)等观察到中重度牙槽骨丧失的毕尔格猎犬较没有发生牙槽骨丧失对照组,其骨放射吸收值(BSRU)高出 6 倍。一种轻便手提式放射线检测器已经开发成功,其效用是用以诊断牙周病的活动性。研究显示基线时高 BSRU 率的牙齿丧失更多的牙槽骨,与低 BSRU 率的牙齿之间存在显著性差异。但是核医学技术因其带有放射性风险,而在人牙周病的活动性检测的应用上受到限制。

伴随科学研究的进展,可以更加深入地理解牙周病的致病机制,更多的宿主因子可以在龈沟液中检测到,并可能辅助判断罹患者患牙周病的危险度。但是必须注意到,椅旁微生物标志物检测无法预测患者将来的牙周破坏情况。同样,在可以采用的多种椅旁宿主反应标志物中,存在一些可能可以用以判断当前牙周病的活动性的因子,而对于未来牙周破坏的预测却仍然缺乏有力的依据。因此它们都还不适合在临床常规使用。当前较实际的临床应用是根据第一届欧洲牙周病学研讨会会议报告的推荐,至少使用连续记录的探诊出血和牙周袋探诊深度作为临床指标,以在临床实践中评估牙周病的进展。

(周丽静)

第三节　菌斑控制

菌斑控制是有规律地清除牙面菌斑,并防止其在牙面及邻近牙龈表面重新聚集的过程。菌斑控制是牙周治疗步骤中最为简单的治疗手段,但也最为重要、最难以实施。菌斑控制不单纯是某一阶段的治疗,它贯穿于牙周病治疗过程的始终,并需要患者终身实施。它是保障和保持牙体、牙周组织长期治疗效果的关键。

几乎所有成人都了解刷牙对口腔健康的必要性,但很多人对刷牙等行为及其实际效果仍觉茫然。日常生活中,多数人只注重刷牙等口腔卫生的具体形式,很少关心菌斑控制的实际效果。因此,牙医应该在治疗初期就注重与患者不断进行交流,强调行为和效果的关系。

一、显示菌斑的方法

菌斑薄而无色,黏附于牙面,肉眼不易看清,患者自己更难以观察到。菌斑染色剂能将菌斑染色,便于观察。常用的菌斑染色剂有中性红和四碘荧光素钠等制成的溶液或片剂。

溶液使用方法有两种。一种是涂布法,将蘸有菌斑显示液的棉球轻轻涂布在全口牙的颊舌面及邻间隙处。漱口后,牙面残留的菌斑即可显色。另一种方法是将菌斑显示液滴在患者舌尖数滴,让其用舌尖舔各个牙面。也可在漱口后显示菌斑。

患者可以在家采用菌斑显示片自行检查口腔卫生状况。使用时将片剂嚼碎,用舌尖将碎片舔牙齿各面,漱口后对镜自我检查,观察菌斑的附着部位。

患者每次就诊,医生都可用菌斑显示剂检查并记录其菌斑控制程度,并及时与患者交流,鼓励并增强其控制菌斑的信心。

采用菌斑记录卡来记录和评价菌斑的控制情况,是国际上广泛采用的方法。

记录方法:每个牙分 4 个牙面,凡显示有菌斑的牙面,可在卡的相应部位作标记。最后,计算有菌斑牙面的百分率。如果菌斑百分率小于 20%,则属于菌斑已基本得到控制。

菌斑百分率计算方法为:被检牙的总数×4＝总牙面数

菌斑百分率＝(有菌斑的牙面数/总牙面数)×100

二、菌斑控制的方法

菌斑控制是防治牙体和牙周组织疾病的重要手段。其方法较多,大致可分为机械和化学两类。迄今为止,机械清除菌斑仍是最可靠的菌斑控制途径。

1.刷牙　刷牙作为健康生活习惯的一部分已被绝大多数人群接纳,它是自我清除菌斑的主要手段。一般主张每天早晚各刷牙一次,也可午饭后增加一次。主要强调刷牙的彻底性,而不过分强调次数。

设计合理的牙刷和正确有效的刷牙方法能有效清除菌斑。

(1)牙刷:目前,牙刷大部分是以细尼龙丝制作。不同的牙刷,其刷头大小、刷毛排列、刷毛的硬度和长度都不同。多束的牙刷拥有更多的刷毛,具有更高的清洁效率。球形末端的刷毛比平头的、具有锐利末端的刷毛对牙龈损伤更少。

刷毛的最佳硬度尚无确切结论,但软毛牙刷清洁龈缘以下部位时易深入邻接牙面,而使用硬质刷毛的牙刷更易造成牙龈退缩。当然牙龈退缩与刷牙方法、牙膏等关系可能更密切。尽管市场上品牌众多的牙刷在刷毛长度、硬度和放置方式上不断推出某些微小的改进,但并未在改善牙龈指数或出血指数上显示出差别。

使用牙刷的类型存在明显的个人偏好。牙刷清除菌斑的有效性及其造成磨损的可能性与刷牙方法有关。刷毛携带牙膏多、刷牙动作剧烈、使用硬质刷毛牙刷等,可能造成更多的软硬组织磨损。

牙刷使用后会出现磨损。所以,为了保持牙刷的清洁效率,应该定期更换牙刷。一般建议最好1个月,至少3个月更换牙刷。

电动牙刷多利用刷毛束的往复摆动及其产生的低频声能实现牙齿清洁工作。电动牙刷刷毛与牙面菌斑接触可对其进行机械清除,而低频声能则形成液体涡流,在刷毛与牙面之间作冲洗清洁,振动水流也会干扰细菌对牙面的黏附。

对于掌握了良好刷牙方法的患者而言,采用机械方法清除菌斑就能获得良好的口腔健康。当然,刷牙结合牙间口腔清洁措施被认为是最理想的菌斑控制措施。

目前,还没有科学研究显示某一种特殊的手用牙刷的设计在维护牙龈健康方面优于其他的设计。在清洁牙邻面菌斑时,电动牙刷优于手动牙刷;但两者对清洁牙表面效果相同。刷牙可能引起口腔内软硬组织的磨损,但如使用电动牙刷可能将这种损害减少到最小。

(2)牙膏:牙膏含有摩擦剂,具有牙面清洁和抛光作用。牙膏由氧化硅和氧化铝研磨剂、聚氯乙烯颗粒、水、保湿剂和氟化物、焦磷酸等治疗药物、色素以及防腐剂制成。

牙膏应具备足够的研磨能力,满足清洁和抛光牙面的要求,但牙膏不应对牙体和修复体产生磨损。牙膏的20%～40%为研磨剂,以无机盐结晶形式存在。刷牙时使用牙膏可让牙刷的研磨作用增加40倍。而牙粉的研磨作用仅为牙膏的5倍。牙膏对釉质有磨损作用,对暴露的牙根作用更明显。其对牙本质、牙骨质的磨损分别为釉质的25倍和35倍,可能引起根面磨损和过敏。口腔卫生实施过程中的硬组织损伤主要由牙膏磨损引起,而牙龈损害则多因牙刷本身造成。

牙膏中加氟化物可产生显著的防龋作用,但所用的氟化物必须是游离的氟离子,不能与研磨剂的组分发生结合。氟化物防龋的正确浓度应在1000～1100ppm。牙膏中添加氯己定、青霉素、磷酸氢铵、疫苗、维生素、叶绿素、甲醛等并无显著的治疗意义。含有活化焦磷酸成分的去渍牙膏,其成分可能干扰牙石中磷灰石晶体形成,使牙石形成减少30%以上。但这仅是针对龈上牙石有效,且只是针对新的牙石的沉积。不能影响龈下牙石的形成,或改变牙龈炎症的程度。

(3)刷牙方法:刷牙方法很多,按照不同的动作可分为滚动式(改良的 Stillman 法)、颤动式(Stillman、Charters 或 Bass 法)、旋转式(Fones 法)、垂直式(Leonard 法)和水平式(擦洗法)等五类。

对照研究表明,只要使用得当,各种方法间无明显差异。牙周病患者更宜使用颤动方式,以改进抵达牙龈的路径,完成清洁龈沟的目的。主要介绍 Bass 刷牙法(水平颤动法)(图7-17)。

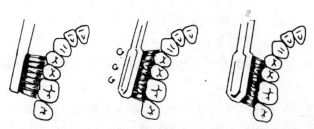

图7-17 Bass 刷牙法

刷牙从牙弓的最远端开始,以软毛牙刷刷头与咬合面平行,刷头覆盖 3～4 个牙齿,刷毛紧贴唇颊面龈缘,与牙齿长轴形成 45°夹角。

刷牙时刷毛末端不脱离牙面,以短促的往复动作对牙齿施加轻柔的颤动压力,刷毛的末端可进入龈沟,部分刷毛进入邻外展隙。刷毛压力过大可使牙龈色泽变白。同一个位置的刷洗动作可重复 4～5 次。此动作主要清洁临床牙冠的根向 1/3、龈沟及刷毛能够到达的邻接面。

动作结束后上提牙刷,移至邻牙,在下一组 3～4 个牙齿上重复上述过程。围绕牙弓,一次 3～4 个牙齿,然后刷洗牙齿的舌面。

完成上颌牙弓后将牙刷移至下颌牙弓重复刷洗动作直至完成整个牙列清洗。如果牙刷相对于下颌前牙舌侧面显得太大,则可将牙刷垂直伸入,对刷毛末端施压使之与牙齿长轴成 45°夹角进入龈沟和邻接面,以多个短促的颤动动作进行刷洗。

最后对刷毛末端施压,使之进入咬合面的点隙窝沟,再用多次往复动作进行刷洗。用此方法一次刷洗多个牙齿直到 4 个象限的后牙刷洗完毕。

Bass 刷牙法需要患者有足够的耐心。为了避免遗漏、达到理想的清除菌斑目的,患者的刷牙动作应该系统化、程序化。

与其他刷牙方法相比,Bass 刷牙法有以下优点:运动动作简单,容易掌握;清洁动作主要针对牙颈部和邻面等菌斑积聚部位,有利于提高菌斑清除效果。

Bass 刷牙技术对所有患者均有一定效果,可以广泛推荐。

此外,改良的 Stillman 法(图 7-18)和 Charters 刷牙法(图 7-19)均由 Bass 法发展而来,两者更强调了水平颤动后进一步对牙龈的按摩。由于目前没有明确的证据证实牙刷的按摩有益于牙周健康,Bass 法仍然是目前最受广泛认可的刷牙方法。

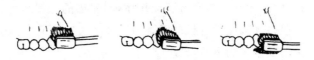

图 7-18　改良的 Stillman 刷牙方法

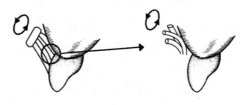

图 7-19　Charter 刷牙法

改良的 Stillman 刷牙法的方法是将刷毛末端放置在牙颈部和邻近的牙龈,形成依靠。刷毛朝向根尖方向,与牙体长轴成斜角。

对牙龈略施压使之色泽变白。然后将牙刷作 5～6 次短而往复的刷洗,并沿附着龈、龈缘和牙面作冠向移动。

在整个口腔内所有牙面上系统地重复上述动作,垂直持握牙刷柄可使牙刷末端到达上下前牙舌面并与之形成配合。

应用改良的 Stillman 法,牙刷刷毛之侧面而非其末端为工作面,而且刷毛并不进入龈沟。刷毛也可以放置成与咬合面平行、进入窝沟和邻外展隙,用于清洁磨牙和前磨牙的咬合面。改良的 Stillman 法适于清洁存在牙龈进行性退缩、牙根暴露的区域。此法可使牙龈组织的磨损、破坏减至最小。此法要求使用软性或中性的多束刷毛,以使牙龈损伤降至最低。

(4)牙间清洁用具:刷牙往往不能到达牙齿的邻接面和后牙区,在这些区域常会遗留较多菌斑。所以单纯依靠牙刷刷牙并不足以控制菌斑,进而防治牙龈和牙周疾病。

任何牙刷都不可能完全清除牙间隙内的菌斑。牙周病变主要始发于牙齿邻接面,此处的菌斑控制受到解剖特点及组织学缺陷等的制约,需要结合特殊的牙间清洁工具加以解决。根据牙的间隙大小、根分叉暴露的情况、牙齿排列及有无正畸或固定修复装置等,牙间清洁工作需要选择相应的牙间隙清洁用具。常用的间隙清洁用具有牙线、牙签或牙间刷。

1)牙线:牙线是清除邻接面菌斑工具中最常用、最受推荐的一种。长期以来,很多研究者都在积极倡导牙线在邻面菌斑清除方面的作用。然而,一些系统回顾分析却认为常规使用牙线并不能成为减轻牙龈炎症的一个手段。

牙线主要适用于龈乳头完整、邻接区关系紧密的牙齿邻面清洁。市场上有各种缠绕或非缠绕的、结合或非结合的、加蜡或非加蜡的或粗或细的尼龙丝制成的商售牙线。

牙线的选择以使用便利和个人偏好为基础,牙齿接触的紧密程度、邻接面的粗糙程度及患者手肘的灵活程度等个人因素可以影响其选择。

牙线的使用方法大致如下:

取一段可以掌控长度(约 30cm)的牙线,缠绕于手指或将牙线末端相系形成圆圈。

以拇指和示指或在示指间绷紧牙线,两指间距 1～1.5cm,将此段牙线轻轻从殆面通过两牙之间的接触点。如接触点较紧,可作颊、舌向拉锯式动作通过。

一旦牙线到达接触点根方,将牙线环绕某个牙齿的邻接面并作滑动直至龈缘以下。稳定地将牙线沿牙面向接触区作刮擦移动后再降到龈沟,如此上下反复数次。

完成一个邻间隙清洁后将牙线转至另一邻间牙龈,重复上述动作,直至全口牙列每个象限的最后牙齿的远中面完成。

不要将牙线突然通过接触区,以免损伤牙乳头。当牙线的工作部分变脏或出现撕裂时,可改用牙线的其他部分。

使用牙线绷架可方便牙线的使用,但它比手用牙线更耗时间。但对手肘灵活度较差的患者,则比较适合。

2)牙间刷:主要用于较宽大牙间隙、裸露的牙根面和凹陷根分叉的清洁。最常见的是小锥形或圆柱形牙间刷。作为刷牙的一种补充,牙间刷比单用刷牙可以清除更多的牙菌斑。研究显示,两者的结合使用对于菌斑指数、出血指数和牙周探诊深度等的改善更为有利。

牙间刷可以完全深入邻间隙作短而往复的运动。为达到最佳的清洁效果,应选择直径稍大于牙龈外展隙的间隙刷,此时刷毛能对各个邻接面施加压力,对根面凹陷也发挥清洁作用。单束牙刷可到达分叉区及严重退缩的孤立区域,对清洁下颌磨牙和前磨牙舌侧面非常有效。

除了牙间刷外,横截面为圆形或三角形的锥形木质牙签、橡皮锥等都可以被选作邻面清洁工具。但目前的研究认为,与单纯刷牙相比,刷牙结合牙签的使用在清除牙间菌斑或改善牙龈指数方面并无特殊优势。但有减少邻面牙龈出血的趋势。

(5)口腔冲洗装置:是指可以形成高压持续或脉冲水流的装置,患者可以在家中利用其自行冲洗牙面。口腔冲洗可从口腔内清除非附着细菌和软垢,其效率大于刷牙和口腔含漱。在清除黏附于正畸装置或固定修复体等难以到达区域的软垢时,口腔冲洗装置显得尤为有效。但也有研究认为,作为刷牙的一种补充方式,口腔冲洗并不能减少可见的菌斑数量。

2.药物　化学药物作为机械性控制菌斑的辅助措施可在菌斑控制中发挥重要作用。如某些抗菌制剂及一些酶的制剂对控制菌斑有效。但存在控制菌斑的作用不稳定、长期使用会耐药等不良反应。

目前较为成熟有效的菌斑控制剂主要有氯己定溶液,又称为洗必泰溶液。它是一种广谱抗菌剂,为二价阳离子表面活性剂,可以与细菌胞壁表面的阴离子结合,从而改变细菌的表面结构,提高细胞壁的通透性,使氯己定进入细胞质内,杀死细菌。

氯己定的使用方法:采用 0.12%~0.2% 的溶液,每天 2 次,每次 10ml,含漱 1min。

氯己定的优点主要为化学结构稳定、毒性小、长期使用不易形成耐药菌株或造成对人体的损害。但其缺点是长期使用会使牙面、舌背和树脂类修复体表面着色;有苦味,能使味觉短时改变;对个别患者口腔黏膜有轻度刺激。

在使用氯己定等阳离子拮抗剂的漱口水时,其杀菌消毒的作用可以被牙膏中的一些成分,如单氟磷酸钠或十二烷基硫酸钠所抑制。所以,临床医生应指导患者正确使用此类漱口水。药物控制菌斑有其局限性,目前还只能是机械菌斑控制的辅助手段。

除了这两种主要的手段,在临床上要注意发现并纠正导致菌斑滞留的因素,如充填物的悬突、不良修复体、龋齿、食物嵌塞等。

三、菌斑控制指导

在牙周病的防治过程中,菌斑控制占有非常重要的地位。而菌斑控制主要依靠患者自身的努力。所以,在诊疗活动中,要注意与患者的沟通,让其认识菌斑和控制菌斑的重要性。教育和激励患者进行有效的菌斑控制,当然也要帮助患者选择合适的、个性化的菌斑控制方法。

(宋国栋)

第四节　龈上洁治

一、定义和基本原理

龈上洁治是指采用器械去除龈上菌斑、牙石和色渍,并抛光牙面的过程。

洁治的基本原理是从牙面彻底去除菌斑和牙石的刺激,使牙龈炎症完全消退或明显减轻。对一些仅与牙菌斑有关的牙龈炎,洁治就能使牙龈恢复健康;而对于牙周炎,在龈上洁治术后,还需进行龈下刮治等治疗。洁治是否彻底,直接影响牙龈炎的治疗效果或者进一步的牙周治疗。同时,龈上洁治还是牙周维护治疗的主要内容之一。

就清除感染生物及其产物的本质而言,龈上洁治和龈下刮治是一致的,且它们均为牙周治疗整体计划中相互关联的两个步骤。区别仅在于两者针对的部位不同。

二、检查

龈上洁治前应对菌斑、牙石等沉积物及牙面不规则形态作范围和性质上的精确评价。在光线充足、视野清晰的环境下,很容易对龈上牙石和浅龈沟内的龈下牙石进行视觉检查;采用压缩空气吹干牙面有助于发现浅色牙石;另外,以稳定压缩空气气流直接吹入龈沟或牙周袋,将龈缘从牙面吹开,能检测到浅的龈下牙石。

三、适应证

1.牙龈炎和牙周炎　龈上洁治是各型牙周病最基本的治疗方法。绝大多数的牙龈炎可以通过彻底完善的龈上洁治而痊愈;而牙周炎是在洁治术的基础上再作进一步治疗。

2.预防性洁治　除了日常生活中的自我菌斑控制,牙周病患者或普通人群定期(6 个月至 1 年)洁治有助于维持牙周健康,预防牙龈炎、牙周炎的发生或复发。

3.其他治疗前的准备　如修复缺失牙,在取印模前先行龈上洁治,可以消除牙龈炎症,使印模更准确,将来的义齿修复更合适。头面部一些肿瘤手术的术前洁治,可以保证手术区的清洁、消除术后感染隐患。正畸治疗前、治疗期间的龈上洁治也有助于消除牙龈炎症,防止牙周组织的损害。

四、龈上洁治术

用于清除龈上牙石的工具有手用洁治器械和超声波洁牙机。两者的操作方法不尽相同。

1.手用器械洁治　手用洁治器械包括镰形器和锄形器,但目前在超声器械普遍应用的情况下,锄形器的使用明显减少。

使用镰形器进行龈上洁治时,通常以改良握笔式持握,以无名指在邻近工作区的牙面上建立一个稳固的手指支点。器械刃口与所要洁治的牙面形成一略小于 90°的夹角,切刃与龈上牙石的根缘啮合并以短促有力、互相重叠的洁治动作垂直、水平或斜向的冠方运动,将牙石清除。镰形器尖锐的头部容易撕裂牙龈,因此在使用器械时要小心。洁治完成后要用探针仔细检查是否干净,尤其是邻面和龈缘处。并对牙面进行抛光。

2.超声洁治　超声波洁牙机是一种高效、省时、省力的洁治工具。近年来,随着细小超声工作尖的设计,超声波洁牙机不仅成为龈上洁治的主要工具,也开始应用于龈下牙石、菌斑的清除。

研究表明,与手用器械相比,超声器械在清洁效果、可能对牙(根)面造成的损伤方面、治疗后牙(根)面的光滑程度等都没有明显差异。使用两种器械都能获得满意的临床效果。临床医师可以根据需要及自身的喜好进行选择,往往两种器械结合使用能获得彻底的清洁效果。

不同品牌的超声波洁牙机,有不同设计的工作尖。同时,有的超声波洁牙机在冲洗或冷却液中加入了抗菌的成分。但研究表明它与常规设计相比,在改善临床效果方面尚无定论。

(1)超声波洁牙机工作原理:超声波洁牙机由超声波发生器(主机)和换能器(手机)两部分组成。发生器发出振荡,并将功率放大,然后将高频电能转换成超声振荡,每秒 2.5 万～3 万次以上。通过换能器上工作头的高频振荡而除去牙石。

根据换能器的不同,超声洁牙机大致分为两类:磁伸缩式和压电陶瓷式。

超声器械是保持与牙面平行的情况下,对牙面轻触、轻压,不断运动而完成清洁。

(2)超声洁治术操作步骤:术前彻底消毒超声手柄和工作尖。尽量采用一次性材料覆盖洁牙机控制按钮和手柄。机器使用前,应对管道系统冲洗 2min,减少管线中的微生物数量。尽可能使用过滤水或消毒水。

指导患者术前用抗菌含漱液如 0.12％氯己定含漱 1 分钟,以减少污染气雾。

操作者及助手应该佩戴防护眼罩、口罩,采用高速负压吸引系统,尽可能减少治疗过程中产生的污染气雾。

打开设备,选择合适工作尖与手柄连接,调节水量控制钮,使工作尖末端形成轻微水雾。在开始时功率可设置较低,以后的功率也不应过大,以能有效去除牙石为宜。

采用改良握笔法握持器械,建立良好的支点。器械末端与牙面形成轻柔、羽毛式的接触,运用短而轻、垂直、水平或斜向重叠的动作清洁牙面。清洁时,手指不必额外施加较重的力,因为器械的振动能量即可剥落牙石。

工作尖端端与牙面平行或形成小于 15°的夹角,以避免对牙面造成刻痕或沟槽。必须保持尖端的持续运动,才能有效清除牙石。

应及时清除口内积水和唾液,并检查牙面清洁情况。术后进行牙面的抛光。

(3)超声洁治术注意事项:避免将工作尖长时间停留于一处牙面,或将工作尖垂直对准牙面,以免造成牙(根)面的粗糙或损伤。

由声波或超声波仪器产生的气雾,有传播病原菌的潜在危险。因而要尽量做到:术前使用氯己定含漱;术中应用高速负压吸引;术后环境表面的彻底消毒;管道系统的定期清洁与消毒;使用空气通风过滤设备净化空气。

超声波和声波洁治器在使用上存在一定的禁忌。禁用于置有心脏起搏器的患者,以免因电磁辐射的干扰影响起搏器的功能。也不能用于肝炎、肺结核等传染性疾病的活动期,以免血液和病原菌随喷雾而污染诊室空气。

对于种植体表面的清洁,只能采用塑料、黄金或炭精纤维制作的工作尖,以避免损伤钛质种植体。

五、龈上洁治效果的评价

龈上洁治术的效果可在术后即刻进行评价,也可待软组织愈合后进行再次评价。

龈上洁治后,应该在理想的光线下,通过口镜和压缩空气辅助对牙面进行视觉检查;同时用精细探针或牙周探针检查。健康的牙面应该坚硬、光滑,待牙石完全清除后能恢复邻近软组织的健康。

光滑程度是评价洁治效果的标准,但最终的评价建立在牙周组织反应的基础上。一般而言,在牙周洁治后进行临床检查和评价,时间不应早于洁治术后 2 周。因为器械治疗所造成的伤口需要 1～2 周时间完成再上皮化。

慢性龈缘炎患者在经过彻底洁治术后,牙龈炎症逐渐消退,一般可在一周后恢复正常的色、形、质,龈沟变浅。组织的愈合程度取决于牙石、菌斑是否彻底除净,患者自我菌斑控制是否得力。

牙周炎患者经过洁治术后,牙龈炎症可以部分减轻,龈缘退缩使牙周袋略变浅,出血会减少。同时,根面的部分龈下牙石将暴露,有利于进一步治疗。但组织的彻底愈合有待于龈下刮治术甚至牙周手术后。

(张明华)

第五节 龈下刮治术

一、定义和基本原理

龈下刮治术,即根面平整术,是采用精细的龈下刮治器械刮除根面的龈下牙石及部分病变牙骨质,以获得光滑、坚硬根面的过程。

龈下刮治和根面平整并非完全分离的过程。从工作形式而言,刮治与根面平整仅仅只是程度上的差别。根面牙骨质暴露于菌斑、牙石堆积的环境,沉积在根面的牙石往往不规则地嵌入暴露的牙骨质。甚至,菌斑细菌和毒素也可侵入牙本质小管。所以,在做龈下刮治时,必须同时刮除牙根表面牙石和感染的病变牙骨质,才能获得良好的治疗效果。但目前也有研究认为,细菌及毒素在牙根表面的附着表浅而松散,较容易刮除,所以不必刮除过多牙骨质以达到根面的无感染状态。同时,如果去除过多牙骨质,则容易造成牙本质小管的暴露。不仅引起刮治术后牙根的敏感,而且增加牙周—牙髓相互感染的机会。龈下刮治术时要充分考虑上述两方面的情况。

二、龈下刮治器械

由于部位的特殊性、龈下牙石与根面结合的特点,龈下洁治和根面平整远比龈上洁治复杂并难以操作。这就需要特殊设计的器械用于龈下刮治术。

1. 匙形刮治器 匙形刮治器是龈下刮治的主要工具。其弯曲的刃口、圆形的头部及弯曲的背部允许其插入袋底,并能最大程度的避免对组织的损伤。

匙形器工作端薄而窄,前端为圆形。工作端略呈弧形,其两个侧边均为刃口,可紧贴根面,工作端的横断面呈半圆形或新月形。操作时,只有靠近前端的 1/3 与根面紧贴。

匙形刮治器可以分为通用型和区域专用型,后者又称为 Gracey 刮治器。

通用型匙刮只有前后牙之分,每支适用于牙齿的各个面。两侧切刃缘平行而直,都是工作缘,刃面与器械颈部呈 90°角。

目前国际上普遍使用的是 Gracey 刮治器。它的使用有牙位特殊性,每支均有特殊形态设计,适用于不同牙齿和不同的牙面。其两侧刃缘不平行,呈弯形,长而凸的外侧切刃缘是工作缘,刃面与器械颈部呈 70°角。Gracey 刮治器共有 7 支,编号为 1-14,均为双头,成对。临床上常用的是其中 4 支,即♯5/6,适用于前牙;♯7/8,适用于前磨牙及磨牙的颊舌面;♯11/12,适用于前磨牙和磨牙的近中面;♯13/14,适用于前磨牙和磨牙的远中面。另外,Gracey 匙刮还有一些改进型,比如将工作端的喙部改短,而颈部加长,能更方便有效地工作。

2. 龈下锄刮与根面锉 龈下锄形刮治器适用于袋壁较松软的深牙周袋刮除,而根面锉往往用于刮治后根面的锉平、锉光。但随着超声龈下刮治器的改进及普遍使用,龈下刮治理念的变化等,目前临床上已经很少使用龈下锄刮和根面锉。

3. 超声龈下工作尖 随着超声洁牙机在临床的普遍推广使用,各商业公司开发了各种形状的超声龈下工作尖,以满足不同牙位、牙面龈下治疗的需要。

三、龈下刮治操作要点

1.术前探查龈下牙石的部位和量　由于龈下刮治是在牙周袋内进行,肉眼不能直视,而龈下刮治器械多较锐利,容易损伤软组织,所以应在术前查明情况后再进行操作。

龈下刮治前应对菌斑、牙石等牙面沉积物和牙根的不规则形态进行探查。

龈下探查要使用精细的尖探针或牙周探针,采用轻巧、稳定的改良式握笔法,这可为探查龈下牙石和其他不规则根面提供最大的敏感性。拇指和其他手指,尤其是中指指垫能感受遭遇牙面不规则形态时由器械手柄和颈部所传导的轻微振动。

在确立稳固的支点后,探针头部仔细向龈下插入牙周袋的底部,在牙面上作小幅度垂直滑动。当探查邻接面时,滑动范围应使其中的一半路径经过接触区以确保发现邻接面的沉积物。在探查牙体的线角、凸起和凹陷时,在拇指和其他手指之间的器械手柄应该稍旋转,以保持与牙面形态的持续一致。

对龈下牙石、病变牙骨质、龋、修复体缺陷等的探查辨别需要大量的临床经验积累。许多临床医师认为,提高探诊技术与掌握龈下刮治和根面平整技术同样重要。

2.器械的握持和支点　同龈上洁治术一样,龈下刮治的器械也应该采用改良握笔式握持,且建立稳妥的支点。

3.刮治方法　根据不同牙位及牙面,选用适当的器械。采用 Gracey 匙刮时,将匙形器工作端的平面与牙根面平行放置到达袋底,改变刃缘位置,使其与牙根面逐渐成 45°角,探查根面牙石。探到根面牙石后,将刃缘与牙面形成 45°~90°角进行刮治。牙石以一系列受控制的、重叠的、短而有力的、主要使用腕臂运动的动作去除。刮治过程中,保持器械颈部与牙体长轴大致平行。刮治结束后,刃缘回到与牙根面平行的位置,取出器械。

在从一个牙齿到下一个牙齿的器械治疗过程中,操作者的体位和手指支点必须调整、变化以确保协调的腕—臂运动。

以下是在口腔各区段进行龈下刮治时术者操作要点。

(1)右上颌后牙区段:颊侧面

1)操作者位置:椅侧旁位置。

照明:直接。

视野:直接(磨牙远中面为间接)。

牵拉:口镜或非操作手的示指。

支点:口外,手掌向上。中指和第四指的指背放置于右面部下颌的侧方。

2)操作者位置:椅侧旁位置。

照明:直接。

视野:直接。

牵拉:无。

支点:口内,手掌向上,邻牙支点。非操作手的示指放置于右上颌后牙的咬合面;操作手第四指放置于非操作手的示指。

(2)右上颌后牙区段:腭侧面

操作者位置:椅侧旁或前方位置。

照明:直接。

视野:直接。

牵拉:无。

支点:指~指,手掌向上。中指和第四指的指背放置于右面部下颌的侧方。

(3)上颌前牙区段:唇侧面

操作者位置:椅后位置。

照明:直接。

视野:直接。

牵拉:非操作手的手指。

支点:口内,手掌向上,第四指放置于邻近上颌牙的切缘或咬合面。

(4)上颌前牙区段:腭侧面

操作者位置:椅后位置。

照明:间接。

视野:间接。

牵拉:无。

支点:口内,手掌向上,第四指放置于邻近上颌牙的切缘或咬合面。

(5)下颌前牙区段:唇侧面

操作者位置:椅后位置。

照明:直接。

视野:直接。

牵拉:非操作手的示指或拇指。

支点:口内,手掌向下。第四指放置于邻近下颌牙的切缘或咬合面。

(6)下颌前牙区段:舌侧面

1)操作者位置:椅后位置。

照明:直接或间接。

视野:直接或间接。

牵拉:口镜牵拉舌体。

支点:口内,手掌向下。第四指放置于邻近下颌牙的切缘或咬合面。

2)操作者位置:椅前方位置。

照明:直接或间接。

视野:直接或间接。

牵拉:口镜牵拉舌体。

支点:口内,手掌向下。第四指放置于邻近下颌牙的切缘或咬合面。

(7)右下颌后牙区段:颊侧面

操作者位置:椅侧旁或前方位置。

照明:直接。

视野:直接。

牵拉:口镜或非操作手的示指。

支点:口内,手掌向下。第四指放置于邻近下颌牙的切缘或咬合面。

（8）右下颌后牙区段：舌侧面

操作者位置：前方位置。

照明：直接或间接。

视野：直接或间接。

牵拉：口镜牵拉舌体。

支点：口内，手掌向下。第四指放置于邻近下颌牙的切缘或咬合面。

4.避免遗漏　为了避免遗漏需刮治牙位，应分区段按牙位逐个刮治。对于相邻牙位，应该采用叠瓦式的刮治方法，每刮一下应与前一下有所重叠。刮治完成后需仔细检查牙石是否刮净。

但龈下刮治和根面平整应该限于探查到牙石和病变牙骨质的牙根面，此区域称为器械治疗区。如用器械刮治不必要的区域，既浪费了操作时间，又容易引起器械的钝化。

5.无痛操作　为了减轻患者的疼痛，龈下刮治尽量在局部麻醉下进行。可以提高医生治疗的效率，而且能增加患者的依从性。

6.冲洗和止血　刮治完毕后，应采用 3％的 H_2O_2 冲洗牙周袋，冲掉碎片残屑并进行必要的止血。

四、龈下刮治效果的评价

研究显示，完善的龈上洁治和龈下刮治可以改善患者的口腔卫生水平、消除牙龈炎症、显著减少牙周袋深度和附着水平、不同程度地增加牙周附着水平。

龈下刮治术的治疗过程，不仅涉及牙根面，牙周袋内壁上皮、结合上皮和结缔组织也会不同程度的受到波及或被刮除。一般上皮会在术后 1～2 周内完全修复；而结缔组织的修复将持续 2～3 周。所以，在龈下刮治术后 2～4 周内不宜探查牙周袋，以免影响和破坏组织的愈合。

研究表明，牙周基础治疗尤其是龈下刮治后，龈下菌斑数量将显著减少，细菌成分从高比例的革兰阴性（G^-）厌氧菌转向以革兰阳性（G^+）兼性菌为主。经过彻底的洁、刮治，菌斑中的螺旋体、可动杆菌、伴放线菌嗜血菌、牙龈卟啉单胞菌、中间普氏菌等可疑致病原减少，球菌数量增加，临床上牙周组织炎症逐渐减少或消失。

以往对龈下刮治和根面平整的评价过分强调根面的完全光滑坚硬，随着近年来龈下刮治理念的改变，对龈下刮治效果的评价也发生了变化。主要是检查患牙临床指标的改善，如牙龈的炎症状况、牙周袋的深浅、牙周附着水平的变化等。

（张明华）

第六节　牙周病的药物治疗

一、牙周病药物治疗的目的和原则

目前公认，牙周病是一种多因素的慢性感染性疾病。牙周病的病因和病理机制十分复杂。但可以肯定的是，堆积于龈缘周围的细菌菌斑及其代谢产物是牙周病发病的始动因子。研究表明，单纯使用抗菌药物并不能取得理想的治疗效果。但是，在对牙周病病因及发生、发展规律的深入了解基础上，在牙周基础治疗、手术治疗同时配合运用药物,可以帮助清除致病因子或阻断牙周病的病理过程,以达到治疗牙周病的目的。

1.牙周病药物治疗的种类及目的

(1)针对病原微生物的药物治疗:菌斑微生物及其产物是牙周病发病的始动因子,清除牙菌斑、防止或迟滞其在牙面的再形成是治疗牙周病、防止其复发的核心手段。机械性清除牙菌斑仍是迄今为止治疗和预防牙周病最行之有效、应用最广泛的方法。但在某些情况下,借助化学药物控制牙周组织感染,作为基础治疗、手术治疗的辅助措施,仍有极为重要的意义。

1)存在一些器械难以达到的部位。中重度牙周炎患者多有深在的牙周袋、深而窄的骨下袋以及根分叉感染等病变,常规的菌斑清除工具在非手术条件下很难到达牙周袋底、分叉穹隆等深在的感染部位,应用药物控制残留的细菌、菌斑进而遏制牙周炎症和牙槽骨吸收可以起到重要的辅助作用。

2)微生物可以侵入牙周组织。由于牙周炎症过程中,牙周袋壁上皮和牙龈结合上皮经常有糜烂和溃疡,细菌可直接侵入牙周组织。洁治、刮治和根面平整等基础治疗方法多难以彻底清除组织内的入侵细菌。药物治疗有助于消除组织内的细菌进而控制牙周炎症。

3)口腔内其他部位的微生物。口腔内存在大量的共生细菌,是牙周菌斑细菌的来源和贮池。即使在牙周治疗过程中,牙周环境的绝大部分细菌被清除,但存在于舌苔、扁桃体、颊黏膜和龋洞内部,甚至义齿孔隙内的细菌将极易重新定植于牙周袋内,导致疾病的复发。应用化学药物辅助菌斑控制可能防止和延缓炎症的复发。研究表明,在洁治、刮治等治疗后,对某些牙周疾病的易感个体辅以牙周袋内用药,有利于疗效巩固,防止牙周炎症复发。

4)牙周组织的急性感染。发生多发性龈脓肿、牙周脓肿和急性坏死溃疡性牙周病等急性感染时,应根据病情给予局部或全身的抗菌药物治疗,借以控制炎症范围、防止全身感染,为后续的常规治疗创造条件。

5)某些全身疾病患者的治疗。一些全身疾病如糖尿病、风湿性心脏病等患者并非牙周治疗的绝对禁忌。但在长时间的牙周检查、洁治和刮治过程中,可能因一过性菌血症而发生全身感染或其他并发症。对此类患者,在术前、术中或术后使用抗菌药物,可预防或控制感染,避免全身并发症的发生。

6)术后口腔护理。在口腔手术等造成患者暂时不能、不利口腔卫生措施的情况下,使用含漱类型的化学药物等,可预防或减少菌斑形成,有利于组织愈合。

虽然,牙周治疗过程中使用化学制剂或抗菌药物,能在一定时间内减少或预防菌斑的形成,从而达到控制牙周组织炎症的目的。然而,随着对耐药菌株的产生及危害认识的深入,牙周治疗中抗菌药物使用已逐渐趋于理性。由于牙菌斑的形成是个持续的过程,化学药物控制菌斑只能作为机械性清除菌斑的辅助,或在某些特定条件下使用。而不宜长期依赖药物来控制牙周菌斑。

(2)调节宿主防御功能的药物治疗:牙周病是在细菌侵袭和宿主防御之间的平衡被打破时发生的疾病,宿主的免疫和防御反应在病变发生、发展过程中有重要作用。随着对牙周病免疫学本质的深入认识,通过药物调节宿主的防御功能、阻断疾病的发展,已成为牙周病药物治疗的又一重要探索方向。研究表明,金属基质蛋白酶的形成、花生四烯酸的代谢等与牙槽骨吸收存在密切联系,在这方面研究药物对宿主防御产生的作用,也可能影响牙周疾病进程。另外,祖国医学在这方面也有一些探索,其目的是通过中医药的使用,调节机体抵抗力,纠正细菌和宿主之间的不平衡状态。

2.牙周病药物治疗的原则　牙周基础治疗和手术治疗是牙周治疗的基本治疗方法和核心手段,药物治疗只是作为前两种治疗方法的辅助手段。长期以来,牙周病治疗中普遍存在滥用抗生素和药效不佳的情况。一般而言,牙周病的药物治疗应该遵循如下原则。

(1)循证医学原则:这一原则认为,临床医生对患者的一切治疗都应该基于患者所患疾病的具体表现。

一般情况下,菌斑性牙龈炎和轻、中度牙周炎的治疗并不需要使用抗菌药物,彻底的牙周洁治、刮治和切实有效的菌斑控制方法即能治愈牙龈炎或控制牙周炎症。抗生素的全身使用可以考虑用于侵袭性牙周炎的患者和重度牙周炎患者特别是对常规牙周治疗反应不佳者。

(2)牙周药物治疗前应清除菌斑、牙石:牙周药物治疗前应首先进行龈上洁治、龈下刮治,清除牙龈和牙体组织周围的菌斑和牙石,尽量破坏菌斑生物膜的结构,以便药物能直接作用于残留细菌,达到辅助治疗目的。牙周药物治疗只能作为基础治疗的辅助手段。

(3)牙周药物治疗前的细菌学检测:牙周药物治疗前,应尽量做细菌学检查及药敏试验,尽量选择抗菌谱较窄的药物,防止或减少其对口腔微生态环境造成的干扰及菌群失调。用药后也应做细菌学复查,观察细菌的变化用以指导临床用药。但是,这种检测既昂贵又存在技术困难。所以,临床医师往往凭借经验和临床指征进行药物选择。

(4)用药时机:一些间接的证据表明,全身性抗生素使用的最佳时机为洁治、刮治完成后即刻使用。而且,用药的时间不宜超过 7d。

(5)尽量采用局部给药途径:从公共卫生安全出发,应尽可能严格限制全身性抗生素的使用。尽量采用局部给药途径。

二、牙周治疗中的全身药物

牙周治疗过程中可作全身应用的药物主要有抗生素、非甾体类消炎药和中药,这些药物的给药途径以口服为主。

1.全身使用抗生素的利弊

(1)优点:全身使用抗生素常作为机械性菌斑控制的辅助手段,其作用可直达深在的牙周袋袋底及根分叉区等治疗器械难以到达的区域,最大程度地清除这些部位的细菌;抗生素也可深入牙龈,结合上皮和结缔组织内部,杀灭牙周袋壁内的微生物;抗生素还可清除口腔内舌背、扁桃体和颊黏膜等特殊组织结构中潜藏的病原微生物,防止其在牙周袋内重新定植。

(2)缺点:全身使用抗生素的途径多为口服,经胃肠吸收和血液循环后,其在牙周组织、牙周袋内的药物浓度相对较低,常难以发挥抗菌和抑菌作用;低浓度抗生素不仅难以达到杀灭细菌的目的,还容易诱发耐药菌株形成;全身大剂量、长时间地使用抗菌药物并不一定能消除牙周组织的炎症,反易引起菌群失调,造成白念珠菌等的叠加感染;另外,口服抗生素经胃肠吸收,还易产生胃肠道反应和全身过敏等不良反应。

2.全身使用抗生素的疗效及影响因素　全身使用抗生素的疗效取决于药物本身的药代动力学和局部环境因素,体外药敏试验的结果并不能完全反映体内的药物效能。影响抗菌药物疗效的因素有药物的药代动力学、药物的配伍、药物对组织的吸附、感染的类型、耐药性、菌斑生物膜等多个环节。

药代动力学对药物的疗效有决定性影响。抗生素在药代动力学上可分为三类,即浓度依赖型、时间依赖型和抗菌后效应型。

浓度依赖型药物具有首次接触效应,药效取决于药物浓度,与药物作用时间无关,常采用大剂量、间断给药的方式,以提高药效。甲硝唑类属于此类药物。时间依赖型药物的疗效与药物作用时间的长短相关,药物在保证血药浓度高于最小抑菌浓度的条件下即可有效杀菌,进一步提高血药浓度并不能增加杀菌能力。这类药物使用时应在维持有效血药浓度的前提下确保足够的作用时间,此类药物以青霉素类最为典型。抗菌后效应是指药物血药浓度降至最小抑菌浓度后的一段时间内,仍具有抑菌作用。此类药物叫抗菌后效应型抑菌剂,在使用时应延长给药的间隔时间,典型药物为四环素族药物。

　　药物对组织的吸附能力对药物疗效有重要作用。不同的药物对组织的吸附能力不同,四环素等药物对钙化组织有较强的吸附力,可吸附于牙齿、骨等组织,然后再向牙周袋缓慢释放,可延长药物的作用时间。

　　组织的感染类型对药物作用的强弱也有明显影响。牙周袋内有革兰阳性和阴性细菌、兼性和专性厌氧菌及致病菌和非致病菌等多种细菌存在,是典型的混合感染。各种细菌间存在着复杂的共生关系,非致病菌群利用结合、降解等机制可消耗、消除抗菌药物的活性,降低药物在龈沟液中的有效浓度,使牙周致病菌逃避被彻底消除的结局。如粪链球菌通过使甲硝唑失活,可保护脆弱杆菌等的生存。

　　耐药性是细菌对抗菌药物产生的抵抗和适应。多种牙周致病菌对常用抗生素可产生耐药性。耐药菌株的产生,可使抗菌药物的效能下降甚至完全失效。牙龈卟啉单胞菌、中间普氏菌、具核梭形杆菌等多种细菌都可产生 β-内酰胺酶而使青霉素类药物失去活性。

　　菌斑生物膜是细菌利用细胞外多糖-蛋白质复合物及其他一些物质将多种微生物黏附在一起形成的微生态环境。细菌凭借这一独特的生物膜结构可抵御抗菌药物的渗入,使抗菌药物在菌斑内部不能形成有效浓度,从而降低抗菌药物杀灭致病微生物的能力。

　　牙周病是多种细菌的混合感染,临床上经常采取两种或两种以上抗生素配伍,进行联合治疗。但联合用药时,应考虑药物之间的配伍问题,避免产生药物间的拮抗。药物使用时配伍得当,可使发挥药物间的协同作用,提高疗效。杀菌剂只能杀灭处于分裂期的细菌,同期使用抑菌剂会抑制细菌分裂,减低杀菌剂的作用效果。因此杀菌和抑菌药物只能采用序列治疗方法,如先用四环素、强力霉素抑菌,再用青霉素、甲硝唑杀菌,避免药物间产生拮抗作用。

　　在牙周炎患者的治疗中,如能合理地全身使用抗生素,并与机械性清除菌斑相结合,可产生良好的近期疗效。临床表现为探诊出血部位明显减少,牙周探诊深度变浅。牙周袋内细菌的组成也可发生变化,牙龈卟啉单胞菌、伴放线菌嗜血菌、螺旋体、能动菌等牙周可疑病原菌的比例明显下降或消失,革兰阳性球菌比例增加,牙周袋内的微生态平衡转向健康方向。但药物治疗只是机械性菌斑清除不足部分的辅助和补充,常规牙周治疗中全身应用抗菌药物并不值得提倡。

　　抗菌药物的作用基本上都是短期的。合理应用药物可使病变区的牙槽骨密度和高度有所增加,降低牙周炎症的程度,牙周治疗的远期疗效主要依赖于定期复查和必要的支持治疗。

　　3.牙周病治疗中常用的抗生素

　　(1)硝基咪唑类药物

　　1)甲硝唑:第一代硝基咪唑类衍生药物,最初用于滴虫性阴道炎的治疗,后发现对厌氧菌感染造成的坏死性溃疡性牙龈炎有效,遂逐渐应用于牙周治疗。甲硝唑能有效杀灭病变组织中存在的牙龈卟啉单胞菌、中间普氏菌、具核梭形杆菌、螺旋体及消化链球菌等,改善牙龈出血、牙周袋溢脓等牙周症状。

　　甲硝唑具有廉价高效、无明显毒副作用的特点,能杀灭专性厌氧菌,使用中不易产生耐药菌株或引起菌群失调。甲硝唑对兼性厌氧菌、微需氧菌无效,但可以结合使用其他抗生素如阿莫西林(青霉素羟氨苄)或螺旋霉素等,以提高疗效。如对优势菌为伴放线菌嗜血菌等微需氧菌引起的侵袭性牙周炎和常规治疗无效的病例,联合用药可改善治疗效果。

　　部分患者服用甲硝唑后可出现恶心、胃痛、厌食、呕吐等多种消化道反应。偶有腹泻、皮疹、口内金属味等不良反应。长期服用可能出现一过性白细胞减少、周围神经病变等。有报道大剂量使用可能有致癌、致畸倾向,故妊娠或哺乳期妇女禁用;甲硝唑在体内经肝脏代谢后大部分由肾脏排出,血液病、肾功能不全者慎用;因其可抑制乙醇代谢,服药期间应忌酒。

　　用法:每次口服片剂 200mg,3～4 次/d,一个疗程为 5～7d。

　　2)替硝唑:第二代硝基咪唑类衍生物。比甲硝唑半衰期更长、疗程更短,因而疗效也更高,但同时不良反应也更多。替硝唑的不良反应与甲硝唑相似,主要表现仍然是胃肠道不适等。另外,与抗高血压药合用时可能引起血压升高。

用法:替硝唑有片剂和胶囊剂型。片剂,每片 250mg,首日口服 2g,1～2 次服完,以后 2 次/日,每次 0.5g,3d 为一疗程。

3)奥硝唑:第三代硝基咪唑类衍生物。具有良好抗厌氧菌作用且不良反应小,疗效优于替硝唑和甲硝唑。它主要以具有细胞毒作用的原药和具有细胞毒作用的中间产物作用于细菌 DNA,使其螺旋结构断裂或阻断其转录复制而导致死亡,达到抗菌目的。

用法:剂型有片剂、胶囊剂和注射剂等。片剂,每片 250mg,每次 500mg,2 次/日,4 天为一疗程。

(2)四环素族药物:四环素为广谱抗生素,对 G^+ 菌、G^- 菌及螺旋体均有抑制作用,可抑制多种牙周可疑致病菌的生长,对伴放线菌嗜血菌的抑制作用最为突出。药物口服后经血液循环在体内广泛分布,但对钙化组织的亲和力比较突出。而且,药物在牙周组织内可形成较高浓度,龈沟液的药物浓度可达血药浓度的 2～10 倍。

可用于牙周治疗的四环素族药物有四环素、二甲胺基四环素、强力霉素等。

1)四环素:本药在治疗侵袭性牙周炎中的作用较为突出。侵袭性牙周炎的牙周袋壁内多含有侵入的伴放线菌嗜血菌,机械治疗难以完全消除。在刮治后结合应用四环素,能有效杀灭组织内的细菌。同时,研究表明四环素族药物还能抑制胶原酶及其他基质金属蛋白酶的活性,抑制结缔组织的破坏,阻断骨的吸收,从而有利于牙槽骨修复。

用法:片剂,每片 250mg,每次 250mg,4 次/d,2 周为一疗程。

2)米诺环素:又名二甲胺四环素。为半合成四环素族药物。它抑菌谱广而强,其体内抑制螺旋体和能动菌的药效可长达 3 个月。

用法:2 次/d,每次 100mg,1 周为一疗程。

3)多西环素:又称为强力霉素。其疗效优于四环素,在胃肠道中的吸收不受钙离子或抗酸剂的影响,此优点在四环素族药物中比较突出。

用法:多西环素的用法是首日 100mg,分 2 次服用,以后 2 次/日,每次 50mg,1 周为一疗程。若以小剂量作抗胶原酶使用则可 1～2 次/d,每次口服 20mg,3 个月为一个疗程。

四环素类药物可造成胃肠道反应,肝、肾损害等毒副作用,最为突出的不良反应是造成齿和骨骼等硬组织的着色。由于四环素类药物对钙化组织有较强亲和力,药物可随钙离子沉积于发育中的硬组织,故孕妇及 6～7 岁前的儿童禁用。

(3)阿莫西林:又名称羟氨苄青霉素或阿莫仙。它是 β-内酰胺类半合成广谱抗生素,对 G^+ 菌及部分 G^- 菌有强力杀灭作用。可与甲硝唑等联合使用以增强疗效,用于治疗侵袭性牙周炎。但阿莫西林对能产生 β-内酰胺酶的中间普氏菌、具核梭杆菌等无抗菌作用,需与能降解 β-内酰胺酶的克拉维酸联合使用,才能发挥杀菌作用。

用法:每次口服 500mg,3 次/d,7 天为一疗程。

羟氨苄青霉素毒副作用较少,偶有胃肠道反应、皮疹和过敏反应。对青霉素过敏者禁用。

(4)螺旋霉素:螺旋霉素为大环内酯类抗生素,对 G^+ 菌有强力抑菌作用,对 G^- 菌也有一定抑制效果。能有效地抑制黏放线菌、产黑色素类杆菌群及螺旋体等牙周优势菌。螺旋霉素进入体内后可广泛分布,但以龈沟液、唾液、牙龈和颌骨中的浓度较高,龈沟液中的药物浓度为血药浓度的 10 倍。螺旋霉素在唾液腺和骨组织中滞留的时间可达 3～4 周,释放缓慢,对牙周病治疗有利。

螺旋霉素毒副作用较小,仅偶有胃肠道不适。

用法：每次口服 200mg，4 次/d，5～7 天为一疗程。与抗厌氧菌药物有协同作用。

红霉素、罗红霉素也属大环内酯类抗生素，其作用与螺旋霉素相似，对衣原体和支原体也有一定效果。

4.调节宿主防御反应的药物　大量临床和实验研究显示牙周组织的破坏与机体防御机制间存在密切联系。尽管现有的提高机体防御能力、阻断牙周组织破坏的治疗方法在理论上并不成熟，但在针对机体免疫和炎症反应、基质金属蛋白酶形成、花生四烯酸的代谢及牙槽骨吸收几个环节的尝试上已经取得了某些进展，为从调节宿主防御反应着手，对牙周炎患者进行全身治疗积累了一定的资料。

(1)机体免疫和炎症反应的调节药物：研究表明，炎症反应过程有多种细胞因子的参与，阻断其中的某些或全部环节可有效减轻组织炎症，也抑制了牙槽骨的吸收和牙周附着丧失，对减缓疾病进展有一定作用。细胞因子 1L-1、IL-11、TNF-α、和 NO 的受体拮抗剂可能在调节机体免疫和炎症反应方面有一定的应用前景。

(2)胶原酶和基质金属蛋白酶的抑制药物

胶原酶和基质金属蛋白酶在牙周组织的破坏过程中有重要作用。四环素族药物可抑制胶原酶及基质金属蛋白酶活性，从而抑制牙周组织的酶解和骨组织的吸收。四环素族药物抑制胶原酶的作用与其抗菌作用并无关联，失去有效抗菌基团的四环素，仍具有抑制胶原酶活性的能力。四环素类药物中以多西环素的抗胶原酶活性最强，对牙周炎患者进行小剂量、长疗程的多西环素治疗有良好临床疗效。糖尿病患者的胶原酶活性增高，治疗中联合应用多西环素也有明显治疗作用。但其安全性及长效性还有待进一步的研究证实。

(3)花生四烯酸代谢的抑制药物：前列腺素可刺激牙槽骨发生吸收，是牙周炎症过程中最重要的炎症因子，在病变的进展中有重要作用。前列腺素由花生四烯酸经生物代谢形成，其中环氧化酶的催化作用是其关键环节。非甾体类抗炎药物(即消炎镇痛类药物)可阻断花生四烯酸代谢过程中的重要媒介——环氧化酶的活性，因此非甾体类抗炎药物有可能阻断花生四烯酸代谢而抑制前列腺素合成，由此阻止牙周病变时牙槽骨的吸收。

非甾体类抗炎药可能抑制环氧化酶和脂氧化酶的活性，降低花生四烯酸的代谢，通过减少前列腺素和白三烯的产生，最终抑制炎症过程，减轻牙槽骨的吸收。另外，非甾体类抗炎药还可能减弱 1L-1，TNF-α 等细胞因子对前列腺素合成的诱导作用。

临床实验表明非甾体类抗炎药物对治疗牙周炎症确有一定作用。有的研究探讨了风平、吲哚美辛、布洛芬、芬必得等多种非甾体类抗炎药物用于牙周病治疗的意义。但在实际应用时，要注意权衡这些药物的不良反应和其实际疗效。

(4)骨质疏松的预防药物：牙周炎的牙槽骨破坏可能与骨质疏松有关，预防和控制骨质疏松可能对牙周骨组织丧失起到抑制作用。研究显示，双磷酸盐等骨质疏松预防药物可抑制骨丧失、减缓与牙周炎相关的牙槽骨吸收，但其治疗牙周炎的临床疗效尚待证实。

(5)中药的全身应用：中医认为"肾主齿，肾虚齿豁，肾固齿坚"。自古以来，历代医家都有用于牙周病治疗的中药复方，这些复方则主要是补肾、滋阴、凉血、清火。众多研究显示，这些中药作为一种辅助治疗手段，有一定改善牙周炎症的作用。同时，能调节宿主免疫力、减缓牙槽骨的吸收。但是，中药辅助治疗牙周炎的有效性，其发挥作用的有效成分等都有待进一步的研究和探索。

三、牙周病的局部药物治疗

局部用药是牙周病药物治疗的重要方面。局部用药在辅助牙周器械治疗，预防或减少菌斑的重新聚集方面有突出效果。局部药物治疗直接作用于病变部位，药物在组织内可形成较高的局部浓度，同时也可避免全身用药的诸多不良反应。但是这种治疗方式的最大劣处在于其对临床效果的改善基本都是临时性的。这种治疗不能完全消除牙周致病菌,治疗部位往往会发生细菌的再定植。

牙周局部用药的疗效取决于:药物到达病变区域的难易程度;病变部位的药物总量和浓度是否达到治疗要求;药物在病变部位的作用时间是否足够。

牙周的局部药物治疗可有多种给药途径,如含漱、冲洗、局部涂布及牙周袋内缓释、控释给药等。局部应用的药物按用药途径和剂型可分为:含漱药物、涂布药物、冲洗药物和控缓释药物。

1.含漱药物　应用含漱剂的主要目的是清除和显著减少口腔内的细菌。通过含漱剂的使用应明显减少牙面、舌背、扁桃体、颊黏膜等处的细菌总量,限制龈上菌斑的堆积和成熟,阻止致病菌在龈沟、牙周袋的重新定植,预防牙龈炎、牙周炎的复发。

由于含漱液自身的剂型和使用特点,它在口腔内停留时间短暂,进入龈沟或牙周袋的深度也不超过1mm,理论上这些含漱液只是针对口腔表面和龈上菌群产生作用,对牙周袋内的菌群并无直接影响。常用的含漱药物有:

(1)氯己定:氯己定,为双胍类广谱抗菌剂,也称为洗必泰。对 G+ 菌、G- 菌和真菌有较强的抗菌作用,是已知效果最确切的菌斑对抗药物。其作用机制为吸附于细菌胞浆膜的渗透屏障,使细胞内容物漏出而发挥抗菌作用。低浓度有抑菌作用,高浓度则有杀菌作用。对因某些原因暂时不能行使口腔卫生措施者,采用氯己定含漱液能有效地控制菌斑。牙周手术后含漱可减少菌斑形成,有利组织愈合。

临床上,一般使用浓度为 0.12%～0.2% 的葡萄糖酸氯己定溶液。含漱后部分药物可吸附于口腔黏膜和牙面,在 8～12h 内以活化方式逐步释放,持续发挥药物作用。

氯己定长期使用安全,不易产生耐药菌株。全身不良反应小,主要不良反应为味觉异常、牙面及舌背黏膜的着色,偶有口腔黏膜烧灼感。氯己定宜在饭后或睡前使用,牙面的着色可以洁治术清除。由于牙膏发泡剂可增加液体表面张力,不利于氯己定阳离子表面活性剂的作用,建议使用氯己定类含漱剂的时间尽量与刷牙时间错开,至少间隔 1 小时。

用法:0.2%氯己定每日含漱 2 次,每次 10ml,含漱 1 分钟。用 0.12% 浓度的氯己定 15ml 可保持同样疗效而减少不良反应的发生。

(2)西吡氯铵:西吡氯铵(CPC),也称西吡氯烷、氯化十六烷基吡啶,是一种阳离子季铵化合物。它是一种阳离子表面活性剂,可与细菌细胞壁上带负电荷的基团作用而杀灭细菌。使用 0.05% 的西吡氯烷溶液含漱,可使菌斑的量减少 25%～35%。其抗菌作用不如氯己定强,但不良反应也小于后者。作为辅助治疗措施,可以比氯己定使用更长的时间。

2.涂布药物　牙周组织处于唾液、龈沟液等体液环境中,涂布药物的实际作用效果经常受到质疑。龈上洁治、龈下刮治和根面平整术等基础治疗过程能使牙龈炎症消退、牙周袋变浅。通常情况下,牙周治疗后并不需要涂布药物。涂布药物只有在牙龈炎症较重,牙周袋有肉芽增生或牙周急性脓肿时,出现能够暂时容留涂布药物的龈袋、牙周袋或类似组织结构的情况下,才能发挥作用。

(1)碘伏:碘伏为碘与聚醇醚复合而成的广谱消毒剂,能杀死病毒、细菌、芽孢、真菌、原虫。可用于皮肤消毒、黏膜的冲洗或手术前皮肤消毒,也可用于皮肤、黏膜细菌感染以及器械、环境消毒。是一种安全、低毒、刺激性小的消毒剂,脓肿引流后可将碘伏置于患牙牙周袋内,有较好的消炎作用。

(2)四环素:四环素在溶液条件下呈酸性,具有螯合金属离子的能力,可用于病变根面的处理。手术条件下用四环素溶液对裸露的根面进行药物处理可使根面轻度脱矿、牙本质小管开放、胶原纤维裸露,并刺激牙周膜细胞在根面迁移,从而直接促进细胞附着与生长。但这种作用取决于应用时的局部药物浓度和持续作用时间,浓度过高、使用时间过长反而抑制成纤维细胞生长。

（3）乙二胺四乙酸：乙二胺四乙酸（EDTA）是中性金属离子螯合剂。手术条件下处理病变根面，可使根面轻度脱矿、牙本质小管开放、胶原纤维裸露。由于药物本身呈中性，对周围组织的影响少，有利于潜能细胞的增殖和分化。24％乙二胺四乙酸膏体的药物作用比较典型。

3.冲洗药物 牙周病的局部冲洗治疗是以水或抗菌药液对牙龈缘或牙周袋进行冲洗，以达到清洁牙周组织、改善牙周袋局部微生态环境的目的。加压冲洗对菌斑有一定机械清洁作用，但冲洗（药）液在牙周袋等组织内的停留时间短暂，也不能形成较高药物浓度。无论是机械清除还是药物作用，由冲洗达到的牙周治疗效果是短暂的。

抗菌药液的龈上冲洗并不能去除已形成的菌斑，但可抑制或减缓菌斑的形成。洁治后进行的龈上冲洗，可清除牙间隙和较浅牙周袋中残留的牙石碎片，稀释和减少细菌及其毒素残留数量，减少菌斑重新附着和成熟的机会。

常用的牙周冲洗药物有过氧化氢、氯己定和聚维酮碘。

过氧化氢在治疗急性坏死性溃疡性龈炎、急性牙周感染时有较好的疗效。洁治、刮治和根面平整后，以3％过氧化氢液作牙周局部冲洗，有助于清除袋内残余的牙石碎片及肉芽组织。氯己定可吸附于细菌表面，改变细胞膜的结构，破坏其渗透平衡而杀菌，0.12％～0.2％氯己定对 G^+ 菌、G^- 菌及真菌有很强的杀灭作用。但应注意处于病变活动期的牙周袋内经常存在脓血，可能影响氯己定作用的发挥。

聚维酮碘是碘与表面活性剂的结合物，对 G^+ 菌、G^- 菌、病毒、真菌、螺旋体等有杀灭作用。以0.5％聚维酮碘用于牙周冲洗，可改善局部的牙龈炎症，使龈下微生物的组成向有益的方向转化。

4.牙周缓释及控释药物 缓（控）释药物是指能将药物的活性成分缓慢地或控制性地释放，在特定时间和作用部位内形成并维持有效药物浓度的药物制剂。

抗菌缓（控）释药物的应用正符合牙周病变中牙周袋和菌斑的结构特点，可在牙周袋内形成较高的药物浓度，作用时间延长。相对全身用药而言，它可显著减少用药剂量和给药频率，避免或减少了药物的毒副作用。

牙周缓释药物的应用也可能带来某些问题。如现有的此类药物多通过牙周袋途径给药，对已侵入袋壁组织内的伴放线菌嗜血菌、螺旋体等并无疗效，对位于舌背、扁桃体或其他口腔黏膜等部位的细菌也无作用。并且由于给药缓慢，可能导致牙周袋内形成耐药菌株。

牙周缓释抗菌药物的应用对象多为龈下刮治后仍有明显炎症特征的牙周袋、急性牙周脓肿、脓肿窦道和某些不宜全身用药的牙周炎患者。

现有牙周用途的缓释抗菌药物中比较典型的有盐酸二甲胺基四环素、甲硝唑和四环素等。

盐酸二甲胺基四环素的缓释剂型包括可吸收的2％盐酸二甲胺基四环素软膏和不可吸收的5％米诺环素薄片两种。盐酸二甲胺基四环素软膏为目前最常见的牙周缓释抗菌剂，药物呈膏状，贮于特制注射器内。使用时膏体通过纤细针头注入牙周袋深部，软膏遇水固化成黏性凝胶。通过在牙周袋内缓慢释放其成分，药物软膏可在较长时间内保持较高的局部药物浓度，通常注射1次软膏可维持有效抗菌浓度约1周。由于盐酸二甲胺基四环素还有抑制胶原酶活性的作用，故可用其缓释软膏在洁治和根面平整后进行牙周袋注射作为基础治疗的辅助。

25％的甲硝唑凝胶和甲硝唑药棒也是常用的牙周局部缓释药物，其载体是淀粉和羧甲基纤维素钠。对牙周脓肿和深牙周袋的治疗效果良好，但在牙周袋内有效药物浓度维持时间较短。

此外四环素药线、四环素纤维及氯己定薄片、强力霉素凝胶等也有一定应用。

目前牙周袋内控释药物的开发尚处于研制阶段，牙周局部缓释、控释制剂的广泛应用尚需时日。

（左志彬）

第七节 牙周手术治疗

一、牙周手术治疗的目的

牙周手术的目的在于控制牙周炎症,最大程度地获得牙周组织新附着或牙周组织再生。清除牙周袋壁的病变组织、暴露病变的根面和牙槽骨,便于在直视下彻底地清除根面的菌斑、牙石和病变组织。使牙周袋变浅或恢复正常,使患者和医师易于保持牙面清洁,减少炎症的复发。矫正因牙周病变所造成的软、硬组织缺陷和不良外形,建立生理性的牙龈外形,便于患者自身控制菌斑,维护口腔卫生。促进牙周组织修复和再生,建立新的牙周附着关系。恢复美观和功能需要以及利于牙齿或牙列的恢复,如覆盖裸露的根面、增宽附着龈、改变系带附着的位置、延长临床牙冠、种植牙等。

二、牙周手术治疗的适应证

经完善的基础治疗后,口腔卫生良好,但仍具有下列情况者,应考虑手术治疗。

牙槽骨外形不规则,有深的凹坑状吸收、骨下袋及其他一些骨缺损,需手术进入修整骨外形,或进行植骨术,或进行引导性组织再生术。

基础治疗不能彻底清除根面刺激物者,常见于磨牙区和前磨牙区。

后牙的根分叉病变达Ⅱ度或Ⅲ度者,手术有利于彻底刮净牙石、菌斑,暴露根分叉,或进行引导性组织再生术使病损处骨质修复,或需要进行截根、分根、半牙切除等。

最后一个磨牙的远中骨袋,常伴有膜龈问题,需手术治疗。

基础治疗后仍存在≥5mm的中、重度牙周袋,探诊后有出血或溢脓,炎症不易控制。

在浅牙周袋或正常龈沟处,存在膜龈问题,如附着龈过窄、个别牙龈退缩等,需采用膜龈手术治疗者。

龋坏或牙折断达龈下而影响牙体修复,或修复体破坏了生物学宽度,或前牙临床牙冠短,笑时露龈过多,需手术延长临床牙冠,以利治疗、修复或改善美观者。

三、牙周手术的一般原则及选择标准

牙周袋的特征:深度、范围、与周围牙槽骨的关系即骨上袋还是骨下袋以及牙周袋的形态、厚度。

器械是否能进入病变区,如根分叉感染。

牙槽骨的形态、高度,有无凹坑状吸收、水平或垂直吸收及有无其他畸形。

是否存在膜龈问题,如有无适当宽度的附着龈、牙龈的厚度和形态等。

对第一阶段基础治疗的反应。

患者的依从性,包括能够进行有效的口腔卫生维护;对于吸烟者,最好能在短期(如几周)内停止吸烟。

患者的年龄及全身健康状况。

美学上的考虑。

四、牙周手术的局部麻醉

通过麻醉消除痛觉是手术过程的一个重要组成部分,良好的麻醉是保证手术治疗能够顺利进行的关键性措施。麻醉的方法有很多,应根据患者的体质、疾病的性质、手术的部位、麻药的特性等选择合适的麻醉措施,牙周手术一般采用局部浸润麻醉或神经传导阻滞麻醉。

(一)局部麻醉常用药物

口腔局部麻醉药物主要包括麻醉药和血管收缩药两大类。根据化学结构不同,可以将局部麻醉药分为酰胺类和酯类;血管收缩药则可分为儿茶酚胺类和合成多肽类。

酰胺类局部麻醉药是口腔麻醉主要的注射用药,除了其麻醉效果较酯类更好外,一个重要的特点是发生过敏反应的可能性低,而酯类容易引起过敏反应。

1.国内常用的酰胺类局部麻醉药物

(1)利多卡因:利多卡因又名赛洛卡因,是最常用的局部麻醉药,它在口腔麻醉中的应用已超过50年。其注射剂为氢氧化盐溶液,在临床上主要以1%～2%与1:100000肾上腺素共同用于口腔阻滞麻醉;如作为局部浸润麻醉浓度宜降低至0.25%～0.5%。利多卡因有较强的组织穿透性和扩散性,也可用于表面麻醉,用作表面麻醉药时,可有多种配方和浓度,如5%膏剂、10%喷雾剂和20%胶贴。利多卡因单独使用时,麻醉持续时间不长,当与肾上腺素配合使用时,能获得可靠的麻醉效果并维持2小时左右。利多卡因还有迅速而安全的抗室性心律失常作用,常为心律失常患者首选的局部麻醉药。

(2)阿替卡因:阿替卡因为4%(40mg/ml)的溶液,与肾上腺素以1:100000或1:200000的比例联合使用。加入了肾上腺素的阿替卡因与利多卡因和肾上腺素联合制剂的作用相似,对组织的渗透性强。该药物代谢较快,组织毒性相对更低。目前常用的市售成品盐酸阿替卡因肾上腺素针剂商品名为"必兰"。

(3)甲哌卡因:甲哌卡因2%溶液中可加入1:100000肾上腺素。加入了肾上腺素后,甲哌卡因与利多卡因和肾上腺素联合制剂的作用相似。甲哌卡因的血管扩张作用不及利多卡因明显。国内市场上,甲哌卡因的商品名为"斯康杜尼"。

2.牙科可能用到的酯类局部麻醉药

(1)普鲁卡因:普鲁卡因又名奴佛卡因,在利多卡因出现以前是牙科局部麻醉首选药物,也是唯一可用于注射的酯类局部麻醉药物,其他都只作为表面麻醉。2%的普鲁卡因用于阻滞麻醉,浸润麻醉的使用浓度为0.5%,由于其通透性和弥散性差,不适用于表面麻醉。普鲁卡因麻醉作用时间较短,常与肾上腺素配合使用。单纯的普鲁卡因是很强的血管舒张剂,因此它常用作发生静脉内镇静罕见并发症——动脉痉挛时的急救动脉内用药。因为是酯类药物,普鲁卡因偶能产生过敏反应,如皮炎、荨麻疹或声门水肿等。有不少患者因使用普鲁卡因青霉素而致敏,故对有青霉素过敏史的患者应警惕使用普鲁卡因可能存在的危险性。普鲁卡因能抑制磺胺类药的抗菌作用,故普鲁卡因不适用于正使用磺胺制剂的患者。

(2)苯佐卡因和丁卡因:苯佐卡因在水中不溶解,而丁卡因毒性很强,因此两者都只能用于表面麻醉。

3.用于口腔局部麻醉的血管收缩药

(1)肾上腺素:肾上腺素是一种自然产生的激素,加入口腔局部麻醉药中能够加深麻醉、延长牙髓麻醉时间、控制出血。研究显示,微量的肾上腺素并不引起血压明显变化,对高血压、糖尿病患者的反应,与正常人基本相同。在局麻药中加入1:200000～1:400000的肾上腺素,反而可取得良好的镇痛效果,消除患者紧张情绪,从而避免血压的波动。

(2)苯赖加压素:苯赖加压素是一种合成的肽,血管收缩效果不如肾上腺素,所以控制出血的能力不强,但安全范围大。对伴有严重心脏病的患者,使用麻醉药物应非常谨慎,选用苯赖加压素更安全。

（二）浸润麻醉

浸润麻醉是将局部麻醉药注入组织内，以作用于神经末梢，使之失去传导痛觉能力而产生麻醉效果，这是牙周手术中最常用的麻醉方法，此种局部浸润麻醉因麻醉药注射在骨膜上黏膜下，又称为骨膜上浸润麻醉。

1.上颌颊侧浸润麻醉　上颌颊侧骨板皮质很薄，用这种方法，麻药会渗透入牙髓，可以麻醉患牙及邻近牙齿的牙髓，还有包括牙周韧带在内的颊侧软组织，以及此区域的颊侧牙槽骨。

方法：注射麻药之前要消毒术区。通常使用配有长度为 20～25mm 针头的注射器，进针点在颊侧黏膜反折处，进针点最好在患牙根尖区，针尖如抵到骨面则微后退针头 1～2mm，注意针头不要抵到骨面进行注射，以防药液注射到骨膜下产生剧烈疼痛。注射前先回抽，回抽无血后缓慢注射药液 1～1.5ml，约每分钟 1.8ml。通常 2 分钟内即显麻醉效果。

2.腭部浸润麻醉　尖牙以后的腭侧软组织可以用浸润麻醉。浸润麻醉的进针点为距龈缘 10～15mm 的位置，在患牙远中注射浸润 0.2ml 麻醉药可以麻醉从进针点到患牙区域的腭黏膜及腭侧牙周膜。

但上颌第三磨牙进针点应在它的前方，这是因为腭大神经孔位于上颌第三磨牙近中，支配此区域的神经走向是从前向后。

在腭前部，鼻腭神经阻滞麻醉较常用。

3.下颌浸润麻醉　下颌区域根据具体情况选择浸润麻醉。浸润麻醉适用于儿童下颌乳牙的各个区域，方法与上颌颊侧浸润麻醉相似。对于成人，浸润麻醉是下切牙牙髓麻醉的首选方法，在牙的颊舌侧根尖部均进行浸润麻醉，唇颊侧方法与上颌相似，舌侧浸润位于根尖部黏膜转折处。麻醉显效所需时间长于上颌，一般需 8～10 分钟。部分品种的麻药（如盐酸阿替卡因肾上腺素针剂）渗透性较强，可以替代阻滞麻醉应用于全部下颌区域。

（三）阻滞麻醉

阻滞麻醉是将局麻药注射到神经干或其主要分支附近，以阻断神经末梢传入的刺激，使神经分布的区域产生麻醉效果。局部阻滞麻醉的优点在于：一次注射麻醉区域广泛；减少麻醉药的用量和注射次数；麻醉可远离感染区。但阻滞麻醉技术上较浸润麻醉难度大；可能造成有出血倾向患者的深部出血，注射前一定要检查有无回血，回抽无血后方可注射。

1.上牙槽后神经阻滞麻醉　注射局麻药于上颌结节，以麻醉上牙槽后神经，又称上颌结节注射法。适用于上颌磨牙的拔除及相应的颊侧龈、黏膜和上颌结节部的手术（图7-20）。方法如下：患者头微后仰，半张口，术者牵拉其颊侧软组织向上后，以上颌第二磨牙远中颊侧根部口腔前庭沟作为进针点，紧贴上颌结节弧形表面以 45°角向上后内方刺入 2cm，这时针尖已靠近上颌结节后壁，回抽无血后推注麻药 1～1.5ml。注意针尖刺入不要过深，否则容易引起血肿，如果发现血肿应立即在翼丛区域加压至少 5min。

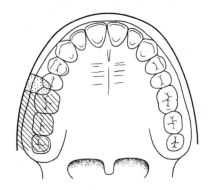

图 7-20　上牙槽后神经麻醉成功后的麻醉区域
斜纹区：完全麻醉　点状区：部分麻醉

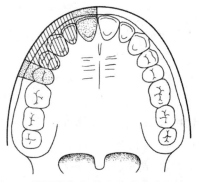

图 7-21　眶下神经阻滞麻醉成功后麻醉区域
斜纹区：完全麻醉　点状区：部分麻醉

2.眶下神经阻滞麻醉 眶下神经出眶下孔,又称眶下孔(管)注射法,麻醉眶下神经及其分支,也可麻醉同侧上牙槽前神经,麻醉范围包括同侧上唇、鼻、上颌前牙、双尖牙,及这些牙的唇侧或颊侧的牙槽骨、骨膜、牙龈和黏膜等组织(图7-21)。方法如下:患者微张口,术者牵拉其口角向外向上,在前磨牙的颊侧前庭沟区域进针,然后平行前磨牙根尖向上行,直到接触眶下孔区的骨面,再稍退针至骨膜上,回抽后推注1ml药液。

3.腭前神经阻滞麻醉 将麻药注入腭大孔或其附近以麻醉腭前神经,又称腭大孔注射法。麻醉范围:同侧磨牙、双尖牙腭侧的黏骨膜、牙龈及牙槽骨等组织(图7-22)。尖牙腭侧区域受腭前神经与鼻腭神经交叉支配。方法:患者头后仰,张大口,上颌牙𬌗面与地平面成60°角,腭大孔位于上颌第二磨牙远中腭侧,它也是腭前神经麻醉的进针点,往上后方推进至腭大孔,回抽无血,注入麻药0.3~0.5ml。

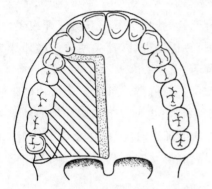
图 7-22 腭前神经阻滞麻醉成功后麻醉区域
斜纹区:完全麻醉 点状区:部分麻醉

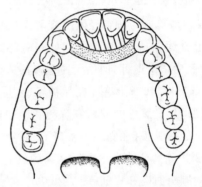
图 7-23 鼻腭神经阻滞麻醉成功后麻醉区域
斜纹区:完全麻醉 点状区:部分麻醉

4.鼻腭神经阻滞麻醉 将麻药注入腭前孔(切牙孔),以麻醉鼻腭神经,又称腭前孔注射法。麻醉范围:双侧上颌前牙及硬腭前份软组织颌骨组织,其中尖牙区域也受腭前神经的共同支配(图7-23)。方法:切牙孔位于左右尖牙连线与腭中线的交点上,表面有梭形的切牙乳头覆盖。患者张大口,进针点为切牙乳头侧缘,然后将针摆向中线,使之与中切牙的长轴平行,向后上方推进,浸润切牙孔,回抽无血后推注0.3~0.5ml麻醉药,药效见效很快。

5.下牙槽神经及舌神经阻滞麻醉 最常用的成人下颌麻醉方法。将麻醉药注射于下颌支内侧的下颌神经孔处,以阻滞由此进入下颌骨的下牙槽神经。麻醉范围:同侧下颌骨、下颌牙、牙周膜、双尖牙至中切牙唇(颊)牙龈、黏骨膜及下唇部,以下唇麻木为注射成功的主要标志(图7-24)。注射标志点:患者张大口,磨牙后方,咽前柱之前,有一条索样黏膜皱襞,即翼下颌韧带;颊部有一脂肪组织突起形成的三角形颊脂垫,其尖端正对翼下颌皱襞中点而稍偏外处,此两者即为注射的重要标志点。如颊脂垫尖不明显,则以大张口时上下颌牙槽嵴相距的中点线上与翼下颌皱襞外侧3~4mm的交点作为注射标志。方法:患者张大口,下颌𬌗面与地面平行,注射器由对侧前磨牙处伸入,注射针应高于下颌𬌗面1cm并与之平行,从上述标志点进针,一直向前,直至骨面(成人通常进针15~25mm),回抽无血,缓慢注射1.5ml麻药。如需麻醉舌神经,则在最初位置注射完后,针头退出约一半的距离,回抽无血,再注入麻药,边注射边退针,直至针尖退出黏膜。这法可同时麻醉下牙槽神经及舌神经。

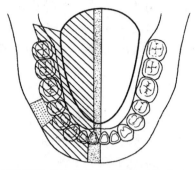 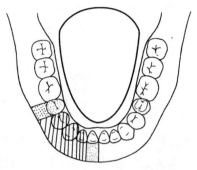

图 7-24　下牙槽神经和舌神经阻滞麻醉成功后麻醉区域
斜纹区：完全麻醉　点状区：部分麻醉

图 7-25　颏神经阻滞麻醉成功后麻醉区域
斜纹区：完全麻醉　点状区：部分麻醉

6.颏神经阻滞麻醉　颏神经阻滞麻醉需在颏孔注入局麻药,颏孔位于下颌双尖牙牙根尖之间的下方,下颌骨下缘上方约 1cm 处,麻醉范围见图 7-25。方法:由黏膜转折处进针,针尖朝向前磨牙牙尖之间的骨组织,抵达骨面后微微退针,回抽无血缓慢注入约 1.5ml 麻醉药。

7.颊(颊长)神经阻滞麻醉　在颊神经经过的不同位置都可进行麻醉。可在下牙槽神经阻滞麻醉过程中,针尖退至肌层、黏膜下时注射麻醉药 0.5~1ml,即能麻醉颊神经;也可以下颌磨牙颌面的水平线与下颌支前缘交界点的颊黏膜(在腮腺导管口下、后约 1cm 处)作为注射标志,进针后在黏膜下注射麻醉药 0.5~1ml;还可在要拔除磨牙的远中根颊侧黏膜转折处,作局部浸润麻醉。麻醉范围:同侧下颌磨牙颊侧牙龈、黏骨膜、颊部黏膜、肌肉和皮肤(图 7-26)。

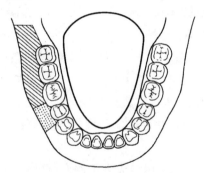

图 7-26　颊长神经阻滞麻醉成功后麻醉区域
斜纹区：完全麻醉　点状区：部分麻醉

8.龈乳头内麻醉　龈乳头内麻醉适用于在牙周手术时取得局部麻醉效果,控制血肿形成。还可在颊侧浸润后,作为一种麻醉腭侧的方法。方法:针头刺入颊侧的龈乳头,位置以龈乳头顶端根方 2mm 处为宜。平行殆平面进针,缓慢注射,所需注射量少(约 0.1ml)。

(四)局部麻醉的并发症

局部麻醉在口腔中的运用有良好的安全性,但这并不意味可以随意使用局部麻醉药物,对一些特殊人群,如儿童、老年人、体弱者等可能产生不良效果。在局部麻醉前必须了解患者的全身情况和用药情况。当出现下列局部麻醉并发症时需要及时对症处理。

1.晕厥　晕厥是由于一时性中枢缺血所致。一般可因恐惧、饥饿、疲劳及全身健康情况较差,或疼痛、体位不良等引起,因此在术前应该消除患者的紧张情绪、避免空腹。一旦发生晕厥,立即停止注射,放平坐椅,头置低位,松开衣领,保持呼吸通畅;芳香胺酒精或氨水刺激呼吸;针刺入中穴;氧气吸入;静脉输入高渗葡萄糖溶液。

2.过敏反应　酰胺类麻醉药产生过敏反应的现象极其罕见,酯类麻醉药则较容易造成过敏反应。一些对硫磺过敏的患者可能对含肾上腺素的药物过敏。所以,术前要详细询问有无酯类局麻药过敏史,如有或为过敏体质者,均应改用酰胺类药物,并预先做皮肤过敏试验。除了麻醉药物成分可产生过敏反应,乳胶也是一种潜在的致敏原,某些麻醉药的针筒含有乳胶,也存在导致过敏性休克的可能。

3.中毒　当单位时间内进入血循环的局麻药速度超过分解速度时,血药浓度升高,若达到一定浓度,患者就会出现中毒症状。引起局部麻醉药物中毒的可能因素有血管内注射、药物过量、患者代谢异常等,因此在注射前计算出最大安全剂量、注射前和注射中回抽无血、缓慢注射都是预防中毒的重要措施。

局部麻醉药和血管收缩药都可能导致药物中毒。局部麻醉药引起中毒反应时,应立即使患者平卧,以对抗循环系统的衰竭;血管收缩药引起中毒反应时,应该将患者端坐,以降低大脑血压。

4.注射区疼痛和水肿　常见原因有麻醉药液变质或混入杂质,注射针头钝而弯曲或有倒钩而引起组织或神经损伤;麻醉药物注入骨膜下;未严格执行无菌操作,引起感染性炎症等。所以在操作前要认真检查麻醉剂和器械,注意消毒隔离,严格按照麻醉注射的要点进行操作。若已经发生注射区疼痛和水肿,可局部热敷、理疗、封闭或给予消炎止痛药物。

5.血肿　注射针刺破血管,特别是刺伤静脉丛,即发生组织内出血,在黏膜下或皮下可出现紫红色淤斑或肿块。注射前要检查针尖,不能粗钝或有倒钩;注射时进针不要过深,不要反复穿刺。若局部已形成血肿,可立即压迫止血,并冷敷;出血停止后,改为热敷,促使血肿吸收消散;同时给予抗感染及止血药物。

6.暂时性面瘫　面神经穿过腮腺组织,当进行下牙槽阻滞麻醉时,针头偏向内后或偏上,可能刺入腮腺深部,将麻醉药物刺入腮腺,而造成面神经麻痹,局部面瘫将随着麻醉药物的代谢清除而痊愈。因此行下牙槽神经阻滞麻醉时,应确保针头接触骨面,以减少误入腮腺的可能。

7.神经损伤　注射针穿刺或撕拉,或注入混有酒精的溶液,都能损伤神经,从而出现长时间的感觉异常、神经痛或麻木。多数神经损伤是暂时、可逆的,但也有不可复的,因此出现神经损伤症状要早期给予营养神经的药物和相应的理疗处理,促进功能恢复。

8.暂时性牙关紧闭　麻醉药注入翼内肌或嚼肌内,或刺破血管导致血液流入肌肉,都可导致肌肉痉挛,牙关紧闭。这种症状一般都为暂时性,2～3 小时后即可自行复原。

(左志彬)

第八节　牙周激光治疗

一、概述

激光是受激辐射光放大的简称,英文为 LASER,即受激辐射光放大的英文——Light Amplification by Stimulation Emission of Radiation 之首字母缩写。

1917 年爱因斯坦提出"受激辐射"的概念,为激光的发明奠定了理论基础。1958 年贝尔实验室的肖洛和汤斯发表了经典完善的激光原理论文,阐明受激辐射可以得到一种单色性的、亮度极高的新型光源。1960 年,美国人梅曼发明了世界上第一台红宝石激光器,获得了人类有史以来的第一束激光。激光的问世立即受到医学界的极大重视,并很快被用于口腔医学,1964 年即有激光在龋病治疗中的应用研究,1971 年髓病治疗上尝试采用激光。经过数十年发展,多种激光器已经在临床医学的每个学科都找到了用武之地。

光是作为一种利用波的形式移动的电磁能量,其放射能量的基本单位是光子。光子波有两种特性:一是振幅,振幅越大能量越高;二是波长,波长决定了光的传播方式和组织对光的反应。可见光的波长范围为 380～780nm,而目前在医学领域应用的激光,从波长 193nm 的准分子激光到波长为 10600nm 的二氧化碳激光,涵盖了更广阔的光谱范围。激光具有三大特性:单色性、光束高度定向性和极高的能量密度,其特性通过脉冲或连续波等作用方式,产生的激光生物学作用主要表现为光化效应、电磁场效应、热效应、压强效应与冲击波效应。

通常根据能量的强弱将激光设备分为强激光器和弱激光器,但医学领域关注的是激光对机体产生的作用,因此将激光照射生物组织后,如果直接导致该生物组织不可逆性损伤,则此受照表面处的激光称为之强激光;若不会直接造成不可逆性损伤,则称其为弱激光。根据激光辐射防护安全的国家标准,激光的 1 类、2 类、3A 类激光为弱激光,3B、4 类为强激光,接触激光设备时可以根据此类别标准,判断其生物学功能和产品的危险度。1 类激光对人类的眼睛不产生威胁。2 类激光的功率小于 1mW,裸眼直视超过 0.25 秒可引起不适。3A 类激光的功率小于 5mW,汇聚的光线对眼睛有害。3B 类激光的功率从 5mW 到 500mW,直视其光束或反射光线都是有危险的。4 类激光的功率大于 500mW,其漫反射的光线都对眼睛和皮肤有害,当能量高于 $2W/cm^2$ 时可以引发被照射物体的燃烧。遇到标记有激光警告标记(图 7-27)的设备时需要注意防护。

图 7-27　激光警告标记

根据激光器激活媒质,又称工作介质,所组成的化学元素、分子或多物质组合来命名其产生的激光。激活媒质根据物质状态特性分四大类:固体、液体、气体和半导体。常见的固体激活媒质有红宝石、金绿宝石、钇铝石榴石(YAG)晶体等;液体激光器通常采用溶于溶剂中的有机染料作为激活媒质,也有以蒸汽状态工作的;气体激光器是目前种类最多、应用最广泛的一类激光器,以二氧化碳激光器和氦-氖(He-Ne)激光器为代表。半导体激光器是以半导体材料作为工作介质,设备体积小,质量轻,结构简单稳定,是近年来伴随光通讯技术成熟而发展最迅速的一类激光产品,口腔科领域应用的二极管激光器即属于半导体激光器。

二、激光在口腔医学领域的应用

在口腔医学中激光已有多种应用。软组织切割是激光应用最成熟的领域,二氧化碳激光、铒激光、钕激光、钬激光等多种激光都具有良好的软组织切割和消融能力,口腔颌面部的手术应用激光还能够充分利用激光的凝固止血功能,获得良好的手术视野。铒激光具备优良的切割硬组织能力,无论牙釉质、牙本质还是骨组织,都能被迅速消融,能够用于龋病的治疗。根管治疗中使用铒激光可以清除残髓,消融髓石,杀灭细菌,分解细菌产物,去除机械根管预备形成的牙本质碎屑和玷污层,是根管消毒步骤的理想辅助工具。钕激光通过热凝可在瞬间封闭牙本质小管,治疗牙本质过敏症有一定疗效,还可改变牙釉质的结构,有效增加牙齿对抗脱矿的能力,可应用于儿童龋病预防。铒激光和二氧化碳激光处理的釉质和牙本质表面会产生类似酸蚀的效果,可以增加正畸托槽的黏固,但目前尚无取代传统化学酸蚀的可能。光敏树脂的固化可使用氩激光作为激发光源,固化时间能够明显缩短。钕激光和二氧化碳激光可以在不损伤下方釉质的前提下瓦解正畸托槽黏结树脂。口腔美容医学利用铒激光进行牙龈色素褪色的治疗有良好的疗效,使用二极管激光漂白牙齿效果理想,但并未获得权威机构的认可。激光照射后促进局部黏膜血液循环,可能对口腔溃疡的愈合有益,此治疗技术能否在临床推广应用有待继续研究。

激光不但应用于治疗,还在诊断技术上有一定突破。虽然临床意义不大,但激光在牙齿松动度的测量上曾经有所作为。利用激光多普勒仪可以研究牙龈血流的变化,以评估局部组织愈合条件。对龋齿和牙石的检测则不单纯停留于研究工作,专用的二极管激光设备已经被许多口腔科医师接受,开始进入临床应用阶段。

三、激光在牙周病治疗中的应用

牙周病基础治疗通常使用手用工具或机动器械清除菌斑和牙石,完成龈上洁治、龈下刮治、根面平整和袋内壁刮治。经典的手器刮治术是高技术敏感性的工作,且需消耗相当多体力,是导致牙周病专科医师效率低下的主要原因。超声和其他机动器械的出现已经革命性地解放了牙周病医师疲劳的双手,设计优良的超声波刮治器经过不断改进已经获得了与传统手器相同的治疗效果。但机动刮治器所产生的噪声和振动不但给患者带来不适,其产生的嘈杂环境也会对牙周病医师的身心健康产生影响。病变的牙周组织经过机械刮治会在根面遗留由感染牙骨质、牙石碎屑、细菌及毒素组成的玷污层;需要使用四环素、柠檬酸、EDTA 等处理根面,以清除玷污层、暴露胶原纤维和牙本质小管。

对于复杂的牙周袋和狭窄的根分叉区域等特殊解剖结构区,即使是特殊设计的手器和超声工作尖往往也难以到达这些部位,这类死区中的细菌生物膜的长期存在可能导致牙周病治疗疗效欠佳或频繁复发。化学制剂或药物是辅助机械手段,实现对这些特殊部位进行牙周彻底清创的有效方法之一。但化学方法产生的异常的气味、过敏反应、毒副作用和细菌耐药等问题使其应用有所局限。

激光在治疗时并不产生传统牙科机械骇人的噪声,容易为患者接受;现代激光设备的输出端通常具有灵巧的手柄,其治疗过程短暂,不会增加牙周医师的工作强度。激光照射不产生玷污层,有杀菌和清除毒素的能力,可以部分或全部替代化学制剂和药物在牙周组织的局部应用。柔软而纤细的光纤可以将激光导入牙周袋和根分叉,并通过激光的散射到达机械手段无能为力的死区。鉴于激光的上述优势,虽然目前激光在牙周病领域的应用尚未普及,但针对传统机械手段和化学方法的缺憾,将激光作为辅助工具,既可以提高传统治疗的疗效,同时又降低患者不适感,已经成为近年来牙周病治疗的一个热门改进方向。

1.清除牙石　清除牙石可能是当前我国口腔科医师在预防和治疗牙周病过程中,工作量最大的一个项目。如果激光在此方面有更加高效的表现,将有助于改善我国牙周病治疗需要严重供求不平衡的现状。

1965 年红宝石激光就被尝试用于进行牙石的清除,但在当时无法控制具有气化能力的激光对邻近正常硬组织的损害。尽管钕激光在口腔科领域被大量应用,但对许多研究的总结发现钕激光去除牙石的能力是不足的,无法达到临床需要的机械处理般的效率。准分子激光和金绿宝石激光在牙石清除方面的报道尚不多,其确切功效有待进一步研究。

铒激光发明于 1974 年,其能量被水分子强烈吸收的特性决定了其特殊的功能。铒激光照射硬组织时,在无机成分吸收能量产生热量之前,水及含水组织已经完成对光能的快速吸收,从而形成爆破性消融。1990 年开始针对铒激光清除牙石开展了多项体内外研究,综合多项研究结果发现使用凿形工作尖,采用 10～15Hz 的脉冲频率,功率调整到能量密度为 8～1.8J/cm² ,工作尖与根面夹角保持 15°～40°,此时铒激光能够有效地清除龈下牙石,与机械龈下刮治和根面平整比较没有显著性差异,但牙骨质也同时发生一定程度的消融。激光器输出的功率、脉冲频率、脉冲时长都可以调节激光刮治的效果,临床操作需要在效力和安全之间寻找平衡点,过度破坏牙骨质可能干扰牙周膜再生。使用高频脉冲和低功率的铒激光可以提高消融牙石的效率,同时减少牙骨质的丢失,亦不会增加患者不舒适的感觉。临床医师要求激光不但能够清除牙石,还具备根面脱毒和防止玷污层形成的功能。铒激光处理后的根面内毒素含量较传统机械清创明显减少,同时没有检测到因二氧化碳激光或钕激光处理根面而产生的毒性物质。钕激光去除玷污层的能力很强,但其产生的高温会影响临床应用。铒激光在消融牙石的同时不会在根面形成玷污层,但会影响下方釉质的结构,因此铒激光适用龈下牙石的清除而不适合处理釉质表面的龈上牙石。

综合分析现有的激光仪器,比对目前的牙周超声波设备,可以判断现阶段昂贵的激光设备并无取代超声工具完成临床龈上洁治的可能,而有可能在龈下牙石的清除中得到应用,并可能实现根面平整和牙周袋内壁刮治同步完成。临床医师在选择具有清除牙石功能的激光设备时,需要考虑激光在牙周洁治和刮治中可能发挥的功效,以综合判断激光仪的应用效果和利用效率。

2.牙周袋清创　使用激光进行牙周袋清创,包含龈下刮治、根面平整和牙周袋内壁刮治。装备了柔软光导纤维系统的钕激光可以轻易到达牙周袋的深部,技术敏感性相对较低。自 20 世纪 90 年代以来,钕激光已经在美国被许多非牙周病专科医师应用于牙周病的辅助治疗。近年来的研究开发热点则转移到铒激光和二极管激光上。其中铒激光在软组织清创和硬组织切割方面都有良好表现,在牙体牙髓病、牙周病和儿童齿科都有广泛应用前景。二极管激光因其激活媒质由不同种类半导体构成,性能有所差异,其中波长904nm 的砷化镓激光进行牙周袋清创的功效与钕激光类似。

但是部分学者认为现阶段应用激光进行牙周袋清创并不能替代传统的机械手段,许多研究甚至不支持激光作为器械刮治的辅助手段,理由是虽然激光处理的牙周袋后细菌的数量有不同程度的减少,但未获得牙周附着水平的额外增加,却可能对牙周膜造成伤害。另外一些文章则支持铒激光等是传统根面平整和袋内壁刮治的有效辅助手段,严格按照操作规范实施的铒激光牙周袋清创不会导致牙骨质、牙本质成分明显的改变,或产生化学性毒物。基础研究发现病变患牙经铒激光处理后,较机械刮治更适合成纤维细胞的黏附,并具有将病变根面去感染和去毒素的功能。虽然没有完全清除细菌的能力,但铒激光仅用低能量即可抑制牙龈卟啉单胞菌和伴放线放线杆菌等牙周致病微生物。有临床研究认为使用铒激光不但较刮治和根面处理更省时省力,还发现激光处理组有明显的探诊出血减少和附着水平增加,其半年的治疗效果与传统机械方法相当。

两类相反的观点可能源于不同研究方案采用的激光种类、功率和作用方式存在差异,牙周病的基础治疗是否需要附加激光处理,确实需要更多的证据来论证,以支持其在牙周病治疗中的推广使用;而激光取代传统机械清创则需要其在安全、疗效、价格成本、操作便利等多方面的综合能力有大幅度超越,当前的市售激光器尚未具备这些特性。

3.软组织手术　多种激光都具备的切割消融软组织功能在口腔医学领域应用最广泛。能够使用激光进行的牙周手术包括牙龈切除术、牙龈成形术、冠延长术、楔形手术、系带切除术等。早期的牙周病手术中常使用的是二氧化碳激光和钕激光,这些发射光波长为非可见范围的激光器,通常需要伴随激光同时输出其他可见光线,以辅助手术操作。这两种激光能够减少出血,因此特别适合在血管丰富的口腔组织,尤其是严重出血的牙龈瘤中使用。

虽然一般认为软组织手术使用激光,术中产生的疼痛较少,但没有确切的科学研究支持这种判断,即使美国 FDA 也不允许激光生产者宣称应用其产品时可以减少或不使用局部麻醉。而有理论支持激光术后疼痛相对缓和,理由是经激光照射产生的蛋白质凝结物覆盖在创面,形成类似敷料的结构,同时将感觉神经末梢封闭。有报道激光术后创面愈合较快,瘢痕也小于传统手术刀切割的愈合,但更多的实验结果显示激光术后愈合延迟,瘢痕较大。

龈切术可能是目前牙周病医师最愿意使用激光的手术。相对于传统机械龈切术,激光龈切术具有极好的止血效果,能够提供良好的视野,术后无需使用牙周塞治剂,术后的不良反应较少,牙龈增生复发也很少,但术后创面愈合较慢。

使用激光进行牙龈切除术的步骤并不繁杂,关键是注意安全:术前探诊术区龈袋或牙周袋,设计手术切口,确保余留足够的附着龈;术区消毒后常规局麻,术区周边软组织防护,调整激光仪到适当的功率,启动吸引器,佩戴护目镜,将激光器手柄上的激光尖对准术区组织,启动激光器,运用类似挥毛笔的动作重复拂过目标组织,直到获得所需要的形态结构。术区产生的消融组织烟气和碎片需要在术中及时清除,由于缺乏接触组织产生力学反馈的感受,术者需要非常小心地控制激光的辐射区域,术后创面表现出的焦痂形态与通常的手术结果差别巨大,有必要向患者解释说明,并使用止痛药和抑菌漱口水。术后一周复诊对术区愈合进行评估。

4.激光在牙周病治疗中其他可能的应用　在牙周病治疗中还有多种应用激光的可能:使用激光均匀去除牙周翻瓣术后切口附近的上皮组织,以实现替代屏障膜,抑制上皮优先占据根面,从而获得牙周组织再生的效果,但此方法没有其他类似的报道,其科学性和可行性并未获得更多证据的支持。

因种植体周围炎等原因导致部分丧失骨结合的种植体,通过使用机械方法清创可以清除种植体周围的纤维组织和炎性肉芽组织,但只有使用激光才有可能清除暴露的种植体表面的污染物,同时结合 GBR技术,从而有可能获得新的骨再生和骨结合,挽救濒临失败的种植体。

临床外科尝试应用激光对组织进行焊接,目前尚未获得理想稳定的结果,此方面实验的成功将为引导组织再生术中膜材料固定及牙周手术缝合提供新途径。

5.光敏抗菌系统　19 世纪 90 年代,细菌学家 Paul Ehrlich 发现多种致病菌能够吸收特定的染料,其靶向抑菌的思路为现代化学疗法奠定了基础,促进了抗癌治疗的发展。利用卟啉及其衍生物等物质的光敏作用治疗肿瘤的技术被称为光动力疗法(PDT)。由于血卟啉对癌细胞的特殊亲和作用,使其能够较长时间地在癌细胞中潴留,而激光的照射能够激发癌变组织中的血卟啉产生荧光,可应用于肿瘤的早期诊断;波长 630nm 附近的激光能够为卟啉及其衍生物大量吸收,并产生破坏癌细胞的氧自由基,实现对肿瘤的靶向治疗。除肿瘤细胞之外,多种真菌、病毒和细菌都可以是光敏抑制的对象,它们引发的疾病均可使用PDT 进行治疗。

1992 年,Wilson 首次将光敏剂与低强度激光联合应用,进行了针对口腔微生物的抑菌实验。而早在20 世纪初已经有亚甲基蓝光敏剂能抗微生物、抗病毒及抗原虫的报道,近些年来更多文献报道了关于光动力抗菌的机制和应用,尽管存在不同的命名方法,如光动力抗菌化疗(PACT)、抗菌光动力治疗 APDT)等,但它们实质上与本文介绍的光敏抗菌治疗都是相同的。许多研究表明低功率激光的光敏作用是杀死各种微生物的有效方法,这种治疗避免了应用抗生素而导致的耐药性或不良反应的产生,可以通过局部应用染料,选择性地通过结合细胞壁部分例如脂多糖和细胞膜而将细菌染色,随后局部应用的激光被染料分子吸收,引起染料的电子激发态跃迁,能量转移到环境的分子氧中导致氧自由基产生,破坏细胞壁和 DNA,同时失活细菌毒素.实现快速的杀菌效果。此方法尤其适合染料和激光能够直接达到病损部位的口腔感染性疾病的治疗。

目前已知的具有光敏作用的化合物超过 400 种,根据其基本结构分为三大类:三环染料、四吡咯和呋喃香豆素。三环染料亚甲基蓝的吸收峰值波长是 666nm,可以使革兰阳性和革兰阴性口腔细菌致敏,而被低能量激光杀死。在这种系统中,激光功率极低,其产生的低能量不会对机体细胞产生热损伤和其他不良反应损害,而光敏剂亚甲基蓝长久以来一直作为外科手术使用的染色剂,其在口腔局部应用的安全性毋庸置疑。虽然单纯的低功率激光对细菌无杀灭作用,亚甲基蓝的杀菌效果并未获得临床认可,但研究表明细菌在体内和体外均对此染色剂引发的激光光敏作用易感。实验证实常见的牙周致病菌牙龈卟啉单胞菌、具核梭杆菌等生物膜的形成都能够被光敏抗菌系统抑制,且光动力还能破坏革兰阴性细菌的内毒素、蛋白酶等毒力因子。

根据上述染料类化学物质对特殊波长光所具备的高效吸收能力,实施具有靶向调控的以激光为光源的光动力杀菌治疗方案——光敏抗菌系统已经被开发,其临床远期疗效正在观察随访中,从目前获得的资料判断,光敏抑菌系统是牙周基础治疗的有效辅助手段,其功效与局部药物治疗类似或更佳。动物实验证实光敏抑菌系统可以明显减少牙槽骨的丧失,而临床研究发现应用 PDT 可以显著性减少牙周维护阶段中探诊出血的阳性率。

现阶段已经有获得认证的光敏抑菌系统(图 7-28)上市,其基本组成是光敏剂 0.01% 的亚甲基蓝染料溶液和连续波二极管激光光源,其专用激光仪的输出激光波长为 660~675nm,功率为 0.1~0.14W。

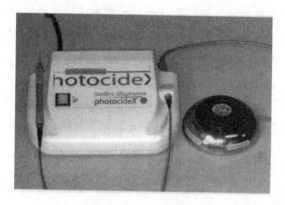

图 7-28　光敏抑菌系统

具体操作步骤如下:

牙周炎患者按照常规首先进行龈上洁治、龈下刮治等牙周基础治疗。

对愿意接受光敏抗菌系统治疗的患者,在治疗前先要询问其是否有甲基丙烯酸甲酯或亚甲基蓝的过敏史。

患者佩戴好专用防激光护目镜(图 7-29)。

在选择确定需要治疗的牙位后,在患牙的牙周袋内灌注光敏剂亚甲基蓝染料,使其充满整个治疗区域。

在激光仪的手柄上安装一次性使用的激光扩散尖。

操作医师佩戴同样的护目镜。

将激光扩散尖放入牙周袋底部,运用脚踏开关启动激光仪,激光发射 1 分钟后自动停止。

更换部位继续治疗。由于激光在牙周袋内具有散射作用,因此每颗患牙只需要颊舌或近中、远中两个部位的治疗。

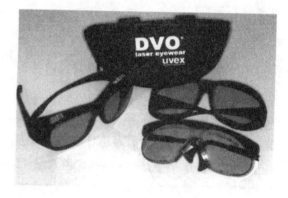

图 7-29　激光防护眼镜

结束治疗后可以选择使用 3% H_2O_2 进行牙周袋冲洗。

临床应用光敏抗菌系统可能产生的不良反应及其相应的防护方法如下:

(1)使用激光作为光源的光敏抗菌系统,根据使用的激光种类和功率可能产生各种由于激光应用不恰当而引发的并发症,具体防护方法详见本章使用激光的注意事项。

(2)光毒性不良反应有类似晒伤的表现,是黏膜等组织过度暴露于激光辐射后的急性反应,部位确定范围集中,如果系统使用的激光功率足够小,机体能够迅速恢复受损的组织。

(3)光变应性反应通常有磺胺类、四环素类、喹诺酮类药物引发,可为变态反应的各种临床表现,发生率很低,可以从患者的药物过敏史中获得相关信息,避免在激光治疗的同时使用此类药物。

(4)各种微生物由于种属差异而存在细胞壁通透性不同,因此它们对同类光敏剂具有不同的易感性,可能导致菌群失调、口腔微生态紊乱。选择易吸附致病菌的染料是解决方法之一。

6.使用激光的注意事项　　因为激光可能对人体皮肤、眼睛等造成伤害,所以安全使用是激光应用中必须遵循的原则。

激光使用中最重要的是保护患者、医生及助手的眼睛。必须使用针对特定波长激光设计制作的专用的护目镜,不能用其他眼镜替代,不能与不同类型的激光护目镜混淆使用。波长在780nm到$2.5\mu m$的可见光和近红外光激光如果直接照射瞳孔,即使是毫瓦级的激光经过晶状体聚焦后到达视网膜,也能致视网膜感光细胞凝固变性坏死而失去感光的作用,不可逆的视觉损害将在瞬间发生。波长大于$2.5\mu m$的远红外波长激光则几乎全部被角膜吸收,对眼睛的损害主要表现为角膜损伤,产生疼痛,异物样刺激、怕光、视力下降等症状。波长小于400nm紫外激光不但可能造成皮肤和黏膜细胞的恶变,也同样对角膜和晶状体有损伤,此激光几乎全部被眼的角膜和晶状体吸收,导致晶状体及角膜混浊形成白内障。而这些波长范围超过可见光的激光,其对于人类肉眼的非可见性使其危害更加隐蔽,尤其需要提防。国外有学者将波长大于$1.4\mu m$的激光称为“眼睛安全”激光,因为这类波长的激光能够被晶状体削弱,而减少对视网膜的侵害。但这也只是相对的视网膜安全,高功率或长时间的暴露仍然会造成严重永久性损害。

通常激光应用于口腔局部病变组织,其周边的正常组织就需要得到适当的保护,口镜及其他器械的金属部分都可能反射激光,在非靶部位产生作用,为此喉、腭、舌等口腔内组织都需要遮盖性防护,可以采用的器材有湿纱布、塞治剂、橡皮障等。

具有烧灼切割软组织能力的激光通常都产生一定量的烟气,可以造成潜在的生物危害,必须随时使用强力吸引设备将其及时清除,防止吸入呼吸道对人体造成伤害。

由于激光可能会产生高温,在任何可燃易爆的环境中使用都是非常危险的,因此当使用高功率激光时,口腔科诊室中装备的酒精灯、氧气瓶等设备和材料需要进行必要的防护。

标准的激光设备具有连锁装置,此设备能够在诊室门被意外打开时及时切断激光,防止第三者受到伤害,此系统在设备安装时不应被忽略。

按我国国家标准GB7247激光辐射防护安全要求,激光设备分四类,它们对机体的损伤逐级增大,它们的级别与产生的激光级别互相对应:1类激光器是即使直视其产生的光线也不会损害眼睛的,是最安全的无害免控激光器;2类激光器是低功率激光器,眼睛若偶尔接触其产生的激光不会造成损伤,对皮肤无热损害;3类激光器是中功率激光器,直视聚焦的激光光束会造成眼损伤,对皮肤尚无热损伤;4类是最危险的大功率激光器,不但其发出直射光束及镜式反射光束对眼和皮肤有损伤,而且其漫反射光也可能给人眼造成严重的损伤。

国外对于激光的评级并不只限于激光的功率、波长等物理参数,人体接触激光的可能性也是评估的标准,隔离装置完善的高功率激光也可能获得低级别的危险度评估。因此即使是低级别的激光设备也应该严格按照说明书进行操作,才能保证操作者和患者的安全。3类和4类激光器的操作者需要经过特殊的培训,必须有严格的制度对激光器进行管理和使用,没有钥匙的其他人员不能启动激光设备。激光器需安放在安装有明亮光照的房间内,以使在场人员的瞳孔缩小,万一激光光束射入眼睛时,可以减少透射到视网膜上的进光量。而房间还需要同时对外遮光,防止有害激光束向外泄漏。

(柴红波)

第八章　口腔黏膜病

第一节　概述

黏膜是指口腔、鼻腔、肠道、阴道等与外界相通体腔的湿润衬里。口腔黏膜在功能和结构上具有皮肤与消化道黏膜的某些特点。

口腔黏膜病是指发生在口腔黏膜及软组织中的类型各异、种类众多的疾病。

一、口腔黏膜病的特点

(一)疾病种类众多

包括口腔黏膜固有的损害,及口腔黏膜下软组织的各类实质性或功能障碍性疾病在黏膜上的表现。疾病具体包括:

1.表现于口腔黏膜本身固有的疾病　如复发性口疮、创伤性口炎、慢性唇炎、地图舌、沟纹舌等。

2.口腔黏膜与皮肤同时发病的疾病　如扁平苔藓、慢性盘状红斑狼疮、天疱疮、类天疱疮、多形红斑等。

3.全身疾病的口腔表征　如白血病先在口腔牙龈处出血,血小板减少出现口腔黏膜出血,以及维生素缺乏、内分泌紊乱、艾滋病的口腔表征等。

4.累及多个部位、多个系统的疾病　如干燥综合征、白塞病、奥尔布赖特综合征、口周色素沉着-肠息肉综合征等。

5.实质性或功能障碍性疾病在口腔黏膜上的表现　如慢性腮腺炎引起的口干症,非典型三叉神经痛表现的口腔黏膜灼痛等。

(二)病损类型的更迭与重叠性

口腔黏膜病的另一特点表现为病损类型的更迭与重叠性,部位不同的病损的差异性及共存性。口腔黏膜病病变不同,病损的特征亦不同。但同一病变,不同阶段可发生不同类型的损害,如口腔扁平苔藓既可发生白色过角化条纹,亦可表现为浅白色斑块,甚或表现为糜烂溃疡。

同时,不同病变,在某个阶段可以出现相同的病损,如天疱疮、大疱型扁平苔藓及多形红斑均可出现大面积糜烂、溃疡病损。因此,掌握不同疾病的性质、病损特征及疾病的发生、发展规律,有助于诊断和鉴别诊断。口腔不同部位的黏膜在结构和功能上有很大的差别,因此,同一疾病在口腔黏膜的不同部位病损往往表现较大的差异。

病损的共存性也是临床医生不容忽视的问题,即不同的病损可以同时共存于口腔黏膜。如扁平苔藓与白斑共存,扁平苔藓与干燥综合征共存等,无疑这些病损的特点增加了疾病诊断、鉴别诊断及制定治疗方案的复杂性,需要我们认真询问病史,仔细临床检查,必要时进行实验室检查,综合分析,确定诊断。

(三)病因不清,治疗困难

口腔黏膜病的病因复杂,少数疾病(如创伤性溃疡)是由局部创伤造成的,细菌、病毒性口炎是由相应的细菌和病毒等引起的,而大多数口腔黏膜病和多种因素或全身疾病有密切关系,如复发性口疮与免疫、遗传、感染、精神神经因素有关,口腔扁平苔藓与免疫、内分泌、精神及全身疾病等因素有关。

口腔黏膜病种类繁多、病因复杂、治疗困难,有待于临床工作者积极总结,深入研究,攻克难关。

二、口腔黏膜组织的结构和功能

(一)口腔黏膜的组织结构

口腔黏膜是由上皮及上皮下结缔组织两部分构成,两者之间以基底膜分隔。结缔组织分为两部分——固有层和黏膜下层。

1.上皮层 为复层鳞状上皮,复层鳞状上皮又可分为角化、不全角化或无角化几类,覆盖在口腔不同部位。以角化型上皮为例,上皮由外向内可分为角化层、粒层、棘层和基底层。各种疾病病损发生的部位有其各自特点。如白斑表现为上皮层增生,角化层过度角化。天疱疮的病变是在上皮层内形成疱,并表现出棘层松解。而大疱性类天疱疮在上皮与结缔组织之间有裂隙或水疱,形成上皮下疱。扁平苔藓主要病变表现为基底层液化变性,固有层淋巴细胞呈带状浸润。

口腔黏膜上皮细胞按是否参与角化被分为角质形成细胞与非角质形成细胞,前者组成复层鳞状上皮,后者游离分布于上皮层内。角质形成细胞包括:

(1)角化层:在上皮的最表面,为角质化的细胞,胞核及细胞器消失,呈扁平六角形鳞状,充满嗜酸性角质。如果细胞核消失,称为正角化;细胞核存在而发生皱缩的,称为不全角化。

(2)颗粒层:位于棘细胞层浅面,一般为2~3层,细胞核及细胞器有退化倾向,细胞胞质内含有透明角质颗粒。

(3)棘细胞层:该层细胞位于基底层表面,细胞体积大,呈多边形。

(4)基底细胞层:是上皮的最底层,呈立方状或柱状,与基底膜连接。

非角化的口腔黏膜七皮棘层以上的细胞形态变化不大,且细胞扁平而不呈棘状。与角化层上皮相比,不全角化型上皮的特征为:角化层中仍有固缩的细胞核及残留的细胞器;无角化型上皮则无角化层和颗粒层,但棘层却较为发达。

非角质形成细胞包括黑素细胞、朗格汉斯细胞、梅克尔细胞及淋巴细胞、浆细胞等,它们与免疫、炎性反应及感觉等有关。

2.固有层 固有层中的结缔组织为致密结缔组织。固有层中突向上皮部分的结缔组织称为结缔组织乳头,而上皮伸向结缔组织的部位则称为上皮钉突。该层组织对上皮层起到支持、营养等功能,该处是由上皮钉突和结缔组织乳状突而形成的交错面,神经纤维伸入到上皮内,且有丰富的神经感受器。所以浅层溃疡或糜烂时非常疼痛。

3.基底膜(基膜) 连接上皮和结缔组织的部分,为不规则的交错面,面积较浅层上皮表面积大,厚1~2μm,是一种由上皮细胞分泌和结缔组织胶原纤维共同产生的复合物,主要是糖蛋白,有连接、固着、支柱和通透屏障的作用。

4.黏膜下层 为疏松的结缔组织,内含丰富的血管、神经、淋巴管、腺体和脂肪组织等。上皮的营养通过基底膜扩散而来,也可通过固有层扩散而来。

（二）口腔黏膜各部位的结构差异

口腔黏膜按结构和功能不同可分为 3 种,即被覆黏膜、咀嚼黏膜和特殊黏膜。

1.被覆黏膜　被覆黏膜主要起覆盖作用,如颊、唇、颊唇移行沟、口底、舌腹及软腭的黏膜,不附着于骨组织上,而附着于肌肉上,能适应口腔、面部肌肉活动时的伸缩,其表层基本非角化或不全角化上皮。唇红部黏膜上皮细胞中角母蛋白多,透明度较大,固有层的结缔组织乳头中毛细血管丰富,所以血色可以通过薄而透明的上皮露出红色,贫血时可见口唇苍白,心脏病时口唇发绀。唇红部黏膜的结缔组织中无腺体,所以在气候干燥、维生素 B_2 缺乏时唇红部表现为易干裂、脱屑等。

2.咀嚼黏膜　咀嚼黏膜主要覆盖在硬腭及大部分牙龈的表面。这些黏膜经常受到咀嚼时的压力和摩擦,所以有较厚而完整的角化层,上皮表层绝大部分是正角化。上皮钉突较长,固有层的结缔组织纤维较粗大致密,故能耐受一定的压力及摩擦。

3.特殊黏膜　特殊黏膜是覆盖在舌背的黏膜,有上皮角化,基本为角化层上皮,表层主要是正角化,表面粗糙,有许多舌乳头突起。其能适应咀嚼时舌和腭之间的相互作用,受纳味觉。

舌乳头有四种,即:①丝状乳头:数目最多,乳头尖端上皮为很明显的正角化,所以发白。位于舌前 2/3。②菌状乳头:色较红,呈蕈状,数目较少,散在丝状乳头之间,上皮层较薄,表面无角化。乳头上皮内存在一些味蕾,有味觉作用。③轮廓乳头:呈轮廓状,是舌乳头中最大者,沿人字沟排列,为 8～10 个。在乳头侧壁的上皮中有味蕾,有味觉感受作用。④叶状乳头:位于舌后部两侧,呈数条皱襞,颜色稍红。

舌的病变表现主要在舌乳头,如维生素 B_2 缺乏,贫血,白色念珠菌感染均可表现舌乳头充血、肿胀,严重时乳头可以萎缩,使舌背光秃。舌背脱落的上皮细胞、微生物、唾液、食物碎屑及其他杂物停滞于舌背上构成舌苔。祖国医学在诊断疾病时,通过观察舌体和舌苔的变化来了解人体脏腑虚实寒热和机体气血盈亏盛衰情况。

（三）口腔黏膜的生理功能

1.保护功能　口腔黏膜是口腔内的一层衬里。健康的口腔黏膜可以起屏障作用,保护黏膜下器官免受外界侵袭。口腔黏膜屏障包括物理化学屏障及黏膜表面和黏膜内的特异性、非特异性免疫屏障。口腔黏膜的上皮为复层鳞状上皮,有多层细胞,可以阻止微生物的侵袭。其次,黏膜固有层中胶原纤维束,可以对抗外界对黏膜表面的压力。上皮及其下的结缔组织中含有淋巴细胞、淋巴样细胞、巨噬细胞及郎格汉斯细胞等,可以吞噬和杀灭微生物,保护机体不受侵袭。sIgA 是重要的免疫球蛋白,具有很强的抗菌作用和消化水解酶的蛋白降解作用,为免疫球蛋白履行的主要任务。另外,唾液对口腔黏膜的机械冲洗作用,主要成分黏蛋白起着润滑抗干燥保护作用,唾液中的乳铁蛋白、溶菌酶等均发挥了抗菌作用。口腔黏膜亦有黑色素细胞及皮脂腺,前者有轻度的保护功能,后者有润滑功能。

2.感觉功能　不仅对痛觉、触觉、温觉和压迫有敏锐的感觉功能,还具有特有的味觉。因为舌背轮廓乳头及菌状乳头存在味觉感受器——味蕾。

3.其他功能　除上述功能外,口腔黏膜的黏膜下结缔组织中有大小唾液腺,能分泌唾液,起到润滑、消化、保护等作用。

三、口腔黏膜常见病损及临床病理

各类疾病都有其特殊的临床病损,口腔黏膜病亦如此。口腔黏膜的病损可分为原发性病损和继发性病损。但口腔的原发病损受到咀嚼、说话、摩擦及创伤等作用,极易发生变化而形成继发性病损。显然,仅仅依靠临床病损的表现,往往难于做出正确的诊断。因此,病史、症状、临床表现、病理改变等很重要,要结合分析,作出正确诊断。

原发性病损是疾病原始的病损。黏膜上常见的原发病损有斑、丘疹、结节、疱疹、角化异常及肿块等。分述如下:

1.斑 为黏膜上的局限性颜色异常的损害。其平伏,不变厚,亦不变薄。大小不定,直径可由数毫米到数厘米。可呈红色、棕色或黑褐色。红斑为黏膜固有层血管扩张、增生和充血,用玻片压时可见到红色消退,如多形性红斑,红斑狼疮可见红斑。如加压不褪色则为出血引起的淤斑,可见于坏血病或血小板减少性紫癜等疾病。色素斑的颜色由棕色到黑色,是由上皮基底层黑色素沉积引起,亦可因陈旧性出血导致含铁血黄素存在于固有层内而引起。色素斑可以是生理性的,如雀斑和黑色素沉着,亦可能是病理性的,如艾迪森病及口周雀斑-肠息肉综合征等。

2.丘疹 是黏膜的一种小的实体性突起,高于黏膜面,直径可由针头大小至数毫米不等,表面形状可为尖形、圆形、扁平形或多角形,基底形状为圆形或椭圆形。颜色呈灰白色或红色,消退后不留痕迹。在显微镜下可见上皮变厚,浆液渗出及炎症细胞浸润。扁平苔藓在口腔黏膜上的典型表现为针头大小的白色丘疹,排列成线状或斑块状。皮肤上的丘疹多呈紫色,久之成褐色。

3.小结节 病损的实质是组织增生,形成突起于黏膜表面的小结。一般慢性炎症以增殖性变化为主,为增生性炎症。如形成炎症性肉芽组织时,小结节就是肉芽肿,高出黏膜或皮肤的实质性突起,触之较硬而坚实。

如果肉芽组织的一部分坏死用玻片压时可见到红色消退,如液化,则可形成脓肿。当肉芽肿的表面组织坏死脱落,没有正常的覆盖上皮时,则形成溃疡。口腔结核、恶性肉芽肿等的病损都表现为炎症性肉芽组织的增生,临床则表现为结节。

4.疱 是一种圆形突起的病损,内有液体贮留。按大小可分为小疱、大疱,如疱疹性口炎多为小疱,而天疱疮、多形红斑病损可出现大疱,大疱直径从数毫米到数厘米不等。按内容物不同可分为:脓疱,如脓性口炎;血疱,如创伤、白血病所致的黏膜血疱、水疱等,以水疱为多见。按疱所在的黏膜部位可分为上皮内疱和上皮下疱,因而疱膜很薄或很厚。因为上皮内疱在上皮层内,只有一部分上皮形成疱,故疱膜很薄,极易破。临床上很难见到完整的上皮内疱。如天疱疮,即为上皮内疱,且伴有棘细胞层松解。疱疹性口炎亦为上皮内的疱,但没有棘细胞层松解。而上皮下疱位于黏膜上皮基底层之下。疱膜为上皮全层,较厚,不易破裂,故临床上可见到口腔黏膜完整的疱,如多形性红斑、类天疱疮等的病损为基层下疱。

5.萎缩 为黏膜或皮肤的上皮或结缔组织变薄的病损。血管分布清楚可见,呈现发红的病变。病变部位稍凹陷。如舌乳头的萎缩,可使舌面呈光滑发亮、鲜红色。

6.肿块 是一种从黏膜表面向外突起的实质性生长物,其大小、形状、颜色不同。按组织病理学可分为真性肿瘤和肿瘤样病变。真性肿瘤可以分为良性肿瘤和恶性肿瘤。各自具有不同的临床特点,如良性肿瘤表面较规则,触诊时比较活动;恶性肿瘤表面不规则,呈肉芽样或菜花样增生,并有溃疡,常较固定。肿瘤样病变,如化脓性肉芽肿、乳头状瘤、息肉等。

7.糜烂 糜烂是指上皮组织的一种浅表缺损,只破坏表层上皮,未波及上皮全层。所以病损浅,愈后不留瘢痕。糜烂可继发于疱疹破溃后,如单纯疱疹、天疱疮等,或由机械创伤所造成。病损呈红色,痛感明显。

8.溃疡 是上皮组织发生缺损而形成的。因其表层坏死脱落而使组织形成凹陷。溃疡底部是结缔组织,但因其上皮缺损往往形成炎症。所以溃疡面一般有炎症细胞浸润和纤维蛋白渗出。

浅层溃疡只破坏上皮层,愈合后不留瘢痕,如轻型口疮。深层溃疡病变达到黏膜下层,愈合后可留瘢痕,如腺周口疮。溃疡外形大多为圆形,也可呈带状或不规则形,如创伤性溃疡。溃疡的边缘可能不整齐呈潜掘形,如结核性溃疡;或突起呈菜花样,如恶性肿物。

9.皲裂　皲裂是黏膜或皮肤发生的线状裂口,系因组织失去弹性变脆而形成。当皲裂浅,只限于上皮时,易愈合,愈合不留瘢痕。如皲裂深至黏膜下层时,能引起出血、灼痛,愈合有瘢痕。如维生素 B_2 缺乏症及白色念珠菌病口角亦可出现皲裂。

10.假膜　假膜由炎性渗出的纤维素、坏死脱落的上皮细胞和炎性细胞及炎症渗出物聚集在一起而形成,呈灰白色或黄色。假膜不是组织本身,故可以被擦掉或撕脱。

11.痂　由于在黏膜或皮肤表面病损的渗出物变干而形成痂。口腔内因为唾液的润湿而不形成痂。只有唇红部可以结痂。颜色有黄白色、棕色或暗紫色,唇红部的痂因其暴露在空气中较干燥,常可以形成皲裂而出血,呈深褐色。

12.坏死或坏疽　局部组织发生病理性死亡,称为坏死。坏死组织受腐败细菌作用而发生腐败,称为坏疽。黏膜组织坏死或坏疽时形成腐肉而脱落,并遗留深的溃疡。坏死组织腐败后的硫化氢与红细胞崩解后的铁,形成硫化铁沉淀,使组织变黑,坏死腐败时有恶臭。组织病理变化为组织失去原来的结构,核固缩破裂以致溶解成无结构物。坏死性龈口炎、白血病、粒细胞缺乏症,以及恶性肉芽肿均可见组织坏死,形成坏死性溃疡。

以上均为口腔黏膜常见病损,口腔疾病的诊断治疗,首先应掌握口腔黏膜病常见病损,能认识分辨各种病损,其分布情况、所在部位、颜色、外形、大小、基底情况等,以及可发生在哪些口腔黏膜的疾病。因为各种疾病有其自己的病损特点。仔细询问病史,认真全面检查,对疾病做出正确诊断。

（黄凯良）

第二节　口腔黏膜感染性疾病

一、口腔单纯疱疹

【概述】
单纯疱疹是由单纯疱疹病毒引起的口腔黏膜感染性疾病。临床分原发性单纯疱疹和复发性单纯疱疹。

【临床表现】
1.原发性单纯疱疹　以6岁以下儿童多见,尤其6个月至2岁更多。成人亦可发生。潜伏期4～7天,有发热、乏力、咽痛。前驱期1～2天,在黏膜广泛充血水肿后,出现成簇小水疱。疱壁透明菲薄,易破,形成溃疡面和继发感染的糜烂面。约10天后自愈。唇及口周皮肤亦可罹患。

2.复发性单纯疱疹　有原发性单纯疱疹史,有发热、感冒、疲劳、创伤、局部机械刺激等诱因。常在原发部位复发,成簇小疱,多发于唇及口唇周围皮肤。愈合后无瘢痕,但可有色素沉着。

【诊断要点】
1.根据临床表现特征。

2.实验室辅助检查

(1)疱疹基底涂片镜检,见有气球样变性细胞、多核巨细胞及核内包涵体等。

(2)病毒分离培养阳性。

【治疗原则及方案】

1.抗病毒治疗 禁用肾上腺皮质激素类药物。常用药物有聚肌胞、阿昔洛韦(无环鸟苷)口服,三氮唑核苷(病毒唑)口服或肌注,5～7天为1疗程。病毒唑不宜大量长期使用,不良反应有头痛、腹痛、贫血、白细胞降低和肝功能异常。孕妇及肝病者忌用。

为提高免疫功能可用胸腺素、转移因子、干扰素、免疫球蛋白等。

2.支持疗法 急性发作者应卧床休息,保持电解质平衡,补充维生素C、维生素B,补充营养。发热者用退热剂,继发感染者用抗生素。

3.局部治疗 以防止继发感染为主,禁用肾上腺皮质激素类软膏。常用药物有阿昔洛韦软膏局部涂布,有渗出结痂者用生理盐水或硫酸锌液湿敷,金霉素甘油局部涂布等等。

二、带状疱疹

【概述】

带状疱疹是由水痘-带状疱疹病毒所引起的皮肤黏膜病,以出现单侧带状群集分布的水疱和神经痛为特征。发生在口腔的带状疱疹主要累及三叉神经。

【临床表现】

1.前驱症状 低热、乏力,将发疹部位有疼痛、烧灼感,三叉神经带状疱疹可出现牙痛。

2.颜面部皮肤 初起呈不规则或椭圆形红斑,数小时后在红斑上发生密集成群的透明小水疱,可融合为大疱、血疱、脓疱。数日后,疱液变混浊,逐渐吸收,终呈痂壳,1～2周脱痂,遗留色素可能逐渐消退,一般不留瘢痕,损害不超越中线。老年人的病程常为4～6周,也有超过8周者。

三叉神经第一支感染除累及额部皮肤外,可累及角膜,甚至失明;第二支累及唇、腭及颞下部、颧部、眶下皮肤;第三支累及舌、下唇、颊及颏部皮肤。此外,病毒感染膝状神经节可出现外鼓膜疱疹,表现为耳痛、面瘫及疹后的听力障碍,称为 Ramsay-Hunt 综合征。

3.口腔 常累及唇、颊、舌、腭黏膜,表现为三叉神经分布区呈带状排列的红斑上有丛集成簇的小水疱,疱破裂后留下糜烂和溃疡,不超过中线。

4.疹后神经痛持续较久,特别是老年患者,可能存在半年以上。

【诊断要点】

1.特征性的单侧性皮肤-黏膜疱疹,沿三叉神经分支分布,不超过中线。

2.剧烈的疼痛。

3.可有前驱症状如发热、倦怠、全身不适及食欲减退、患部皮肤和黏膜有灼热、瘙痒、疼痛及牙痛等。

4.夏秋季发病率较高,病程一般为2～3周。

【治疗原则及方案】

抗病毒、消炎、止痛、支持治疗。

1.局部治疗

(1)口内黏膜病损:有糜烂溃疡,可用消毒防腐类药物含漱、涂布,如氯己定液、高锰酸钾液含漱,金霉素甘油糊剂或中药西瓜霜、锡类散涂布,碘苷液涂布,具有抗病毒作用。

(2)口周和颌面部皮肤病损:疱疹溃破有渗出者,用纱布浸消毒防腐药水湿敷,可减少渗出,促进炎症消退,待无渗出并结痂后可涂少量酞丁安霜或利福平涂剂等。

2.全身治疗

(1)抗病毒治疗

1)阿昔洛韦:在发病3～4日内使用,效果较好。

2)阿糖腺苷和阿糖胞苷:在发病1周内给药,能阻止新发水疱,缩短疼痛持续时间和严重程度,主要用于老年体弱患者,但应注意本药对肝及骨髓的损害。

(2)免疫增强治疗:对免疫功能低下者可采用转移因子腋下区或腹股沟区皮下注射,左旋咪唑口服,免疫球蛋白肌内注射等。

(3)抗菌、消炎、镇痛治疗。

严重者应卧床休息,采用支持疗法。

有继发细菌感染者,使用抗生素。

剧痛者可采用镇痛剂,例如水杨酸类药及维生素 B1、卡马西平等。

3.物理疗法   微波、毫米波、氦氖激光、紫外光局部照射,神经节部位或穴位,有一定的辅助疗效,其中紫外光照射的效果较好,可减轻疼痛和促使炎症渗出物的吸收,加快愈合。

4.本病有可能复发,故首次疗程应足够长。

三、手足口病

手足口病(HFMD)是一种儿童传染病,以手、足和口腔黏膜疱疹为主要临床特征。

【病因】

主要为柯萨奇病毒 A-16 型和肠道病毒 71 型。

【临床表现】

本病近年来逐渐增多,多见于4岁以下幼儿。常有1～3天低热、咽喉痛、局部淋巴结肿大、全身疲乏等轻度上呼吸道感染样症状。皮肤损害开始在指背、手掌、足趾背面、足底及足跟等部位出现,表现为红色斑丘疹,很快形成小水疱,不破溃,自行吸收干燥,自愈。口腔则发生于舌、颊、软腭、唇内侧,出现散在红斑及小疱疹,并迅速破溃成直径2～5mm溃疡,周围黏膜充血。体征一般比疱疹性口炎轻。经5～7天,溃疡愈合,预后良好。

【诊断与鉴别诊断】

多见于群体发病,患者多为4岁以下幼儿,手、足、口部位的突然疱疹即可确诊。

本病应与疱疹性咽峡炎、疱疹性龈口炎相鉴别。

【治疗】

1.对症治疗   患儿的全身症状较轻,注意患儿的休息和护理。

2.抗病毒治疗   无针对柯萨奇病毒和肠道病毒的特效药,可口服病毒唑和抗病毒颗粒。

3.局部治疗   主要用于口腔溃疡,各种涂搽剂、含漱剂、喷剂均可使用。

四、球菌性口炎

是由金黄色葡萄球菌、溶血性链球菌、肺炎双球菌等为主的球菌感染所致。本病特点是起病急,病损以形成假膜为特征,故又称膜性口炎。临床上大多是继发于其他损害之后的感染。

【临床表现】

病损可及口腔黏膜任何部位,常继发于疱疹性口炎的糜烂面,药物性口炎大疱破溃后的溃疡面等,其形状不规则。溃疡表面纤维蛋白原渗出,凝固成灰白色或黄褐色光滑致密的假膜,微突出于黏膜,较易拭去,留下渗血创面。患者疼痛,唾液增多,局部淋巴结肿大压痛。原发性球菌性口炎少见,主要发生于机体衰弱、抵抗力相当低下的患者。

【诊断】

1.根据临床上特征性的灰黄色、光滑、致密假膜。

2.涂片及细菌培养有大量球菌。

3.血常规检查,可以有白细胞总数升高。

【治疗】

1.局部治疗 可用复方氯己定溶液、复方硼砂液等含漱;2.5%金霉素甘油糊剂涂搽。

2.全身治疗 全身症状较重或白细胞升高者,可全身用抗生素,青霉素肌注或口服一代或二代头孢菌素。有条件者根据药敏试验选用抗生素。全身支持,补充复合维生素 B 和维生素 C。

3.继发性球菌性口炎 则还需治疗原发疾病。

五、坏死性龈口炎和坏疽性口炎

坏死性龈口炎是一种坏死性炎症,发生在牙龈者称为坏死性龈炎,如并发其他部位的口腔黏膜坏死,称为坏死性口炎。本病以龈缘及龈乳头坏死,形成腐肉性假膜为特征,临床上较少见。急性者多见于儿童,慢性者多见于成人。

【病因】

本病由奋森螺旋体和齿梭形杆菌感染所致。两者共同寄生在人体的牙间隙、龈沟、牙周袋内,呈共生状态。在一般情况下并不致病,当机体抵抗力严重低下和营养缺乏的情况下,且口腔卫生差,此时病菌大量繁殖,导致急性发作。

【临床表现】

急性期的前驱症状为恶寒、发热、头痛,1~2 天后出现牙龈症状。慢性复发者常无全身症状。以前牙龈为首发部位,牙龈骤发急性炎症,出现自发灼痛及牙间分离感。继之牙龈边缘水肿、充血、龈乳头的顶部出现坏死和溃疡,覆盖灰白色腐肉性假膜。以后溃疡沿龈缘扩展,使邻牙龈乳头坏死,形成溃疡,相邻牙龈呈刀削状或火山口状缺损。患处牙龈极易出血,口内有特殊臭味。如进一步发展,在纵轴上,随着致病菌向牙周膜和牙槽嵴入侵,可使牙齿松动、脱落,牙槽骨暴露。在横轴上,则表现为坏死性口炎,靠近牙龈的唇、颊、舌边缘,形成边缘不齐,凿缘状较深的溃疡。

慢性坏死性龈口炎多见于口腔卫生较差的成年人,在自觉症状不明显的情况下缓慢进行。牙龈呈暗红色水肿,轻度口臭,龈缘及龈乳头腐败坏死,缺损。易引起食物嵌塞和导致牙周组织破坏,牙齿松动。

坏疽性口炎被认为除了感染奋森螺旋体和齿梭形杆菌外,还合并感染产气荚膜杆菌和化脓菌。在机体抵抗力极度低下时发生,儿童多在急性传染病(如麻疹、白喉、猩红热、黑热病等)后期发生,成年人可见于结核、白血病、粒细胞缺乏症、糖尿病等慢性病的后期。本病非常罕见,特点是湿性坏疽,发病极快。因此也称为走马疳。初起时常在单侧颊黏膜出现紫红色硬结,迅速变黑脱落成溃疡,向深层发展。同时颊部皮肤肿胀发亮,腐烂脱落,内外贯通。中医上描述本病为“面颊青肿,穿腮露齿,势如走马”。病程中有特异腐败性恶臭,但患者疼痛感轻微,全身则中毒反应明显,病情恶化,可致死亡。如得到及时治疗,可避免死亡,但痊愈后常遗留颜面部瘢痕,造成颌间挛缩,关节强直。

【诊断】

根据临床表现,如龈缘龈乳头坏死、溃疡、缺损、易出血及涂片阳性,即可诊断坏死性龈口炎。根据其发病特点及表现,坏疽性口炎的诊断并不困难。

【鉴别诊断】

坏死性龈口炎与疱疹性龈口炎和慢性边缘性龈炎的区别,根据各病种特征性改变,较易鉴别。

【治疗】

1.局部用药

(1)放氧剂:1.5%～3%双氧水,0.1%高锰酸钾液,反复含漱或冲洗,每2～3小时1次。

(2)杀菌剂:复方洗必泰液含漱或抗生素软膏涂布。

2.全身用药

(1)青霉素首选,肌注或静脉滴注。

(2)甲硝唑,口服或静脉滴注。

(3)对全身症状明显者支持对症治疗。

六、口腔结核

口腔结核是由于感染结核杆菌而发生的一种慢性传染病。这里主要是指口腔软组织的结核病,包括结核初疮、结核性溃疡、寻常狼疮。自20世纪90年代,由于治疗不规范导致的多药耐药性患者的增加以及HIV感染,结核病的发生呈上升趋势。口腔结核也随之增多。

【临床表现】

1.结核初疮　临床不多见,多发生于儿童,是一种原发灶在口腔黏膜的结核病,即对于结核菌素试验为阴性的个体,口腔黏膜可能成为结核杆菌首先入侵的部位。表现为入侵处的顽固性溃疡,周围硬结,局部淋巴结肿大。结核初疮常见于口咽部或舌部。其转归取决于患者的抵抗力。抵抗力强,溃疡愈合,淋巴结钙化或消退;反之,则散播至全身。

2.结核性溃疡　最常见的口腔结核,大多继发于呼吸系统的活动性结核病灶,可发生于口腔任何部位,成人多见。溃疡表现为外形不规则,边缘微隆,向中央卷曲,呈潜掘状;溃疡面呈肉芽颗粒状;有时在边缘处可见黄褐色粟粒状小结节,破溃后形成暗红色桑葚样肉芽肿,溃疡也随之扩大;溃疡基底部及边缘有慢性炎症细胞浸润,质地略硬。患者疼痛程度不一,以舌部疼痛较为明显。

3.狼疮　临床较少见。一般发生于无结核病灶且免疫功能较好的青少年或儿童。主要表现是皮肤黏膜出现针头大小黄褐色结节,集合形成浸润斑块,进展极其缓慢。结节表面可呈光滑、溃疡、结痂等损害。皮肤在压玻片检查下,结节呈苹果浆现象,这是本病的重要特征。若继发感染,则可发生坏死,使组织缺损,形似狼噬,故名狼疮。口腔黏膜的狼疮结节可发生溃疡,形成硬化性肉芽肿,逐渐将悬雍垂、舌腭弓等蚕食而缺损,产生严重的口腔功能障碍。病人缺乏疼痛是本病的另一特点。

【病理】

口腔结核性损害,其典型表现是大量肿胀的组织细胞和朗汉斯巨细胞及其周围浸润的淋巴细胞所组成的结核结节。脓肿的组织细胞类似上皮细胞,故名上皮样细胞。

【诊断】

根据临床损害的特点,如无复发史,长期不愈,边缘呈潜掘性的溃疡,或周围有硬结的顽固性溃疡,或呈苹果酱现象的皮肤结节,均应考虑为结核损害。结核菌素(PPD)试验、胸部X线片、结核病史等有助诊断。口腔结核的确诊必须依赖于活体的组织病理检查。

【鉴别诊断】

1.腺周口疮　有复发史和自限性,溃疡较深,软腭、舌腹、唇等部位可见瘢痕组织。

2.创伤性溃疡 形态与创伤因子吻合,边缘肿胀明显,去除刺激因素后可在数日至2周内愈合。

3.恶性肿瘤 基底有硬结浸润,溃疡呈菜花状,颌下或颈部淋巴结肿大,粘连,无触痛。

4.梅毒 与硬下疳、黏膜斑、树胶肿均需鉴别,主要通过梅毒血清学试验和结核菌素试验来鉴别。

5.深部真菌感染 可采用真菌培养,活体组织检查等鉴别。

【治疗】

1.全身抗结核化疗 以传染科治疗为主,根据病情采取短程或长程化疗。

2.局部封闭治疗 链霉素0.5g或异烟肼0.1g局部封闭。

3.对症支持治疗 消除感染,除去局部创伤因子。摄入富含营养的食物,增加机体抵抗力和修复能力。

七、口腔念珠菌病

【概述】

口腔念珠菌病是真菌-念珠菌属感染所引起的口腔黏膜疾病。口腔念珠菌病按其病变部位可分为念珠菌口炎、念珠菌唇炎与口角炎、慢性黏膜皮肤念珠菌病等。

【临床表现】

1.念珠菌口炎 急性假膜型雪口病好发于新生儿表现为黏膜充血,表面有白色或蓝白色小斑点或丝绒状斑片,稍用力可擦掉。好发于颊、舌、软腭、唇。急性红斑型(急性萎缩型抗生素口炎)表现为口角黏膜充血糜烂及舌背乳头呈团块萎缩,周围舌苔增厚。慢性肥厚型(增生型念珠菌口炎、念珠菌性白斑)多见于颊黏膜、舌背、腭部,颊黏膜损害常对称地位于口角内侧三角区,损害呈结节状或颗粒状增生,或为固着紧密的白色角质斑块。慢性红斑型(慢性萎缩型义齿性口炎)常见于上颌义齿腭面接触之腭、龈黏膜,黏膜呈亮红色水肿,或有黄白色的条索状或斑点状假膜。

2.念珠菌唇炎 糜烂型表现为下唇唇红中份长期存在鲜红色的糜烂面,周围有过角化现象,表面脱屑。颗粒型表现为下唇肿胀、唇红皮肤交界出现散在突出的小颗粒。

3.念珠菌口角炎 常为双侧口角区的皮肤与黏膜皲裂,邻近的皮肤与黏膜充血,皲裂处常有糜烂和渗出物,或结有薄痂。

4.慢性黏膜皮肤念珠菌病 各类慢性黏膜皮肤念珠菌病往往首先表现为长期不愈或反复发作的雪口病和口角炎;继而在头面部和四肢发生红斑状脱屑皮疹、甲板增厚,也可发生秃发及前额部、鼻部的皮角样损害。

5.艾滋病相关性白色念珠菌病。

6.雪口病 患儿烦躁不安、啼哭、哺乳困难,有时有轻度发热,全身反应一般较轻。口腔其他类型念珠菌病常有黏膜灼痛、口腔干燥、口角疼痛或溢血。

【诊断要点】

1.患者常有广谱抗生素和免疫抑制剂长期应用史或消耗性疾病史。

2.典型表现为白色假膜、白色斑块及舌乳头萎缩。

3.念珠菌性白斑应争取早期活检,排除恶变。

4.活体组织检查用PAS染色可见菌丝垂直地侵入角化层,其基底处有大量炎细胞聚集,并能形成微脓肿。

5.实验室检查包括涂片检查病原菌、分离培养、免疫学检查等。

【治疗原则及方案】

1.局部治疗 以控制真菌生长环境为原则。可采用漱口液,例如碳酸氢钠溶液,哺乳前后洗涤患儿口腔及哺乳妇女的乳头,以免感染或重复感染。氯己定溶液等也可采用。

采用西地碘片含化,制霉菌素片溶于水后涂布口腔。口角炎可采用咪康唑霜剂涂布口角。

2.全身治疗　以减少复发为原则。首选内服抗真菌药物,例如:酮康唑,一个疗程不宜超过 7～10 天,有肝病者应慎用。氟康唑,副作用相对较少,也可用制霉菌素片等。

对于身体衰弱、有免疫缺陷或与之有关的全身疾病,长期使用免疫抑制剂的口腔念珠菌病患者,以及慢性念珠菌感染者,需辅以增强免疫力的治疗措施,如注射胸腺肽、转移因子等。

3.慢性增生型治疗　效果不明显或不能耐受药物治疗的患者,应考虑手术切除。

(左志彬)

第三节　口腔黏膜变态反应性疾病

一、药物过敏性口炎

【概述】

药物过敏性口炎是药疹的一种,指药物通过口服、注射或局部涂擦、含漱等不同途径进入机体内,使过敏体质者发生变态反应而引起的黏膜及皮肤的炎症反应性疾病。可单发于口腔黏膜,也可伴有皮肤病损。

【临床表现】

1.轻型药物过敏性口炎

(1)前驱症状:可无或仅有轻度全身不适,头痛、咽痛及低热等。

(2)口腔:多见于唇、颊、舌前 2/3、上腭。口腔黏膜明显充血、水肿,有时出现红斑、水疱,但疱很快破溃形成糜烂或溃疡,有时在舌背及软腭可见疱破溃后残留的疱壁。病变面积较大,外形不规则,表面有较多渗出物,形成灰黄或灰白色的假膜。病变处易出血,在唇部形成黑紫色血痂,张口受限,疼痛剧烈。唾液增多混有血液。局部淋巴结可肿大,压痛。

(3)皮肤:好发于口唇周围、四肢、手、足的掌背以及躯干部位。最常见的病损为荨麻疹样或猩红热样药疹,较严重的是圆形红斑,典型的称虹膜状红斑。可在红斑的基础上出现水疱,称疱性红斑。亦可出现丘疹。皮肤瘙痒不适,疼痛不明显。

病损有时表现为固定性药疹,即病损在同一部位反复以同一形式发生,如皮肤出现水肿性红斑,有灼热感,或红斑中心有水疱。停用过敏药物及治疗后,病损于 10 天左右可消退,遗留色素沉着。如再次使用该过敏药物常于数分钟或数小时后在原处又出现病损,复发时其他部位亦可出现新的病损。唇及口周皮肤是固定性药疹的好发部位。

2.重型药物过敏性口炎　重型的药物过敏常为急性发病,有较重的全身症状,高热、咽颊炎、头痛、肌肉痛、关节痛等。除口腔及皮肤外,其他腔孔黏膜,如眼睛、鼻腔、阴道、尿道、肛门等均可发生炎症及糜烂等。皮肤病损为全身性广泛红斑性水疱及大疱,可融合成大片糜烂面,红肿,疼痛剧烈,有些患者皮肤表皮松懈,尼氏征阳性。严重者气管、食管黏膜糜烂脱落,甚至内脏器官受累,出现电解质紊乱症状,称为中毒性表皮坏死松解症。

【诊断要点】

1.发病前有可疑致敏药物的用药史,用药后 24～48 小时发病。

2.突然发生的急性炎症。口腔黏膜红肿,有红斑、水疱及大面积糜烂,且渗出多。皮肤有圆形红斑、虹膜状红斑、疱疹及丘疹等病变。生殖器或肛门可伴红斑、水疱和糜烂。眼结膜可有充血、发炎等。

3.患病期间嗜酸细胞计数可偏高。

【治疗原则及方案】

1.立刻停用可疑致敏药物和与可疑致敏药物结构相似的药物。

2.抗组胺药可选用氯苯那敏、阿司咪唑、氯马斯汀、赛庚啶等。

3.葡萄糖酸钙加维生素 C,静脉缓慢推注。

4.肾上腺皮质激素视病情轻重给药。例如泼尼松、氢化可的松、维生素 C 静脉点滴等。

5.病情特别严重时,可用肾上腺素皮下注射,或异丙肾上腺素静脉滴注,可减轻过敏反应引起的充血、水肿及渗出等病理反应,但有心血管系统疾病、甲亢及糖尿病的患者慎用。

6.为了预防继发感染,必要时谨慎选用一种抗生素,但必须注意所选药物与可疑致敏药物在结构上不相似,以免引起交叉过敏反应。

7.口腔局部以对症治疗及预防继发感染为主。可用依沙吖啶、氯己定等作唇部湿敷及含漱。局部病损处涂抹消炎、防腐、止痛药膏,如抗生素及氟轻松软膏、中药养阴生肌散等。皮肤病损可用硼酸钠或生理盐水洗涤后扑以消毒粉剂或炉甘石洗剂、氟氢可的松霜等。

8.中医中药治疗以清热、解毒、祛风为主,可选用有此类功效的中草药内服或含漱。

9.重型药物过敏型口炎应由皮肤科会诊治疗。

10.若再次接触可疑致敏药物,本病易再次发作,因此找出可疑致敏药物是避免再次发作的关键。易诱发药物过敏性口炎的药物很多,较常见的有青霉素类、磺胺类、巴比妥类、水杨酸类药物等。

二、接触性口炎

接触性口炎属Ⅳ型变态反应。指口腔黏膜接触一般无害物质而引起的局部过敏反应。所接触物质本身对口腔黏膜本无刺激性,一般情况下不致引起损害,但对具有过敏体质的患者,此物质作为一种变应原,引起变态反应而致病。

【临床表现】

变应原接触口腔黏膜后,一般在 12～48 小时或数天后出现症状与体征,症状出现较缓。常见发病部位为唇、颊、腭、牙槽和前庭黏膜,出现红斑、水肿、充血、水疱、糜烂或溃疡、渗出、假膜形成,在舌部表现肿胀明显,舌缘有牙齿压迫印痕。如果将致敏物质去除后,在一段较长时间内,炎症仍在发展,可能并发感染,以后逐渐愈合。

由漱口水(如呋喃西林)、含化止痛片、磺胺引起的接触性口炎,在接触药物的口腔黏膜区可出现充血、水肿、水疱(单个或多个水疱)、糜烂等一系列炎性病损。由配戴托牙引起的接触性口炎,常在戴托牙数天后,托牙基托接触区的黏膜出现充血、灼痛、肿胀、水疱、糜烂或溃疡等。口腔黏膜损害的范围与基托形态、大小相近,或略向四周扩大。当摘下修复体时,可见明显的压迹,停止佩戴修复体后,症状可自行缓解。若再次使用相同修复体,仍会出现上述症状和表现。

充填银汞合金引起的损害,常在充填后 24～72 小时内。在与充填物相接触的口腔黏膜处,出现不适、烧灼感、充血、水肿、触痛,甚至糜烂、溃疡。唇膏引起的接触性口炎,表现为唇红区瘙痒、灼热感、唇水肿、甚至糜烂、渗出、疼痛,唇活动度受限。

【诊断及鉴别诊断】

口腔黏膜病损发生前,有较明确的局部接触变应原的历史,如某些药物、食物、唇膏等。损害皆发生在直接接触变应原的口腔黏膜处。对于托牙性口炎和银汞合金性口炎,多数可用斑贴试验加以证实,也可用去除修复体和充填物使病损好转加以印证。

【治疗】

1.首先查找可疑过敏原,并立即停止过敏原与机体的接触。一般在去除过敏原后,症状和体征将逐渐消失。

2.以局部用药为主,严重者辅以全身治疗。用药应慎重选择,力求简单,避免刺激。

(1)局部消炎、止痛,抗感染使用抗生素的糊剂涂搽,利于炎症的消散,控制继发感染,促进愈合。

(2)症状严重者可内服抗组织胺类药物。如苯海拉明、扑尔敏等。

3.病情严重者可全身使用肾上腺糖皮质激素,剂量和给药途径视病情而定。

【预防】

若为过敏体质者,应尽量避免接触化学性物质,如唇膏、塑料假牙等。少吃辛辣、海鲜食物以及方便食品。

三、血管神经性水肿

血管神经性水肿又称巨型荨麻疹,是急性过敏反应的局部表现。指过敏体质的机体在变应原的作用下,口腔黏膜和口周皮肤发生暂时性的肿胀。变应原可以是食物、药物、微生物、情绪波动、寒冷刺激等多种因素。部分患者找不到确切变应原。最常见的免疫致病机制是由 IgE 介导的 I 型变态反应,其他的免疫机制是激活抗体。这些免疫致病作用使细胞合成释放组织胺、5-羟色胺、激肽、过敏性慢反应物、前列腺素、乙酰胆碱、纤维的降解产物和过敏毒素等,引起小血管、毛细血管扩张,增加血管的通透性,导致毛细血管渗出增加,引起皮下组织和黏膜水肿,造成血管神经性水肿。发生于皮肤浅表部位的水肿表现为风团。发生于深部的表现为大片弥漫性肿块,血管神经性水肿和风团常同时存在。某些食物如鱼、虾、蟹、蛋、奶类等可引起血管神经性水肿。接触某些药物如磺胺、抗生素,物理因素如气候改变,肠道寄生虫、肠道阻塞、感染性病灶等都可引起。还有人报告精神因素如情绪激动也是发病因素之一。

【临床表现】

损害发生迅速,好发于组织疏松部位,主要由口唇及其周围组织、舌、眼睑、咽喉等处开始。由于神经末梢受水肿影响,故局部感灼热、肿胀、微痒。深层水肿者,局部色泽不变,触诊硬而有弹性。随之由于病变区毛细血管极度扩张,通透性增强,故水肿迅速发生,一般在机体再次接触变应原后 10 分钟左右,肿胀达到非常显著的程度。水肿无明显界限,上唇多于下唇。上唇水肿时变得肥厚、翘突。若浅层毛细血管扩张,黏膜皮肤则光亮潮红。变应原的作用消失后,水肿一般在数小时,或 1~2 天内完全消退,不留痕迹。若伴有消化道黏膜水肿,可引起恶心、呕吐、腹部痉挛性痛、腹泻等;若伴有呼吸道黏膜水肿,可引起呼吸困难、胸闷、青紫乃至窒息。

【诊断要点】

据病史及临床表现容易作出诊断,如患病前有接触过敏原史。口唇及颌面部疏松组织突然发生水肿,水肿区微硬,有弹性、无压痛。浅层病损光亮、潮红,深层病损色泽不变。

有时,血管神经性水肿需与根尖周脓肿或蜂窝组炎鉴别,但后者可在罹患区发现根尖周或牙周炎的急性炎症的病灶牙,发病相对缓慢。

【治疗】

1.寻找引起血管神经性水肿的过敏原,并及时清除,避免再次与机体接触。

2.抗组织胺药物如羟嗪口服,每次 25～50mg,3 次/天,视病情而定。另外,也可口服扑尔敏,每次 4～8mg,3 次/天。

3.肾上腺素 0.25～0.4mg 加入 5％葡萄糖注射液中,静脉滴注。

4.肾上腺糖皮质激素具有抗炎、抑制过敏反应、稳定溶酶体等作用,病情严重者可采用,如泼尼松每天 40mg 口服,递减至每天 5mg,共 8 天。

5.成人患者可用 10％葡萄糖酸钙 20ml 加维生素 C 0.1～1g,缓慢静脉注射,每天 1 次。

四、多形性红斑

【概述】

多形性红斑是一组病因复杂的皮肤黏膜急性渗出性炎症性疾病。皮肤和黏膜可以单独或同时发病。病损表现为多种形式,如红斑、丘疹、疱疹、糜烂及结节等,因糜烂表面往往有大量的纤维素性渗出物,故又称多形渗出性红斑。

【临床表现】

1.以青壮年多见 起病急骤,常在春、秋季节发病或复发。

2.轻型 一般无或仅有轻微全身不适。病损只限于黏膜和皮肤,无身体其他器官和系统的病变。

皮肤:常对称分布。好发于手背、手掌、足背及四肢伸侧。躯干亦可发生。常见病损为典型虹膜状红斑,多见于腕部、踝部及手背,开始时为淡红色,1～2 日后中心部位红色转暗,并发生水疱,边缘呈鲜红色环状。亦可出现丘疹。皮损有瘙痒感,无明显疼痛。

口腔黏膜:分布广泛,可发生于唇、颊、舌、腭等部位。黏膜充血水肿,有时可见红斑及水疱,疱很快破溃为大面积糜烂,表面有大量渗出物形成厚假膜。渗出物过多时,形成胶冻状团块而影响张闭口。病损易出血,唇部形成较厚的黑紫色血痂。疼痛明显,影响进食。颌下淋巴结肿大,有压痛。

部分病人有其他黏膜如眼或外阴黏膜病变,但仅表现为急性炎症。

3.重型 常有严重的全身症状,如高热、乏力、肌肉痛、关节痛、头痛、咳嗽等,可有鼻炎、咽炎等。

皮肤:除红斑外还出现大疱、丘疹、结节等,疱破后皮损形成大片糜烂面,疼痛明显。

口腔黏膜:表现与轻型者相同。眼睛、鼻腔、阴道、尿道及直肠等部位黏膜均可发生糜烂。眼睛病变,有眼结膜炎,小丘疹或疱疹,严重时可引起角膜溃疡,脉络膜炎等,可致失明。此型又称多腔孔糜烂性外胚叶病,或斯-约综合征。

4.本病有自限性,轻型者 2～3 周可以痊愈,重型者或有继发感染时,病程可延长至 4～6 周。一般预后良好,但痊愈后可复发。

【诊断要点】

1.突然发生的急性炎症。发病与季节有关,春、秋季常见。可有复发史。能询问出发病前的可疑用药史,或进食某些食物,接触某些环境刺激因子等诱发因素。

2.口腔黏膜广泛充血、水肿,有大面积糜烂,渗出多,形成厚假膜。易出血,有剧烈疼痛。皮肤可见多种病损,如红斑、丘疹、疱疹,特别是虹膜状红斑有诊断价值。

3.重型多形红斑有明显的全身症状,除皮肤和口腔病损较重外,还有多窍性损害。

4.血象无明显异常,可有嗜酸细胞增多。

【治疗原则及方案】

1.详细询问患者全身健康状况,有无慢性病灶、全身系统疾病或过敏史,如发现可疑致敏物质,应立刻脱离,尽量不再接触,否则该病容易再次发作。

2.去除发病的诱发因素,如根尖周炎、牙周炎或其他全身疾病。

3.药物治疗。用药应慎重,凡不急需之药可暂时不用,以防接触新的过敏源而加重过敏反应。

4.支持治疗:给予高营养高蛋白食物、大量维生素等,以利于度过有自限性的病程。

5.重型病人应转皮肤科诊治。

(马哈娃)

第四节   口腔黏膜溃疡类疾病

一、复发性口疮

复发性口疮(RAU或ROU)是最常见的口腔黏膜病,专指一类原因不明、反复发作,又有自限性的,大多为孤立的圆形或椭圆形溃疡。

口疮这一名词在我国中医沿用已久,且广为流传,许多口腔病损均称之。

阿弗他溃疡是指痛而原因不明的溃疡,有其特有的临床表现,因此口疮和阿弗他并不完全相对应,但因口疮这一病名已习惯地用于临床,故目前仍以口疮称之。

【病因及发病机制】

复发性口疮的病因复杂。至今仍不很清楚,可能与下列因素有关。

1.免疫学异常   对RAU患者的T淋巴细胞亚群分析、功能测定和淋巴因子的研究显示其细胞免疫出现异常。在RAU前驱期病损区即开始有大量活化的T淋巴细胞浸润,同时患者外周血中的T淋巴细胞也出现明显的变化。有研究显示,T细胞抑制,功能下降,提示T淋巴细胞在RAU的发病中起重要作用。另有报告指出,RAU患者外周血肿瘤坏死因子α(TNF-α)在活动期增高,白细胞介素2(IL-2)含量降低。

95%以上RAU患者的免疫球蛋白IgG、IgA、IgM属正常范围。补体成分C_3、C_4均属正常,血清蛋白电泳结果显示γ球蛋白不足。27%~40%的RAU患者外周血中出现循环免疫复合物(CIC)。有人应用直接免疫荧光法对RAU标本切片进行免疫球蛋白和补体测定,发现45%有基底膜荧光反应。采用间接免疫荧光抗体测定,有66%的患者的血循环中存在抗口腔黏膜抗体。以上结果说明体液免疫和自身免疫反应是RAU发病的可能因素之一。

2.感染因素   有人提出链球菌和几种病毒在RAU发病中起病原的作用,但尚无确定的结论。有人认为在RAU静止期L型细菌在细胞内寄生呈潜伏带菌状态,对宿主无害,在条件合适时即转变为致病菌,但也有人认为L型菌只是继发感染。

关于病毒,最近的研究证实,RAU的复发和单纯疱疹病毒、水痘带状疱疹病毒及巨细胞病毒的感染有关,或是潜伏的病毒感染的结果。但证据不足,尚需进一步的研究。

3.遗传因素   在RAU病人中常常发现有家族遗传倾向,部分患者中有遗传史。流行病学调查显示,RAU是一种多基因遗传病,多基因遗传病受遗传和环境两类因子制约。RAU遗传度为75%。

4.环境精神因素   心理社会压力都可发生口疮,包括心理环境、生活环境和社会环境等。精神紧张、社会或家庭的急剧变动、工作压力、睡眠不佳等均可成为RAU发病的诱因。

5.系统性疾病因素

(1)消化系统疾病及功能紊乱:RAU与消化道疾病如溃疡性结肠炎、节段性回肠炎和其他小肠疾病、慢性胃炎、胃及十二指肠溃疡等有密切关系。RAU可发生在胃肠疾病的过程中,也可在消化道症状发生之前出现,有人报告口疮的复发、缓解与消化道疾病的加剧、减轻密切相关。也有人认为RAU与消化道溃疡没有必然的联系。

(2)营养因素:有报道RAU患者测得有铁、锌、硒、叶酸和维生素等缺乏,给予补锌、铁、叶酸及维生素等治疗可取得一定疗效。

(3)微循环障碍:RAU患者的甲皱、舌尖等部位微循环检查以及血液流变学的检测,患者毛细血管静脉端曲张、丛数减少、管袢形态异常,全血和血浆黏度增高,血流速度减慢,血液流量减低,毛细血管静脉端管径扩张,表明有微循环障碍。

此外,轻微的创伤,如粗糙食物、刷牙、咬伤,口腔治疗时的损伤等都可促使口疮复发。

【病理】

各型口疮都表现为非特异性炎症,上皮局限性坏死与水肿变性,形成溃疡,其表面覆盖一层纤维素样渗出物,形成假膜,上皮下方见明显的炎症细胞浸润。毛细血管充血扩张,可伴有黏膜腺炎。重型阿弗他溃疡腺周口疮可深及黏膜下层。除炎症表现外,还有小涎腺腺泡破坏,腺管扩张,腺管上皮增生,直至腺小叶结构消失,由密集的淋巴细胞代替,呈淋巴滤泡样结构。

【临床表现】

1.轻型(小型)口疮　这是临床上最常见的一种类型,在复发性口疮中约占80%,多见于非角化黏膜,即唇、颊、舌、口底和软腭等部位。在口疮发生前局部有些烧灼感或触痛,局部水肿、充血,呈一小红点或丘疹状,上皮破损形成一小溃疡,此时灼痛,吃刺激性食物可使疼痛加重。溃疡为圆形或椭圆形,直径2~5mm,微凹,上覆灰黄色或浅黄白色假膜,边缘整齐,周边红晕,基部柔软。溃疡数目1~5个,4~5天后渐愈合,溃疡持续时间7~14天。愈后不留瘢痕,为自限性,能自愈,又具有复发性,多无全身症状。

2.重型(巨型)口疮　又称复发坏死性黏膜腺周围炎(PMNR)或腺周口疮。在复发性口疮中较少见,占8%~10%,其发病情况与前者相似,本型通常为1~2个溃疡,溃疡特点是大而深,状如弹坑,直径10~30mm,可达黏膜下层,甚至肌层,周围组织红肿且微隆起,溃疡愈合后有瘢痕或组织缺损,早期溃疡多位于口腔前部,在多次复发过程中,病损有向口腔后部移行的趋势。溃疡愈合慢,持续时间较长,可达数月,但仍有自限性、复发性,疼痛重,可伴有局部淋巴结肿大,全身情况尚可。

3.疱疹样口炎　该型在临床上较少见,占复发性口疮中的8%~10%。特点是溃疡小,直径仅1~2mm,如针尖大小,但数目多,有数十个或更多,散在分布于口腔非角化黏膜,以舌腹、口底及唇黏膜多见,与相邻的溃疡也能融合成稍大的溃疡,周围黏膜充血发红。病程7~14天,患者疼痛剧烈,影响说话、进食,个别患者有头痛、低热。

【诊断】

根据复发性自限性病史和各型复发性口疮的临床体征不难诊断。轻型口疮,溃疡数目较少亦较表浅,故愈合后不留瘢痕,溃疡具红(红晕)、黄(假膜)、凹、痛四征。重型口疮多为1~2个大溃疡,疼痛重,病程长,愈合后留有瘢痕,好发于口腔后部。口炎型口疮溃疡小而数目多,达数十个,散在分布,疼痛较剧。

【鉴别诊断】

复发坏死性黏膜腺周围炎因病程长、溃疡大、破坏深,临床上应与创伤性溃疡、结核性溃疡、癌肿溃疡相鉴别。疱疹样口疮需与疱疹性口炎相鉴别。原发性疱疹性口炎多发生于婴幼儿,急性发作伴发热,为成簇小水疱、溃疡,可相互融合,可发生在口腔任何部位,包括角化黏膜牙龈和硬腭。疱疹样口疮多见于成人,病损仅限于非角化黏膜,不形成龈炎,无皮肤损害,反复发作散在的小溃疡,全身反应轻,必要时可作实验室检查。

【治疗】

复发性口疮病因未完全明确,目前尚无特异的治疗方法。对于数目少、溃疡浅、发作不频繁及全身症状轻的 RAU 患者以局部用药为主,而对于反复发作、间歇期短、溃疡数目多而深的患者应配合全身治疗。

1.全身治疗　首先要针对每个病例可能存在的致病诱因予以消除和治疗。例如有心理社会压力时,应作心理疏导,调节免疫,补充维生素和微量元素等。

(1)免疫抑制剂:肾上腺糖皮质激素类药物:该类药物有抗炎和抗过敏作用,可降低毛细血管壁和细胞膜的通透性,减少炎性渗出,并能抑制组胺及其他毒性物质的形成和释放,因而减轻了溃疡急性期的组织破坏,使愈合期缩短。一般用中、小剂量,短疗程。常用泼尼松片,5～10mg/次,每日 3 次,口服(必要时日总剂量可增达 60mg),用药 3～5 天。溃疡控制后开始减量,每天减 5～10mg,总疗程 7～10 天,即可完全停药。常需同时用抗生素预防感染,或用地塞米松 0.75mg,每日 3 次,口服。根据糖皮质激素昼夜分泌的节律,多主张每日上午 8 时分泌高峰时 1 次给药,或隔日 1 次给药,即两日的总量于隔日上午 8 时 1 次服用。肾上腺糖皮质激素用于 RAU 能缩短病程或减轻病情,但不能防止复发,长期服用又有不良反应,故不可滥用,对病情重、溃疡深大、数目多,复发频繁而又无禁忌证的患者方可应用。如有胃肠溃疡、糖尿病、感染性疾病、严重高血压、孕妇等应禁用或局部慎用。

细胞毒类药物:也称抗代谢类药物,具有非特异性抗炎作用,临床上常常与肾上腺糖皮质激素类药物合用,能减少激素的剂量,又能提高疗效。常用环磷酰胺片,每片 50mg,每次 25mg,每日 2 次,口服。硫唑嘌呤片,每片 50mg,每次 25mg,每日 2 次,口服。一般控制在 2 周左右。长期大量使用有骨髓抑制。

沙利度胺:系谷氨酸衍生物,报道有中枢镇静、色效调节、激素样作用,可抑制组胺引起的损伤等,对各型 RAU 都有良好的疗效,病情控制后亦可小剂量维持。亦可采用间歇疗法,即发病时服用控制。不仅能控制症状,且能控制复发。不良反应有强的致畸作用,因此孕妇禁用,未育妇女慎用。另外可发生神经炎,当总剂量达 40～50g 后有可能导致不可逆的多发性神经炎,应根据病情,每日可 1～3 次,控制用量,口服。病情好转后可每日服用 25～50mg,维持一段时间以巩固疗效。治疗期间密切观察副作用的发生,便秘、头晕、口干等不良反应。驾驶员、高空作业者慎用。

(2)免疫调节剂和免疫增强剂:①甘露聚糖多肽(多抗甲素):5mg/片,5～10mg/次,3 次/天,1 个月为 1 疗程。副作用较小。②聚肌胞:高效干扰素诱导剂,有广谱抗病毒作用,可提高体液免疫功能。1～2mg/次,2～3 次/周,肌肉注射,5～10 次为 1 疗程。③左旋咪唑:在小剂量、间歇性服药后使免疫缺陷或免疫抑制的宿主恢复免疫功能。25mg/片,用法:50mg/次,每日 2～3 次,口服。2 周连服 3 日,或每周连服 2 日,1 个月为 1 疗程。不良反应有头晕、恶心、食欲不振,少数有白细胞下降等,饭后服药,并加服维生素 B,可同时加服肌苷片或利血生、鲨甘醇等,减少不良反应。用药前后均需查血常规,肝功能不全、血像低的患者慎用。④转移因子:提高细胞免疫功能。2ml/支,2ml/次,2～3 次/周,上臂内侧皮下注射,10 次为 1 个疗程。⑤胸腺素:调节和增强人体免疫功能的作用,针剂,2mg/次,2～3 次/周,每日或隔日 1 次,肌肉注射,1 个月为 1 疗程。

(3)其他药物:①维生素类药:维生素维持正常的代谢功能,促进病损愈合。②当有继发感染时可使用抗生素如螺旋霉素、罗红霉素等,亦可选用磺胺药治疗。③女性激素:妇女发病与月经有关者可用己烯雌酚 0.1～0.25mg/次,每晚服 1 次,自月经后第 5 天起,连服 20 天,但本品大剂量使用易引起恶心、呕吐、头痛、水肿、皮疹等不良反应,中途停药可能导致子宫出血。孕妇禁用,心、肝、肾功能严重减退者以及癌症患者忌用。

2.局部治疗　以消炎、止痛和促进溃疡愈合为主要原则。

(1)膜剂:种类很多,如口疮膜(复方四环素泼尼松膜)、金霉素药膜、螺旋霉素药膜、洗必泰药膜等。

(2)糊剂:罗红霉素鱼肝油糊剂、金霉素甘油。软膏,糖皮质激素软膏局部应用,有效且可减少全身应用的不良反应。

(3)中药散剂:锡类散、冰硼散、金冰霜及养阳生肌散等。

(4)理疗:利用激光、微波等局部照射,可止痛,促进溃疡愈合。

(5)其他:素高捷明口腔膏等局部应用,可止痛,加速溃疡愈合。疼痛明显者,可用2%的利多卡因液于饭前漱口,有止痛作用,亦可局部涂布0.5%盐酸达克罗宁液止痛。局部封闭:对经久不愈或疼痛明显的溃疡,可于溃疡下封闭注射,常用氢化泼尼松25mg/ml加等量2%利多卡因液,每次0.5~1ml,行局部注射,2~3次/周,5次为1疗程。

二、白塞病

白塞病(BD)又叫白塞综合征、贝赫切特综合征或口-眼-生殖器三联征。1937年由土耳其眼科医师Behcet首先报道,是一种反复发作的口、眼、生殖器和皮肤损害为基本临床特征的全身性疾病,其中以口腔溃疡为最基本的病损,发生率为10%。眼部疾病可致盲,全身病变甚至可危及生命。

【病因及发病机制】

病因尚不十分明确,有关研究表明,可能与遗传、纤溶系统缺陷、微循环系统障碍以及病毒、细菌、支原体等感染,过度劳累,情绪紊乱及内分泌异常等有关。理论认为BD属自身免疫性疾病。

近年来,免疫学研究发现一些病人血清中免疫球蛋白有不同程度的提高,免疫复合物升高,补体一般也是增高的,在血清中有多种抗体,抗体的增减与病变严重程度有关,细胞免疫功能低下。人们推测BD为某些因素如病毒、细菌、支原体感染等诱发的一种自身免疫病。

有学者报道BD发病可能与纤维蛋白溶解系统功能低下,微循环障碍而导致血流缓慢,红细胞聚集、血栓形成,导致血管病变,致组织缺血坏死而形成病损。

组织相容性抗原(HLA)的研究发现BD有较明显的地理和种族差异,以及血缘与家族等分布趋势。有学者报道家族发生率为2.1%。

【病理】

基本病理变化是非特异性血管周围炎,以静脉明显。

【临床表现】

1.全身症状　BD多见于东方人,20~40岁多发,男性多见。

症状可分为4型:

(1)完全型:具有口、眼、生殖器、皮肤溃疡病损四个主征。

(2)不完全型:出现上述三个主症状,伴前房积脓性虹膜炎或视网膜脉络膜炎。

(3)可疑型:出现两个主症状。

(4)可能型:具有一个主症。

(5)其他型(特殊型):又称副症,①关节滑膜炎。②消化系统可发生溃疡(阿弗他)及穿孔。③血管型:如发生大小动脉或静脉闭塞和动脉瘤,致血管破裂。动静脉闭塞的结果导致下肢水肿,颜面、颈部肿胀,肾性高血压、吐血、步行及语言障碍。④神经型:中枢神经系统受累,占BD的10%,病死率达20%~25%。运动系、感觉系、脑干、脑膜及第Ⅲ、Ⅳ、Ⅴ对脑神经均可受累。

上述多系统多脏器病损为先后出现,且以反复发作为特征。在同一病人,某些症状可相隔几年至十几年才表现出来。

2.基本症状

(1)口腔病损:BD的特异性症状是反复发作的口腔黏膜溃疡,占98.9%～100%,是BD的首发症状,以后相继产生其他部位的症状,因此RAU往往为BD出现其他器官或其他系统性症状时诊断的极重要依据。各型复发性口疮溃疡均可出现,但以轻型的小溃疡多见,亦可能发生疱疹样口疮或巨型腺周口疮的溃疡。

(2)眼部病损:眼部病变一般出现较晚,眼部各组织均可受累。开始发生于单眼,以后可累及双眼。典型的病损是虹膜睫状体炎和前房积脓,亦可表现为结膜炎、角膜炎、脉络膜炎及视网膜炎,还可发生视神经炎和视神经萎缩等,可导致视力减退,甚至失明。

(3)皮肤病损:皮肤最常见而典型的病损是结节性红斑。皮肤损害发生率仅次于口腔损害。多在四肢发生,尤以下肢多见。其他常见的皮肤损害有面部反复出现的疖肿、痤疮、毛囊炎及皮肤针刺反应。

(4)生殖器病损:主要表现为溃疡,发生率较高,约占55%,但间歇期长于口腔溃疡,形态类似口腔阿弗他溃疡,生殖器溃疡多见于阴囊、阴茎、龟头、大小阴唇处,阴道、子宫颈亦能发生。溃疡还可发生在生殖器周围,肛门或直肠内,男性亦可引起附睾炎。

3.特殊症状

(1)关节:主要累及大关节,表现为关节疼痛,有红肿热痛,甚至关节腔积液,无明显游走性,但易复发,为特殊症状中最常见的症状。

(2)心血管系统:主要表现为静脉炎,静脉血栓、闭塞,动脉炎,动脉狭窄闭合和动脉瘤。心脏受累少见,可引起心肌炎、心包炎、心脏扩大、心肌梗死等。

(3)消化系统:可发生非特异性消化道溃疡。临床表现为腹痛、腹泻、腹胀、恶心、呕吐、消化道出血、穿孔等症状。

(4)神经系统:中枢神经系统症状较周围神经的损害多见。主要表现为脑膜炎、脑干综合征、器质性神经错乱症等,早期症状有头痛、头晕、意识或感觉障碍、记忆力减退,以后有语言障碍、眼肌麻痹、复视、不全截瘫、尿潴留等,严重者引起呼吸麻痹而死亡。

(5)呼吸系统:由于血管的病变可引起咳嗽、咯血、胸痛、肺间质纤维化,肺部X线检查出现阴影等。

(6)泌尿系统:主要为肾炎,临床可出现蛋白尿、血尿等。

本病病程长,有的长达数十年,各种症状可能反复发作,而又可自行缓解。口腔及皮肤病损愈合后无后遗症。眼部病损严重者有失明的危险,少数患者可因严重内脏或神经损害而死亡。

【诊断】

一般诊断目前仍以临床症状和体征为主要依据,包括以上所述的基本症状和特殊症状。

白塞病国际研讨会的诊断标准是:复发性口腔溃疡,复发性阴部溃疡,眼疾等;皮肤病,结节性红斑等;过敏反应试验阳性。凡具有以上四项中的两项即可诊断。

皮肤针刺试验:针刺反应是一种血管炎反应。如用针刺或生理盐水0.1ml注射于前臂皮内,若皮肤注射针眼处在24～48小时内出现红疹,中央可有无菌性小脓疱则为阳性反应,皮肤针刺反应有相当高的诊断价值。

诊断依据:①典型的口腔及生殖器溃疡,结节性红斑,毛囊炎样皮疹及眼症状。②结核菌素皮试阳性率较高,有结核抗体存在。③组织病理特点:血管炎,可表现为白细胞破碎性血管炎,有25%～75%为淋巴细胞性血管炎。④皮肤针刺反应阳性率较高。应与非激素类药物(如消炎镇痛药)所致口、生殖器复发性溃疡(阿弗他溃疡)作鉴别。

【鉴别诊断】

复发性口疮:复发性口疮患者仅见口腔溃疡,白塞病除口腔溃疡外可同时或先后出现眼、皮肤、外阴部或其他系统的病损,故需仔细询问病史及检查。

在口、眼、皮肤、生殖器等部位可同时或先后发生病损者除白塞病外尚有斯-约综合征、药物过敏性口炎和寻常性天疱疮,但后三者口腔和生殖器病损主要为水疱、糜烂,而不是溃疡。斯-约综合征起病急,渗出、出血多,皮肤病损为靶样红斑,而药物过敏性口炎有明确的药物应用史,皮肤出现固定药疹。寻常性天疱疮为上皮内疱,尼氏征阳性,病理学及直接免疫荧光检查有助于鉴别诊断。

【治疗】

1.局部治疗

(1)口腔溃疡:同 RAU。

(2)外阴和肛门溃疡:外阴和肛门溃疡可用高锰酸钾水坐浴,每晚 1 次,洗后再用可的松软膏涂布。

(3)眼部损害:眼部病损用氢化可的松和抗生素滴眼液滴眼。

(4)皮肤损害:皮肤病损用去炎松乳膏、肤轻松软膏局部涂搽。

2.全身治疗

(1)全身应用免疫抑制药物治疗及支持疗法。肾上腺糖皮质激素为首选药物。给药途径及剂量按病情决定。以泼尼松为例:

1)短期疗法:适用于急性和较严重病例,起始量每天 30~60mg,1 周后减为每天 20~30mg,然后每隔3~4 天减少 5mg,到维持量每天 5~10mg,直至停药。

2)长期疗法:适用于复发迁延,较顽固病例,起始量每天 30~40mg,病情控制后,每 7 天减少 5~10mg至维持量每天 5~10mg,主张每天 1 次,于晨间 6~8 时服用,或采用隔日服法:将 2 天的总剂量于晨间 6~8 时 1 次顿服,隔天 1 次。

使用糖皮质激素时,应注意激素使用的适应证和禁忌证。

(2)细胞毒类药:可以增强肾上腺糖皮质激素疗效,减少其用量,降低副作用。如环磷酰胺、硫唑嘌呤等。

(3)中成药:雷公藤总苷、昆明山海棠片及酞胺哌啶酮。用法用量注意事项见 RAU。

(4)解热消炎镇痛药:如吲哚美辛、布洛芬、保泰松等。

(5)其他:如维生素及微量元素制剂。

(6)有系统症状的病人请相关专科配合诊治。

【预防】

当患者出现常见的口腔、生殖器溃疡及眼、皮肤病损时,应注意全身其他系统的可疑症状,早期发现,及时治疗。

三、创伤性口炎

创伤性口炎是由机械性、化学性、物理性等因素造成口腔黏膜损伤所致的非特异炎症。根据创伤性质、创伤强度、时间不同及受累部位不同,创伤性口炎可有不同的临床表现。

【病因与临床表现】

1.创伤性溃疡

(1)褥疮性溃疡:持久性机械刺激引起的一种口腔黏膜深溃疡。多见于成年人,尤其是老年人。残根、残冠尖锐牙尖及边缘嵴和不良义齿的长期慢性刺激均可引起,多见于舌缘和唇、颊黏膜。溃疡为圆形或不规则形,大小、形状与刺激物一致。有的溃疡可波及到黏膜下层形成深溃疡,溃疡边缘微隆起、中央凹陷、表面覆假膜。有的患者呈肉芽肿性增生,触之坚韧。患者一般无明显的疼痛症状,但有继发感染时疼痛可加重,局部淋巴结肿大。

(2)急性创伤病损:如异物刺伤、咬伤,多引起口腔黏膜撕裂伤或擦伤。多见于腭部、舌、颊或唇,一般多引起小溃疡。当癫痫患者发病时咬伤舌所致的溃疡,则较大较深,重者可引起组织缺损。

(3)Riga-Fede 病:指婴儿舌系带由于创伤而产生的溃疡。多见于舌系带过短的婴儿,初萌出的下切牙边缘较锐,在吮奶等运动时,乳牙切缘与舌腹部和舌系带摩擦形成较深的溃疡,溃疡边缘隆起,局部增生,有灰白色假膜覆盖。

(4)Bednar 口疮:婴儿腭部褶皱处黏膜较薄,若长期不良刺激,如吮拇指、橡胶奶头玩具等,长期压迫创伤,可形成圆形或椭圆形的浅溃疡。

(5)化学灼伤性溃疡:腐蚀性化学药物所致,主要引起黏膜组织蛋白的凝固,组织坏死,病损表面形成一层白色坏死的薄膜,如拭去即露出出血的红色糜烂面,自觉疼痛。如口腔治疗操作不当,造成三氧化二砷、酚醛树脂、硝酸银等腐蚀性药物外溢灼伤黏膜,不但损及黏膜呈灰褐色组织坏死,更有甚者可使牙槽骨坏死。

(6)热灼伤:主要为热气等引起的口腔黏膜溃疡,如咬食刚刚炒好的栗子等,轻度灼伤仅见黏膜发红,有轻微疼痛或麻木感,形成水疱,疱破溃后形成糜烂或浅溃疡,疼痛明显。

2.黏膜血疱　临床上常因咀嚼干、硬食物的摩擦或吞咽过快致口腔黏膜擦伤而形成血疱,好发于软腭、咽旁、颊、舌和口角黏膜。血疱为紫红色,疱壁薄,大小 1～3mm,大疱可迅速破损而出血,破后疱膜覆盖其上,以后疱膜坏死、脱落而呈一边缘清楚的鲜红色糜烂面,周围黏膜充血,疼痛较剧,病程历时 7～14 天愈合。血疱未破,如将疱中血液吸出,且无继发感染时,1～2 天即可愈合。

【诊断与鉴别诊断】

创伤性口炎因刺激因素和病损部位不同表现各异,病损的特点与刺激因素相一致,但原因明确,有损伤史,病损的相应部位有明显的刺激因素存在,故诊断不难。要仔细询问病史,仔细检查。局部刺激因素去除后,病损即愈合。褥疮性溃疡要与复发坏死性黏膜腺周围炎、结核性溃疡、癌肿溃疡相鉴别。慢性长期不愈的溃疡较深大。基底较硬者,应做活体组织检查与癌相鉴别。黏膜血疱应与血小板减少性紫癜的口腔黏膜血疱相鉴别。

【治疗与预防】

首先应去除局部刺激因素,如拔除残根、残冠、磨改或拆除不合适的修复体,磨改锐利的牙尖或牙缘;磨钝下颌乳切牙切嵴,溃疡未愈合时可用汤匙喂养,患儿稍大时可手术矫正舌系带过短,Bednar 口疮应更换过硬的橡皮奶嘴等。培养良好的进食习惯,血疱过大影响呼吸时,迅速刺破血疱,以防窒息。

局部治疗:消炎防腐,止痛,促进溃疡愈合为原则。可以用普鲁卡因液或 0.1％达克罗宁液含漱止痛,局涂 2.5％金霉素甘油,或贴敷各种药膜,亦可外敷中药散剂(如溃疡散等)。化学性灼伤应以大量生理盐水冲洗,饱满的血疱应用消毒针刺破,化学性灼伤应以大量生理盐水冲洗,然后按以上方法治疗。

全身治疗:如有继发感染、局部淋巴结肿大、疼痛等,根据情况给予抗生素等全身治疗。

(黄凯良)

第五节　口腔黏膜大疱类疾病

一、天疱疮

天疱疮是一种严重的慢性皮肤黏膜大疱性自身免疫病,病因不明。临床上根据皮肤损害特点可以分为寻常型、增殖型、落叶型和红斑型等,其中口腔黏膜损害以寻常型天疱疮最为多见,且最早出现。

【临床表现】

1.寻常型天疱疮

(1)口腔:口腔是早期出现病损的部位。起疱前常有口干、咽干或吞咽刺痛,有大小不等的水疱,疱壁薄而透明,易破,破后有残留的疱壁,并向四周退缩;出现不规则的糜烂面,揭疱壁试验阳性。

水疱可出现在牙龈、软腭、硬腭、咽旁及其他易受摩擦的任何部位,可先于皮肤或与皮肤同时发生。

口腔糜烂面不易愈合,患者咀嚼、吞咽和说话均有困难,有非特异性口臭,淋巴结肿大,唾液增多并带血丝。

(2)皮肤:前胸、躯干、头皮、颈、腋窝以及腹股沟等易受摩擦处的正常皮肤上突然出现大小不等的水疱,不融合,疱壁薄而松弛,疱液清澈或微浊。用手在疱顶加压,疱液会向四周扩散。疱易破,破后露出红湿的糜烂面,感染后可化脓而形成脓血痂,有臭味,结痂、愈合并留下较深的色素。若疱不破,疱可渐混浊然后干瘪。

用手指轻推外表正常的皮肤或黏膜,即可迅速形成水疱,或用舌舔及黏膜,可使外观正常的黏膜表层脱落或撕去,称尼氏征阳性。

皮肤轻度瘙痒,糜烂时疼痛,可有发热、无力、食欲不振等全身症状。由于大量水、电解质和蛋白质从疱液中消耗,患者可出现恶病质,若并发感染不能及时控制,可导致死亡。

(3)鼻腔、眼、外生殖器、肛门等处黏膜均可发生与口腔黏膜相似的病损。

2.增殖型天疱疮

(1)口腔:与寻常型相同,在唇红缘常有显著的增殖。

(2)皮肤:常见于腋窝、脐部和肛门周围等皱褶部位,表现为大疱,尼氏征阳性,疱破后基底部发生乳头状增殖,其上覆以黄色厚痂以及渗出物,有腥臭味,自觉疼痛,周围有狭窄的红晕。

损害常成群出现,并可融合,范围大小不定,继发感染则有高热。病情时轻时重,身体逐渐衰弱,常死于继发感染。

(3)鼻腔、阴唇、龟头等处均可发生同样损害。

3.落叶型天疱疮

(1)口腔:口腔黏膜完全正常或微有红肿,表浅糜烂。

(2)皮肤:同寻常型,表现为松弛的大疱,疱破后有黄褐色鳞屑痂,边缘翘起呈叶状,如剥脱性皮炎。

(3)眼结膜及外阴黏膜也常受累。

4.红斑型天疱疮

(1)口腔:黏膜损害较少见。

(2)皮肤:表现在面部有对称的红斑及鳞屑痂,一般全身情况良好。

【诊断要点】

1.临床损害特征　口腔水疱或糜烂性损害,尼氏征阳性,或揭疱壁试验阳性。

2.体质下降,瘦弱,甚至恶病质。

3.细胞学检查 可见典型的棘层松解的解体细胞,又名天疱疮细胞。

4.活体组织检查 完整切取病损标本,镜下表现为上皮内疱,棘层松解。

5.免疫学检查 直接免疫荧光法,表现为棘细胞间有荧光抗体沉积,多个细胞周围的荧光环组成鱼网状改变。

【治疗原则及方案】

1.支持疗法 给予高蛋白、高维生素饮食,进食困难的可由静脉补充,全身衰竭者须少量多次输血。保证睡眠充足和精神愉快,防止受凉和继发感染。

2.肾上腺皮质激素 为治疗该病的首选药物,根据用药的过程,可动态地分为起始、控制、减量、维持四个阶段。在起始及控制阶段强调"量大、从速",在减量与控制阶段则侧重"渐进、忌躁"。长期大剂量应用皮质激素,要注意各种不良反应,常见的有消化道溃疡、糖尿病、骨质疏松、各种感染和中枢神经系统的毒性等,应注意观察并请内科医生作相关的检查和处理。同时补钾、服用钙剂和治疗消化道溃疡的药物,以防不良反应。

红斑型天疱疮等病情较轻者,肾上腺皮质激素的用量较小。

3.免疫抑制剂 环磷酰胺、硫唑嘌呤或甲氨蝶呤,与泼尼松(强的松)等肾上腺皮质激素联合应用,可减少后者的用量,降低后者的副作用,但应注意病人的耐受性。

4.抗生素 长期应用皮质激素时应注意加用抗生素以防并发感染,在皮质激素与抗生素合用时要防止念珠菌感染。

5.局部用药 口腔糜烂疼痛者,在进食前可用地卡因液涂布,用抗生素漱口液、小苏打液、制霉菌素含漱液等有助于保持口腔卫生。局部可使用皮质散。

6.严重病例应请皮肤科医师会诊治疗。

7.本病易复发 患者应严格遵医嘱治疗,不可随意增减肾上腺皮质激素剂量或停药。应按时复诊。

二、良性黏膜类天疱疮

【概述】

良性黏膜类天疱疮又称瘢痕性类天疱疮,是类天疱疮中较常见的一型。以水疱为主要表现,好发于口腔、眼结膜等体窍黏膜,又称黏膜类天疱疮。病程缓慢,有的可迁延一生,严重的眼部损害可影响视力,甚至失明。以中老年女性多见,属自身免疫性疾病。

【临床表现】

1.口腔 牙龈是最早和最常见的病损部位。以剥脱性龈炎最为典型。早期在龈缘和邻近的附着龈上有弥散性红斑,其上常有直径较大水疱或血疱,疱壁较厚,破后可见白色或灰白色疱壁,尼氏征虽为阴性。但完整的水疱不常见到。口腔任何部位均可受累,常因进食等原因而突然出现水疱,破后为糜烂面。唇红少有受累及。

若损害发生在悬雍垂、软腭、扁桃体、舌腭弓和咽腭弓等处,常出现咽喉疼痛、咽下困难,愈合后出现瘢痕,容易与邻近组织粘连,以致畸形。如口角区因瘢痕粘连而致张口受限或小口畸形,故名瘢痕性类天疱疮。

2.眼 多数瘢痕性类天疱疮患者有眼部损害,早期为持续性的单纯性结膜炎,其后可出现小水疱,局部痒感,剧痛,但少见。反复发作后睑、球结膜间有少许纤维附着,称为睑-球粘连,以致睑内翻、倒睫及角膜受损。角膜瘢痕可使视力丧失,也可并发泪腺分泌减少或泪管阻塞,致眼裂变窄或消失。

3.皮肤　约半数患者出现皮肤损害,常累及面部、头皮、胸、腹、腋下和四肢屈侧。有红斑或张力性水疱,尼氏征阴性,疱壁厚,不易破,疱破后形成溃疡、结痂。

4.咽、气管、尿道、阴部和肛门等处黏膜偶有受累,局部纤维粘连,会导致食管狭窄和吞咽困难,呼吸不畅。

该病发展缓慢,但预后较好。

【诊断要点】

1.临床损害特征　慢性病程,表现为多窍性黏膜损害,口腔多见,牙龈呈剥脱状或红斑,病损处可有瘢痕,形成畸形。疱壁较厚,破后可见白色或灰白色疱壁,尼氏征阴性。

2.活组织检查　在剥脱性龈炎处切取牙龈,镜下表现为上皮下疱,无棘层松解。

3.免疫学检查　直接免疫荧光法,表现为基底膜区连续的细长的荧光带。

【治疗原则及方案】

1.局部治疗　以皮质激素滴眼液防止纤维性粘连。口腔病损可用皮质激素局部注射,或以皮质激素的糊剂、药膜局部应用。因剧痛而妨碍进食时,可用止痛、消炎为主的含漱剂。

2.全身治疗　病情较严重者,可全身应用皮质激素,但剂量宜小。也可试用雷公藤多甙片或昆明山海棠片。红霉素能对抗非感染性炎症,可作为辅助治疗的药物。此外可用氨苯砜、四环素或四环素与烟酰胺合用,有一定疗效。本病疗程较长,也较易复发,应注意随访。

三、大疱性类天疱疮

大疱性类天疱疮是类天疱疮中的另一种类型,也是一种慢性皮肤黏膜病,多见于老年人。皮肤发生张力性水疱,10%～20%患者出现口腔黏膜水疱,但疱较小。本病病程较长,但预后良好。

【病因】

病因不明,多数学者认为大疱性类天疱疮是侵犯基底膜的一种自身免疫性炎症性疾病。大多数患者血清中存在抗 BMZ-Ab(抗基底膜抗体),此抗体可与其靶抗原即位于 BMZ 半桥粒中 BP230 和 BP180 发生特异性反应,引起真表皮连接结构破坏和表皮下水疱形成。嗜酸性粒细胞在基底膜损伤、表皮-结缔组织界面分离、水疱形成过程中起重要作用的。

【临床表现】

1.口腔损害　口腔形成水疱的患者不到 20%。疱较皮肤水疱小,为上皮下疱,不易破溃。若破后则形成糜烂、溃疡,渐趋愈合,并不扩展。水疱好发于颊部,亦累及牙龈,表现为非特异性剥脱性龈炎。

2.皮肤损害　皮损好发于躯干、四肢伸侧、腋窝和腹股沟等处,严重者泛发于全身,表现为在外观正常皮肤或红斑的基础上发生张力性水疱、大疱,疱壁比较厚,不易破裂,疱即使破后也不扩展、不融合,糜烂面易于愈合,因此刨面不多,疼痛轻微,一般尼氏征阴性。紫外线可激发疱的发生。

【诊断要点】

皮肤损害以张力性水疱与水疱不易破裂为特征,口腔则较少受累,皮肤黏膜水疱尼氏征阴性。组织病理学检查,可见上皮与结缔组织之间有裂隙或水疱,多为上皮下疱,无棘层松解,结缔组织有大量嗜酸性粒细胞、中性粒细胞及淋巴细胞细胞浸润。直接免疫荧光法检查,可见基底膜区有一连续线状的荧光带,主要是 IgG 的沉积。间接免疫荧光法也可测出抗基底膜抗体,有 70%～80%的患者血清中抗体效价高,对诊断有意义。

【鉴别诊断】

1.寻常性天疱疮　棘层松解、上皮内疱、疱壁薄,尼氏征阳性。黏膜损害早于皮肤。检查可见棘细胞间有 IgG 和补体的一些成分沉积。

2.瘢痕性类天疱疮　剥脱性龈炎、眼结膜的损害,有瘢痕形成。皮肤的大疱很少。

3.大疱性表皮松解征　为表皮先天性缺陷,进食时软腭易发生大疱,手、足、膝可因摩擦发生大疱。多有家族史,幼年即可发病。抗原结构与大疱性类天疱疮不同。

【治疗】

1.全身治疗

(1)糖皮质激素:为治疗本病的首选药物,但药物用量要小,轻微者只需要局部外涂皮质类固醇。

(2)免疫抑制剂:可单用或与糖皮质激素联合应用,一般选用硫唑嘌呤、环磷酰胺。

(3)抗生素:抗生素的使用主要是利用其抗炎作用而非抗菌作用。

(4)支持治疗:给予高蛋白高维生素饮食,注意水及电解质平衡。

2.局部治疗　对于溃疡或糜烂可用 2.5% 泼尼松龙 1ml 加等量的麻醉药(如 2% 利多卡因)行局部注射,也可将倍它米松、地塞米松做成糊剂局部应用,同时使用消炎、防腐、止痛的含漱剂。皮肤损害参照天疱疮治疗。

(黄凯良)

第六节　口腔黏膜斑纹类疾病

一、口腔扁平苔藓

【概述】

扁平苔藓是皮肤——口腔黏膜的慢性炎症性疾病。可单独发生于口腔黏膜或皮肤,亦可两者同时罹患。病程迁延,反复波动,较难自愈。各年龄段均可发病,但以中年女性居多。

【临床表现】

1.口腔　呈珠光白色条纹,表面光滑,相互交错成网状、树枝状、环状、条索状或融合为斑状等多种形态。口腔黏膜可同时发生红斑、充血、糜烂、溃疡、萎缩、水疱、色素沉着等,多种病种会互相重叠和转变。黏膜柔软,弹性不变。多发于颊、舌、龈、腭等部位,常左右对称。

2.自觉有粗糙、木涩、牵拉、疼痛或刺激痛。

3.皮肤　有散在或成簇的针头或绿豆大紫红色多角形扁平丘疹,周界清晰,触诊硬韧,融合如苔藓状,剧烈瘙痒,多有搔痕。陈旧性损害为暗紫红色或褐色色素沉着。多发于四肢、颈、腰腹、生殖器。

【诊断要点】

1.珠光白色条纹　由针头大小丘疹组成,呈网状、环状、树枝状、斑块状、条索状,或伴充血糜烂。

2.活体组织检查　镜下见基底细胞液化变性,基底膜下方大量淋巴细胞浸润,呈带状。上皮及固有层多见胶状小体。上皮钉突呈锯齿状,棘层肥厚或萎缩,粒层明显增生,上皮过角化或角化不全。

【治疗原则及方案】

1.调整全身情况　如精神状态、睡眠、月经等等。对消化道等全身系统疾病要作内科治疗。

2.局部治疗　对糜烂、充血等症状者要加以控制。消除继发感染,改善充血。可选用依沙吖啶液、氯己定液等含漱。对有唇部糜烂结痂者,用含漱剂湿敷,保持覆盖于痂皮的药液纱布始终湿润,直至痂皮"泡"脱为止。对局部糜烂不愈或充血明显者,采用曲安奈德或泼尼松龙混悬液局部浸润注射,每周 2 次,2～3周为 1 疗程。或用复方皮质散,珍珠粉等局部涂布。糜烂充血消除后常常遗留色素沉着,是病情稳定的表现。

3.全身治疗　可根据病情选用内服药物。例如雷公藤多甙片口服,长期服用应定期复查血象。孕妇忌用,心血管疾病患者和小儿慎用。或昆明山海棠片口服,肾功能不全者慎用。或磷酸氯喹片,饭后服用,白细胞低于正常值或有听、视觉变化时应立即停药。或维生素 A 胶丸,口服,一般无毒性,长期大量服用可引起慢性中毒症状。药物治疗会有一定疗效,但白色病损不易消除。

4.肾上腺皮质激素　以局部应用为好。但长期反复多灶性糜烂者可考虑内服。例如泼尼松片口服等。有免疫功能低下者可采用免疫增强剂。

5.去除残根残冠、不良修复体、牙垢牙石,调整殆关系,消除牙龈炎,戒烟禁酒,避免酸、辣、烫等理化刺激因素。

6.糜烂充血反复发作者,有一定的癌变率,应长期随访观察治疗。

二、盘状红斑狼疮

【概述】

盘状红斑狼疮是皮肤黏膜的慢性结缔组织疾病,约 1/4 有口腔损害。女性约为男性的 2 倍。病因不明,可能与遗传、病毒感染、紫外光照射、药物反应、病灶感染等因素有关。

【临床表现】

1.皮肤　头面部好发红斑,在颊、鼻背和鼻侧,呈蝶形分布;其次为头皮、耳廓、颈部、四肢与躯干,掌跖很少累及。耳廓病损酷似冻疮。开始为皮疹,呈持久性圆形或不规则的红色斑块,稍隆起,边界清楚,表面有毛细血管扩张和灰褐色粘着性鳞屑覆盖,用力剥下后露出扩张的毛囊孔,鳞屑底面可见角质倒刺,状似"图钉"。病程发展缓慢,中心部位逐渐萎缩呈盘状和色素减退,四周色素沉着,除对日、光敏感外,一般无自觉症状,可伴瘙痒、刺痛、灼热等自觉症状。

2.口腔　下唇唇红多发。初起为暗红色丘疹或斑块,逐渐融合成片状红斑,糜烂,中心凹下呈盘状,周围有红晕或可见毛细血管扩张,有白色的短条纹呈放射状排列。病变区可由唇红缘延伸到皮肤。病损区边缘有黑色素沉着,损害范围内出现散在针尖状白色小点。

唇红易糜烂出血,形成血痂。继发感染后有灰褐色脓痂。病久唇红及唇周皮肤可有色素沉着,亦可有脱色斑,状似"白癜风"。自觉症状少,有时有微痒、刺痛和烧灼感。唇红及唇周皮肤可呈桃红色。

口腔内常发生于颊、舌、牙龈、舌腭弓及硬腭,为圆形、椭圆形或条状红色斑块,中央微凹,可发生糜烂,典型病损四周有放射状白色短条纹。

3.全身症状　不规则发热、关节酸痛或关节炎、淋巴结肿大、心脏、肾脏病损、胃肠道症状、肝脏肿大等。

【诊断要点】

1.黏膜病损好发于下唇,呈圆形或椭圆形红斑,糜烂前红斑加深,病损四周有放射状白色短纹,皮肤侧有黑色的弧形围线,中央稍凹陷,边缘暗红稍隆。陈旧性损害呈桃红色。唇部病损常超出唇红边缘,使黏膜—皮肤界限模糊。

2.皮肤病损好发于头面部,特征为红斑、鳞屑、角质栓、色素沉着和(或)色素减退、毛细血管扩张、萎缩和瘢痕形成。

3.实验室检查表现为血沉加快、γ球蛋白增高、类风湿因子阳性、抗核杭体阳性、CD4/CD8比率增加，但也可在正常范围。

应进一步检查血常规、尿常规、血沉、心电图、类风湿因子、抗核抗体、红斑狼疮细胞、CD4/CD8等，以排除系统性红斑狼疮。

4.活体组织检查有重要价值，但并非常规。

【治疗原则及方案】

1.避免和减少日光照射，户外工作时戴遮阳帽，避免寒冷刺激。

2.下唇有血痂或脓痂时，首先用呋喃西林液或氯己定液等含漱剂湿敷，去痂皮后外用消炎散剂。如单纯糜烂无明显感染时，可用小剂量泼尼松龙或曲安奈德局部黏膜下注射，7～10天1次。

3.唇红或口腔黏膜病损处可敷用含抗生素、泼尼松、达克罗宁等药膜，局部可涂用含地塞米松的溃疡膏。

4.内服药可选用羟基氯喹片口服，疗程一般不超过3个月，且不可超量，应定期检查视野改变，孕妇及哺乳期忌用。内服药也可用雷公藤片与昆明山海棠片等。

5.肾上腺皮质激素可用于无禁忌证者，例如泼尼松等。

6.本病愈合后有复发可能，应注意随访观察治疗。

三、口腔白斑

【概述】

口腔白斑是口腔黏膜上一种不能诊断为其他任何疾病的以白色病变为主的疾病，有组织病理的上皮异常增生特征，不包括吸烟等局部刺激因素去除后可以消退的白色角化病。

【临床表现】

分为均质状和非均质状两大类。

1.均质状白斑

(1)斑块状：白色或灰白色均质型斑块，微高出黏膜，柔软。

(2)皱纹纸状：表面粗糙，高低起伏如灰白皱纹纸。

2.非均质状白斑

(1)颗粒状：在充血的红色区域内点缀着白色颗粒状突起物，有刺激痛。

(2)疣状：高于黏膜面呈刺状或毛绒状突起的白色损害，粗糙感明显，质地稍硬。

3.以上各型均可发生溃疡或糜烂称为"溃疡型"，疼痛明显。

【诊断要点】

1.各型临床表现　以白色病变为主，但排除局部刺激因素引起的白色角化病。

2.活体组织检查　镜下可见典型的上皮异常增生：核深染，丝分水平增加，极性消失，核浆比例改变，细胞异型性，异常角化等。

【治疗原则及方案】

1.去除局部因素：除去残根残冠，不良修复体等。尽量避免不同种类的金属修复体同处口腔之内，必要时可拆除原修复体，更换金属材料。

2.避免不良饮食习惯：例如吸烟、嗜酒、嗜烫食、辣、醋、麻等刺激性调味品等。

3.根据病情选用消斑防癌药物内服,例如维甲酸口服,此外还可选用维生素 A 胶丸口服、维生素 E 胶囊口服等等。某些中药例如绞股蓝、蜂胶等等也可选用。

4.局部治疗可考虑选用 0.2% 维甲酸液,局部涂布。每日 2～3 次。该药切勿涂于正常黏膜上。充血糜烂溃疡者不适用。或用鱼肝油涂擦白斑,每日 2～3 次。或用 5% 氟尿嘧啶软膏局部涂布。有一定疗效,但白色损害不易除尽,且易复发。

5.对重度异常增生或癌变危险区的白斑应考虑手术切除、冷冻、激光等方法治疗。

四、口腔红斑

【概述】

口腔红斑是口腔黏膜上出现的在临床和病理上不能诊断为其他疾病的鲜红色、天鹅绒样斑块。临床分为均质型、间杂型和颗粒型。

【临床表现】

好发于 41～50 岁,多见于舌腹部,牙龈、前庭沟、腭部次之。

1.均质型　损害呈鲜红色,表面光亮,状似天鹅绒样。平伏或微隆起,界限清楚。触诊柔软。

2.间杂型　红斑的基底上有散在的白色斑点。

3.颗粒型　在天鹅绒区域内或外周可见散在的点状或斑块状白色角化区(此型即为颗粒状白斑),稍高出黏膜面。

【诊断要点】

1.典型的天鹅绒样红斑为诊断依据。

2.活体组织检查具有重要的诊断价值,镜下可见角化层极薄甚至缺乏,乳头层上有 2～3 层棘细胞,上皮异常增生。颗粒型往往为原位癌或早期鳞癌。

【治疗原则及方案】

一旦确诊,立即作根治术。手术治疗较冷冻治疗更为可靠。

五、口腔黑斑

【概述】

黏膜黑斑是指与种族性黑色素沉着、系统性疾病所致的口腔黏膜黑色素沉着无关的黑色素沉着斑,属生理性,是黑色素量增加的结果。

【临床表现】

患者一般无自觉症状,尤以下唇最常见,龈、颊、腭黏膜及其他部位亦可见到。黑斑的周界清楚,常呈均匀一致的片状或小团块状,不高出黏膜表面,直径约为 5mm,少数黏膜黑斑呈不规则状,面积较大,其色泽依不同的种族、个体、黑色素的数量及黑色素沉积部位的深浅而有所差异。黑色素在上皮中的部位愈浅,色泽愈黑,临床上色泽常为黑色、灰色、蓝黑色。

【诊断要点】

1.根据临床表现以及病损处的黑色斑块或黑色素沉积进行诊断。

2.本病需与其他口腔黏膜黑色素沉着疾病鉴别。

(1)黑色素瘤:黑色素瘤最常发生的部位是上腭,其次为牙龈,发展为肿瘤前有一部分患者先出现黏膜黑斑,初起为一扁平的缓慢扩展的无症状黑色素沉着区,以后黑色素沉着区变得粗糙、隆起、易出血,出现肿块。在未出现上述症状之前,黑色素瘤难与黏膜黑斑相鉴别。对上腭及牙龈上出现的黏膜黑斑应警惕恶变。

(2)含铁血黄素沉着斑:常在外伤后发生,有明显的外伤史可供鉴别。

【治疗原则及方案】

1.一般不必治疗,如影响美容可做激光或冷冻治疗,但治疗前必须明确诊断是生理性的口腔黑斑。

2.病损 5 年内若出现色泽、大小变化,或发生溃疡、出血等,均应手术切除,并做病理检查,以排除黑色素瘤等恶性病变。

3.5 年以上无特殊变化者,也应随访观察。

(黄凯良)

第七节　口腔黏膜肉芽肿疾病

一、结节病

结节病是一种多系统多器官受累的非干酪化上皮样细胞慢性肉芽肿性疾病。最常累及的器官有肺,其次是皮肤和眼的病变,浅表淋巴结、肝、脾、肾、骨骼、神经系统、心脏等组织器官也可累及。本病病因不明,可能为细胞免疫功能缺损所导致的免疫缺损病,具有自限性,大多预后良好,有自然缓解的趋势。

【临床表现】

结节病的发病情况在寒冷的地区和国家较多,热带地区较少,女性多于男性。发病年龄多在 20～40 岁。病情进展缓慢,病程多在数月至数年。病情时轻时重,反复发作。

口腔以唇部病变多见,唇部呈浸润性肿胀增厚。唇红表面可有轻度干燥脱屑,皲裂,但无糜烂、结痂。口内黏膜增厚,颜色正常或稍红,无明显自觉症状。约半数患者可扪到柔软而有韧性的光滑结节,大小不等。硬腭有时可见针头大丘疹成组排列或融合成白色斑块。

头颈部最常见淋巴结病变,腮腺、颌下腺及泪腺肿大,但无症状。眼部色素层炎,虹膜睫状体炎。颈淋巴结可肿大。

皮肤损害多位于面颊、鼻部、臀部及四肢等处,可见暗红色丘疹、红斑、结节,结节直径不等,常对称,但与皮下组织无粘连,数月至数年后消退遗留色素斑。

本病病程长,病变可持续多年,最后大部分病人病损减轻或消失,5%～8%的病人死亡。

【诊断要点】

1.主要根据临床症状诊断　巨唇,黏膜下及皮下结节,有一个或一个以上器官发生病变。

2.活体组织检查　镜下可见上皮样细胞结节。上皮样细胞多而巨细胞不多或无巨细胞,淋巴细胞少,结节内有小血管,为非干酪化上皮性细胞肉芽肿,且抗酸染色阴性,不同于结核结节。

3.Kveim 皮内试验　有助于早期诊断本病。无菌操作下将人类结节病变淋巴结制成热消毒的混悬液,注入受检者皮内,6～8 周在注射部位形成上皮细胞样结节性肉芽肿。对肺门肿大者阳性率在 80%以上。

4.胸部影像学检查(X 线胸片或 CT)　是必需的检查,影像学检查示双侧肺门及纵隔淋巴结对称性肿大,伴或不伴有肺内网状、结节状或片状阴影,并可有广泛的肺实质纤维化,致肺功能不全。

5.其他检查 血清血管紧张素转化酶活性升高,病损组织中的间质成分和血管壁周围有免疫球蛋白沉积,血清中白介素 2 受体水平增高。病损上皮的基底膜区 IgM 呈颗粒状沉积。B 淋巴细胞功能亢进,高球蛋白血症。抗核抗体多为阳性,T 淋巴细胞功能缺损。旧结核菌素(OT)或 PPD 试验阴性或弱阳性。

【鉴别诊断】

1.克罗恩病 回肠末端节段性肠炎,肠管狭窄,口腔黏膜线状溃疡或形成肉芽肿,镜下为非干酪化上皮样细胞肉芽肿。

2.韦格纳肉芽肿 全身系统性血管炎,特别有呼吸道及肾病变。镜下为坏死性血管炎及肉芽肿性炎性改变。

3.梅-罗综合征 肉芽肿性唇炎、面神经麻痹及沟纹舌。镜下为非干酪性肉芽肿结节。

【治疗】

尚无特效疗法。本病大多数可通过治疗或自然缓解,恢复过程常需数年。要注意保护眼睛、皮肤、关节,预防呼吸道感染。

1.肾上腺糖皮质激素 目前仍是治疗结节病的首选药物。唇部肿胀用地塞米松 2mg 加 1～2ml 利多卡因局部注射,1～2 次/周。但肾上腺糖皮质激素的全身应用在更大程度上影响免疫系统而丧失自愈的可能性,一般无内脏器官严重病损,不需全身用激素。

2.酌情用小剂量 X 线放疗。

3.氯化喹啉 调节免疫功能,皮肤黏膜结节病特别适用。

4.其他 环孢素、甲氨蝶呤、雷公藤等。

二、克罗恩病

克罗恩病又名局限性肠炎、节断性回肠炎,由 Crohn 于 1932 年首次报告,是发生于消化道黏膜的慢性复发性肉芽肿性炎症。回肠末端发病多见,口腔、食管、胃、其他肠段、肛门亦可发病,身体其他部位,如关节、眼、肝、皮肤等亦可累及。该病病因不明,外伤、感染、过敏反应、遗传、精神因素等都可致病。

【临床表现】

该病好发于青、中年人。起病缓慢,出现反复发作的腹部胀痛,右下腹绞痛、腹泻、脓血便,午后低热、乏力、体重减轻、血沉增快、贫血,晚期出现渐进性肠梗阻甚至肠穿孔,肠道可形成多数息肉,黏膜皱襞消失。

口腔特征是组织增生,形成线形溃疡或肉芽肿、小结节。好发部位是颊、唇、龈、腭、咽等。溃疡常在炎性肉芽肿的上面,溃疡如刀切口,边缘高起。口腔黏膜还可发生线状增生皱襞及颗粒状结节样增生。唇可发生弥漫性的肿胀硬结,牙龈亦可表现为明显发红,并呈颗粒状表现。

【诊断要点】

据临床表现与活体组织检查作出诊断,口腔肉芽肿性病变活检,可见非干酪化的上皮样细胞肉芽肿,并有朗罕斯巨细胞及淋巴细胞浸润。腹腔 x 线片检查可见肠道狭窄,呈"香肠状"。

【治疗】

无特殊治疗,保守疗法为主。

1.全身治疗 一般应使用糖皮质激素,还可用抗生素,给予支持疗法。

2.局部治疗 0.1%洗必泰液、多贝尔液漱口消炎防腐;0.5%达克罗宁局部涂搽或 2%利多卡因稀释含漱止痛。

三、韦格纳肉芽肿

1936 年，Wegener 报告特征为坏死性肉芽肿、血管炎及肾脏病变的综合征，并迅速死于肾功能衰竭，因此被称为 Wegener 肉芽肿病或韦格纳肉芽肿性脉管炎。

本病病因尚不明了，可能为变态反应或自身免疫病。

【临床表现】

发生在外观上貌似健康的人，男性略多于女性，任何年龄均可发病。

口腔病损表现为持久性坏死性肉芽肿与溃疡，以软腭及咽部多见，损害持久不愈且扩展较快，面积大而深，轻度溢血，无明显疼痛，有特异性口臭。溃疡坏死组织脱落后骨面暴露，损害继续向鼻腔发展，甚至达到颜面。口腔病损亦可侵犯牙龈、牙槽黏膜，严重时可侵及骨质。

上呼吸道病变较早出现，表现为鼻炎或鼻窦炎，鼻腔可有浆液血性渗出。早期典型表现为持久性少量鼻出血、鼻孔痂皮与肉芽肿。

全身组织器官广泛的灶性坏死性血管炎，肺部出现坏死性肉芽肿性损害，咳嗽，偶有咯血，可形成下呼吸道慢性呼吸衰竭。肾脏病变严重，有肾小球肾炎，尿中出现蛋白、管型、血尿、尿毒症，渐进性肾衰。皮肤病损为淤点、红斑、丘疹、结节及溃疡等。

实验室检查为低血红蛋白小细胞贫血，白细胞总数增加，血沉显著加快，γ-球蛋白增加，白/球蛋白比倒置，蛋白尿。头部 X 线片示骨组织破坏；肺部 X 线片显示双肺广泛浸润，或有空洞形成。

【诊断要点】

根据临床检查、呼吸道症状、肾症状及组织病理学检查。组织病理学变化表现为坏死性血管炎及肉芽肿性炎性病变。

【治疗】　早期诊断，早期治疗。

1.全身治疗

(1)免疫抑制剂：环磷酰胺 75～150mg/d，硫唑嘌呤 150mg/d 或苯丁酸氮芥 7～9mg/d，皆可分 2～3 次服用，上述药物可选择 1～2 种。

(2)糖皮质激素

2.局部治疗

(1)口腔病变可用 0.1% 利凡诺或 0.05%～0.1% 洗必泰液含漱。

(2)局部病损可用放射治疗，有一定疗效。

四、恶性肉芽肿

恶性肉芽肿又称为中线型坏死性肉芽肿。病因不明，目前有肿瘤学说、自身免疫学说、感染学说、外伤诱发等。恶性程度较高，病程发展迅速，预后不良。

病变分 3 期，即前驱期、活动期、终末期。前驱期除一般慢性鼻炎症状外，常无特征性表现。活动期局部鼻塞加重，脓涕或脓血涕，恶臭。鼻腔被覆褐色胶性痂皮，去痂后见肉芽组织。骨质暴露，死骨脱落，面部毁容。终末期病人出现恶病质，鼻、骨质及周围组织（如面部、眶、额甚至颅底）可广泛严重破坏，视力减退。

【临床表现】

此病多见于男性青壮年，始发于面部中线器官，偶有偏侧者，尤以鼻部多见，从而毁损面容，并可累及硬软腭、鼻咽、上唇、额部、牙龈,但不累及舌头。亦有少数病例始发于咽、喉。受侵部位迅速出现糜烂溃疡,溃疡表面不平,常覆盖灰白色坏死组织,广泛坏死后脱落,继而可破坏穿孔,如腭部的病变常破坏骨质造成口鼻腔穿孔、恶臭。患者可出现长期难以控制的发热、贫血,常死于全身衰竭,并可有淋巴结及远处转移。

【诊断要点】

临床表现以炎症、溃疡、坏死为主。病理切片检查呈现慢性非特异性肉芽肿性病变。局部破坏严重,全身状况尚佳。血常规示贫血、白细胞计数偏低及嗜酸性粒细胞增多,血沉快,蛋白尿,血尿。

【鉴别诊断】

需与梅毒性溃疡、梅毒瘤鉴别。梅毒性溃疡边缘较规整、突出。梅毒性瘤涂片见梅毒螺旋体,血清检查康氏反应阳性。

【治疗原则】

目前尚缺乏确切有效的疗法,临床上以综合治疗为原则。

五、蕈样肉芽肿

蕈样肉芽肿又名蕈样真菌病,但并非由真菌引起,是原发于皮肤淋巴网状组织的恶性肿瘤,一般病程发展较慢,但后期可累及淋巴结、骨髓及内脏,发展为全身性淋巴瘤。

【临床表现】

男性多见,常发于30~40岁,无明确诱因,常累及全身皮肤,剧烈瘙痒,病情发展多缓慢,可达数十年,但亦可快速发展,晚期可累及淋巴结、肝、脾、肾、肺等。

疾病过程分为蕈状前期、浸润期和肿瘤期。

1.蕈状前期　又称红斑期或湿疹样期。全身皮肤瘙痒,出现红斑、丘疹、水疱、鳞屑等,类似湿疹、播散性神经性皮炎、银屑病、鱼鳞病、脂溢性皮炎等;皮肤干燥,失去光泽,皮纹加深,可见边缘皮损色素加深,呈环状。

2.浸润期　又称斑块期。浸润发生于原有的病变处或新起的病损。皮肤出现稍隆起的不规则形浸润性斑块,大小不一,边界不清楚,表面光滑,质地坚实而有弹性,红色或暗红色,边缘比中央高。

3.肿瘤期　又称蕈状期。在浸润斑块处,逐渐出现大小不一、数目不等的增生,位于皮下或隆突于皮面,呈圆形或半圆形,黄豆至核桃大小,暗红色或棕红色,质坚实或柔软而有弹性,可互相融合,常破溃形成溃疡,中央凹陷,覆以坏死组织或黑痂,少数可见红皮病。

本病较少侵犯口腔。口腔损害中以唇部损害较多,其次为舌及颊黏膜,有时可形成巨舌。在肿瘤期口腔可发病,而浸润期极少有口腔病变。

【诊断要点】

据临床表现及病理检查进行诊断。但在蕈状前期诊断困难,仅表现为一般炎性反应。

【治疗】

治疗是姑息性的。红斑期及早期浸润期主要选择局部化疗(氮芥酒精溶液)和光化学疗法。局部化疗和光化学疗法无效时,采用电子束照射治疗加全身化疗。可选择使用环磷酰胺、甲氨蝶呤进行化疗。

多数病人在组织学诊断作出后3~4年死亡。

(黄凯良)

第八节　唇疾病

一、唇炎

唇炎是指单发于唇部的一种慢性非特异性炎症性疾病,以慢性唇炎为多见。

(一)干燥脱屑型唇炎

干燥脱屑型唇炎又名单纯性唇炎或剥脱性唇炎,是唇黏膜的一种慢性浅表性炎症。

【病因】

由于病因未明,所以发病机制也不甚清楚,可能与精神因素、咬唇、舔唇、光照或化学因素刺激等有关。

【病理】

为非特异性炎症过程。

【临床表现】

本型好发于青春期男女。好发于秋冬干燥季节,常累及上下唇红部,下唇多于上唇,以干燥脱屑、发痒灼痛、渗出结痂为主。唇红干燥,一层鳞屑脱落后,不久又形成新的鳞屑,患者感到局部干燥、疼痛,常用舌舔嘴唇以湿之,也常有轻度的痒感而不时揉擦。反复日久后可致唇组织变厚,或伴发皲裂。

本病经过缓慢,可持续数月,甚至数年之久。若并发皲裂,多见之于上唇侧方,在唇运动时容易出血、疼痛,如不限制其运动,皲裂则不易愈合。

【诊断】

根据病史和局部临床表现可以作出诊断。该病脱屑应与慢性光化性唇炎鉴别。后者好发于日照强烈的夏季,与曝晒程度有关,痒感不明显。

【治疗】

1.以局部治疗为主,去除刺激因素,改正不良习惯。保持饮食均衡、生活规律及心情平稳。为促进上皮代谢正常化,可内服维生素 AD、维生素 C 及复合维生素 B 等。

2.抗菌、消炎,有皲裂渗出结痂时,应该先行湿敷。湿敷可用 0.1% 雷凡诺溶液、3% 硼酸溶液等。水肿时可用抗生素软膏,如红霉素软膏、四环素软膏等,还可用激素类软膏,如溃疡膏、肤轻松软膏、地塞米松软膏等。

3.对伴有深沟裂者,在病损区黏膜下注射 0.5ml 的 2.5% 醋酸泼尼松龙混悬液(可加入等量的 1% 普鲁卡因溶液以减少疼痛);在无菌操作下,尽可能使裂沟合拢,表面用医用胶覆盖、固定之,令患者注意减少局部运动。

4.物理疗法在无皲裂情况下,可试用 10% 碘化钾作离子导入疗法。

(二)湿疹糜烂型唇炎

【病因】

大多数原因不明,可能与精神、病灶有关,多数可能与各种长期的慢性持续性刺激有关,例如:可因久处于空气干燥的环境、高温作业或户外工作的风吹日晒所致,对紫外线高度过敏。故有光化性唇炎之称。

严重的光化性唇炎有卟啉代谢异常的背景。卟啉代谢与光敏感有关。肝脏疾病能引起体内卟啉代谢障碍。

【临床表现】

该病好发于夏季,光化性唇炎以下唇多见。唇红部糜烂为主要特征,有浅黄色渗出液,唇部轻度肿胀,唇外翻,若糜烂累及深层或继发感染,则不但肿胀明显而且有出血,形成溃疡并结血痂。病情时有减轻或加重。患者感到局部疼痛、灼热、干燥,有痒感,常可迁延数月或更长。

【诊断】

1.根据临床表现有唇部充血、水肿、糜烂、渗出直至结痂,此外,有日光照射病史等,不难诊断。

2.应与盘状红斑狼疮、扁平苔藓、多形性红斑等鉴别。

【治疗】

1.避免刺激因素,改变咬唇、舔唇等不良习惯,尽可能避免日光曝晒。

2.局部对症治疗,当糜烂、渗出液较多时,可用0.02%呋喃西林、3%硼酸溶液等湿敷。可内服氯喹125mg/次,每天2次,2周后改为每天1次。注意用药前做血常规和肝功能检查,白细胞总数偏低者慎用。同时可加服维生素A、维生素C、维生素D。

(三)腺性唇炎

【病因】

病因不明,与先天遗传、口腔病灶局部慢性刺激有关,后天可能与长期吸烟、龈炎、化学品的长期刺激、进食辛辣食物等因素有关。

【病理】

唇腺腺体明显增生,腺管肥厚扩张,导管内有嗜伊红物质,腺体及小叶内导管周围炎性细胞浸润,部分有纤维化。可出现黏液池,上皮细胞轻度水肿,黏膜下层可见异常黏液腺。

【临床表现】

常发生于下唇,唇腺因炎症而肥大增生,也可形成米粒至黄豆大结节,翻开唇内侧可见唇腺导管口,挤压口唇时有稀薄或带淡黄色的脓性分泌物自导管口溢出,区别于挤压正常唇黏膜透明时的水珠状液体。导管口似针尖大小颗粒状突起,用手指触摸可感到粗糙、微硬,患者自觉紧绷肿胀感,扪诊能触及唇内有散在多个粟粒样小结节。睡眠时因唇部活动减少,唇腺分泌物较稠,醒来时可发现上下唇黏合难分。

【诊断与鉴别诊断】

1.依据腺体肿大坚韧、翻开唇内侧黏膜可见针头大紫红色颗粒中央凹陷的导管开口,扪诊有粟粒样结节等特征性体征,可以作出临床诊断。活检常有助于诊断。

2.结节状突起物应与肉芽肿性唇炎鉴别。后者常一侧起病逐渐侵及另一侧,表面无黏液渗出。

【治疗】

首先应寻找病因,注意戒除不良嗜好及一切刺激因素,保持口腔卫生。局部用放射性同位素^{32}P贴敷。口服10%碘化钾溶液,每次10ml,每天2次,碘化钾的作用可能增加涎腺分泌,稀释分泌物,但要注意碘过敏。有继发感染可用抗生素控制。感染控制后局部可用金霉素甘油、肤轻松软膏等。

(四)肉芽肿性唇炎

【病因】

病因不明确,多数人认为本病是一种独立病,也有人认为可能是一种迟发性超敏反应。致病因素尚不清楚。可能与下列因素有关:

1.遗传因素 如本病有时伴有先天性或家族性裂纹舌。

2.病灶感染 可能与龋源性疾病、牙周炎、扁桃体炎等有关。

此外,有人认为可能是克罗恩病、黏膜炎的特发性反应,或机体对皮下脂肪变性发生的一种异物反应。

【病理】

肉芽肿发生于固有层或黏膜下肌层,为非特异性炎症反应。慢性炎症细胞浸润,有间质水肿和血管增生。有的可见上皮样细胞肉芽肿,多核巨细胞,外周淋巴细胞。偶见浆细胞与嗜酸性粒细胞呈结节样集聚。

【临床表现】

多见于青壮年,唇红区呈紫红色或暗红色。多见于上唇,也有上下唇同时受累。多次复发后肿胀不退。随病程发展可波及全唇及口周皮肤。病人一般无疼痛,触诊肿胀厚实,有垫褥感,柔软而富弹性,可能触及颗粒样结节,压之无凹陷性水肿,唇肿至正常的 $2\sim3$ 倍,形成巨唇,并出现左右对称的纵形裂沟,裂沟中可有渗出液。合并面神经麻痹和沟纹舌时称为梅-罗综合征。

【诊断】

依据口唇弥漫性反复肿胀、扪诊似垫褥等典型症状,结合组织学检查可以作出诊断。

该病应与牙源性感染引起的唇部肿胀以及克罗恩病相鉴别。前者口腔内部可以找到病灶牙。而克罗恩病是一种非特异性肉芽肿炎症性疾病,除口腔表现外,主要有节段性局限性肠炎、肠梗阻和消化道功能紊乱症状。

【治疗】

1.去除诱因及口腔周围病灶。

2.服用泼尼松 10mg,每日 3 次,见效后减量维持,病情稳定后再缓缓递减。或醋酸氢化可的松、泼尼松龙、确炎舒松等注射于唇部。对久治不愈者,可考虑切除术以恢复正常形态。

3.酌情用 ^{32}P 局部贴敷。浅层 X 线照射。

(五)梅-罗综合征

梅-罗综合征是复发性口面部肿胀、复发性面瘫、裂纹舌三联征,因最早由瑞士 Melkersson 和德国 Rosenthal 报告而命名。

【病因】

病因不明,但其可能的致病因素分别与肉芽肿性唇炎及沟纹舌的病因类似。

【临床表现】

本病常起于青少年,男女均可发病。

1.复发性口面部肿胀　以口唇非凹陷性水肿最多见,可于数小时至数天消退,也可持续不退,反复发作肿大。

2.面神经麻痹　约 30% 的患者发生面瘫,突然起病呈单侧性,少部分可为双侧发病,少数患者其他脑神经(如嗅神经、舌咽神经或舌下神经)亦可受累,出现麻痹症状。

3.沟纹舌　发生率为 30% 左右,表现为舌面沟纹深浅、纵横不一。可合并真菌或细菌感染,病人可有舌部刺激痛的症状。

除三联征外,梅-罗综合征还可以出现偏头痛、听觉过敏、唾液分泌过多或过少、面部感觉迟钝等自主神经系统的症状,以及口腔感觉异常。

【诊断】

主要依靠临床症状,结合组织学检查,出现两项主症即可诊断为不全型梅-罗综合征,三项主症都出现为完全型梅-罗综合征。

【治疗】

抗组胺药,对无激素禁忌证者可口服或病变内注射糖皮质激素、磺胺嘧啶等,均有不同的疗效。

二、口角炎

【病因】

由细胞、病毒、霉菌等病原微生物引起。例如：老年人因颌间距离过短而造成链球菌和葡萄球菌感染或白色念珠菌感染；小儿猩红热时链球菌感染口角区可引起球菌性口角炎，疱疹病毒感染引起口角区的斑疹伴发口角炎；其他如梅毒感染、艾滋病等性病也可有口角炎表现。

【临床表现】

急性期口角区出现红肿疼痛的感染症状，渗出结痂明显。慢性期局部皮肤黏膜增厚，伴细小横纹或放射状裂纹。长期不愈的患者，表现为口角湿白，疼痛不明显。金黄色葡萄球菌感染引起的口角炎往往单独出现，无口腔内黏膜其他伴发症状。

【诊断】

根据临床表现和细菌培养等微生物学检查可以诊断。

【治疗】

1.消除病因，对症治疗。有细菌感染者可用金霉素软膏或 0.5% 氯霉素局部涂布；或口服四环素、诺氟沙星、环丙沙星等。有霉菌感染时可用制霉菌素片；有真菌感染者，可服酮康唑。口角区渗出结痂可用 2% 碳酸氢钠湿敷.无渗出时可用克霉唑软膏涂布。

2.调改或制作符合生理要求的义齿，恢复正常的颌间距离。

（宋国栋）

第九节 舌疾病

一、地图舌

【病因】

病因不明，可能与胃肠道慢性疾患、贫血、肠寄生虫、B 族维生素缺乏、精神障碍、病灶感染等有关。某些病人有明显的家族史。

【临床表现】

儿童多见，女性多于男性，好发于儿童。好发于舌背、舌尖、舌缘部，表现为一个或几个圆形或椭圆形的红斑。病损区中央为黏膜萎缩区，丝状乳头萎缩，黏膜微凹，周边丝状乳头增厚，呈弧形分布，形成明显的界线。病损初起为小点状，后可逐渐扩大到全部舌背，因其具有形态和病损位置多变，也称为游走性舌炎，舌部活动和味觉正常。病损可有间歇缓解期，发作可有自限性。

【诊断】

病损主要在舌背、舌尖、舌缘，根据病损的形态特征和游走的特征可以作出诊断。

【治疗】

一般不需作特殊治疗，保持口腔清洁，防治继发感染，同时纠正与地图舌有关的发病因素，如调节情绪，避免劳累、紧张、受凉，注意饮食卫生，营养均衡，保持良好的消化功能。

二、沟纹舌

【病因】

病因不清,可能与下列因素有关:年龄、遗传、全身疾病、营养因素、病毒感染等。

【临床表现】

临床上主要表现在舌背上出现沟纹,沟纹深浅不等,长短不一。沟纹的走向可分为叶脉舌和脑纹舌两种。舌背虽然有这些沟纹存在,但舌表面乳头存在,黏膜颜色正常,舌体柔软,活动自如,味觉正常。极少数人可能因舌背沟裂较深,容易藏有食物残屑和细菌,引起炎症,常有轻度刺激痛,此时舌体增大,两侧舌边缘可出现齿印。浅的沟纹只有在病人伸舌或在用镊子轻轻分开乳头时才能见到。沟底和侧壁无乳头生长。

【诊断】

根据舌部的裂沟可以作出诊断。

【治疗】

加强口腔卫生,无自觉症状可不治疗,本病若有炎症及疼痛者可试用以下方法:

全身适当补充维生素。有炎症时可用 0.5% 氯己定液、2% 碳酸氢钠液等漱口,鱼肝油加制霉菌素粉局部涂布。

对正中纵深沟裂疼痛难忍者可考虑手术切除。

三、毛舌

毛舌是指舌背丝状乳头的角化上皮延缓脱落而形成绒毛状。

【病因】

其形成原因常由于食物、药物、吸烟、抗生素的长期应用使口腔环境改变而使上皮细胞延缓脱落。若毛舌染色,可见有红毛舌、黑毛舌等。

【临床表现】

多见于成年人,好发于舌背正中部,丝状乳头增生呈毛发状,毛长多为数毫米,乳头伸长显著会发生倒伏,可随探针拨向一边而不回复。患者的口臭明显,无其他不适感。

【病理】

丝状乳头角化细胞明显增长,上皮钉突亦显著增长,固有层内有淋巴细胞和浆细胞浸润。

【诊断】

根据特征性的毛发状损害可以作出诊断,依据毛舌的颜色不同又可以分为黑毛舌、红毛舌等。

【治疗】

明确病因或诱因,戒烟,停用或改用可疑药物,积极治疗全身性疾病,纠正口腔内酸环境。

四、正中菱形舌炎

正中菱形舌炎是发生在舌背人字沟前方呈菱形的病损,多无不适症状。发病率为 0.2%～0.3%,男性多于女性,多见于成年人。

【病因】

缺乏统一看法。有人认为该病是发育过程中未能陷入侧突，而外露于舌背，形成无乳头区的先天畸形。有人发现舌背乳头的菱形区白色念珠菌检出率高，该病的病理和临床表现与白斑型和增殖型念珠菌病极为相似，抗真菌治疗有效。

【临床表现】

损害位于舌背人字沟的前方舌背中后 1/3 处，有一菱形或似菱形、圆形或椭圆的无乳头区。颜色微红，表面光滑，与周围组织界限明显，部分病人在菱形区内可出现结节，触之稍硬，但基底柔软，病人一般无功能障碍。

【病理改变】

正中菱形舌炎表现为上皮萎缩，舌乳头消失，固有层有少量炎症细胞浸润。

【治疗】

一般不需治疗。有念珠菌感染和糖尿病可疑者应作相应检查和对因治疗。

五、舌乳头炎

舌乳头炎包括丝状乳头炎、菌状乳头炎、轮廓乳头炎、叶状乳头炎四种。除丝状乳头炎以萎缩性损害为主外，其他乳头炎均以充血、红肿、疼痛为主。

【病因】

全身因素多见，包括营养不良、贫血、血液性疾病、真菌感染、滥用抗生素、内分泌失调、维生素缺乏等。局部因素有牙尖过锐、牙结石、不良修复体等慢性创伤刺激及咽部感染（叶状乳头炎）。

【病理】

除丝状乳头炎黏膜上皮萎缩变薄外，其他乳头炎为非特异性炎症表现，上皮下结缔组织炎症细胞浸润，毛细血管扩张。

【临床表现】

1. 丝状乳头炎　　主要表现为萎缩性舌炎。
2. 菌状乳头炎　　菌状乳头肿胀、充血、灼热、疼痛不适感，肿胀的乳头突起明显。
3. 轮廓乳头炎　　炎症时轮廓乳头肿大突起，轮廓清晰，发红。疼痛感不明显。
4. 叶状乳头炎　　叶状乳头红肿，乳头间皱褶更显凹陷，常有明显的刺激痛或不适感。

【诊断】

丝状乳头炎以萎缩为主时可诊断为萎缩性舌炎。其他各种乳头炎均以其特殊位置和乳头红肿明确诊断。患者常有患癌症的疑虑，因而频频伸舌自检。

【鉴别诊断】

轮廓乳头炎易被认为是肿瘤，应予鉴别。叶状乳头位于舌肿瘤好发区，因而也应与肿瘤鉴别。后者有癌前病变或长期不良刺激史，常伴发溃疡，触诊局部有浸润发硬，且经久不愈，病理切片有典型的肿瘤表现有助诊断。

【治疗】

有贫血、维生素缺乏等明确病因者应给予纠正贫血、补充维生素等全身治疗。局部可用抗菌含漱液。去除不良局部刺激。

【预防】

减少刺激性食物如酸、辣、烫等。清除不良刺激物,保持口腔清洁。有伸舌自检习惯者应破除。

六、萎缩性舌炎

萎缩性舌炎是指由多种全身性疾病引起的舌黏膜的萎缩性改变。舌黏膜表面的丝状乳头、菌状乳头相继萎缩消失,舌上皮全层以至舌肌都可能萎缩变薄,全舌色泽红绛如生牛肉,或光滑如镜面,故又称牛肉舌、光滑舌或镜面舌。

【病因】

1.贫血包括:①铁质缺乏引起的低色素性小细胞贫血。若同时伴有吞咽困难和指甲扁平脆化,称"柏-文综合征"。②维生素 B_{12}、维生素 B_6 或叶酸缺乏引起的正色素性大细胞贫血。若因缺乏内因子所致的恶性贫血,其舌炎称亨氏或莫氏舌炎。③造血组织抑制引起的再生障碍性贫血。

2.烟酸缺乏。

3.干燥综合征。

4.白色念珠菌感染。

5.慢性胃炎、慢性腹泻引起消化功能紊乱和吸收不良等。

【临床表现】

舌背丝状乳头首先萎缩,继而菌状乳头萎缩,舌背光滑色红绛无舌苔,严重时因舌肌变薄而呈现舌体干瘦。贫血引起者伴有皮肤黏膜苍白、头晕耳鸣等全身不适症状。烟酸缺乏引起者在萎缩性损害基础上有类似疱疹样阿弗他浅表溃疡,同时伴有腹泻和皮肤糙皮病。干燥综合征引起者同时有口干、眼干和结缔组织病症。念珠菌引起者表现弥漫不清的红斑,可同时发生腭、颊、口角区的类似红斑,病损区涂片镜检可见菌丝。

【诊断】

根据舌乳头萎缩引起的舌光滑红绛似镜面的特有症状,可以作出诊断。进一步的血液检查、念珠菌检测等有助于明确病因和针对性治疗。

【鉴别诊断】

应与舌扁平苔藓、萎缩型念珠菌病鉴别诊断,前者萎缩区周围常有珠光白色损害,其他黏膜处可有白色角化细纹,萎缩区易发生糜烂。后者表现为边界不清的红斑和黏膜萎缩。其他处黏膜可有类似发红,可伴口角炎。病损区检查可检出念珠菌菌丝。

【治疗】

主要是针对全身性疾病进行治疗。中医应用滋阴降火,益气养阴之法往往得到较好的效果。

七、舌淀粉样变

淀粉样变性系蛋白质代谢障碍所引起的淀粉样蛋白沉积于皮肤、黏膜及内脏组织内。临床分有原发性和继发性,一般认为原发性者侵犯间质组织,如舌、心、肾、胃肠及皮肤,出现口腔损害仅限于原发者,因球蛋白与黏多糖的复合物对碘反应类似淀粉,故名。

【病因】

现仍不明。一般认为与蛋白质代谢紊乱有关。有人认为是在抗原刺激下,导致浆细胞功能紊乱,释放出免疫球蛋白所致;亦有人认为本病与长期慢性炎症刺激有关。某些病人有家族遗传史。

【临床表现】

本病多发生在中年以上的男性。可有家族史,早期可出现萎缩性舌炎。进行性巨舌症为本病的特殊性表现,舌体逐渐肿大,呈广泛而对称性,早期尚软,舌运动不受限制,随舌体淀粉样物质沉积加重而变硬。舌缘有结节状突起,舌背有丘疹、结节、紫癜、出血坏死等多种损害。晚期舌体庞大而突出口外,口唇闭合困难,舌系带增生僵硬,失去弹性,舌有自发性疼痛,舌背部可发生脑纹状或脉络状的舌沟裂。唇及颊黏膜也可有肥厚。

本病可伴有心、肾、胃肠及皮肤的间质组织淀粉样改变。

【病理】

镜下淀粉样物质浸润的组织呈红色玻璃样,具有不溶性,不被蛋白酶水解,淀粉样蛋白是无定形均匀物质,此物质可用甲紫染成紫红色,刚果红染成橘红色,PAS染成红色。

【诊断与鉴别诊断】

主要依靠病理组织检查,早期应与沟纹舌、梅-罗综合征鉴别。中晚期结节明显时应与舌部脉管瘤、局限性上皮细胞增殖症、舌部纤维瘤、多发性神经纤维瘤鉴别。

【治疗】

缺乏特效疗法。系统性者可用氯喹。对局限性者可试用地塞米松 2～5mg 或泼尼松 0.5～1ml 加等量 2% 普鲁卡因,病损区局部注射。

八、灼口综合征

灼口综合征(BMS)是指发生在口腔黏膜、以烧灼样疼痛感觉为主要表现的一组症状,常不伴有明显的临床损害体征,也无特征性的组织学改变。以舌部为主要发病部位,又称舌痛症。

【病因】

病因复杂,尚无统一观点。目前认为可能的诱发因素为:

1.精神因素　BMS患者多为焦虑型、抑郁型性格,情绪不稳定。超过半数的患者有心理问题。精神紧张、抑郁、忧心忡忡。患者偶尔发现舌根部疙疙瘩瘩的叶状和轮廓乳头而因为恐癌心理而频繁对镜自检,陷入了恶性循环。以上是引起BMS最重要的因素。

2.局部因素　包括牙结石、残根、残冠、不良修复体。

3.系统因素　全身性症状除糖尿病、贫血、更年期综合征外,可有失眠、头痛、疲乏、潮热、易怒、多汗、注意力不集中、性欲降低、阴道灼热感等。

【临床表现】

舌烧灼样疼痛为最常见的临床症状,这种烧灼样疼痛病人常主述为开水烫过或吃过辣椒后,但也可表现为涩感、钝痛不适等。疼痛部位多发生在舌背、舌根、舌尖、舌缘,以单个部位发病多见。舌痛呈现晨轻晚重的节律性改变。过多说话、空闲静息时加重。但在工作、吃饭、熟睡、饮酒、注意力分散时无疼痛加重,或反而疼痛减轻或消失。

【诊断】

临床检查症状与体征明显不协调,舌运动自如,舌体柔软,触诊反应正常,而患者的神态多为抑郁,并常手持小镜,同时频频伸舌以指明灼痛区的所在位置。这种极其自然而又超过正常范围的过度前伸或斜伸动作是临床上具有诊断意义的突出表现。

【治疗】

1.对因治疗　消除局部因素,停用可疑药物。积极治疗糖尿病等系统疾病。

2.对症治疗　停止伸舌自检的习惯,疼痛明显者可用 0.5%达可罗宁液局部涂布,失眠、抑郁明显者可用谷维素等。

3.心理治疗。

（黄凯良）

第十节　性传播疾病在口腔的表现

一、概述

性传播疾病(STDs)是一组主要由性行为接触或类似性行为接触为主要传播途径的严重危害人群身心健康的传染性疾病,其病种多,发病率高,危害大,已成为世界性的严重社会问题和公共卫生问题,被认为是当今危害人群健康的主要疾病。20 世纪 80 年代以来,我国性传播疾病患病率迅速增长。在 2005 年性传播疾病的构成比中,非淋菌性尿道炎占 36.78%,淋病占 24.14%,尖锐湿疣占 18.85%,梅毒占 16.17%,生殖器疱疹占 3.94%,比以前有较大变化。艾滋病病例也逐年上升,并有蔓延之势。因此,性传播疾病的控制是一项艰巨而复杂的任务。口腔是人体黏膜广泛暴露的部位,各种常见性传播疾病在口腔黏膜上都会有明显的典型表征。由于口腔检查方便易行,明了直观,口腔性病可以早期发现、早期诊断,也就可以得到早期治疗,这对控制传染源的播散有着重要意义。

二、梅毒

梅毒是由苍白螺旋体(TP)引起的慢性性传播疾病,主要侵犯皮肤黏膜,也可侵犯全身各个器官,以心血管和神经系统受累最为严重。

【病因】

病原体为苍白螺旋体,又名梅毒螺旋体,因其透明不易染色而得名。它是一种密螺旋体,呈柔软纤细的螺旋状,形如金属刨花,长 $6\sim12\mu m$,宽 $0.09\sim0.18\mu m$,有 $8\sim12$ 个整齐均匀的螺旋。在暗视野显微镜下观察,螺旋体浮游于组织中,有三种特征性的运动方式:①旋转式:依靠自己的长轴旋转,向前后移动,这是侵入人体的主要方式。②伸缩螺旋间距离活动,不断地拉长身体,使一端附着,再收缩旋距而前进。③蛇行式:弯曲,像蛇爬行,是常见的方式,此种特征式活动可与外阴部的其他螺旋体属相鉴别。梅毒螺旋体是一种厌氧寄生物,在人体内可长期生存,但体外不易生存,煮沸、干燥、肥皂水以及一般的消毒剂(如升汞、石炭酸、酒精等)很容易将其杀死。在 $40\sim41℃$ 时于 $1\sim2$ 小时内死亡,在低温($-78℃$)下可保存数年,仍能保持其形态、活力及毒性。在血液中 $4℃$ 经 3 日可死亡,故在血库冰箱冷藏 3 日以上的血液就无传染性。

目前,对梅毒的致病机制尚未完全弄清,有学者认为有两种物质可能与其致病力有关,即黏多糖和黏多糖酶。梅毒螺旋体借助这两种物质吸附,分解宿主组织和血管支架的重要基质成分——黏多糖,从而使组织受到损伤破坏,血供受阻,发生溃疡、坏死等病变。

梅毒螺旋体只感染人类,因而梅毒患者是梅毒的唯一传染源。性接触传染是最主要的传播途径,占95％以上,未经治疗的梅毒患者,在感染后第1～2年内最具有传染性;梅毒螺旋体可通过胎盘及脐静脉进入胎儿体内,引起胎儿宫内感染,一般多发生在妊娠4个月以后。少数可通过直接接触体液、间接接触被污染的器物以及血源性感染。

【临床表现】

1.后天梅毒

(1)一期梅毒:主要症状为硬下疳,发生于不洁性交后2～4周,好发部位主要是外生殖器,也可见于唇舌、乳房等部位。硬下疳开始时为一丘疹,但很快溃破。典型的硬下疳,直径1～2cm大小,圆形,境界清楚,疮面稍高出皮面,呈肉红色的糜烂,上有少量渗出物,内含大量梅毒螺旋体。周围可有炎性红晕,触诊有软骨样感觉。硬下疳出现1周后,附近淋巴结肿大,其特点为不痛,皮表不红肿,不与周围组织粘连,不破溃,称为无痛性淋巴结炎。但此时的血清学检查为阴性。硬下疳不经治疗,可在3～8周自愈,但硬结并不随之消失。经有效治疗后可迅速愈合,遗留浅在性萎缩瘢痕。硬下疳发生2～3周后,梅毒血清反应开始呈阳性。

口腔下疳较多发生于唇舌部,初起无自觉症状,1～2周后逐渐隆起,呈单发性软骨样圆形硬结,表面轻度糜烂,光滑或有薄痂,界限清楚,无疼痛,1～2周内引起颏下、颌下淋巴结肿大。

(2)二期梅毒:一期梅毒没有治疗或治疗不彻底的,一般在感染后7～10周或硬下疳出现后6～8周,梅毒螺旋体由淋巴系统进入血液循环形成菌血症,引起多处病灶,称为二期梅毒。可侵犯皮肤、黏膜、骨骼、内脏、心血管与神经系统,而以皮肤及黏膜损害为主。二期梅毒在发疹前可有流感样综合征(头痛,低热,四肢酸痛等),这些前驱症状持续3～5日,皮疹出后即消退。皮疹类型多样,可单独或合并出现,分布广泛对称。皮疹一般无自觉症状,不经治疗持续数周可自行消退。最常见的皮疹是斑疹性梅毒疹和丘疹性梅毒疹。本期的感染力强,血清反应强阳性。

黏膜损害多见于口腔、咽喉部,表现为黏膜斑或黏膜炎。

口腔最常见的是梅毒黏膜斑,好发于唇内侧、舌腹、软腭、舌腭弓、悬雍垂,典型的黏膜斑表现为灰白色微隆起的圆形、椭圆形或环形斑块,有浅糜烂,上覆灰白色渗出物,不易拭去,边缘有一暗红色晕,略有浸润,疼痛不明显。黏膜斑可单独发生于口腔,亦可与皮肤梅毒疹同时发病。

梅毒性黏膜炎,多发生于悬雍垂、软腭、舌腭弓、磨牙区颊黏膜。主要表现为黏膜弥漫性充血、红肿,可有糜烂。喉部损伤如果累及声带,可有声音嘶哑或失声。

(3)三期梅毒:三期梅毒系早期梅毒未经过治疗或治疗不充分,潜伏2～4年后约1/3患者发生,可累及皮肤、黏膜、骨、内脏,尤其心血管及中枢神经系统,危及生命。晚期梅毒的共同特点为:损害数目少,破坏性大,不对称分布,愈后遗留萎缩性瘢痕;客观症状重而主观症状轻;损害内梅毒螺旋体很少,传染性小或无传染性;梅毒血清反应阳性率低。

1)三期黏膜梅毒主要发生于口腔和鼻腔:

①三期梅毒舌炎——硬化性舌炎(间质性舌炎):多见于中老年男性,在下疳出现后的数年到十几年,逐渐发展成硬化性舌炎,起初舌背部出现直径1～1.5cm乳头萎缩区,呈光滑充血,渐扩大至整个舌背,舌体呈实质性增厚,按之发硬,舌运动受影响,舌面呈灰白色。舌正中可有一条纵向深约1cm的沟,其两侧有长短不一的浅沟。此时,常在萎缩黏膜及舌的纤维变的基础上,并发白斑,其癌变率高于其他类型的白斑。

②树胶肿:典型晚期梅毒损害,是三期梅毒所发生的肉芽组织,开始时为小硬结,逐渐增大,中心逐渐软化,发生溃疡,排出血性脓液并逐渐变深及扩大,而形成肾形或马蹄形的穿凿溃疡。主要发生在皮肤黏膜,也可发生于骨骼、内脏器官和脑组织中。黏膜主要有舌树胶肿和腭树胶肿,前者好发于舌背,单个或数

个浸润性结节,逐渐扩大,呈暗红色隆起肿块,久之,表面溃疡穿孔,流出稠如树胶脓汁,愈合后形成凹陷性萎缩瘢痕。全程疼痛不明显,是其特征之一。后者可发生于硬软腭交界处,或舌腭弓附近,造成口腔与鼻腔穿通或软组织缺损,使发音、吞咽受影响。自觉症状轻微,如累及骨膜则感疼痛。鼻中隔亦常形成树胶肿,累及骨膜和骨质出现鼻中隔穿孔和鞍鼻形成。

2)三期梅毒皮损:

①结节性梅毒疹:呈直径2mm或更大的红褐色或铜红色结节,质硬,有浸润,簇集状排列,上覆粘连性鳞屑或痂皮,顶端坏死软化形成糜烂及溃疡,不对称地发生于头、肩胛、背及四肢伸侧等处,自觉症状轻,愈后留有瘢痕及色素沉着或减色斑。

②梅毒性树胶肿:起初为深在性皮下结节,逐渐增大与皮肤粘连形成暗红色浸润性斑块,中间软化破溃流出黏稠树胶状脓汁,破坏性最大,可继续扩大呈圆形或椭圆形,边界清楚,溃疡壁垂直向下,边缘整齐呈紫红色,因一边愈合另一边继续发展可形成肾形或马蹄形溃疡。

③近关节结节:较为少见,为发生于肘、膝、髋关节附近的豌豆至胡桃大圆形或卵圆形结节,质硬,对称分布。

3)三期骨梅毒常见为长骨骨膜炎,其次为对称发生于扁骨(如颅骨)的树胶肿,可形成死骨及皮肤溃疡。

4)三期内脏梅毒以心血管梅毒常见,也可累及其他任何内脏。主要表现为主动脉炎,进一步发展成主动脉瓣闭锁不全、主动脉瘤等。肝树胶肿次之,胃肠道、呼吸及泌尿生殖系统损害少见。

5)三期神经梅毒:主要为脊髓痨及麻痹性痴呆。

2.先天梅毒

(1)早期先天梅毒(2岁以内,大多在出生后3周～3个月)其症状大体与后天二期梅毒相似,口腔损害主要表现为黏膜斑,传染性强,口周梅毒疹可呈弥漫性浸润或发生皲裂,最后残留于口角处放射状瘢痕。

(2)晚期先天梅毒(2岁以后,一般在5～7岁至青春期间出现损害)与后天三期梅毒相似,为树胶肿损害,此外常影响恒牙发育,表现为桑葚牙和半月形牙。

【诊断】

1.实验室检查

(1)梅毒螺旋体检查:适用于早期梅毒皮肤黏膜损害。

1)暗视野显微镜检查:可见有活动的梅毒螺旋体。

2)免疫荧光染色或直接荧光抗体试验:在荧光显微镜下可见绿色的梅毒螺旋体。

3)银染:螺旋体染成棕黑色,但与非致病性螺旋体不能鉴别。

(2)血清学试验

1)非梅毒螺旋体抗原血清试验:本试验敏感性高而特异性较低。包括性病研究实验室试验(VDRL)、血清不加热反应素玻片试验(USR)和快速血浆反应素试验(RPR)。

2)梅毒螺旋体抗原血清试验:这种试验敏感性和特异性均高。包括荧光螺旋体抗体吸收实验(FTA-ABS)、梅毒螺旋体血凝实验(TPHA)和梅毒螺旋体被动颗粒凝集试验(TPPA)。

2.诊断依据

梅毒的诊断必须慎重,根据详细而确切的病史、全身各系统的检查及可靠的实验室检查结果进行诊断。

(1)一期梅毒的诊断依据:①有不洁性交史。②潜伏期3周左右。③典型症状:外生殖器单个无痛性下疳。④实验室检查:查出梅毒螺旋体。⑤梅毒血清试验阳性。

（2）二期梅毒的诊断依据：①有不洁性交史或下疳史，病程 2 年以内。②多种皮疹伴全身淋巴结肿大和早期流感症状。③实验室检查：找到梅毒螺旋体。④梅毒血清试验强阳性。

（3）三期梅毒诊断依据：①2 年前有一期或二期梅毒感染史。②三期梅毒的临床表现。③梅毒血清试验：非梅毒螺旋体抗原试验大多阳性，亦可阴性，梅毒螺旋体抗原试验为阳性。④组织病理检查：三期梅毒的组织病理变化。

（4）先天性梅毒的诊断依据：①其母有梅毒病史。②有典型症状和体征。③实验室检查到苍白螺旋体（TP）。④梅毒血清试验阳性。

【治疗】

治疗原则：要明确诊断，及早治疗，剂量足够，疗程规范，治疗后要定期观察。

1.早期梅毒（包括一期、二期及早期潜伏梅毒）

（1）苄星青霉素 G 240 万 U，分两侧臀部肌注，1 次/周，共 2～3 次；或普鲁卡因青霉素 G，80 万 U，1 次/天，肌注，连续 10～15 天，总量 800 万～1200 万 U。

（2）对青霉素过敏者，可用盐酸四环素，或多西环素，或红霉素。

2.晚期梅毒（包括三期皮肤、黏膜、骨骼梅毒，晚期潜伏梅毒或不能确定病期的潜伏梅毒）及二期复发梅毒

（1）苄星青霉素 G，240 万 U，分两侧臀部肌注，1 次/周，连续 3 周，共 3 次，总量 720 万 U；或普鲁卡因青霉素 G，80 万 U，1 次/天，肌注，连续 20 天为一疗程。

（2）对青霉素过敏者，可用盐酸四环素或多西环素或红霉素。

3.先天梅毒（胎传梅毒）

（1）早期先天梅毒（2 岁以内）：水剂青霉素 G，依据出生年月，选择不同的剂量。或普鲁卡因青霉素 G。

（2）晚期先天梅毒（2 岁以上）：①水剂青霉素 G，20 万～30 万 U/(kg·d)，每 4～6 小时 1 次，静脉注射或肌注，连续 10～14 天。或普鲁卡因青霉素 G，5 万 U/(kg·d)，肌注，连续 10～14 天为一疗程。②对青霉素过敏者，可用红霉素治疗。

4.疗后随访及判愈标准

梅毒经充分治疗，应随访 2～3 年。第一年每 3 个月复查 1 次，以后每半年复查 1 次。如在疗后 6 个月内血清滴度未有 75％下降，应视为治疗失败，或再感染。一期梅毒在 1 年以内、二期梅毒在 2 年以内的多数病人可转阴。少数晚期梅毒血清持续在低滴度上（随访 3 年以上）可判为血清固定。

三、淋病

淋病是由淋球菌引起的泌尿生殖系统的化脓性感染，也可侵犯眼睛、咽部、直肠和盆腔等处以及血行播散性感染，是常见的性传播疾病之一。

【病因】

淋病双球菌，又称奈瑟淋球菌（1879 年 Neisser 首先发现），革兰染色阴性，急性期时淋球菌多在白细胞内，慢性期则在白细胞外。淋球菌对未破损的皮肤不易感染，但对未破损的黏膜可引起感染，尤其对柱状上皮细胞及移形上皮细胞的黏膜有特殊亲和力，因此，易窝贮并侵犯泌尿、生殖系统。

人是淋球菌的唯一天然宿主，淋病患者是传播淋病的主要传染源，淋病主要通过不洁性交而传染，但也可以通过非性接触途径传播。性接触传播是淋病的主要传染形式，成人淋病几乎都是通过性交感染。非性接触传播通过污染的衣裤、床上用品、毛巾、浴盆、马桶等间接感染；新生儿淋菌性眼炎多通过淋病母体产道感染引起的。妊娠妇女患淋病,可以引起羊膜腔内感染及胎儿感染,此外还可以通过医务人员的手和器具引起医源性感染。

【临床表现】

1.男性淋病   急性淋病开始主要表现为急性尿道炎,尿道口充血、肿胀,轻微烧灼感及发痒,稀薄透明黏液流出,排尿不适,出现淋丝。约2天后,症状加剧,尿道外口红肿、外翻、溢脓,并有尿痛、排尿困难等刺激症状,及夜间疼痛性勃起、尿频、急性尿潴留。如治疗不彻底,使病程转为慢性。如患者体质虚弱,病情一开始就呈慢性经过,多为前、后尿道合并感染,好侵犯尿道球部、膜部及前列腺部。临床表现尿道常有痒感,排尿时有灼热感或轻度刺痛,尿流细,排尿无力,滴尿。多数患者于清晨尿道有少量浆液痂封口,若挤压阴部或阴茎根部常见稀薄黏液溢出。尿液基本清晰,但有淋丝。淋菌性尿道炎可有各种合并症,20%可无症状。

2.女性淋病   女性原发性淋球菌感染主要部位为子宫颈,淋病性宫颈炎患者早期常无自觉症状,因而,潜伏期难以确定。宫颈充血,触痛,脓性分泌物的增多,常有外阴刺痒和烧灼感,偶有下腹痛及腰痛。这些非典型的症状使患者往往不去就诊治疗,因而成为主要的传染源。淋菌性尿道炎常于性交后2~5天发生,尿道口充血,有触痛及脓性分泌物,有轻度尿频、尿急、尿痛,排尿时有烧灼感,按压尿道有脓性分泌物;淋菌性前庭大腺炎常为单侧,在腺体开口处红肿,剧痛,严重时可形成脓肿。女性淋病的主要合并症有淋菌性盆腔炎,如急性输卵管炎、子宫内膜炎等,60%可无主观症状。

3.淋菌性口炎、咽炎   见于口交及滥交史的患者。由于口腔前部黏膜在未受损伤的状态下对淋球菌具有抵抗力,因而较少见。但可出现在舌、颊、龈、口底,表现多无特异性,为黏膜充血、发红,有2~3cm大小浅表溃疡,覆盖黄白色假膜,假膜易于擦去而呈现出血性创面。淋菌性咽炎表现为咽部广泛出血,可分3型:Ⅰ型为扁桃体、悬雍垂呈弥漫发红肿胀,伴小水疱、小脓疱,类似链球菌感染症;Ⅱ型为红斑症候,类似病毒感染症;Ⅲ型通常缺乏自觉症状,可于局部检出淋球菌。

【诊断】

淋病必须根据病史、体检和实验室检查结果进行综合分析,慎重作出诊断。

1.涂片   镜下可见大量多形核白细胞。多个多形核白细胞内可见数量不等的革兰阴性双球菌。此法对女性患者检出率低。

2.培养   可出现典型菌落。氧化酶试验阳性。取典型菌落做细菌涂片可见到革兰阴性双球菌。

【治疗】

1.治疗原则   应遵循及时、足量、规则用药的原则,根据不同的病情采用相应的治疗方案。性伴侣如有感染应同时接受治疗。治疗后应进行随访。

2.治疗方案   可选用头孢曲松、环丙沙星、氧氟沙星等。口腔局部可选用抗生素擦剂或消炎类含漱剂等。

四、尖锐湿疣

尖锐湿疣(CA)又称生殖器疣,是由人乳头瘤病毒(HPV)所致的皮肤黏膜良性赘生物,主要通过性接触传染,少数通过间接接触传染,是我国目前常见的性传播疾病之一,与生殖器癌的发生密切相关。

【病因】

病原体为人乳头瘤病毒,迄今已发现77种,主要感染上皮,人是唯一宿主,引起尖锐湿疣的主要类型为HPV 1、2、6、11、16、18、31、33及35型等。HPV感染通过性接触传播,接触部位的小创伤可促进感染,三种鳞状上皮（皮肤、黏膜、化生的）对 HPV 感染都敏感。每一型 HPV 与特殊的临床损害有关，且对皮肤或黏膜鳞状上皮各有其好发部位。当含有比较大量病毒颗粒的脱落表层细胞或角蛋白碎片进入易感上皮裂隙中时，感染就可能产生，它可因直接接触或少见的自动接种或经污染的内裤、浴盆、浴巾、便盆感染。

【临床表现】

本病好发于男性的包皮内、冠状沟，女性的阴蒂、阴唇，及会阴和肛周等部位。病初为淡红或污红色粟状大小赘生物，性质柔软，顶端稍尖，逐渐长大或增多。可发展成乳头状或蕈状，基底稍宽或有蒂，表面有颗粒。在肛门部常增大，状如菜花，表面湿润或有出血，在颗粒间常积存有脓液，散发恶臭气味，搔抓后可继发感染。位于湿度较低干燥部位的生殖器疣，损害常小而呈扁平疣状。位于湿热湿润部位的疣常表现为丝状或乳头瘤状，易融合成大的团块。

口腔尖锐湿疣多有口交史，好发于口周的皮肤黏膜交界处和舌尖、舌系带，也可累及颊、唇、腭、牙龈等，表现为细小淡红色丘疹，表面凹凸不平，易发生糜烂，触之易出血。也可表现为单个或多个小结节，融合成乳头状、菜花状赘生物，有蒂或无蒂，周围可有卫星状损害。在口周皮肤胡须部位的疣常因为剃须而扩散，呈片状。

【诊断】

1.有不洁性交史、配偶感染史或间接感染史。

2.有尖锐湿疣的形态学表现。

3.大部分患者无自觉症状，仅少数患者有痒感、异物感、压迫感、疼痛感、出血或女性白带增多。

4.醋酸白试验或甲苯胺蓝试验阳性。

5.实验室检查：皮损活检有 HPV 感染特征性空泡细胞的病理学变化，必要时皮损活检中抗原或核酸检测显示有 HPV。

【治疗】

1.局部药物治疗

(1)0.5％足叶草毒素酊：外用，2 次/天，连用 3 天，停药 4 天，为一疗程。可用 1～3 个疗程。任何部位的尖锐湿疣，包括男性尿道内及女性阴道内的尖锐湿疣均可用此药，效果好。本品有致畸作用，孕妇禁用。

(2)10％～25％足叶草酯酊：外用，每周 1 次，搽药 2～4 小时后洗去，注意保护损害周围的正常皮肤、黏膜，用药 6 次未愈则应改用其他疗法。本品有致畸作用，孕妇禁用。

(3)50％三氯醋酸溶液：外用，每日 1 次，通过对蛋白的化学凝固作用而破坏疣体。注意保护损害周围正常皮肤和黏膜。用药 6 次未愈则应改用其他疗法。

(4)5-氟尿嘧啶(5-Fu)软膏：外用，每日 1 次，勿接触正常皮肤和黏膜。孕妇禁用。

2.物理疗法 激光治疗、冷冻治疗或电灼治疗。

3.手术治疗 适用于单发或巨大尖锐湿疣。

4.全身疗法 可用干扰素、IL-2 和抗病毒药物。

五、艾滋病

艾滋病是获得性免疫缺陷综合征（AIDS）的简称，是由人类免疫缺陷病毒（HIV）引起的人体细胞免疫功能缺陷，导致一系列条件致病微生物感染和恶性肿瘤发生的传染病，病死率高，预后差。

【病因】

HIV 属逆转录病毒，分 HIV1 型和 HIV2 型，世界范围内的流行主要由 HIV1 型所致。HIV 是一种不耐高温的脆弱病毒,离开人体不易生存,对热和一般消毒剂敏感,在 56℃ 下经 30 分钟可灭活,但对紫外线不敏感。

HIV 侵入人体后主要是 CD4 细胞的衰竭,免疫系统多种免疫细胞不同程度受损,导致广泛的免疫异常,因而促进并发各种严重的机会性感染和肿瘤。而免疫细胞的改变包括数量变化及功能改变。

艾滋病病人和无症状带毒者为该病的传染源。HIV 存在于人的体液及分泌液,包括血液、精液、子宫阴道分泌液中。主要通过性接触、血液和母婴传播,其传播的有效性依次为:血液传播、母婴垂直传播、性传播,但各国何种传播途径为主有很大的差别。日常生活的一般接触以及蚊虫叮咬不造成传播,但在口腔黏膜炎症、出血、破溃等状态下的接吻是不安全的行为。

【临床表现】

HIV1 型感染潜伏期分 2 个阶段。窗口期:指从感染 HIV 到抗体形成的时间,2～3 个月,很少超过 7 个月;潜伏期:指从感染 HIV 到出现艾滋病症状和体征的时间,一般 2～15 年,平均 8～10 年,但也可短至数月,长至 20 年。根据卫生部《性病诊断标准及处理原则》(2000 年 2 月),HIV 感染后可分为急性 HIV 感染、无症状 HIV 感染及 AIDS 三期。

1.急性 HIV 感染　10％～15％患者在感染 1～6 周后可出现一些非特异性的症状和体征,如发热、出汗、乏力、不适、肌痛、厌食、恶心、腹泻、咽痛等似流感样症状,许多病人可有头痛、畏光及虚性脑膜炎。20％～25％病人躯干可有出疹,如斑丘疹、玫瑰疹或荨麻疹。除无菌性脑膜炎外,少数病人可有神经系统症状,如脑膜脑炎、周围神经炎及急性多发神经炎。体检可发现颈、枕或腋窝淋巴结肿大,皮疹及肝、脾肿大,口腔及食管溃疡等。

2.无症状 HIV 感染　所有 HIV 感染者都有无症状期。此期无任何临床症状。但血中可检出病毒及其包膜及核心蛋白抗体。此期具传染性,此阶段可持续 2～15 年或更久。持续性全身淋巴结肿大(PGL)是指腹股沟以外 2 个或多个位置的淋巴结肿大,持续时间最短 3 个月,淋巴结活组织检查为滤泡增生而无特殊病原。体检常发现对称、可活动、有弹性的淋巴结,大小为 0.5～2cm,常无疼痛及触痛。最常涉及的淋巴结为颈前、颈后、颌下、枕及腋窝淋巴结,肱骨内上髁及股淋巴结也可肿大,纵隔及肺门淋巴结也可受累。

随着病毒不断增多,开始出现倦怠感,发热持续不退,食欲不振和原因不明的体重减轻,继而出现腹泻、盗汗、淋巴结肿胀(首先腋下、股部等)等全身症状。当 HIV 侵犯中枢神经系统时,常出现痴呆、健忘等症状。如果仅具有病毒抗体,而没有 AIDS 的特有的机会感染等症状时,称 AIDS 相关症候群(ARC)以及持续性全身淋巴结肿大(PGL)。HIV 感染后经过 2～5 年最终发展成 AIDS 者具有 10％左右,ARC 30％左右,而无症状的 HIV 携带者占 60％左右,从 ARC 发展成 AIDS 者占 15％左右,所以大量患者为无症状的携带者。

3.艾滋病　其临床表现可遍及每一系统,主要表现为非肿瘤表现及艾滋病相关恶性肿瘤两部分。前者的原因是多样的,可由 HIV 感染本身所致,也可由自身免疫、内分泌变化、治疗药物的副作用引起,但最多见的是机会感染所致:病毒性感染症,包括巨细胞病毒、单纯疱疹病毒等感染;细菌性感染,如非典型抗酸菌症等;真菌感染症,如念珠菌病;原虫、寄生虫感染,如卡氏肺孢子虫性肺炎。相关肿瘤主要为 Kaposi 肉瘤及淋巴瘤。

【艾滋病的口腔表现】

艾滋病的口腔表现为该病的主要诊断指征之一,大多数艾滋病患者均有口腔表现,在发展到艾滋病期之前 4 年内可单独出现口腔表现,并首先就诊于口腔科。1992 年 9 月,世界卫生组织在伦敦会议制定的最新分类标准将 HIV 感染相关的口腔损害分为 3 类:

第一类:与 HIV 感染密切相关的口腔病变

1.白色念珠菌病

(1)红斑型白色念珠菌病:多发生在上腭及舌背部黏膜的红色区域,偶见颊黏膜,但颊黏膜红斑型白色念珠菌病和 HIV 感染关系最为密切。

(2)假膜型白色念珠菌病:在充血或正常的口腔任何部位的黏膜上可见乳白色或浅黄色斑块,斑块可以擦除。

(3)口角炎:口角放射状条纹,有时伴有小的白色斑。

(4)增生型白色念珠菌病:表现为不能去除的白色斑块,常见部位为颊黏膜,非艾滋病的增生型白色念珠菌病好发于口角区、上腭及舌背。

口腔白色念珠菌病发生在艾滋病确诊之前,口腔白色念珠菌病先于咽部及食管白色念珠菌病。

2.口腔毛状白斑(OHL)　毛状白斑是艾滋病患者及 HIV 感染者晚期最常见的病损,是免疫功能低下的先兆。OHL 是常发生在双侧舌缘的白色斑块,表面不规则,表现为皱褶和突起,和毛发相似,有时可扩展到舌背或舌腹部。OHL 很少发生在口腔其他部位。病损可培养出白色念珠菌,涂片 PAS 染色可见白色念珠菌菌丝,但大量抗真菌治疗病损并不消失。研究证明,OHL 是 HIV 感染者和艾滋病患者由 EB 病毒引起的一种机会感染。

3.牙周病

(1)牙龈线形红斑:又称艾滋病相关龈炎(HIV-G)。游离龈缘呈明显的火红色线状充血,附着龈可有点状红斑。

(2)艾滋病相关牙周炎(HIV-P):可以由牙龈线性红斑发展而来,也可能在初诊时已形成牙周炎。进展迅速,但牙周袋不深。

(3)急性坏死性溃疡性龈炎(ANU-G):牙龈红肿,牙龈边缘及龈乳头黄灰色坏死,疼痛、出血。

(4)坏死性溃疡性牙周炎(ANU-P):症状同 ANU-G 相似,但以软组织缺损为特点,是由坏死和溃疡造成的。

4.口腔 Kaposi 肉瘤　好发于牙龈和腭部,呈单个或多个斑块或结节型,浅红色或浅蓝色,初起病变平伏,逐渐高出黏膜,颜色变深,可以分叶、溃烂或出血,组织病理显示交织在一起的梭形束及丝状的内皮组织和非典型的血管改变。

5.非霍奇金淋巴瘤　固定而有弹性的红色或紫色肿块,表面可有溃疡,常伴有颈、锁骨上淋巴结肿大。牙龈、上腭及咽部为好发部位。

第二类:与 HIV 感染有关的口腔病变

包括非特异性溃疡、涎腺病、血小板减少性紫癜、病毒感染(HSV、HPV、HZV)、坏死性口炎。

第三类:可见于 HIV 感染的口腔病变

包括细菌感染(伊氏放线菌、大肠埃希杆菌等)、上皮样血管瘤病、猫抓病、药物反应(溃疡、多形红斑等)、白色念珠菌以外的真菌感染、神经病变(面瘫、三叉神经痛)、复发性阿弗他口炎、病毒感染。

【诊断依据】

1.接触史

(1)同性恋或异性恋有多个性伴侣史,或配偶、性伴侣抗 HIV 抗体阳性。

(2)静脉吸毒史。

(3)输入过未经抗 HIV 抗体检测的血液。

(4)用过受 HIV 污染的血液制品。

(5)与 HIV/AIDS 患者有密切接触史。

(6)有过梅毒、淋病、非淋菌性尿道炎等性病史。

(7)由 HIV 抗体阳性的孕妇所生的。

2.临床表现

(1)原因不明的免疫功能低下。

(2)持续不规则低热 1 个月以上。

(3)持续原因不明的全身淋巴结肿大(淋巴结直径大于 1cm)。

(4)慢性腹泻多于 4～5 次/天,3 个月内体重下降大于 10%。

(5)合并有口腔念珠菌感染、巨细胞病毒感染、疱疹病毒感染、进展迅速的活动性肺结核、Kaposi 肉瘤、淋巴瘤等。

(6)中青年患者出现痴呆症。

3.实验室检查

(1)抗 HIV 抗体阳性,经确诊试验证实者。

(2)CD4 淋巴细胞总数小于 2×10^5/L 或为(2～5)$\times10^5$/L。

(3)CD4/CD8 小于 1。

(4)周围血 WBC、Hb 下降。

(5)β_2 微球蛋白水平增高。

(6)可找到上述各种合并感染的病原体依据或肿瘤的病理依据。

【普通治疗】

对急性 HIV 感染和无临床症状的 HIV 无需特殊药物治疗,只需注意休息,加强营养和劳逸结合,但要避免传染他人。对于 AIDS 患者主要针对病原学和各种合并症的治疗,也包括支持、免疫调节和心理治疗。

1.加强营养　AIDS 患者常因发热、口腔念珠菌病或疱疹性病毒感染,不能很好进食而至营养不良,已是免疫功能低下,再加上营养不良更容易引起结核等并发症,因此要建议高蛋白饮食。

2.病原学的治疗　目前最常见的是 AZT(叠氮胸苷)、DDI(双脱氧肌苷)和 DDC(双脱氧胞苷),均可抑制逆转录酶,阻断 HIV 在细胞内的复制,可联合使用。

3.免疫调节药物　干扰素、白细胞介素-2(IL-2)、丙种球蛋白、中药。

4.各种合并症治疗　机会感染的治疗同一般感染性疾病,无特殊;对发展较快的 Kaposi 肉瘤可用长春新碱或长春花碱、博来霉素或阿霉素联合治疗。

【口腔对症治疗】

1.使用抗真菌药　可局部涂制霉菌素加甘油,或口服伊曲康唑,或氟康唑。用碱性含漱剂每日 4 次含漱。为防止复发,常采用维持治疗。

2.毛状白斑　局部使用维甲酸和抗真菌剂,也可以采用高效抗病毒药配合治疗。

3.Kaposi 肉瘤　采用手术切除、烧灼刮治或冷冻治疗,可同时配合放、化疗。

4.口腔疱疹　可用阿昔洛韦 200～800mg/d,口服,连续 5 天,或 5～10mg/kg 连续静脉滴注 5～7 天。伴生殖器疱疹者,疗程可延长至 10 天。

5.AIDS 相关牙周病　可进行常规洁治或刮治术,注意动作轻柔,术前术后可以口服抗生素防治机会感染。

(黄凯良)

第九章　口腔颌面部感染性疾病

第一节　牙槽脓肿

牙槽脓肿是指牙周或根尖周组织的化脓性炎症,以牙髓的感染经根尖扩展而来多见。

【临床表现】

1.就诊时常表情痛苦,但全身症状较轻,严重者可有乏力、发热、失眠、烦躁等全身症状。

2.病变区患牙的前期症状如持续性、搏动性痛,自感患牙伸长或松动,牙周炎反复发作。局部检查龋齿,残根,折裂,畸形中央尖,死髓牙病史及治疗情况。

3.病变区牙根方前庭沟变浅,黏膜充血水肿,触痛明显,可扪及波动感,感染可波及周围的软组织而出现肿胀、压痛,引流区淋巴结可出现肿胀压痛。

【诊断要点】

牙根方前庭沟变浅,黏膜充血水肿,触痛明显,可扪及波动感,感染可波及周围的软组织而出现肿胀、压痛,引流区淋巴结可出现肿胀压痛。

【鉴别诊断】

牙周脓肿:有较深的牙周袋,而患牙一般无龋,牙髓多有活力,脓肿一般局限于牙周袋壁较近的龈缘,疼痛相对较轻,牙齿的松动明显,消肿后仍然松动,叩痛相对较轻而侧向叩痛明显;X线可见牙槽骨有破坏,可有骨下袋,病程相对较短。

【治疗原则】

对于有脓肿形成者应及时切开引流,必要时可全身给予抗生素及止痛药物,待炎症缓解后处理病灶牙。

【手术操作规范与技巧】

1.手术程序

(1)切口:位于患牙根方龈颊沟的黏膜上,长1～2cm。

(2)切开黏膜、黏膜下直至骨面。

(3)血管钳钝分离至脓腔,反复撑开血管钳几次,引出脓液。

(4)放置橡皮引流条,引流条放置应遵循"一通到底"的原则,避免堵塞引流通道。

(5)根据脓液的部位局麻下用尖刀片切开直达脓肿的深部,使脓液可以充分引流,切开后冲洗脓腔并放置橡皮引流条。

2.注意事项

(1)应在有脓液时行切开引流,过早地切开引流会使创口出血较多且易引起疼痛。

(2)引流条放置不应过深,以免掉入创口后容易被遗忘。应嘱患者刷牙及进食时注意保持引流条位置。

【围手术期处理】

1.应嘱患者 2 日后复诊,复诊时根据脓肿消退情况决定拔除或更换引流条。

2.切开引流数日内应嘱患者用温盐水或漱口剂含漱。

3.待症状缓解后处理患牙。如能保留者,行根管治疗;不能保留者行患牙拔除。

（侯　伟）

第二节　智齿冠周炎

智齿冠周炎是指智齿萌出不全或阻生时、牙冠周围的软组织发生的炎症,临床上以下颌智齿冠周炎多见,下颌智齿冠周炎多见于青壮年,是口腔颌面部常见的感染性疾病。

【临床表现】

1.急性期可有畏寒,发热头痛,全身不适,食欲减退及大便秘结,外周白细胞总数可有升高,中性粒细胞比例上升;慢性智齿冠周炎往往全身症状不明显。

2.局部可有口腔不洁,口臭,舌苔变厚;患牙龈袋处有脓性分泌物溢出。大部分病员可见智齿部分萌出,如为低位阻生或冠周牙龈肿胀时,需用探针才能探及阻生的牙齿及盲袋。

3.冠周的软组织红肿,表面黏膜糜烂,有触痛,常有明显的张口受限,偶可见冠周脓肿形成。

4.邻牙远中可出现龋损及食物嵌塞,患侧颌下淋巴结可出现肿胀、疼痛。

5.可有面颊瘘,也可能在相当于第 1 磨牙颊侧黏膜转折处的骨膜下形成脓肿并破溃成瘘,智齿冠周炎可引起咬肌间隙和翼下颌间隙感染,亦可导致颊间隙、下颌下间隙、口底间隙、咽旁间隙的感染。

【诊断要点】

根据病史、临床症状和检查所见,一般不难作出诊断。探诊可明确未萌出牙的存在,X 线摄牙片可进一步明确阻生牙的位置,与邻牙及下颌的关系。对于慢性冠周炎、长期张口受限者,可摄下颌骨后前位片排除骨髓炎的可能。

【鉴别诊断】

1.第 2 磨牙的根尖周炎　阻生牙常导致第 2 磨牙远中龋损进而引起第 2 磨牙的根尖周炎。但此时第 2 磨牙冠周组织红肿不明显,一般也会出现严重的张口受限,叩诊时第 2 磨牙可出现明显疼痛。

2.下颌第 1 磨牙根尖周炎　冠周炎引起下颌第 1 磨牙颊侧瘘管,要注意与下颌第 1 磨牙根尖周炎相鉴别,下颌第 1 磨牙的根尖周炎常有牙体、牙周病史及临床表现,叩诊时出现明显疼痛,而智齿的冠周红肿不明显。

3.第 3 磨牙区的恶性肿瘤　第 3 磨牙区的恶性肿瘤常常也会引起该区的肿胀,黏膜溃烂疼痛,但冠周炎发病年龄较轻,起病急,给予局部处理及全身抗炎后,症状可明显好转而至痊愈;而恶性肿瘤则起病相对缓慢,症状常进行性加重,抗炎治疗效果不佳,必要时可切取活检进行排除。

【治疗措施】

1.治疗原则　早期的诊断和及时治疗是十分必要的。在急性期应给予局部的消炎止痛及全身的支持抗感染,当炎症控制或转为慢性后,应及早处理阻生牙,及时拔除或行切龈治疗。

2.治疗方案

(1)急性炎症期的冠周冲洗,可采用2%双氧水+0.1%洗必泰+0.9%生理盐水冲洗冠周盲袋,直至溢出清亮为止,擦干局部,在盲袋内引入碘甘油少许,每日2次,并注意口腔卫生。

(2)一旦形成冠周脓肿,应及时切开并放置橡皮引流条。

(3)待急性炎症消退后,对于牙位较正、有足够萌出位置并能与对颌形成咬合者,可以在局麻下切除阻生龈瓣,消除盲袋。

(4)对于下颌智齿牙位不正,无足够间隙萌出,及无对颌牙或与对颌不能形成咬合者,应待炎症控制后行下颌智齿拔除术。

(5)急性炎症期在进行局部治疗的同时,可给予支持抗感染治疗。

【围手术期处理】

并发面颊瘘或第1磨牙颊侧瘘管者,在拔牙后多会在1~2周内消退,如不能消退,应行瘘道切除或刮治术,刮尽感染组织。如有下颌骨边缘性骨髓炎,则应行下颌骨刮治术。

（侯　伟）

第三节　疖、痈

颌面部疖、痈是常见病,它是皮肤毛囊及皮脂腺周围组织的一种急性化脓性感染。发生在一个毛囊及所属皮脂腺者称疖;相邻多个毛囊及皮脂腺累及者称痈。由于颜面部局部组织松软,血运丰富,静脉缺少瓣膜且与海绵窦相通,如感染处理不当,易扩散逆流入颅内,引起海绵窦血栓性静脉炎、脑膜炎、脑脓肿等并发症。尤其是发生在颌面部的"危险三角区"内更应注意。

【临床表现】

1.疖　多见于青壮年,以男性多见,特别是皮脂腺代谢旺盛者,可反复发作。初起为皮肤上有红、肿、痛小硬结或锥形隆起,触痛,形成脓肿后,硬结周围发红,顶部出现黄白色脓头。常自觉局部发痒、烧灼感及跳痛,脓头逐渐自行破溃,有少许脓液排除,疼痛减轻。或脓头成为一个脓栓,与周围组织分离、脱落,炎症逐渐消退,创口自行愈合。如搔抓、挑刺或挤压,以及不恰当的处理(如热敷、药物烧灼腐蚀和切开等)可使炎症扩散,使局部红肿和痛范围增大,伴发局部蜂窝组织炎或变成痈。

2.痈　痈好发于皮肤较厚的唇部,又称唇痈,上唇多于下唇,男性多于女性。痈可先是一个疖,也可开始即为几个毛囊受累,形成迅速增大的紫红色炎性浸润硬块,感染波及皮下的筋膜层及肌层,出现局部蜂窝织炎。在明显肿胀的唇部皮肤与口唇黏膜上出现多数剧烈疼痛的黄白色脓头,多数脓栓脱落后的蜂窝状腔洞。常常各个腔洞之间皮肤、黏膜或皮下组织也逐渐坏死,致整个痈的病变区中央上皮组织均坏死脱落,形成较大坏死创面,故痈痊愈后局部可遗留瘢痕。痈感染未控制可向四周和深部发展,并发颅内及全身感染。

【诊断要点】

1.根据典型临床表现可以做出诊断　疖多见于青壮年,以男性多见,特别是皮脂腺代谢旺盛者,可反复发作。初起为皮肤上有红肿、痛小、便结,或锥形隆起,触痛;2~3日后随着炎症中央组织坏死、溶解而形成脓肿,可以自愈。

痈好发于皮肤较厚的唇部,上唇多于下唇,男性多于女性。痈可先是一个疖,也可开始即为几个毛囊受累,形成迅速增大的紫红色炎性浸润硬块。在明显肿胀的唇部皮肤与口唇黏膜上出现多数剧烈疼痛的黄白色脓头,破溃后溢出脓血样分泌物,经较长时间后,多数脓栓脱落后形成蜂窝状腔洞;常常各个腔洞之间皮肤、黏膜或皮下组织也逐渐坏死,形成较大组织坏死创面,故痈痊愈后局部可遗留瘢痕;痈感染未控制可向四周和深部发展。

2.穿刺 穿刺脓液可以明确诊断,同时为药敏和脓培养创造条件。

【治疗措施】

（一）治疗原则

1.局部与全身治疗并重,无显著全身症状时应注意局部治疗。

2.药物治疗为主。

（二）术前准备

1.手术指征 查体有脓肿形成,或穿刺出脓液。

2.常规准备

（1）口腔消毒。

（2）用抗生素前抽取标本进行脓、血培养。

（三）治疗方案

1.全身支持疗法应注意卧床休息,加强营养。高热、失水及中毒症状明显者应输液、补充维生素或小剂量输血。高热不退,可采用物理降温或人工冬眠。

2.疖痈合并败血症或脓毒血症后会导致致命的严重并发症,应积极采取综合措施,必要时行气管切开术以利分泌物的抽吸及改善缺氧状态。

3.海绵窦血栓性静脉炎及脑膜炎,除以上处理外,应加强抗生素应用,必要时可给以激素或抗凝药物,以缓解颅内高压及海绵窦血栓的扩散。其他合并症,按有关原则治疗。

4.局部治疗 保持局部安静,减少活动,唇痈应少说话,进流体饮食,避免损伤。

5.药物治疗 疖初起时可外敷鱼石脂油膏或2%碘酒涂擦局部.每日1次,保持局部清洁;痈的局部治疗可用4%高渗盐水或含抗生素的盐水纱布持续湿敷,能促进早期痈的局限、软化及穿破;对已溃破者有良好的提脓效果。已被脓液污染的盐水纱布应及时更换。

6.如脓栓浓稠,一时难于吸取,可试用镊子轻轻夹出,但对钳子夹不出的坏死组织不可勉强牵拉,以防感染扩散。此时应继续持续湿敷至脓液消失,直至创面趋于平复为止。过早停止湿敷,则脓道可阻塞而造成肿胀再次加剧。

7.面痈可在急性炎症得到控制,局部肿胀局限,已形成明显的皮下脓肿而又久不溃破时,可考虑在脓肿表面中心皮肤变薄或变软的区域作保守性切开,引出脓液。

（四）术中注意事项

1.严禁挤压、挑刺。忌用热敷、苯酚或硝酸银烧灼,以防感染扩散。面疖一般可自行穿孔溢脓。

2.严禁分离脓腔。

【围手术期处理】

（一）一般采用保守治疗

1.给予全身支持治疗。

2.全身应用抗生素,在没有血、脓培养结果时可以选择联合用药。

3.每日用盐水冲洗,48小时后如有留置引流,应更换引流条。及时治疗后预后较好,如不及时治疗,则可能出现严重的并发症。

（二）并发症

疖痈的主要并发症是经血行扩散，而致全身化脓性感染。特别指出，在"危险三角区"内，遭受不良刺激，如挤压、挑破等创伤，更易引起血行扩散，引起败血症、脓毒血症及海绵窦化脓性血栓性静脉炎。有时在并发败血症时，可引起其他器官的转移性脓肿，多见于肺部；有时可导致中毒性休克。

（喻治国）

第四节　面、颈部化脓性淋巴结炎

口腔、面部、颈部的淋巴组织丰富。它能构成区域防御系统，将口腔、颌面部炎症的病原微生物及炎症因子引流到相应的区域淋巴结，引起反应性增生或炎症。

【临床表现】

1.急性化脓性淋巴结炎　初期淋巴结肿大变硬，压痛明显，分界清楚，与周围组织无粘连。当炎症波及淋巴结包膜外时，则肿胀弥散，周界不清，表面皮肤发红。感染未予控制可发展成脓肿，表现为局部疼痛加重，皮肤红肿。如未及时治疗，可伴发腺源性的间隙感染，淋巴结化脓包膜破溃后，脓液侵及周围软组织，出现较广的炎性浸润块，皮肤红肿，在皮肤表面明显压痛点处，有凹陷性水肿，并可扪得波动感。小儿患者尚可出现败血症，甚至可出现中毒性休克症状。

2.慢性淋巴结炎　慢性淋巴结炎全身无明显症状。多因口腔慢性牙源性病灶引起，也可在急性炎症期后未能消除病灶，在机体抵抗力强、细菌毒力较轻的情况下引起，病变常表现为慢性增殖性炎症。临床特征是大小不等的淋巴结肿大，较硬，与周围组织无粘连，活动并有轻压痛。全身无明显症状，如此可持续较长时间，一旦机体抵抗力下降，可突然转变为急性发作。

早期症状较轻，全身反应不明显，可有低热，体温常在38℃以下，感染未予控制时出现高热，寒战，头痛，全身无力，食欲减退，小儿烦躁不安，体温可达39～40℃。

【诊断要点】

急性淋巴结炎常有上呼吸道感染史，体温增高，白细胞总数增加，核左移，局部急性红肿热痛等症状，可以确定诊断。穿刺脓液可以明确诊断，同时为药敏和脓培养创造条件。

【鉴别诊断】

慢性淋巴结炎与结核性淋巴结炎易于混淆，但后者常为多数淋巴结肿大，颈深淋巴结多见，无急性炎症过程。患者可有肺部结核，但多数肺部无结核史。形成脓肿后可借穿刺抽脓鉴别诊断，结核性冷脓肿的脓液稀薄污浊，暗灰色似米汤，夹杂有干酪样坏死物。

【治疗措施】

1.急性淋巴结炎多见于幼儿，应注意全身支持疗法及水电解质平衡。

2.根据常见病原菌选择抗生素药物，局部可用物理疗法（超短波等）、热敷或中药六合丹等外敷治疗。

3.对肿大淋巴结中心区变软，有波动感，或经局部穿刺抽出脓液者，应及时切开引流。

4.若因口腔病灶牙引起者，同时要进行病灶的治疗。

【手术操作规范与技巧】

手术适应证：对肿大淋巴结中心区变软，有波动感，或经局部穿刺抽出脓液者，应及时切开引流。

1.若因口腔病灶牙引起者，同时要进行病灶的治疗。

2.慢性淋巴结炎多见于成人,一般不需治疗病灶。

3.淋巴结增大明显经久不缩小,可行淋巴结切除。

4.有反复急性发作者应寻找引起炎症的来源,有疼痛不适者也可采用手术将肿大的淋巴结切除。

【围手术期处理】

(一)术前准备

1.手术指征　查体有脓肿形成,或穿刺出脓液。

2.常规准备

(1)口腔消毒。

(2)用抗生素前抽取标本进行脓、血培养。

(二)术后处理

1.给予全身支持治疗。

2.全身应用抗生素,在没有血、脓培养结果时可以选择联合用药。

3.每日盐水冲洗,48小时后如有留置引流,应更换引流条。

(喻治国)

第五节　眶下间隙感染

【概述】

眶下间隙位于眼眶下方,上颌骨前壁与面部表情肌之间。其上界为眶下缘,下界为上颌骨牙槽突,内界为鼻侧缘,外界为颧骨。眶下蜂窝织炎,多由尖牙和第一前磨牙的化脓性炎症引起;小儿眶下蜂窝织炎,一般由乳尖牙及乳磨牙炎症引起。

【临床表现】

1.以眶下区为中心肿胀、压痛,可出现上下眼睑水肿,睑裂变窄,睁眼困难,鼻唇沟消失。

2.病源牙的根尖部前庭沟红肿、压痛、丰满。

3.病员可伴发热等全身症状。

【诊断要点】

1.以眶下区为中心肿胀、皮温升高、压痛,伴眼睑水肿,睑裂变窄,鼻唇沟消失。

2.口内上颌尖牙和前磨牙区前庭沟丰满膨隆,触到波动感时,可穿刺出脓液。

3.患者可有发热、白细胞总数增高。

【治疗原则及方案】

1.全身应用抗生素及必要的支持疗法。

2.脓肿形成时,从口腔内上颌尖牙或前磨牙根尖部前庭沟最膨隆处切开直达骨面后,建立引流。

3.急性炎症消退后,治疗病灶牙。

(喻治国)

第六节　颊间隙感染

【概述】

颊间隙位于上下颌骨间相当于颊肌所在的部位。上界为颧骨下缘,下界为下颌骨下缘,前界为口轮匝肌,后外侧界浅面相当于咬肌前缘,深面是翼下颌韧带前缘。颊间隙蜂窝织炎多由上、下颌磨牙的根尖脓肿、牙槽脓肿、淋巴结炎症、颊部皮肤和黏膜感染等引起,也可由相邻颞下、翼下颌、咬肌、眶下间隙等感染引起。

【临床表现】

1.感染在颊黏膜与颊肌之间时,磨牙区前庭沟红肿、触痛明显,皮肤红肿较轻。

2.感染在颊部皮肤与颊肌之间时,面颊皮肤红肿严重、发亮。

3.红肿压痛的中心一般在颊肌下半部位置为重。

4.脓肿形成时,可触及波动感;可穿刺出脓液。

5.病员可伴发热等全身症状。

【诊断要点】

1.以颊肌所在位置为中心红肿、压痛明显,皮温升高,可有凹陷性水肿,张口轻度受限。

2.脓肿形成时,可穿刺出脓液。

3.患者可有发热、白细胞增高。

【治疗原则及方案】

1.全身应用抗生素及必要的支持疗法。

2.脓肿形成时,根据脓肿的部位从口腔内或由面部脓肿区顺皮纹方向切开引流;脓肿位置较低者,也可由下颌下切开,向上潜行分离至脓腔建立引流。

3.急性炎症消退后,治疗病灶牙。

(喻治国)

第七节　颞间隙感染

【概述】

颞间隙位于颧弓上方,颞肌所在的部分,分为颞浅和颞深两间隙。颞浅间隙是在颞肌与颞深筋膜之间;颞深间隙在颞骨颞窝与颞肌之间。其内均存在脂肪组织。颞浅间隙感染常由同侧颞、顶部皮肤感染引起,而颞深间隙感染则多由牙源性其他间隙感染或耳部化脓性疾病引起。

【临床表现】

1.颞肌部位肿胀、疼痛。

2.张口明显受限。

3.脓肿形成时,有凹陷性水肿,可触及波动感,而颞深间隙感染,波动感不明显。

4.病员可伴发热等全身症状,颞深间隙感染者,更为明显。

【诊断要点】

1.有颞顶部皮肤的感染、外伤、上后牙牙源性感染史;颞深间隙感染也可能与耳源性感染、全身菌血症、脓毒血症有关。

2.临床表现颞肌部位的肿胀、疼痛,张口受限。

3.有脓肿形成时,颞浅间隙可有凹陷性水肿,可触及波动感,而颞深间隙感染由于颞肌间隔,波动感不明显,主要靠全身感染体征,局部持续肿痛及 5～7 天以上的病程,经穿刺抽出脓液证实,有条件者可经 CT 辅助诊断。

4.患者高热、头痛,白细胞总数增高,颞深间隙感染者更明显。

【治疗原则及方案】

1.静脉给予大剂量、有效抗生素;最好能有药敏试验结果参考,全身支持疗法是必需的。

2.脓肿形成时,及时广泛切开引流;由于颞间隙位于骨质菲薄的颞骨鳞部,其感染有继发颞鳞部骨髓炎及颅内感染的可能,故切开引流应积极,引流应广泛有效,特别颞深间隙脓肿原则上应将颞肌附着分离,以保证引流的彻底性。

（喻治国）

第八节 咬肌下间隙感染

咬肌下间隙位于咬肌及下颌升支外侧之间,其感染常继发于智齿冠周炎,是口腔颌面部较多见的间隙感染之一。多为牙源性感染,常有下颌第 3 磨牙冠周炎病史,也可继发于下颌磨牙根尖病变,及磨牙后区黏膜的创伤和炎症,另外感染也可由颞间隙、颞下间隙、翼颌间隙、颊间隙及腮腺炎症扩散而来。

【临床表现】

通常全身症状不重,严重者及合并其他间隙感染者可出现发热、全身不适等症状。可因感染细菌的毒性及机体的抵抗力不同而有差异,可有畏寒、发热、头痛、全身不适、乏力、食欲减退、尿量减少、舌质红、苔黄、脉速等程度不等的中毒表现。病员常面部不对称,患侧出现以下颌支及下颌角为中心的咬肌区肿胀、压痛,咬肌因炎症激惹而变得坚硬,常不能扪及波动感。病员常张口受限,口腔卫生常较差,可查见下颌后牙根尖病变及下颌智齿冠周炎。

【诊断要点】

根据典型临床表现可以作出诊断:主要表现为咬肌区的肿胀、疼痛和张口受限。常表现为以下颌支及下颌角为中心的咬肌区肿胀、压痛和张口受限,但脓肿形成时难以扪及波动感,病程 2 周以上者应考虑边缘性骨髓炎。穿刺可抽出脓液。

【治疗措施】

1.全身支持抗感染。

2.及时地口外切开引流。

3.炎症控制后处理病原牙。

【手术操作规范与技巧】

（一）手术指征

查体有脓肿形成,或穿刺出脓液。

（二）手术步骤

1.手术切口应位于下颌下缘 2cm 左右,长 5～7cm,切开皮肤、皮下和颈阔肌。

2.在颈阔肌下分离至升支外侧脓腔。

3.冲洗、放置引流管。

（三）手术注意事项

1.手术切口应设计在口外以便引流。

2.手术切口应位于下颌下缘 2cm 左右，术中避免涉及面神经、下颌缘支。

3.切口长度应有 5～7cm，否则会引流不畅

4.如术中发现有边缘性骨髓炎形成，可早期安排死骨刮爬术。

【围手术期处理】

1.术前准备

（1）口腔消毒。

（2）用抗生素前抽取标本进行脓、血培养。

（3）应常规行 X 线检查以排除边缘性骨髓炎，如伴发边缘性骨髓炎，仅仅行切开引流是不够的。

（4）全身的支持抗感染。

（5）可早期进行病灶牙的处理。

2.术后处理

（1）给予全身支持治疗。

（2）全身应用抗生素，在没有血、脓培养结果时可以选择联合用药。

（3）每日用盐水冲洗，48 小时后如有留置引流，应更换引流条。

（喻治国）

第九节　颞下间隙感染

颞下间隙位于颧弓深面，位置深且隐蔽。借眶下裂与眶内相通，借卵圆孔、棘孔与颅内相通，其感染常由相邻间隙扩散而来，上颌第 3 磨牙冠周炎及上颌后磨牙根尖周感染可直接引发颞下间隙感染。此外，圆孔、卵圆孔阻滞麻醉，颞下区的封闭可将感染带到该间隙。

【临床表现】

往往有翼下颌间隙、颞间隙的感染史，上颌、下颌经阻滞麻醉，及上颌磨牙的根尖病变或拔牙后感染病史。可有畏寒、发热、头痛、全身不适、乏力、食欲减退、尿量减少、舌质红等程度不等的中毒表现。对于出现头痛、高热、呕吐甚至昏迷的患者，应考虑海绵窦静脉炎的可能。颞下间隙的感染在面部常不出现明显的肿胀，检查时仅可在颧弓上下及下颌支后方有轻微的肿胀和压痛，可有明显的张口受限。常伴有邻近间隙，如颞间隙、咬肌间隙及颊间隙等感染，并出现相应表现，口内上颌后牙区可检出病原牙。

【诊断要点】

根据典型临床表现可作出诊断：表现出明显的张口受限，仔细检查可发现颧弓上下及下颌后区有轻微的肿胀和深压痛，常伴有邻近间隙的感染，当感染扩散入颅后会出现颅内高压及脑膜激惹的表现。可从口内上颌结节外侧向后上方穿刺，或从口外、颧弓下方与乙状切迹间向内穿刺，如有脓应及时切开引流。

【治疗原则】

1.穿刺有脓时应及时切开引流。

2.全身给予支持抗感染，防治全身并发症。

3.如合并颞间隙、咬肌间隙等多间隙感染，可采用贯通式引流。

【手术操作规范与技巧】

（一）手术指征

查体有脓肿形成，或穿刺出脓液。

（二）手术操作过程

1.口内　在上颌结节外侧，前庭沟底处切开，长约 2cm，沿下颌喙突内侧分离至脓腔。

2.口外　在下颌角处作切口，长 3～5cm，切开皮肤、皮下和颈阔肌，在颈阔肌下沿升支后缘向内上分离至脓腔。

（三）手术注意事项

1.手术操作应轻柔。

2.口外切口应注意保护面神经。

3.切开后应注意保持引流通畅。

【围手术期处理】

1.术前准备

（1）口腔消毒。

（2）用抗生素前抽取标本进行脓、血培养。

2.术后处理　同前。

（喻治国）

第十节　翼下颌间隙感染

【概述】

翼下颌间隙位于下颌支内侧骨壁与翼内肌之间。前界为颞肌、颊肌及翼下颌韧带，后界为下颌支后缘及腮腺，上界为翼外肌下缘，下界为翼内肌所附着的下颌角内侧处。翼下颌间隙感染主要来源于下颌智牙冠周炎及下颌磨牙尖周炎症的牙源性感染，以及相邻颞下、咽旁等间隙感染扩散引起，也可见于下牙槽神经阻滞麻醉后。

【临床表现】

1.翼下颌韧带区红肿、疼痛。

2.颌后区皮肤肿胀、压痛，下颌角内侧深压痛。

3.张口受限，吞咽疼痛，进食不适。

4.5～7 日病程以上常有脓肿形成，可由下颌角内侧穿刺出脓液。

5.患者呈急性病容，发热、白细胞总数增高。

【诊断要点】

1.病史　多有急性下颌智牙冠周炎史。

2.临床表现　翼下颌韧带区红肿、压痛；颌后区及下颌角内侧肿胀、压痛；张口受限；患者呈急性病容，发热、白细胞总数增高。

【治疗原则及方案】

1.全身给予大剂量抗生素及支持疗法。

2.脓肿形成时，及时由下颌角下作弧形切开，切开部分翼内肌附着进行引流；也可由翼下颌韧带外侧纵行切开进入翼下颌间隙建立引流。

3.炎症缓解后,治疗病灶牙。

（王 玮）

第十一节 舌下间隙感染

【概述】

舌下间隙位于舌腹口底黏膜与下颌舌骨肌之间。上界为舌腹口底黏膜,下界为下颌舌骨肌及舌骨舌肌,前界及两外侧界为下颌舌骨肌线以上的下颌骨体内侧面,内侧界为颏舌骨肌及舌骨舌肌,后界止于舌根部。舌下间隙感染多由于下颌牙源性感染所致,以及口底黏膜的外伤、溃疡、舌下腺及下颌下腺的腺管炎症等引起。

【临床表现】

1.一侧舌下肉阜区及口底颌舌沟黏膜水肿,舌下皱襞肿胀,口底抬高,舌体移向健侧。

2.患者进食、吞咽、讲话困难,严重时有张口障碍和呼吸不畅。

3.脓肿形成,可由口底扪得波动及穿刺出脓液;有时脓肿可由口底自行溃破溢脓。

4.病员可伴发热等全身症状。

【诊断要点】

1.一侧舌下肉阜区及口底颌舌沟黏膜水肿,舌下皱襞肿胀,口底抬高,舌体移向健侧,扪诊压痛明显,下颌下淋巴结可有肿大压痛,下颌下腺腺体也受炎症激惹,有肿大变硬、压痛。

2.患者进食、讲话困难、语言不清,似含橄榄状,重者表现呼吸不畅。

3.脓肿形成,口底可扪及波动感,穿刺抽出脓液。

【治疗原则及方案】

1.全身给予大剂量抗生素。

2.脓肿形成时,及时由口底丰满波动区进行切开引流。

（王 玮）

第十二节 咽旁间隙感染

【概述】

咽旁间隙位于咽腔侧方翼内肌、腮腺深部与咽上缩肌之间,呈倒立锥体形。底向上通颅底,尖向下达舌骨大角平面;内界为咽上缩肌,外界为翼内肌和腮腺深叶,前界在上方有颊咽筋膜与翼下颌韧带,下方在下颌下腺之上,后界为椎前筋膜的外侧份。咽旁间隙感染多来源于牙源性的炎症,特别是下颌智牙冠周炎,也可由邻近组织,如腭扁桃体炎或邻近间隙感染扩散引起。

【临床表现】

1.咽侧壁红肿,可波及软腭、舌腭弓和咽腭弓,腭垂被推向健侧。

2.局部疼痛剧烈,吞咽和进食时更甚;如伴喉头水肿则可出现声音嘶哑,以及不同程度的呼吸困难和进食呛咳。

3.颈部舌骨大角平面肿胀、压痛。

4.张口受限。

5.病员可伴发热等全身症状。

【诊断要点】

1.有急性下颌智牙冠周炎,或急性扁桃体炎,或有邻近间隙感染史。

2.咽部表现:咽侧壁红肿,局部疼痛剧烈,吞咽和进食时更甚。

3.颈部表现:颈部舌骨大角平面肿胀、压痛,下颌下及颈深上淋巴结肿大、压痛。

4.张口受限。

5.脓肿形成,可穿刺出脓液。

6.患者呈急性病容,发热、白细胞总数增高。严重时可出现语言不清,呼吸急促,脉搏浅快。

【治疗原则及方案】

1.全身给予大剂量、有效抗生素及支持疗法,必要时给氧。

2.脓肿形成时,张口不受限病人应及时由翼下颌韧带稍内侧纵行切开,进行引流;张口受限患者应由下颌角以下作弧形切开,向前上、内分离进入脓腔建立引流。

3.炎症控制后,治疗病灶牙。

（王　玮）

第十三节　下颌下间隙感染

【概述】

下颌下间隙位于下颌下腺所在的由二腹肌前、后腹与下颌骨下缘形成的颌下三角内。底为下颌舌骨肌与舌骨舌肌,表面为皮肤、浅筋膜、颈阔肌和颈深筋膜浅层,下颌下间隙经下颌舌骨肌后缘与舌下间隙相续。下颌下间隙感染常来源下颌智牙冠周炎及下颌后牙根尖周炎、牙槽脓肿等牙源性感染,也可继发于下颌下淋巴结炎、化脓性下颌下腺炎等腺源性感染。

【临床表现】

1.下颌下三角区肿胀、压痛,如波及舌下间隙则出现同侧口底肿痛体征。

2.脓肿形成,皮肤潮红,区域性凹陷性水肿,可触及波动感,穿刺抽出脓液。

3.患者可有发热等全身症状。

【诊断要点】

1.有下颌磨牙的化脓性根尖周炎、智牙冠周炎、牙周炎或下颌下淋巴结炎史。

2.下颌下三角区肿胀,压痛。

3.脓肿形成,皮肤潮红,可触及波动感,穿刺抽出脓液。

4.患者有发热、白细胞总数增高。

【治疗原则及方案】

1.全身给予大剂量、有效抗生素。

2.脓肿形成时,及时进行切开引流。

3.急性炎症控制后,治疗病灶牙。

（王　玮）

第十四节　口底多间隙感染

【概述】

口底多间隙感染指双侧下颌下间隙、舌下间隙及颏下间隙同时发生的广泛感染,是口腔颌面部筋膜间隙感染中最严重者。因致病菌和病理过程的不同分为化脓性和腐败坏死性两种。前者主要是葡萄球菌、链球菌感染,而后者则是以厌氧性、腐败坏死性细菌为主的混合感染,其感染多源自下颌牙源性感染,也可继发于颌下腺或下颌下淋巴结炎,以及口底软组织和颌骨的损伤和感染灶。

【临床表现】

1.化脓性　下颌下、口底和颏下广泛、弥散性肿胀,自发性疼痛和压痛,局部体征与颌下、舌下、颏下间隙蜂窝织炎相似。

2.腐败坏死性　发病急,发展快,肿胀范围非常广泛,可上至面颊部,下至胸部,皮肤红肿、变硬、发绀、有瘀斑,压迫皮肤有明显难于恢复的凹陷,皮下有气体产生,故可扪及捻发音;舌体抬高,口底丰满、膨隆,黏膜水肿,黏膜下瘀斑,舌下皱襞肿大发亮,前牙开𬌗,口涎外溢,语言不清,吞咽困难,严重者呼吸困难,甚至发生窒息。

3.全身症状严重,高热、寒战,甚至出现中毒性休克。

【诊断要点】

1.局部表现:下颌下、口底和颏下广泛、弥散性肿胀,压痛明显。

2.病情的发展迅速,红肿范围可短期内波及颈部、上胸、面部。

3.全身症状严重,发热、寒颤、烦躁或嗜睡,体温可达39℃～40℃以上,白细胞总数升高,核明显左移。全身抵抗力差时,体温可不升高,但全身中毒症状明显。

【治疗原则及方案】

1.全身支持疗法:由于口底多间隙感染患者局部及全身症状重,应及时掌握患者生命体征、水电解质状态及重要脏器功能,并警惕败血症及中毒性休克出现,及早给予输液,保证水电解质平衡,必要时输血和补充蛋白质。

2.全身给予大剂量、有效抗生素(根据化脓性和腐败坏死性感染的病原菌特点,选择药物种类,细菌药敏结果对用药有帮助)。

3.保持呼吸道通畅、吸氧,如有重度呼吸困难,可作气管切开。

4.及时进行切开引流,达到减压和排除坏死物质,减轻机体中毒目的。化脓性口底多间隙感染应在脓肿部位切开,而腐败坏死性者则应作下颌下区广泛切开,以利腐败坏死组织的及时引流;并用3％过氧化氢冲洗。

5.对腐败坏死性病菌感染者,有条件者,尚可在引流术后辅以高压氧治疗。

(王　玮)

第十五节　婴幼儿上颌骨骨髓炎

婴幼儿上颌骨骨髓炎较罕见,如治疗不及时或治疗不当,可能形成面部畸形,带来较严重的后果,多为血源性感染。也可因分娩时及哺乳时口腔黏膜损伤,或母体乳腺炎及眼、耳、鼻的感染扩散引起。

【临床表现】

1.多发生于出生后数周,通常为上颌骨。血源性感染多来自脐带感染或皮肤疖肿等。

2.患儿哭闹不安,有以眶部为中心的红肿,结膜充血;有以眶部为中心的蜂窝织炎,眼睑红肿,内眦部红肿,结膜充血。口内可见上颌、颊、腭侧均肿胀,特别在磨牙区明显,并可发现有波动或在牙槽嵴有排脓瘘管,甚至有小块死骨及牙胚排出。

3.患儿全身症状明显,可有畏寒、发热、头痛、全身不适、乏力、食欲减退、尿量减少、舌质红、苔黄、脉速等程度不等的中毒表现。

【诊断要点】

根据典型临床表现可以作出诊断,见"临床表现"。

【治疗措施】

(一)治疗原则

1.给予支持抗感染。

2.波动区切开引流。

3.死骨形成后可行刮治术,手术应保守,尽可能不伤牙胚。

(二)治疗方案

1.给予积极的支持抗感染治疗,可先静注青霉素,再根据培养及药敏结果调整。

2.如扪及波动感,应及时切开引流。

3.死骨形成后可行刮治术。

【手术操作规范与技巧】

1.刮治术可从瘘道口进入刮出死骨。

2.术中注意事项

(1)切开引流一般根据脓肿形成的部位从口外进行。

(2)死骨形成前一般不进行刮治术,即便手术也应保守,尽可能不伤牙胚。

【出院注意事项】

1.定期复诊。

2.对于已形成的缺损,应与修复科、正畸科医师会诊酌情处理。

(侯　伟)

第十六节　中央性颌骨骨髓炎

中央性颌骨骨髓炎多在急性化脓性根尖周炎及根尖脓肿的基础上发生。炎症先在骨髓腔内发展,再由颌骨中央向外扩散,可累及骨密质及骨膜。

【临床表现】

中央性骨髓炎初期,全身寒战、发热,炎症进入化脓期后,患者全身抵抗力下降,常出现中毒症状及局部症状加重。病源牙以及相邻的多数牙出现松动,甚至牙槽溢脓。患侧可出现下唇麻木。上颌骨骨髓炎波及上颌窦时,可有上颌窦炎的症状,有时从患侧的鼻腔溢脓。颌骨骨髓炎由急性期转为慢性期,常在发病2周以后,炎症逐渐向慢性期过渡,并逐步进入死骨形成及分离阶段;患者体温恢复正常,或仍有低热,局部肿胀及剧烈的疼痛症状也明显减轻,饮食、睡眠逐渐恢复正常,但脓肿切开部位或自溃瘘孔处继续排出脓液。初期可有发热,体温可达 39~40℃,食欲减退,嗜睡;炎症进入化脓期后,患者全身抵抗力下降,常出现中毒症状及局部症状加重;受累区牙龈肿胀,牙松动,叩痛,累及下牙槽神经可致下唇麻木,激惹翼内肌、咬肌,张口受限。上颌可引起上颌窦炎和眶周、球后脓肿向颅底、中耳蔓延。

慢性颌骨骨髓炎的临床特点,主要是口腔内及颌面部皮肤形成多数瘘孔,大量炎性肉芽组织增生,触之易出血,长期排脓;有时从瘘孔排出小的死骨片,可有大的死骨形成,在下颌骨则容易发生病理性骨折,而出现骨断端移位、咬合错乱与面部畸形。如未进行及时有效的治疗,病程可延长,久而不愈,造成机体慢性消耗与中毒、消瘦、贫血等;从破溃瘘孔排出的脓液,不断经口咽入消化道,常可引起明显的胃肠症状。

【诊断要点】

根据典型临床表现可以作出诊断:多在急性化脓性根尖周炎及根尖脓肿的基础上发生。炎症先在骨髓腔内发展,再由颌骨中央向外扩散,然后累及骨密质及骨膜。下颌骨发病率明显高于上颌骨。应仔细了解患者的自觉症状、疼痛与肿胀的部位,龈袋溢脓及牙松动的情况。首先明确是中央性还是边缘性。中央性骨髓炎病变区面部肿胀,口内牙龈红肿,龈袋溢脓,牙极度松动,下颌骨可有下唇发麻,上颌骨可伴上颌窦化脓体征,颌骨 X 线照片容易明确诊断。

慢性骨髓炎的诊断依据有急性炎症病史,有经久不愈脓瘘,并可从瘘孔探查骨面,发现有骨面粗涩或活动死骨。X 线照片可以确定颌骨坏死病变的程度,死骨是否分离,死骨的数目、形状、大小和所在部位、有无病理性骨折等。确诊对确定中央性骨髓炎的手术方法与范围有参考价值。

【鉴别诊断】

慢性下颌骨骨髓炎有时需要与下颌恶性肿瘤鉴别:下颌骨内恶性肿瘤浸润皮质骨,穿破软组织时多有继发感染而有脓性分泌物,病人消瘦、贫血而容易和慢性下颌骨骨髓炎混淆。但恶性肿瘤表现为下颌骨广泛的溶解破坏,没有死骨形成和骨质增生。如无法确定宜行活检确认。

【治疗措施】

(一)治疗原则

急性颌骨骨髓炎:在炎症初期,机体的抵抗力未下降之前,即应及时控制炎症发展,可望迅速治愈;如延误治疗,则常形成广泛死骨,造成颌骨体或下颌支骨质缺损。颌骨骨髓炎的治疗原则与一般炎症相同。但急性化脓性颌骨骨髓炎一般都来势迅猛,病情重,并常有引起血行扩散的可能。因此,在治疗过程中应首先注意全身治疗,防止病情恶化,同时可配合外科手术治疗。

(二)治疗方案

1.药物治疗　中央性颌骨骨髓炎的急性期,应根据感染微生物的种类、细菌培养及药物敏感试验的结果,选用足量、有效的抗生素,同时注意高热及全身中毒情况下的水、电解质平衡,以及必要时给予全血、血浆蛋白等支持疗法。

2.物理疗法　对急性炎症初期,可收到一定效果,如用超短波,能缓解疼痛,达到使肿胀消退以及促使炎症局限的目的。

3.外科治疗　颌骨骨髓炎急性期除采用药物及物理疗法控制炎症的发展外,亦应采取积极措施以消除病灶或已形成的脓肿。故采用相应的外科手术治疗,可获得较好的效果。

急性颌骨骨髓炎的外科治疗包括切开引流、排脓及除去病灶牙。对急性中央性颌骨骨髓炎,一旦判定骨髓腔内有化脓病灶时,应及早拔除病灶牙及相邻的松动牙,使脓液从拔牙窝内排出,这样既可防止脓液向骨髓腔内扩散加重病情,又能减轻剧烈的疼痛。如经拔牙引流效果不好,症状也不减轻时,则应选用颌骨外板凿骨开窗法,以达到充分排脓、迅速解除疼痛的目的。如果颌骨内炎症已穿破骨板,形成骨膜下脓肿或颌周间隙蜂窝组织炎时,除拔除病灶牙外,还应在相应脓肿部位行切开引流术。

【手术操作规范与技巧】

（一）操作程序和方法

死骨摘除术步骤如下:

1.从面部作切口时应注意逐层切开皮肤、皮下组织、肌肉及骨膜,避免损伤手术区域内的重要解剖结构,如腮腺、面神经及其重要分支等。

2.在死骨相应的下颌下行切口,切开皮肤、皮下组织分离至死骨区。

3.如死骨已经脱离,则直接取出死骨,如未脱离,则用线锯或骨凿去除死骨。

4.牙槽骨的死骨一般在切开与掀起黏骨膜以后就可显露出来,在摘除死骨块后,可用刮匙刮净死骨碎屑及脓性肉芽组织直至骨面光滑为止。

5.上颌骨死骨摘除术中如发现病变已波及上颌窦时,应同时作上颌窦根治术,彻底清除上颌窦的炎性肉芽组织。

（二）术中注意事项

1.下颌骨骨髓炎,除非节段性或全下颌骨死骨形成,手术中应尽量保留下齿槽神经。

2.中央性骨髓炎的死骨已完全分离时,摘除死骨并刮净炎性肉芽组织,对周围较坚实的健康肉芽组织不必割除,以保护正常骨不再被感染。但当骨髓炎尚未穿破颌骨外板或穿孔甚小时,可见病变区骨密质变薄,呈暗红色,骨组织疏松、稍隆起。此时先用骨凿或咬骨钳去除病变区的骨密质,充分暴露骨髓腔,将死骨清除干净。对分散的多个死骨区要仔细地一一刮净。

【围手术期处理】

术后处理:

1.术后应配合抗菌药物,根据病情行肌肉注射或静脉滴注,进流汁或软食。

2.引流条可在术后2日抽出,也可根据病情需要更换引流条。

3.为了加速创口愈合,改善局部血运及张口度,术后可配合理疗或热敷。

【出院注意事项】

1.定期复查。

2.处理病灶牙。

（侯　伟）

第十七节　边缘性骨髓炎

边缘性骨髓炎多继发于下颌智齿冠周炎,边缘性骨髓炎的急性期,临床特点也是咬肌间隙、翼下颌间隙和颌下间隙感染的表现。

【临床表现】

1.边缘性骨髓炎慢性期,主要是颌周间隙(如腮腺咬肌区)呈弥漫性肿胀,张口明显受限,进食困难;局部组织坚硬,轻微压痛。一般全身症状不严重。病程延续较长而不缓解,或缓解后再反复发作。

2.边缘性骨髓炎骨质破坏的程度较轻,X线片示密质骨密度减低,表面不光滑,骨小梁排列不齐。有小区域的点片状密度减低的透光影,下颌骨后前位片可见骨膜增厚并被掀起;而增生型边缘性骨髓炎可见骨膜增厚,骨密质增生,骨小梁及横腔消失,增生严重者可形成包壳状。

【诊断要点】

见"临床表现"。

【治疗措施】

（一）治疗原则

1.颌骨骨髓炎的治疗原则与一般炎症相同。在治疗过程中应首先注意全身治疗,防止病情恶化,同时应配合外科手术治疗。

2.边缘性颌骨骨髓炎遇有严重张口受限时,拔牙常有一定困难,可先行颌周间隙脓肿切开引流,待炎症好转,张口度有改善后,再行拔牙。

（二）治疗方案

1.急性颌骨骨髓炎治疗　在炎症初期,应及时控制炎症发展,可望迅速治愈;如延误治疗,则常形成广泛死骨,造成颌骨体或下颌支骨质缺损,边缘性颌骨骨髓炎遇有严重张口受限时,拔牙常有一定困难,可先行颌周间隙脓肿切开引流,待炎症好转、张口度有改善后,再行拔牙。

2.药物治疗　颌骨骨髓炎的急性期,应根据感染微生物的种类、细菌培养及药物敏感试验的结果,选用足量、有效的抗生素;同时注意高热及全身中毒情况下的水、电解质平衡;以及必要时给予全血、血浆蛋白等支持疗法。

3.物理疗法　对急性炎症初期,可收到一定效果,如用超短波,能缓解疼痛,达到使肿胀消退以及促使炎症缓解的目的。

4.外科治疗　颌骨骨髓炎急性期除采用药物及物理疗法控制炎症的发展外,亦应采取积极措施以消除病灶或已形成的脓肿。故采用相应的外科手术治疗,可获得较好的效果。

【手术操作规范与技巧】

（一）手术操作过程

1.手术切口应位于下颌下缘2cm左右,长5～7cm,切开皮肤、皮下和颈阔肌。

2.在颈阔肌下分离至下颌升支外侧,翻起咬肌附着和骨膜,暴露下颌升支外侧骨壁。

3.仔细刮除黄蜡状的死骨和肉芽组织。

4.冲洗,修整尖锐骨缘,放置引流管。

（二）术中注意事项

1.在死骨刮除术掀起咀嚼肌及骨膜时,常有游离死骨块附着在肌骨膜侧。手术中应注意仔细反复刮除干净,如果遗留病变骨质或炎性肉芽组织,容易造成复发。

2.咬肌间隙脓肿合并的下颌升支部边缘性骨髓炎,常可在乙状切迹之内侧面及髁状突颈部的前内侧面亦有死骨形成。由于手术时该区暴露不佳,易造成遗漏,导致术后反复发作,故刮除术中务必彻底清除。

3.术中可根据情况处理病原牙。

【出院注意事项】

1.处理病灶牙。

2.注意口腔卫生。

（侯　伟）

第十八节 放射性颌骨骨髓炎

颌骨受到电离辐射时,当照射剂量、时间超过一定程度,即有可能发生坏死,往往在放射治疗后数月乃至数年才出现症状。单纯放射性骨坏死并不都出现临床症状,常有各种轻微创伤因素,如龋齿、牙周病、慢性根尖周炎或拔牙、手术损伤等,造成软组织的溃疡、坏死,继发感染,继而形成放射性颌骨骨髓炎。

【临床表现】

放射性骨坏死病程长,全身呈慢性消耗性衰弱、消瘦及贫血。发病初期呈持续性针刺样剧痛,继发感染后则在露出骨面的部位长期流脓,久治而不愈。病变部位于下颌升支部时,可出现明显的牙关紧闭,甚至口腔和面颊部软硬组织坏死脱落的洞穿性缺损畸形。

牙槽骨、颌骨骨面外露,呈黑褐色;如继发感染,则有露出骨面的部位流脓。病变部位于下颌升支部时,因肌萎缩及纤维化可出现明显的牙关紧闭。死骨与正常骨常常界限不清。

X线在早期为骨密度增高,骨膜增厚,可有散在的透射区及骨小梁增粗;随疾病的发展可见骨质疏松,骨小梁模糊、消失、广泛的不规则破坏,与周围正常骨之间无明显界限,周围无硬化骨质,最终可见死骨形成与病理性骨折。

【诊断要点】

有放射治疗史。早期有持续性剧痛,黏膜破溃,骨面暴露,如有继发感染,则长期有脓,久治不愈。可出现严重的牙关紧闭。死骨的分离速度非常缓慢,与正常骨常无明显界限。极易因创伤或感染而坏死,形成与口腔相通的洞穿性缺损。全身症状也明显,表现为衰弱、消瘦、贫血等。

【治疗措施】

(一)治疗原则

放射性骨髓炎虽已形成死骨,却常无明显界限,而且呈进行性发展。因此,治疗应考虑全身及局部两方面。

(二)治疗方案

1.全身治疗　应用抗菌药物以控制感染。给药周期较长,一般持续1~3个月,症状缓解后可停药。若有急性发作应再次用药。本病疼痛剧烈应对症给予镇痛剂。增强营养,必要时给予输血、高压氧等治疗,以加速死骨的分离。

2.局部治疗

(1)放射性骨髓炎的死骨未分离前,每天应进行创腔冲洗,更换敷料;对已露出的死骨,可用骨钳分次咬除,以减轻对局部软组织的刺激。

(2)外科手术方法适用于已分离后的死骨,予以摘除,原则上对正常骨质不应涉及,以免造成新的骨坏死,故手术多在局麻下进行,切口适当超过接口,以可摘除死骨为宜。

(3)结合照射野范围、临床检查及X线摄片资料,初步确定病变部位后,在健康骨质内施行死骨切除术,可达到预防病变扩大、缩短病程的效果。遗留的组织缺损,可行血管化组织移植或待二期整复。

【手术操作规范与技巧】

1.手术过程　同下颌骨部分切除术。

2.术中注意事项

(1)必须在对病变范围充分了解的前提下进行,才不致造成过多正常骨的切除或病变骨的残留。

(2)对于放射线损伤的口腔黏膜与皮肤,根据局部具体情况,在切除颌骨的同时一并切除,以免术后创口不愈合。

【围手术期处理】

术后处理:

1.给予全身支持治疗。

2.全身应用抗生素,在没有血、脓培养结果时可以选择联合用药。

3.每日用盐水冲洗,48 小时后如有留置引流,应更换引流条。

（侯　伟）

第十九节　面、颈部结核性淋巴结炎

结核性淋巴结炎患者多为青少年,30 岁以上者罕见,性别上无明显差异。多数病人无全身其他部位结核病史,但侵入部位常无结核病变表现,可有肺或支气管结核病变。

【临床表现】

常在颈部的一侧和双侧出现多个大小不等、缓慢长大的肿大淋巴结,好发部位是颌下淋巴结、颈深上淋巴结和颈浅淋巴结,以颈深上淋巴结最常发生。结核性淋巴结炎多无明显全身症状,但患者常有体质虚弱、营养不良或贫血。偶有低热、夜间盗汗、食欲不振、消瘦,若伴其他部位结核病变,则症状可较明显。颈部结核性淋巴结炎可合并化脓性细菌感染,而出现急性化脓性炎症的表现。淋巴结急性肿大、疼痛明显,局部皮肤可有发红、发热表现,全身表现有发热等中毒症状。初期,肿大淋巴结表面光滑、中等硬、无疼痛,肿大的淋巴结相互分离、边界清楚,可移动。病变发展出现淋巴结周围炎,肿大淋巴结相互粘连、融合成团,并与周围组织及皮肤粘连,形成不易移动的结节性肿块。晚期淋巴结变软,出现波动,形成所谓的结核性冷脓肿。脓肿侵及浅表皮肤,使该部皮肤色泽暗红,压之有凹陷性水肿,继之皮肤自行溃破,或经切开引流后,有豆渣样或稀米汤样脓液排出。遗留瘘口或溃疡,瘘道口或溃疡面呈暗红色,皮下常有瘘道,长期病变局部皮肤可出现萎缩,失去弹性。结核菌素皮内试验(OT 试验)阳性和血沉加快有诊断意义,但阴性不能排除本病。取脓或穿刺抽吸内容物涂片抗酸染色,可能发现抗酸杆菌。

【诊断要点】

患者多为青少年,历时较久的颈部多数肿大淋巴结,无明显主观症状、长期不愈或反复发作的脓疮等特征,常易作出诊断。取脓或穿刺抽吸内容涂片抗酸染色,可能发现抗酸杆菌。穿刺脓液可以明确诊断,同时为药敏和脓培养创造条件。

【鉴别诊断】

有时结核性淋巴结炎表现为单个孤立肿大淋巴结,中等硬度,常常不易和肿瘤鉴别,必须仔细询问病史、全面检查,必要时进行结核菌素实验或病理检查确定。

【治疗措施】

（一）治疗原则

1.加强营养和适度休息。

2.给予正规的抗结核药物。

3.瘘道形成后可行手术治疗,结核性淋巴结炎药物治疗常需冗长疗程,且疗效不满意,应考虑手术摘除。对此类病例,手术是既简单,又收效较快的治疗方法。

(二)治疗方案

1.全身治疗　一线药物包括异烟肼、利福平、链霉素和乙胺丁醇。具体用法分别为:异烟肼 300mg/d或 5~8mg/(kg·d),利福平 450~600mg/d,清晨空腹顿服;或 300mg,每日 2 次,饭前服;儿童 20mg/(kg·d)。链霉素 0.5g,肌注,每日 2 次,当总量达 40~60g 时,改每周 2 次,每次 1g;小儿剂量 15~30mg/(kg·d)。乙胺丁醇剂量为 15mg/(kg·d),或分 2 次服用。当前抗结核药临床应用的主要问题是治疗过程中出现耐药菌株,治疗后易复发。为此主张联合用药及较长期足量用药原则,如以上 2~3 种药物合用,坚持足量 6个月以上的用药周期,可望获得满意效果。

2.局部治疗　淋巴结内已液化形成脓肿后,可由正常皮肤处穿刺,尽量抽去脓液后,用异烟肼 100mg或链霉素 0.5g 溶液,注入淋巴结的包膜及脓腔内,隔日 1 次或每周 2 次,直至淋巴结缩小,无坏死物为止,再继续全身用药 3~6 个月。如淋巴结已溃破形成瘘道或溃疡,且无严重继发感染,可施行刮除术。

【手术操作规范与技巧】

(一)手术操作步骤

1.局麻下在瘘道或溃疡处行刮除术,细心地将结核病变组织刮除。

2.伤口不加缝合,局部用链霉素或异烟肼溶液冲洗窦道,并用浸有以上药液的纱条填塞创道,每日换药至瘘道封闭,继续全身用药。

(二)术中注意事项

1.术中需防止损伤淋巴结包膜。

2.避免因破溃脓液污染创面。

3.如完整切除淋巴结,术毕切口可严密缝合。

【出院注意事项】

1.继续抗结核治疗。

2.定期复查。

(侯　伟)

第二十节　结核性骨髓炎

系结核杆菌引起的颌骨骨髓炎。

【临床表现】

呈急性骨髓炎表现者罕见,一般为无明显症状的进行性肿胀,皮肤发红或改变不明显;呈进行性、破坏性发展,可在骨膜下形成冷脓肿;局部质地变软,能触及波动感。继而由皮肤或口内黏膜自行溃破,溢出淡黄色或咖啡色稀薄脓液,其中混有大小不等的块状物质;窦道经久不愈,脓液中有时可见小块状死骨,幼儿偶有坏死牙胚排出;全身症状一般不太显著,可有低热、轻度不适。当合并化脓性感染时,全身出现高热、寒战、头痛、食欲减退等中毒症状。受累骨质坚实隆起,有压痛,脓液中有红色肉芽组织增生、外突,瘘口周围皮肤凹陷,在上颌骨者常因骨质坏死脱落,皮下瘢痕收缩,致明显颧部塌陷、下睑外翻畸形。当合并化脓性感染时,则局部有明显红、肿、热、痛等典型急性骨髓炎症状表现。结核菌素皮内试验(OT试验)阳性有诊断意义,但阴性不能排除本病。颌骨X线照片有边缘模糊的骨质稀疏区;在骨质破坏干酪样坏死后,骨质萎缩或骨硬化;下颌角处形成多囊状腔洞,骨密质轻度膨胀,少见大块死骨形成;齿槽突部结核性骨髓炎呈现边缘不齐的凹陷性破坏。

【诊断要点】

1.根据典型的临床表现　全身症状一般不太显著,可有低热、轻度不适。当合并化脓性感染时,全身出现高热、寒战、头痛、食欲减退等中毒症状,周围血白细胞数增高及核左移。

2.穿刺　穿刺脓液可以明确诊断,同时为药敏和脓培养创造条件,穿刺取材查抗酸杆菌。

【治疗措施】

(一)治疗原则

颌骨结核病灶清除术的原则:颌骨结核手术原则上应在经抗结核治疗病变稳定后施行;若因急于早期清除坏死组织,术前应至少应用2周以上的抗结核药物,以防病变扩散。

(二)治疗方案

切开引流一般根据脓肿形成的部位从口外进行。

1.首先给予全身抗结核治疗　在此基础上视颌骨结核病程进行相应处理。抗结核治疗给药的选择、剂量及疗程与面颈淋巴结结核相同,即首先选用异烟肼、利福平、链霉素和乙胺丁醇等一线药物,两药以上合用,疗程争取6~12个月。此外注意营养等全身支持疗法。

2.局部治疗　包括局部脓肿穿刺给药及病灶清除。当颌骨结核已形成骨膜下冷脓肿,可由正常皮肤穿刺,尽力抽出脓液后即刻注入异烟肼100mg或链霉素0.5g,每周注射2次,3个月为一疗程。此法具有局部药物浓度高、全身反应小的优点。

3.颌骨结核性骨髓炎的病灶清除术通过外科手术将脓液、干酪样物质、肉芽组织和死骨等彻底清除。虽然结核性骨髓炎大块死骨较少,但通过清除病灶可减轻病变的发展,促进药物治疗效果,缩短病程,减少合并症。

【手术操作规范与技巧】

1.手术切口、通道和方式均应仔细考虑,为减少手术导致的扩散,在照顾外形的同时,选择较小的切口,在尽可能短的创道部位作切口。

2.除已形成明显分离的死骨采用摘除方式外,对界限不清者宜用较保守的搔刮方式,将松软骨质及脓腔周围肉芽组织去除,以减少病变扩散及骨质的缺损。

【围手术期处理】

(一)术前准备

1.抗结核药物及全身支持疗法。

2.全身状况差者,在加强营养的同时可给予白蛋白输注,以提高患者耐受力及机体免疫能力。

(二)术后处理

术后继续全身抗结核药物的正规应用,局部建立引流,采用异烟肼、链霉素冲洗创道或浸有药液的纱条填塞创腔,必要时还可用抗结核药作病变区局部的环形封闭注射。对合并化脓性感染病例,应同时使用抗生素行感染控制。

【出院注意事项】

结核病变导致软硬组织缺损畸形的修复或整形,原则上应对结核病变已控制半年以上者考虑。

（侯　伟）

第二十一节　颌面部放线菌病

20～45岁的男性为多见。好发部位以腮腺咬肌区为多，其次是颌下、颈及颊部。颌骨的放线菌病则最常见于下颌骨；其中又以下颌角、下颌支最常受累。上颌多见于眶骨及相邻颅骨。

【临床表现】

全身症状较轻，可合并化脓性感染，出现急性蜂窝织炎的症状、体温升高等表现。发生于腮腺下颌角部皮下组织的放线菌病，初期无自觉症状，表现为局部皮肤深部有坚如木质的无痛性硬结，范围逐渐发展变大并和深面粘连；表面皮肤呈红棕色，也和硬结粘连，形成一片广泛的硬结区。随后相继出现放线菌病波及区的典型症状，可有明显张口障碍及自发痛，局部有压痛，当咀嚼、吞咽时可诱发疼痛加重；可形成多数小脓肿，破溃或切开后，常可见浅黄色黏稠脓液溢出；新的结节可在附近陆续出现，与原病灶融合，成为凹凸不平的硬块，再形成多数瘘孔，持续排出含淡黄色"硫黄颗粒"的脓性物，瘘口边缘呈内陷溃疡，脓腔可相互通连。合并化脓性感染时出现急性蜂窝织炎的症状，体温升高。但这种急性炎症经切开排脓后，局部炎症可有好转，但放线菌病表现的局部木板状肿胀，不会完全消退。局部皮肤深部有坚如木质的无痛性硬结，表面皮肤呈红棕色，也和硬结粘连，形成一片广泛的硬结区。X线片上可见有多发的骨质破坏的稀疏透光区及骨膜成骨现象。如果病变侵入颌骨中心，造成严重骨质破坏时，可在颌骨内呈囊肿样膨胀，称为中央性颌骨放线菌病，此型放线菌病的X线片所见呈多囊性改变。

【诊断要点】

见"临床表现"。

【治疗措施】

（一）治疗原则

颌面部软组织的放线菌病的治疗以抗生素应用为主。如已形成脓肿，也应手术切开排脓，可收到减轻炎症的效果。颌骨放线菌病有骨质破坏时，应施行病灶根治术，并配合抗菌药物综合治疗。

（二）治疗方案

1.药物疗法　放线菌对目前使用的大多数抗生素（如β-内酰胺类的青霉素、头孢菌素）高度敏感；联合应用磺胺和链霉素可控制伴发的革兰阴性菌，对青霉素过敏或疗效不佳者，可改用四环素、红霉素、氯霉素、金霉素和氯林可霉素等一种或数种，也可和碘化钾同时应用。

（1）青霉素：最常用大剂量青霉素G治疗，每日200万～500万单位肌肉注射，持续6～12周，以防复发；亦可用青霉素G加普鲁卡因局部病灶封闭；如与磺胺、链霉素等结合应用，可能提高疗效；对青霉素过敏或疗效不佳者，应根据药物敏感试验选用其他抗生素。

（2）碘制剂：口服碘制剂对颌面部病程较长的放线菌病可获得一定效果。一般常用5％～10％碘化钾口服，0.5～18ml/次，每日3次。

（3）免疫疗法：一般应用放线菌溶素作皮内注射，首次剂量0.5ml；以后每2～3日注射1次，剂量逐渐增至0.7～0.9ml；以后每次增加0.1ml，全疗程为14次，或达到每次2ml为止。放线菌素免疫疗法能增强机体的免疫力。

2.脓肿形成后可切开排脓。

3.颌骨病变可行病灶根治术。

【围手术期处理】

术后处理：

1.给予全身支持治疗。

2.全身应用抗生素,在没有血、脓培养结果时可以选择联合用药。

3.每日用盐水冲洗,48小时后如有留置引流,应更换引流条。

【出院注意事项】

定期随访。

（侯　伟）

第二十二节　海绵窦血栓性静脉炎

【概述】

颌面部与颅内有丰富的静脉吻合与交通密切相连,颌面部的病变也经常因此很快累及到颅内而危及生命。海绵窦血栓性静脉炎就是颌面颈部感染累及颅内的一个严重的并发症,是伴有血栓形成的海绵窦炎。

【临床表现】

海绵窦血栓性静脉炎一旦形成,可以很快累及对侧。临床上主要表现为海绵窦综合征:出现眼睑及鼻根部水肿,球结膜淤血、水肿、眼球突出,甚至可突出于睑裂之外,眼压增高;因三叉神经上颌支受累,出现三叉神经分布区域痛觉过敏,眼及前额剧痛;因动眼神经、滑车神经和展神经受累出现上睑下垂,眼球运动受限;因视神经受累,眼底检查可见视网膜静脉扩张、视神经乳头水肿,出现视力障碍;病程较长者可发生视神经萎缩,甚至失明。海绵窦血栓性静脉炎往往出现脑膜刺激征,表现为头痛、恶心、呕吐、颈项强直、血压升高、呼吸深缓以及高颅压等症状;并发败血症、脓毒血症时,可出现寒战、高热、烦躁、谵妄、皮下淤血甚至昏迷等;病变进展快,短时间内就可导致中毒性休克。至后期因眼运动神经的完全麻痹致眼球完全固定不动,瞳孔散大和对光反射消失。

【诊断要点】

根据典型临床表现可以做出诊断:继发于颜面部疖痈、严重的化脓性感染等引流不畅,或感染经治疗仍突然出现高热、头痛、眼睛异常等症状时应高度警惕继发为此病。结合眼底检查、实验室检查等可以确诊。

【鉴别诊断】

需与眶蜂窝组织炎相鉴别:眶蜂窝组织炎多由眶邻近组织的感染所引起,以鼻窦、鼻腔及牙及牙周围化脓性感染最为常见,其次为面部的疖、痈、睑腺炎及眶骨膜炎等。眶蜂窝组织炎可分为隔前眶蜂窝组织炎及隔后眶蜂窝组织炎两种。隔前眶蜂窝组织炎主要表现为眼睑水肿,瞳孔光反射与视力良好,无眼球运动障碍及疼痛,无球结膜水肿。隔后眶蜂窝组织炎可出现球结膜水肿、眼球突出甚至固定,视网膜静脉扩张、视神经乳头水肿等症状,但主要表现在单侧。隔后眶蜂窝组织炎进一步发展形成海绵窦血栓性静脉炎时,才开始表现为双侧的眼部症状。

【治疗原则】

1.积极控制感染。

2.提高全身抵抗力　严重病人应反复多次输鲜血,纠正水和电解质代谢失调,给予高热量和易消化的饮食,适当补充维生素 B、维生素 C。

　　3.对症治疗。

　　4.抗休克治疗。

【治疗方案】

　　1.按照脓毒血症的治疗原则进行救治。

　　2.使用抗炎眼药水及眼膏,保护已暴露的角膜。如能及时控制炎症,常可保留相当的视力。海绵窦血栓性静脉炎的个别病例并发隔后眶蜂窝组织炎后,如炎症已形成球后脓肿,可在波动最明显处切开引流,但切忌过早手术。

　　3.对原发病灶已经基本得到控制,全身症状明显改善,但局部症状缓解缓慢者,可以在内科医生的协助下使用抗凝剂治疗,以促进海绵窦静脉血栓的吸收。

(侯　伟)

第十章　口腔颌面部囊肿

第一节　皮脂腺囊肿

【概述】

为皮脂腺排泄管阻塞而形成的潴留性囊肿。

【临床表现】

1.青壮年男性多见。

2.常见于颜面部,也可见于胸壁、背部、四肢等,小者如黄豆大小,大者可达数厘米。

3.一般生长缓慢,多无自觉症状,继发感染时可有疼痛。

4.囊肿圆形、质软,界限清楚,位于皮内,顶部与浅面皮肤紧密粘连,可不同程度高出皮肤。特征性表现为囊肿表面皮肤见一色素沉着点。

5.内容物为乳白色粉粒状或油脂状。少数可恶变为皮脂腺癌。

【诊断要点】

1.皮下圆形囊性肿物,部分与皮肤粘连,其上皮肤见一色素沉着点。

2.穿刺物为乳白色粉粒状或油脂状。

【治疗原则及方案】

手术摘除。注意切除与皮肤粘连的皮肤。

（侯　伟）

第二节　皮样、表皮样囊肿

【概述】

为胚胎发育时期遗留于组织中的上皮细胞发展而形成囊肿;表皮样囊肿还可因损伤或手术植入上皮细胞而形成。皮样囊肿囊壁含皮肤附件,如毛发、毛囊、皮脂腺、汗腺等;表皮样囊肿囊壁无皮肤附件。

【临床表现】

1.多见于儿童及青年,好发于口底、颏下、眼睑、额、眼眶外侧及耳后等部位,生长缓慢,多无自觉症状。

2.大小不一,圆形或卵圆形,边界清楚;触诊有面团样感觉,与四周无粘连,无触痛。

3.位于下颌舌骨肌上的囊肿,可使口底及舌抬高,影响口腔功能。

4.穿刺可抽出乳白色豆渣样穿刺物。

【诊断要点】

1.触诊为特征性面团样质感。

2.乳白色豆渣样穿刺物。

3.位于下颌舌骨肌之上囊肿应与舌下腺囊肿鉴别,发生于其他部位者应与相应部位发生的特征性囊性肿物鉴别,如甲状舌管囊肿、鳃裂囊肿、口外型舌下腺囊肿等鉴别。发生于额眶部者需与先天性颅裂(脑膨出)相鉴别。

【治疗原则及方案】

手术摘除。

(侯　伟)

第三节　甲状舌管囊肿

【概述】

为胚胎时甲状舌管退化不全的残留上皮发育而来的先天性囊肿。

【临床表现】

1.多见于1～10岁儿童。

2.可发生于颈正中线自舌盲孔至胸骨切迹的任何部位,但以舌骨上下最为常见。

3.生长缓慢、圆形、质软、无粘连。位于舌骨以下者可随吞咽及伸舌动作而移动。

4.可反复继发感染破溃,或因切开引流而形成甲状舌管瘘,称继发性甲状舌管瘘;出生后即表现为瘘者称原发性甲状舌管瘘。

5.穿刺可抽出透明或微混浊的黄色液体并略带粘性。

6.对甲状舌管瘘行碘油造影可显示瘘管的方向。

【诊断要点】

1.出生后不久即在颈正中线或附近出现柔软囊性包块。

2.生长缓慢,无粘连,位于舌骨下者可随吞咽上下移动。

3.可扪及包块与舌骨之间的软组织条索。

4.穿刺液为透明或微混浊略带粘性的黄色液体。

5.舌骨上的甲状舌管囊肿应与口底正中的皮样或表皮样囊肿、肿大的淋巴结、鳃裂囊肿等鉴别。甲状舌管囊肿应特别注意与舌异位甲状腺鉴别。后者常位于舌根部,呈瘤状突起,表面紫蓝色,质地柔软。患者有典型的"含橄榄"语音,较大时有不同程度的吞咽及呼吸困难。核素^{131}I碘扫描可见有核素浓集。

【治疗原则及方案】

手术行囊肿摘除术与瘘道切除术。

(侯　伟)

第四节　鳃裂囊肿

【概述】

为胚胎发育时鳃裂残余组织所形成的囊肿。

【临床表现】

1.常见于 10～50 岁。

2.囊肿位于颈部侧方,生长缓慢,上呼吸道感染时易继发感染。

3.囊肿质地柔软,有波动感,无搏动感。

4.穿刺可抽出黄绿色或棕色的清亮液体,含或不含胆固醇结晶。第一鳃裂囊肿穿刺液可伴皮脂样分泌物。

5.囊肿可因继发感染或切开引流穿破而可长期不愈,形成鳃裂瘘;也有先天未闭殆者,称原发性鳃裂瘘。鳃裂瘘可同时有内外两个瘘口。第一鳃裂内瘘口在外耳道;第二鳃裂内瘘口通向咽侧扁桃体窝;第三、四鳃裂内瘘口则通向梨状窝或食管上段。碘油造影可显示瘘管走向及开口部位。

【诊断要点】

1.颈侧方生长缓慢,有波动感的囊性肿物;穿刺液为含或不含胆固醇结晶的黄绿色或棕色的清亮液体,第一鳃裂囊肿穿刺液可伴皮脂样分泌物。

2.发生于下颌角部水平以上及腮腺区者,常为第一鳃裂来源;发生于颈中上部者多为第二鳃裂来源;发生在颈下部者多为第三、四鳃裂来源。其中以第二鳃裂来源的最多见,多位于舌骨水平,胸锁乳突肌上 1/3 前缘附近。

3.碘油造影显示瘘管方向及内瘘开口部位。

4.鳃裂囊肿要与腮腺囊肿(囊液有淀粉酶)、囊性水瘤(囊液为淋巴液)、甲状腺转移癌(可抽出棕色液)及其他囊性转移癌等鉴别;质地坚实的鳃裂囊肿要与颈部肿大的淋巴结或其他实性肿块鉴别;第一鳃裂瘘需与耳前瘘鉴别。

【治疗原则及方案】

手术摘除囊肿或切除瘘管。

(侯　伟)

第五节　牙源性颌骨囊肿

【概述】

由成牙组织或牙演变而来。临床上分为根端囊肿、始基囊肿、含牙囊肿和角化囊肿。有人认为,始基囊肿与含牙囊肿为同一性质的同义词。

【临床表现】

1.颌骨内的囊性肿物,一般生长缓慢,早期无症状,逐渐增大可使颌骨膨隆造成面部畸形,同时骨质受压变薄,触诊时可有乒乓球样感。

2.根端囊肿系因龋坏致根尖肉牙肿演变而形成,囊肿处有死髓牙。

3.始基囊肿为成釉器发育的早期阶段,星形网状层发生变性,液体渗出、蓄积形成的囊肿,囊内无牙。多见于青年人,好发于下颌第三磨牙及下颌支部,可伴有缺牙。

4.含牙囊肿为牙冠和牙根形成之后,在缩余釉上皮和牙冠面之间出现液体渗出而形成的囊肿,好发于下颌第三磨牙及上颌尖牙区,可有缺牙。

5.角化囊肿源于原始的牙胚或牙板残余。该囊肿多见于青年人,好发于下颌第三磨牙及下颌支部。特点是较其他颌骨囊肿有更大的侵袭性,易继发感染,在口腔内形成瘘。约 1/3 病例囊肿向舌侧发展。角化囊肿如伴有皮肤基底细胞痣、肋骨畸形、小脑镰钙化、蝶鞍融合可诊断为痣样基底细胞癌综合征或多发性基底细胞痣综合征;如仅为多发性角化囊肿而无基底细胞痣(癌)等症状时,称角化囊肿综合征。

6.穿刺可得草黄色液体,内含胆固醇结晶;但角化囊肿内容物为乳白色角化物或皮脂样物质。

【诊断要点】

1.颌骨内有一含液体、生长缓慢、早期无症状的囊性肿物。骨质受压变薄,触诊时可有乒乓球样感。

2.穿刺液为草黄色液体,内含胆固醇结晶;但角化囊肿内容物为乳白色角化物或皮脂样物质。

3.根端囊肿在口腔内可发现深龋、残根或死髓牙;其他牙源性囊肿可能伴缺牙。

4.X线片见圆形或卵圆形透光阴影(可为单房或多房),周围可有一白色骨质反应线(骨白线)。根尖囊肿为单房阴影,根尖在囊腔内;始基囊肿单房或多房,不含牙;含牙囊肿单房或多房阴影,含牙,牙冠在囊腔内;角化囊肿单房或多房阴影,一般不含牙,常表现为沿颌骨长轴呈轴向生长。

5.应特别注意与成釉细胞瘤等牙源性肿瘤鉴别。

【治疗原则及方案】

1.手术摘除囊肿。囊腔内的牙根据具体情况拔除或行根管治疗。囊肿巨大时可先行袋形缝合术,待囊肿缩小后再行手术。

2.角化囊肿易复发、可恶变,手术不应过于保守。骨腔可用石炭酸烧灼或冷冻治疗。多次复发应行颌骨部分切除术。

(侯　伟)

第六节　面裂囊肿

【疾病概述】

面裂囊肿为胚胎期面突融合处上皮残留所致,故亦称非牙源性外胚叶上皮囊肿。临床上又可分为正中囊肿、鼻腭囊肿、球上颌囊肿、鼻唇囊肿。

【临床表现】

面裂囊肿初期一般无明显自觉症状,生长缓慢。多在拍X线片时偶然被发现,或形成颌骨膨隆后和囊肿继发感染时被察觉。

【诊断要点】

1.面裂囊肿多见于儿童及青少年　除鼻唇囊肿外,临床症状与牙源性颌骨囊肿基本相同,相当于各面突融合处特定部位的颌骨膨隆及两侧牙侧方移位是其临床特征,结合X线片的论证,可较易得出诊断。

2.球上颌囊肿　发生于上颌侧切牙与尖牙之间,牙常被排挤而移位。X线片上显示囊肿阴影在侧切牙牙根与尖牙牙根之间,而不在根尖部位。

3.鼻腭囊肿　位于切牙管内或者周围,X线片上可见到切牙管扩大的透射阴影。

4.正中囊肿　上颌位于切牙孔之后,腭中缝的任何部位。X线片上可见腭中缝处有圆形囊肿阴影,亦可发生于下颌正中线处。

5.鼻唇囊肿　位于上唇底和鼻前庭内,囊肿在骨质的表面。X线片上骨质无破坏现象。在口腔前庭外侧可扪出囊肿的存在。

6.X线检查　多选用根尖片、上下颌咬合片、鼻颏位片以及曲面体层片。囊肿在X线片上相当于面突融合处,显示为一清晰的圆形或卵圆形单房的透射阴影,但除非面裂囊肿较大,一般其内往往多无牙根,囊肿阴影在根侧,而不是在根尖部。囊肿将根向两侧推移;面裂囊肿也可与上颌窦相通。

【鉴别诊断】

面裂囊肿时口内牙齿可有倾斜、移位。一般牙无变色及龋坏。面裂囊肿主要凭借相当于各面突融合处的特定部位以及其与牙齿的关系,从而得以与牙源性囊肿相鉴别。各种面裂囊肿的鉴别诊断见表10-1。

表10-1　面裂囊肿的鉴别诊断

	正中囊肿	鼻腭囊肿	球上颌囊肿	鼻唇囊肿
病因	面突正中融合处上皮残余	鼻腭管上皮残余	中鼻突、球状突、上颌突联合处上皮残余	侧鼻突、球状突联合处上皮残余
部位	切牙管后的腭中线或上、下颌正中联合处	切牙管内或尖牙之间	上颌侧切牙与尖牙之间	上唇底、鼻前庭内
鉴别要点	腭中部或下颌中线部肿胀,X线片示单房阴影,与牙无关	腭乳头部膨隆,压迫鼻腭神经可有疼痛,X线片示单房阴影大,与牙无关	上颌侧切牙与尖牙被压迫移位,X线片示单房阴影在根之间,不波及牙根	上唇底、鼻前庭肿起,鼻翼抬高,X线片示骨质无变化影或切牙管扩

【治疗措施】

一旦诊断明确,应尽早手术摘除囊肿,以免引起邻近牙的继续移位和造成咬合紊乱。

【手术操作规范与技巧】

手术方法及原则与牙源性囊肿基本相同,但均从口内径路进行手术,术中应注意邻牙的保护。

(侯　伟)

第七节　非上皮性颌骨囊肿

【疾病概述】

除面裂囊肿外,非牙源性颌骨囊肿还包括一些非上皮性囊肿,主要有血外渗性囊肿及动脉瘤样骨囊肿等。

【临床表现】

早期一般无症状,后期可见唇颊沟膨隆,生长缓慢。

1.血外渗性囊肿:又称损伤性骨囊肿、孤立性囊肿、单纯性囊肿、单房性骨囊肿、出血性囊肿等。由损伤后引起的骨髓内出血,机化渗出后而形成。其囊壁为一层纤维组织,无上皮衬里。血友病也可引起颌骨的血外渗性囊肿,称为血友病假瘤。

2.动脉瘤样骨囊肿:动脉瘤样骨囊肿也为骨髓内出血所致,无上皮衬里,非真性囊肿。多有损伤史,囊腔内含血液,可有搏动,有时被误诊为中心性血管瘤、巨细胞瘤等。

3.非上皮性颌骨囊肿还包括静止性骨囊肿,亦称发育性囊肿、特发性骨腔、下颌骨发育性颌下腺缺损等。临床上极罕见,通常认为是由于胚胎时期下颌骨包绕颌下腺叶发育而引起。

【诊断要点】

颌骨膨隆结合外伤史、穿刺出血样液体以及X线片表现可得出初步诊断。术中宜行冰冻切片检查诊断。

1.非上皮性囊肿较少见。发病以男性青壮年为多。

2.非上皮性囊肿中约50%的病例在病变部位有咬合创伤史或外伤史。

3.早期一般无症状,后期可见唇颊沟膨隆,生长缓慢。颌骨膨隆常位于前磨牙区的下颌体部,其次为下前牙区,发生于上颌者少见。颌骨膨隆处可有压痛,颌骨膨隆一般较少超过 3cm,但较大的囊肿扪诊时也可有乒乓球感。应询问有无造血系统疾病。

4.牙齿情况:牙数目多正常,无移位现象。口腔内牙齿可有变色、松动。牙齿叩诊可有不适或疼痛。

5.X线检查:动脉瘤样骨囊肿在 X 线片上显示为骨质膨胀伴单囊或多房性透光病损。血外渗性囊肿 X 线片显示为位于牙根之间的圆形透光区,牙根多无吸收和分离。囊肿的边缘比其他牙源性颌骨囊肿模糊,无明显白色骨质反应线。

6.CT 及 MRI 检查:对鉴别牙源性颌骨囊肿及颌骨中心性血管瘤有参考价值。

7.穿刺检查:穿刺常可抽出不凝血样液体。

8.囊肿涉及的牙,牙髓活力测定常无活力。

【鉴别诊断】

非上皮性颌骨囊肿应注意与其他颌骨囊肿、肿瘤相鉴别,术中宜行快速切片检查以鉴别。特别是要注意与颌骨中心性血管瘤、巨细胞瘤等相鉴别。

【治疗措施】

宜手术切除囊肿,以免引起邻近牙的移位和颌骨畸形。非上皮性囊肿经手术治疗后,预后好,不复发。

【手术操作规范与技巧】

手术方法及原则与牙源性囊肿基本相同。诊断不明时可在术中行冰冻切片检查。

【围手术期处理】

基本同牙源性囊肿。但应做好止血及输血准备。应警惕囊肿是否有由全身血凝机制障碍(诸如血友病、血小板减少性紫癜等)而引起的可能,必要时应行有关化验检查。对血友病引起的外渗性囊肿须在手术前后进行处理,如给以血友病球蛋白注射等。

(侯　伟)

第十一章　口腔颌面部良性肿瘤及瘤样病变

第一节　牙龈瘤

【疾病概述】

牙龈瘤是泛指发生于牙龈的一组类肿瘤或肿瘤疾病，来源于牙周膜及颌骨牙槽突的结缔组织。多数为局限性、反应性增生物，具有肿瘤的外形和生物学行为，而非真性肿瘤；少数为真性肿瘤。创伤和慢性刺激，特别是龈下菌斑和结石是牙龈瘤的主要病因。此外，牙龈瘤与内分泌有关，女性妊娠期容易发生牙龈瘤。

【临床表现】

牙龈瘤多见于青年及中年人，女性明显多于男性。为牙龈局限性肿块，常发生于前牙、前磨牙牙龈乳头部，位于唇、颊侧，较舌、腭侧多。肿块呈圆球、椭圆或分叶状，大小不一，较大的肿块可以覆盖一部分牙及牙槽突，表面可见牙咬痕或咬伤、破溃区。有的有蒂呈息肉状；有的无蒂，基底较宽。随着牙龈瘤的生长，破坏牙槽骨，可引起牙齿松动和移位。

根据临床和组织结构特点，通常将牙龈瘤分为肉芽肿型、纤维型和血管型。

1.肉芽肿型牙龈瘤　由局部刺激引起的牙龈乳头肿块，红色或粉红色肉芽组织，易出血。主要由肉芽组织构成，含有许多新生毛细血管和成纤维细胞，有较多的炎性细胞浸润，纤维组织较少。

2.纤维型牙龈瘤　肿块颜色与附近牙龈相同，有弹性，较硬，不易出血。由富含细胞的肉芽组织和成熟的胶原纤维束组成，含有多少不等的炎性细胞，以浆细胞为主。

3.血管型牙龈瘤　牙龈瘤血管丰富，呈紫红色，柔软，极易出血。妊娠性龈瘤多属此类。血管丰富，血管内皮细胞增生呈实性片块或条索，血管间有纤维组织水肿和黏液性变，并有炎性细胞浸润。

另外，其他类型包括先天性牙龈瘤、牙龈纤维瘤病等，均较少见。

先天性牙龈瘤好发于新生儿上颌前牙区牙龈，肿块表面光滑，圆形，有蒂或无蒂。组织学上，瘤细胞呈片块状，紧密排列，切除后不复发。

牙龈纤维瘤病又称牙龈橡皮病，分为先天性牙龈纤维瘤病和药物性牙龈纤维瘤病，前者有家族遗传史，后者主要因长期服用苯妥英钠等药物引起。上下颌牙龈呈弥散性增生，质地坚韧，色泽与正常牙龈相似。

旧的牙龈瘤类型中还有巨细胞型牙龈瘤，目前已将其列入周围性巨细胞修复性肉芽肿中。

【诊断要点】

1.牙龈组织的局限性肿大，有蒂或无蒂，质地柔软或质硬，表面可有溃疡。

2.X线片显示局部牙槽骨可压迫吸收，牙周膜有增宽阴影。

【鉴别诊断】

1.外周性骨化性纤维瘤　为来源于牙周膜的反应性瘤样增生,临床表现与纤维型牙龈瘤相似。组织学上,除纤维母细胞性结缔组织外,可见较多的钙化物。

2.外周性牙源性纤维瘤　为牙源性真性肿瘤,临床表现与纤维型牙龈瘤相似。组织学上,纤维母细胞性结缔组织中含有散在性牙源性上皮、钙化团块、发育不良性牙本质及牙骨质等。

3.周围性巨细胞修复性肉芽肿　又称外周性巨细胞性肉芽肿。肿块位于牙龈或牙槽黏膜,呈暗红色,有蒂或无蒂,可发生溃疡。组织学上,富于血管和细胞的间质中含有多核破骨细胞样细胞,呈灶性聚集。巨细胞灶之间有纤维间隔。巨细胞数量多,大小和形态不一。病变内偶见少许骨小梁或骨样组织。

【治疗措施】

1.治疗原则　牙龈瘤治疗采用手术彻底切除为主,同时去除局部刺激因素,但妊娠期牙龈瘤应先密切观察,如妊娠后不再消退可手术切除。

2.治疗要点

(1)手术疗法:牙龈瘤应尽早行手术治疗,为避免再生或复发,切除肿块的同时拔除牙龈瘤瘤体所波及的牙齿,并用刮匙及骨钳将病变波及的牙周膜、骨膜及邻近的骨组织去除。

(2)非手术疗法:近年来有研究采用微波热凝、CO_2 激光、电灼术、冷冻、射频治疗、鱼肝油酸钠及平阳霉素瘤体注射的硬化剂治疗等治疗方法,均取得一定的效果。

【手术操作规范与技巧】

1.采用局部浸润麻醉或阻滞麻醉。

2.在围绕肿瘤蒂周的正常组织上做切口,切除牙龈瘤及瘤体波及的牙周膜、骨膜及邻近的骨组织,瘤体波及的牙齿应一并拔除。

3.创面较小,直接拉拢缝合;如创面较大不能缝合时,可用碘仿纱条覆盖,或在创面上用牙周塞治剂保护。

【围手术期处理】

(一)术前准备

1.手术指征:非妊娠期患者全身情况可耐受手术者。

2.禁忌证:妊娠期患者和全身情况不能耐受手术者。

3.术前常规检查血常规、出凝血时间和心电图等。

(二)术后处理

1.术后一般处理　给予抗生素、止痛药和漱口水,术后 1 周进流质或半流质,7～10 日后拆线,去除碘仿纱条或牙周塞治剂。

2.术后并发症处理　常见并发症为出血、感染和复发等。出血多因碘仿纱条或牙周塞治剂过早脱落引起,可采用局部压迫、填塞、电凝、重新缝合等止血方法。感染发生率较低,可对症处理。牙龈瘤复发者应扩大切除。

【出院注意事项】

牙龈瘤容易复发,大多数患者复发的主要原因是局部菌斑和结石去除不全和或手术切除不彻底。应定期复查,半年 1 次,如发现局部肿块或局部反复出血者应及时就诊。

(侯　伟)

第二节　血管瘤与血管畸形

【疾病概述】

血管瘤与血管畸形系来源于血管的肿瘤或畸形。血管瘤起源于残余的胚胎成血管细胞,为真性肿瘤,比例较小。大多数患者血管病损为血管畸形,目前研究认为深部及颌骨内的血管瘤属血管畸形,成人的血管病损基本上都属血管畸形。

【分类与命名】

血管瘤与血管畸形旧的分类和命名主要根据血管病损形态,容易造成肿瘤与发育畸形的混淆,并不确切。2002 年在全国性口腔颌面部血管瘤治疗与研究研讨会上,推荐采用 Waner 和 Suen 的分类法,见表11-1,该方法从细胞生物学和组织病理学方面进行分类。两种分类命名方法对照如下:

表 11-1　**血管瘤与血管畸形分类**

Waner 和 Suen 分类法	旧的分类法
1.血管瘤	草莓样或杨梅样血管瘤毛细管型血管瘤
2.血管畸形	
(1)微静脉畸形	葡萄酒色斑
中线型微静脉畸形	毛细管型血管瘤
(2)静脉畸形	海绵型血管瘤
(3)动静脉畸形	蔓状或葡萄状血管瘤
3.混合畸形	
静脉-淋巴管畸形	海绵型淋巴血管瘤
静脉-微静脉畸形	毛细管型淋巴血管瘤或血管淋巴管瘤

【临床表现】

1.*血管瘤*　多见于婴儿出生时或出生后不久(1 个月以内)。好发于面颈部皮肤、皮下组织,极少数见于口腔黏膜。口腔颌面部的血管瘤约占全身血管瘤的 60%。血管瘤内富含增生活跃的血管内皮细胞、成血管现象和肥大细胞等。

血管瘤的病程分 3 期:

(1)增生期:初期表现为毛细血管扩张,四周为晕状白色区域;逐渐变为高出皮肤、高低不平的红斑;随婴儿第一生长发育期(4 周以后)、第二生长发育期(4~5 个月)快速增生,导致畸形,影响功能。

(2)消退期:一般在肿瘤发生 1 年后进入静止消退期,病损由鲜红变为暗紫、棕色,皮肤可呈花斑状,以后逐渐消退至 10 岁左右。

(3)消退完成期:一般在 10~12 岁。大面积肿瘤完全消退,可遗留局部色素沉着、浅瘢痕、皮肤萎缩下垂等。

2.*血管畸形*

(1)微静脉畸形:多见于颜面部皮肤,常沿三叉神经分布区分布,口腔黏膜较少。鲜红或紫红,外形不规则,大小不一,从小的斑点到数厘米,与皮肤表面平,周界清楚。以手指压迫病损,表面颜色退去,解除压力后,病损大小、色泽又恢复。

中线型微静脉畸形:病损位于中线,可以自行消退。

(2)静脉畸形:由衬有内皮细胞的无数大小、形态不一的血窦组成。好发于颊、颈、眼睑、唇、舌或口底部。病损表浅者呈蓝色或紫色;病损位置较深者,表面皮肤或黏膜颜色正常。柔软,扪之可以被压缩,有时扪及静脉石,边界不太清楚。如继发感染,可引起疼痛、肿胀、表面黏膜或皮肤溃疡、出血等。体位试验阳性:当头低位时,病损区充血膨大;恢复正常位置后,肿胀缩小,恢复原状。

(3)动静脉畸形:主要由血管壁显著扩张的动脉与静脉直接吻合而成,又称为先天性动静脉畸形。多见于成年人,幼儿少见。好发于颞浅动脉所在的颞部或头皮下组织中,呈念珠状,有搏动感,表面温度比正常皮肤高,可侵蚀基底的骨质,也可突入皮肤,使其变薄,甚至坏死出血。扪诊有震颤感,听诊有吹风样杂音。

3.混合畸形　常见的包括微静脉畸形伴淋巴管微囊型畸形、静脉畸形伴淋巴管大囊型畸形、动静脉畸形伴微静脉畸形等。

【诊断要点】

1.典型的临床表现

(1)血管瘤见于婴儿出生时或出生后不久,呈高出皮肤的红斑,鲜红、暗紫、棕色或花斑状,可以自行消退。

(2)成人、深部或颌骨内的血管病损基本上都属血管畸形。

(3)微静脉畸形与皮肤表面平,鲜红或紫红,指压表面颜色退去,解除压力,恢复原状。

(4)静脉畸形柔软,扪之可以被压缩,有时扪诊可以触及静脉石,体位移动试验阳性。

(5)动静脉畸形有搏动感,听诊有吹风样杂音,局部皮温较正常皮肤高。

2.穿刺检查　血管畸形穿刺可抽出血液且可凝固。

3.影像学表现

(1)B超:静脉畸形多表现为枝条和网状液性暗区或为蜂窝多囊状肿物,头低位时该暗区可增大;若有静脉石,则有强光团影出现。彩色多普勒血流显示囊内有片状低速静脉血。动静脉畸形常呈迂曲的多囊或管状液性暗区,内有稀疏光点流动,彩色多普勒血流显示其内有囊管样高速动脉血。

(2)CT:血管瘤、微静脉畸形和静脉畸形常为软组织结节、条索增生或肿块表现。静脉畸形中尚可见高密度的静脉石影。增强CT上,多数为低血流病变,有轻度增强,病变与肌肉间分界显示不清;少数血流略快的病变可呈不均匀强化表现。动静脉畸形属于高血流病变,增强CT上其内多有粗大或迂曲扩张的血管影显示。

(3)MRI:血管瘤、微静脉畸形和静脉畸形的形态表现和CT相似。T_1加权像上,病变多呈低、等信号;T_2加权像上,以高信号表现为主。静脉畸形尚可显示圆形低信号静脉石影,其T_2加权像上的高信号常为多团状表现。增强MRI上,有时可见高信号的造影剂流入血窦内。高血流的动静脉畸形不论在T_1或T_2加权像上均有丰富的无信号的流空血管断面出现,形态可为圆形、管形和弧形。

(4)数字减影血管造影术(DSA):可显示高血流动静脉畸形异常血管团病变,同时显示增粗的供养动脉、血流速度以及回流静脉特点等。

【鉴别诊断】

1.血管瘤与血管畸形的鉴别(表 11-2)。

表 11-2　血管瘤与血管畸形鉴别

	血管瘤	血管畸形
临床特点	婴儿,1/3 出生时即有,约 30% 以红斑出现,有快速生长和缓慢退化期,90% 以上自行消退。很少累及骨。男:女=1:3	出生时即有,随年龄增长而生长,可因创伤、感染、激素调节而膨大,35% 侵及骨。男:女=1:1
细胞学	血管内皮细胞丰富肥大细胞增多(18.2~54.3 个/高倍视野下),内皮下有多层基底膜体外培养生长迅速,可形成管状结构	血管内皮细胞更新缓慢肥大细胞正常(0~2.6 个/高倍视野下),单层基底膜体外很难培养
造影	局限,腺体样血管肿瘤,通常为高流量	弥散,由异常血管堆积而成的畸形,低流量或高流量
手术效果	易切除,术后不复发	难以彻底切除,易大出血,常复发

2.皮肤毛细血管瘤与皮肤血管痣的鉴别　皮肤血管痣表面血管扩张,皮肤内有红色素沉着,压迫时不发白。

3.动静脉畸形与动脉瘤或后天性动静脉瘘的鉴别　动脉瘤为动脉壁中层弹性纤维病变所致的一种瘤样扩张;后天性动静脉瘘多系损伤后局部动脉扩张,甚至破裂通入伴行静脉所致,一般位置较深且局限。

4.动静脉畸形与假性动脉瘤的鉴别　假性动脉瘤多见于腮腺区或上颈部外伤后,常因动脉破裂、血液潴留于软组织内而形成的一种搏动性病损。病理检查可见纤维壁及血凝块。

【治疗措施】

血管瘤与血管畸形治疗总原则:根据疾病分类、病程、部位及患者年龄等因素选择综合治疗手段;治疗不仅要考虑彻底性,还要考虑美容外观和生活质量。

1.血管瘤的治疗　多数血管瘤可自行消退,对婴幼儿血管瘤应行观察,应仔细测量肿瘤体积、拍照,详细记录,进行数年的定期随访;即使出现溃疡、出血和感染等并发症,也只需局部加压、清洁和抗感染等简单处理。应向家长详细解释,消除顾虑,经常给予指导。但血管瘤生长在鼻尖、唇红、眼睑等重要部位,血管瘤活动性出血、血管瘤伴血小板减少综合征或心功能衰竭、经随访 5 年无消退迹象者,应采用激素、激光、手术等积极治疗。

(1)增生期:以动态观察为主,出现上述情况需要治疗者,首选激素、平阳霉素等非创伤性治疗。

1)激素治疗:每隔 1 日口服泼尼松 2~4mg/kg,1 个月为一个疗程,间隔 4~6 周可继续另一个疗程,一般给药 2~3 个疗程;如果用药 2 周无效,宜停药。结核和急性感染患者禁用。激素仅对迅速增生的血管瘤有效,对停止增生的病变无作用,其作用机制尚不完全清楚,一般认为,糖皮质激素具有抑制未成熟血管内皮细胞和成纤维细胞增生的作用。经激素治疗后,肿瘤组织可停止生长,体积明显缩小,恢复原状甚至完全消失。因此,激素治疗宜在 1 岁内,最好在 6~8 个月时进行。

2)平阳霉素治疗:可试用于经激素治疗疗效不佳者,或患者就诊时已超过血管瘤自然消退年龄者。婴幼儿局部注射剂量不超过每次 2mg。大面积血管瘤可分点注射,隔 1~2 周重复注射。对大面积血管瘤,在激素治疗间歇期,局部注射平阳霉素效果较好。婴幼儿平阳霉素总剂量不宜超过 30~40mg。平阳霉素治疗血管瘤的机制可能是抑制血管内皮增殖和使血管瘤组织硬化。由于平阳霉素属抗癌药物,其远期疗效和不良反应有待继续观察。

3)干扰素治疗:可试用于经激素治疗无效的重症婴幼儿血管瘤。一般观察 7~10 个月,如有不良反应即停药。干扰素具有抑制血管内皮细胞的生成和增殖的作用。

(2)消退期:以观察为主,必要时手术整形。手术可在患儿入学前或更晚期进行。

2.血管畸形的治疗

(1)微静脉畸形:中线型微静脉畸形可以自行消退,以观察为主。微静脉畸形可试用氩离子(Ar)或氪离子(Kr)光化学疗法,治疗疗效较好。

(2)静脉畸形:

1)口腔黏膜、浅表畸形:可采用 YAG 激光,低温治疗,平阳霉素局部注射或手术治疗。

2)深部、局限、低回流型静脉畸形:可用 3％鱼肝油酸钠或平阳霉素等硬化剂行病损瘤腔内注射,使病损组织纤维化、闭锁,致病损缩小或消失。采用硬化剂多点注射时宜暂压迫周围组织,阻断血流;1～2 周注射 1 次。注射剂量视病损大小而定,一般鱼肝油酸钠一次不超过 5ml,平阳霉素一次不超过 8mg。为了发挥药物的不同作用或协同作用,减轻不良反应,提高疗效,临床上常联合或交替应用鱼肝油酸钠与平阳霉素。

3)深部、巨大、高回流型静脉畸形:采用无水乙醇静脉栓塞及其他硬化剂治疗,电化学治疗(舌、颈部),手术等综合治疗。无水乙醇要缓慢注射,该方法操作风险较大,应由经验丰富的专业医师施行。

对于大范围静脉畸形,目前尚缺乏有效治疗手段,只能采用分阶段治疗和综合治疗,如:手术＋硬化剂注射、病变内结扎＋硬化剂注射、手术＋微波热凝、激光＋手术等。

(3)动静脉畸形:以手术治疗为主。手术时应先结扎切断与肿瘤交通的动脉,尔后再切除病变。有时病变范围广泛,手术时需作一侧或双侧颈外动脉结扎,以减少出血。应当指出,对动静脉畸形采用单纯结扎颈外动脉的方法治疗,不仅达不到治疗效果,反而可促进非正规的侧支循环形成,给后期治疗带来困难和麻烦,应予坚决反对。

近年来,由于介入放射学的发展,可应用经导管动脉栓塞技术(TAE)辅助栓塞后手术或硬化剂治疗,止血效果远较颈外动脉结扎为好。常用的有效而安全的栓塞材料是明胶海绵。

(4)混合畸形:根据不同病变,分别选择或综合应用各种治疗方法。

【手术操作规范与技巧】

1.一般可采用局麻,但儿童或手术范围较大者应采用全麻。

2.手术切口设计以显露清楚、相对比较隐蔽、方便操作、达到最大限度切除为原则。

3.采用有效的止血方法是手术成功的关键。手术创面出血可采用局部压迫、缝扎止血或明胶海绵、止血纱布填塞。对动静脉畸形可先采用供血动脉栓塞术,以减少切除病变时的失血量。

4.界限清楚的血管畸形,可沿病损周界分离切除;对界限不清的血管畸形,则应在病损边缘正常组织内进行切除;如面积广泛行部分切除者,则只能在病变组织中进行切除,边切除边缝合术创。

5.手术切除后遗留的缺损,可行即刻或延期修复。

【围手术期处理】

(一)术前准备

1.手术指征:全身情况能够耐受手术,手术切除或部分切除能够改善畸形和解除功能障碍。

2.禁忌证:巨大的脉管畸形波及多个解剖区域,手术根治困难,估计术中出血难以控制者。血管畸形累及重要组织、器官无法手术者。局部或全身合并感染者。

3.术前正确估计手术范围、手术难易程度、输血量和术后效果。如果血管畸形合并感染,应在感染控制后方能手术。清洁口腔、术区常规备皮。除了小而局限的血管畸形,术前必须有足量的输血准备。

（二）术后处理

1.术后一般处理

（1）应用抗生素预防感染。

（2）手术涉及舌、口底、下颌下，特别是涉及舌根部及咽侧时，要严密注意呼吸通畅，及时吸痰。为了预防术后水肿或血肿影响呼吸，可考虑手术终了时做预防性气管切开。

（3）大型血管畸形切除，术后放置负压引流并密切观察引流颜色与引流量；严密观察心率、血压、血容量等，随时纠正和处理。

2.术后并发症处理

（1）血肿：术中止血不彻底所致。小的血肿可考虑局部加压包扎以及止血药物的应用，对迅速增大的血肿需及时手术探查，彻底止血。

（2）失血性休克：抢救不及时甚至死亡。其处理按照尽早去除失血原因，恢复有效血容量，合理运用药物，改善组织灌注，保持呼吸通畅等原则进行。

（3）感染：与局部引流不畅而致积血或积液、口内黏膜缝合不严密、抗生素使用不当等因素有关。一般通过充分引流、消灭死腔、合理使用抗生素而获得痊愈。

（4）损伤面神经有关分支，致部分区域面瘫。对于暂时性面瘫，术后给予肌注维生素 B_1 和维生素 B_{12}，辅以局部理疗，一般最迟至半年即可恢复。永久性神经面瘫，需行神经吻合或移植术。

【出院注意事项】

1.加强营养，促进机体康复。

2.术后应密切观察有无复发，定期随访，可半年左右复查 1 次。

（侯　伟）

第三节　神经鞘瘤

【概述】

神经鞘瘤又称施万瘤，是神经鞘细胞（或施万细胞）发生的良性肿瘤。头颈部神经鞘瘤主要发生于脑神经，如迷走神经、舌下神经、面神经、听神经干；其次是周围神经，以舌部、面部、头部多见；交感神经发生者较为少见。

【临床表现】

神经鞘瘤可发生于任何年龄，以中年人多见，男性的发生率稍高于女性。最常见的发生部位为颈上部和舌部。肿瘤生长缓慢，形态多样，多数表面光滑，呈圆形或卵圆形，也可为结节或分叶状。周界清楚，质地中等或偏硬。肿瘤增大可发生黏液性变，质软如囊肿，发生内出血后穿刺可抽出血样液体，但不凝结。肿瘤活动度与神经方向有关，可沿神经轴侧向移动，但不能沿神经长轴上下移动。

神经鞘瘤的临床症状、体征与神经来源和肿瘤部位关系密切。

1.颈上部的神经鞘瘤以颈动脉三角区最多见，来自迷走神经和交感神经。肿瘤位于颈动脉的后方或深面，将颈动脉向外推移，触诊可有搏动。肿瘤有时也可向咽侧突出。来自迷走神经者，肿瘤压迫可发生呛咳，偶伴有声音嘶哑；来自交感神经者，可出现颈交感神经综合征（Horner 综合征）。

2.来自舌下神经者，可表现为下颌下区肿块。

3.来自面神经或颈外动脉周围交感神经者，可表现为腮腺深面的肿块，临床特征多不明显，时有抽搐的前驱症状,易被诊断为多形性腺瘤。

4.来自周围末梢神经的唇、面部或口腔内肿瘤,可位于皮下或黏膜下,表现为无痛或有压痛的肿块;其中来自感觉神经者,可有持续顽固性疼痛、麻木或辐射样疼痛。

神经鞘瘤可为肉眼所见,有完整包膜,剖面呈灰白或灰黄色,可见到囊腔,内含胶冻状物质。镜下观察肿瘤组织有两种排列结构,常混合存在。①Antoni A 型(束状区):肿瘤细胞呈梭形,成束地平行排列,胞核呈栅栏状结构。有的区域呈旋涡状排列,有的呈器官状结构。②Antoni B 型(网状区):肿瘤细胞较少,有轻度异型、间质疏松、水肿,将肿瘤细胞分隔构成疏松的网状。

【诊断要点】

1.病程一般较长,肿瘤生长缓慢,周界清楚,可沿神经长轴侧向移动,上下方向不移动。

2.神经鞘瘤可发生黏液性变,质软如囊肿,穿刺可抽出不凝血样液体。

3.影像学表现

(1)B超:颈上部神经鞘瘤多为实性低或中等回声的占位,边界清晰,包膜反射光带完整。内部回声可为实质均质型或实质不均质型。

(2)CT:肿瘤呈密度均匀的软组织影像,在较大的病灶中可见囊变和坏死。

(3)MRI:圆形或卵圆形肿块,T_1 加权像上为等信号,T_2 加权像上为高信号,Gd-DTPA 注入后病变实质有强化表现。

【鉴别诊断】

应与淋巴结核、混合瘤、颈动脉体瘤、转移瘤及颌骨囊肿相鉴别。发生于颈动脉三角区的神经鞘瘤,可将颈动脉推向外侧,触之有搏动,需与颈动脉体瘤鉴别。

【治疗措施】

1.治疗原则   手术摘除。

2.治疗要点   手术方式应根据肿瘤的部位、大小而定。如为周围神经鞘瘤,则应完整切除;如位于重要神经干,可行肿瘤包膜内剥离术(又称囊内摘除术),不可贸然为切除肿瘤而切断神经干,以致影响功能。如神经干已切断,则应在手术显微镜下进行修复。

【手术操作规范与技巧】

1.手术一般采用局部麻醉或全身麻醉。

2.手术切口的选择应根据肿瘤的部位、大小确定,应保证术野显露清楚,避免重要神经血管的损伤。颈上部的神经鞘瘤一般采用下颌下切口或沿胸锁乳突肌前缘做纵形切口。

3.为防止损伤重要神经,应紧贴肿瘤,以钝性剥离为主。手术中可将肿瘤上的神经干外膜沿纵轴切开,小心地剥开神经纤维,然后将肿瘤切除。对于突入颅底区的肿瘤,不可盲目剥离,必要时截断下颌骨升支,在直视下剥离肿瘤后,再行下颌骨复位固定。

4.术中注意要点:术中应首先验明肿瘤来源神经的近远端,术者操作要仔细,动作要轻柔,术中尽量避免对重要神经血管的损伤。

【围手术期处理】

(一)术前准备

1.手术指征:患者全身情况可耐受手术者。

2.禁忌证:患者全身情况不能耐受手术者。对于肿瘤接近颅底并与颈部大血管关系密切者,手术应慎重。

3.术前全身检查,正确评估患者对手术的耐受力,对重要脏器有病变者,应请相关专科协助治疗痊愈或缓解后手术。

4.术前局部 B 超、CT、MRI 或 DSA 检查,明确肿瘤与颈内静脉、颈总动脉、颈外动脉、颈内动脉的关系。

5.术中有肿瘤来源神经受损伤和切断的可能,术前应做相应的准备。对术后可能发生的并发症,如迷走神经损伤所致声音嘶哑、进食呛咳,颈交感神经损伤所致 Horner 综合征等,应向患者及其家属交代清楚。

(二)术后处理

1.术后一般处理

(1)仰卧头侧位,及时清除口腔内唾液及渗出液,以免误吸。

(2)全麻术后雾化吸入,减轻插管引起的咽喉部反应。

(3)全麻术后应禁食 4～6 小时,待生理反射(吞咽、咳嗽反射)恢复后进食。

(4)术后常规应用抗生素,适当应用止血药物。如有神经损伤,应给予神经营养药物;糖皮质激素的使用有利于减轻组织肿胀及神经功能恢复。局部应注意伤口清洁。

(5)引流皮片及负压引流管放置时间根据引流量的多少确定,一般为 24～72 小时。

(6)皮肤伤口于术后 1 周拆线,口内伤口于术后 10 日拆线。

2.术后并发症处理

(1)神经损伤:取决于受累神经,如声嘶、呛咳系迷走神经及其分支损伤;Horner 综合征系交感神经损伤所致;面瘫乃面神经损伤所致;下唇麻木乃下齿槽神经损伤所致。神经损伤者给予维生素 B_1、维生素 B_{12} 等神经营养药物,若神经未断,功能可在 3～6 个月内逐步恢复。若神经已离断,应行神经吻合或移植修复。

(2)伤口出血,多因损伤血管未作妥善处理或结扎线松脱。小量出血可行局部加压包扎,给予止血药物。大量出血应及时打开伤口重新止血。

(3)伤口感染:主要是局部引流不畅而致局部积血积液、口腔卫生不良及抗生素使用不当引起。应充分引流,消灭死腔,合理调整抗生素。

【出院注意事项】

手术彻底切除很少复发,但临床上有报道极少数恶性变者。

1.神经损伤者,坚持服用神经营养药物 1～2 个月。坚持神经功能锻炼,辅以微波理疗。

2.门诊随访,定期复查,每 6 个月 1 次。

（侯　伟）

第四节　神经纤维瘤

【概述】

神经纤维瘤是来源于神经组织(神经外膜、神经束膜、神经内膜和神经鞘细胞)的良性肿瘤。可发生于周围神经的神经干、神经支或神经末梢等任何部位,口腔颌面部神经纤维瘤常来自第 V 或第 VII 对脑神经,位于面、颊、眼、颈、舌、腭等处。

【临床表现】

多见于青少年,肿瘤生长缓慢,口腔内较少见。神经纤维瘤主要有 3 种表现:①皮肤上的色素斑。呈棕色或灰黑色,大小不一,小点状或片状。②皮肤内的多发性瘤结节。可沿皮下神经分布,呈念珠状,质较硬,如来源于感觉神经,可有明显触痛。③丛状生长。肿瘤沿着神经分布的区域内,范围弥漫,周界不清,有时有结缔组织呈异样增生,皮肤松弛或折叠下垂,使眉、眼、鼻、唇移位,变形,造成明显畸形。质地柔软,血运丰富,但一般不能压缩。肿瘤除了侵犯皮肤、皮下组织,还可向深部肌肉、骨骼等组织扩展,引起畸形。枕部神经纤维瘤可伴有先天性枕骨缺损。

神经纤维瘤分单发和多发两种,多发性神经纤维瘤又称神经纤维瘤病。神经纤维瘤病有遗传倾向,为常染色体显性遗传。据国内外调查,有家族史者可达70%以上。对患者的家庭,特别是直系家属最好进行全身性检查,才能确定是否有家族史。凡皮肤上有大于1.5cm的咖啡色或棕色斑块,5~6个以上时即可确诊为神经纤维瘤病。

神经纤维瘤无包膜,质地韧,切面呈灰白色。由周围神经的所有成分共同增生和混合组成,包括轴索、神经鞘细胞、纤维母细胞、神经束衣细胞。

【诊断要点】

1.神经纤维瘤具有皮肤上的色素斑、皮肤内的多发性瘤结节和丛状生长等典型特征,有三种表现之一即应考虑本病。

2.皮肤上有5~6个以上、大于1.5cm的咖啡色或棕色斑块,即可确诊为神经纤维瘤病。

3.影像学检查多为大小不一的软组织增生或肿块,位于颈动脉间隙的神经纤维瘤可呈梭形。

(1)B超:病变常为中等或暗淡光点,弥漫性病变多境界不清。

(2)CT:病变内部的组织体液含量较高,某些区域可含脂肪,故部分CT值可接近水,病变与周围组织分界欠清晰。神经纤维瘤病CT上可显示有颅骨缺损和脊柱发育异常。增强CT上,病变可有不均匀强化表现。

(3)MRI:T_1加权像呈低等信号,但在饱含脂肪的区域可见高信号区。T_2加权像为高和中信号混合,病变信号多欠均匀。GdDTPA注入后,病变有不均匀强化。

【鉴别诊断】

单纯色素斑神经纤维瘤应与斑痣鉴别;丛状神经纤维瘤因质软、不定形、界限不清,应与淋巴管瘤相鉴别。

【治疗措施】

1.治疗原则　手术切除。

2.治疗要点　对小而局限的肿瘤可一次性切除;如肿瘤范围大,侵犯重要器官,彻底切除困难时,亦可部分切除以改善畸形及部分功能。对于手术造成的大面积组织缺损,应行皮瓣或肌皮瓣移植修复。

【手术操作规范与技巧】

1.麻醉选择局麻或全麻,选择低温降压麻醉可明显减少术中出血。

2.由于瘤组织内血管丛生,形成大小不等的静脉窦,血供丰富,血管壁缺乏弹性,表皮及皮下组织脆弱,极易出血。如行一次切除时,术中出血不易用一般方法止血,因此,要做好充分的备血和止血方案。采用选择性动脉栓塞术或结扎双侧颈外动脉等方法可减少出血。

3.可在确定的肿瘤切除边界上行环形深缝扎,以减少术中出血。手术采用电刀锐性切除瘤体周围组织,此法较钝性分离快而出血较少。

4.术中应保证术野清楚,操作要认真仔细,避免损伤重要的神经血管。

【围手术期处理】

(一)术前准备

1.手术指征:全身情况能够耐受手术者。

2.禁忌证：全身情况有异常不能耐受手术者。

3.全身检查，了解主要脏器的功能情况，判断其能否耐受手术，并做必要的治疗或调理。

4.神经纤维瘤患者常伴有不同程度的颌面部组织畸形，术前应做详细的局部检查，确定手术方案和整复方法。

5.术前要备好充足的血量。

（二）术后处理

1.术后一般处理

（1）头颈部巨大的神经纤维瘤病术后行预防性气管切开术者，常规雾化吸入，防止肺部感染。术后3～5日可酌情考虑拔管，拔管前应试堵气套管24小时。

（2）全麻术后禁食4～6小时，待生理反射恢复后可进食。

（3）行血管化皮瓣修复者术后应保持头位正中，制动3～5日，应常规"三抗"（抗凝、抗血栓、抗血管痉挛）。

（4）注意观察血压变化，必要时给予输血以补充足够的血容量。

（5）颈部持续负压引流3～4日，24小时引流量少于20ml可拔除引流管。

（6）术后常规给予抗生素。常规应用类固醇激素减轻组织肿胀，糖尿病者禁用。止酸剂应用可防止应急性溃疡的发生。

（7）术后1周拆线。

2.术后并发症处理

（1）创口大出血：多因术中血管处理不妥引起，应及时打开创口，进行彻底止血，及时输血、输液，补充和恢复血容量。

（2）创口感染：主要是引流不畅而致局部积血、积液引起，通常发生于术后5日。因此术后创口引流要通畅，局部加压包扎。一旦发生创口感染，应及时引流，并合理调整抗生素的应用。

（3）皮瓣血运障碍：术后72小时为皮瓣血管危象高发期，因此在这段时间内应严密观察皮瓣，一旦发现问题，应果断及时处理，切忌等待观望。危象6小时内皮瓣抢救成功率高。

【出院注意事项】

1.完整切除者术后较少复发，文献报道有恶变的病例。术后定期复查，半年1次。

2.无法彻底切除的巨大或多发性肿瘤需要分次手术，一般二次手术在半年以后进行。

（侯　伟）

第五节　颈动脉体瘤

【概述】

颈动脉体瘤亦称化学感受器瘤、血管球瘤，起源于颈总动脉分叉处的化学感受器细胞，是副神经节瘤中的一种。临床上较为少见，如果处理不当可造成严重的脑血管并发症，甚至导致死亡。

【临床表现】

本病好发于青壮年。肿瘤早期无自觉症状，生长缓慢，与颈动脉关系极为密切，可左右移动，不能上下移动，局部可触及搏动和闻及杂音。如肿瘤侵及周围重要神经，可有相应的症状和体征：迷走神经受损可出现声嘶、呛咳、恶心；颈交感干受损可出现Horner综合征；舌下神经受损可引起半舌萎缩、舌运动受限；

舌咽神经受损可出现软腭下陷、吞咽困难。如肿瘤压迫颈动脉窦，可引起"颈动脉窦综合征"，表现为直立性眩晕，上腹不适，一过性神志消失等。

颈动脉体瘤有三大体征：

1.肿瘤多位于下颌角稍前下方，颈动脉三角区浅面。少数病例可向咽侧壁突出。肿瘤多为单侧，偶可双发。可触及有明显搏动。

2.颈动脉向浅侧移位。由于肿瘤位于颈总动脉分叉部内侧，肿瘤增大后可使颈内外动脉被推挤向浅面移位。

3.颈内外动脉分离。由于颈动脉体瘤跨越分叉部向浅面部扩展，使颈内外动脉被推向两侧。可因肿瘤包绕动脉壁，不能清晰地触及动脉的轮廓。

Shamblin 根据颈动脉及附近神经与肿瘤的关系，将颈动脉体瘤分为 3 种类型。

Ⅰ型：颈动脉单纯移位，位于肿瘤的表面。

Ⅱ型：肿瘤被颈内、外动脉压迫形成深沟，舌下神经和喉上神经位于肿瘤的表面。

Ⅲ型：颈动脉和神经被肿瘤包绕。

病理上，颈动脉体瘤具有丰富的血管性肉芽组织，肿瘤细胞呈多边形或梭形，有包膜。

【诊断要点】

1.肿瘤常表现为一侧颈上部、下颌角下、胸锁乳突肌前缘中等硬度的无痛性肿块，局部可触及搏动和闻及杂音，可伴前述压迫症状，并可见"三大体征"。

2.影像学检查

(1)B 超可见实性低回声肿块，边界清楚，可有包膜反射光带，内部有较强的中等回声光点，并可见颈动脉窦及其分支呈管状液性暗区。

(2)CT 可见软组织实性肿块，边缘光滑，增强时病灶强化明显。增强 CT 为该肿瘤的诊断和手术切除提供充足的信息。

(3)MRI 对肿瘤位置、范围及其与颈动脉关系的显示十分准确。MRI 上，病变在 T_1 加权像上为等信号，T_2 加权像上为高信号，因病变内血流较快造成的"流空效应"可形成特征性的"椒盐"征。

(4)颈动脉造影：可以提供最好的图像，但因这一检查有一定的风险，除非计划实施栓塞术，一般不推荐使用直接动脉造影术。目前常采用的数字减影动脉造影术(DSA)显示，颈总动脉分叉处有异常血管团，该血管团推移颈内、外动脉，使其间距增宽。

3.对怀疑为颈动脉体瘤的病灶，一般根据临床特点，结合 B 超、CT、MRI 或 DSA 检查，能够明确诊断。禁忌做活检，也不主张行局部穿刺。

【鉴别诊断】

需与神经鞘瘤、转移癌等鉴别。

1.神经鞘瘤　病程一般较长，肿瘤生长缓慢，周界清楚，可沿神经长轴侧向移动，上下方向不移动。质地中等或偏硬。可发生黏液性变，质软如囊肿。发生于颈动脉三角区的神经鞘瘤，也可将颈动脉推向外侧，触之有搏动。影像学检查可见位于颈鞘深面，血流较少。穿刺可抽出不凝血样液体，吸取活检有助于鉴别诊断。

2.转移癌　颈深上淋巴结转移癌可与颈总动脉分叉粘连出现传递性搏动，但多有原发灶，多位于颈动脉浅面，可为多个。穿刺吸取活检可见癌细胞。

【治疗措施】

1.治疗原则　治疗以手术为主。早期发现应及时治疗，治疗越晚，肿瘤与颈总动脉分叉部粘连越厉害。

2.治疗要点

（1）肿瘤与颈动脉轻度粘连者，行颈动脉体瘤剥离切除术。

（2）肿瘤与颈动脉严重粘连，术前评价脑血管 Willis 环通畅者，行颈动脉体瘤连同颈动脉一并切除术。

（3）肿瘤与颈动脉严重粘连，术前评价脑血管 Willis 环不够通畅或明显失代偿者，尽量行颈动脉体瘤剥离切除术。对于无法彻底剥离者可将肿瘤连同颈动脉一并切除加颈动脉重建；也有人主张无法彻底剥离时任其残留一小部分。

【手术操作规范与技巧】

1.多选用气管内插管全麻，也可选用局麻，术中采用低温麻醉，以降低脑氧耗，减少阻断血运引起的大脑损伤。

2.肿瘤位于颈上部者，沿胸锁乳突肌前缘做斜行切口。如肿瘤位置较高，突向颌骨内侧、咽旁或接近颅底者，应做下颌下附加弧形切口。

3.手术时出血多是其特点，因此，手术视野暴露要清晰，止血要彻底。对肿瘤位置较高、接近颅底者，可断开下颌骨、翻起腮腺、切断并掀开二腹肌和茎突舌骨肌，待肿瘤切除后再复位固定下颌骨、缝合肌肉。

4.操作要求轻巧仔细，分离顺序为：先外围、后中央，先剥离颈动脉下端，再剥离颈外动脉、颈内动脉上端，最后剥离颈动脉窦及分支部，此部粘连最紧，容易损伤动脉壁。剥离颈动脉窦区要及时行窦区封闭，以免发生颈动脉窦综合征。

5.如果术中颈动脉破裂，应在暂时阻断血流的情况下，进行血管破口修补，可暂时阻断时间，一般每次不超过 3 分钟。

6.在结扎、切断颈总或颈内动脉之前，为进一步确定颅内血液供应情况，可用橡皮条阻断血流，观察 10 分钟以上；如无不良反应和意外情况发生，即可结扎、切断。

7.动脉吻合时，为避免颅内缺血时间过长，应使用硅胶管（或塑料管）针头分别插入需吻合移植动脉上下端，以保持必要的血液循环。

8.取自体静脉移植时应注意静脉瓣的血流方向与动脉血流方向一致，移植的静脉外周需包裹自体大腿阔筋膜或带蒂的肌肉组织，以防止移植静脉承受不了动脉压力而发生膨胀或破裂。

【围手术期处理】

（一）术前准备

1.手术指征：已确诊为颈动脉体瘤，全身情况允许，了解 Willis 环通畅及代偿情况，已做好颈动脉压迫训练，并做好重建入颅供血通道的一切准备工作。

2.禁忌证：全身情况不允许者，未了解颅内血管侧支循环建立情况，未做颈动脉压迫训练及未做重建入颅供血通道的准备工作。

3.明确肿瘤的诊断、肿瘤的范围和部位以及肿瘤与颈动脉的关系。

4.术前全身检查，正确评估患者对手术的耐受力。

5.颈动脉压迫或阻断训练：常用方法：指压患侧颈总动脉，每天 4～6 次，每次 10 分钟以上。如持续压迫 30～40 分钟患者无眩晕、昏厥、对侧肢体无力、瘫痪或感觉障碍等脑缺血症状，则被认为压迫颈动脉是安全的，可以施行手术。或用颈动脉压迫器训练，或在 DSA 下留置球囊行阻断训练。

6.采用脑电图、脑血流图或颈动脉造影等方法监测压迫侧大脑半球的血供情况，明确颅内血管侧支循环建立情况。

7.做好重建入颅供血通道的一切准备工作，如动脉吻合、血管移植和人工血管架桥等。

8.术前应备好充足的血源，结扎、切断颈动脉时，血压应维持在正常值高水平，不得低于病员原来血压水平。

（二）术后处理

1.结扎切除后，必须应用扩血管药物，以扩张脑血管。常用药物有：低分子右旋糖酐，复方丹参，尼莫通 1mg，静脉内 24 小时缓慢滴入。扩血管药物通常要求须用 2 周，2 周后可改口服扩血管药物如：烟酸（NA）、阿司匹林等。

2.术后平卧或头低位 15°，绝对卧床 2 周。必要时可以重复术前各种脑血流的检查，以了解术后患侧脑血供情况。

3.并发症处理

重在预防，颈动脉体瘤手术特别是颈总（内）动脉切除、移植重建术是一项大而复杂的手术，必须严格做好术前准备，严格按操作规程处理，力图将并发症降至最低，否则可能造成大出血、偏瘫，甚至死亡等严重并发症。

【出院注意事项】

1.定期随访，每半年至 1 年随访一次。完整切除后少有复发。文献有恶变的报道。

2.加强对侧肢体训练，但 3 个月内应避免剧烈运动。

（喻治国）

第六节　舌异位甲状腺

【概述】

舌异位甲状腺又称舌甲状腺。胚胎发育第 4 周时，第 1 对咽囊之间，咽腔腹侧壁的内胚层向下方陷入，形成一个憩室状结构，即甲状腺始基；以后沿甲状舌管逐渐下移，最终到达颈中线下方气管前及其两侧，即甲状腺的正常位置。第 6 周甲状舌管自行消失，在起始点处仅留一浅凹即舌盲孔。若甲状腺下移过程发生障碍，则可异位于此下降路线上的任何一点，包括舌、颏下、颈前、腮腺、气管、食管等；有的甚至可继续行向下方，发生于纵隔、腹腔或盆腔等，但临床上以舌异位甲状腺多见。

【临床表现】

舌异位甲状腺常位于舌根部或舌盲孔部。据国外的尸检报告研究表明，约 10% 的尸体解剖可在舌盲孔部发现甲状腺残余，但大部分并无任何临床症状。好发于女性，约为男性的 4 倍，多在青春期、妊娠期或绝经期随内分泌变化而肿大发病。肿块呈瘤状突起，周界清楚，表面紫蓝色，质地柔软。患者常有吞咽不畅，语言不清，呈典型的"含橄榄"语音；较大时可出现吞咽困难和不同程度的睡眠中呼吸困难等梗阻症状。

异位于舌的甲状腺又分两种情况：一种是完全异位于舌根部，颈部无任何甲状腺组织，这种异位甲状腺被称为迷走甲状腺，它是体内唯一的功能性甲状腺，约占 70%；另一种是除舌根有异位甲状腺组织外，颈部还有残留的甲状腺，此种异位甲状腺称为副甲状腺，约占 30%。

国外文献报道 15%～30% 的舌异位甲状腺患者伴有甲状腺功能减少，约不到 1% 的病例可发生甲状腺腺瘤或腺癌，癌变者以男性为多。

【诊断要点】

1.舌根部或舌盲孔部肿块，呈瘤状突起，周界清楚，表面紫蓝色。

2.舌异位甲状腺容易误诊，如因误诊而被切除，则会造成严重后果。因此对怀疑舌异位甲状腺者应行核素[131]I 扫描和甲状腺功能检查，包括 T_3、T_4 和 TSH 等。肿块区核素[131]I 扫描可见高度核素浓聚，这是明确诊断的主要依据。颈部核素^{131}I扫描能够明确正常位置有无甲状腺,有助于判断肿块为迷走甲状腺还是副甲状腺,这对于制订治疗方案非常重要。

3.用针穿刺时可抽出血液,为防止出血,对怀疑为舌异位甲状腺者一律禁止活检。

【鉴别诊断】

舌异位甲状腺应与舌根部血管瘤、甲状舌管囊肿、舌扁桃体增生、乳头状瘤、纤维瘤、异位涎腺以及舌根部恶性肿瘤等疾病鉴别,核素^{131}I扫描是最有效的鉴别方法。

【治疗措施】

(一)治疗原则

舌异位甲状腺的治疗应根据其对功能的影响来制定,主要是减轻异位甲状腺肥大所引起的局部症状,要尽量避免造成终身甲状腺功能减退。

(二)治疗方法

1.小的舌异位甲状腺对功能影响不大;患者年龄小,或处于生理性内分泌改变期;无局部症状者,均可定期观察随访,不必治疗。

2.较大的,对功能有一定影响的舌异位甲状腺可先试用药物治疗,其目的是缩小异位甲状腺,缓解症状。方法:①服用碘溶液(Lugol液)。②甲状腺素行取代性抑制治疗,该方法应注意检测甲状腺功能的变化。③用治疗剂量的^{131}I,在舌异位甲状腺缩小后终身服用甲状腺素,由于放射性碘对人体生殖腺及其他器官有潜在的损害,且有导致正常甲状腺癌变的可能,仅适用于有症状、不宜手术的老年患者,而儿童和育龄期妇女禁用。

3.药物治疗无效,症状明显,大的舌异位甲状腺则只有采用手术治疗。手术切除量应根据颈部有无甲状腺及甲状腺功能来决定。舌副甲状腺可以行全切除术;舌迷走甲状腺则只能行大部切除术,如必须全部切除,应同期行甲状腺游离移植或带蒂移植,以获得正常甲状腺的功能。

此外,还有采用激光、电凝术等治疗舌副甲状腺的报道。

【手术操作规范与技巧】

1.采用局麻或全麻,对肿块较大或年龄小不合作者多采用全麻。

2.手术进路包括经口进路、中线切开(下唇下颌骨-舌正中)、舌骨上水平切开咽前进路和侧方进路;其中经口进路损伤小,容易被患者接受,经中线切开术野暴露清楚。如手术损伤大、涉及的部位深,术后应做预防性气管切开。

3.手术中应先切取部分肿块送冰冻病理检查,以进一步明确诊断,排除伴有甲状腺瘤等其他病变的可能。

4.行甲状腺带蒂移植者可用舌动脉的舌背分支作为血管蒂。

5.术中止血要彻底。

6.中线切开者肿块切除后,下颌骨需复位内固定,注意恢复咬合关系。

【围手术期处理】

1.术前通过核素^{131}I扫描和甲状腺功能检查,明确舌异位甲状腺是迷走甲状腺还是副甲状腺,甲状腺功能状况如何。

2.术后处理与一般口腔颌面外科处理相同,注意保持呼吸道通畅。

3.行中线切开者应注意下颌骨制动,注意检查咬合关系。

4.行甲状腺带蒂移植者术后头颈部要制动5～7日,并应用低分子右旋糖酐等药物,以保持血管通畅。

5.术后注意检测甲状腺和甲状旁腺的功能,包括基础代谢率、T_3、T_4、TSH及血钙、磷水平。

【出院注意事项】

1.多漱口,保持口腔清洁。

2.正常饮食,食用碘盐。

3.定期随访并检测甲状腺功能,对甲状腺功能低下者应常规服用甲状腺素,并根据 T_3、T_4、TSH 水平调整剂量。

(喻治国)

第七节　成釉细胞瘤

【概述】

成釉细胞瘤为最常见的牙源性良性肿瘤,据国内统计资料,占牙源性肿瘤的 59.3%。大部分成釉细胞瘤为骨内生长型,周围型者少见。成釉细胞瘤来源于牙源性上皮或牙源性上皮剩余,包括成釉器、Malassez 上皮剩余、Serres 上皮剩余、缩余釉上皮或牙源性囊肿的衬里上皮;也有可能来源于口腔黏膜上皮。

【临床表现】

成釉细胞瘤多发于青壮年(30～49 岁)。男女性别无明显差异。下颌骨比上颌骨多,占 80%～90%,其中下颌磨牙区和升支部为最常见的部位;上颌骨占 10% 左右,以磨牙区多见。

成釉细胞瘤生长缓慢,病程较长,最长可达数十年。早期可无症状,但随病变发展可使颌骨逐渐膨大,膨隆多向唇颊侧发展,造成畸形,左右面部不对称。长大的肿瘤可使骨密质受压变薄,触之有乒乓球感。如肿瘤侵犯牙槽突,可使牙松动、移位或脱落。肿物发展穿破骨密质侵入口腔黏膜下时,其被覆的黏膜表面可见对殆牙的咬痕或因咬伤出现溃烂、疼痛。由于肿瘤的侵犯,可以影响下颌骨的运动度,甚至可能发生吞咽、咀嚼和呼吸功能障碍。当肿瘤压迫下牙槽神经时,患侧下唇及颊部可能感觉麻木不适。如肿瘤发展很大,骨质破坏较多,可发生颌骨病理性骨折。

上颌骨的成釉细胞瘤可因其生长侵及鼻腔、上颌窦、眼眶和鼻泪管等结构,出现鼻阻塞、眼球突出、移位及流泪。如向口腔发展时可使殆错乱。

近年来,随着认识的深入,人们发现成釉细胞瘤是多形性肿瘤,具有局部侵袭性生长的特点,组织学上可分为 3 种类型:

1.一般型成釉细胞瘤　又称为标准或经典型骨内成釉细胞瘤、实性或多囊性成釉细胞瘤。肉眼见肿瘤大小不一,剖面常见有实性和囊性两部分,实性区呈白色或灰白色,囊腔内含黄色或褐色液体。肿瘤主要有两型,即滤泡型和丛状型,肿瘤细胞形成孤立性上皮岛或增殖成网状联结,间质为疏松结缔组织。另外,还有两种细胞形态变异,即棘皮瘤型和颗粒细胞型,棘皮瘤型是指在肿瘤上皮岛内呈现广泛的鳞状化生,有时伴角化珠形成;颗粒细胞型是指上皮细胞广泛的颗粒性变。

2.单囊型成釉细胞瘤　临床上类似于含牙囊肿,囊腔部分衬里上皮表现为早期成釉细胞瘤的特点,即衬里上皮基底层细胞呈栅栏状排列,核远离基底膜,核染色质增加,着色深,胞浆出现空泡状。有时在纤维囊壁的不同层面可见实质性的肿瘤突起,细胞形态为滤泡型或丛状型,又称为壁性成釉细胞瘤。

3.周边型成釉细胞瘤　是指局限于牙龈或牙槽黏膜内的成釉细胞瘤。它常浸润周围组织,主要是牙龈结缔组织,但不侵袭下方的骨组织。有时见肿瘤下方呈现浅碟状压迫性骨吸收。

【诊断要点】

1.有无痛性、渐进性颌骨膨隆病史。

2.颌骨膨隆多位于下颌骨磨牙区、下颌角和升支部位,多向唇颊侧骨壁膨大,可有乒乓感。

3.肿瘤压迫下牙槽神经时,患侧下唇及颊部可能感觉麻木不适。肿瘤侵及鼻腔、上颌窦、眼眶和鼻泪管等结构时,可出现鼻阻塞、眼球突出、移位及流泪等。

4.影像学检查

(1)X线片:成釉细胞瘤分多房型、单房型、蜂窝型和局部恶性征型四种类型,其中以多房型和单房型为主。其共同的X线特征为:①颌骨膨隆,以向唇颊侧为主。②肿瘤区的牙齿可移位或脱落,牙根呈锯齿状吸收。③肿瘤侵入牙槽侧,造成牙根之间的牙槽骨浸润及硬骨板消失。④肿瘤边缘可有部分增生硬化。⑤瘤内有罕见钙化。⑥肿瘤内可含牙或不含牙。

(2)CT和MRI:在显示成釉细胞瘤与牙槽骨、牙根和牙的关系方面不如X线平片,但能清晰显示病变的密度或信号以及受侵颌骨的膨胀方向。对于侵及软组织的成釉细胞瘤,CT和MRI显示更明显。

5.穿刺检查:对于成釉细胞瘤的囊性变或壁性成釉细胞瘤,临床触及乒乓感者,行穿刺检查,可抽吸出黄色或褐色液体,但无脱落上皮及黄色角化物。

6.活组织检查:对于临床难以明确诊断的不典型病例,特别是难以与恶性肿瘤鉴别的局部恶性征型、周边型成釉细胞瘤,术前应行活组织检查。临床特征典型的病例可选择术中冰冻快速活检,以争取诊断与治疗一起完成。

【鉴别诊断】

1.其他牙源性肿瘤　与成釉细胞瘤一样,其他牙源性肿瘤也表现为颌骨的膨大,但临床上相对少见。一般X线片显示囊状阴影并伴有钙化灶,应考虑为其他牙源性肿瘤,但最后诊断必须依赖病理确定。

(1)牙源性腺样瘤:好发于上颌尖牙区,青少年多见,女性多于男性;X线表现为单房囊性阴影,但常有钙化小点,牙根可压迫吸收而呈斜面状,该X线特征与成釉细胞瘤不同。

(2)牙源性钙化上皮瘤:临床极为少见,好发于下颌骨前磨牙和磨牙区,中年多见,男女性别无差异;X线表现为不规则放射,透光区内含大小不等的不透光团块。

(3)牙源性钙化囊肿:为少见的牙源性肿瘤,上下颌骨均可发生,好发于前磨牙、磨牙区。X线表现为两型,一为囊肿型,其特点是单囊低密度透光阴影,周围有致密清晰的边缘,其中有点状或块状的钙化灶;另一为实性肿块,特点是密度增高的团块状钙化灶,边界不清,为低度恶性肿瘤。

(4)牙源性纤维瘤:病变为实性,质硬,好发于下颌磨牙区,多见于儿童和青年,无性别差异。X线表现为骨密质膨胀以及多房阴影,但分隔少且较直、粗糙,不像成釉细胞瘤那样清晰锐利,瘤内可见不规则的密度增高区。

(5)牙源性黏液瘤:上下颌骨均可以发生,但以下颌骨为多发部位,青年多发,肿块长大可穿破骨质,可扪及表面光滑呈结节状,质地柔软而非乒乓感。X线示:界限清楚的透光影像,有分隔呈多房状,分房形态各异,以网格状多见,有时可呈"火焰状"改变。

(6)牙本质瘤:极少见,多见于青年人,好发于下颌磨牙区。X线片示为混浊不透光的阴影。

(7)良性牙骨质母细胞瘤:好发于下颌骨的前磨牙、磨牙区,可出现牙痛症状,常继发感染形成牙龈或颊瘘管。X线片示为牙根部的团块不透光影像,周界清楚,并有窄的环状透光影像带。

(8)牙瘤:好发于儿童和青年,大多数在拔牙后或继发感染时发现。病理上分为混合性牙瘤和组合性牙瘤两型,有时牙瘤与囊肿同时存在,称为囊型牙瘤。

(9)混合性牙瘤:为各种牙体组织排列紊乱、混杂,无典型牙齿结构形成。多位于前磨牙和磨牙区。X线片表现为颌骨内异常高密度团块状影像,病变边缘光滑,周缘多有一条清晰的低密度条带包膜,颌骨可有膨胀。

（10）组合性牙瘤：由许多牙齿样结构组成，排列方式与正常牙相仿。多见于前牙区。X 线片表现为颌骨内有许多大小不等、形态各异的小牙堆积。

2.牙源性角化囊肿　牙源性角化囊肿一般以单发性囊肿多见，也可以为多发。牙源性角化囊肿引起的骨质膨隆可扪及明显乒乓感，有 1/3 的病例其膨胀向舌侧并穿破舌侧骨壁。穿刺囊液为草黄色，可见黄、白色角化物混杂其中，显微镜下可见胆固醇结晶。X 线检查可帮助鉴别诊断，其大多数表现为单房型，囊肿周界清楚，有白色致密线条。临床上最易与成釉细胞瘤混淆。仅依靠临床表现和 X 线有时仍难以鉴别角化囊肿和成釉细胞瘤，特别是囊肿与成釉细胞瘤同时存在时，须借助于病理检查才能最后确诊。

【治疗措施】

（一）治疗原则

以外科手术治疗为主。由于成釉细胞瘤属"临界瘤"，因此切除肿瘤时应在肿瘤外正常组织 0.5cm 以上的范围进行。

（二）治疗方案

1.彻底刮治术　小儿成釉细胞瘤或壁性成釉细胞瘤可采用彻底刮治术，一般很少复发。对于多次复发的肿瘤，则不易再行刮治术而采用切除术。

2.下颌骨方块切除术　侵犯下颌骨的成釉细胞瘤，范围较小，按其治疗原则切除病变后，下颌骨下缘能保留足够厚度者。术前评估一般要求 X 线片显示，肿瘤下缘 0.5cm 以外尚有足够厚的正常骨组织（至少0.5cm 厚度）。

3.下颌骨部分切除术　适用于成釉细胞瘤范围较局限，但下颌骨下缘无足够厚度，肿瘤切除后无法保证下颌骨连续性者。

4.下颌骨切除术　成釉细胞瘤已侵及一侧下颌骨体及升支部，病变已接近中线或全下颌骨者，则行一侧下颌骨切除术或全下颌骨切除术。全下颌骨切除术者，术中应做预防性气管切开术，并做人工骨移植。

5.上颌骨部分切除术　适用于上颌骨下部、未累及上颌窦的成釉细胞瘤。

6.上颌骨次全切除术　适用于未累及眶底及眶下缘骨质的上颌骨成釉细胞瘤。

7.上颌骨全切除术　适用于累及全上颌骨的成釉细胞瘤。

8.颌骨缺损的修复　下颌骨连续性完好者，一般不需要修复；连续性丧失者可采用单纯游离骨移植术、血管化游离骨移植术或人工骨移植。单纯游离骨移植术的骨骼来源可采用肋骨、髂骨等；血管化游离骨移植术可用髂骨肌瓣、腓骨肌瓣等。上颌骨缺损者，术后赝复体修复或同期行血管化游离骨移植，或钛网上颌骨再造。

成釉细胞瘤属于临界瘤，具有局部侵袭生长的生物学特性，因此如手术术式选择不当，术后复发率较高。一般刮治术复发率最高，下颌骨方块切除术次之。如成釉细胞瘤已穿破骨密质，进入软组织，则骨膜及软组织上的残留可以引起复发。反复多次的复发有转为恶性的可能。

【手术操作规范与技巧】

1.范围较小的肿瘤可采用局麻，小儿或较大的肿瘤适宜采用全麻。

2.肿瘤位于下前牙区、范围较小时，可沿前庭沟做口内横行切口。肿瘤位于下颌体后方、下颌支时，应根据病变范围大小采用口内切口，或沿下颌下缘下 1.5～2cm 处做口外切口，行口外切口时应注意保护面神经下颌缘支。

3.肿瘤刮治术具有保存功能及容貌的优点，但复发率高，术中要对照 X 线片进行彻底刮治，要仔细检查肿瘤刮除后的骨腔，避免刮治中病变区域的遗漏。肿瘤刮治后还需加液氮冷冻，电刀烧灼或苯酚（需乙醇中和）、Carnoy 液（生理盐水冲洗即可）化学烧灼。

4.成釉细胞瘤具有种植、复发或脱落细胞吸入肺转移的可能,手术应遵循无瘤操作原则。

5.成釉细胞瘤穿破骨皮质达骨膜者,不宜保留骨膜。

6.术中在上颌骨各骨性联结断离时,动作要快,以避免失血过多;凿翼突时,用力方向应平行于颅底,用力不可粗暴,以避免损伤颅骨;凿骨时慎勿弄破气管内插管。

【围手术期处理】

(一)术前准备

1.详细了解全身状况,心肺肝肾功能检查,纠正系统性疾病,如糖尿病、高血压、甲亢、血小板减少症等。

2.术前戒烟、洁齿、改善口腔卫生。

3.伴有继发感染时,术前行抗感染治疗。

4.术前 X 线片及 CT 检查,明确病变部位和范围。

5.制备健侧牙齿的牙弓夹板,以备在必要时行颌间牵引固定。

6.对不做即刻修复的有牙颌者应制备斜面导板或腭护板。

7.术前备血。

(二)术后处理

1.一般处理

(1)注意呼吸道通畅。特别是全麻未醒者,仰卧头侧位、吸氧,应随时吸出分泌物;如有舌后坠情况,应将舌牵引线拉紧,使舌前伸,并行固定。

(2)全麻当日禁食,并予日生理液体需要量(2500～3000ml),次日流质。术后除立即植骨或不能进食应行鼻饲流质外,皆可口服流质;并逐步根据创口愈合情况改用半流质。术后进食不多者,应注意补液。

(3)每天清洗口腔,食后多漱口,保持口腔清洁。

(4)术后给予抗生素 5～7 日,预防感染。抗生素的使用依据体温、血常规、局部伤口情况给予适当调整。一般予广谱和抗厌氧菌抗生素联合应用。

(5)未行血管吻合游离骨移植者,可适当应用止血药物,但高龄患者忌用大剂量止血药。行血管吻合游离骨移植术后禁用止血药物,需抗凝、改善微循环治疗 7～10 日,并注意观察指示皮瓣的颜色。

(6)换药时,应注意将引流条向外逐步抽出,使积液、积血得到及时引流,引流条一般视引流量的多少在术后 48 小时后抽除。除行血管吻合游离骨移植术外,一般须加压包扎,消灭死腔,口外包扎,一般维持 5～7 日。上颌骨手术口内填塞纱条与纱布一般在术后 5～7 日拆包、更换,并逐步抽除。

(7)口外缝线一般 7 日拆除。若术中使用电刀,推迟至第 9 日间断拆线,2～3 日拆完。口内缝线一般在 10 日后拆除。

(8)保留下颌骨下缘的厚度较薄弱者,需颌间结扎,避免下颌骨骨折。结扎时间需在 6 周以上。斜面导板应维持 6～12 个月以上,直至咬合关系能保持时。

(9)全下颌骨切除同期做预防性气管切开者,应做好气管切开术后护理,尤其是及时清除气道分泌物,予雾化吸入。

(10)创口初步愈合后,应早期锻炼张口,以防止瘢痕挛缩。应尽早恢复语言和进食功能。

2.并发症处理

(1)面神经下颌缘支损伤:主要是因切口设计距离下颌骨下缘太近,翻起组织瓣解剖层次在颈深筋膜浅层浅面,或术中牵拉引起的永久或暂时损伤所致。对于暂时损伤,可以观察并配合使用促进损伤神经修复的药物,一般半年左右即可恢复。对永久性神经损伤,需行神经吻合术。

(2)创腔内出血及呼吸道梗阻:术后如发现创腔内大出血,应及时进行止血及引流处理,盲目地进行颜面、下颌下加压包扎,有可能导致口底、咽侧血肿引起呼吸困难。

(3)下颌骨病理性骨折:主要发生于下颌骨方块切除术后。由于下颌骨下缘过薄,在承受咬合压力时而出现。选择合适的适应证,术中截骨使用牙钻或摆动锯,术后颌间结扎可以防止其发生。一旦出现,可行坚硬内固定接骨术。

(4)游离移植骨坏死:多由于口腔黏膜缝合不严密、存在病灶牙或引流不当形成死腔引起感染,也可因成釉细胞瘤继发感染未被控制所致。术前治疗病灶牙、控制感染;术中采用分层缝合,分别缝合肌层、黏膜下层和黏膜层三层,并用间断加褥式缝合;术后保持引流通畅,配合使用抗生素等措施可以有效预防其发生。一旦发生,只能取出坏死的骨组织。

(5)血管化游离骨组织血运障碍:一般发生在术后 24～72 小时。可依据指示皮瓣的颜色、质地、皮纹等观察指标及时发现,予以处理。一般在危象发生的 6～8 小时处理,才能获得成功。若非本身血管原因,一般其血运障碍大多数是由于血管外因素所致,如引流不畅或吻合口渗血形成血肿,继而压迫血管蒂。及时清除血肿,解除蒂部的受压,或重新吻合血管,可望缓解其血运障碍。若失去抢救时机,不能恢复其血运,只能手术去除其软组织,严密缝合伤口,留待其以游离移植骨的方式愈合。

(6)创口感染:与局部引流不畅而致局部积血或积液、口内黏膜缝合不严密、口内存在病灶牙和抗生素使用不当有关。一般通过充分引流、消灭死腔、合理使用抗生素而获得痊愈。对于难治性感染,应及时做细菌培养及药敏试验,选用合适的抗生素治疗。值得注意的是,若证实为铜绿假单胞菌(绿脓杆菌)感染,应及时隔离患者,以防交叉感染的发生。厌氧菌感染的表现是创口有大量淡红色血性液,可局部采用 1%过氧化氢和甲硝唑注射液等冲洗。

【出院注意事项】

1.加强营养,促进机体康复。

2.颌间结扎解除后,仍以软食为主。

3.定期复查,3 个月 1 次。发现复发,尽早再次手术。

(王　玮)

第八节　颌骨中心性血管畸形

【概述】

颌骨中心性血管畸形多为先天性,是颌骨内高流速血管畸形。该病发病率较低,但患者可以因为突然发生自发性大出血,或因拔牙、活检后大出血而危及生命。

【临床表现】

颌骨中心性血管畸形可发生于任何年龄,但以年青人占多数,女性多见。下颌多于上颌,二者之比为10∶1 左右。病变部位以下颌骨体部多见,可侵及升支部。发生在上颌骨者常被误诊为牙龈瘤。最常见的症状为牙龈出血,常发生于夜间;其次为拔牙后涌流状或喷射状大出血。波及牙龈等软组织时,呈淡蓝色或紫色,牙龈无慢性牙龈炎所表现的牙龈乳头肿胀或增生,也无明显牙结石,出血局限,部位恒定。

【诊断要点】

1.牙龈同一部位反复出血,牙龈区自发性大出血,牙龈区拔牙后或活检后大出血。

2.影像学表现

(1)X 线片:颌骨中心性血管畸形主要表现为颌骨的溶骨改变。骨小梁减少或消失,颌骨呈不规则单房或多房低密度区。多房的内部骨隔纤细,可排列成网状、蜂窝状或肥皂泡状;有时粗细不均的条隔可由颌骨中央向外扩散,呈长短不一的放射状骨针。邻牙可被推移位,牙根可吸收。发生在下颌骨,可见下齿槽神经管增粗,下颌孔扩张呈喇叭口状。

(2)CT:颌骨中心性血管畸形表现为骨质膨隆,骨髓腔间隙增大,其内骨小梁结构消失,有单房和多房两种形式,发生在上颌骨者骨质膨隆较下颌骨者更明显,骨皮质变薄并呈中断样改变。

(3)数字减影血管造影(DSA):颌骨中心性血管畸形表现为颌骨出现异常血管团(又称"静脉池"),一方面通过多个纤细的异常吻合分支与供应动脉相连,另一方面与回流静脉相通。

【鉴别诊断】

颌骨中心性血管畸形当无典型出血表现而仅表现颌骨膨隆畸形时,应注意与下述疾病鉴别:

1.成釉细胞瘤 虽好发于下颌骨,但主要位于磨牙区和升支部,多有骨密质唇颊侧膨隆,牙槽骨有吸收;X线表现为单房或多房囊性阴影,牙根吸收呈锯齿状。

2.牙源性角化囊肿 其骨质膨隆可扪及明显乒乓感,有1/3的病例,其膨胀向舌侧并穿破舌侧骨壁。穿刺抽出的囊液为淡黄色或草黄色,大多可见黄或白色角化物间杂其间。X线片显示,囊肿常沿下颌骨长轴生长发展,以单房型为主,周界清楚,有白色致密线条,牙根吸收多呈斜面状。

3.牙源性黏液瘤 上下颌骨均可以发生,但以下颌骨为多发部位,青年多发,肿块长大可穿破骨质,可扪及表面光滑呈结节状,质地柔软而非乒乓感。X线片显示,分隔呈多房状并向上走行而似火焰状。

4.骨肉瘤 多见于青少年,男性多于女性。下颌骨比上颌骨好发。患处有间歇性麻木和疼痛,继而转为持续性剧烈疼痛。肿瘤生长迅速。X线示,成骨肉瘤有骨增殖而出现骨密质的日光放射状排列,溶骨肉瘤呈骨的不规则虫蚀样破坏。

5.骨巨细胞瘤 以成人多见,无性别差异。X线片显示为肥皂泡样或蜂房状囊性阴影,但骨肿瘤周围骨壁边界清楚。

【治疗措施】

(一)治疗原则

1.在控制好出血的前提下采用以保存性手术为主的治疗,对于骨质破坏过多过大、出血难以完全控制的患者也可采用切骨术。

2.治疗要点

(1)颌骨中心性血管畸形以前多采用颌骨切除手术,目前倾向于尽量采用保存性手术,其中介入性治疗已初步取得成功,宜作为首选,如动脉栓塞、动脉及静脉腔双途径栓塞等。有学者行牙槽骨穿刺,通过导管将弹簧圈等栓塞剂直接置入瘤腔,取得了良好的治疗效果。

(2)颌骨中心性血管畸形在有效控制出血的条件下可采用骨内病变刮治术,以保留更多的骨组织维护面部外形。

(3)骨质破坏过多过大、出血难以完全控制的病例可以行骨切除术。

(4)对于牙龈出血严重或因拔牙而致大出血,应立即局部加压填塞止血,以减少出血,确保呼吸道通畅,并输液、输血,防治失血性休克;随后手术,先阻断颈外动脉,在有效控制出血后,尽快刮除或切除颌骨内病变,尽量保留下颌骨连续性。

(5)颌骨缺损可行骨移植。颌骨中心血管畸形由于手术出血较多,故以缩短手术时间、减少出血为原则。一般视全身情况决定行一期或二期骨移植修复。

【手术操作规范与技巧】

1.一般采用全麻,对于牙龈区突然大出血需紧急手术止血者,也可采用局麻。

2.手术切口设计以显露清楚、相对比较隐蔽、操作方便为原则。

3.采用有效的止血方法是手术成功的关键。颌骨中心性血管畸形可先行介入栓塞,如无介入条件,也可结扎患侧颈外动脉,以减少出血。结扎颈外动脉时,不要伤及颈内静脉和迷走神经。

4.病变范围大、出血难以完全控制时可采用切骨术。下颌骨切除时应首先锯断近中段,再从舌侧黏膜及肌层切开,结扎下颌孔血管进入端,再锯断远端下颌骨。为防止回流受阻,术中不要结扎颈外静脉。

下颌骨切骨后缝合黏膜时,要修整骨断面使成斜面,以利严密关闭创面,不致术后因张力较大而裂开造成局部感染。

【围手术期处理】

术前准备

1.手术指征:全身情况能够耐受手术,颌骨任何部位的中心性血管畸形。

2.禁忌证:失血性休克或有其他严重的全身系统性疾病不能耐受手术者。

3.详细了解全身状况,纠正、控制失血性休克。

4.术前正确估计手术范围、手术难易程度、术后效果。清洁口腔,术区常规备皮。

5.由于颌骨中心血管瘤手术时极易出血,术前必须有足量的输血准备。

【出院注意事项】

1.加强营养,促进机体康复。

2.颌间结扎解除后,仍以软食为主。

3.术后应定期随访,半年左右复查1次。

（王　玮）

第九节　骨瘤

【概述】

骨瘤是由分化成熟的骨组织构成的良性肿瘤,起源于成骨细胞。有关其属于真性肿瘤还是错构瘤尚有争论。

【临床表现】

1.骨瘤可发生于任何年龄,常见于40岁以上患者。男性多见,下颌骨比上颌骨多见。发生于下颌骨者,多见于髁状突、下颌骨体的舌侧及下颌角下缘。主要表现为颌骨膨隆,肿瘤生长缓慢,周界清楚,质地硬,压迫神经时可出现疼痛及局部麻木感。发生于髁状突者可引起开口受限、咬合关系紊乱。部分病例可造成面部畸形。

2.骨瘤一般为单发,也有双侧或多发者。颌骨和颅骨多发者骨瘤,伴有皮肤表皮样囊肿及大肠多发性息肉者称 Gardner 综合征。

3.骨瘤发生于骨内者称为中央型,发生于骨表面者称为周围型。中央型引起颌骨膨隆;周围型常表现为圆形、卵圆形骨性肿物,周界清楚,表面光滑,与颌骨之间有狭窄的骨性蒂或宽大的附着。

4.组织学上骨瘤由成熟的骨小梁构成,排列不规则。骨小梁间有纤维、血管和脂肪等组织,有时可见造血成分。根据骨与纤维的比例不同,分为致密型骨瘤和海绵型骨瘤:

(1)致密型骨瘤:多见于老年人,常见于下颌角的外侧和上颌结节区,质地硬。主要由缺乏骨髓腔的密质骨构成,骨小梁密集、粗大,无哈氏系统,骨小梁之间多为纤维结缔组织性骨髓。

(2)海绵型骨瘤:质地较软,由成熟的板层骨性骨小梁构成,骨小梁稀疏、较细,骨小梁之间有大量纤维,可含红骨髓或黄骨髓。

【诊断要点】

1.常见于 40 岁以上患者,肿瘤生长缓慢。

2.主要表现为颌骨膨隆,周界清楚,质地硬。

3.X 线片见到比正常骨组织密度还要高的团块状钙化影,周界清楚,无骨吸收和骨膜反应。

【鉴别诊断】

骨瘤容易与外伤和炎症刺激引起骨的反应性增生、外生骨疣、不断进行骨化的牙骨质纤维瘤以及骨软骨瘤混淆,应注意鉴别。

1.外生骨疣　是原因不明的骨皮质增生。通常在青春期后发现。主要表现为硬腭中线部或下颌双尖牙及磨牙区舌侧,呈扁平、梭形或结节状隆起。也可见于上下前牙唇侧牙槽部,呈念珠状骨质增生。生长缓慢,无症状。一般不需治疗,在影响镶牙时,可进行手术将隆突铲平。

2.化牙骨质纤维瘤　肿瘤生长缓慢,生长巨大时可引起颌骨明显膨隆,牙移位,面部畸形。X 线表现为多发性,肿瘤边界清楚,边缘有微密线条影环,肿瘤内可见到斑片状、团块状、条索状致密影像。其组织学特点是肿瘤致密,刀切时有沙砾感,可见牙骨质小体样结构。

【治疗措施】

一般可以手术完全切除。不能够完全切除者,可行部分切除或咬除术。

【手术操作规范与技巧】

1.范围较小的骨瘤可采用局麻,较大的骨瘤适宜采用全麻。

2.骨瘤位于下前牙区、范围较小时,可沿前庭沟做口内横行切口。骨瘤位于下颌体后方、下颌支时,应根据病变范围大小采用口内切口或沿下颌下缘下 1.5~2cm 处做口外切口,行口外切口时应注意保护面神经下颌缘支。

3.骨瘤位于上颌者,可沿前庭沟基部做口内切口,根据骨瘤的范围大小,切口向后可延伸至上颌结节后部。需行口外切口者可沿鼻翼弧形切开,经鼻底至鼻小柱根部再垂直向下做唇正中切口。根据手术暴露的需要,切口还可沿鼻面沟边缘向上延伸至内眦下约 1cm 处,再沿眶下缘至外眦下做横切口。

4.凿骨用力方向应平行于颅底,用力不可粗暴,以避免损伤颅骨;凿骨时慎勿弄破气管内插管。

5.颌面骨瘤向颅前凹发展,压迫视神经,不能够完全切除时,应与神经外科、眼科合作,行颅骨部分切除或咬除减压术。

【出院注意事项】

多发性骨瘤伴有皮肤表皮样囊肿者,应定期检查直肠,排除多发性肠息肉,并及时处理。

(王　玮)

第十节　骨化性纤维瘤

【概述】

骨化性纤维瘤是颌面骨比较常见的良性肿瘤,是一种纤维-骨病变,来源于颌骨内成骨性结缔组织。

【临床表现】

骨化性纤维瘤常见于青年人,多为单发性,可发生于上、下颌骨,但以下颌骨为常见。女性好发。肿瘤早期无自觉症状,不易被发现,生长缓慢,无痛;肿瘤逐渐增大后,颌骨明显膨隆,造成颜面畸形及牙移位。发生在下颌骨者除引起面部畸形外,可导致咬合紊乱;如继发感染可出现骨髓炎症状。上颌骨的骨化性纤维瘤可以波及颧骨,并可能波及上颌窦、腭部,使眼眶畸形,眼球突出或移位,可能出现复视等。

骨化性纤维瘤多为实质性,囊性较少见。由大量的、排列成束状或旋涡状纤维组织构成,其间有不规则的骨样组织、骨小梁或钙化团块,骨小梁周围有少数成骨细胞。

【诊断要点】

1.缓慢生长而无痛的颌骨膨隆。

2.病损多为单发,尤其是下颌骨常见,为颌骨膨隆变形,病变区域局限,界限清楚。

3.影像学检查:X线片显示颌骨局限性膨隆,病变向四周发展,界限清楚,圆形或卵圆形,密度减低,病变内可见不等量的和不规则的钙化阴影。下颌骨骨化纤维瘤长大时,可使下颌管向下移位。

【鉴别诊断】

1.骨纤维异常增殖症　是一种发育障碍,发病年龄较早,病程较长,病变在青春期之后发展明显减慢甚至停止生长。以上颌骨为多见,常为多发性。组织学上其病变永远停留在编织骨阶段,骨小梁周围无成骨细胞围绕。在X线片上表现为颌面骨广泛性或局限性沿骨长轴方向发展,具有明显的沿颌骨外形膨大的特点,呈不同程度的弥散性膨胀,病变与正常骨之间无明显界限。下颌骨骨纤维异常增殖症病变发展较大时,可使下颌管向上和外侧移位。

2.化牙骨质纤维瘤　也是纤维-骨病变,其特点是可见牙骨质小体样结构。1972年WHO肿瘤分类中,化牙骨质纤维瘤划为牙源性肿瘤中牙骨质瘤的一个亚型,而骨化性纤维瘤为骨源性肿瘤。由于牙骨质也是一种编织骨,这两种疾病不能互相区别。因此,1992年修订后的WHO分类中,将两者合为一种疾病,命名为牙骨质骨化性纤维瘤,归并于骨源性肿瘤。

3.纤维骨瘤　一般认为纤维骨瘤是骨化性纤维瘤的不同发展阶段,但也有人认为其特点与长骨的骨纤维异常增殖症相似;还有人认为其特点既不同于骨化性纤维瘤,也不同于骨纤维异常增殖症,而是一种独立的疾病。

此外,骨化性纤维瘤还应与成釉细胞瘤、牙源性角化囊肿、牙源性黏液瘤和骨肉瘤等相鉴别。

【治疗措施】

(一)治疗原则

由于骨化性纤维瘤是真性肿瘤,原则上应行手术切除。

(二)治疗方案

1.小的或局限性骨化性纤维瘤应早期彻底切除。

2.发生于下颌骨者,依据肿瘤大小行单纯肿瘤切除、下颌骨方块切除、部分切除或一侧全切除。

3.位于上颌骨者,行上颌骨部分或全切除。

4.颌骨缺损过大者,可行自体骨移植。但如并发骨髓炎者,除采用血管化骨移植外,一般不能立即植骨。

5.上颌骨切除还可赝复体恢复其缺损及功能。

【手术操作规范与技巧】

1.范围较小的肿瘤可采用局麻,小儿或较大的肿瘤适宜采用全麻。

2.根据病变范围大小采用口内切口或口外切口。沿下颌下缘下1.5~2cm处行口外切口时,应注意保护面神经下颌缘支。应在颈阔肌颈深筋膜浅层的深面向上分离达下颌骨下缘。

3.上颌骨各骨性联结断离时,动作要快,以避免失血过多;凿翼突时,用力方向应平行于颅底;用力不可粗暴,以避免损伤颅骨;凿骨时慎勿弄破气管内插管。

【出院注意事项】

1.加强营养,促进机体康复。

2.颌间结扎解除后,仍以软食为主。

3.注意口腔卫生。

4.骨化性纤维瘤手术切除病变骨组织,一般不易复发,不可做放疗,因其可诱致癌变。

(王 玮)

第十一节　骨巨细胞瘤

【概述】

骨巨细胞瘤,又名破骨细胞瘤,为发生于骨组织内、以出现多核巨细胞为特征的真性骨源性肿瘤。有关其组织发生,目前尚无定论,可能与未分化间充质细胞有关。

【临床表现】

骨巨细胞瘤主要发生于四肢长骨,发生于颌骨者以下颌骨多见。好发于 20～40 岁的成年人,男女无显著差异。早期一般无自觉症状,但有时可能有局部间歇性隐痛。一般生长缓慢,如生长较快,则可能有恶性变。肿瘤在上颌骨者可以波及尖牙窝或全上颌骨,牙槽突扩张,腭部突出,面部畸形,牙移位、松动。位于下颌骨者,先使前庭沟变浅,较大时可致下颌膨隆、畸形。因牙松动而拔牙时,牙槽窝内可见易出血的肉芽组织。肿瘤晚期可能发生病理性骨折。颞骨巨细胞瘤常可造成颅面骨严重畸形,肿瘤可侵犯颅底前或中颅凹。

肿瘤常发生在颌骨的中央部,称为中央性巨细胞瘤;发生在骨外者,称为周围性巨细胞瘤。

肿瘤无包膜,易出血和坏死,因血红蛋白的变化,可使肿瘤呈红棕色或绿色;血肿纤维化,可使肿瘤呈灰白色;瘤组织坏死,可使肿瘤呈黄色或形成假囊肿,囊内可能含有胶状或棕色液体。

肿瘤主要由多核巨细胞和较小的梭形或圆形间质细胞组成。骨巨细胞瘤的良、恶性问题,意见不一。根据间质细胞分化程度将骨巨细胞瘤分为 3 级:

Ⅰ级:属良性,具低度侵袭性,可局部复发和恶变。间质细胞疏松,无核分裂,细胞呈梭形,排列一致;巨细胞数量多,核也多。

Ⅱ级:属潜在恶性,具高度侵袭性,可复发、恶变、转移。间质细胞量多而致密,常见间变,核分裂较多;巨细胞数量减少,体积减小,形状不规则,核数量减少。

Ⅲ级:属恶性,间质细胞极多,排列致密,呈不规则旋涡状,核大而明显间变,核分裂多;巨细胞数量大为减少,核数量也少,常在 10 个以下。

【诊断要点】

1.发生于 20～40 岁成年人,颌骨膨隆,可有局部间歇性疼痛,生长缓慢。

2.颌骨膨隆,面部畸形,牙移位、松动,可出现近期生长加快。

3.肿瘤由易出血的肉芽组织构成,无包膜,呈红棕色、绿色、灰白色或黄色。

4.影像学检查

(1)X 线片:主要为溶骨破坏和骨扩张。可显示周界清楚的肥皂泡沫样或蜂房状囊性阴影,囊性阴影区无钙化点或新生骨。瘤内骨隔粗细不一,密质骨可膨胀变薄,并可穿破密质骨突入软组织。

（2）CT 和 MRI：能清晰显示其范围、程度和对邻近血管的影响。

5.病理检查证实为骨巨细胞瘤，并行分级。

【鉴别诊断】

临床上应注意与下述疾病鉴别：

1.巨细胞肉芽肿　又称巨细胞修复性肉芽肿。为非肿瘤性疾患。常发于 20 岁以下，女性多见，多发生于下颌骨第 1 磨牙前部。发展缓慢，穿破密质骨者少见。X 线片示单房状囊性阴影较多，常有骨样或骨小梁发生，周围边界清楚整齐，密质骨虽然膨胀变薄，但极少穿破。临床常难以鉴别，需病理明确诊断。巨细胞肉芽肿间质细胞核大小、形态一致，无核分裂现象；巨细胞较小，数量较少。手术刮除效果良好。

2.甲状旁腺功能亢进　为全身性内分泌紊乱疾病，在骨的损害上表现为褐黄色病损，又称为"棕色瘤"。常为多发性囊性变，常伴有长骨病损。生化检查提示血钙及血清碱性磷酸酶升高。因血钙升高，常伴有尿路结石。组织学上有巨细胞和间质细胞出现，巨细胞较小，常成群或呈结节状排列；常有骨质化生。

3.颌骨囊肿　以单发性囊肿多见，也可以为多发。骨质膨隆常向舌侧并穿破舌侧骨壁，可扪及明显乒乓球样的感觉。X 线片显示：大多数表现为单房型，囊肿周界清楚，有白色致密线条。

另外，还应与骨化性纤维瘤、成釉细胞瘤、颌骨中心性血管畸形等鉴别。

【治疗措施】

（一）治疗原则

以外科手术切除为主。

（二）治疗方案

术中须行冰冻切片病理检查，依据其病理分级确定治疗方案。

1.属Ⅰ级者，采用彻底刮治术，并在基底部行烧灼处理，或在健康颌骨组织内切除肿瘤。

2.属Ⅱ级者，应按照临界瘤的处理原则，在肿瘤外正常颌骨组织 0.5cm 处切除颌骨，做方块或部分切除。

3.属Ⅲ级者，则按照恶性肿瘤处理原则做颌骨部分或全部切除（详细参见"成釉细胞瘤的治疗方案"）。

4.肿瘤过大，难以切除彻底，可行放疗。

5.骨质缺损行游离骨移植或血管化游离骨移植。

【出院注意事项】

1.加强营养，促进机体康复。

2.颌间结扎解除后，仍以软食为主。

3.注意口腔卫生。

4.定期复查，3～6 个月 1 次。Ⅰ级骨巨细胞瘤手术切除病变骨组织，一般不易复发，Ⅱ级或Ⅲ级较易复发。

（王　玮）

第十二节　骨纤维异常增殖症

【概述】

骨纤维异常增殖症，又称为骨纤维结构不良，是一种非肿瘤性、骨发育障碍的疾病，其特征为正常骨组织被增生的骨内纤维组织所替代，有未成熟的骨小梁形成，受侵的骨组织存在不同程度的吸收破坏。目前病因、发病机制尚不清楚,有学者证明,第 20 号染色体长臂的 Gsa 基因突变参与了本病的发生。

【临床表现】

骨纤维异常增殖症多见于儿童和青年,女性多见,男女之比约为 1 : 2。颌骨呈进行性肿大,病程较长,病变在青春期之后发展明显减慢甚至停止生长。主要表现为受累颌面骨膨隆、变形、面不对称、牙移位或松动等。后期常引起颌面部畸形、咬合功能障碍、眼球移位、鼻塞等。可有疼痛,部分病人可合并感染。在颞骨受累时,可出现传导性耳聋。

骨纤维异常增殖症分为单骨性和多骨性两种类型,单骨性发病率约为多骨性的 6 倍。

1.单骨性骨纤维异常增殖症 发生于单一骨骼者,上颌骨较下颌骨和颧骨多见,颌骨后部受累较前部多见。

2.多骨性骨纤维异常增殖症 发生于 2 个以上骨骼者,绝大多数累及上颌骨,其他依次为颧骨、下颌骨、蝶骨及额骨等,还可累及肋骨、盆骨及长骨。又分为 2 种类型:

(1)Jaffe-Lichtenstein 型:见于任何年龄,女性略多于男性,存在两处以上的病变,常伴有皮肤的色素沉着(所谓褐色斑)。

(2)McCune-Albright 型:多见于年轻女性,多数骨骼受侵,但主要侵犯颌面部各骨和颅骨,常伴有皮肤的色素沉着、女性性早熟以及垂体前叶腺瘤。

对骨纤维异常增殖症用肉眼观察,病变部位骨膨隆,骨密质变薄,与骨松质之间无明显界限,骨髓腔被灰白色结缔组织代替,可见出血和囊性变。光镜观察,病变区纤维结缔组织增生,其中含较多幼稚的骨小梁。成纤维细胞呈梭形,大小一致,纤细的胶原纤维排列疏松或呈漩涡状。幼稚的骨小梁形态不规则,无层板结构,排列无方向性,周围有较厚的骨样组织,可见到散在的星形成骨细胞,一般无成排的成骨细胞。

【诊断要点】

1.儿童或青年患者,颌骨呈进行性肿大,病程较长。

2.颌面骨膨隆、变形、面不对称、牙移位或松动等。后期常引起颌面部畸形、咬合功能障碍、眼球移位、鼻塞等。

3.影像学检查:X 线片是诊断骨纤维异常增殖症的重要依据之一,一般仅依靠 X 线片即可作出诊断,当上颌骨骨纤维异常增殖症扩展进入上颌窦、鼻腔及眼眶时,行 CT 检查是必要的。

骨纤维异常增殖症表现为颌面骨广泛性或局限性沿骨长轴方向发展,具有明显的沿颌骨外形膨大的特点,呈不同程度的弥散性膨胀,病变与正常骨之间无明显界限。当病变累及牙周组织时,常使牙周骨硬板模糊或消失,但牙周间隙一般均仍存在。X 线表现多种多样,可分为 3 大类:

(1)透射性改变,又称为囊样型。为单囊性或多囊性密度降低影像,有或无硬化边缘。

(2)阻射性改变,包括“橘皮样”型、毛玻璃型及硬化型。

(3)透射及阻射混合性改变。

4.活组织检查:对于临床难以明确诊断的不典型病例,常需行活组织检查。

【鉴别诊断】

1.骨化性纤维瘤 上下颌骨均可发生而以下颌骨多见。X 线表现为:颌骨局限性膨胀,病变向四周发展,界限清楚,圆形或卵圆形,密度降低,病变内可见不等量和不规则的钙化阴影。骨化性纤维瘤一般边界清楚,而骨纤维异常增殖症多无明显的边界。下颌骨骨纤维异常增殖症病变发展较大时,可使下颌管向上和外侧移位;而骨化性纤维瘤长大时,一般使下颌管向下移位。对于涉及上颌骨和颧骨的以致密影像为表现的骨化性纤维瘤,在临床上常难以与骨纤维异常增殖症相鉴别,必须病理检查以明确诊断。

2.牙源性角化囊肿 一般以单发性囊肿多见,也可以为多发。牙源性角化囊肿引起的骨质膨隆可扪及明显乒乓感,有 1/3 的病例,其膨胀向舌侧并穿破舌侧骨壁。穿刺囊液为草黄色,可见黄、白色角化物混杂其中,显微镜下可见胆固醇结晶。X 线检查大多数表现为单房型,囊肿周界清楚,有白色致密线条。

3.牙源性黏液瘤　上下颌骨均可以发生,但以下颌骨为多发部位,青年多发,肿块长大可穿破骨质,可扪及表面光滑呈结节状,质地柔软而非乒乓感。X 线片显示:界限清楚的透光影像,有分隔呈多房状,分房形态各异,以网格状多见,有时可呈"火焰状"改变。

【治疗措施】

(一)治疗原则

主要行外科手术切除,对大的弥散性的或多发性的骨纤维异常增殖症,一般在青春期后施行手术。如肿块发展较块、影响功能时,也可提前手术。

(二)治疗方案

1.单骨性骨纤维异常增殖症能手术根治者,应行全切除术。

2.多骨性骨纤维异常增殖症,范围广泛,一般行保守性手术治疗,局部切除部分以改善外部畸形与功能。

【手术操作规范与技巧】

1.范围较小的病变可采用局麻,小儿或较大的病变采用全麻。

2.根据病变大小、手术切除的范围选择口内切口或口外切口。沿下颌下缘下 1.5～2cm 处做口外切口时,应注意保护面神经下颌缘支。

3.对于双侧大的弥散性的或多发性的骨纤维异常增殖症,行病变部分切除改善面部畸形时,应注意两侧的对称性。

【围手术期处理】

(一)术前准备

同"成釉细胞瘤"部分。

(二)术后处理

1.一般处理　同"成釉细胞瘤"部分。

2.并发症处理

(1)术创肿胀:常由于术中牵拉或创伤较大、血液或淋巴液回流不畅所致。上颌骨及颧骨术后可见眶下、眶外侧明显肿胀致睑裂闭合。局部采用单眼绷带加压包扎 3～4 日,同时给予全身消肿药物。

(2)创口感染:同"成釉细胞瘤"部分。

【出院注意事项】

1.加强营养,促进机体康复。

2.注意口腔卫生。

3.定期复查,半年 1 次。骨纤维异常增殖症保守性手术术后有可能复发,年龄越小越容易复发,复发者需再次手术。成年切除后很少复发。

（王　玮）

第十二章　口腔颌面部恶性肿瘤

第一节　唇癌

【概述】

　　唇癌为发生于唇红缘黏膜的癌。按 UICC 分类,唇癌已从口腔癌中独立出来,应包括自然闭口状态下外显唇红黏膜组织、口角联合黏膜(从口裂向后 1cm 范围)发生的癌。发生在上下唇内侧黏膜的癌应属颊黏膜癌;发生在唇部皮肤的癌应划为面部皮肤癌。唇癌多数为鳞状细胞癌,腺癌很少见。唇癌的发生与长期暴晒紫外线、吸烟、局部热刺激等因素有关,约 22% 的患者有白斑、扁平苔藓、乳头状瘤等癌前病变史。

【临床表现】

　　唇癌的发病年龄多在 40 岁以上,男性明显多于女性。上下唇均可发生唇癌,但以下唇多见,常发生于下唇中外 1/3 部。唇癌生长较慢,平均病程可达 2 年以上,一般无自觉症状。早期为疱疹状结痂肿块或局部黏膜增厚,随后呈菜花状肿块或火山口样溃疡,以后肿瘤向周围皮肤及黏膜扩散,同时向深部肌组织浸润;晚期肿瘤可侵及全唇、颊部、前庭沟,甚至颌骨。有些患者唇癌周伴有白斑等癌前病损。下唇癌由于影响口唇的闭合功能,可伴严重的涎液外溢。

　　唇癌的转移较少见,且转移时间较迟,颈淋巴结转移率为 10%~20%。上唇癌常向下颌下、颈深上或耳前淋巴结转移,由于上唇两侧的淋巴分离,所以上唇癌极少向对侧颈部转移;下唇癌常向颏下、下颌下、颈深上淋巴结转移,由于下唇中部淋巴管可交叉至对侧,下唇癌易向两侧颈部转移。极少数晚期唇癌也可发生远处转移。

【诊断要点】

　　唇癌的诊断比较容易,常规行活检即可明确诊断。对于不能明确的唇部慢性病变,应早期或定期活检,以达到早期诊断的目的。

　　早期唇癌常不需要影像学检查,但晚期下唇癌患者,特别是肿瘤邻近、侵及下颌骨或与下颌骨粘连者,则需行影像学检查。患者有颏部及下唇麻木者,应怀疑下颌神经受侵,通过下颌曲面体层片、咬合片等帮助评估下颌骨受累情况。下颌骨中线即正中联合部位,由于受技术方面的限制,用曲面体层片显示不清,下颌骨舌侧骨皮质的早期侵犯也不能在曲面体层片中检出,加拍下颌骨咬合片和牙片可以弥补其不足。CT 检查可以更详细、准确地评估肿瘤侵及下颌骨和下颌管的范围、程度等。

【鉴别诊断】

　　唇癌应注意与慢性唇炎、盘状红斑狼疮、角化棘皮瘤、梅毒性唇下疳、乳头状瘤相鉴别。

　　1.慢性唇炎　与维生素缺乏、日光或紫外线照射、吸烟等因素有关,多发生于下唇,有时亦出现在口角。唇黏膜皲裂、糜烂、渗出、出血。经对症治疗后,可好转,但不易彻底治愈。

2.盘状红斑狼疮　是一种自身免疫性疾病。病变多见于下唇。早期呈局部增厚的红斑,以后出现溃疡,两侧颧面部可形成蝶形斑。血清免疫学检查及病理检查可以确诊。

3.角化棘皮瘤　多见于唇红部,初起为一小乳头状病损,单发或多发,可自行停止生长或自愈。

4.梅毒性唇下疳　唇黏膜红斑,多数单发,明显水肿,溃疡面有痂皮覆盖,除去痂皮可见圆形浅溃疡。梅毒血清学检查阳性。

5.乳头状瘤　位于唇部,呈乳头状突起,表面高低不平,有或无蒂,周界清楚。

【治疗措施】

(一)治疗原则

尽量早期发现,及早确诊,采用以手术为主,辅以放疗等的综合治疗。

(二)治疗要点

1.$T_{1\sim2}N_0M_0$　原发灶行手术、放疗、激光治疗或低温治疗,均可取得较好的疗效。颏下、下颌下、颈部未触及肿大淋巴结,可密切随访观察,2个月1次,连续3年。手术切缘阳性者应再次手术或放疗。

$T_{3\sim4}N_0M_0$:原发灶切除＋选择性颈淋巴清扫术。

任何 T、$N_{1\sim3}M_0$:N_1、$N_{2a\sim b}$、N_3,原发灶切除＋同侧根治性颈淋巴清扫术±对侧选择性颈淋巴清扫术,N_{2c}行双侧根治性颈淋巴清扫术。

上唇癌淋巴转移至耳前或腮腺内者,应行保留面神经的腮腺全叶切除术。下唇癌易向两侧颈部转移,一般应行颈淋巴清扫术。

上述情况中,T_4、肿瘤切缘阳性或邻近切缘、周围神经和血管或淋巴管受侵犯,有1个或多个淋巴结阳性、包膜外扩散者均应辅助放疗。

M_1或无法手术切除者:主要采用放疗、化疗、低温治疗、生物治疗等姑息治疗。

2.组织缺损的修复重建　唇缺损1/3以内,直接拉拢缝合;唇缺损1/2,用剩余唇瓣滑行修复,上唇还可用鼻唇沟皮瓣修复;唇缺损2/3或全唇缺损,可行唇交叉组织瓣转移术或扇形瓣转移术;晚期唇癌波及颏部、颌骨、鼻底或颊部,缺损很大,根据缺损的大小选用前臂皮瓣、胸大肌皮瓣或背阔肌皮瓣等修复。

【手术操作规范与技巧】

1.唇癌原发灶超出红唇缘者要求行矩形切除,这样可以保证癌瘤四周组织获得充分切除。术中切缘应做快速冰冻切片检查,了解手术切除的彻底性。

2.唇交叉组织瓣转移术要注意保留唇动脉作为蒂部营养组织瓣。下唇采用皮瓣修复时应适当放宽皮瓣的高度,以补偿因重力关系引起的皮瓣下坠或外翻。

3.缝合前创面止血要彻底,缝合时唇红缘应准确对位。

【围手术期处理】

(一)术前准备

1.手术指征　全身情况能够耐受手术、无远处脏器转移而原发灶能彻底切除的唇癌患者。

2.禁忌证　癌肿已有远处脏器转移或全身情况不能耐受手术的患者。

3.常规准备

(1)心肺肝肾及有关血常规的检查。有其他脏器轻度病损,无手术禁忌证者,预防、保护性治疗。

(2)术前戒烟,洁齿、保持口腔卫生。

(3)面颈部皮肤准备。

(4)术前估计缺损大小,做好修复的准备,拟采用游离皮瓣修复缺损者,保护受区和供区血管。

(二)术后处理

1.一般处理

(1)术后及时清除口腔内唾液及渗出液,以免误吸。

(2)全麻插管术后需雾化吸入,减轻咽喉部反应。根据实际情况需要给予吸氧。

(3)预防性应用抗生素。一般可根据体温、血常规、全身和局部创口情况来调整抗生素的用量和用法。

(4)唇部创口两侧可用唇弓或蝶形胶布,以减少张力。注意清洗创口,以保持清洁。

(5)唇交叉组织瓣转移术后 3 日,用缠头绷带限制不自觉的张口动作。

(6)注意观察组织瓣血运。各种游离、带蒂组织瓣修复者,术后不宜用止血药物,对高龄病人忌用大剂量止血药。游离、带蒂组织瓣唇再造者需抗凝治疗 5～7 日,抗凝治疗药物的用量要根据病人的全身状况而定,防止引起其他脏器的出血。

(7)手术中如使用了电刀,术后第 9 日开始间断拆线,2～3 日内拆完。唇交叉组织瓣转移术后 2 周左右断蒂,断蒂前用橡皮筋勒住蒂部,如果组织瓣在短暂苍白后很快恢复血供,表明其侧支循环已建立,断蒂后修整唇红缘。

2.并发症处理

(1)创口感染及部分裂开:主要是局部积血或积液、创口缝合张力过大、线头排异反应以及抗生素使用不当引起。感染早期可表现为术创口局部充血、水肿,轻度压痛;进一步发展则局部疼痛加重,体温升高,白细胞及中性粒细胞升高,术创有脓液溢出。如遇创口有感染征象,应提前拆除 1～2 针缝线,用盐水纱布湿敷以利于引流,每日换药,合理应用抗生素。

(2)皮瓣血运障碍:带蒂皮瓣早期出现血运障碍时一般在其周围及蒂部采用松解或减压的方法处理。显微外科术后发生的血管危象一般在术后 24～72 小时出现,动脉缺血为苍白或蜡色,针刺不出血,静脉回流受阻不同程度可呈现血红、暗红、紫红色和紫黑等颜色变化。一般在危象后 6～8 小时处理为佳,抢救愈早,成功率愈高。

【出院注意事项】

1.加强营养,从流质、软食逐渐过渡到正常饮食。

2.如需术后放疗或化疗,有条件者,应在手术 3 周后行免疫功能测定,如免疫功能低下者,应纠正后再进行放疗或化疗;如免疫功能基本恢复,创口已愈合,应尽早行放疗或化疗。放疗一般不得迟于术后 6 周,放疗剂量需 50Gy 以上;如行组织修复者不宜超过 70Gy,以免影响皮瓣的成活。手术后至放疗结束的时间最好不超过 100 日。化疗可在 3 周后进行。

3.定期复查随访:第 1 年,1～3 个月 1 次;第 2 年,2～4 个月 1 次;第 3～5 年,4～6 个月 1 次;第 5 年以上,6～12 个月 1 次。

(王 玮)

第二节 舌癌

【概述】

舌癌是最为常见的口腔癌,按照 UICC 的分类,舌前 2/3(舌体)癌属于口腔癌,舌后 1/3(舌根)属于口咽癌,这里讨论的舌癌是指舌体癌。舌癌多数为鳞癌,其中高分化者占 60%,其发生与长期锐利的残根、残冠的局部刺激、白斑、扁平苔癣等癌前病变,尤其是舌腹部白斑的存在,以及烟、酒嗜好等因素有关。

【临床表现】

舌癌多见于 40～60 岁,男性多于女性,但近年来有年轻化和女性增多的趋势。舌癌好发于舌中 1/3 侧缘部,占 70% 以上;发生于舌腹部约 20%,舌背部约 7%;发生于舌前 1/3 近舌尖部者最少。

舌癌常为溃疡型或浸润型。舌部溃破伴疼痛,久不愈合,中央凹陷,边缘隆起,表面坏死,下方浸润硬块,边界不清。少数为外生型,可来自乳头状瘤恶变。

晚期舌癌可直接越过中线或侵犯口底,向后侵及舌根、咽侧壁,也可侵及下颌骨舌侧骨膜、骨板或骨质。常波及舌肌,致舌运动受限,伸舌时偏一侧或舌体不能上抬,严重者可使全舌固定,说话、进食及吞咽均感困难。如继发感染或侵犯舌根常发生剧烈疼痛,疼痛可反射至耳颞部及整个同侧的头面部。

因舌体淋巴管、血管丰富,舌机械运动频繁,舌癌易发生早期颈淋巴结转移,且转移率较高,为 40%～80%。临床检查颈部淋巴结直径超过 1cm,质地偏硬,转移的可能性大;如淋巴结直径超过 1.5cm,质地偏硬、固定或与周围组织粘连者视为阳性,尤其对于呈持续长大、经抗感染治疗体积无明显缩小者,更应视作淋巴结转移。舌癌局部继发感染可引起下颌下淋巴结肿大,但常有触痛。

位于不同部位的舌癌,有不同的转移好发途径。舌尖部癌可转移至颏下或直接至颈深中淋巴结;舌侧缘部癌多向下颌下、颈深上、颈深中淋巴结转移。舌背部或越过舌体中线的癌可以向对侧淋巴结转移。如果颈外静脉周围的颈浅淋巴结转移,常常预示肿瘤已属晚期。舌癌远处转移多至肺部。

【诊断要点】

舌癌的诊断主要根据病史和临床表现,结合影像学检查和取材活检获得的病理结果。

1.影像学检查　采用 X 线曲面体层片和下颌骨前、后、斜位片等,主要评估肿瘤侵犯下颌骨的情况。CT 上显示的舌癌多为软组织异常增生和肿块形成,有时增生的肿块和周围舌肌密度相等,不易区分。静脉注入造影剂后,肿块多有强化表现,可显示其与周围组织的分界,但肿瘤内的液化和坏死、鳞癌的分化程度等可影响肿瘤造影增强的均匀性。舌癌一般不做常规 CT 检查,如果肿瘤范围广、累及下颌骨等,可行 CT 检查。MRI 上,舌癌的软组织肿块信号在 T_1 加权像上多和周围舌肌组织信号相等,在 T_2 加权像上多为混合信号或高信号。MRI 在显示软组织的影像方面比 CT 更具优势,如舌癌侵犯咽旁间隙,应首选 MRI 检查。

2.活体组织检查　取材要取足量的、有代表性的组织,最好在肿瘤边缘与正常组织交界处取 0.5～1cm 的一块楔形组织,不要在坏死部位切取;如取材量太少或太表浅,可能会漏诊侵袭性病变。对于临床上高度怀疑为恶性病变而活检不支持,应重复活检,直至组织学诊断证实。

【鉴别诊断】

舌癌应与创伤性溃疡、结核性溃疡等相鉴别。

1.舌创伤性溃疡　有残根、锐利牙尖、不良修复体等长期摩擦,凹陷性溃疡,边缘隆起,下方有炎性浸润块,基底部较软,有自发疼痛。去除刺激物,抗炎治疗后逐步好转。

2.舌结核性溃疡　浅表、微凹的溃疡,表面有少许脓性分泌物,溃疡边缘微隆,呈鼠啮状,向中央卷曲,呈潜掘状,边缘有时可见黄褐色粟粒状小结节,基底部可见红色桑葚样肉芽肿。结核菌素试验阳性。X 线胸片有时可见结核灶。活检可确诊。抗结核药物治疗后逐步好转。

【治疗措施】

(一)治疗原则

尽量早期发现,及早确诊,行以手术为主、辅以化疗和放疗等的综合治疗。

(二)治疗要点

1.$T_{1\sim2}N_0M_0$　原发灶可以采用手术切除,间质内放疗或低温治疗。间质内放疗主要适用于舌背、舌侧缘或舌腹部较小的(直径 2cm)病变,瘤体越小,效果越好。低温治疗适用于舌尖、舌背和舌侧缘部分的小而分化良好的肿瘤。

　　颈部淋巴结的处理有 3 种方法:密切随访观察,颈淋巴清扫术和放疗。由于舌癌的颈淋巴结转移率高,早期易发生隐匿性转移,临床上除了 T_1N_0 可考虑密切随访观察外,一般应在原发灶切除的同期做选择性颈淋巴清扫术,其预防性治疗的效果可能要比淋巴结出现转移再行颈淋巴清扫的效果更好。当然,有学者提出:原发灶垂直浸润深度作为颈淋巴清扫术的指标,浸润深度小于 1.5cm 者可以不做颈淋巴清扫术;达到或超过 1.5cm 者,就应做颈淋巴清扫术。另外,舌癌易发生颈深中群淋巴结转移,故一般不建议采用肩胛舌骨上颈淋巴清扫术式。肿瘤位于中线或累及双侧,原则上应行双侧选择性颈淋巴清扫术;也可以选择主要侧手术,而对侧留待二期进行。

　　$T_{3\sim4}N_0M_0$:原发灶、下颌骨切除±单(双)侧选择性颈淋巴清扫术。肿瘤位于中线或累及双侧,原则上应行双侧选择性颈淋巴清扫术;也可以选择主要侧手术,而对侧留待二期进行。

　　$T_{1\sim4}N_{1\sim3}M_0$:N_1、$N_{2a\sim b}$、N_3,原发灶、下颌骨切除＋同侧根治性颈淋巴清扫术±对侧选择性颈淋巴清扫术,N_{2c}行原发灶、颌骨切除＋双侧根治性颈淋巴清扫术。

　　上述情况中,对原发灶、下颌骨切除,同期行颈淋巴清扫术者称为舌颌颈联合根治术,有利于保持淋巴通道根治的连续性。$T_{3\sim4}$、切缘阳性或邻近切缘、神经血管或淋巴管受侵犯、有 1 个或多个淋巴结阳性、包膜外扩散者应辅助放疗、化疗或化放疗。

　　辅助放疗可以在术前或术后进行,但术前放疗会影响组织愈合,对于需用显微外科技术修复组织缺损者,可能损伤受伤区的血管,引起术后血管危象的发生,因此术后放疗更为常用。

　　辅助化疗可以在术前或术后进行。

　　术前放疗或化疗后,缩小的瘤体并不是单纯的向心性缩小,一些残存的肿瘤细胞还可能存在于邻近肉眼下正常的组织内,因此,手术切除的范围和切缘必须与放疗或化疗前相同。由于放疗或化疗容易造成瘤体边缘界定不清,在放疗或化疗前,一定要将瘤体边缘标记清楚。术中切缘要常规做快速冰冻切片检查,避免切除不干净造成肿瘤残留。

　　M_1 或无法手术切除者:主要采用放疗、化疗、低温治疗、生物治疗等姑息治疗。近年来,将放射性粒子如 ^{125}I 植入组织内进行近距离治疗,其优点是创伤小,目前在临床上已取得了一定的近期疗效。

　　2.下颌骨切除的原则　肿瘤未侵犯口底者应保留下颌骨;已侵犯口底,但未侵犯下颌骨舌侧黏骨膜者,行下颌骨帽檐式或矩形切除,以保持下颌骨的连续性;已侵犯下颌骨舌侧黏骨膜者,下颌骨不应保留,应做颏孔(或中线)至下颌角部的下颌体切除术。舌癌侵犯口底者口底应连同病灶一并切除。

　　3.舌、下颌骨缺损的修复　切除舌体或侧缘小范围缺损,仅做创缘直接拉拢缝合即可,不做舌再造。缝合时将舌创缘对缝,或舌创缘与口底创缘对缝,但后者有时会导致患侧舌部下沉而影响舌体运动。行下颌骨帽檐式或矩形切除者,则将舌创缘与颊黏膜创缘对缝,但也可不同程度地影响舌体的运动。现已证实:大于 1cm 以上的舌缺损直接缝合会影响患者的吞咽、进食和语言功能。

　　舌缺损较大者,一般用组织瓣修复来恢复舌的外形和体积。舌缺损达 1/2 者,可采用前臂皮瓣修复;如伴有口底缺损者,亦可用胸大肌皮瓣、背阔肌皮瓣修复。舌缺损达 2/3 以上、伴口底缺损者,宜用胸大肌皮瓣、背阔肌皮瓣或带状肌皮瓣修复。舌缺损达 2/3 以上、伴下颌骨体大部缺失者,可选用肋骨-背阔肌皮瓣或肋骨-胸大肌皮瓣修复。如有条件可用双瓣修复。功能性舌再造术常将支配皮瓣肌肉的运动神经与舌下神经吻合。

【手术操作规范与技巧】

　　1.舌癌原发灶较小,单纯行原发灶切除术者可在局麻下手术;一般均在全麻下手术。

2.舌癌原发灶切除时,除 $T_1 \sim T_2$ 患者的舌部分切除可直接在口内进行外,其余的原发灶切除均需行下唇或下颌中线切开手术。

3.遵循"无瘤"操作原则:保证切口在距肿瘤 $1 \sim 2cm$ 的正常组织内进行;避免切破肿瘤或挤压瘤体;整体切除肿瘤而不是分块挖除;肿瘤外露部分用纱布缝包;表面溃破处,行电灼或化学药物处理;采用电刀切除;缝合前用大量低渗盐水及化学药物(如 5%的氮芥)冲洗湿敷创面;缝合时更换手术器械等。

4.颈淋巴清扫术中应注意保护迷走神经、膈神经、臂丛神经、舌下神经、舌神经和面神经,如原发灶累及舌神经,则不宜保留该神经。对颈内静脉、颈外静脉、颌外动脉等重要血管的处理要牢靠。在清扫锁骨上三角区时,应注意保护胸导管、胸膜顶、颈内静脉和锁骨下静脉,以免发生乳糜漏、气胸、不可控制的大出血和空气栓塞。

5.行双侧颈淋巴清扫术时,尽量保护一侧颈内静脉,如结扎切除双侧颈内静脉,需低温(30~32℃)、降压麻醉,监测脑压[不超过 $2.5kPa(250mmH_2O)$],脱水处理和气管切开术。

6.切缘做快速冰冻切片检查,了解手术切除的彻底性。舌、颌骨的即刻修复,应在肿瘤完整切除、切缘阴性的情况下进行。

7.口腔术创要严密缝合。

【围手术期处理】

(一)术前准备

1.手术指征　全身情况能够耐受手术、无远处脏器转移而原发灶能彻底切除的舌癌患者。

2.禁忌证　癌灶范围广无法切净,已有远处脏器转移,全身情况不能耐受手术的患者。

3.常规准备

(1)常规全身检查,了解心、肺、肝、肾功能及血常规情况。有其他脏器轻度病损、无手术禁忌证者,采取预防、保护性治疗,如纠正低蛋白血症、贫血等。

(2)术前戒烟、洁齿、保持口腔卫生。

(3)面颈部皮肤准备以及组织瓣供区皮肤准备。

(4)取模型做斜面导板。

(5)术前已做活体组织检查者,应复查病理切片。性质不明者,宜先行活体组织检查术。

(6)详细检查肿瘤侵犯的范围,预测肿瘤切除后软组织及骨缺损量,设计供区皮瓣大小范围。

(7)采用游离组织瓣修复者,保护受区和供区血管,术前用多普勒仪探测供、受区血管。

(8)配血备用。

(9)术前 2 小时内应用抗生素。

(二)术后处理

1.一般处理

(1)严密观察生命体征,特别要注意保持呼吸道通畅,及时清除口腔内分泌物,以免误吸。行预防性气管切开者,按气管切开术后常规护理;未行气管切开术者,应做好紧急气管切开的准备。

(2)仰卧头侧位。

(3)持续或间断低流量吸氧12~24 小时。雾化吸入,减轻插管引起的咽喉部反应。

(4)术后 24 小时禁食,舌、颌骨修复者 24 小时后鼻饲流质,7~10 日后停止鼻饲,改为口饲流质,14 日后可进半流质。未行修复者,口饲流质。每天清洗口腔,保持清洁。

(5)根据当日需要量、丧失量和排出量酌情补液,一般补液 2500~3000ml,气管切开者每日需增加补液 500ml。注意水、电解质平衡,及时补钾。

（6）未行组织瓣修复者,术后可适量用止血药物,但高龄患者忌用大剂量止血药。

（7）常规应用抗生素1周,根据患者体温、血常规、术创反应等情况调整抗生素的用量、用法。

（8）保持引流通畅。放置于皮瓣下的引流条一般在术后48小时后抽除。颈部持续负压引流3～4日,注意观察引流量、引流液颜色,引流管有无脱落、漏气或堵塞,颈部皮瓣的贴合状况。术后12小时内引流量一般不超过250ml,超过者表明创口内有活跃出血点,应进行局部适当加压包扎或重新打开创口止血。显微外科术后扩血管、防血栓药物的应用使引流量增多,但一般不超过350ml。引流量少于30ml方可拔除引流管。

（9）采用带蒂或游离皮瓣行舌再造者则术后头部需制动并稍偏向患侧5～7日。保持室温20～25℃;观察皮瓣颜色,最好利用自然光线观察,早期2日内皮瓣苍白,但皮纹存在,毛细血管充盈试验不超过5秒;如仍无法准确判断皮瓣的血运情况时也可用消毒针刺入皮瓣;如有鲜红血液流出则表示血运良好。游离皮瓣需全身抗凝治疗7～10日,带蒂皮瓣则抗凝治疗5～7日,常使用扩张血管和抗凝药物,如低分子右旋糖苷和阿司匹林治疗,其用量则根据患者的全身状况而定,一般每天静脉滴注低分子右旋糖苷500ml,不超过1000ml,防止引起其他脏器的出血,有出血倾向者则减少用量。有些患者抗凝治疗期间会出现头皮下出血而形成血肿,抬高头部,局部冷敷即可。术后8～9日方可在局部轻度加压包扎,过早加压可能影响皮瓣血管蒂和血管吻合口。

（10）因手术中使用了电刀,口外缝线术后第7日开始间断拆线,2～3日拆完,口内缝线在10日左右拆除为妥,以免拆除过早导致术创裂开。

2.并发症处理

（1）术创出血:大部分为原发性的出血,继发性出血较为少见。常常由于术中对较大管径的血管仅做电凝止血而未结扎止血或结扎线脱落所导致。表现为口腔内肿胀、隆起,颈部皮瓣贴合不好并鼓起,有波动感;短时间内负压袋内可见大量的血液引出;严重时患者出现呼吸困难可引起窒息。迅速打开手术创口,找到出血点并重新止血,特别要注意检查皮瓣蒂部有无出血;如有呼吸困难等危急情况,可在床边打开颈部创口,找到并结扎活跃出血点后再进手术室处理。

（2）乳糜漏:主要因左侧颈淋巴清扫时损伤胸导管所致,也有右侧颈淋巴清扫时损伤淋巴导管而发生。禁食时引流液可为水样液体,进食后,负压引流呈白色混浊,量增多,颈部下端切口有炎性反应。可拔除负压引流管,放置橡皮片引流。行颈中下部、锁骨上凹加压,背肩部"8"字包扎,必要时打开颈部创口,找到淋巴管的残端行缝扎。因淋巴管组织非常脆弱,不宜钳夹结扎。

（3）肺部感染:常发生于全麻手术后,特别是老年和嗜烟患者,因手术中误吸、手术后分泌物或痰液排出困难而引起。手术后应鼓励患者咳嗽,并注意变换体位,拍击其胸背部,助其将痰液咳出,及时吸出口腔、咽部分泌物,配合雾化吸入,气管切开的患者更要注意。选择有效抗生素,静脉用药。

（4）皮瓣血运障碍:显微外科术后发生的血管危象一般在术后24～72小时出现,动脉缺血为苍白或蜡色,针刺不出血表现,静脉回流受阻不同程度可呈现血红、暗红、紫红色和紫黑等颜色变化。一般在危象后6～8小时处理为佳,即打开创口,剪断吻合口,清除血栓或血凝块,重新吻合血管。抢救愈早,成功率愈高。带蒂皮瓣出现血运障碍时,一般在其周围及蒂部采用松解或减压的方法处理,但效果较差。

（5）创口感染:主要是局部引流不畅而致局部积血或积液（包括舌癌手术时行下颌骨方块截骨而未行舌部缺损修复者,其缝合口内创口后在骨块与口底之间形成死腔）、口内创口缝合不严密、涎瘘、乳糜漏、皮瓣坏死（有些带蒂皮瓣可为局部或部分坏死）和抗生素使用不当而引起。这些均可通过手术中的正确处理和手术后的密切观察、及时处理而得到预防和纠正。感染早期可表现为创口局部或颈部皮瓣皮肤充血、水肿,轻度压痛,有时可及波动感;进一步发展则局部疼痛加重,出现跳痛,体温升高,白细胞计数及中性粒细胞比例升高,创口有脓液溢出。一般经过充分引流,消灭死腔,合理应用抗生素而痊愈。如果创口内有大量血性液体排出时,要考虑厌氧菌感染的可能,局部可用1%过氧化氢、甲硝唑注射液等冲洗。

(6)口腔真菌感染:术后抗生素和激素等药物的长期应用,常使机体发生菌群失调或免疫力下降,使栖息在口腔中的真菌成为机会致病菌而导致真菌感染,其中最常见的为口腔念珠菌感染。如发现患者口腔黏膜充血糜烂,有散在的白色假膜,舌背乳头呈团块萎缩,表面光滑,或呈结节状或颗粒状增生,应考虑有发生口腔念珠菌感染的可能。有些霉菌感染表现为舌苔变黑。涂片检查见芽生孢子和假菌丝,分离培养见乳黄色圆形突起的菌落,可确诊。治疗包括含漱2%~4%碳酸氢钠液,含化西地碘,或含服制霉菌素片等。

(7)皮下气肿:常常发生于气管切开后局部创口缝合过紧的患者。表现为颈前部肿胀,触诊皮下有握雪感,而负压引流通畅。拆除气管切开处的缝线,一般能自行吸收。也可先标记出皮下气肿的范围,如处理得当,气肿范围不扩大或缩小;否则须重新处理。

(8)涎瘘:均为手术中腮腺下部缝扎处理不当所致。术后3~4日可见负压引流由淡红色或淡黄色转呈水样液体,内见大量泡沫,引流量渐增多,颈部切口和皮瓣处可有充血、压痛等炎症反应。一旦确诊,先调低负压强度,腮腺下部行加压包扎,三餐前半小时口服阿托品0.3mg。必要时重新打开下颌下切口行腮腺下部缝扎,术后需放疗者可对腮腺区放疗8~10次,使腮腺萎缩。

【出院注意事项】

1.加强营养,从流质、软食逐渐过渡到正常饮食。

2.如需术后放疗或化疗,有条件者,应在手术3周后行免疫功能测定,如免疫功能低下者,应纠正后再进行放疗或化疗;如免疫功能基本恢复,创口已愈合,应尽早行放疗或化疗。

放疗一般不得迟于术后6周,放疗剂量需50Gy以上,如行组织修复者不宜超过70Gy,以免影响皮瓣的成活。手术后至放疗结束的时间最好不超过100日。

化疗可在3周后进行。化疗多采用联合化疗,常用方案包括PVP、PM等,每月1次,重复5~6次。

3.生物治疗,目前越来越受到重视,但疗效慢,需长期使用,如胸腺肽、香菇多糖等。

4.术中损伤或未保留副神经者,要加强肩、臂部功能锻炼,以免肌肉萎缩。

5.定期复查随访,第1年,1~3个月1次;第2年,2~4个月1次;第3~5年,4~6个月1次;5年以上,6~12个月1次。

6.胸片X线检查,每1年1次,如有临床指征则提前检查。

(王　玮)

第三节　腭癌

【概述】

腭癌指原发于硬腭的癌肿。按UICC分类,软腭癌应列入口咽癌范围。硬腭癌以来自唾液腺者为多,其中最易发生腺上皮癌;鳞癌少见,癌细胞多高度分化。腭癌的发生与烟、酒有较密切关系,尤其多见于嗜烟者。

【临床表现】

腭癌多见于男性,50岁以上。腭腺上皮癌主要发生于前磨牙平面以后的硬腭后方或硬软腭交界处,常为外生型,一般在黏膜下,表面完整。腭鳞癌可发生于腭的各个部位,发生于腭的一侧较中线部多,为外生型或溃疡型。

腭癌常先起自一侧,并迅速向牙槽侧及对侧蔓延。肿瘤多为扁圆状或半球状,基底不活动,质地偏硬,周界不清;有时表面破溃,触之易出血,边缘隆起。

由于腭黏骨膜与腭骨紧贴,腭癌早期易侵犯硬腭骨质。腭癌晚期向上可穿通鼻腔,在鼻腔底出现肿块;穿破上颌骨底部,进入上颌窦,伴有鼻塞、鼻出血、语音含糊不清等症状。向两侧可侵及牙龈、牙槽突,牙龈糜烂、破溃,牙齿松动、脱落;向后可波及软腭、咽部及翼腭管,伴有吞咽困难及张口受限等。

腭癌主要向下颌下及颈深上淋巴结转移,有时也可转移至咽后淋巴结。晚期腭癌多发生双侧颈淋巴结转移,也可发生血行转移。

【诊断要点】

腭癌的诊断除了根据病史和临床表现,更重要的是结合影像学检查和直接取材活检获得的病理结果。

1.影像学检查

(1)X线曲面体层片、华氏位及咬合片:检查有无上颌骨破坏,尤其能够帮助判断肿瘤是否侵入牙槽突,是否已突破硬腭骨质或侵入上颌窦。

(2)颌面部及颈部 CT 或 MRI 检查:判断肿瘤范围、大小,对于肿瘤已突破硬腭骨质,侵犯鼻腔、上颌窦、咽部、翼腭管及其他深部组织的范围判断很有价值。腭部腺样囊性癌,尽管有时病灶很小,但肿瘤可沿翼腭管向上波及三叉神经第二支分布区域,检查时要注意比较两侧翼腭管的大小,对于翼腭管明显增大者要考虑肿瘤侵犯的可能性。另外也可了解颈部淋巴结大小,从而评估有无转移的可能;了解肿瘤、淋巴结与颈部血管的关系。

2.活体组织检查 硬腭部肿物切取活检术前需通过影像学检查了解上颌骨破坏情况。术创出血可采用电刀止血或缝合止血。术中尽可能减少组织创伤,缝合不宜过紧,术后要尽早拆除缝线。应避免不恰当的切取活检刺激肿瘤转移或向深部浸润。

【鉴别诊断】

腭癌应与腭结核性溃疡、梅毒、恶性肉芽肿、上牙龈癌、上颌窦癌相鉴别。

1.腭结核性溃疡 溃疡浅表、微凹而平坦,基底部呈暗红色桑葚样肉芽肿,表面有少许脓性物,溃疡边缘微隆,呈鼠啮状,向中央卷曲,边缘有时可见黄褐色粟粒状小结节。X线胸片有时可见结核灶。结核菌素试验阳性;活体组织病检可确诊。用抗结核药物治疗可逐步好转。

2.梅毒 有性接触史。腭部坏死呈树胶样肿,脱落后形成腭部穿孔,穿孔边缘较整齐,呈暗灰黄色坏死区。梅毒血清学检查阳性。

3.恶性肉芽肿 主要发生在中线部位,受侵软组织及骨组织糜烂、溃疡、坏死。放疗、化疗和激素治疗均有效。

4.上牙龈癌 早期多为牙龈部溃疡,向牙槽突及颌骨浸润,使骨质破坏,引起牙松动、疼痛或脱落,可侵入腭部及上颌窦。X线片显示:上颌窦无破坏或有底壁破坏。

5.上颌窦癌 先有鼻部症状,后有牙槽部症状;肿瘤位于下部者也可同时有鼻部和牙槽部症状。牙龈或腭部先肿胀,后破溃,牙松动、脱落较早,常为多个牙。X线片显示:上颌窦占位性病变及广泛骨质破坏。

【治疗措施】

(一)治疗原则

腭癌的治疗是以手术为主的综合治疗。

(二)治疗要点

1.$T_{1\sim2}N_0M_0$:原发灶一般应行连同腭骨在内的病灶切除术。冷冻治疗可得到控制原发灶的效果,但腭癌放疗效果常不理想。颏下、下颌下、颈部未触及肿大淋巴结,可密切随访观察或行选择性颈淋巴清扫术。

$T_{3\sim4}N_0M_0$：原发灶切除±单（双）侧选择性颈淋巴清扫术。

$T_{1\sim4}N_{1\sim3}M_0$：N_1、$N_{2a\sim b}$、N_3，原发灶切除＋同侧根治性颈淋巴清扫术±对侧选择性颈淋巴清扫术，N_{2c}行原发灶切除＋双侧根治性颈淋巴清扫术。

上述情况中，$T_{3\sim4}$、切缘阳性或邻近切缘、神经血管或淋巴管受侵犯、有1个或多个淋巴结阳性、包膜外扩散者均应辅助放疗或化放疗。

M_1或无法手术切除者：采用放疗、化疗、生物治疗等姑息治疗。

2.原发灶切除手术时可先行上颌窦前壁开窗探查，结合术中快速冰冻切片检查，确定上颌窦是否受累。对于未累及上颌窦黏膜的低度恶性肿瘤，如分化程度较高的腭鳞癌，行上颌骨部分切除术；已累及上颌窦底部黏膜者，行上颌骨次全切除术；已侵犯到上颌窦腔内者，行上颌骨全切除术；已累及上颌窦后壁、上壁及眶内容物者，行上颌骨扩大根治术。

3.腭部腺样囊性癌浸润性极强，与周围组织无界限，肉眼看来正常的组织，在显微镜下常见瘤细胞浸润，有时甚至可以是跳跃性的。手术中很难确定正常周界，除手术设计时应常规扩大手术正常周界外，术中应做快速冰冻切片检查，以确定周界是否正常。腺样囊性癌可沿腭神经扩散到颅底，手术时应将翼腭管、翼板一并切除。一般不做颈淋巴清扫术，除非发现颈部可疑的转移淋巴结肿大。因腺样囊性癌不易手术切净，术后常需配合放疗。

4.腭颌缺损传统的修复方法为佩戴修复体，其优点在于可早期恢复面部外形，便于观察肿瘤有无早期复发；其缺点是固位差，可引起继发性创伤等。

近年来应用各种组织瓣修复腭颌缺损有明显增多的趋势，主要包括颞肌筋膜瓣、颞肌筋膜-喙突复合瓣、颞肌-下颌升支骨肌瓣、前臂皮瓣加游离植皮、胸大肌肌皮瓣、腓骨肌皮骨瓣、带腹内斜肌的旋髂深动脉髂骨肌皮瓣、背阔肌单蒂双岛肌皮瓣、前锯肌单蒂双岛肌皮瓣等修复方法，其中应用CAD设计、快速原型技术制作的上颌骨缺损重建钛网支架更加精确、可靠。

应用组织瓣同期修复腭颌缺损应掌握好手术指征，对于未侵及上颌窦、能有较大把握安全彻底切除或低度恶性的肿瘤可以考虑立即行立即修复重建手术；对于术后复发率较高的腭癌，一般不主张行封闭式立即修复，因为它不利于肿瘤局部复发灶的早期发现和及时治疗。

【手术操作规范与技巧】

1.一般宜采用气管内插管全麻。如为单侧上颌骨切除术，以采用健侧鼻腔内进路、气管内插管为妥。全上颌骨切除术，包括梨状孔在内，以选用口内进路气管内插管比较安全。如需同期行腭、上颌骨重建术，可考虑行气管切开麻醉。

2.上颌骨部分切除或次全切除术，可由口内进路，不需按照Weber手术切口切开唇面部；如为上颌骨全切除术，需按Weber切口由唇面部进路。

3.术中在上颌骨各骨性联结断离时，动作要快，以避免过多失血；凿骨时慎勿弄破气管内插管。行扩大根治术时，则将水平凿横放于翼突根部，予以凿断。注意用力方向应平行于颅底，用力不可粗暴，以避免损伤颅底骨。

【围手术期处理】

（一）术前准备

1.手术指征　全身情况能够耐受手术、无远处脏器转移而原发灶能彻底切除的腭癌患者。

2.禁忌证　癌灶广泛无法切净、已有远处脏器转移或全身情况不能耐受手术的患者。

3.常规准备

(1)常规全身检查，了解心、肺、肝、肾功能及血常规情况。有其他脏器轻度病损、无手术禁忌证者，行预防、保护性治疗。

(2)术前戒烟,洁齿,保持口腔卫生。

(3)面颈部皮肤准备。

(4)取模型做腭护板。

(5)术前已做活体组织检查者,应复查病理切片。性质不明者,宜先行活体组织检查术。

(6)详细检查肿瘤侵犯的范围,预测肿瘤切除后骨及软组织的缺损量,为供区手术设计提供依据。做好修复的准备,拟采用游离组织瓣修复者,保护受区和供区血管。

(7)备足量的血。

(8)手术前2小时内应用抗生素。

(二)术后处理

1.一般处理

(1)严密观察生命体征,特别要注意保持呼吸道通畅,及时清除口腔内分泌物,以免误吸。

(2)仰卧头侧位,行显微外科腭、颌骨修复者头偏向术侧并制动。

(3)持续或间断低流量吸氧12～24小时。雾化吸入,减轻插管引起的咽喉部反应。

(4)术后24小时禁食,行腭、颌骨修复者,24小时后插入胃管,鼻饲流质,7～10日后停止鼻饲,行口饲流质,14日后可进半流质。未行腭、颌骨修复者,行口饲流质。

(5)一般补液2500～3000ml,根据进食量调整补液量,注意电解质变化,及时补钾。

(6)密切观察皮瓣色泽。行显微外科手术者给予扩血管、防血栓形成的药物7～10日,药物用量要根据患者的全身状况而定,防止引起其他脏器出血。未行组织瓣修复者,术后可适量用止血药物,但高龄患者忌用大剂量止血药。

(7)注意口腔卫生,多漱口。常规应用抗生素1周,根据患者体温、血常规、术创反应等情况调整抗生素的用量、用法。

(8)口内填塞纱布或纱条一般在7～10日拆包或更换,逐日拆除,完全拆除后应仔细检查术创,清点纱布或纱条,避免残留。

(9)因手术中使用了电刀,术后第7日开始间断拆线,2～3日内拆完,口内缝线在10日左右拆除为妥,以免拆除过早导致术创裂开。

(10)创口初步愈合后,应早期锻炼张口;未做即刻修复者应及早戴上腭护板或做赝复体,防止瘢痕挛缩,尽早恢复外形和语言、咀嚼功能。

【出院注意事项】

1.加强营养,从流质、软食逐渐过渡到正常饮食。

2.如需术后放疗或化疗,有条件者,应在手术3周后行免疫功能测定。如免疫功能低下者,应纠正后再进行放疗或化疗;如免疫功能基本恢复,创口已愈合,应尽早行放疗或化疗。放疗一般不得迟于术后6周,放疗剂量需50Gy以上,如行组织修复者不宜超过70Gy,以免影响皮瓣的成活。手术后至放疗结束的时间最好不超过100日。化疗可在3周后进行。

3.定期复查随访,第1年,1～3个月1次;第2年,2～4个月1次;第3～5年,4～6个月1次;5年以上,6～12个月1次。

4.胸片X线检查,每年1次,如有临床指征则提前检查。

(王　玮)

第四节　颊癌

【概述】

颊癌是常见的口腔癌之一,在口腔癌中居第二或第三位。颊癌90％以上来自口腔黏膜上皮,少数可来自颊黏膜下的小涎腺。颊癌主要是指原发于颊黏膜的癌,按 UICC 的规定,颊黏膜癌的区域应包括上下龈颊沟之间、磨牙后区和唇内侧黏膜。颊黏膜癌多为分化中等的鳞癌,按照临床生物学行为及原发部位,可将颊黏膜分为前、后部,一般发生在颊黏膜后部的肿瘤恶性程度高。颊黏膜癌的发生与咀嚼烟叶、槟榔嗜好,残根、残冠或不良修复体的刺激,颊部白斑、扁平苔癣等癌前病变有关。

【临床表现】

颊癌多见于40～60岁,男性多于女性。颊癌好发于磨牙区附近,早期多为溃疡型,出现颊黏膜糜烂、破溃,基底不平,有大小不等的颗粒状肉芽,生长较快,容易向四周及深层组织浸润。早期可无张口受限,以后随着肿瘤向颊肌、咀嚼肌侵犯,逐渐出现张口受限,甚至牙关紧闭。晚期颊癌可以越过龈颊沟,侵及牙龈和上、下颌骨,并向软硬腭、口底、口角等处蔓延,甚至向外穿破面部皮肤。

疣状癌是颊癌中的一种特殊类型,多位于颊黏膜前部,呈乳头状或疣状突起,基底浸润程度较轻,分化程度佳,生物学行为较好。

颊癌的淋巴结转移多为同侧转移,转移率52％～91％,主要向下颌下和颈深上淋巴结转移。淋巴结转移与肿瘤的部位有关:颊后方者则多先转移至颈深上淋巴结,还可发生耳前、腮腺下极或腮腺内淋巴结转移;颊前方者主要转移至下颌下或颏下淋巴结,有时可发生面部的颊淋巴结和颌上淋巴结的转移。颊癌远处转移较少见。

【诊断要点】

颊癌的诊断主要根据病史和临床表现,结合影像学检查和取材活检获得的病理结果。临床检查采用双指或双手合诊可以明确颊癌浸润厚度,对制定手术方案及判断预后均有价值。

1.影像学检查　X 线曲面体层片检查上、下颌骨受侵、破坏情况。CT 检查颊癌多为颊间隙区软组织肿块形成,偶见其为不规则增生形态。MRI 上,病变在 T_1 加权像上为等信号,在 T_2 加权像上为混合信号或高信号,边缘不规则。颊癌可向颌面深部的颞下间隙侵犯,也可破坏上下颌骨的后缘和前缘,咬肌和翼内肌常有受累表现。

2.活体组织检查　属定性检查,也是肿瘤治疗前的关键一步。

【鉴别诊断】

临床上要注意鉴别颊部白斑、扁平苔癣等癌前病变是否癌变。

白斑的癌变率为5％左右,白斑发生溃疡、皲裂、出血和基底变硬为可能癌变的征象。扁平苔癣的癌变率约为1％,颊部各型扁平苔癣中,糜烂型、萎缩型及斑块型较易癌变。对于癌前病变应严密随访,一旦发现可疑癌变,应及时取材活检明确诊断。

颊癌还应与创伤性溃疡、结核性溃疡等相鉴别。

1.颊部创伤性溃疡　颊部受到残根、残冠、不良修复体等长期机械刺激引起的溃疡,多呈凹陷性,边缘隆起,下方有炎性浸润块,但基底部较软,有自发疼痛。当去除刺激因素和积极抗炎治疗后逐步好转,如2周仍无愈合趋势,有可能癌变,应予取材或切除活检。

2.颊部结核性溃疡　多为浅表、微凹的溃疡,边缘微隆,呈鼠啮状,向中央卷曲,呈潜掘状,边缘有时可见黄褐色粟粒状小结节,基底部可见红色桑葚样肉芽肿。结核性溃疡容易误诊,其常并发于活动性肺结核,X线胸片有时可见结核灶,结核菌素试验阳性。抗结核药物治疗后逐步好转,活检可确诊。

【治疗措施】

(一)治疗原则

以手术为主,辅以化疗和放疗等的综合治疗。

(二)治疗要点

1.$T_{1\sim2}N_0M_0$:原发灶多采用手术切除,早期较表浅且系来自癌前病变的局限性 T_1 病例也可考虑行放疗或低温治疗。颈部淋巴结行选择性颈淋巴清扫术。

$T_{3\sim4}N_0M_0$:原发灶、颌骨切除±单(双)侧选择性颈淋巴清扫术。肿瘤累及双侧,原则上应行双侧选择性颈淋巴清扫术。

$T_{1\sim4}N_{1\sim3}M_0$:N_1、$N_{2a\sim b}$、N_3,原发灶、颌骨切除＋同侧根治性颈淋巴清扫术±对侧选择性颈淋巴清扫术,N_{2c} 行原发灶、颌骨切除＋双侧根治性颈淋巴清扫术。

上述情况中,对原发灶、颌骨切除,同期行颈淋巴清扫术者称为颊颌颈联合根治术,有利于保持淋巴通道根治的连续性。$T_{3\sim4}$、切缘阳性或邻近切缘、神经血管或淋巴管受侵犯、有 1 个或多个淋巴结阳性、包膜外扩散者,应辅助放疗、化疗。

M_1 或无法手术切除者:主要采用放疗、化疗、低温治疗、生物治疗等姑息治疗。

2.原发灶切除的深度以颊肌为界,颊肌未明显受累者行包括颊肌在内的原发灶切除术;颊肌受累者行颊部全层洞穿切除。上下龈颊沟未波及时可单纯部切除,上下龈颊颊沟波及时则常规行上下颌骨牙槽骨切除或颌骨部分切除。由于颊癌可沿颊脂体向后扩散到上颌结节区、颧后区、翼腭窝区,手术时不容忽视,而应作为重点切除区域。对伴有白斑等癌前病变的颊癌手术时应将癌前病变一并切除。

3.颊癌术后组织缺损较小的创面,可采用直接拉拢缝合或用颊脂垫、带蒂腭瓣、舌瓣等方法修复。如缺损较大可选用前臂皮瓣、额瓣、胸大肌皮瓣或背阔肌皮瓣等修复。一般来说,颊前方(第 1 磨牙前面)的缺损修复时可选择薄一些的组织瓣,而颊后方可选用厚一点的组织瓣。颊部全层洞穿性缺损,要行双层同时修复,如全额折叠带蒂皮瓣、胸大肌双叶肌皮瓣等。对于大面积缺损,一块皮瓣难以修复者,可以选择复合组织瓣,或各种组织瓣联合应用,常用的如:前臂皮瓣＋胸大肌肌皮瓣或骨肌皮瓣,前臂皮瓣＋背阔肌皮瓣等。

【手术操作规范与技巧】

1.根据病变范围选用局麻或全麻。原发灶较小,单纯行原发灶切除术者可在局麻下手术;一般均在全麻下手术。

2.遵循"无瘤"操作原则,保证切口在距肿瘤 $1\sim2cm$ 的正常组织内。颊癌局部复发率高,对于肿瘤浸润至黏膜下者,不要试图保留面部皮肤不做洞穿性切除,导致肿瘤局部复发。

3.切缘做快速冰冻切片检查,了解手术切除的彻底性。

4.术中注意清扫颌上和颊淋巴结,由于它们沿面前静脉和颌外动脉附近分布,故术中在分离保留面神经下颌缘支等后,宜将面前静脉和颌外动脉为轴心的前后各 2cm 的下颌骨外侧与皮下之间组织清除干净,以确保手术切除的彻底性。另外,有些部位(如磨牙后区的颊癌)也可向扁桃体及腮腺淋巴结转移,术中要切除扁桃体,术后放疗也要包括腮腺区。

5.根据手术对呼吸道的影响情况决定是否气管切开。如张口受限影响插管而估计术后要气管切开者,可先行气管切开并麻醉。

【围手术期处理】

（一）术前准备

1.手术指征　全身情况能够耐受手术、无远处脏器转移而原发灶能彻底切除的颊癌患者。

2.禁忌证　癌灶范围广无法切净，已有远处脏器转移，全身情况不能耐受手术的患者。

3.常规准备

（1）常规全身检查，了解心、肺、肝、肾功能及血常规情况。有其他脏器轻度病损，无手术禁忌证者，预防、保护性治疗，如纠正低蛋白血症、贫血等。

（2）术前戒烟，洁齿，保持口腔卫生。

（3）面颈部皮肤准备以及组织瓣供区皮肤准备。

（4）根据需要取模型做斜面导板。

（5）术前已做活体组织检查者，应复查病理切片。性质不明者，宜先行活体组织检查术。

（6）详细检查肿瘤侵犯的范围，预测肿瘤切除后软组织及骨缺损量，设计供区皮瓣大小范围。

（7）采用游离组织瓣修复者，保护受区和供区血管，术前用多普勒仪探测供、受区血管。

（8）配血备用。

（9）术前 2 小时内应用抗生素。

（二）术后处理

1.一般处理

（1）严密观察生命体征，特别要注意保持呼吸道通畅，及时清除口腔内分泌物，以免误吸。行预防性气管切开者，按气管切开术后常规护理；未行气管切开术，应做好紧急气管切开的准备。

（2）仰卧头侧位。

（3）持续或间断低流量吸氧 12～24 小时。雾化吸入，减轻插管引起的咽喉部反应。

（4）术后 24 小时禁食，舌、颌骨修复者 24 小时后鼻饲流质，7～10 日后停止鼻饲，改为口饲流质，14 日后可进半流质。未行修复者，口饲流质。每天清洗口腔，保持清洁。

（5）根据当日需要量、丧失量和排出量酌情补液，一般补液 2500～3000ml，气管切开者每日需增加补液 500ml。注意水、电解质平衡，及时补钾。

（6）未行组织瓣修复者，术后可适量用止血药物，但高龄患者忌用大剂量止血药。

（7）常规应用抗生素 1 周，根据患者体温、血常规、术创反应等情况调整抗生素的用量、用法。

（8）保持引流通畅。放置于皮瓣下的引流条一般在术后 48 小时后抽除。颈部持续负压引流 3～4 日，注意观察引流量、引流液颜色，引流管有无脱落、漏气或堵塞，颈部皮瓣的贴合状况。术后 12 小时内引流量一般不超过 250ml，超过者表明创口内有活跃出血点，应进行局部适当加压包扎或重新打开创口止血。显微外科术后扩血管、防血栓药物的应用使引流量增多，但一般不超过 350ml。引流量少于 30ml 方可拔除引流管。

（9）采用游离皮瓣组织修复者按显微外科术后处理进行。

（10）因手术中使用了电刀，口外缝线术后第 7 日开始间断拆线，2～3 日拆完；口内缝线在 10 日左右拆除为妥，以免拆除过早导致术创裂开。

【出院注意事项】

1.加强营养，从流质、软食逐渐过渡到正常饮食。

2.如需术后放疗或化疗，有条件者，应在手术 3 周后行免疫功能测定。如免疫功能低下者，应纠正后再进行放疗或化疗；如免疫功能基本恢复，创口已愈合，应尽早行放疗或化疗。

放疗一般不得迟于术后 6 周,放疗剂量需 50Gy 以上,如行组织修复者不宜超过 70Gy,以免影响皮瓣的成活。手术后至放疗结束的时间最好不超过 100 日。

化疗可在 3 周后进行。化疗多采用联合化疗,常用方案包括 PVP、PM 等,每月 1 次,重复 5～6 次。

3.生物治疗:目前越来越受到重视,但疗效慢,需长期使用,如胸腺肽、香菇多糖(天地欣)等。

4.加强开口训练,避免瘢痕挛缩导致张口受限。

5.术中损伤或未保留副神经者,要加强肩、臂部功能锻炼,以免肌肉萎缩。

6.定期复查随访:第 1 年,1～3 个月 1 次;第 2 年,2～4 个月 1 次;第 3～5 年,4～6 个月 1 次;5 年以上,6～12 个月 1 次。

7.胸片 X 线检查,每年 1 次,如有临床指征则提前检查。

(王　玮)

第五节　牙龈癌

【概述】

牙龈癌在口腔鳞癌中居第二位或第三位,发生于上、下牙龈,唇颊侧牙龈与颊黏膜以龈颊沟为分界线;下颌舌侧牙龈与口底以颌舌沟为分界线;上颌腭侧牙龈与腭黏膜相连续,尚无明确分界线,粗糙的定位为上颌腭侧龈缘以下 1～1.5cm 之内为牙龈部。牙龈癌多为分化程度较高的鳞癌,下牙龈癌较上牙龈癌为多见。牙龈癌的发生可能与口腔卫生不良、不良义齿修复、癌前病变等因素有关。

【临床表现】

牙龈癌发病年龄多为 40～60 岁,男性多于女性。好发于前磨牙区及磨牙区。起初多源于牙间乳头及龈缘区,以牙龈疼痛、出血、牙齿松动等为首要症状。牙龈癌一般表现为溃疡型或外生型,以溃疡型多见。浅表的溃疡可生长为菜花状或大小不等的肉芽粒状,表面糜烂、出血,生长较慢。由于黏骨膜与牙槽突附着甚紧,早期常侵犯牙槽突及颌骨,使骨质破坏,牙齿松动、脱落。牙龈癌可通过牙间隙向对侧蔓延,在外侧向龈颊沟侵犯。下牙龈癌可向内侧侵及口底,向下侵及下颌骨,向后发展到磨牙后区及咽部,引起张口困难。上牙龈癌内侧向腭部侵犯,向上可破坏上颌窦底。

牙龈癌颈淋巴结转移早期为 13%～31%,晚期为 41%～58%,平均约为 35%。下牙龈癌较上牙龈癌转移早且多,下牙龈癌颈淋巴结转移率为 32%,而上牙龈癌颈淋巴结转移率为 14%。下牙龈癌多转移到患侧下颌下、颏下、颈深淋巴结,上牙龈癌多转移到患侧下颌下、颈深淋巴结。位于前牙区的牙龈癌多转移到颏下、下颌下或双侧颈淋巴结。牙龈癌远处转移比较少见。

【诊断要点】

牙龈癌的诊断主要根据病史和临床表现,结合影像学检查和取材活检获得的病理结果。

1.影像学检查　X 线片上,多显示为牙槽突破坏吸收,下牙龈癌继续发展,可使颌骨呈扇形骨质破坏,边缘可较光滑,也可凹凸不平;对生长缓慢者,其破坏区边缘可有骨增生现象。CT 和 MRI 上,牙龈癌仅表现为不规则形软组织密度增生和异常信号,并可见其向周围组织浸润。下牙龈癌可侵及口底和颊部,上牙龈癌可侵犯腭和上颌窦。

2.活体组织检查　较为方便容易,属定性检查,也是肿瘤治疗前的关键一步。

【鉴别诊断】

早期牙龈癌局限于牙间乳头或牙龈缘者,容易误诊为牙龈炎或牙周炎,少数患者因牙齿松动拔牙后出现日渐扩大的溃疡或增生组织前来就诊。早期呈弥散性牙龈边缘溃疡伴疼痛的牙龈癌患者还可误诊为牙龈结核。

晚期牙龈癌应与中央性颌骨癌、上颌窦癌鉴别。

1.下牙龈癌与中央性下颌骨癌的鉴别　中央性颌骨癌好发于下颌骨。早期多无自觉症状，以后可出现牙痛、局部疼痛，并出现下唇麻木。多为骨性膨胀；牙松动、脱落较早，常为多个牙；脱落牙牙槽窝内可见新生物。X线片示下颌骨破坏从中央向四周蔓延。而下牙龈癌牙龈部多有溃疡或增生隆起，牙松动、脱落较晚。肿瘤侵及颏孔或下牙槽神经管时伴有下唇麻木。X线片示下颌骨可呈扇形骨质破坏，边缘可较光滑，也可凹凸不平。

2.上牙龈癌与上颌窦癌的鉴别　上颌窦癌先有鼻阻塞、鼻出血、溢液等鼻部症状，后有牙痛、牙松动等牙槽部症状；肿瘤位于下部者也可同时有鼻部和牙槽部症状。牙龈或腭部先有肿胀，后破溃；牙松动、脱落较早，常为多个牙。X线片示上颌窦占位性病变及广泛骨质破坏。早期不易发现，易误诊为牙槽脓肿、牙周脓肿等。而上牙龈癌先出现牙槽部症状；晚期侵犯上颌窦可出现鼻部症状。牙龈部初始就有溃疡，常波及整个肿瘤生长区，牙松动、脱落较晚。X线片示上颌窦无破坏或底壁破坏。

【治疗措施】

（一）治疗原则

以手术为主，辅以化疗和放疗等的综合治疗。

（二）治疗要点

1.下牙龈癌的治疗

（1）$T_{1\sim2}N_0M_0$：原发灶、下颌骨切除。颈部淋巴结可行选择性颈淋巴清扫术。

$T_{3\sim4}N_0M_0$：原发灶、下颌骨切除±单（双）侧选择性颈淋巴清扫术。病灶接近或超越中线时应考虑行双侧选择性颈淋巴清扫术。

$T_{1\sim4}N_{1\sim3}M_0$：N_1、$N_{2a\sim b}$、N_3，原发灶、下颌骨切除＋同侧根治性颈淋巴清扫术±对侧选择性颈淋巴清扫术，N_{2c}行原发灶切除＋双侧根治性颈淋巴清扫术。

上述情况中，$T_{3\sim4}$、切缘阳性或邻近切缘、神经血管或淋巴管受侵犯、有1个或多个淋巴结阳性、包膜外扩散者均应辅助放疗或化放疗。

M_1或无法手术切除者：采用放疗、化疗、生物治疗等姑息治疗。

（2）原发灶、下颌骨切除：下牙龈癌原发灶仅局限于牙龈，未累及颌骨者，应行下颌骨帽檐式或矩形切除。原发灶波及牙槽骨，但未累及下牙槽神经管应行下颌骨节段性切除。原发灶累及下牙槽神经管（下唇麻木），应行一侧下颌骨切除或超越中线的下颌骨切除。

（3）缝合时将颊部创缘与口底创缘相缝合。下颌骨缺损可行一期或二期植骨术，多采用自体单纯髂骨、肋骨移植、血管化自体髂骨、腓骨移植以及钛板植入等。

2.上牙龈癌的治疗

（1）$T_{1\sim2}N_0M_0$：原发灶、上颌骨切除。一般不同期行选择性颈淋巴清扫术，但应严密随访观察，一旦发现可疑转移应行治疗性颈淋巴清扫术。

$T_{3\sim4}N_0M_0$：原发灶、上颌骨切除±单（双）侧选择性颈淋巴清扫术。

$T_{1\sim4}N_{1\sim3}M_0$：N_1、$N_{2a\sim b}$、N_3，原发灶、上颌骨切除＋同侧根治性颈淋巴清扫术±对侧选择性颈淋巴清扫术，N_{2c}行原发灶、上颌骨切除＋双侧根治性颈淋巴清扫术。

上述情况中，$T_{3\sim4}$、切缘阳性或邻近切缘、神经血管或淋巴管受侵犯、有1个或多个淋巴结阳性、包膜外扩散者均应辅助放疗或化放疗。

M_1 或无法手术切除者:采用放疗、化疗、生物治疗等姑息治疗。

(2)原发灶、上颌骨切除:上牙龈癌原发灶手术时可先行上颌窦前壁开窗探查,结合术中快速冰冻切片检查,确定上颌窦是否受累。对于未累及上颌窦黏膜者,行上颌骨部分切除术;已累及上颌窦底部黏膜者,行上颌骨次全切除术;已侵犯到上颌窦腔内者,行上颌骨全切除术;已累及上颌窦后壁、上壁及眶内容物者,行上颌骨扩大根治术。

(3)上颌骨缺损可行赝复体修复,其优点在于可早期恢复面部外形,便于观察肿瘤有无早期复发;其缺点是固位差,可引起继发性创伤等。近年来多采用各种组织瓣修复上颌骨缺损,包括颞肌筋膜瓣、颞肌筋膜-喙突复合瓣、颞肌-下颌升支骨肌瓣、前臂皮瓣加游离植皮、胸大肌肌皮瓣、腓骨肌皮骨瓣、带腹内斜肌的旋髂深动脉髂骨肌皮瓣、背阔肌单蒂双岛肌皮瓣、背阔肌-前锯肌单蒂双岛肌皮瓣等修复方法,其中应用CAD设计、快速原型技术制作的上颌骨缺损重建钛网支架更加精确、可靠。应用组织瓣同期修复上颌骨缺损应掌握好手术指征。对于侵及上颌窦、切缘阳性或高度恶性的上牙龈癌,上颌骨封闭式修复不利于局部复发灶的早期发现和及时治疗,故一般不主张行立即修复。

【手术操作规范与技巧】

1.根据病变范围选用局麻或全麻。原发灶较小,单纯行原发灶切除术者可在局麻下手术。一般宜采用全麻。下颌骨切除术宜选用经鼻腔内进路、气管插管。如为单侧上颌骨切除术,以采用健侧鼻腔内进路、气管内插管为妥。全上颌骨切除术,包括梨状孔在内,以选用口内进路气管内插管比较安全。如需同期行上颌骨重建术,可考虑行气管切开麻醉。

2.下颌骨帽檐式、矩形切除或下颌骨节段性切除术,可由口内进路以及下颌下缘下 1.5~2cm 处做口外切口;一侧下颌骨切除术为有利于显露术野,可附加下唇切口。

3.上颌骨部分切除或次全切除术,可由口内进路,不需按照 Weber 手术切口切开唇面部;如为上颌骨全切除术,需按 Weber 切口由唇面部进路。

4.术中在上颌骨各骨性联结断离时,动作要快,以避免过多失血;凿骨时慎勿弄破气管内插管。如行扩大根治术,则将水平凿横放于翼突根部,予以凿断。注意用力方向应平行于颅底,用力不可粗暴,以避免损伤颅底骨。

5.遵循"无瘤"操作原则,保证切口在距肿瘤 1~2cm 的正常组织内。

6.切缘做快速冰冻切片检查,了解手术切除的彻底性。

7.根据手术对呼吸道的影响情况决定是否气管切开。

【围手术期处理】

(一)术前准备

1.手术指征 全身情况能够耐受手术、无远处脏器转移而原发灶能彻底切除的牙龈癌患者。

2.禁忌证 癌灶广泛无法切净、已有远处脏器转移或全身情况不能耐受手术的患者。

(二)术后处理

1.一般处理

(1)严密观察生命体征,特别要注意保持呼吸道通畅,及时清除口腔内分泌物,以免误吸。

(2)仰卧头侧位,行显微外科组织修复者应制动。

(3)持续或间断低流量吸氧 12~24 小时。雾化吸入,减轻插管引起的咽喉部反应。

(4)术后 24 小时禁食,行颌骨修复者,24 小时后插入胃管,鼻饲流质,7~10 日后停止鼻饲,行口饲流质,14 日后可进半流质。未行颌骨修复者,行口饲流质。

(5)一般补液 2500~3000ml,根据进食量调整补液量,注意电解质变化,及时补钾。

（6）密切观察皮瓣色泽。行显微外科手术者给予扩血管、防血栓形成的药物7～10日，药物用量要根据患者的全身状况而定，防止引起其他脏器出血。未行组织瓣修复者，术后可适量用止血药物，但高龄患者忌用大剂量止血药。

（7）注意口腔卫生，多漱口。常规应用抗生素1周，根据患者体温、血常规、术创反应等情况调整抗生素的用量、用法。

（8）口内填塞纱布或纱条一般在7～10日拆包或更换，逐日拆除，完全拆除后应仔细检查术创、清点纱布或纱条，避免残留。

（9）因手术中使用了电刀，术后第7日开始间断拆线，2～3日拆完，口内缝线在10日左右拆除为妥，以免拆除过早导致术创裂开。

（10）创口初步愈合后，应早期锻炼张口；未做即刻修复者应及早戴上斜面导板、腭护板或做赝复体，防止瘢痕挛缩，尽早恢复外形和语言、咀嚼功能。

2.并发症处理　参见本章"舌癌"。

【出院注意事项】

1.加强营养，从流质、软食逐渐过渡到正常饮食。

2.如需术后放疗或化疗，有条件者，应在手术3周后行免疫功能测定，如免疫功能低下者，应纠正后再进行放疗或化疗；如免疫功能基本恢复，创口已愈合，应尽早行放疗或化疗。放疗一般不得迟于术后6周，放疗剂量需50Gy以上，如行组织修复者不宜超过70Gy，以免影响皮瓣的成活。手术后至放疗结束的时间最好不超过100日。化疗可在3周后进行。

3.定期复查随访，第1年，1～3个月1次；第2年，2～4个月1次；第3～5年，4～6个月1次；5年以上，6～12个月1次。

4.胸片X线检查，每年1次，如有临床指征则提前检查。

（王　玮）

第六节　口底癌

【概述】

口底癌是指原发于口底黏膜的癌，口底癌在我国较为少见，居口腔及唇癌的第六位。口底与舌侧下牙龈的分界线为颌舌沟，后界至舌腭弓及第3磨牙处，中线前端以舌系带分为左、右二区。一般在两侧前磨牙以前称为前口底，在其后称为后口底。多数口底癌为中度分化的鳞癌，极少数为来自口底小唾液腺的腺上皮癌。口底癌应与来自舌下腺的癌有所区别，后者应称为舌下腺癌。口底癌的发生与白斑、扁平苔藓等癌前病变的存在，以及烟、酒嗜好等因素有关。

【临床表现】

口底癌的发病年龄为40～60岁，多见于舌系带两侧的前口底，局部可出现溃疡或肿块。由于口底区域不大，肿瘤易侵犯舌系带而至对侧，并很快向前侵及牙龈和下颌骨舌侧骨板、骨松质，使下前牙松动，甚至脱落。发生于后口底者，其恶性程度较前部为高，且易早期侵犯舌腹及下颌骨。晚期肿瘤可侵及牙龈、下颌骨、舌体、咽前柱、舌下腺、下颌下腺导管、下颌下腺及口底肌群，甚至穿过口底肌群进入颏下及下颌下区。肿瘤侵犯舌体可导致舌运动障碍，固定于口内。

口底癌易发生淋巴结转移，转移率约40%。一般转移至颏下、下颌下区及颈深淋巴结，但大多数先发生下颌下区转移;前口底癌易发生双侧淋巴结转移。远处转移约 6%。

【诊断要点】

口底癌的诊断主要根据病史和临床表现,结合影像学检查和取材活检获得的病理结果。临床检查采用口内外双手合诊可以明确口底癌浸润部位、程度,对制定手术方案及判断预后均有价值。

1.影像学检查 早期口底癌易侵犯下颌骨舌侧骨皮质,一般采用下颌咬合片即可,而到晚期需加拍曲面体层片,以协助判断下颌骨受累情况。CT 或 MRI 一般不作为口底癌的常规检查,在肿瘤侵及下颌骨、舌、口底肌群或咽旁时可考虑采用 CT 或 MRI 检查。在 CT 上显示口底癌多为软组织异常增生和肿块形成,可使下颌舌骨肌和颏舌肌之间的间隙消失,静脉注入造影剂后,肿块多有强化表现。MRI 上,口底癌的软组织肿块信号在 T_1 加权像上多和周围肌肉组织信号相等,在 T_2 加权像上多为混合信号或高信号。

2.活组织检查 属定性检查,也是肿瘤治疗前的关键一步。

【鉴别诊断】

口底癌应与口底创伤性溃疡、舌下腺癌等鉴别。

1.口底创伤性溃疡 多因不良修复体等长期刺激引起,呈凹陷性溃疡,边缘隆起,下方为炎性浸润块,基底部较软。去除刺激因素,并积极进行抗炎药物治疗后逐步好转。

2.舌下腺癌 肿瘤位于舌下区,位置较口底癌深。多为硬性肿块,表面黏膜大多完整,肿瘤有时与下颌骨舌侧骨膜粘连而不活动。

【治疗措施】

1.治疗原则 以手术为主,辅以化疗和放疗等的综合治疗。

2.治疗要点

(1)$T_{1\sim2}N_0M_0$:原发灶除 T_1 可采用放疗外,应以手术切除为主。在切除口底原发灶时,通常连同舌下腺、部分或全部口底肌群一并切除;如肿瘤侵及舌腹,应行舌体部分切除术。对下颌骨的处理:如肿瘤未侵犯下颌骨舌侧黏骨膜,可行下颌骨帽檐式或矩形切除,以保存下颌骨的连续性;已侵犯下颌骨舌侧黏骨膜者,下颌骨不应保留,应做下颌骨节段性切除术。

颈部淋巴结的处理:原发灶位于前口底或口底正中,应行双侧肩胛舌骨上淋巴清扫术或双侧功能性颈淋巴清扫术。原发灶位于一侧后口底,由于肿瘤容易转移到颈深淋巴结,为保证颈淋巴清扫的彻底性,以行包括颈内静脉在内的根治性颈淋巴清扫术为佳。

$T_{3\sim4}N_0M_0$:原发灶、下颌骨切除±单(双)侧选择性颈淋巴清扫术。如肿瘤侵犯下颌骨者,行单(双)侧下颌骨节段性切除术。肿瘤位于中线或累及双侧,原则上应行双侧选择性颈淋巴清扫术,可考虑保留单(双)侧颈内静脉。

$T_{1\sim4}N_{1\sim3}M_0$:N_1、$N_{2a\sim b}$、N_3,原发灶、下颌骨切除+同侧根治性颈淋巴清扫术±对侧选择性颈淋巴清扫术,N_{2c} 行原发灶、颌骨切除+双侧根治性颈淋巴清扫术。

上述情况中,为保持淋巴通道根治的连续性。对原发灶、颌骨切除,同期行颈淋巴清扫术者多采用联合根治术。

$T_{3\sim4}$、切缘阳性或邻近切缘、神经血管或淋巴管受侵犯、有 1 个或多个淋巴结阳性、包膜外扩散者应辅助放疗、化疗或化放疗。辅助放疗可以在术前或术后进行,但术前放疗会影响组织愈合,对于需用显微外科技术修复组织缺损者,可能损伤受区的血管引起术后血管危象的发生,因此术后放疗更为常用。辅助化疗也可以在术前或术后进行。

M_1 或无法手术切除者:主要采用放疗、化疗、低温治疗、生物治疗等姑息治疗。

(2)口底、下颌骨缺损的修复:较小的口底缺损、行下颌骨矩形切除者,可不做口底再造术,缝合时将舌创缘与颊侧牙龈缝合,但可不同程度影响舌体的运动。较大的口底缺损,直接拉拢缝合可能明显影响舌体运动,需行缺损修复。一般根据缺损的大小采用颊黏膜瓣、鼻唇沟瓣、岛状颈阔肌皮瓣、前臂皮瓣、胸大肌皮瓣或背阔肌皮瓣等修复;伴有下颌骨缺损者,采用自体单纯髂骨、肋骨移植、血管化自体髂骨、腓骨移植、肋骨-胸大肌皮瓣,肋骨-背阔肌皮瓣修复以及再造钛板植入等。

【手术操作规范与技巧】

1.一般在全麻下手术。

2.原发灶切除需行下唇中线切开进行手术。

3.遵循"无瘤"操作原则。

4.口底原发灶切除时,注意保留舌动脉,双侧舌动脉同时切除可造成舌组织坏死。

5.颈淋巴清扫术中应注意保护迷走神经、膈神经、臂丛神经、舌下神经、舌神经和面神经,如原发灶累及舌神经,则不宜保留该神经。对颈内静脉、颈外静脉、颌外动脉等重要血管的处理要牢靠。在清扫锁骨上三角区时,应注意保护胸导管、胸膜顶、颈内静脉和锁骨下静脉,以免发生乳糜漏、气胸、不可控制的大出血和空气栓塞。

6.行双侧颈淋巴清扫术时,尽量保护一侧颈内静脉,如结扎切除双侧颈内静脉,需低温(30～32℃)、降压麻醉,监测脑压[不超过 2.5kPa(250mmH$_2$O)],脱水处理和气管切开术。

7.切缘做快速冰冻切片检查,了解手术切除的彻底性。口底、下颌骨的即刻修复,应在肿瘤完整切除、切缘阴性的情况下进行。

8.再造钛板植入时,弯制钛板应参照原下颌骨的弧度进行,颏部不宜过于前突,以免日后钛板外露。

9.口腔术创要严密缝合。

10.口底、下颌骨缺损修复后,容易造成呼吸障碍,应做预防性气管切开,也可先行气管切开并麻醉。

【围手术期处理】

参见本章"舌癌"。

【出院注意事项】

1.加强营养,从流质、软食逐渐过渡到正常饮食。

2.如需术后放疗或化疗,有条件者,应在手术 3 周后行免疫功能测定,如免疫功能低下者,应纠正后再进行放疗或化疗;如免疫功能基本恢复,创口已愈合,应尽早行放疗或化疗。放疗一般不得迟于术后 6 周,放疗剂量需 50Gy 以上,如行组织修复者不宜超过 70Gy,以免影响皮瓣的成活。手术后至放疗结束的时间最好不超过 100 日。化疗可在 3 周后进行。

3.术中损伤或未保留副神经者,要加强肩、臂部功能锻炼,以免肌肉萎缩。

4.定期复查随访,第 1 年,1～3 个月 1 次;第 2 年,2～4 个月 1 次;第 3～5 年,4～6 个月 1 次;5 年以上,6～12 个月 1 次。

5.胸片 X 线检查,每年 1 次,如有临床指征则提前检查。

(王 玮)

第七节　口咽癌

【概述】

口咽癌指原发于口咽部黏膜的癌。按照 UICC 的解剖分区,舌根部(舌后 1/3)、会厌谷为口咽前壁,扁桃体、扁桃体窝、舌扁桃体沟、舌腭弓、咽腭弓为口咽侧壁，腭水平面至会厌底以上区域为咽后壁，软腭的口腔面和悬雍垂为口咽上壁。口咽癌中以原发于扁桃体和舌根者为常见，原发于咽后壁者罕见。口咽癌主要为鳞癌或低分化癌、未分化癌，其次为腺上皮癌，偶见淋巴上皮癌（多发生于舌根部）。口咽部（咽环）是恶性淋巴瘤的好发部位，但属淋巴系统恶性肿瘤应与口咽癌有所区别。口咽癌的致病因素，目前还不十分清楚，过度吸烟或咀嚼烟叶是其主要的因素之一。

【临床表现】

口咽癌早期多无自觉症状，有时表现为吞咽、语言时有异物感与疼痛等。肿瘤呈溃疡型者，多为鳞癌或低分化癌、未分化癌；呈实质肿块型者，多为腺上皮癌。

原发于口咽不同部位的肿瘤临床上可出现一些特有的症状。

1.舌根癌可出现反射性耳颞部疼痛，讲话时可有含橄榄语音；晚期肿瘤可向舌体、口底、咽侧、会厌区侵犯。

2.咽侧壁癌可出现反射性耳内痛、耳聋、耳鸣等耳咽鼓管阻塞症状；晚期肿瘤可向咽后、舌根侵犯，并向咽旁间隙侵犯。

3.软腭癌可向上发展到鼻咽腔，向前波及硬腭，向两侧波及咽侧壁、翼下颌韧带及磨牙后区，并引起张口受限。

4.咽后壁癌瘤可向咽侧侵犯，还可向上蔓延至鼻咽部。

5.口咽癌转移主要通过咽后或下颌下淋巴结再至颈深上淋巴结，颈淋巴结转移率达 $50\%\sim75\%$；远处转移达 $8\%\sim10\%$，主要转移到肺和脑。

【诊断要点】

口咽癌一般通过临床检查，结合影像学和取材活检结果明确诊断。

口咽癌位置较深在，临床检查时多需借助于压舌板、口镜、直接喉镜或间接喉镜等。有时患者因颈上部或下颌下肿块来就诊，经详细检查口咽部才发现肿瘤。

舌根癌、咽侧壁、咽后壁癌患者，晚期肿瘤向深部组织侵犯者以及张口受限者，应常规做 CT 或 MRI 显示肿瘤的真正部位、大小、浸润范围。

对于无张口受限可见溃疡或肿块的患者，可行钳取或切取活检；对于钳取或切取活检有一定困难的患者，需要手术探查结合冰冻活检进行确诊。

【鉴别诊断】

口咽癌应与舌根淋巴组织增生、慢性扁桃体炎、会厌囊肿、甲状舌管囊肿等鉴别。

1.舌根淋巴组织增生　有反复咽痛史。常有咽阻塞感、异物感等，检查可见舌根淋巴组织大量增生。可采用等离子低温射频等进行治疗。

2.慢性扁桃体炎　有反复咽痛史。咽部有不适、异物感，发作时常伴有低热、头痛等全身反应。经抗生素治疗效果不佳者应手术切除。

3.会厌囊肿　咽喉部有异物感、吞咽梗阻感，发音常含糊不清。可采用手术切除、激光治疗等。

4.甲状舌管囊肿　位于颈正中线，多呈圆形，质地软，随吞咽、伸舌上下活动；穿刺为黄色稀薄或黏稠液体。一般行手术切除。

【治疗措施】

（一）治疗原则

口咽癌治疗行以手术或放疗为主的综合治疗。

（二）治疗要点

1.手术为主的综合治疗　舌根癌、软腭癌、腺上皮癌者应考虑以手术为主，辅以化疗或放疗等的综合治疗。舌根癌如已波及声门上区,有时应同期行喉切除术。

口咽癌易发生颈淋巴结转移,应同期行选择性或治疗性颈淋巴清扫术。

根据口咽手术缺损的大小选用前臂皮瓣、胸大肌皮瓣或背阔肌皮瓣等修复。

为减少复发,口咽癌术后建议加用术后放疗。

2.放疗为主的综合治疗　低分化癌、未分化癌应首先考虑放疗,对分化较差的扁桃体鳞癌也可考虑先用放疗,如放疗失败时还可采用手术治疗。

【手术操作规范与技巧】

1.一般采用气管内插管全麻。对巨大的口咽癌患者,如有气道阻塞的潜在危险,全麻前应先行局麻下气管切开术。

2.手术治疗进路一般选择口外切口,包括正中(线)进路和旁侧进路,前者又分下唇-下颌下-舌正中线进路和舌骨上横切口进路。

下唇-下颌下-舌正中线进路适用于咽后壁、舌根、软腭癌的切除。其显露口咽部最为清晰,因在中线切开,一般对正常组织损伤小,不会切断神经,手术时出血不多。

舌骨上横切口进路对正常组织损伤较大,显露视野小,仅适用于舌根或咽后壁较小的肿瘤。

旁侧进路通常指下唇-下颌下,适用于咽侧壁及舌根、软腭癌的根治术。该进路显露良好,易于控制大出血等意外情况的发生,回旋余地大。

3.遵循"无瘤"操作原则。

4.切缘做快速冰冻切片检查,了解手术切除的彻底性。

【围手术期处理】

(一)术前准备

1.手术指征　全身情况能够耐受手术、无远处脏器转移而原发灶能彻底切除的口咽癌患者。

2.禁忌证　癌灶广泛侵犯无法切净,已有远处脏器转移,全身情况不能耐受手术的口咽癌患者。

3.常规准备　同"舌癌"。

(二)术后处理

1.一般处理

(1)严密观察生命体征,特别要注意保持呼吸道通畅,及时清除口腔内分泌物,以免误吸。做预防性气管切开者,按气管切开术后常规护理;未行气管切开术,应做好紧急气管切开的准备。

(2)仰卧头侧位。

(3)持续或间断低流量吸氧12~24小时。雾化吸入,减轻插管引起的咽喉部反应。

(4)术后24小时禁食,24小时后鼻饲流质,14日后可进半流质。每天清洗口腔,保持清洁。

(5)根据当日需要量、丧失量和排出量酌情补液,一般补液2500~3000ml,气管切开者每日需增加补液500ml。注意水、电解质平衡,及时补钾。

(6)未行组织瓣修复者,术后可适量用止血药物,但高龄患者忌用大剂量止血药。

(7)常规应用抗生素1周,根据患者体温、血常规、术创反应等情况调整抗生素的用量、用法。

(8)保持引流通畅。注意观察颈部引流量、引流液颜色,引流管有无脱落、漏气或堵塞,颈部皮瓣的贴合状况。

(9)采用组织皮瓣修复者术后注意观察皮瓣颜色。游离皮瓣修复者按照显微外科治疗原则进行。

(10)因手术中使用了电刀,口外缝线术后第7日开始间断拆线,2~3日拆完,口内缝线在10日左右拆除为妥,以免拆除过早导致术创裂开。

2.并发症处理　参见本章"舌癌"。

【出院注意事项】

1.加强营养,从流质、软食逐渐过渡到正常饮食。

2.如需术后放疗或化疗,有条件者,应在手术 3 周后行免疫功能测定,如免疫功能低下者,应纠正后再进行放疗或化疗;如免疫功能基本恢复,创口已愈合,应尽早行放疗或化疗。放疗一般不得迟于术后 6 周,化疗可在 3 周后进行。

3.术中损伤或未保留副神经者,要加强肩、臂部功能锻炼,以免肌肉萎缩。

4.早日进行开口训练和语音、吞咽功能训练。

5.定期复查随访,第 1 年,1～3 个月 1 次;第 2 年,2～4 个月 1 次;第 3～5 年,4～6 个月 1 次;5 年以上,6～12 个月 1 次。

6.胸片 X 线检查和脑 CT 检查,每年 1 次,如有临床指征则提前检查。

（王　玮）

第八节　上颌窦癌

【疾病概述】

上颌窦癌分原发性与继发性两类。原发性是指原发于上颌窦内黏膜的癌;继发性主要是指原发于上牙龈、腭部、鼻腔、筛窦的癌侵入上颌窦所致。这里讨论的是原发性上颌窦癌。上颌窦癌以鳞癌为最常见,占 90％以上,偶为腺上皮癌。上颌窦癌的发生与长期吸烟、吸入粉尘及接触镍、铬等金属元素有关。

【临床表现】

上颌窦癌发病年龄多为 50～60 岁,男性稍多于女性。早期癌局限于上颌窦内,患者一般无自觉症状,不易发觉。当肿瘤发展到一定程度患者才出现明显症状。

上颌窦癌可发生于任何一处窦内黏膜,并向窦内及邻近组织浸润扩散。从内眦到下颌角作一假想连线,将上颌窦分为上部结构和下部结构两部分:上部包括上颌窦后壁,顶壁的后半部,其余骨壁属下部。原发于上颌窦上部结构的肿瘤可经上颌窦后壁进入翼腭窝、颞下窝、颅中窝或经上颌窦上壁进入眼眶,或经筛窦进入颅前窝。原发于上颌窦下部结构的肿瘤可经上颌窦下壁扩散至口腔,经内壁至鼻腔,经前外侧壁进入颊部软组织、颞下窝。

上颌窦癌发生于上颌窦内壁时,患者先出现鼻塞、鼻出血、一侧鼻腔分泌物增多、鼻泪管阻塞流泪现象。肿瘤发生自上颌窦上壁时,常先有眼球突出、移位,甚至引起复视。肿瘤发生自上颌窦外壁时,则表现为面部及唇颊沟肿胀、破溃,眶下神经受累时眶下区麻木。肿瘤发生自上颌窦后壁时,可侵入翼腭窝而引起张口困难。肿瘤发生自上颌窦下壁时,则先引起牙松动、疼痛、龈颊沟肿胀,如误诊为牙周炎将牙齿拔除后,创口不能愈合,形成溃疡,肿瘤突出于牙槽部。

晚期上颌窦癌可能波及整个上颌窦以及筛窦、蝶窦、颧骨、翼板、颅底部等,引起相应的临床症状。

上颌窦癌可转移到同侧的下颌下及颈上部淋巴结,有时也可转移至耳前及咽后淋巴结。远处转移少见。

【诊断要点】

由于上颌窦包含在上颌骨内,原发于上颌窦内的肿瘤早期多无明显症状,对其早期诊断尤为重要。当患者出现单侧鼻塞、鼻出血、阻塞性上颌窦炎、上牙牙龈肿胀、牙齿松动时,应考虑到上颌窦癌的可能性。

应通过临床检查和 X 线牙片、曲面体层片、华氏位等排除牙周炎、根尖炎的可能。对高度怀疑为上颌窦癌者,CT 检查应作为首选,其在判断有无原发肿瘤及肿瘤定位上很有价值。

上颌窦癌的确诊要结合病理诊断结果。早期上颌窦穿刺冲洗液浓缩涂片细胞学检查,仅作为可疑病例的诊断方法之一。最可靠的方法是通过鼻内镜或上颌窦开窗直接探查活检。晚期肿瘤穿破周围组织而呈现在鼻腔、口腔、眶内甚至皮下时,可直接钳取、吸取或切取活检。

【鉴别诊断】

上颌窦癌与上牙龈癌、腭癌的鉴别

1.上牙龈癌　先有牙痛、牙松动等牙槽部症状;晚期侵犯上颌窦。牙龈部初始就有溃疡,常波及整个肿瘤生长区,牙松动、脱落较晚。X 线片显示:上颌窦无破坏或底壁破坏。抗炎治疗无效。

2.腭癌　多为外生型或溃疡型,基底不活动,质地偏硬。早期易侵犯硬腭骨质,晚期可侵及鼻腔、上颌窦、牙龈、牙槽突等。抗炎治疗无效。

【治疗措施】

(一)治疗原则

尽量早期发现,及早确诊,行以手术为主的综合治疗。上颌窦癌的治疗是以手术为主,辅以术前后放疗或化疗等的综合治疗。

(二)治疗要点

1.原发癌的处理

(1)放射治疗:上颌窦癌一般应常规行术前放疗,总量 40～60Gy(60～90Gy),放疗结束3～4(4～6)周后手术。早期上颌窦癌也可先行手术,术后放疗。对于术后有残留的上颌窦癌,不管是否行术前放疗,术后仍可追加放疗。

(2)手术治疗:原则上应行上颌骨全切除。如肿瘤波及眶下板,须行包括眶内容物的全上颌骨切除;肿瘤累及后壁及翼腭窝,应行包括下颌骨喙突(或升支上部)、翼板与上颌骨的扩大根治性切除术。晚期肿瘤波及颞下窝、颅中凹底、筛窦时,应行包括颅前凹、颅中凹骨板连同上颌骨、面部病灶的颅颌面联合切除术。行上颌骨切除或扩大根治性切除术时,往往出血较多,术前可行颈外动脉栓塞术,或术中结扎颈内动脉,术中与麻醉医师配合采用控制性降压麻醉,以减少出血。上颌骨缺损可行修复体整复。也可采用各种组织瓣修复上颌骨缺损,包括颞肌筋膜瓣、颞肌筋膜-喙突复合瓣、颞肌-下颌升支骨肌瓣、游离髂骨复合组织瓣、游离腓骨复合组织瓣;以钛网支架重建上颌骨,用前臂皮瓣或串联腓骨肌皮瓣修复口鼻创面;以自体髂骨的松质骨填塞钛网修复上颌骨缺损,并以颞肌瓣覆盖钛网支架等。由于上颌骨封闭式修复不利于早期观察肿瘤复发灶,故有些学者不主张行立即修复。

(3)化学治疗:主要采用经动脉插管区域性化疗的方法。化疗药物可选用甲氨蝶呤(MTX)、平阳霉素(PYM)、氟尿嘧啶(5-FU)持续灌注。

2.转移癌的处理　上颌窦癌如发现颈淋巴结转移,应行根治性颈淋巴清扫术。

【手术操作规范与技巧】

1.术中的无瘤操作原则

(1)保证切口在距肿瘤 1～2cm 的正常组织内。

(2)避免切破肿瘤或挤压瘤体。

(3)整体切除肿瘤而不是分块挖除。

(4)溃破处瘤体用纱布缝包,以免发生种植转移。

(5)采用电刀切除。

（6）缝合前将 20mg 氮芥加入 400ml 低渗盐水中,冲洗创面。

（7）缝合时更换手术器械。

2.切缘做快速冰冻切片检查,了解手术切除的彻底性。

【出院注意事项】

1.加强营养,从流质、软食逐渐过渡到正常饮食。

2.切缘阳性或颈部淋巴结有转移者。一般术后 5 周内进行放疗、生物治疗等。放疗剂量需 5000cGy 以上,如行组织修复者不宜超过 7000cGy,以免影响皮瓣的成活。生物治疗,目前越来越受到重视,但疗效慢,需长期使用。如胸腺肽、香菇多糖（天地欣）等。

3.同侧上肢功能锻炼,根治性颈淋巴清扫常常损伤副神经,引起肩下垂和抬肩困难。

4.定期门诊复查,3 个月 1 次。

（王 玮）

第九节 恶性黑色素瘤

恶性黑色素瘤,亦称黑色素瘤或黑色素癌,可发生于皮肤,亦可发生于黏膜。其具有一定的种族特性,白种人最易发生皮肤恶性黑色素瘤,而黄种人以及黑人则以黏膜恶性黑色素瘤最为常见。恶性黑色素瘤可能与紫外线照射,特别是急性紫外线损伤有密切关系。颜面部的恶性黑色素瘤,常在色素痣的基础上发生,主要是由交界痣或复合痣中的交界痣成分恶变而来;口腔内的恶性黑色素瘤常来自黏膜黑斑,约有30%的黏膜黑斑可发生恶变。临床上也有无黑痣及黑斑而突然发病者。损伤、慢性刺激、不恰当的治疗均常为恶性黑色素瘤发生的原因,此外与内分泌和营养因素也有关。

【临床表现】

1.恶性黑色素瘤的平均发病年龄较大,为 50～80 岁。恶性黑色素瘤患者的性别差异不大。

2.常见病理类型

（1）雀斑型恶性黑色素瘤:亦称哈钦森雀斑,约占皮肤恶性黑色素瘤的 5%,好发于年纪较大的白人女性,面中部是好发部位之一。呈放射性扩张生长,进程缓慢,病史较长,平均病程可达 15 年。

（2）浅表扩散型恶性黑色素瘤:约占皮肤恶性黑色素瘤的 70%,多发生在躯干及四肢,面部极少见。此型生长较快,一些病灶可伴轻度增生性改变,通常在 1 年之内被发现。

（3）结节型恶性黑色素瘤:约占皮肤恶性黑色素瘤的 15%,约 1/3 可发生在头颈部。此型一开始即为垂直向生长,细胞分化差,故恶性程度较高,进程极快。由于色素来不及代谢产生,结果形成所谓五色素性黑色素癌。

（4）末梢性斑状恶性黑色素瘤:或称肢端斑状恶性黑色素瘤;常见于黑人,多发生在掌、足部。发病年龄一般也较大,平均为 60 岁。口腔黏膜恶性黑色素瘤较为恶性,其临床表现常属末梢型斑状恶性黑色素瘤,晚期则类似结节型。多发生于腭、牙龈及颊部的黏膜。肿瘤呈蓝黑色,生长迅速,常向四周扩散,并浸润至黏膜下及骨组织内,引起牙槽突及颌骨破坏,使牙发生松动。如肿瘤向后发展,可造成吞咽困难及张口受限。

3.恶性黑色素瘤常发生广泛转移,约 70% 早期转移至区域性淋巴结。肿瘤又可经血流转移至肺、肝、骨、脑等器官,其远处转移率可高达 40%。

【诊断要点】

1.面部皮肤及口腔黏膜的任何部位只要有成色素细胞的存在,都可以发生恶性黑色素瘤。口腔内以腭及上牙龈黏膜为最常见部位。

2.恶性黑色素瘤可向区域性颈淋巴结(主要是颈深淋巴结)、颌下淋巴结转移,也可通过血循转移到远隔器官。

【鉴别诊断】

1.恶性黑色素瘤还应与色素性基底细胞癌鉴别。

2.如临床不能确诊为恶性黑色素瘤时,可在冷冻后行活检以减少发生转移的可能性;最好行冰冻切片检查,一旦确诊,立即同期施行根治性手术或冷冻治疗。切忌用常规方法进行活检,等石蜡切片报告后再予处理,否则有招致肿瘤扩散的危险。

3.无色素性恶性黑色素瘤的确诊最为困难,往往是诊断为其他恶性肿瘤,经病检后方明确为恶性黑色素瘤。

【治疗措施】

(一)治疗原则

一般采取以手术为主的综合治疗。

(二)治疗要点

1.原发肿瘤的处理:传统的治疗方法为广泛性根治性手术切除。对于皮肤及肢体的恶性黑色素瘤甚至主张须在病灶外 3~5cm 以上进行切除;近年来有认为对早期病损 1cm 已足够。对于面部来说,即使广泛性切除也很难达到 3~5cm,口腔内就更为困难了。

2.一般说来,皮肤恶性黑色素瘤的手术治疗效果要优于原发于口腔黏膜者,故手术治疗对皮肤病损仍占主要地位。然而对黏膜原发的病损,则手术疗效很差。

3.鉴于色素细胞对冷冻治疗具有较好的敏感性,国内率先对口腔黏膜恶性黑色素瘤开展了冷冻治疗。

4.转移肿瘤的处理:由于恶性黑色素瘤的区域性淋巴结转移率可达 70% 以上,因此建议对恶性黑色素瘤应常规施行选择性、根治性颈淋巴清扫术。

远处转移一般为多灶性,争取手术治疗的机会较少,因此应以化学治疗及生物疗法为主。

5.综合治疗:多年的经验证明,对口腔黏膜恶性黑色素瘤应采取综合治疗的方法。

【围手术期处理】

(一)术前准备

1.手术指征　全身情况能耐受手术,无远处脏器转移而原发灶能彻底切除的软组织肉瘤。

2.禁忌证　癌肿已有远处脏器转移或全身情况不能耐受手术。

3.常规准备　纠正低蛋白血症、贫血,增强病人体质。术前含漱抗生素溶液清洁口腔,全口洁治和预防性使用抗生素。考虑采用游离皮瓣修复缺损者,保护受区和供区血管。

(二)术后处理

1.一般处理　术后进流质饮食,并注意保持口腔清洁卫生。使用抗生素漱口液含漱和口服抗生素预防创口感染。引流皮片 24~48 小时抽除。

2.并发症处理　主要并发症及处理同"颈淋巴清扫术"后的处理。

【出院注意事项】

1.加强营养,从流质、软食逐渐过渡到正常饮食。

2.定期复查,3 个月 1 次。

(王　玮)

第十节　恶性淋巴瘤

恶性淋巴瘤为淋巴网状系统发生的最常见的恶性肿瘤。一般分为霍奇金淋巴瘤（HL）与非霍奇金淋巴瘤（NHL）两大类。其致病因素被认为与病毒可能有较密切关系，例如 EB 病毒与 Burkitt 淋巴瘤，此外，人类嗜 T 淋巴细胞病毒（HTLV-l）与恶性淋巴瘤的发病也有一定关系。近年来恶性淋巴瘤病例的增多还被认为与机体免疫能力下降有很大关系。诸如先天性免疫缺陷病（Bloom 综合征、Wiskott - Aldrich 综合征等）、AIDS、器官移植后以及自身免疫病（Sjogren 综合征、SLE 等）均可继发恶性淋巴瘤。

【临床表现】

1.恶性淋巴瘤多发生于成年人，儿童也可发生。HL 有两个发病高峰：一为 15～35 岁，二为 50 岁以后。男性患者稍多于女性。

2.HL 多表现为结内型。结内型恶性淋巴瘤常为多发性；主要的临床表现为早期淋巴结肿大。初起时多为颈部、腋下、腹股沟等处的淋巴结肿大，在口腔颌面部有时先出现在腮腺内淋巴结。肿大的淋巴结可以移动，表面皮肤正常，质地坚实而具有弹性，比较饱满，无压痛，大小不等，以后互相融合成团，失去移动性。一般待肿瘤长大后，才引起患者的注意。又可常被误诊为淋巴结核或慢性淋巴结炎。

结外型的患者早期常常是单发性病灶，可发生于牙龈、腭部、舌根部等处。临床表现呈多样性，有炎症、坏死、水肿、肿块等各型。肿瘤生长迅速可引起相应的症状，如局部出血、疼痛、鼻阻塞、咀嚼困难、咽痛、吞咽受阻、气短、面颈肿胀等。晚期肿瘤常有发热、食欲减退、全身消瘦、贫血、乏力、盗汗、肝脾肿大等。

Burkitt 淋巴瘤主要侵犯颌骨的牙槽突。上颌比下颌更易受侵犯，约为 2：1。后期病损也可侵犯肝脾，但不侵犯表浅淋巴结。Burkitt 淋巴瘤的发病年龄很轻，高峰年龄为 7 岁。目前 Burkitt 淋巴瘤已不限于非洲，美国、中国都有发现和报道。

蕈样真菌病多见于中年男性，病程发展较缓慢，早期常在面部皮肤出现丘疹、红斑，有时有组织水肿样增厚，时好时坏，常致误诊为血管神经性水肿或管型瘤。严重的蕈样真菌病有全身性侵袭性损害伴 T 细胞白血病（T - cellleukemia）时，称为 Feary 综合征。

3.组织病理学类型　HL 可分为淋巴细胞优势型、结节硬化型、混合细胞型和淋巴细胞衰竭型 4 类。NHL 则分为低度恶性、中度恶性和高度恶性 3 型。

【诊断要点】

1.由于症状的多样化和不典型性，对恶性淋巴瘤的诊断必须提高警惕，防止误诊和漏诊；有时对早期病例，病理诊断亦感困难。疑为恶性淋巴瘤时，及时行病检非常重要。对结内型可以采用细胞学穿吸病检，也可吸取活检，或摘除整个淋巴结送检验。对结外型则钳取或切取活检都可考虑。与病理科医师取得联系，采用免疫组化特殊染色法可以提高诊断水平和正确诊断率。

2.由于恶性淋巴瘤是全身性疾病，除口腔颌面颈部病损外，临床切勿忽略对纵隔、胸部、肝、脾、后腹膜以及全身的淋巴结，甚至骨髓象的检查，这些不但与分类分期有密切关系，对预后的判断也很重要。为此除常规 X 线检查外，CT、MRI 都是必需的检查手段。

【鉴别诊断】

恶性网状细胞增生病（简称"恶网"）是一种网状内皮系统恶性增生性疾病。在初期，病变往往局限在几个造血器官，继而广泛侵及全身，临床特点为长期发热，肝、脾、淋巴结肿大，白细胞减少，进行性贫血，出血，以及黏膜和皮肤出现淤斑与浸润性肿块等。口腔颌面部出现结节、肿块、溃疡或出血，但主要的诊断依据为血、骨髓涂片,以及淋巴结活检中发现异常网状细胞,并带有各种血细胞的吞噬现象。

【治疗措施】

(一)治疗原则

主要以放射治疗和化学药物治疗为主。

(二)治疗要点

1.HL的治疗　　早期HL的治疗应以放射治疗为主,近年来扩大放射野放射和提高放射剂量,疗效有所提高。对于晚期HL,应用化学药物治疗。

2.NHL的治疗　　由于NHL容易全身播散,也由于它的组织学亚型更多,治疗效果不如HL。目前大都采用COP方案(环磷酰胺、长春新碱、泼尼松)化疗。

3.Burkitt淋巴瘤的治疗　　以大剂量环磷酰胺化疗为主,90%以上病例获得良效,也可采用综合化疗方案。

4.蕈样真菌病的治疗　　对早期病例可采用电子束放疗或光化学疗法;对晚期病例则主要采用综合化疗。

5.手术治疗　　对早期的结内型恶性淋巴瘤,常予手术摘除,明确诊断后再追加局部放疗;对经过放疗后不消退的结外型口腔颌面部恶性淋巴瘤,特别是已侵犯骨组织者,也可考虑行局部扩大根治性切除术,术后再持续进行化学治疗。

【围手术期处理】

(一)术前准备

1.手术指征　　全身情况能耐受手术,无远处脏器转移而原发灶能彻底切除的软组织肉瘤。

2.禁忌证　　癌肿已有远处脏器转移或全身情况不能耐受手术。

3.常规准备　　纠正低蛋白血症、贫血,增强病人体质。术前含漱抗生素溶液清洁口腔,全口洁治和预防性使用抗生素。

(二)术后处理

1.一般处理　　术后进流质饮食,并注意保持口腔清洁卫生。使用抗生素漱口液含漱和口服抗生素预防创口感染。引流皮片24~48小时抽除。

2.并发症处理　　主要并发症及处理同前。

【出院注意事项】

1.加强营养,从流质、软食逐渐过渡到正常饮食。

2.定期复查,3个月1次。除了复查口腔颌面部颈部有无可疑病灶外,还要检查胸部、纵隔、肝脏、脾、后腹膜以及全身淋巴结。

(王　玮)

第十三章 口腔颌面部创伤

第一节 颜面部软组织创伤

颜面部软组织创伤常见,其中包括擦伤、挫伤、刺伤、切割伤、裂伤及咬伤等,可发生在唇、颊、舌、腭、睑、鼻及腮腺等部位。单纯软组织伤居多,而颌面部骨组织伤时,其浅面可同时有软组织伤。颜面为人显露部位,创伤将不同程度地影响外形及功能;此处血运丰富,组织抗感染及愈合能力强,同时有深部骨组织腔窦创伤者则易感染;邻近呼吸道的创伤可引起呼吸障碍;眶下、颊部及耳前腮部软组织伤可同时发生眶下、颊及面神经创伤;还可同时发生表情肌和咬肌创伤。

一、擦伤

【临床表现】

1.主要在颜面突出部位,如颧、鼻端、额、耳及颏等处,可与挫伤同时发生。

2.创面不规则,有点状或片状出血,表面渗血或渗液,常附有泥沙等异物。

3.疼痛明显,常伴烧灼感。

【诊断要点】

1.有与粗糙物摩擦致伤史。

2.皮肤创伤局限在表皮或真皮内,有渗血及血浆、组织液渗出。

3.疼痛。

【治疗原则及方案】

1.用生理盐水或 1.5% 过氧化氢液清洁表面。

2.涂以消毒药物或抗生素油膏任其暴露,多自行干燥结痂愈合。

3.若创面感染,可用 10% 高渗盐水、抗生素液或 0.1% 依沙吖啶液湿敷,待感染控制后再暴露创面。

二、挫伤

【临床表现】

1.局部皮肤有瘀斑、肿胀及疼痛。

2.组织疏松部位,如眼睑口唇等部位肿胀明显,组织致密部位则疼痛明显。

3.同时伤及深部某些部位还可发生相应的症状。

(1)伤及颞下颌关节或咬肌时可有张口受限或错𬌗。

(2)伤及眼球时可出现视力障碍。

(3)伤及切牙时可出现牙及牙槽突创伤的症状。

【诊断要点】

1.有钝器打击或硬物撞击史。

2.受伤局部肿胀、皮下淤血。

3.局部疼痛或同时有颞下颌关节、眼或牙及牙槽突相应症状。

4.必要时可行 X 线摄片,检查是否有深部骨创伤。

【治疗原则及方案】

1.挫伤早期以局部冷敷及加压包扎为主;后期以热敷、理疗促进吸收为主。

2.如血肿较大可在无菌下穿刺抽吸后加压,若血肿影响呼吸或进食也可切开后去除血凝块。

3.为预防和治疗感染,可使用抗生素。

4.对颞下颌关节挫伤可采用关节减压法,即两侧磨牙间垫高并加颅颌弹性绷带,使关节减压及止痛;关节腔内渗血肿胀严重者,可穿刺抽血。

5.对有视力障碍、牙及牙槽突创伤者,应及时行专科处理。

三、刺伤

【临床表现】

1.一般伤口小而伤道可以较深,也可是贯通伤。

2.由于伤道深度及方向不同,可同时发生邻近器官的创伤,如眼、耳道、鼻腔、牙、腮腺、舌及口底等创伤,有时尚可伤及颅底。

3.伤道疼痛,伤口可有渗血或渗液。

【诊断要点】

1.有明确的尖锐物体的外伤史。

2.可见皮肤或黏膜小伤口。

3.局部疼痛。

4.有条件可行 X 线摄片或 B 超,检查是否有深部骨创伤或有无异物存留。

【治疗原则及方案】

1.伤口一般开放,如有明显出血,可压迫包扎止血。

2.小伤口不做缝合处理,较大伤口经清创后,初期缝合放置引流;超过 48 小时或污染严重者清创后放引流。

3.深在的伤道应用 1.5% 的过氧化氢液、抗生素液反复冲洗。

4.如证实有异物存留,原则上应予取出。如位于深部,且与重要组织有关时,应权衡利弊综合考虑。

5.应用抗生素预防感染。

6.常规肌注破伤风抗毒素 1500U。

四、切割伤

【临床表现】

1.伤口边缘整齐,多较清洁且无组织缺损。

2.伤口深度不一,如切断血管可有不同程度的出血;如创伤神经可出现面瘫、舌感觉或运动障碍;如腮腺受损可发生涎瘘。

3.眼睑伤可波及眼球,出现眼的一系列症状。

【诊断要点】

1.有刀或利刃器械致伤物外伤史。

2.可见整齐刀割样伤口。

3.有明显出血。

4.有条件可行 X 线摄片,检查是否有深部骨创伤。

【治疗原则及方案】

1.1.5％过氧化氢液、生理盐水清创如有明显出血应电凝或结扎止血。

2.缝合:48 小时内作初期缝合,放置引流,超过 48 小时或有感染者,清创刮除表面污秽组织直至有新鲜出血创面后作间距较大的松散缝合。

3.全身和局部应用抗生素。

4.肌注破伤风抗毒素 1500U。

5.同时发现有神经伤者应作神经吻合;如有腮腺导管断裂应力争吻合,并应内置硅胶或塑胶管引至口腔,待愈合 2 周后拔除。唾液腺腺体伤应作缝扎,以免发生涎瘘。

6.同时有眼球伤者应请眼科处理。

五、裂伤

【临床表现】

1.一般创缘不整齐,撕脱创面大者多有组织缺损。

2.皮肤撕裂常伴有肌、神经、血管及骨骼伤。

3.大面积撕脱可伴失血或创伤性休克。

4.易发生感染。

5.如伤及面神经可致面瘫,伤及唾液腺导管可发生涎瘘。

【诊断要点】

1.有强大暴力外伤史。

2.有不整齐创缘的开放性伤口。

3.必要时可行 X 线摄片,检查是否有深部骨创伤。

【治疗原则及方案】

1.1.5％过氧化氢液、生理盐水清创如有明显出血应电凝或结扎止血。

2.较大撕脱的游离组织争取保留,有条件者立即应用显微外科技术行再植;或将其修成全厚皮或断层皮移植。若有较大组织缺损或血管、神经及骨骼直接暴露时,也可切取带蒂或游离皮瓣移植修复。

3.如有休克症状,应及时抗休克。

4.应用抗生素。

5.伴神经、唾液腺或导管伤者处理同"切割伤"。

六、咬伤

【临床表现】

1.症状与裂伤大致相同,其创面均污染,易感染。

2.可见动物或人的牙咬痕。

【诊断要点】

1.有明确的动物或人咬伤史。

2.伤口不规则,有污染。

3.有条件可行 X 线摄片,检查是否有深部骨创伤。

【治疗原则及方案】

1.用 3‰过氧化氢液及大量生理盐水反复冲刷。

2.肌注破伤风抗毒素 1500U。

3.创面可用抗生素湿敷。全身应用抗生素。

4.伤口小可开放不缝合,用碘伏、碘仿或其他消毒抗菌纱布覆盖;大伤口可作大间距松松缝合,放置引流。

5.如有组织缺损可采用皮片或皮瓣修复;若污染严重可延期修复。

6.耳郭、鼻端及舌体断裂离体者如组织完整可试行原位再植。无再植条件单位可将离体组织冷冻(—196℃)保存后转院;或待伤口愈合后再延期修复。

7.犬咬伤应注射狂犬病疫苗。

(喻治国)

第二节　牙槽突骨折

牙槽突骨折是因外力直接作用于局部的牙槽突而引起。多见于前牙,特别是上颌前牙部分,这是因为上颌牙槽突明显超过了下颌牙槽突容易遭受外伤的缘故。可以单独发生,也可以伴有上、下颌骨或其他部位骨折和软组织损伤。

【临床表现】

牙槽突骨折常伴有唇组织和牙龈的肿胀及撕裂伤。骨折片有明显的移动度,摇动单个牙,可见邻近数牙随之活动。出现这一症状,即可证实该部位牙槽突已折断。骨折片移位,取决于外力作用的方向,多半是向后向内移位,从而引起咬合错乱。较少发生嵌入性骨折;牙槽突骨折多伴有牙损伤,如牙折或脱位。

【治疗措施】

1.治疗原则　牙槽骨没有强大的咀嚼肌附着,骨质疏松,血运较好,损伤后愈合较快。牙槽骨骨折的治疗原则是准确复位,妥善固定。准确复位的要求是:将骨折段恢复到正常的解剖位置,骨折段上的牙恢复原有的咬合关系。

2.治疗要点　牙槽骨损伤的固定方法可根据伤情选用。

(1)金属丝结扎固定：单纯线状牙槽骨骨折，无明显移位者，可用金属丝做简单的牙间结扎固定。

(2)金属丝牙弓夹板固定：用于骨折段较大、有移位的患者。固定前应将移位的牙槽骨恢复到正常的解剖位置。

(3)腭托金属丝弓杠夹板弹力牵引：如上颌前磨牙或磨牙区牙槽骨骨折，骨折段向腭侧移位，不能用手法立即复位时，可用自凝塑料制成带卡环的腭托，再用卡环丝弯制成由腭侧通过牙间隙至颊侧的弓杠形，将其黏固于腭托上。在移位的牙上用金属丝结扎，并弯成小钩，然后用小橡皮圈挂于金属弓杠上，做弹力牵引复位。

【牙弓夹板复位固定术操作规范】

1.患者取半坐位，麻醉方法同牙拔除术。

2.用铝丝或2mm粗的不锈钢丝，弯制成平牙弓夹板，或预置成品牙弓夹板。长度要达到固定范围包括骨折线或松动牙以外2个以上的正常牙，并应使牙弓夹板与每个牙唇面接触。

3.从每个牙近远中穿过结扎丝。最后，将牙弓夹板置于牙唇面上下钢丝之间，逐一结扎扭紧，剪断后弯嵌于牙间隙内。

【围手术期的处理】

(一)术前准备

1.手术指征

(1)牙槽骨骨折手法复位良好者。

(2)牙槽骨骨折同时有牙松动或脱位者。

(3)牙松动或脱位者。

2.常规准备

(1)铝丝(粗1mm)、弯丝钳，或成品牙弓夹板。

(2)3mm粗的无弹性的不锈钢丝，平钳，钢丝剪。

(二)术后处理

1.患牙切端应磨改调整，使其与对颌牙无接触。

2.术后不应用患牙咀嚼。

3.保持局部清洁。

4.固定2～3周拆除钢丝。

（王　玮）

第三节　上颌骨骨折

【概述】

上颌骨是面中部的重要骨骼，内有上颌窦，结构较薄弱，受损伤后易于发生骨折。但因其位置居中，四周有其他的颅、面骨，对上颌骨有一定的保护作用，因此上颌骨骨折发生率比下颌骨少得多。据国内外有关资料统计，平时、战时上颌骨骨折的发生率占颌面骨损伤总数的15％～27％。

(一)上颌骨骨折的解剖、生理特点

上颌骨是面中部最大的骨骼，左右各一，有额突、颧突、腭突和牙槽突4个突起，其体部中央为上颌窦，窦腔内壁有黏膜覆盖,开口于鼻腔外侧壁中鼻道。上颌骨上面构成眶底,下面即口腔顶部,内面为鼻腔外侧壁,两侧上颌骨之间构成鼻腔。上颌骨分别与额骨、颧骨、鼻骨、犁骨、筛骨、泪骨、蝶骨和腭骨等相连接,形成一个拱形支柱式结构,对于来自垂直方向的外力有较强的抗力,所受外力被各骨连接处和窦腔骨壁分散、减弱,不致发生骨折。但对来自横向的外力则抗力较弱,如外力较强,不仅上颌骨会发生骨折,并可同时伴发颧骨、鼻骨等相连诸骨的骨折。各骨相接的骨缝和上颌骨内外的腔、窦比较薄弱,容易发生折裂。

儿童的上颌窦尚未发育成形,与成人相比,上颌骨更接近实体结构,对来自横向的外力有较强的抗力,故儿童上颌骨骨折较少发生。

上颌骨骨质疏松,血运丰富,主要由上颌动脉供血,损伤后出血较多,骨坏死罕见,且愈合力强,骨折后如不及早处理,易发生错位愈合。

上颌骨上附着的肌肉虽多,但主要是一些弱小的表情肌,且均止于皮肤,故对骨折片移位的作用不大。虽翼肌较强,能牵引上颌骨向后向外,但上颌骨骨折时这种类型的移位主要与外力的方向有关,而与肌肉的牵拉关系不大。

与上颌骨相邻的骨骼与腔窦较多,枪弹或弹片撞击骨壁后,其能量减弱,常改变方向,前进一段后,停留于同侧或对侧窦腔内、颞下窝或颅底等处,故上颌骨损伤时盲管伤较多。

由于上颌骨内外的腔、窦多,骨的创伤常与口腔、鼻腔或上颌窦相通,易使伤口发生感染。

上颌骨因与颅骨及颅腔相邻,故上颌骨骨折常并发颅脑损伤;当骨折累及筛板、筛窦、额窦或蝶窦时,可发生脑脊液漏。

(二)上颌骨骨折的临床分类

最常使用的上颌骨骨折分类是 Le Fort 分型。Rene Le Fort 在尸体标本上进行实验,研究上颌骨骨折:从不同方向以重物击于头部。他发现,受打击的部位与骨折的性质有密切关系。由于这些骨折可以在实验中重复制出,他在 1901 年发表了上颌骨骨折的骨折线,即 Le Fort 上颌骨骨折分类。

1.Le Fort Ⅰ型骨折　是低位或水平骨折。典型的骨折线从犁状孔外下缘,经根尖下,过颧牙槽嵴,至上颌结节上方,水平地向后延伸至两侧上颌骨翼上颌缝附近。两侧骨折线可以不在同一平面。来自前方的暴力,可使硬腭的中缝裂开。

2.Le Fort Ⅱ型骨折　又称中位或锥形骨折。骨折线经过鼻骨、泪骨、眶底、颧颌缝区达上颌骨翼上颌缝处。

3.Le Fort Ⅲ型骨折　是高位骨折或称颅面分离。骨折线经过鼻骨、泪骨、眶内壁、眶下壁、眶外壁、颧颌缝、颧颞缝,向后下止于上颌骨翼上颌缝,造成完全性颅面分离。

在各型上颌骨骨折中,常有各种合并伤,其中以颅脑伤发生率最高,尤其在 Le Fort Ⅱ、Ⅲ型骨折时几乎全部有合并伤。

【临床表现】

上颌骨骨折的临床表现,除具有一般骨折的共同症状和体征如肿胀、疼痛、出血、移位及畸形外,还有一些特有的表现。

1.骨折段移位和咬合错乱　上颌骨骨折段的移位主要是受暴力的大小和方向以及上颌骨本身重量的影响,无论上颌骨为何型骨折,常同时伴有翼突骨折。由于翼内肌的牵引,使上颌骨的后部向下移位,而出现后牙早接触,前牙开𬌗。软腭也随之移位接近舌根,使口咽腔缩小时,还可影响吞咽和呼吸。触诊时,上颌骨可出现异常动度。暴力来自侧方或挤压时,可发生上颌骨向内上方或外上方的嵌顿性错位,局部塌陷,咬合错乱,这种错位触诊时动度可不明显。在高位颅面分离的患者,可见颜面中段明显增长,同时由于眶底下陷,还可出现复视。

2.眶区淤血和"眼镜"状淤斑　这是上颌骨 Le Fort Ⅱ、Ⅲ型骨折后,出现的一种特殊体征。由于眼睑及眶周组织疏松,伤后发生水肿,加之骨折后组织内出血淤积其间,使眼球四周的软组织呈青紫色肿胀区,就像佩戴了眼镜。虽然在单纯软组织伤或颧骨骨折等也可能出现类似体征,但结合其他症状和体征是可以鉴别的。

3.口、鼻腔出血　上颌骨骨折常合并口、鼻腔黏膜撕裂或鼻旁窦黏膜损伤。有时口腔内并无破损,血仅由鼻孔流出,或同时由后鼻孔经口咽部流至口腔。

4.眼的变化　上颌骨骨折波及眶底时,可出现一系列眼的症状和体征,如眼球结膜下出血、眼球移位和复视等。

5.脑脊液漏　上颌骨骨折时如伴发颅底骨折,骨折线经过蝶窦、额窦或筛窦时,发生硬脑膜撕裂,则可出现脑脊液漏。如合并有耳岩部损伤,还可发生脑脊液耳漏。

【诊断要点】

通过问明受伤史,查清体征,结合 X 线片观察,对上颌骨骨折的诊断并不困难。首先应问明受伤的原因,了解致伤力的性质、大小、速度、方向和受力部位等,可作为诊断的重要依据。同时要了解病人受伤后有无上颌骨骨折的相关症状,如面中部疼痛或麻木,口、鼻腔出血,牙咬合异常,鼻阻和呼吸困难等。

观察面中 1/3 部有无伤口、肿胀、出血或淤斑,有无"蝶形面"或长面等面形改变;口、鼻有无伤口或出血;鼻、耳部有无脑脊液漏;有无张口受限、开𬌗及咬合关系错乱;检查上颌骨有无异常动度、摩擦音和台阶等。

可拍摄鼻颏位或头颅后前位 X 线片,但目前最常用的是 CT 三维重建,以明确骨折的类型及骨折段移位情况,同时了解有无邻近骨骼的损伤。注意对合并有严重颅脑损伤的伤员,摄片时切忌过多搬动而使伤情加重,可待病情平稳后再行进一步检查。

【治疗措施】

(一)早期处理

对上颌骨骨折的伤员应特别注意有无颅脑、胸、腹及骨盆等处合并伤;有严重合并伤的伤员,以处理合并伤为主。对上颌骨的创伤可作简单应急处理,以减轻症状,稳定骨折片。

上颌骨骨折时由于骨折段向下后方移位,将软腭压接于舌根部,使口腔、咽腔缩小,同时鼻腔黏膜肿胀、出血,鼻道受阻,都可引起呼吸困难,应特别注意对窒息的防治。

(二)复位与固定

上颌骨骨折的专科治疗措施是复位与固定。治疗原则是使错位的骨折段复位,并获得上、下颌牙的原有咬合关系。

1.复位方法

(1)手法复位:在新鲜的单纯性骨折的早期,骨折段比较活动,用手或借助于上颌骨复位钳,易于将错位的上颌骨回复到正常位置。手法复位,方法简单,一般在局麻下即可进行,对简单的骨折也可不用麻醉。

(2)牵引复位:骨折后时间稍长,骨折处已有部分纤维性愈合,或骨折段被挤压至一侧或嵌入性内陷,或造成腭部分裂,向外侧移位,用手法复位不能完全回复到原有位置,或一时无法用手法复位时,则可采用牵引复位。有口内的颌间牵引法和口外的颅颌牵引法两种。

1)颌间牵引法:即在上、下颌牙列上安置有挂钩的牙弓夹板,按骨折段所需复位的方向,挂上橡皮圈作牵引,使移位的骨折段逐渐恢复到正常的咬合的位置。如为部分上颌骨骨折或一侧上颌骨骨折,单用颌间牵引法,即可达到复位目的;如为双侧上颌骨横断骨折,除作颌间牵引外,还须加用颅颌牵引固定法。因颌间牵引只能恢复咬合关系,却并不能使骨折线对位。

2)颅颌牵引法：上颌骨骨折后，如骨折段向后移位，可应用颅颌牵引法，将其向前拉出。此法是在上颌牙列上安置牙弓夹板后，在头部制作石膏帽，在石膏帽中埋置向前伸出的粗铁丝支架，利用橡皮条作牵引，可将向后移位的骨折段牵拉复位。

3)手术复位：如骨折段移位时间较长，骨折处已发生纤维愈合或骨性愈合，用上述两种方法都难以复位时，则需采用手术复位，即重新切开错位愈合的部位，造成再次骨折，而后用合适器械撬动、推、拉，使骨折段回复到正常解剖位置，尽量做到解剖复位。如为高位陈旧性横断骨折，骨折线经过部位的解剖关系复杂，不重新暴露原骨折处，而是可在低位作 Le Fort Ⅰ 型人工骨折，将上颌骨下段复位，以恢复咬合关系为目的。如伴有颧骨、鼻骨或额、眶区骨折时，现多采用头皮冠状切口，向下翻起额、颞部大皮瓣，可以充分显露额、鼻、眶、颧区及部分上颌骨骨面，便于在直视下进行骨折段复位和固定的操作，容易做到解剖复位，取得较好的治疗效果。手术切口隐蔽，面部无瘢痕，病人比较愿意接受，尤其适用于在额鼻眶颧区有多处骨折的病例，可以避免在面部切口。

2.固定方法　上颌骨骨折固定的原则是用正常和固定的骨作为固定体。早期常用的是颅颌固定法和不锈钢丝组织内悬吊法。但近年来随着坚固内固定的应用，目前常用的是骨折处直接固定法，即根据 X 线片上显示的骨折部位，在口内黏膜或面部皮肤上做切口，分离、显露骨折处，将骨折段复位，然后再用小型或微型钛板进行内固定。

【上颌骨骨折开放复位固定术操作规范】

1.局部切口上颌骨骨折骨内固定法

(1)患者取仰卧位，垫肩，头后仰。

(2)手术在经鼻腔气管插管全麻下进行。

(3)Le Fort Ⅰ 型作前庭沟切口；Le Fort Ⅱ 型骨折，采用下睑切口，即在下睑缘下 0.5cm，切开皮肤、皮下组织，向眶下缘分离；Le Fort Ⅲ 型骨折，做眶外侧切口，即沿眶外缘做 2cm 长弧形切口，切开皮肤、皮下组织及眶外缘骨膜，沿骨面剥离，显露骨折线。骨折复位后以钛板行坚固内固定。

2.冠状切口上颌骨骨折骨内固定法

(1)在前额发际后从一侧耳前颞部经头顶至对侧耳前颞部，做冠状切口。

(2)切开头皮、皮下组织、帽状腱膜、蜂窝组织和骨膜，向下翻转头皮瓣，剥离显露鼻骨、泪骨、眶外缘额骨颧突、颧骨；显露骨折线，复位后以钛板固定。

【围手术期的处理】

(一)术前准备

1.手术指征

(1)上颌骨骨折，同时有较大软组织创口与骨折区相通。

(2)上颌骨 Le Fort Ⅰ、Ⅱ 型骨折较久，已有较致密的纤维性愈合，且错位明显，手法或牵引复位无效者。

(3)Le Fort Ⅲ 型骨折，颅面分离，伤后 7 日内，无颅脑症状者，可采用冠状切口显露骨折线。

(4)Le Fort Ⅱ、Ⅲ 型骨折愈合已久，咬合错乱者，可行 Le Fort Ⅰ 型人工骨切开，复位固定。

2.禁忌证　合并严重颅脑损伤者，不应急于处理颌骨骨折，应待病情稳定后再手术。

3.常规准备

(1)备好不锈钢丝和内固定钛板和钛钉。

(2)拟做冠状切口者剃光头发。

(3)手术范围较大，估计失血较多者，应做好输血准备。

(4)做好全麻术前准备。

(二)术后处理

1.加强口腔护理,预防伤口感染。

2.骨折复位内固定后,允许张口进食和下颌运动,但限定全流饮食。

3.钛板和钛钉在骨折愈合后不需取出,可永存体内。

4.做冠状切口者,头颅绷带加压包扎。

5.术后1～2日去除引流条,7日拆线。

(王　玮)

第四节　下颌骨骨折

【概述】

下颌骨是颌面部体积最大、位置较突出的骨骼,容易遭受损伤,无论在平时或战时,其损伤的发生率占颌面损伤总数的 25%～28%,而占颌面骨折的 55%～72%。

下颌骨骨折的好发部位有正中联合部、颏孔区、下颌角及髁突颈部。下颌骨骨折的部位常与受打击的部位有关。如大多数髁状突颈部骨折是因为颏部受撞击引起的;而下颌骨体部和角部骨折,则常为该部直接受外力所致。

【临床表现】

1.骨折段移位　下颌骨骨折后,有多种因素可以影响骨折段的移位,其中以咀嚼肌对颌骨的牵拉为主要原因。其他因素还有外力的方向、骨折的部位、骨折线的方向和骨折段上是否有牙存留等。不同部位骨折后的移位情况是不相同的。

(1)颏部正中骨折:骨折线可为单一的,也可为多骨折线和粉碎性骨折。单发的正中骨折,由于骨折线两侧的牵引力量基本相等,常无明显错位;如为双骨折线,正中骨折段由于颏舌肌和颏舌骨肌的牵引,骨折片可向下、后移位;如为粉碎性骨折,或有骨质缺损,两侧骨折段由于下颌舌骨肌的牵拉而向中线移位。注意后两种骨折可使舌后坠而引起呼吸困难,甚至有窒息的危险。

(2)颏孔区骨折:单侧颏孔区骨折,骨折线多为垂直,将下颌骨分成长短不同的 2 个骨折段,短骨折片上附着有一侧的全部升颌肌(咬肌、翼内肌、颞肌),主要牵拉力使短骨折段向上、内移位。长骨折段与健侧下颌骨保持连续,有双侧降颌肌群的牵拉,向下、后移位并稍偏向患侧,同时又以健侧关节为支点,骨稍向内旋而使前牙出现开殆。

(3)下颌角部骨折:下颌角部骨折后也将下颌骨分为长骨折段和短骨折段。如骨折线位于咬肌和翼内肌附着之内,骨折片可不发生移位;若骨折线在这些肌附着之前,则短骨折段骨向上移位,长骨折段因降颌肌群的牵拉,向下、后移位,与颏孔区骨折的情况相似。

(4)髁突骨折:髁突骨折在下颌骨骨折中所占比例较高,为 0.17%～36.3%。一侧髁突骨折时,耳前区有明显的疼痛,局部肿胀、压痛。以手指伸入外耳道或在髁突部触诊,如张口时髁突运动消失,可能有骨折段移位。低位骨折时,由于翼外肌的牵拉,髁突向前内移位;严重者,髁突可从关节窝内脱位,向上进入颅中窝。双侧低位骨折时,双侧髁突均被翼外肌拉向前内方,双侧下颌支被拉向上方,可出现后牙早接触,前牙开殆。

2.咬合错乱　咬合错乱是颌骨骨折中最常见和最有特点的体征。下颌骨骨折后,骨折段多有移位,有时即使只有轻度移位,也可出现咬合错乱。在正常情况下,人们的上、下颌牙都有一定的咬合关系。而颌骨骨折的患者则失去了原有的咬合关系,自觉症状是牙咬不上,咬合无力或咬合疼痛。客观检查则发现咬合错乱,多数牙无接触关系或咬不住置于上下牙间的压舌板。

3.牙龈及黏膜撕裂　下颌体部的骨折常致骨接触的牙龈和黏膜撕裂,而成为开放性骨折,并可伴发牙折、牙挫伤或牙缺失。骨折线两侧的牙常发生移位。

4.骨折附近软组织出血或肿胀　骨折时均伴有局部出血,血液可从与骨折相通的面部伤口或口内牙龈撕裂处流出,也可积聚在组织内形成血肿。下牙槽血管如发生断裂,血液可渗至口底组织内,形成口底血肿。

5.感觉异常　下颌骨骨折后,可因骨折段活动或摩擦,发生疼痛。如伴发下牙槽神经损伤或断裂,则出现同侧下唇麻木。

6.骨折段异常动度　下颌骨虽是可以活动的骨骼,但在正常情况下,是全下颌骨整体和协调的生理运动。当下颌骨骨折后,则可出现分段的不协调的异常动度,尤其在检查时容易发现。同时可能检查出骨折段间的异常摩擦感、摩擦音或骨断端形成的台阶。

7.功能障碍　下颌骨骨折病人可出现张口受限,影响咀嚼、吞咽和呼吸等功能。由于疼痛、骨折段移位和咬合错乱,限制了正常的下颌骨运动,影响咀嚼、进食和吞咽。再因局部水肿、血肿和涎液增多等,可影响正常呼吸,严重者可发生呼吸道梗阻。

【诊断要点】

应首先采集病史,了解受伤的原因、时间、部位及预后等。然后检查病人的全身情况和局部情况。观察颌面部有无创口、肿胀、出血、淤血的部位。检查有无牙列移位、咬合错乱、开/闭口障碍、下唇麻木、牙龈撕裂、局部压痛、台阶状移位和下颌骨异常动度等。X线摄片检查可进一步明确有无骨折线及骨折线的数目、方向、部位、类型、范围,及骨折段移位情况,同时注意有无其他颅面骨损伤。

下颌骨骨折的患者中约有半数合并有身体其他部位的损伤,应全面细致地检查,防止漏诊。

【治疗措施】

(一)下颌骨骨折的复位方法

1.手法复位　在单纯线形骨折的早期,骨折段比较活动,骨折处尚未发生纤维性愈合,可用手法复位,将移位的骨折段回复至正常位置。

2.牵引复位　多应用于手法复位效果不满意,或骨折处已有纤维性愈合,不能手术复位者。可应用牙弓夹板和橡皮圈作颌间牵引。即在上、下颌牙列上结扎、安置带有挂钩的牙弓夹板,然后根据骨折段需要复位的方向,套上橡皮圈,做弹性牵引,使骨折段逐渐恢复到正常的位置。

在下颌骨体部有明显移位的骨折段时,可采用分段式牙弓夹板,结扎在骨折线两侧的牙列上,套上橡皮圈做牵引。在牵引过程中,应经常检查牵引复位的效果和骨折段移动的方向,并可随时调整橡皮圈牵引的方向和力量。

3.切开复位　对新鲜开放性骨折,常可在软组织清创的同时,做骨折段的复位和内固定。对于不能做手法复位的复杂性骨折,为了争取较好的效果和早期复位、固定,也可采取手术切开复位的方法。对于骨折移位时间已较长,骨折处已有致密的纤维性或骨性的错位愈合,只有采用手术切开复位,才能将错位愈合中所形成的纤维组织切开,或将骨性愈合处凿开,即重新造成骨折,将骨断端游离,使骨折端正确复位,并做骨断端的固定。

(二)下颌骨骨折的固定方法

1.单颌固定　单颌固定是指在发生骨折的颌骨或其牙上作固定,而不是将上、下颌骨或其牙固定在一起。单颌固定的优点是固定后仍可张口活动,对进食和语言的影响较小,便于保持口腔卫生,同时,一定的功能活动对增进局部血运和骨折愈合有利。但有一些单颌固定法的固定力量有限,不能对抗较大的移位力量,故一般用于无明显移位或易于复位的简单骨折,如下颌骨正中颏部线形骨折、牙槽突骨折等。单颌固定的另一个缺点是仅用于能完全复位的病例,否则就难以恢复到原有的咬合关系。临床常用以下几种方法。

(1)邻牙结扎固定:分别利用骨折线两侧的两颗牙,做结扎固定。在每个牙的牙间隙各穿过 1 根直径 0.5mm 的不锈钢丝,先将单个牙拧住,然后将这两颗牙的结扎丝相互拧在一起,成为一股较粗的钢丝,然后,用手法将错位的骨折段复位,而后将两侧的两股钢丝再相互拧结在一起,最后将钢丝端剪短,并弯至钢丝下的牙缝中,以防刺伤黏膜。此法操作简单,适用于错位不大的简单骨折;缺点是固定力量较差。

(2)牙弓夹板固定:是指用成品牙弓夹板或粗金属丝,弯制成与下颌牙列唇颊面弧度一致的形状,在颌骨骨折段复位后,用直径 0.3mm 的不锈钢丝将其结扎固定在骨折线两侧的一些牙上。此法最适用于牙折或牙槽突骨折。用于固定下颌骨骨折,有时会力量不足,仅用于移位少的单发、线型骨折的固定。

(3)克氏针骨内固定:下颌体前部和颏部的线型骨折,可用克氏针穿入骨折线两侧的骨内,使骨折段固定。

(4)骨间结扎固定:骨间结扎固定是用手术方法暴露骨折断端,在骨断端近处钻孔,然后穿过不锈钢丝,进行结扎,将骨折段固定在正确的位置上。这是一种很可靠的固定方法,对于新鲜骨折、陈旧性骨折、有牙和无牙的颌骨骨折,都可适用。尤其是小儿下颌骨骨折,常因乳牙不便于作结扎固定,或乳恒牙交替时期,也无足够牢固的牙作结扎固定时,采用此法则固定良好。但近年来由于坚强内固定的应用,此法已很少应用。

(5)钛板内固定:近年来在国内外均主张用钛板和钛钉的坚强内固定取代金属丝的结扎固定。这种坚强固定的适应证与骨间结扎固定相同。用得较多的是小型钛板和钛钉,临床上根据需要选用 2 孔或 4 孔的小型钛板,采用口内或口外进路,显露骨折端,使骨折段复位后分别将钛钉旋入骨折线两侧的骨中,使小型钛板固定在骨折线两侧的骨面上,同时也就固定了骨断端。这种小型钛板由于体积小,术后如无不适,骨折愈合后可不必拆除。

由于下颌骨的解剖特点和咀嚼肌的附着情况,当功能作用时,下颌体牙槽突区及升支前缘表现为张力区,而下颌下缘部表现为压力区。钛板应固定在张力线区。

其他单颌固定法,如金属支架外固定、骨钉-自凝塑料外固定、粘接夹板固定及颌周结扎固定等,目前临床已很少采用。

2.颌间固定　颌间固定是颌骨骨折常用的固定方法。尤其对下颌骨骨折,可利用上颌骨来固定折断的下颌骨,并使上、下颌的牙固定在正常的咬合关系的位置上,这种固定的缺点是在固定期间不能张口活动,影响咀嚼和进食,也不易进行口腔清洁和保持口腔卫生,一般只能摄入流质饮食,并要加强口腔护理。临床上常用的是带钩牙弓夹板颌间固定法。此法是先在上、下颌牙列上安置好成品带钩牙弓夹板后,用小橡皮圈(一般为输液用乳胶管剪成)根据需要牵引下颌的方向,套在上、下颌牙弓夹板的挂钩上,即可产生牵引、复位和固定的作用。

如骨折段错位明显,一时又难以复位,无法在下颌牙列上安置一个完整的牙弓夹板时,可将牙弓夹板在相当于骨折错位处剪断,分别结扎固定在骨折线两侧的牙上,然后套上橡皮圈,行弹性牵引复位。术后应及时观察,调整橡皮圈的方向和力量,直至恢复正常的咬合关系,并继续固定一段时间。必要时可换置一个完整的牙弓夹板,完成固定。

在下颌骨骨折固定过程中,为了增进局部血液循环,促进骨折早期愈合,可提前让颌骨有适当活动。

也就是遵循动静结合的原则,可根据病人骨折的情况,在牵引固定2周后,于进食时减少橡皮圈数量,直至全部取下橡皮圈,进一些半流质或软食,使下颌骨有适当的运动,食后经口腔清洁后再挂上橡皮圈。尤其在骨折处已有纤维性愈合时,这种轻微活动,不致发生移位。也可提前拆除橡皮圈,改为单颌固定。下颌骨骨折的固定时间应比上颌骨骨折时间长一些,一般应固定4~6周;双发或多发骨折时,活动应较晚开始,一般需固定6~8周。

【下颌骨骨折开放复位固定术操作规范】

1.操作程序及方法

(1)患者取仰卧位,垫肩,头偏向健侧。

(2)手术可在全麻或局麻下进行。口内或口外切口,显露骨折断端,复位后以钛板行坚固内固定。

2.注意事项　恢复正常的咬合关系。

【围手术期的处理】

(一)术前准备

1.手术指征

(1)下颌体、下颌角、髁状突颈部骨折不能利用牙弓夹板颌间复位固定者。

(2)下颌骨粉碎性骨折,错位严重,不能用其他方法复位固定者。

(3)儿童乳牙期或乳恒牙交替,因牙冠小不能应用牙弓夹板固定,以及无牙下颌骨骨折。

2.术前准备

(1)除一般骨折器械外,应备好气动或电动骨钻、牙弓夹板、不锈钢丝及钛板钛钉。

(2)摄X线片,有条件者行CT三维重建,以了解骨折的具体情况。

(3)做好经鼻腔气管插管全麻的准备,考虑经鼻腔气管插管困难者,应做好气管切开的准备。

(二)术后处理

1.一般处理

(1)术后常规口腔护理。

(2)进流质,切勿用力咀嚼。

(3)定期检查咬合关系,必要时行颌间弹性牵引。

(4)术后1~2日去除引流条,7日后拆线。

2.并发症处理

(1)咬合关系不良:是由于忽视术后必要的颌间弹性牵引,可通过适当调𬌗解决。严重的错𬌗畸形愈合可按照正颌外科的要求,充分准备后在下颌骨体部、升支部进行各种截骨术,调整咬合至正常位置。

(2)局部感染:对于骨折线上的牙齿,应非常谨慎,如根折、牙根暴露或明显松动的牙齿、大龋洞坏疽牙等,不应保留;对感染病例应进行早期、及时处理,采取局部引流和全身使用抗生素等措施即可痊愈。

(3)骨不连合:是由于固定螺钉数量少和螺钉松动以及伤口感染、骨质缺损、骨断端不连接等导致。需手术清除碎死骨和炎性肉芽组织,骨折端造成新鲜创面后再重新固定。若有骨质缺损10mm以上时,在骨断端造成新骨创面,用自体髂骨块或带软组织蒂的骨瓣移植修复并进行可靠固定,恢复下颌骨的连续性。

（王　玮）

第五节 颧骨、颧弓骨折

颧骨是上颌骨和颅骨之间的主要连接支架,对构成面部的外形具有重要作用。正是由于颧骨在面中部两侧处于突出的位置,所以较易遭受外力撞击而发生骨折。对颧骨、颧弓骨折,应早期复位,若延误治疗,则常导致张口受限、面部畸形或眼部并发症,增加手术矫治的难度。

颧骨、颧弓骨折的分类法较多。最简单的分类是将其分为颧骨骨折和颧弓骨折。一般可分为颧弓骨折、颧骨骨折、颧骨颧弓联合骨折及颧、上颌复杂骨折;颧弓骨折可分为双线型及三线型骨折。

【临床表现】

1.颧面部塌陷畸形 颧骨骨折因常向后下移位,使颧部外突的形状变为平塌下陷。颧弓骨折常在颧弓中部出现凹陷。但当局部软组织伤后肿胀时,这种塌陷畸形往往被掩盖,而易误诊为单纯软组织挫伤,应加以注意。

2.张口受限 颧骨、颧弓骨折内陷,移位骨折片压迫颞肌或阻挡喙突运动,可发生张口困难。由于伤后疼痛所致的颞肌和咬肌反射性痉挛,也可使被动张口度加大。

3.复视 颧骨骨折并发复视有 $10\%\sim14\%$,主要原因是骨折后移位致眼球移位及眼外肌失去平衡所引起。如仅为眶外缘折断及移位,产生复视的原因是由于附着于眶外侧壁上的眼球悬韧带随骨折段下移,引起瞳孔水平的改变;如伴有眶底骨折,则眶内容物下陷,眼球向下移位,发生复视。如眶底骨折时眼下直肌被夹持于骨折处,则复视的产生除瞳孔水平改变外,更多是由于眼球运动受限而致。因眼外肌出血、局部水肿而限制眼球运动所致复视,则在血肿及水肿被吸收、消退后即可消失;因颧骨移位眼球下移所致的复视,在骨折复位后常可恢复;眶底骨折引起的复视,如延误治疗,一旦脱出的眶内容物与周围组织发生粘连,则可导致持久性复视。

4.神经损伤体征 颧骨骨折累及眶下神经损伤,可出现同侧眶下、鼻旁及上唇皮肤感觉迟钝,大部分病例于骨折复位后能逐渐恢复。开放性颧骨骨折也可损伤面神经颧支而引起眼睑闭合不全。

5.其他症状 颧骨骨折伴有眶壁、眼底损伤时,眼睑、眶周皮肤及球结膜下可发生出血性淤斑及肿胀,眼球运动受限或向下移位;伴上颌窦壁骨折时,窦内积血,可有鼻出血;窦内空气逸出至面颊组织,出现皮下气肿等。

【诊断要点】

颧骨、颧弓骨折的诊断主要根据外伤史、临床表现及 X 线检查。局部塌陷畸形、张口受限最为重要,部分病例尚有复视、眼周淤血及眶下区麻木等。

仔细触摸眶外缘、眶下缘、颧弓、颧骨及口内颧牙槽嵴区骨面,注意有无压痛、骨连续性中断或台阶状畸形。

X 线检查对颧骨、颧弓骨折的诊断很有帮助,尤其在伤后因伤区肿胀,临床检查难以确诊时更有意义。可选用华氏位、颅底位和颧弓切线位投照,有条件者则以 CT 三维重建为最佳,可显示骨折线的部位、数目、方向、骨折段移位情况以及与眶周、上颌窦、喙突及眶下孔之间的关系等。

【治疗措施】

1.治疗原则 颧骨、颧弓骨折后骨折段移位和面部畸形不明显,无张口受限或复视等功能障碍者,一般可不作手术治疗。反之,如有明显的移位、畸形及功能障碍者,则应在明确诊断后及时手术,或在局部肿胀基本消退后早日进行。如延误治疗,一般在伤后 2 周左右,即已发生纤维性愈合;如延时更长,则将发生错位骨性愈合,手术复位更为困难,造成的面部畸形和功能障碍也难以完全纠正。颧骨、颧弓同时骨折时,应先使颧骨复位固定后再将颧弓复位或固定。

2.治疗方法　颧骨、颧弓骨折的治疗方法较多,但可归纳为盲探复位和开放复位、固定两类。盲探复位早年应用较多,但因为复位不全或复位后又脱位,部分病例仍有骨连接不良、复视、张口障碍和面部畸形。因此,对有明显移位的不稳定型颧骨颧弓骨折,应采用开放复位和明视下直接固定。

【颧骨颧弓骨折开放复位内固定术操作规范】

1.操作程序及方法

(1)患者取仰卧位,垫肩,头偏向健侧。

(2)手术可在全麻或局麻下进行。根据骨折部位,切口可选择眶外上、眶下缘及颞部作"问号"形切口。复杂骨折可用同侧半冠状切口。显露骨折断端复位后行钛板坚固内固定。

2.注意事项　注意保护面神经颧支、颞支和眶下神经。

【围手术期的处理】

(一)术前准备

1.手术指征

(1)颧骨、颧弓骨折面部塌陷畸形及张口困难者。

(2)颧骨、颧弓粉碎性骨折,移位明显,张口障碍者。

2.常规准备

(1)摄 X 线华氏位和颧弓切线位,有条件者行 CT 头面骨三维重建。

(2)备好钛板和骨钻。

(3)剃去患侧耳上约 10cm 头发。冠状切口者应剃光头。

(二)术后处理

1.一般处理

(1)术后防止局部受压。

(2)术后 1～2 日去除引流,7 日拆线。

2.并发症处理

(1)纠正过度或不足:颧骨位于面中部两侧突出部位,除与上颌骨有一三角形小面积的接触外,与额骨、蝶骨和颞骨均以点或线状接触,周围是腔、窦、凹,体部大都是空悬在面中部两侧,其骨折复位固定不当,都可造成畸形。可通过头皮冠状切口或颧骨周围隐蔽小切口或口内切口,用自体髂骨、肋骨或者颞筋膜、颞筋膜顶骨瓣等充填凹陷畸形;或者通过上述切口去骨矫正过突畸形。

(2)神经损伤:采用颞部切口复位固定时,由于切口位置或翻瓣层次不当,可引起面神经颧支和颞支损伤,出现同侧眼睑闭合不全和额纹消失。如果面神经的连续性未中断,可应用维生素 B_1 和维生素 B_{12} 等,辅以理疗,配合表情肌功能训练。如面神经被切断,可立即行面神经修复。

(王　玮)

第六节　鼻骨骨折

【概述】

鼻骨是高突于面中部较菲薄的骨块,易遭受损伤而发生骨折,且多见双侧粉碎性骨折。

【临床表现】

1.鼻梁有塌陷或歪斜畸形。

2.鼻腔出血　鼻骨骨折常伴有鼻腔黏膜撕裂。

3.鼻呼吸障碍　鼻骨骨折可因骨折移位、鼻黏膜水肿、鼻中隔断裂、移位或血肿而发生鼻阻塞。

4.鼻根及眼睑内侧淤血。

5.脑脊液鼻漏　同时伴有筛骨骨折或颅前窝颅底骨折时,可发生混有血液的脑脊液鼻漏。

6.X线摄片可见骨折线。

【诊断要点】

1.有鼻部外伤史。

2.有外鼻畸形、出血、鼻阻塞等体征。

3.X线头颅正侧位片或CT片即可确诊。

【治疗原则及方案】

1.闭合性骨折

(1)鼻外复位:适用于侧方移位的骨折。局麻下双手拇指手法复位。

(2)鼻内复位:适用于内陷骨折。局麻下用鼻骨复位钳或剥离子、长血管钳套以橡皮管插入鼻腔骨折部位,向上将骨折片抬起。

2.开放性骨折　清创同时将骨折复位,可用细医用不锈钢丝或微型接骨板固定。

3.陈旧性骨折　鼻骨骨折应及早复位,因血运丰富,易错位愈合。此时如有外形或功能障碍可采用局部切口或头皮冠状切口,显露骨折处,复位固定。如鼻梁外形不满意时,也可行鼻背植骨。

4.术后固定

(1)外固定:可用印模膏作成外鼻型夹板,用胶布固定1周。

(2)内固定:可用碘仿油纱条填塞鼻腔,1周后抽出,如有脑脊液鼻瘘者禁用。

（侯　伟）

第七节　面中1/3多发性骨折

【概述】

是一种累及面中部颧骨、眼眶及上颌骨的多发性复杂的骨折。

【临床表现】

1.面中部凹陷畸形　颧、鼻、上唇、眶下缘、上颌均塌陷:面形短而宽,呈碟形。面部可触及多处台阶状骨折移位。

2.眶周、眼球及睑结膜、鼻出血。

3.眼症状　眼球移位,如下陷、突出或固定,可有复视;瞳孔可散大,光反射迟钝。

4.神经障碍　可出现眶下麻木、视力障碍。

5.张口受限　系颧骨颧弓骨折压迫颞肌,咬肌所致。

6.咬合错乱　上颌骨骨折移位,引起后牙早接触,前牙开𬌗。

【诊断要点】

1.有明显外力创伤史。

2.X线摄片检查:头颅华特位或CT可见颧、鼻、眶及上颌多处骨折线。

【治疗原则及方案】

1.中1/3多发骨折常伴发颅脑伤、呼吸道梗阻及出血,急诊应先抢救生命。

2.可采用冠状或半冠状切口,显露颧骨、颧弓、额骨、眶壁及上颌骨上前缘。将骨折片复位后用医用不锈钢丝或微型钛板固定。

3.口内显露可与冠状切口联合,即通过龈颊沟切口沿骨面显露眶下区及颧上颌突,切断颧骨下缘咬肌附着,将移位的颧骨复位。注意勿创伤眶下神经,上颌窦前壁如有骨折,可经上颌窦填塞复位。

4.外眦、眶下小切口:可配合口内进路复位颧骨和上颌骨。

5.矫正咬合错乱:上颌骨复位后同时应作颌间固定。

(侯　伟)

第八节　口腔颌面部火器伤

【概述】

口腔颌面部火器伤多为枪弹伤、弹片伤及爆炸伤。一般伤情较重,常同时有软组织贯通伤及粉碎性骨折,伤道内多有异物及感染。

【临床表现】

1.一般病情稳定,可伴出血、呼吸困难等体征。

2.创口多不规则,高速枪弹伤入口小,出口大;多有组织破碎及异物,可同时有软、硬组织创伤。

3.可见组织缺损及各器官功能障碍,如视觉、听觉、张口、咀嚼困难及面瘫等。

【诊断要点】

1.有火器伤史。

2.X线摄片检查可显示骨创伤及异物。

3.除机械性创伤外,局部可伴烧伤。

【治疗原则及方案】

1.保持呼吸道通畅,止血、镇痛、抗休克。

2.清创要彻底,清除近伤道0.5cm的软组织及与软组织不相连的骨片。

3.异物应在清创时尽量去除,对深在的与重要神经血管相邻的异物应先定位,不可盲目摘除。

4.应用抗生素及破伤风抗毒素。

5.如条件允许,彻底清创后的组织缺损可作一期修复;全身情况差创伤严重者,也可延期修复。

(侯　伟)

第九节　口腔颌面部烧伤

颌面部虽然仅占全身体表皮肤面积的3%左右,但因暴露在外,不论在平时或战时,遭受烧伤的机会比身体其他部位多。在平时,头面部灼伤约占全身的18.2%,其中颌面部又占94%;可由各种火焰烧伤、过热物体灼烧、过热液体烫伤或一些化学物质的烧伤而造成。

【临床表现】

1.按灼伤病变组织的深度,通常分为 3 度:Ⅰ度:只伤及表皮的角质层、透明层和颗粒层,生发层仍正常,故皮肤再生力强。伤部干燥、疼痛、微肿而红,无水泡。Ⅱ度:浅Ⅱ度烧伤伤及全层表皮,达生发层和真皮乳头层。深Ⅱ度烧伤已伤及真皮的浅层,但仍残留部分真皮,烧伤区起水疱。如无严重感染,仍可有上皮再生,创面可自行愈合。但如感染严重,破坏了残存的部分真皮及其深面的毛囊和汗腺等上皮性组织,则需植皮,方能愈合。Ⅲ度:是皮肤全层的烧伤,有时还可深达皮下脂肪和肌肉,被烧毁的组织常形成焦痂。这种烧伤需植皮才能修复。

2.颌面部血管、淋巴管丰富,皮下组织松弛,烧伤后出现的反应既快又重。早期渗出较其他部位多,面部水肿也特别严重,一般在几小时内即可出现明显肿胀,伤后 48 小时达到最高峰。

3.颌面部外形高低不平,烧伤时突出的部位如鼻、眉、颧、耳及唇等处的伤情常较重。

4.颌面部烧伤后,由于口唇、鼻部肿胀,张口困难,鼻孔狭小,呼吸可受影响。Ⅲ度烧伤时面部水肿受焦痂的限制,外观肿胀不明显,水肿转向深层颈部和咽部软组织,可致呼吸困难。若伴有呼吸道烧伤时,更易并发呼吸道梗阻。

5.颌面部神经分布丰富,烧伤对局部是个强烈刺激,常发生剧烈疼痛,易发生高热及休克,小儿尤为常见。

6.面部为五官所在部位,深度烧伤后可发生唇外翻、闭口困难和流涎;鼻畸形、鼻孔狭窄或闭塞;睑外翻,不能闭合;眉毛脱落及颏颈瘢痕粘连、抬头受限等,需进一步整形治疗。

【治疗措施】

1.治疗原则 颌面部灼伤的治疗与一般灼伤处理原则相同,包括镇静、止痛、防治休克、抗感染及创面处理等。

2.治疗要点

(1)中小面积Ⅱ度烧伤,可用冷水清洗,并持续湿敷,可减轻疼痛,清洁创面,减少渗出,防止或减轻继发性损害。

(2)检查有无呼吸道烧伤,如有则应采取必要措施,防止并发症。

(3)清理创面,剃去毛发,以减少污染。

(4)面部烧伤宜行暴露疗法。因面部是五官所在,凹凸不平,不便包扎。包扎后妨碍面部功能,病人感到不适,且妨碍眼、鼻、耳及口周的护理,不能及时清除其分泌物,易使创面感染。

烧伤创面可涂以中性药制剂,轻度烧伤一般可在 10 日内愈合。深Ⅱ度烧伤也可自行愈合,但愈合后瘢痕挛缩,致五官畸形或功能障碍。故对深Ⅱ度烧伤创面,应考虑早期或 10 日内将焦痂剥除,或削去一层,按分区植以大块中后皮片,常可获得较好效果。

(5)Ⅲ度烧伤,可在伤后 10～14 日焦痂已开始有部分分离时于麻醉下剥除焦痂,并按面部分区植以大片自体中厚皮片。如创面有感染时,在手术前予以湿敷 1～2 日,使创面清洁后,再植皮片。皮片移植后,可用一层网眼纱将皮片固定,然后以湿纱布包扎 2～3 日,鼻饲 3 日后,清理创面。如果皮片生长良好,即可采用暴露疗法,并及时清理眼、鼻及口周分泌物。

(侯　伟)

第十节　口腔颌面部异物

口腔颌面部损伤时各种异物进入并存留于组织中是经常发生的,尤其是火器伤时,更为多见。异物的种类很多,从诊断的角度考虑,可分为金属异物和非金属异物两大类。金属异物以弹片、弹丸、子弹和车辆碎片最多,非金属异物有泥沙、碎石、竹木碎片、棉花布屑和碎牙片等。

【临床表现】

1.异物存留于口腔颌面部的临床表现取决于异物的大小、数目、形状、性质、滞留部位、污染程度以及损伤的轻重等。一般常有局部不适、隐痛及发胀等。如异物所在的部位不影响颌面部器官的功能,又未发生化脓感染,经过一定时日,该异物可被结缔组织包绕,而无明显症状。

2.面部表浅的异物,局部常可有触压痛,其表面创口常被覆痂皮;揭去痂皮,其下或有小伤道,或有少量脓性分泌物。如为煤渣存留,如不及时、仔细地逐个清创去除,伤口愈合后将发生色素沉着,状如纹身。

3.面部深处的异物常形成久不愈合的瘘道,平时有少量脓液外流;一旦瘘口封闭,引流不畅,可导致炎症急性发作,经局部引流和抗生素治疗后,症状减轻或缓解。因此,当出现经久不愈的瘘口或反复发作的急性炎症时,应考虑到深部有异物滞留。

4.口腔颌面部异物存留常引起功能障碍:颞下颌关节区及咀嚼肌内的异物,可影响张、闭口活动;舌根、口底或咽侧部的异物,可引起吞咽疼痛或舌活动受限;损及某一脑神经的异物则会出现有关的症状或体征,如滞留于面神经总干旁的异物可发生面瘫;舌下神经附近的异物可影响舌的正常运动,伸舌时偏向患侧等。

5.异物损伤动脉壁并嵌留于血管壁上,血液外流,可形成搏动性血肿。这种损伤如发生于颈动脉区,血液流至颈动脉鞘间隙内,当血肿内的压力与血管内的压力相当时,血管内的血液即不再外流,而血肿部分机化,有时仍可听到血流杂音,此即为假性动脉瘤。如异物同时损伤伴行的动、静脉,使相邻的动、静脉直接交通,即形成动、静脉瘘,可扪到动脉搏动或听到血流杂音。

【治疗原则】

1.如异物小,部位深,无任何自觉症状,或已存留多年无不适者,则不必手术摘除。

2.如异物较大,确位于重要组织或器官附近,临床上无明显症状;手术摘除创伤较大,有损伤大血管和脑神经可能者,应慎重斟酌,一般也可不予手术取除。

3.如确有症状和功能障碍,术前准确定位、精心设计后,可以手术摘除异物。

【异物摘除术操作规范】

1.操作程序及方法

(1)选择距离异物最近、损伤组织最小、比较隐蔽的部位做切口。

(2)充分显露手术野,争取在直视下探查,防止误伤其他重要结构。

(3)对于边缘锐利的深部金属异物,应细心游离其周围组织,使其逐渐松动后,向阻力小的方向移位。

(4)消除异物摘除后的"死腔"。

(5)伤口安置引流。

2.注意事项　术前应对异物准确定位。

【围手术期的处理】

(一)术前准备

1.手术指征

(1)浅表异物于清创同时即可取出。

(2)新鲜伤道,异物较大(直径>1cm);异物不邻近重要神经、血管,可循伤道探取。

(3)深部异物已有感染或形成瘘道,可循瘘道探取异物。

(4)异物存留致功能障碍时,如影响进食或呼吸,张口受限,疼痛及妨碍创口愈合者。

（5）异物嵌于大血管壁，如颈动脉、颈内静脉，可导致大出血者。

2.禁忌证

（1）局部有急性炎症。

（2）伤情危重。

（3）深部异物定位不确切。

（4）大血管附近的异物，无供血及血管修补、吻合技术条件者。

3.常规准备

（1）对金属异物，应备好强磁场异物吸取装置。

（2）异物定位：

1）强光透视法：金属及非金属异物均可应用，主要用于舌、颊、口底异物。

2）X线透视：可同时用金属针在异物附近从正、侧面刺入。结合患者头位变化，可在术中起引导作用。

3）吞钡检查：口咽金属异物应用吞钡X线透视或摄片。

4）参照物透照：对深部金属异物，术中如不易找，可在创腔固定一金属环，再透视或摄片，以明确其位置。

5）X线摄片：拍摄标准头颅正、侧位及水平位定位片。

6）动脉造影：可明确异物与血管的关系。

7）CT检查：可较精确地定位。

（3）做好全麻术前准备。

（二）术后处理

1.伤口安置引流，24小时后去除。

2.预防破伤风及伤口感染。

（侯　伟）

第十四章　颞下颌关节病

第一节　颞下颌关节脱位

下颌骨髁突滑出关节窝以外,超越了关节运动的正常限度,以致不能自行回复原位者,称为颞下颌关节脱位。关节脱位按部位可分位单侧脱位和双侧脱位;按性质可分为急性脱位、复发性脱位和陈旧性脱位;按髁突脱位的位置和方向又可分为髁突前脱位、后脱位、上脱位及侧方脱位等。临床上以急性、复发性前脱位较多见。

【临床表现】

1.面型异常　面部狭长,颏点前下移位,单侧颞下颌关节脱位者,颏点偏向健侧。

2.前牙开𬌗　前牙呈开𬌗状,不能闭口,单侧关节脱位者,下切牙中线偏向健侧。

3.口颌功能障碍　因下颌不能闭口,咀嚼及吞咽动作均无法完成,语音不清。

4.流涎　唾液分泌增多及吞咽功能障碍所致。

5.耳前部凹陷　下颌骨髁突滑至关节结节前方,关节窝空虚而呈现耳前部凹陷。

【诊断要点】

主要根据患者大张口病史、典型的临床表现及影像学检查进行诊断。

1.急性前脱位　常有大张口史,如大笑、打哈欠、牙体治疗或拔牙时张口时间过长等。患者呈开口状,不能闭合,颏点前下移位,耳前部凹陷,关节窝空虚。双侧脱位者颏部及下切牙中线不偏斜,而单侧脱位者,颏点及下切牙中线偏向健侧。全景片及关节薛氏位或体层片检查见:髁突移位于关节结节前方,关节窝空虚。

2.复发性脱位　脱位反复发生,严重者一天可脱位数次。临床表现与急性前脱位相同,部分患者影像学检查可见关节结节平坦或磨平。关节造影片可见关节囊松弛及关节盘移位。

3.陈旧性脱位　如关节脱位数周(通常指4周以上)仍未回复原位者称为陈旧性脱位。常见于老年人、体质较弱者,也可见于气管插管全身麻醉后而未被及时发现。临床症状与急性前脱位相似。陈旧性关节脱位患者由于闭口肌群强烈收缩、痉挛,下颌骨髁突长期处于固定状态,关节囊内发生粘连、增生、纤维化甚至钙化,关节窝内逐渐被纤维组织或骨组织占据。部分患者X线片上可见假关节形成。

【鉴别诊断】

外伤引起的颞下颌关节脱位,主要应与髁突骨折相鉴别。髁突骨折表现为耳前区肿胀、疼痛,可有咬合关系紊乱:前牙开𬌗,仅有部分后牙接触。X线或CT检查可见髁突骨折,骨折片常有移位。

【治疗措施】

1.急性前脱位　主要采用手法复位,可采用口内法或口外法。将髁突下降,达关节结节下方时,将下颌推向后上方,使髁突滑入到关节窝内。若复位较困难,可在局部麻醉或全身麻醉下进行复位。复位后要限制下颌运动,用颅颌绷带固定下颌2～3周。

2.复发性脱位　可先采用硬化治疗,将50％葡萄糖1ml或5％鱼肝油酸钠0.5ml注入关节上腔内。若能在关节镜下将硬化剂注入盘后区滑膜下组织内,则效果更佳,术后的并发症和副作用均较轻。对采用硬化剂注射治疗效果不佳者或顽固的复发性脱位,可考虑手术治疗。根据患者的情况可采用不同的术式,如关节囊紧缩术、关节结节增高术(常采用颧弓折断法)、关节结节磨平术或微型钛板关节结节增高术等。

3.陈旧性脱位　可先在全麻下试行手法复位,若无效,则行手术复位。术中应清除关节窝内增生、粘连的纤维组织,将髁突复位至关节窝;若复位困难,可将关节结节磨平,切断部分翼外肌附着,或切除部分髁突。术后常需配合颌间牵引及吊颌帽,以恢复原有的咬合关系。

【手术操作规范与技巧】

(一)手术操作程序与技巧

1.麻醉选择:一般均在经鼻腔气管插管全身麻醉下进行。

2.体位:仰卧、垫肩、头偏健侧位。

3.常规消毒铺巾。

4.切开及翻瓣:常采用耳前切口,切开皮肤和皮下组织,暴露颞筋膜,沿颞筋膜及腮腺咬肌筋膜表面向前下方分离,然后沿外耳道软骨分离。切开颞筋膜及腮腺咬肌筋膜,显露颧弓、关节结节、关节囊外侧和颞下颌韧带。在关节囊外侧常有面横动静脉穿行,将其结扎切断。

5.关节囊紧缩术:在关节囊外侧做一"T"形切口,减去后部的关节囊,将前部的关节囊向后牵拉缝合。

6.关节结节切除术:切开关节囊,显露关节上腔,切断关节盘之颞前附着,完全显露关节结节。用骨凿或电动骨锯从关节结节外侧斜向内侧去骨,切除关节结节,然后用骨凿锉平,活动下颌,检查髁突在开、闭口运动中能否自如地越过关节结节,用骨蜡彻底止血。

7.关节结节加高术:切开关节囊,显露关节上腔,在关节结节后斜面平颧弓下缘处自后向前横行截骨、下降,形成一楔形间隙,将取自髂骨或颞骨乳突的骨组织植入骨间隙内,用微型钛板或钢丝结扎固定,加高关节结节。也可在关节结节前中部垂直截骨,下压颧弓,使颧弓在颧颞缝处折断,向下移位于关节结节下方,以加高关节结节。

8.冲洗术创、彻底止血。

9.术创内放置引流。

10.分层缝合关节囊、颞筋膜、皮下组织及皮肤。

(二)术中注意事项

1.术中注意保护面神经,以避免或减轻其损伤。

2.颞下颌关节脱位常伴有关节盘前移位,术中应尽可能将关节盘复位,可采用锚固术,具体方法为:在髁突的后缘关节囊附着的下方水平方向旋入两个锚固钉,在关节盘的后带与盘后区交界处缝入两根锚固线,固定于后下方的锚固钉上。

3.术中止血应彻底,以免术后关节腔内血肿形成、机化,影响术后关节功能。

4.行关节结节加高术时,或横行切开关节结节时,关节结节前部不予切开,而将其折裂下降,以免关节结节处形成游离骨。行颧弓折断关节结节加高术时,也是将颧颞缝处折裂而不断离,以免骨块游离、松动。

5.对陈旧性骨折,因关节窝内常被纤维结缔组织所占据,应将其去除。术中尽量保留髁突,若髁突与周围组织粘连明显,难以复位,可切除部分髁突。

【围手术期处理】

(一)术前准备

1.手术适应证　全身情况能耐受手术;反复发作的或硬化剂治疗无效的复发性关节脱位;陈旧性关节脱位。

2.禁忌证　全身情况不能耐受手术者。

3.常规准备

(1)行 X 线或 CT 检查,明确诊断,确定手术方案。

(2)全身检查及实验室检查,排除手术禁忌证。

(3)术区备皮。

(4)相应材料的准备,如:钛板、锚固钉、锚固线等。

(5)手术常需在全麻下进行,常规全麻术前准备。

(6)对拟行关节结节切除术者,应摄片检查关节结节气化情况;若气化明显,则不适合行该术式。

(二)术后处理

1.一般处理

(1)全麻清醒后,局部术创予以加压包扎,以防术创渗血及积液。

(2)流质及半流质饮食。

(3)术后 2 日抽除引流条。

(4)常规应用抗生素 3~5 日。

(5)常规应用消肿及止血药物。若疼痛明显,可应用止痛药物。

(6)1 周后拆除缝线。

(7)术后 2 周内下颌作轻微运动,2 周后逐渐行张口训练。

(8)陈旧性关节脱位者,术后需配合颌间牵引及吊颌帽,以恢复正常的咬合关系。

2.并发症处理

(1)术后出血:颞下颌关节区紧邻颞浅动静脉、面横动静脉和颌内动脉,术中较易损伤,若术中止血不彻底,可造成术后出血。若出血量不多,可行局部引流及加压包扎;若出血明显,则需行手术探查。

(2)术后感染:常由于术中消毒不彻底或术创污染所致。表现为局部术创红肿、疼痛,局部皮温增高,血常规检查可见白细胞计数及中性粒细胞百分数增高。主要处理措施为局部引流通畅,全身应用足量、有效的抗生素,营养及支持治疗等。

(3)神经损伤:主要为面神经颧支及颞支损伤,表现为:眼睑不能闭合,同侧额纹消失。常为术中牵拉损伤所致,一般在 6 个月之内均可恢复。

(4)外耳道损伤:主要为术中解剖层次不清,损伤外耳道软骨所致,术后可见外耳道内出血、肿胀。处理措施为:全身应用抗生素、消肿及止血药物,局部可行碘仿纱条填塞,必要时可请耳鼻喉科医师会诊。

(5)涎漏:为术中损伤腮腺、术后加压包扎不严密所致。可见术创肿胀,穿刺可抽出淡黄色液体。处理措施为:抽出涎液,局部加压包扎。必要时可配合服用阿托品,以减少唾液分泌。

(6)下颌运动受限:术后出现下颌运动受限的原因为:术创疼痛、局部肿胀、关节内血肿形成出现机化或纤维化、关节周围咀嚼肌炎症或痉挛等。处理措施为:术后控制炎症和水肿,及时行张口训练,局部理疗等。

【出院注意事项】

1.流食及半流食 2 周。

2.张口训练,直至张口度恢复正常。

3.限制过大张口。

4.定期门诊复查及摄片检查。

（侯　伟）

第二节　颞下颌关节强直

颞下颌关节强直是指因器质性病变导致长期开口困难或完全不能开口。颞下颌关节强直分两类。①关节内强直:指一侧或两侧关节内发生病变,造成关节内的纤维性或骨性粘连。②关节外强直:指关节外上、下颌间皮肤、黏膜或深层组织粘连。关节内强直多数发生在15岁以前的儿童。

【病因】

1.炎症　关节内强直多由于邻近器官化脓性炎症扩散而来,也可由全身疾病导致脓毒血症、败血症后引起的血源性化脓性关节炎所致。关节外强直过去以坏疽性口炎为常见病因。

2.损伤　关节内强直可由髁突颈部骨折、产钳损伤引起。关节外强直可由骨折后上下颌间瘢痕挛缩所致。颜面大面积Ⅲ度烧伤、放射损伤等也可引起关节外强直。

3.类风湿关节炎　由类风湿关节炎所致的关节强直已少见。

【病理】

1.关节内强直　有两种情况,纤维性强直和骨性强直。纤维性强直为关节窝、关节结节和髁突面的纤维软骨以及关节盘逐渐破坏,最后相互间完全被纤维结缔组织覆盖。骨性强直是纤维强直进一步骨化所致,使关节结构甚至乙状切迹、下颌支与颧弓融合成一致密骨痂。

2.关节外强直　主要由于上、下颌间组织坏死脱落,大量结缔组织堆生形成挛缩的瘢痕所致。有的瘢痕内还有不同程度骨化现象。

3.混合性强直　临床上有内、外混合性强直的病例。

【诊断】

1.临床表现

(1)关节内强直:①开口困难,病史较长,表现为进行性开口困难或完全不能开口,纤维性强直可稍有开口活动,而骨性强直则完全不能开口,触诊示髁突活动轻微或完全无活动。②面下部发育障碍、畸形。多发生于儿童,表现为颜面两侧不对称,颏部偏向患侧。患侧下颌体、下颌支短小,相应的面部反而丰满,健侧下颌显得扁平,狭长。双侧强直后,下颌后缩形成特殊的小颌畸形。③𬌗关系紊乱。下颌骨发育障碍使面下部垂直距离变短,牙弓小而窄,造成𬌗关系明显错乱。④髁突活动减弱或消失。

(2)关节外强直:①开口困难或完全不能开口。②常有坏疽性口炎或上下颌较广泛的损伤或放射治疗等病史。③口腔或颌面部瘢痕或缺损畸形。④髁突活动减弱或消失。

2.特殊检查

(1)X线检查:①关节内强直:骨性关节强直X线表现为正常关节骨结构形态完全消失,由一个致密的骨性团块所代替。纤维性强直表现为关节骨性结构不同程度的破坏,形态不规则,关节间隙模糊不清。②关节外强直:关节骨性结构和关节间隙无明显异常改变,颧骨后前位片上可以看到颌间间隙变窄。

(2)CT及三维CT可清晰显示骨发育情况。

【治疗】

1.关节内强直　治疗关节内强直手术有髁突切除术及颞下颌关节成形术。髁突切除适用于纤维性强直的病例。

2.关节外强直　切断和切除颌间挛缩的瘢痕;凿开颌间粘连的骨质,恢复开口度。如术中缺损面积大,应同期用断层游离皮片或游离皮瓣移植修复。

3.混合性强直　是关节内、外强直手术的联合应用。

术后开口训练对防止复发有一定意义。一般术后 7～10 天(如行植骨术可至术后 2 周)即做开口训练。

【预后】

术后易复发。

（侯　伟）

第三节　颞下颌关节炎

颞下颌关节炎是指颞下颌关节炎症性表现,有化脓或非化脓性炎症、类风湿性炎症、创伤性炎症、原发性关节骨关节炎等。其中,创伤性及类风湿关节炎较常见。

一、创伤性关节炎

创伤性关节炎是指急性创伤引起的关节疾患,在急性期称急性创伤性关节炎,进入慢性期则称为慢性创伤性关节炎。

【诊断】

1.外伤史:直接或间接的关节外伤史。

2.急性期主要为关节局部疼痛、肿胀、运动受限、开口困难等。如伴有髁突骨折,症状较重。慢性创伤性关节炎常表现为关节区胀痛不适、易疲劳及不同程度的开口受限和关节内杂音等。

3.X 线检查:早期如无关节器质性损坏,X 线片无异常改变;当关节内积液或积血时,关节间隙明显变宽;如有髁突骨折可有骨折征出现。

4.本病病程迁延,创伤较重的病例可出现关节的退行性变化。

【治疗】

1.早期创伤较轻、症状轻微者,一般限制下颌运动,可配合理疗。

2.伴有髁突骨折时,应按骨折原则处理。

3.慢性创伤性关节炎一般以对症治疗为主,如理疗、封闭治疗等,对骨质明显改变者,应行手术治疗。切除增生的骨赘,摘除破碎的关节盘。

二、类风湿关节炎

类风湿关节炎常可累及颞下颌关节,如在儿童期患病可严重影响下颌骨的发育。

【诊断】

1.常发生于 20～30 岁,女性多见。

2.常伴有全身游走性、多发性大关节炎,晚期严重病例可出现多个关节强直变形。

3.一般为双侧关节对称性发生,反复发作,常存在关节疼痛、开口受限及关节内杂音。

4.X线片见关节间隙变窄,髁突骨质疏松并有破坏,关节窝骨面也可有破损,晚期可发生关节强直。

5.化验检查:血细胞沉降率增快,贫血,类风湿因子试验阳性,血清白蛋白降低,球蛋白增高。

【治疗】

1.全身应用抗类风湿药物为主要治疗方法。

2.局部治疗:理疗、钠离子导入、封闭治疗等。

3.已发生关节强直者,在病变静止期可行关节成形术。

三、感染性关节炎

颞下颌关节感染性关节炎相当少见,分为化脓性与非化脓性两种。其中化脓性者较多,结核和梅毒性关节炎也曾有报告。本部分重点介绍化脓性关节炎,其常见致病菌为葡萄球菌和链球菌。

【诊断】

1.可发生于任何年龄,以儿童最为多见。

2.发病急,关节区红、肿、热、痛,开口时下颌偏向患侧,多有严重的开口受限,多有发热,全身不适,白细胞总数及中性粒细胞增高。

3.多有邻近组织及器官炎症病史,部分有败血症及脓毒血症。

4.当关节腔内有积液时,患者不敢咬合,后牙无殆接触,关节囊内穿刺可抽出脓液。

5.X线征象:当关节腔内积液时,关节间隙可明显增宽。随着病变发展,可出现不同程度的骨破坏征。严重者可见关节骨质广泛破坏征象。

【治疗】

1.全身应用足量、有效的抗生素。

2.如有积液,可先穿刺抽出积液,局部注入抗生素。

3.一般不宜做关节切开引流,如化脓性炎症仍不能控制、中毒症状严重,则应做关节切开引流术。

4.急性炎症控制后,可用理疗、康复治疗,防止关节内粘连而影响功能的恢复。

（侯　伟）

第四节　颞下颌关节良性肿瘤

颞下颌关节良性肿瘤临床较为少见,主要包括:骨瘤、软骨瘤、骨软骨瘤、成软骨细胞瘤、软骨黏液样纤维瘤等。因其发病率较低,临床表现复杂多样,临床常被误诊和漏诊。滑膜软骨瘤病为瘤样病变,但与良性肿瘤的表现相似,本节一并予以介绍。

【临床表现】

1.面部不对称　可有下颌前突及下颌中线向健侧偏斜,患侧耳前区膨隆。因代偿作用可出现殆平面偏斜。

2.耳前区肿块　患侧颞下颌关节区可触及隆起的肿块,大多质地较硬,可随下颌运动而活动。

3.张口度及张口型异常　可伴有患侧下颌运动障碍,致患侧的髁突滑动运动减弱或消失,出现不同程度的张口受限,而健侧髁突滑动运动正常,在张口时下颌向患侧偏移。

4.咬合关系紊乱　若肿瘤较小,咬合关系无明显变化,而肿瘤较大、伴有面部不对称和下颌骨偏斜者,可出现咬合关系紊乱,表现为下颌中线向健侧偏移,下颌前突,患侧后牙开殆,健侧后牙反殆等。

5.关节弹响   多伴有关节盘的移位而出现关节弹响。

6.疼痛   可伴有轻微疼痛及压痛。髁突软骨瘤在下颌运动时疼痛明显。

【诊断要点】

对颞下颌关节良性肿瘤的诊断主要根据病史、临床表现、影像学检查等,但最终诊断需依靠病理学检查。不同的颞下颌关节良性肿瘤之间一般临床表现相似,其不同点主要为影像学及组织病理学的差异。

1.髁突骨瘤   是颞下颌关节肿瘤中较为常见的类型。患者常有外伤、感染和手术史。临床表现以功能障碍、偏颌畸形和咬合紊乱为主。影像学表现为:髁突骨瘤呈球状或小叶状形态增大。组织学表现:由浅至深分别由骨膜、活跃区、骨小梁区和硬化区组成,主要由原始骨小梁构成,骨小梁排列紊乱,硬化区为无细胞成分的硬化骨。

2.髁突软骨瘤   其特征是形成成熟软骨。该肿瘤始终保持成熟软骨特征,无广泛钙化。临床仅表现肿大,无疼痛,也多无功能障碍。因肿瘤无钙化,X线较难诊断。CT表现为圆形或椭圆形的透亮区,周围有骨膜反应。组织学检查见髁突软骨瘤主要由软骨细胞和软骨基质组成。

3.髁突骨软骨瘤   又称骨软骨性外生骨疣,是带有一个软骨帽的骨突起,临床症状以偏颌或偏突颌及咬合紊乱为主。影像学表现为:髁突呈不规则扩大、密度不均,在髁状突的内上方可见密度增高的骨性突起,在其表面为软骨帽覆盖(X线片透亮区)。组织病理学检查见:骨软骨瘤由内含松质骨的骨性基底、包绕骨性基底的软骨帽以及覆盖在软骨帽表面的软骨膜三部分组成。

4.髁突成软骨细胞瘤   又称软骨母细胞瘤,多发于青少年。发病部位多在髁突髓腔内,向外生长可使骨皮质膨隆、穿破骨板进入关节腔,因此部分病例在关节腔内可见积液。临床症状与一般的关节紊乱相似,可有肿胀和疼痛。影像学检查见:髁突病损呈圆形或椭圆形,边界清晰,骨皮质边界有硬化。肿瘤可使骨皮质膨隆、变薄甚至消失。组织学检查见:在软骨样基质带上有增殖的成软骨细胞和许多多核巨细胞,部分软骨样基质可出现钙化。

5.软骨黏液样纤维瘤   影像学上表现为局限性溶骨性破坏,在髁突病变区有边界清楚的灶性透光阴影,骨皮质膨隆,部分区域骨皮质可消失。组织学表现:在黏液样背景下,梭形或星形的肿瘤细胞排列松散,呈卫星状。

6.滑膜软骨瘤病   为瘤样病变,而非真性肿瘤。是指在滑膜和滑膜下组织中出现软骨化生,软骨化生小体可自滑膜脱落入关节腔内形成游离体,接受滑液的营养。患者常有感染和外伤史。主要表现为患侧颞下颌关节区肿胀和疼痛,此外尚有关节弹响和杂音,张口受限,开口时下颌向对侧偏斜及患侧咬合不紧等。影像学检查:患侧髁突前下移位,关节间隙明显增宽,关节内游离体骨化较好时,在关节腔内可见数个大小不同的致密影。MRI图像上可见关节囊明显扩张、囊壁组织增厚,在增生的软组织内有散在的游离体所显示的低密度影像,诊断较为可靠。少数病例瘤体可侵入周围组织(如颅中窝、腮腺、翼外肌等)中。组织学检查见:细胞生长活跃,含有双核或多核细胞,易误诊为软骨肉瘤,但无核分裂像。

【鉴别诊断】

颞下颌关节良性肿瘤的鉴别诊断主要包括不同类型之间的鉴别,其鉴别诊断要点参见上述诊断部分。另外尚应与颞下颌关节紊乱病、髁突肥大、髁突骨质增生、颞下颌关节恶性肿瘤及腮腺肿块等相鉴别。

1.颞下颌关节紊乱病   是一组疾病的总称,临床上主要表现为颞下颌关节区疼痛、张口度及张口型的异常、关节弹响或杂音等。骨关节病患者影像学检查也可表现为骨质增生或骨质破坏,但耳前区一般无膨隆,针对不同的类型采用相应的保守治疗后可使症状缓解或消失。影像学表现为髁突体积无明显改变,无占位性病变。

2.髁突肥大　其特征为髁突缓慢地变形和扩大,同时可伴有患侧下颌骨的进行性增大,面部发育不对称,及由此而致的咬合关系紊乱和颏中线向健侧偏移。影像学检查见髁突的正常形态仍存在,但高度明显增加,组织学上髁突的细胞结构正常。

3.髁突骨质增生或骨赘　是颞下颌关节骨关节病的一种表现,为关节的退行性变,患者常有关节区疼痛、开口度和开口型的异常、关节杂音等颞下颌关节紊乱病的症状,为髁突的局限性骨质增生,而非真性肿瘤,多发生于髁突的前斜面。在髁突经咽侧位片上可有清晰显示。

4.颞下颌关节恶性肿瘤　其临床表现可与良性肿瘤相似,但病程短,肿瘤生长较快,症状较明显,可有关节深部的疼痛及感觉异常,影像学检查可有关节的溶骨性破坏,但边界不规则,有骨化及钙化;而良性肿瘤的骨质破坏边界较清。不同类型的恶性肿瘤的临床表现及影像学表现见下节。

5.腮腺肿瘤　一般以耳垂为中心,但也可发生于耳前,肿块质地较髁突软,不随关节运动而活动,B超或 CT 检查可见肿块位于腮腺组织内。影像学检查关节结构一般无异常。

【治疗措施】

(一)治疗原则

主要是采用手术治疗,在切除肿瘤的同时,应尽可能保持或重建关节的结构与功能。

(二)治疗要点

颞下颌关节良性肿瘤的治疗主要是采用手术治疗,一般均采用气管插管全身麻醉。手术较常采用耳前切口进路。如肿瘤较小可行肿瘤刮治或肿瘤切除术,保留残余的髁突;如肿瘤与髁突之间界限不清或髁突受累严重,则需将髁突与肿瘤一起切除,对残余的髁突断端进行修整;若残余髁突断端较低,影响下颌骨升支高度者,可行关节重建术以恢复关节的高度及功能,可采用喙突移植术或肋骨肋软骨移植术。滑膜软骨瘤病主要采用手术切除,若软骨小体直径小于 3mm,可采用关节内镜手术;若直径大于 3mm,则需行开放性手术,术中应切除病变之滑膜组织。

【手术操作规范与技巧】

(一)手术操作程序及方法

1.体位:患者取仰卧、垫肩、头低、头偏健侧位。

2.手术径路选择:多采用耳前切口径路。

3.翻瓣及显露:切开皮肤和皮下组织后沿颞肌筋膜浅层的深面向前和向下分离,显露关节囊外侧,呈"T"形切开关节囊外侧,显露髁突及病变区。

4.切除病变组织:沿病变周围呈界限性切除。

5.冲洗术创,充分止血后,创面放置引流,分层缝合关节囊、皮下组织及皮肤。

(二)手术注意事项

1.保护面神经:术中有两点需注意:①手术切口的下缘不要超过耳垂,以免损伤面神经干。②进入关节时沿颞深筋膜深面行深面解剖分离和切开颧弓表面骨膜,一般不会损失面神经颧支和颞支。

2.勿伤及髁突深面的颌内动脉:可在髁突与其深面的骨膜作充分分离,并在凿骨时注意骨凿的方向及深度以免过深。

3.彻底止血:防止关节内血肿积聚而出现机化、纤维化甚至骨化而导致关节强直。

4.在保证肿瘤被彻底切除的同时,应尽可能保留或重建髁突的高度,以利于术后功能的恢复。

【围手术期处理】

(一)术前准备

1.全身检查,排除手术禁忌证。

2.明确病变的范围、畸形的程度。

3.术区备皮。

4.如病变范围较大,手术切除后需行修复者,应选好合适的供体。

5.为了术后更好地恢复咬合,术前要做𬌗垫。

6.骨科等手术器械的准备。

7.术前摄影或摄像、取牙𬌗模型等,以便与术后进行对比。

(二)术后处理

同"颞下颌关节脱位"部分。

【出院注意事项】

1.坚持张口锻炼,直至张口度恢复正常。

2.定期复查,检查关节及咬合功能恢复情况及肿瘤有无复发。

3.咬𬌗关系紊乱者要坚持戴用𬌗垫。

(侯　伟)

第五节　颞下颌关节恶性肿瘤

颞下颌关节恶性肿瘤更为少见,原发于颞下颌关节的恶性肿瘤主要为来源于间叶组织的肉瘤,包括:软骨肉瘤、滑膜肉瘤、纤维肉瘤等,而颞下颌关节转移性恶性肿瘤既可来源于癌也可来源于肉瘤。

【临床表现】

颞下颌关节恶性肿瘤的临床表现与良性肿瘤相似,但肿瘤生长较快,病程短,临床症状明显。早期症状多不典型,逐渐出现颞下颌关节区肿胀和疼痛,下颌运动时疼痛加重,耳前区膨隆,进行性张口受限,关节深部有疼痛及感觉异常等。随肿瘤生长,逐渐出现面部不对称畸形及咬合关系紊乱、咀嚼乏力等。

【诊断要点】

颞下颌关节恶性肿瘤的诊断主要依靠病史、临床表现和影像学检查等,但最终诊断需依靠组织病理学检查。不同的关节恶性肿瘤之间可有不同的临床表现和影像学表现。

1.*软骨肉瘤*　为颞下颌关节原发性恶性肿瘤中最为常见者。肿瘤一般生长迅速,病程较短。其主要临床表现为耳前和颞下颌关节区的肿胀和疼痛,肿块质地坚硬,与表面皮肤无粘连,无明显压痛。面部不对称,下颌偏向健侧,咬𬌗关系紊乱,下颌关节运动受限。大张口时疼痛明显,并向颞部放射。影像学检查表现为关节区出现溶骨性破坏,呈透明囊状,边界不清,内含少许散在的钙化点,在骨皮质处可见放射状骨膜反应。组织学检查见:肿瘤主要由软骨化软骨细胞和细胞间软骨基质组成。恶性度低者,肿瘤细胞数量和细胞异形性少,钙化明显;恶性度高者,肿瘤细胞异形性明显,细胞数量丰富,无钙化。

2.*滑膜肉瘤*　滑膜肉瘤患者常有外伤病史,病程长短不一。临床症状主要包括颞下颌关节区的肿胀、疼痛、压痛,面部不对称。颞下颌关节运动受限,下颌运动时疼痛加剧。影像学检查可见患侧关节间隙增宽,关节腔内有软组织肿块,并可累及关节盘、髁状突、关节窝以及咀嚼肌,在软组织肿块内可见钙化点。组织病理学检查:肿瘤由上皮细胞和梭形细胞构成,并成双相分化,即具有上皮性和间质性双相分化的特点。

3.*纤维肉瘤*　颞下颌关节纤维肉瘤既可发生于软组织,亦可发生于硬组织。发生于软组织者,肿瘤生长缓慢,在颞下颌关节表面隆起,质地软,有压痛;后期时肿瘤可侵犯皮肤,表面皮肤呈暗红色。发生于骨膜或骨组织者,肿瘤生长速度偏快,在耳前区出现肿胀和疼痛。肿瘤长大时,下颌骨向对侧偏移,下颌运动受限,咬殆关系紊乱。影像学检查:软组织纤维肉瘤一般仅表现为关节间隙增宽,无明显的骨质改变,偶尔出现骨组织的不规则吸收。肿瘤生长迅速时,骨质破坏明显。骨的纤维肉瘤表现为溶骨性的破坏,边界不清楚。组织病理学检查:由梭形的成纤维细胞组成,有核分现裂象。分化好的纤维肉瘤有较多成熟的胶原纤维;分化差者间质胶原纤维少。

4.转移瘤　颞下颌关节恶性肿瘤以转移瘤较为常见。转移瘤主要侵犯髁突,可来源于癌和肉瘤,如乳腺癌、宫颈癌、肺癌、前列腺癌、直肠癌、黑色素瘤等。颞下颌关节转移瘤早期主要表现为耳前区肿胀、疼痛,关节弹响或杂音、张口受限等症状,与颞下颌关节紊乱病的症状相似,容易误诊。当肿瘤明显增大时,出现下颌中线向患侧偏斜,咬殆关系紊乱。影像学检查见颞下颌关节内肿块影,边界不规则,关节骨质破坏。最终诊断依赖于组织病理学检查,并可判断肿瘤的来源。对怀疑为转移瘤者,应仔细询问有无全身其他部位肿瘤史,以便寻找和发现原发灶。

【鉴别诊断】

同"良性肿瘤"部分。

【治疗措施】

(一)治疗原则

在明确诊断的基础上,根据肿瘤的组织来源、分化程度、临床分期、生长速度及全身状况等,采用以手术为主的综合治疗。

(二)治疗方案

由于原发性颞下颌关节恶性肿瘤的生物学行为主要是局部侵犯和沿血循途径发生远处转移,手术不彻底易促进肿瘤生长和远处转移。因此对其治疗主要是采用根治性手术扩大切除。发生于髁突的恶性肿瘤,如关节盘完整或尚未破坏者,可行髁突及关节盘等一并摘除。发生于关节窝、关节结节或髁突的恶性肿瘤若已侵犯关节上腔者,则需行颅颌手术切除。根据肿瘤的大小和侵犯的范围,尚需切除部分腮腺或肌肉组织。若病变范围大,术后可根据肿瘤的性质辅以放疗或化疗,如纤维肉瘤对化疗不敏感,术后可辅以放疗;软骨肉瘤对放疗不敏感,术后可辅以化疗;滑膜肉瘤可辅以放疗或化疗。由于淋巴转移少见,一般不行颈淋巴清扫术;对临床检查发现有淋巴结肿大者,可行选择性颈淋巴清扫术。若肿瘤范围小,手术能彻底切除,则可同期行缺损修复及关节重建术,如可选用喙突、带肋软骨的肋骨、血管化或非血管化髂骨、血管化腓骨等游离移植修复或选用人工关节重建。

对颞下颌关节转移瘤一般采用综合治疗,应首先寻找和处理原发病灶,对原发病灶进行诊断及综合治疗。待原发灶已被控制且排除其他部位转移者,亦可行手术切除,并根据原发灶的性质辅以放疗或化疗。

【手术操作规范与技巧】

(一)手术操作程序

同良性肿瘤的手术操作,但切除的范围较良性肿瘤要大,需在正常组织内切除,应保证有足够的安全边界。

(二)手术注意事项

1.严格执行无瘤操作原则。

2.尽量避免损伤髁突深面的颌内动脉或翼静脉丛,以免引起大出血。

3.注意保护面神经,但若肿瘤距离面神经干或分支较近应予以切除。

4.注意引流充分、消灭死腔。

5.对术创内腮腺组织予以缝扎,以防术后涎瘘。

6.其余同"良性肿瘤"部分。

【围手术期处理】

同"颞下颌关节良性肿瘤"部分。

【出院注意事项】

1.定期复查,行 CT 或 X 线检查。

2.术后行化疗或放疗等综合治疗。

3.加强营养,增强免疫功能。

4.坚持张口锻炼,配合咬合板等逐渐恢复关节咀嚼运动功能。

（侯　伟）

第十五章　唾液腺疾病

一、涎石病

【概述】

唾液腺导管或腺体内形成结石,阻塞唾液分泌,从而引发一系列症状和病理变化,称为涎石病。

【临床表现】

1.涎石可见于任何年龄,中青年多见,男性多于女性。

2.涎石最多见于下颌下腺,其次为腮腺,舌下腺,小唾液腺结石较少见。

3.涎石症主要表现为阻塞症状,即进食时出现腺体部位肿痛(涎绞痛),进食结束后症状可逐渐缓解。

4.涎石的存在可引发逆行性感染,可反复发作。急性期可见导管口溢脓,腺体区肿痛加剧,并伴有全身症状。慢性期,腺体可以因纤维化而呈肿块样表现,相应导管可呈索条状表现。

【诊断要点】

1.唾液腺反复肿痛,进食时加剧,进食后可逐渐缓解。

2.触诊可感觉导管结石的存在。

3.X线摄片可发现导管及腺体结石的存在,但对阴性结石(未完全钙化的结石)无法用X线诊断。B超也可用于诊断导管及腺体结石。CT检查对阴性结石具有一定的诊断价值。

4.已明确结石存在者,应禁忌作唾液腺造影。

5.部分患者炎症反复发作,腺体纤维化可呈肿块样表现,应与唾液腺肿瘤相鉴别。

【治疗原则及方案】

1.对于小结石、临床阻塞症状不明显,可采用局部腺体按摩,进酸性食物,以加强唾液分泌,促使结石自行排出。

2.涎石摘除术:适用于导管内较大结石,腺体尚有正常功能者。

3.腺体摘除术:适用于结石位于导管深部、导管与腺体交界处、腺体内的病例;涎石继发慢性硬化性下颌下腺炎,已丧失功能者。

4.腮腺腺体结石可根据部位行保留面神经的腮腺浅叶或全叶切除术。

二、急性化脓性唾液腺炎

【概述】

单发生于唾液腺的急性化脓性炎症,好发于下颌下腺和腮腺,舌下腺及小唾液腺较少发生。

【临床表现】

1.急性化脓性唾液腺炎多发生于慢性炎症的基础上,偶见于全身大手术后。

2.病变唾液腺明显肿胀、疼痛。可伴有暂时性面瘫。

3.导管口充血、肿胀,可有脓液溢出。

4.急性化脓性腮腺炎可扩散成腮腺间隙蜂窝织炎。急性化脓性下颌下腺炎可出现下颌下间隙感染,扩散至口底,引起口底水肿、舌运动障碍。

【诊断要点】

1.有慢性唾液腺炎史,或全身情况不佳者。

2.病变唾液腺明显肿胀疼痛,导管口红肿、溢脓。

3.急性化脓性腮腺炎应与流行性腮腺炎,腮腺内淋巴结炎和咬肌间隙感染相鉴别。流行性腮腺炎可有传染接触史,以腺体肿大为主,导管口无异常,无脓液溢出。腮腺内淋巴结炎可由邻近组织感染病灶继发而来,导管口分泌无异常。咬肌间隙感染常有下颌第三磨牙冠周炎发病史,伴张口受限,导管口分泌无异常。

4.实验室检查:白细胞总数增加,中性粒细胞比例上升。

5.全身可有中毒症状,高热,畏寒,脉搏和呼吸加快。

【治疗原则及方案】

1.全身治疗主要包括:抗炎治疗,合理选用抗生素;支持疗法,提高机体抗病能力;对症处理,药物或物理降温。

2.局部保持导管排脓通畅,如导管无阻塞,可应用促唾药物,如匹鲁卡品;保持口腔清洁,选用抗菌含漱液,防止逆行性感染。

3.如腮腺内脓肿形成,应及时切开引流。

4.急性炎症期禁忌作唾液腺造影。

三、流行性腮腺炎

【概述】

流行性腮腺炎为流腮病毒引起的急性传染病,以腮腺非化脓性肿胀、疼痛为特征。

【临床表现】

1.有接触史,潜伏期为 2～3 周。

2.任何年龄都有发病可能,2～14 岁多见。

3.一般是双侧腮腺先后受累,也可同时或单独发作,也可累及双侧下颌下腺,甚至舌下腺。

4.受累腺体明显肿大、质软。导管口无明显肿胀,无脓性分泌物溢出。

5.可伴有全身症状,如发热、头痛、食欲不振等。

6.少数病例可并发睾丸炎或脑脊髓膜炎等。

【诊断要点】

1.一般有接触史,以前无类似发作史。

2.受累腺体明显肿胀、疼痛。导管口无明显肿胀,无脓性分泌物溢出。

3.实验室检查:白细胞总数不增高,但淋巴细胞比例可增高。急性期血清淀粉酶可明显升高,以后尿淀粉酶升高。

4.可伴有全身症状,如伴发睾丸炎或脑膜炎等并发症。

【治疗原则及方案】

1.抗病毒治疗,如吗啉呱、板蓝根冲剂等。腺体肿胀者可用中药制剂,如蓉芙膏外敷。

2.保持口腔卫生,勤漱口,以防止逆行性感染。

3.全身症状明显者,应积极对症处理。

4.若怀疑有神经系统、生殖系统并发症,应请相关科室会诊。

5.发病期间,应卧床休息,隔离,以免交叉感染。

四、假性腮腺炎

【概述】
假性腮腺炎是指腮腺内淋巴结的非特异性炎症,故又可称腮腺内淋巴结炎。

【临床表现】
1.以慢性过程为主,可急性发作。

2.可在邻近区域发现有感染灶存在,可累及同侧之腺体。

3.急性发作时,似急性化脓性腮腺炎,腮腺区出现肿胀和疼痛,但检查导管口正常,无异常分泌物。

4.慢性期,可在腮腺实质内触及肿块,应与肿瘤相鉴别。

【诊断要点】
1.急慢性过程交替。

2.急性期,表现类似急性化脓性腮腺炎,但导管口正常,无异常分泌物。

3.慢性期,可在腮腺区触及局限的肿块样物,可通过 B 超、CT、MRI 或细针穿吸活检进一步明确诊断。

4.邻近区域积极寻找感染灶。

【治疗原则及方案】
1.急性期按一般炎症处理原则进行治疗。

2.若发现原发感染灶,应积极处理原发病灶。

3.慢性炎症反复发作或抗炎效果不明显,可行手术治疗,摘除淋巴结送病理。

五、慢性复发性腮腺炎

【概述】
慢性复发性腮腺炎以前称其为慢性化脓性腮腺炎,儿童和成人均可发生。现在认为,成人复发性腮腺炎为儿童复发性腮腺炎迁延不愈转变而来。

【临床表现】
1.儿童发病以 5 岁左右最为常见,男性多于女性。

2.部分患者有流行性腮腺炎病史。

3.腮腺反复肿胀、疼痛,挤压腺体可见导管口有脓液或胶冻状液体溢出。

4.发病间隔时间不等,一般间隔时间随年龄而延长。

5.一般青春期后可自愈,部分迁延不愈至成年。

【诊断要点】
1.患者可有流行性腮腺炎发病史,或其他病毒感染史,如上呼吸道感染。

2.双侧或单侧腮腺反复肿胀,导管口有脓性液体流出。

3.随年龄增大,发作次数减少,症状减轻,有自愈倾向。

4.腮腺造影示导管无异常,末梢导管呈点、球状扩张,排空延迟。

5.儿童复发性腮腺炎应与流行性腮腺炎鉴别。流行性腮腺炎一般有接触史,受累腺体明显肿大、质软,而导管口无明显肿胀,无脓性分泌物溢出。

6.成人复发性腮腺炎应与舍格伦综合征感染型相鉴别,舍格伦综合征为自身免疫性疾病,腮腺可表现为反复肿痛,呈弥漫性肿大,但一般同时伴有口干、眼干,实验室检查可见血沉增高,抗 SS-A、抗 SS-B、类风湿因子等自身抗体滴度增高,唾液腺造影可见主导管呈羽毛状、花边状或葱皮状改变,末梢导管有程度不等的扩张,排空延迟。

【治疗原则及方案】

1.急性发作期,按一般炎症处理原则进行治疗。

2.慢性期,腺体按摩,促进导管分泌通畅,保持口腔卫生。

3.增强抵抗力,防止感染,减少发作次数。

六、慢性阻塞性腮腺炎

【概述】

慢性阻塞性腮腺炎主要是由于创伤、结石、感染和解剖等原因,导致导管分泌受阻,产生阻塞症状,并可引发逆行性感染。

【临床表现】

1.多见于中年,男性略多于女性。

2.单侧受累多见。

3.腮腺反复肿胀,进食可加剧症状。

4.导管口轻度红肿,挤压按摩腺体可见"雪花样"或胶冻状唾液溢出。

5.触诊可及肿大腮腺轮廓,病程长者,可在颊部触及呈索条状的腮腺导管。

【诊断要点】

1.腮腺反复肿胀,部分患者与进食有关。

2.挤压腺体,导管口有胶冻状混浊液体流出。

3.触及腮腺有坚韧感,颊部可触及条索状导管。

4.腮腺造影示:导管扩张可呈腊肠状,主导管,叶间,小叶间导管部分狭窄.部分扩张,部分患者可伴有点状扩张。

5.应与成人复发性腮腺炎,舍格伦综合征感染型相鉴别。成人复发性腮腺炎,一般有幼儿发病史,腮腺造影示导管无异常,末梢导管呈点、球状扩张,排空延迟。

【治疗原则及方案】

1.去除阻塞原因,有涎石者去除涎石;导管口狭窄者,可用扩张法。

2.慢性期,可采用腮腺区按摩,进酸性食物或促唾药物(毛果芸香碱)促使唾液分泌。保持口腔卫生,减少逆行性感染。

3.腮腺造影示导管扩张明显,导管口反复溢脓,已丧失正常分泌功能者,可选用药物冲洗灌注疗法。先采用抗菌药物冲洗,待炎症控制后,可用碘化油等药物行导管内灌注,促使腺体萎缩纤维化,从而控制炎症。

4.手术治疗主要包括两种

（1）腮腺导管结扎术：结扎前应控制感染，手术在导管口没有脓性分泌物时进行。

（2）保留面神经腮腺切除术：适用于其他各种治疗手段疗效不明显、因长期炎症导致纤维组织形成、腮腺无正常分泌功能者。

七、唾液腺结核

【概述】

一般为唾液腺淋巴结结核，若淋巴结肿大破溃后可侵入腺体内而发生唾液腺实质性结核，以前者多见。

【临床表现】

1.受累部位以腮腺最为常见，下颌下腺次之。

2.淋巴结结核呈局限性肿块，界清，有移动度，可有轻度疼痛或压痛感。导管口正常，分泌物清亮。

3.唾液腺腺实质结核病程较短，腺体弥漫性肿大，挤压腺体及导管，可见干酪样脓性分泌物从导管口溢出。

4.部分肿块可扪及波动感，或形成经久不愈的瘘管。

5.可伴有其他系统结核病。

【诊断要点】

1.唾液腺出现肿块，有时大时小史。

2.导管口可有干酪样脓性液体流出。

3.腮腺造影：淋巴结结核类似良性肿瘤，导管移位，腺泡充盈缺损。若结核突破包膜累及腺实质时，可见造影剂外溢，似恶性肿瘤。

4.腺体内结核钙化，需与腺内结石相鉴别。结核钙化多呈点状，而涎石多呈球状钙化，导管内多见。

5.细针穿吸、结核菌素皮试可辅助诊断。

【治疗原则及方案】

1.如诊断明确，全身可行抗结核治疗。

2.腮腺淋巴结结核与良性肿瘤在临床上无法鉴别时，可行手术切除，送病理明确诊断。

3.腮腺实质结核可于腮腺导管内用抗结核药物冲洗。如形成结核性脓肿，可抽除脓液，脓腔内注入抗结核药物。

4.如抗结核治疗无效时，可行腺体切除术。

八、唾液腺良性肥大

【概述】

唾液腺良性肥大是一种非肿瘤、非炎症性的慢性唾液腺退行性病变。常与营养、代谢紊乱、内分泌功能紊乱等全身性疾患有一定关系。

【临床表现】

1.常为双侧腺体肿大，腮腺多见。

2.肿大腺体质软，边界不清，可有轻度酸胀感。

3.导管口无红肿,分泌物无异常。

4.患者可伴有系统性疾病,如肝脏病、糖尿病等。

【诊断要点】

1.常为双侧腮腺腺体肿大,质软,有轻度酸胀感。

2.导管口无红肿,分泌物正常。

3.唾液腺造影,仅见腺体肥大,导管及腺体正常显影。

4.应与舍格伦综合征肿大型相鉴别。

5.单侧唾液腺肥大者,应与腺体占位性病变鉴别,可首选超声检查,必要时行 CT、MRI 检查。

【治疗原则及方案】

有系统性疾病者,先治疗全身疾病,部分患者的腺体可恢复正常。但有些患者虽系统性疾病得到控制,但唾液腺肿大仍无明显改变。

九、舍格伦综合征

【概述】

舍格伦综合征是一种以侵犯外分泌腺为主的自身免疫性疾病,主要累及唾液腺和泪腺,又称干燥综合征。

【临床表现】

1.中老年女性多见。

2.患者有口干、眼干病史。

3.唾液腺表现有多种:感染型:表现为腮腺反复肿痛;肿大型:表现为受累腺体呈弥漫性肿大;肿块型:腺体内出现结节样表现,可多个同时或先后出现;萎缩型:腺体呈萎缩状。

4.唾液分泌减少,可出现口腔黏膜干燥,舌表面乳头萎缩,舌质绛红,可出现裂纹。部分患者可出现猛性龋,白念菌感染。

5.严重时可出现进食、吞咽、语言困难。

6.部分患者可伴有结缔组织疾病。常见的有类风湿性关节炎、系统性红斑狼疮。

【诊断要点】

1.口干持续 3 个月以上,严重时可影响进食、语言、吞咽等功能。

2.方糖试验完全溶解时间超过 30 分钟。非刺激状态下的总唾液流量<1.5ml/15min。

3.眼干持续 3 个月以上,伴角结膜充血、异物感。

4.泪液流量测定<5mm/5min。

5.唾液腺造影可见主导管呈羽毛状、花边状或葱皮状改变,末梢导管有程度不等的扩张,排空延迟。

6.病理活检:首选唇腺活检,可见淋巴细胞呈灶性浸润。

7.实验室检查:可见血沉增高,抗 SS-A、抗 SS-B、类风湿因子等抗体滴度增高。

8.鉴别诊断:应与慢性复发性腮腺炎相鉴别,慢性复发性腮腺炎一般有幼儿发病史,不伴有其他全身症状,腮腺造影示主导管无异常,末梢导管呈点、球状扩张,排空延迟。

【治疗原则及方案】

1.以药物治疗为主。

2.对症处理   口干可采用促唾药物或酸性食物,以增加唾液分泌。

3.免疫制剂的应用　根据病情的程度,可选用免疫调节剂如胸腺肽、转移因子、干扰素等。选用免疫抑制剂如糖皮质激素等。

4.手术治疗　对药物治疗效果不明显或腺体反复肿大或出现肿瘤样改变,可选用手术切除受累腺体,减少自身抗原,防止恶变。

十、涎瘘

【概述】

涎瘘是唾液不经导管系统排入口腔而经瘘道流向面颊皮肤表面。腮腺是最常见的部位,可分为腺体瘘及导管瘘。

【临床表现】

1.腺体或导管所在皮肤上可见瘘管,周围见瘢痕形成。

2.瘘管口流出透明的唾液,进食时流量可增加。

【诊断要点】

1.一般有局部损伤史,偶可为先天性或继发于感染。

2.腺体相应部位可见瘘管,内有透明液体流出。

3.可从导管口注入亚甲蓝,以判断瘘口所在部位。

4.根据造影及唾液量的多少,可确定是腺管瘘(量多)或腺体瘘(量少)。

【治疗原则及方案】

1.腺体瘘　新鲜创口清创缝合后,可直接加压包扎。陈旧者可用烧灼性药物如硝酸银或电灼器破坏瘘口的上皮组织,再行加压包扎。瘘口较大的,可切除其周围瘢痕的上皮组织后,再分层缝合,加压包扎。同时口服或注射阿托品,避免进食酸性食物。

2.腺管瘘　缺损不大者,可用导管吻合术整复;缺损较多者,需作导管改道、导管再造术或导管结扎术。

十一、黏液腺囊肿

【概述】

为口腔黏膜下小唾液腺因导管口阻塞、分泌物潴留或涎液外渗而形成的囊肿。

【临床表现】

1.好发于下唇及舌尖腹侧,也可见于上唇、腭部、颊及口底。

2.囊肿易被咬伤而破裂,流出透明无色液体,囊肿消失。破裂处愈合后,又被黏液充满,再次形成囊肿。

【诊断要点】

1.囊肿位于黏膜下,呈半透明、浅蓝色小泡,黄豆至樱桃大小,质地软而有弹性,边界清楚。

2.反复破损后,囊肿透明度减低,表现为较厚的白色瘢痕状突起。

【治疗原则及方案】

1.囊肿与黏膜无粘连者,局麻下纵向切开黏膜,囊膜外面钝性分离囊壁,取出囊肿。周围腺组织尽量减少损伤,和囊肿相连的腺体与囊肿一并切除,以防复发。

2.多次复发,下唇瘢痕与囊肿粘连者,在囊肿两侧作梭形切口,将瘢痕、囊肿及其邻近组织一并切除,直接缝合创口。

3.不愿手术者,可在抽尽囊液后,根据囊腔大小,向囊腔内注入2%碘酊0.2～0.5ml,停留2～3分钟后,再将碘酊抽出,使囊肿纤维化。

十二、舌下腺囊肿

【概述】

大多系外渗性黏液囊肿,舌下腺受伤后导管破裂,黏液外渗入组织间隙所致。

【临床表现】

1.好发于儿童及青少年。

2.囊肿破裂后流出粘稠蛋清样液体,囊肿暂时消失。数日后创口愈合,囊肿长大如前。

3.囊肿体积很大或伴有继发感染时,出现肿胀、疼痛,将舌推向后上方,形成"双重舌",影响进食及语言,严重者引起呼吸困难。

【诊断要点】

1.典型舌下腺囊肿位于下颌舌骨肌以上的舌下区,囊肿呈浅紫蓝色,扪之柔软有波动感。

2.潜突型(口外型)舌下腺囊肿表现为下颌下区肿物,口底囊肿不明显,触诊柔软,与皮肤无粘连,不可压缩。

3.哑铃型舌下腺囊肿在口内舌下区及口外下颌下区均可见囊性肿物。

4.典型舌下腺囊肿应与皮样囊肿鉴别,后者位于口底正中,扪诊时有面团样柔韧感,可有压迫性凹陷。潜突型者需与颌下区囊性水瘤相鉴别,后者穿刺见囊腔内容物稀薄,无黏液,淡黄清亮,涂片镜检可见淋巴细胞。

【治疗原则及方案】

1.根治舌下腺囊肿的方法是切除舌下腺,残留部分囊壁不致造成复发。

2.潜突型者可全部切除舌下腺后,将囊腔内的囊液吸净,在下颌下区加压包扎,不必在颌下区作切口摘除囊肿。

3.全身情况不能耐受舌下腺切除的患者及婴儿,可作简单的袋形缝合术,切除覆盖囊肿的部分黏膜及囊壁,放尽液体,填入碘仿纱条。待全身情况改善或婴儿长至4～5岁后再行舌下腺切除。

十三、腮腺囊肿

【概述】

腮腺囊肿分为潴留性和先天性两大类。潴留性囊肿少见,是由于导管弯曲或其他原因造成阻塞,分泌物在局部潴留,导管呈囊状扩张。先天性囊肿包括皮样囊肿和鳃裂囊肿。

【临床表现】

1.腮腺区无痛性肿块,生长缓慢,无功能障碍。

2.鳃裂囊肿继发感染,自发破溃或切开后形成经久不愈的瘘,经常从瘘口溢出黄白色豆渣样物或清亮液体。

【诊断要点】

1.肿块柔软,可扪及波动感,边界不十分清楚,与浅表组织无粘连,但基底部活动度较差。

2.B超检查多显示为囊性病变。

3.潴留性囊肿穿刺为无色透明液体,可检测出淀粉酶。皮样囊肿细胞学检查可见分化良好的表皮样细胞。

4.作瘘道造影,可显示瘘道走行方向。

5.第一鳃裂囊肿可伴有外耳、下颌骨畸形及咀嚼肌群发育不足等,称为第一鳃弓综合征。

【治疗原则及方案】

1.手术切除腮腺囊肿及相伴的病变组织。

2.潴留性囊肿与周围腺体常有粘连,常需切除部分腮腺组织。

3.第一鳃裂囊肿,常伴发外耳道软骨发育畸形,面神经的位置亦可有变异,应注意保护面神经。

4.形成第一鳃裂瘘者,术前可经瘘口注入亚甲蓝,使瘘管蓝染,易于识别。

5.继发感染者,需先控制炎症,待急性炎症消退后进行手术。

十四、多形性腺瘤及肌上皮瘤

【概述】

多形性腺瘤又称混合瘤。因含有肿瘤性上皮、黏液及软骨等多样组织而得名。肌上皮瘤是完全或几乎完全由上皮细胞组成的唾液腺良性肿瘤。二者临床表现及治疗均相似,故一并提出。

【临床表现】

1.无痛性肿块,生长缓慢,常无自觉症状,病史较长。

2.发生于腮腺深叶者,当体积较大时,可见咽侧或软腭膨隆,出现咽部异物感或吞咽障碍。肿瘤向外生长,可造成面部畸形,但一般不引起功能障碍。

3.当肿瘤在缓慢生长一段时间后,突然出现生长加速、疼痛或出现面神经麻痹现象,提示可能出现恶变。但有的肿瘤生长速度快慢不均,可突然生长加快。因此,不能单纯根据生长速度来判断有无恶变,应结合其他表现综合考虑。

【诊断要点】

1.肿瘤呈球状,分叶状或不规则状,周界清楚,质地中等,一般可活动,但位于颌后区及硬腭者,肿瘤活动度较差,不应视为恶性征象。

2.位于腮腺深部的肿瘤,作腮腺区动态增强 CT 扫描或磁共振显像,可明确肿瘤的位置、肿瘤与颈内动静脉的关系。

【治疗原则及方案】

1.手术切除,在肿瘤包膜外正常组织处切除。

2.腮腺肿瘤作肿瘤连同腮腺浅叶或全腮腺切除,保留面神经。位于腮腺浅叶的小肿瘤(直径<1.5cm),可采用包括肿瘤以及周围部分正常腺体的腮腺部分切除术。

3.下颌下腺肿瘤包括下颌下腺一并切除。

4.小唾液腺肿瘤距肿瘤边缘 0.5cm 以上正常组织内切除肿瘤,腭部者自骨膜掀起而不保留骨膜。如果骨膜受累,还应切除一层邻近骨组织。

5.体积较大的腮腺深叶肿瘤,必要时截断下颌骨,以利肿瘤摘除。摘出肿瘤后,下颌骨复位固定。

6.复发性腮腺肿瘤的手术方式酌情而定。对于单个复发性肿瘤结节,可考虑单纯肿瘤摘除术。因瘢痕粘连,面神经损伤机会明显增多,必要时牺牲面神经作即刻面神经缺损修复术。

十五、Warthin 瘤（腺淋巴瘤）

【概述】
又名腺淋巴瘤或乳头状淋巴囊腺瘤，是常见的腮腺良性肿瘤之一。

【临床表现】
1.多见于男性，男女比例约为 6：1。

2.年龄多为 40 岁以上中老年。

3.绝大多数肿瘤位于腮腺后下极。

4.肿瘤常呈多发性，可表现为一侧腮腺的多个肿瘤，也可为双侧腮腺肿瘤。

【诊断要点】
1.扪诊肿瘤呈圆形或卵圆形，表面光滑，质地较软，有弹性感。

2.^{99m}锝核素显像可见肿瘤所在处^{99m}锝浓聚，形成"热结节"，具有特征。

【治疗原则及方案】
1.肿瘤位于腮腺后下极者，可考虑作腮腺部分切除术，将肿瘤连同腮腺后下极一并切除，保留面神经。因 Warthin 瘤的组织发生可能与迷走到淋巴结内的唾液腺组织有关，故应将腮腺后下部的淋巴结清除干净。手术中应注意有无多发性肿瘤，以免遗留。

2.肿瘤位于耳前区者，宜作肿瘤及腮腺浅叶切除术，保留面神经。

十六、其他唾液腺良性肿瘤

【概述】
是指除多形性腺瘤、肌上皮瘤、沃辛瘤以外的唾液腺良性肿瘤。

【临床表现】
1.腮腺、下颌下腺及小唾液腺均可发生。

2.多为生长缓慢的无痛性肿块。

【诊断要点】
1.肿块表面光滑或呈结节状，活动、无粘连、无功能障碍。

2.B 超检查可显示占位性病变存在。

3.发生于腮腺深叶的肿瘤，CT 检查可显示肿瘤位置、大小及其与周围组织之间的关系。

【治疗原则及方案】
1.手术切除，在肿瘤包膜外正常组织处切除。

2.腮腺肿瘤作肿瘤连同腮腺浅叶或全腮腺切除，保留面神经。位于腮腺浅叶的小肿瘤（直径＜1.5cm），可采用包括肿瘤以及周围部分正常腺体的腮腺部分切除术。

3.小唾液腺肿瘤距肿瘤边缘 0.5cm 以上正常组织内切除肿瘤。

4.下颌下腺肿瘤包括下颌下腺一并切除。

5.嗜酸粒细胞腺瘤及乳头状囊腺瘤可有多发性肿瘤存在，术中应注意检查，以免遗留孤立的小瘤结节。

十七、腺样囊性癌

【概述】

又名"圆柱瘤"，是最常见的唾液腺恶性肿瘤之一。

【临床表现】

1.腭部与腮腺为最常见的部位，舌下腺的肿瘤多为腺样囊性癌。

2.多数肿瘤生长缓慢，病期较长。

3.肿块疼痛是突出的特征，可为自发性，也可为触发性，有的限于局部，有的反射到头颈其他部位。

4.患侧神经功能障碍，腮腺肿瘤可出现面瘫，下颌下腺肿瘤常侵犯舌神经或舌下神经而出现舌麻木及舌下神经麻痹症状。

5.易发生远处转移，转移部位以肺最为常见，也可发生于肝和骨。可在患者就诊时即有转移，但多数在原发灶手术以后。出现肺转移者，常无明显自觉症状。

【诊断要点】

1.肿瘤形态不规则，边界可清可不清，质地较硬，可有明显触痛。

2.肿瘤细胞可通过狭窄的间隙扩散而不破坏骨小梁，即使骨质广泛受累，X线片上可不显示明显病变。因此，不能依据 X 线片有无骨质破坏来判断受侵与否。

3.胸片检查确定有无肺转移。

【治疗原则及方案】

1.局部大块切除是根治腺样囊性癌的主要原则，在功能影响不大的情况下，尽可能切除肿瘤周围组织，甚至牺牲一些肉眼看来正常的器官，包括颌骨等。术中配合冰冻切片检查周界是否正常，如为阳性，在可能情况下，应作进一步扩大切除。

2.由于腺样囊性癌具有沿神经扩散的特点，故应对相应的神经作特殊处理，牺牲被肿瘤侵犯的神经组织。

3.临床上怀疑有颈淋巴结转移时，作治疗性颈淋巴清扫术。腺样囊性癌的颈淋巴结转移率低，原则上不作选择性颈淋巴清扫术，但对舌根部腺样囊性癌体积较大者，可考虑作选择性颈淋巴清扫术。

4.术后放射治疗能降低肿瘤复发率。

5.腺样囊性癌有较高的远处转移率，术后适当选用化疗药物以预防远处转移。

6.术后应定期复查胸片，以确定有无肺转移或作为进一步随诊复查的基础。

十八、黏液表皮样癌

【概述】

是最常见的唾液腺癌，其中高分化者属低度恶性肿瘤，低分化者属高度恶性肿瘤。

【临床表现】

1.女性较男性多见，约为 1.5∶1。

2.大唾液腺肿瘤多见于腮腺，小唾液腺肿瘤多见于腭腺，其次为磨牙后腺。发生于磨牙后腺的肿瘤，大多为黏液表皮样癌。偶尔发生于下颌骨内，称为颌骨中枢性黏液表皮样癌。

3.高分化黏液表皮样癌表现为无痛性肿块，病史较长。

4.低分化黏液表皮样癌生长迅速,约有半数以上的病例出现疼痛、溃疡及神经受累症状,少数病例可出现面神经麻痹或表情肌活动力弱,舌下神经麻痹。

【诊断要点】

1.高分化黏液表皮样癌有时与多形性腺瘤的临床表现相似,很难鉴别;有时肿瘤形态不规则,较小的肿瘤常呈扁平状,活动度较差,质地偏硬。肿瘤的部分区域可呈囊性变,破溃后流出淡黄色黏稠分泌物。

2.低分化黏液表皮样癌肿瘤体积相对较大,与正常组织界限不清,活动度差。不少病例可出现颈部淋巴结肿大。

3.位于腭部的黏液表皮样癌有时黏膜可泛蓝色或紫色,应与血管畸形鉴别。

【治疗原则及方案】

1.局部彻底切除,术中尽量避免肿瘤破裂。

2.腮腺肿瘤面神经的处理应根据面神经受累情况及肿瘤分化程度而定。如面神经未受累,应予以保留。面神经与肿瘤有轻度粘连,但尚可分离者,如为高分化黏液表皮样癌,可考虑保留,然后用液氮冷冻处理面神经及其周围组织,也可用术后放疗或两者合并应用,以杀灭可能残留的癌细胞,减少术后复发。如为低分化黏液表皮样癌,则应牺牲面神经。如术前已有面瘫或手术中见面神经穿过瘤体,不论高分化抑或低分化型,均应牺牲面神经,然后作面神经吻合或移植。

3.临床怀疑有颈淋巴结转移时,作治疗性颈淋巴清扫术。高分化型颈淋巴结转移率低,不作选择性颈淋巴清扫术。低分化型的颈淋巴结转移率较高,宜行选择性颈淋巴清扫术。

4.以下4种情况可采用术后放疗来减低肿瘤复发率:①复发率和转移率较高的低分化型肿瘤;②镜检发现手术标本边缘残留肿瘤;③面神经与肿瘤粘连,分离后予以保留者;④较大的复发性肿瘤。

十九、其他唾液腺恶性肿瘤

【概述】

是指除腺样囊性癌、黏液表皮样癌以外的唾液腺恶性肿瘤,根据肿瘤的生物学行为,大致上可以分为三类:①高度恶性肿瘤,包括唾液腺导管癌、非特异性腺癌、鳞状细胞癌、肌上皮癌及未分化癌。这类肿瘤颈淋巴结或远处转移率较高,术后易于复发,患者预后较差。②低度恶性肿瘤,包括腺泡细胞癌,多形性低度恶性腺癌,上皮-肌上皮癌等。这类肿瘤颈淋巴结及远处转移率较低,虽可出现术后复发,但患者预后相对较佳。③中度恶性肿瘤,包括基底细胞腺癌、乳头状囊性癌、癌在多形性腺瘤中等。其生物学行为及患者预后介于上述两者之间。

【临床表现】

1.腮腺、下颌下腺、舌下腺及小唾液腺均可发生。

2.高度恶性肿瘤多有疼痛症状,生长较快。低度恶性肿瘤早期可呈良性表现,病程较长。

【诊断要点】

1.肿瘤呈浸润性生长,与周围组织有粘连,可浸润神经组织并导致神经功能障碍。

2.B超检查显示占位性病变存在。

3.颌骨受累时,X线片可显示骨质破坏。

4.腮腺深叶肿瘤及范围广泛的肿瘤采用 CT 及 MRI 检查可明确显示肿瘤位置、大小及其与周围组织的关系。

5.部分患者可有颈部淋巴结及远处转移。

【治疗原则及方案】

1.局部彻底切除,术中尽量避免肿瘤破裂。

2.腮腺肿瘤面神经的处理,如面神经未受累,应予以保留。如术前已有面瘫或术中见面神经穿过瘤体,应牺牲面神经,并作即刻神经吻合或神经移植。面神经与肿瘤有轻度粘连,但尚可分离者,如为高度恶性肿瘤,应牺牲面神经。如为低度恶性肿瘤,可考虑保留,术中可用液氮冷冻,术后加放疗。

3.临床有颈淋巴结转移时,作治疗性颈淋巴清扫术。临床颈淋巴结阴性时,低度恶性肿瘤不作选择性颈淋巴清扫术,高度恶性肿瘤宜行选择性颈淋巴清扫术。

4.以下情况可采用术后放疗来减低肿瘤复发率:①高度恶性肿瘤;②镜检发现手术标本边缘残留肿瘤;③面神经与肿瘤粘连,分离后予以保留者;④较大的复发性肿瘤。

5.唾液腺导管癌等高度恶性肿瘤有较高的远处转移率,术后适当选用化疗药物以预防远处转移。

(王 玮)

第十六章　口腔颌面部畸形及缺损

第一节　先天性面裂畸形

一、唇裂

唇裂是口腔颌面部最常见的先天性畸形,由于受遗传和环境等诸多因素的影响,在胚胎发育过程中上颌突与球状突未融合或融合不全,从而导致唇部有不同程度的裂开,常与腭裂伴发。发病率为0.13%～0.36%,男女性别之比为1.3:1,男性多于女性;其中以单侧唇裂最为多见,左侧大于右侧。

【临床表现】

1.根据裂隙部位可将唇裂分为

(1)单侧唇裂:不完全裂,完全裂。

(2)双侧唇裂:不完全裂,完全裂,混合型裂。

2.根据裂隙程度可将唇裂分为

Ⅰ度唇裂:仅局限红唇部的裂开。

Ⅱ度唇裂:上唇部分裂开,但未裂至鼻底。

Ⅲ度唇裂:上唇至鼻底完全裂开。

【诊断要点】

(一)病史询问要点

1.遗传因素　询问其直系或旁系亲属中有无类似的畸形发生。

2.营养因素　询问其母亲在怀孕期间有无因反应导致营养不良。

3.感染因素　其母在妊娠初期,有无患病毒感染性疾病如风疹等。

4.损伤因素　其母在妊娠初期,有无遇到某些损伤,特别是引起子宫及邻近部位的损伤,如不全人工流产或不科学的药物堕胎。

5.精神因素　其母在妊娠早期有无遭受精神刺激,使体内肾上腺皮质激素分泌增加。

6.药物因素　其母在妊娠早期有无服药史。

7.物理因素　其母在妊娠早期有无频繁接触放射线或微波史。

8.烟酒因素　其母在妊娠早期有无大量吸烟(包括被动吸烟)及酗酒。

(二)体格检查

重点检查唇、腭、鼻畸形的情况及口鼻腔的情况。

1.单侧唇裂畸形特征

(1)唇部裂隙畸形：可出现不同程度的患侧上唇开裂，裂隙可涉及红唇、白唇、鼻底，可伴有牙槽脊裂、腭裂。

(2)鼻部畸形：患侧鼻孔宽大，鼻底变宽，鼻翼塌陷并向下移位，鼻小柱变短，鼻尖偏向健侧，患侧鼻唇沟消失，鼻前庭穹隆变钝，鼻中隔偏向健侧，下鼻甲肥大。

(3)上颌骨畸形：患侧上颌骨发育不足，骨段错位；前颌骨和上颌骨向健侧偏离。

2.双侧唇裂畸形特征 表现为两侧上唇不同程度的裂隙，单纯双侧唇裂前唇大小取决于裂隙的范围和前唇的发育程度。鼻的形态基本对称，鼻小柱长度也多属于正常。伴有牙槽脊裂者，其前颌往往明显前翘，一般前唇呈圆形，仅与鼻小柱相连，鼻小柱非常短小或消失，鼻翼向后下移位。伴有牙槽脊裂和腭裂者，往往表现出不对称，前颌骨前突和偏向一侧，也可以出现旋转或者垂直向上移位。由于前颌骨的位置变化导致鼻小柱短小甚至消失，鼻尖扁平，鼻翼基部特别宽。

(三)继续检查项目

入院后应进行下列检查：①血、尿、粪常规。②凝血功能常规项目。③心电图和胸部 X 线摄片。

【鉴别诊断】

一般唇裂畸形无需鉴别诊断，但应注意通过全身的检查，判断是否为综合征性唇裂，以便于进一步治疗身体其他部位的畸形。

【治疗措施】

(一)治疗原则

外科整复是治疗唇裂畸形的唯一方法。手术的目的是恢复上唇的正常形态和生理功能。

(二)治疗要点

1.使移位的组织回复并保持在正常的位置。

2.用与缺损组织相同的组织修复缺损。

3.注意上唇细微的解剖结构，如人中嵴、人中窝、红唇缘、唇珠的重建。

4.从和谐对称美学法则出发，尽量恢复两侧鼻翼、鼻孔形状，并使上下唇的宽度比例和谐，唇宽度符合面部的"三停五眼"审美原则。

5.重建骨或软骨的基础。

6.从未来颌面生长发育的角度出发，摒弃远期效果不好、对颌面发育有严重影响的不良治疗方法。

【唇裂整复术操作规范】

1.操作程序及方法

(1)患者取仰卧位，垫肩，头偏向健侧。

(2)手术麻醉方法的选择应以安全和保证呼吸道通畅为原则，较大的儿童和成人可在局部麻醉(眶下孔阻滞麻醉)下进行。婴幼儿施行唇裂整复术，都应在气管插管实行。但由于插管全身麻醉需要特殊的设备、相应的监护系统，以及麻醉技术要求较高，目前国内较多仍采用 γ-羟丁酸钠，或硫喷妥钠，或氯胺酮基础麻醉，加用眶下神经阻滞麻醉情况下施术。应当指出，这种麻醉方式是极不安全的，在有条件的单位不应再采用这种麻醉方法。

2.术式选择 经典的唇裂修复方法有三角瓣法和旋转推进法。三角瓣法的优点是定点较明确，初学者易掌握，能恢复患侧应有的高度。其缺点是在患侧要切除一些正常的唇组织；另一缺点是由于三角瓣嵌入上唇下 1/3 部，瓣尖又恰好在人中下方，有损于正常解剖形态；不完全唇裂常可发生患侧过长的现象。旋转推进法的优点是切除组织少，鼻底封闭较好，不易裂开，鼻小柱歪斜畸形可获得较好的矫正；患侧唇部中下部的瘢痕线与人中嵴相似;唇弓形态较好。其缺点是定点的灵活性较大,初学者不易掌握;有时,特别是完全性唇裂,患侧唇高常嫌不足。由于旋转推进法能使得修复后的唇部能够最大限度地恢复其正常的生理解剖功能,因此大多数人在修复唇裂时采用旋转推进法。在解决鼻底瘢痕及患侧唇高不足的问题上,学者们提出了众多的改良方法。

3.切开　可在两侧口角处使用唇夹或用手指捏紧上唇外侧,以减少出血。唇部全层切开后,用蚊式血管钳止血。唇部血管较小,一般在钳住数分钟后,即可止血。如仍有较明显的出血点,特别是成人的上唇动脉,应用细丝结扎止血,但原则上这种结扎越少越好。

4.减张　在完全唇裂病例,为了便于两侧唇组织在尽可能减少张力的情况下缝合,切开后,可将唇部上翻,在两侧口腔前庭黏膜移行皱褶处做左右两个水平的松弛切口(或仅作患侧)。切口应通过黏膜和肌肉,直达骨膜上。用刀柄或骨膜分离器将唇颊部软组织与上颌骨骨膜分离,剥离到鼻翼基部梨状孔边缘。剥离的范围应视裂隙大小、患侧鼻翼移位程度而定。裂隙愈宽,鼻翼愈下塌,剥离的范围愈广。向后可达磨牙区,向上可达眶下孔部位。经上述剥离后,两侧唇部组织就容易对位缝合,张力明显减少,创口愈合也就有了保证,唇颊沟的创面,一般用湿热盐水压迫片刻可止血。有时下方组织需向中线移行调整缝合,以利两侧唇组织的靠拢。

5.肌功能重建　在两侧创口肌肉和皮肤以及肌肉和口腔黏膜之间锐性解剖分离口轮匝肌,然后在健侧的鼻小柱基底深面,切断在前鼻棘异常的口轮匝肌附着,并将肌束向下旋转。在患侧,应剪断异常附着在鼻基底部及犁状孔下缘的肌束,形成一个较宽大的肌瓣,并也将其旋转向下。将患侧向下旋转的肌瓣牵拉向健侧,并用手术将此肌瓣分为上2/3及下1/3两个瓣,上部肌瓣就位于前鼻棘下的盲袋内;下部肌瓣就位于健侧唇珠部位的盲袋内,以支撑形成丰满的唇珠,健侧肌瓣与患侧两肌瓣间行交叉缝合,如此即完成口轮匝肌重建。

6.修整红唇　红唇的整复选用交叉三角唇红瓣的方法:在保存健侧的唇部、唇珠结构免遭破坏的原则下,首先在健侧的红唇末端形成一三角形瓣;然后按此三角瓣的外形在患侧红唇末端切开并松解,将健侧三角唇瓣插入此缺隙内予以缝合。最后将患侧裂隙下缘的红唇组织适当修剪后缝合于健侧三角瓣的下方。注意在此过程中,切忌随意丢弃红唇组织。临床经验表明,只要三角瓣的设计合理,最后修剪掉的红唇组织是极少的。否则,红唇下缘的正常弧度遭到破坏而遗留不同程度的口哨状凹陷畸形,以后二期修复由于组织的缺损而相当困难。

【围手术期的处理】

(一)术前准备

1.手术指征　术前必须进行全面体检。包括体重、营养状况、心肺情况;有无上呼吸道感染以及消化不良;面部有无湿疹、疖疮、皮肤病等,此外,还应常规行 X 线胸部透视或摄胸片,特别注意有无先天性心脏病,胸腺有无肥大。还应做血、尿常规检查,血红蛋白、白细胞、出血时间及凝血时间是否正常,无论全身或局部出现不正常情况,均应查明原因,并给予适当治疗,待恢复正常后才可安排手术。

从病儿全身状况的准备来看,决定病儿是否适宜手术必须坚持 4 个原则:①病儿体重大于 5.0kg;②血红蛋白大于100g/L。③白细胞计数低于 10×10^9/L。④病儿年龄应大于 10 周以上。从上唇生长发育规律的角度和手术安全性综合考虑,手术最适合年龄为:单侧唇裂在 3～6 个月;双侧在 6～12 个月。

2.禁忌证　全身情况不能耐受手术的患者。

3.常规准备

(1)术前 3 日应开始练习用汤匙或滴管喂饲流质或母乳,从而使患儿在术后能适应这种进食方式。

(2)术前 1 日做局部皮肤的准备。可用肥皂水清洗上、下唇及鼻部,并用生理盐水擦洗口腔;如系成人,应剪除鼻毛及剃须、洁牙、清除病灶,并用含漱剂漱口。

(3)婴幼儿应在术前 4 小时给予 10％葡萄糖口服或进食糖水 100～150ml。手术尽量在上午进行。

(4)术前 30 分钟注射阿托品,成人可注射苯巴比妥钠或其他镇痛、镇静剂。

单侧唇裂整复术一般可不输液,双侧唇裂应做好补液准备,有时甚至应准备输血。

(二)术后处理

1.一般处理

(1)患儿在术后全麻未醒前,应使患儿平卧,将头偏向一侧,以免误吸。

(2)全麻患儿清醒后 4 小时,可给予少量流汁或母乳;应用滴管或小汤匙喂饲。

(3)唇部创口不用任何敷料包扎,任其暴露。每日可以 3％硼酸及 75％乙醇等量混合液清洗创口,保持创口清洁;但切忌用力拭擦创口。如创口表面已形成血痂,可用过氧化氢液、生理盐水清洗,以防痂下感染。对幼儿更应加强护理,约束双唇活动,以免自行损伤或污染创口。

(4)术后应给予适量抗生素药物,预防感染。

(5)正常愈合的创口,可在术后 5～7 日拆线。口内的缝线可稍晚拆除或任其自行脱落,特别是不合作的幼儿,无需强行拆除。如在拆线前出现缝线周围炎时,可用抗生素溶液湿敷;必要时拆除有感染的缝线,并行清洁换药和加强减张固定。

(6)使用唇弓至少应在 10 日后去除。在使用唇弓期间,应注意观察皮肤对胶布有无过敏反应和皮肤压伤,如有发生应即时拆除。

(7)术后或拆线后,均应嘱咐家属防止患儿跌跤,以免招致创口裂开。

2.并发症处理

(1)肺炎:病儿 6 个月后从母体获得的抗体已消耗,抵抗力下降,加之手术创伤,术后易于合并肺炎,严重者可死亡。为此,术前务必详细了解病儿全身情况,排除手术禁忌证,选择病儿最佳生理状况时手术。术后病儿一旦出现高热,必须积极给予全身抗生素治疗及支持疗法,并及时儿科会诊。

(2)误吸、窒息死亡:病儿在麻醉未清醒时,可因麻醉后的反应而呕吐,从而误吸、窒息死亡。应将病儿头偏一侧,严密护理观察,一旦呕吐应及时吸除,防止呼吸道梗阻。

(3)伤口感染:可因下列原因引起:术前上呼吸道感染而抵抗力下降,鼻孔分泌物污染,手术消毒不彻底,上唇局部疖肿;术中减张不充分,致术后伤口张力过大,使伤口抗感染能力下降;护理不当,病儿呕吐物、口水、奶污染伤口。除加强术前准备,选择合适的治疗时机外,术后一旦出现感染征象,应及时给予局部处理,如抗生素生理盐水湿敷。全身感染时应用抗生素。

(4)创口裂开:通常由于伤口感染、创口张力过大并且病儿哭闹或缝线拆除过早引起。术前改变病儿奶嘴吸习惯,以防术后吸时张力过大;也应注意加强术前消毒,术后创口护理,防止创口裂开。手术采用肌功能修复,充分解剖口轮匝肌,对位严实缝合肌层;术后采用必要的减张处理,如佩戴唇弓,帮助减少张力。术后拆线应在 5～7 日,不宜过早,采用间断拆除的方法。创口一旦裂开,不能立即再行缝合,一般术后 6～12 个月再行修补术。

【出院注意事项】

1.注意休息,加强营养。

2.保持口腔卫生清洁。继续软食 2 周,逐渐改成普食。

3.唇裂如伴有腭裂,宜在 3～5 岁再住院做腭裂修复术。

4.如需要Ⅱ期整复术,轻者一般在患儿入学前,重者或双侧唇裂术后畸形,最好在患儿稍长或至少年之时,才进行修复。

二、腭裂

腭裂可单独发生也可与唇裂同时伴发。腭裂不仅有软组织畸形,更主要是骨组织畸形。腭裂患者的吮吸、进食及语言等生理功能障碍比唇裂更严重。又因颌骨发育不良而导致面中部塌陷,严重者呈蝶形脸,咬𬌗紊乱(常见反𬌗或开𬌗),严重影响患者的咀嚼功能和面容。因此,腭裂畸形造成的多种生理功能障碍,特别是语言功能障碍和牙颌错乱对患者的生活、学习、工作均带来不利影响,也易造成患者的心理障碍。

【临床表现】

1.目前临床倾向于采用下列分类。

(1)软腭裂:仅软腭裂开,有时只限于腭垂。不分左右,一般不伴发唇裂。

(2)不完全性腭裂:也称部分腭裂。软腭完全裂开伴有部分硬腭裂;有时伴发单侧部分(不完全)唇裂,但牙槽突常完整。本型也无左右之分。

(3)单侧完全性腭裂(左侧或右侧):裂隙自腭垂至切牙间完全裂开,并斜向外侧直抵牙槽脊,与牙槽裂相连;牙槽突裂有时裂隙相接仅有裂隙,有时裂隙很宽,常伴有同侧唇裂。

(4)双侧完全性腭裂:常与双侧唇裂同时发生,裂隙在前颌骨部分,各向两侧斜裂,直达牙槽突;鼻中隔、前颌及前唇部分孤立于中央。

另有少数非典型的情况,如:一侧完全、一侧不完全,腭垂缺失,黏膜下裂(隐裂),硬腭部分裂孔等。

2.根据裂隙程度可将腭裂分为不完全性(Ⅰ度:软腭裂,Ⅱ度:硬软腭裂)和完全性(Ⅲ度)。

【诊断要点】

(一)病史询问要点

询问其直系或旁系亲属中有无类似的畸形发生,询问其母在妊娠早期有无营养不良或病毒感染。患儿无力吸母乳或乳汁从鼻孔溢出,发音时带有浓重的鼻音是其主要特点。

(二)体格检查

专科检查:伴有唇裂畸形时,其唇及鼻的畸形特征如唇部的表现。就腭部裂隙而言,腭部形态可有不同程度的开裂,硬腭穹隆高拱,软腭可因发育不良而短小,腭咽距离增大。因长期的口腔呼吸习惯,病人可有下鼻甲、扁桃体肿大,咽后壁增殖腺增生。在功能方面,病人腭咽闭合不全,具有腭裂语言,即发出的元音很不响亮而带有浓重的鼻音(过度鼻音),发出的辅音很不清晰而且软弱(鼻漏气)。由于口、鼻相通,病儿口腔不能产生负压,出现吸吃功能障碍,同时可导致口鼻腔卫生不良。也有相当数量的腭裂病人伴有牙裂错乱和上颌骨发育不良。部分病人可因腭帆张肌和腭帆提肌附着异常,影响中耳气压平衡,易于引起非化脓性中耳炎,并导致听力下降。

(三)继续检查项目

有条件时应做语音和腭咽闭合功能检查,也包括鼻咽纤维镜检、X线鼻咽腔侧位造影、语音评定等。

【鉴别诊断】

根据病史及专科检查可做出明确诊断。

【治疗措施】

(一)治疗原则

采取综合序列治疗来恢复腭部的解剖形态和生理功能;对面中部有塌陷畸形、牙列不齐和咬𬌗错乱者也应予以纠正,以改善面容和恢复正常的咀嚼功能。有心理障碍者更不应忽视对其的心理治疗,从而使病人到达身心健康。

(二)治疗要点

1.术前矫形治疗　目前较少使用赝复治疗,但在以下情况可以考虑采用:

(1)外科手术有禁忌证。

(2)软腭和咽部神经、肌缺失。

(3)上牙槽发育过小,牙槽裂未修补合并前牙缺失者。

(4)腭成形术后,咽腔过大,腭咽闭合不全,病人不愿意,或无条件行咽成形术者。

2.术前正畸治疗　术前正畸治疗不只是为了降低手术操作难度,而关键是简化手术操作步骤,减少术中腭黏骨膜分离的程度和创伤,使翼上颌结节区和硬腭裸露骨面上形成的术后瘢痕组织减少或消失,并使软腭长度和动度得到最大限度的恢复。正畸治疗以选用具有生理刺激和引导复位作用的 Hotz 板为好,时间选择在出生后 3 个月内佩戴。

3.手术治疗　手术治疗的目的是,整复腭部的解剖形态;恢复腭部的生理功能,重建良好的"腭咽闭合"为正常吞咽、语言功能创造条件。考虑正常语言功能的恢复,手术年龄以 1~2 岁为宜。低于 1 岁手术,进一步提高病儿的语言恢复的概率,相反增加了手术的危险性。从手术对上颌骨的生长发育的影响角度来看,目前为止,迟至 5~6 岁时手术者,其上颌骨的生长发育受限度与早至 1 岁前手术者并无显著差异。

目前手术整复腭裂的方法有咽成形术和腭成形术两种。幼儿病人一般只需腭成形术,待至学龄前,经观察确实有腭咽闭合不全时,再二期行咽成形术。对于大龄病儿或成年病人,单纯依靠腭成形术难以达到腭咽闭合,可两类手术同时进行。

4.术后正畸治疗　手术后至替牙期继续戴用矫治器,保持牙弓宽度。恒牙矫治一般在 14 岁以后进行。

5.正音治疗　正音治疗是指对腭裂病儿进行语音训练,用标准音(普通话)的发音方式来校正其不良发音习惯的语音治疗方法。一般在术后 2~3 个月可以循序渐进开始语音训练。

【腭裂整复术操作规范】

1.操作程序及方法

(1)患者取仰卧位,垫肩,头偏向健侧。

(2)腭裂整复手术均采用全身麻醉,气管内插管为妥,以保证血液和口内的分泌物不流入气管,保持呼吸道通畅和氧气吸入。腭裂手术的气管插管可以经鼻插管也可以经口腔插管。经鼻插管可借鼻孔固定,又可不干扰口内的手术操作;但是对于行咽瓣转移手术,则应采用经口腔插管,用胶布将其固定于左侧口角或下唇的一侧,最好用缝线在口角处缝合一针加强插管的固定,以防插管移动或滑脱。幼儿的喉头黏膜脆弱,气管内插管可能损伤喉头或气管引起喉头水肿,造成严重并发症,故操作时应细致、轻柔、正确。

2.切口　在做切口前先在腭部用加适量肾上腺素的 0.25%~0.5%普鲁卡因或利多卡因或生理盐水,做局部浸润注射,以减少术中出血和剥离黏骨膜方便。应注意,切口在硬腭应深达腭骨骨面,勿伤及腭降血管神经束,也勿超越翼下颌韧带外侧,以免颊脂体露出。

3.剖开裂隙边缘　沿裂隙边缘,自前方直抵腭垂末端,小心地将边缘组织剖开。软腭边缘特别是腭垂部分的剖开应小心进行,刀刃必须锋利,因这部分组织十分脆弱,极易造成撕裂。

4.剥离黏骨膜瓣　以剥离器插入松弛切口,向内侧剥离直抵裂隙边缘,将硬腭的黏骨膜组织与骨面分离。剥离黏骨膜瓣时,一般出血较多,可用盐水纱布(或加入适量肾上腺素液)填塞创口,紧压片刻即可。剥离黏骨膜组织瓣时,要求迅速准确,及时吸去血液,使手术野清晰,方便手术;并应随时用压迫法止血,以减少手术中的失血量。

5.拔断翼钩　在松弛切口的后端,上颌结节的后上方,扪及翼钩位置,用剥离器拔断或用骨凿凿断翼钩。此时,腭帆张肌便推动原有张力,两侧腭瓣组织可松弛地被推向中央部,以便减少软腭在中线缝合时的张力。

6.腭前神经、腭降血管束的处理　处理的方法是黏骨膜瓣分离后掀起,显露两侧腭大孔,用血管分离器或牙槽刮匙从腭大孔后缘细心插入,提起血管神经束根部,小心游离血管神经束 1～2cm,以消除其对腭瓣的牵制。

7.切断腭腱膜　在软硬腭磁针界处,将黏骨膜瓣拉向外后侧,显露腭腱膜,用细长弯头组织剪刀,沿腭骨后缘剪断腭腱膜。可视裂隙大小,需要松弛的程度决定切断或不切断鼻腔黏膜。这样可使两侧软腭鼻黏膜得到充分游离,并能在中央无张力下缝合。

8.分离鼻腔侧黏膜　用弯剥离器沿硬腭裂隙边缘切口鼻侧面插入,并广泛分离,使两侧鼻腔黏膜松弛,能在中央缝合,以消灭鼻腔创面。分离时,应注意剥离器刃应紧贴骨面,否则易穿破鼻腔侧黏膜。

9.缝合　缝合应自前向后先缝合鼻腔侧黏膜,再缝合软腭肌层,最后由后向前缝合口腔侧黏膜。在硬腭区,可采用纵行褥式与鼻腔侧黏膜兜底缝合加间断缝合,使两侧黏骨膜瓣内侧缘与鼻腔侧紧密贴合,防止黏骨膜瓣脱离骨面,保持腭穹隆的高度。

10.填塞创口　用内包裹碘仿纱条的油纱布条填塞于两侧松弛切口中。填塞可以防止术后出血、食物嵌塞,并减少组织张力,以利创口愈合。除翼钩拨(凿)断处外,应勿过度填塞,否则可造成松弛切口创缘外翻。

【围手术期的处理】

(一)术前准备

1.手术指征　腭裂整复术较唇裂整复术复杂,操作较难,手术时间较长,创伤较大,失血较多,术后并发症也较严重,所以术前的周密准备是非常重要的。首先要对患儿进行全面的健康检查,体格检查主要检查患儿的生长发育、体重、营养状况、心、肺,有无其他先天性畸形以及上呼吸道感染等全身器质性疾患;实验室检查主要是胸片、血常规、出血时间、凝血时间,必要时再做针对性检查。手术应在腭裂患儿健康状况良好下进行,否则应推迟手术。对于胸腺肥大患儿,由于应激反应能力较差,麻醉、手术等刺激易发生心跳停搏等意外,建议最好推迟手术;如不推迟手术,则手术前后 1 周需服用激素,预防意外发生。口腔颌面部也应进行细致检查,如面部、口周及耳鼻咽喉部有炎症疾患存在时,需先予以治疗,腭扁桃体过大可能影响手术后呼吸者,应先摘除;要保持口腔和鼻腔清洁,术前先清除口腔病灶。

2.禁忌证　全身情况不能耐受手术。

3.常规准备

(1)腭裂手术事先要做好输血准备和术后应用抗生素的药物过敏试验,如需要,预先还要制托腭护板。

(2)术前 1 日做局部皮肤的准备。可用肥皂水清洗上、下唇及鼻部,并用生理盐水擦洗口腔;如系成人,应剪除鼻毛及剃须、洁牙、清除病灶,并用含漱剂漱口。

(3)术前 30 分钟注射阿托品,成人可注射苯巴比妥钠或其他镇痛、镇静剂。

(二)术后处理

1.一般处理

(1)腭裂手术后,需待患儿清醒后才可拔除气管内插管;拔管后患儿往往有一嗜睡阶段,因此回到病室或复苏室后,应仍按未清醒前护理严密观察患儿的呼吸、脉搏、体温;体位宜平卧,头侧位或头低位,以便口内血液、唾液流出,并防止呕吐物逆行性吸入。在嗜睡时可能发生舌后坠,妨碍呼吸,可放置口腔通气道,必要时给氧气。如发现患儿哭声嘶哑,说明有喉头水肿,应及时用激素治疗并严密观察呼吸。发现有呼吸困难时应及时行气管切开术,防止窒息。术后高热,应及时处理,预防高热抽搐、大脑缺氧导致意外发生。

　　(2)注意术后出血：手术当天唾液内带有血水而未见有明显渗血或出血点时，局部无需特殊处理，全身可给止血药。如口内有血块则应注意检查出血点，少量渗血无明显出血点者，局部用纱布压迫止血。如见有明显的出血点应缝扎止血；量多者应回手术室探查，彻底止血。

　　(3)患儿完全清醒4小时后，可喂少量糖水，观察30分钟，没有呕吐时可进流质饮食。流质饮食应维持至术后2～3周，半流质1周，1个月后可进普食。

　　(4)每日应清洗口腔，鼓励患儿饮食后多饮水，保持口腔卫生和创口清洁。严禁患儿大声哭叫和将手指、玩具等物纳入口中，以防创口裂开。术后8～10日可抽除两侧松弛切口内所填塞的碘仿油纱条；创面会很快由肉芽和上皮组织所覆盖。腭部创口缝线于术后2周拆除；如线头感染，可提前拆除；如患儿不配合，缝线可不拆除任其自行脱落。

　　(5)口腔环境被污染，腭裂术后应常规应用抗生素3～5日，预防创口感染；如发热不退或已发现创口感染，抗生素的应用时间可适当延长。

　　2.并发症处理

　　(1)咽喉部水肿：由于气管内插管的创伤和压迫，以及手术对咽部的损伤，都可能导致咽喉部水肿，造成呼吸和吞咽困难，甚或发生窒息。其防治：根据患儿年龄选择适宜大小的插管，防止导管对气管壁持续性压迫；插管动作要轻，减少创伤；手术时尤其行咽成形术时，操作要仔细、轻巧，止血彻底，减少对组织损伤和血肿形成。术后给予适量激素，可以减轻或防止其发生，必要时应行气管切开。

　　(2)出血：腭裂术后大出血并不多见，但在幼儿患者，虽有小量出血，亦能引起严重后果，故术后应严密观察是否有出血现象。术后的早期出血（原发性出血）多由于鼻腔侧暴露的创面。术后较晚期的出血（继发性出血）常由于创口感染所引起。如发现出血，先要查明准确部位和出血的原因。如为渗血，可用明胶海绵或止血粉，止血海绵，或用浸有肾上腺素的小纱布行局部填塞和压迫止血。如出血在鼻腔侧创面，可滴入1%麻黄素溶液数滴，或以浸有麻黄素液的纱条填塞和压迫止血。发现有明显的出血点时，应及时缝扎止血。如查明为由于凝血因素障碍而引起的出血，应输鲜血，并给予相应的止血剂，如维生素K_1、K_3或止血敏等。

　　(3)感染：腭裂术后严重感染极少见，偶有局限性感染。严重感染者可见于患儿抵抗力差，手术操作粗暴，对组织损伤太大等原因，为此，术前必须对患儿全面检查，在健康状况良好下方可手术，术中对组织损伤小，创缘缝合不宜过密，缝线以0号或3-0号线为宜，术后注意口腔卫生，鼓励患儿饮食后喝水，防止食物残留创缘，常规用抗生素3～5日。

　　(4)打鼾及暂时性呼吸困难：这类现象多发生在咽后壁瓣成形术或腭咽肌瓣成形术后，由于局部组织肿胀引起，可随组织肿胀消退而呼吸逐渐恢复正常。如发生永久性鼻通气障碍，需再次手术矫治。

　　(5)创口裂开或穿孔：腭裂术后创口可能发生裂开或穿孔，常位于硬软腭交界及腭垂处，也可能发生在硬腭部位；也有极少数情况是创口全部裂开。其原因常是因两侧黏骨膜瓣松解不够，尤其在软腭部因血管神经束游离不足，或翼钩未凿断、腭帆张肌未松弛等，阻碍了组织瓣向中线靠拢，而使缝合张力过大；又因吞咽动作使软腭不断活动，加之硬软腭处组织很薄，鼻腔侧面裸露，极易遭感染等原因，导致软硬腭交界处创口复裂或穿孔。在腭垂处创口裂开常由于术中组织撕裂或缝合不良等原因造成。

　　较小的术后穿孔，常可随创口愈合而自行缩小闭合。腭裂术后穿孔不论大小，都不要急于立即再次手术缝合。因组织脆弱血供不良，缝合后常会再次裂开，以术后6～12个月行二期手术为好。

　　硬腭中部穿孔的修补方法是先切除瘘孔周围瘢痕组织，形成新鲜创面；然后在瘘孔两侧靠近牙槽突内侧，各作一松弛切口，将所形成的黏骨膜瓣向中线推移拉拢缝合，两侧松弛切口处所遗留的创面，用碘仿纱条填塞。

位于一侧较小的穿孔,可用局部黏骨膜瓣转移法修复之。为行双层修复,可利用瘘孔边缘为蒂的向鼻侧翻转的黏膜瓣作为鼻腔面衬里。

位于硬软腭交界处的穿孔,可按不完全腭裂修复法做"M"形切口,形成两个黏骨膜瓣,再将瘘孔周围近边缘处的瘢痕组织切除,将两侧黏骨膜瓣向中线处移动缝合,并用碘仿纱条填塞所遗留的创面。

对于有较大的穿孔或几乎全部裂开的病例,常需要按腭成形术方法重新整复。

【出院注意事项】

1.注意休息,加强营养。

2.保持口腔卫生清洁。每日饭前饭后必须用漱口液清洁口内食物残渣。术后2~3周进流质,以后改为半流质。1个月后改成普食。

3.出院1个月后开始进行语音功能锻炼。

三、牙槽突裂

牙槽突裂的发生是在胚胎发育期由于球状突与上颌突融合障碍所致,故牙槽突裂亦可称为前腭裂,临床上可与唇裂相伴发,而更多的是与完全性唇裂相伴发。

【临床表现】

根据裂的程度可分为

1.牙槽突完全性裂 牙槽突从鼻腔至前腭骨完全裂开。裂隙宽度不一,口、鼻腔贯通,常见于单侧或双侧唇腭裂。

2.牙槽突不完全性裂 牙槽突有程度不一的部分裂开。鼻底及前庭部位牙槽骨有缺损凹陷,但保持连续性,连续部分牙槽黏膜完整,口、鼻腔互不通连。

3.牙槽突隐裂 牙槽突线状缺损或轻度凹陷,未见有裂隙,黏膜完整,口鼻腔不相通,临床偶见于不完全性唇裂者。

【诊断要点】

(一)病史询问要点

1.有无唇腭裂病史 完全性唇腭裂多伴有牙槽突裂。

2.饮食情况 牙槽突裂多有进食时食物溢出现象。

3.发音情况 牙槽突裂患者多数说话不清晰。

(二)体格检查

专科检查:牙槽突呈现不等的裂隙,最常见于侧切牙与尖牙之间,其次在中切牙与侧切牙之间,少数可发生在中切牙与中切牙之间。牙槽突裂常导致受累牙的数目、形态和位置异常。可出现面部不对称、牙槽骨段扭转和牙萌出异常,并有前后牙反𬌗。因口、鼻腔瘘,口鼻腔卫生不良,易于出现恒牙脱落、猛性龋,并因口鼻相通,使口鼻腔功能互相干扰,造成发音障碍。

(三)继续检查项目

入院后应进行下列检查:①血、尿、粪常规。②凝血功能常规项目。③心电图和胸部X线摄片。

【鉴别诊断】

根据病史及专科检查可作出明确诊断。

(一)治疗原则

应以手术为主,辅以正畸治疗和义齿修复,以达到最完美的功能和外形。

（二）治疗要点

牙槽突裂手术治疗的主要目的是通过植骨消除牙槽骨的缺损,从而达到以下目的:①为裂隙邻近和未萌出的牙提供骨的支持。②封闭口鼻瘘。③建立正常的上颌牙弓形态,恢复前颌骨的连续性及稳定性。④为支撑唇和鼻底提供一个稳定的支架。因此,全面修复牙槽突裂的治疗计划包括:①外科前治疗。②牙槽突裂的软组织封闭。③牙槽突裂的植骨修复。④裂隙缺牙的修复。

（三）**手术年龄**

牙槽突裂植骨和软组织修复是一种选择性手术,对手术年龄目前仍有争议。但多数唇腭裂治疗中心赞同牙槽突裂植骨手术应延迟到混合牙列期(9～11岁),在尖牙萌出以前较为恰当。在此期尖牙牙根已形成1/2到2/3,同时,10岁左右上颌骨发育即已基本完成,可避免手术对上颌骨发育的有害影响。在尖牙未萌出前植骨,可使尖牙能通过移植骨区萌出,刺激新骨的形成,增加发育不良的牙槽突裂区域的高度;如果一旦牙已萌出再植骨,则移植骨不可能改善牙的牙周支持,同时常因植骨块吸收使牙槽骨的高度回复到术前的水平。

（四）**植骨材料**

1.自体骨移植　髂骨、颅骨、胫骨、肋骨松质骨都是活性骨基质。多数采用髂骨作为供骨源,因为髂骨有丰富的纯粹松质骨的骨源,其取骨方法也较简便。肋骨密质骨比例较高,且移植后管化较慢,目前已很少应用;胫骨虽然能获取一定量的松质骨,但远离手术区,而且量远不如髂骨多,因此也较少应用。

2.生物材料　生物性材料如羟基磷灰石等不适于作牙未萌出的牙槽突植骨,因为它难以达到为牙的移动和重建牙弓提供一种适合的基质,反而可影响牙的正常萌出。

3.手术后的义齿修复治疗　由于牙槽突裂严重影响牙胚发育,并导致切牙严重畸形或缺失的病例,虽经植骨、正畸治疗,但仍可存在牙间隙。在这种情况下,必须采用义齿修复来恢复缺失牙,关闭牙间隙。

在第1磨牙已缺失的病例,可任尖牙萌出推到第1前磨牙位置;在这种情况下,植骨对尖牙萌出的意义就大为减小。如患者单为恢复牙列,则牙槽裂隙和牙间隙可以考虑直接用义齿修复治疗而无须手术。

对植骨手术失败或成人病例,牙槽突部的塌陷和牙缺失一般常用修复体来支撑上唇和鼻底部,并修复牙列缺失,也可在一定程度上达到改善面部外形和前牙区功能的目的。

【牙槽突裂整复术操作规范】

1.操作程序及方法

（1）患者取仰卧位,垫肩,头偏向健侧。

（2）麻醉方法的选择应以安全和保证呼吸道通畅为原则。都应在气管插管施行,但由于插管全身麻醉需要特殊的设备,相应的监护系统以及麻醉技术要求较高,目前国内较多仍采用 γ-羟丁酸钠、硫喷妥钠或氯胺酮基础麻醉,加用眶下神经阻滞麻醉情况下施术。应当指出,这种麻醉方式是极不安全的,在有条件的单位不应再采用这种麻醉方法。

2.牙槽突裂手术包括软组织裂隙或瘘口关闭和骨组织移植两部分。以前常分二期手术,先关闭软组织裂隙而后再进行植骨术。目前,虽然在选择最适合的手术年龄上尚有争议,但软组织修复和植骨同期手术已被大家所赞同。其目的是通过植骨使牙槽突恢复骨的连续性和关闭软组织裂隙。应达到以下几方面要求:

（1）为裂隙邻近和未萌出的牙提供骨的支持:在恒牙萌出以前植骨,可望建立一个骨基质,裂隙缘的牙通过该基质萌出,使该牙有较好的牙周支持,以防止牙的过早脱落;即使是错位牙,有了牙周支持也可提高正畸效果。

（2）封闭口鼻瘘和前腭裂:由于口鼻瘘和前腭裂的存在,口鼻腔交通,口腔内食物或液体经常进入鼻腔,给患者带来麻烦,而鼻腔分泌物易流入口腔,也影响口腔卫生;同时由于口鼻交通、口鼻腔漏气,也影响患者语音的清晰度。通过手术关闭口鼻瘘和前腭裂后可以消除以上的不良现象。

(3)提供稳固的上颌牙弓:牙槽突裂植骨后能形成牙弓的连续性和整体牙槽突,防止裂隙侧骨段的塌陷。尤其在双侧唇腭裂患者,植骨后可得到前颌骨的稳固,可为将来上颌骨前移创造条件,因为整块上颌骨前移比三块骨段分开前移要容易得多,而且还保证了前颌骨的充分血供。

(4)为支撑唇和鼻底提供一个稳固的支架:由于牙槽突缺损,裂隙存在,鼻底、鼻翼基底部以有上唇部也可因缺乏支持而塌陷,造成鼻部不对称,同时也影响到唇裂修复的效果。牙槽突植骨后,可提高和支撑鼻翼基底、建立一个梨状孔边缘,使鼻两侧对称;同时,由于提供了上唇的支持,面貌可得到满意的改善。

(5)手术应以不妨碍上颌骨发育为原则,要避免导致或加重手术后继发性畸形的发生。

【围手术期的处理】

(一)术前准备

1.手术指征　全身情况能够耐受手术的患者。

2.禁忌证　全身情况不能耐受手术的患者。

3.常规准备

(1)术前综合分析临床表现以及各项检查。

(2)术前1日做局部皮肤的准备。可用肥皂水清洗上、下唇及鼻部,并用生理盐水擦洗口腔;如系成人,应剪除鼻毛及剃须,洁牙,清除病灶,并用含漱剂漱口。

(3)术前30分钟注射阿托品,成人可注射苯巴比妥钠或其他镇痛、镇静剂。

(二)术后处理

1.一般处理

(1)预防继发感染:术后应用漱口水漱口,以保持口腔卫生,经予抗生素3~5日。

(2)减少局部活动,术后软食1~2周。

(3)10~14日后拆线。

(4)术后如发生创口裂开,有小部分移植骨暴露时,应继续保守治疗,加大抗生素剂量,去除小块已露出的移植骨,待创口肉芽生长愈合。

(5)牙槽突植骨成功后,仍有一定比例的患者其尖牙不能在牙槽突裂植骨区自行萌出,其原因尚不明了。临床观察到采用颊黏膜组织瓣覆盖移植骨区者,可能妨碍尖牙萌出。对这类尖牙不能自行萌出的病例应再次进行手术助萌,使其长出到裂隙部位。

2.并发症处理

(1)移植床术创感染:多由术前未能很好清洁口腔、术中创口缝合不严密、术中止血不彻底术后形成血肿等原因引起。应在术前作好口腔清洁准备,术中彻底止血,采用间断加褥式缝合,严密缝合创口,术后配合使用抗生素。

(2)创口裂开:缝合不严密或感染引起,防治处理同移植床术创感染。一旦裂开,不宜立即手术再行修补。通过换药,促进伤口愈合,愈合后半年再行手术。

【出院注意事项】

1.正畸治疗　在混合牙列期植骨,为要达到最理想的功能和外形要求,必须要在口腔正畸科医师协作下进行。

手术前发现患儿的牙弓宽度不一致,呈反𬌗者,在术前需要先进行扩弓矫正治疗,以改善牙𬌗关系。虽然扩弓后会导致牙槽裂隙或口鼻瘘扩大,但大多数情况下,反而为手术提供了较好的进路。对这些病例,植骨后一定要继续用矫正器固位,以保持已恢复的牙殆关系。

手术后上颌尖牙通过植骨区萌出,也需要在正畸治疗下,使有足够的牙间隙,可引导尖牙的正常位置萌出,并建立良好的功能牙殆关系。对侧切牙缺失的病例,应尽可能引导尖牙萌出在切牙位,关闭牙间隙,可免于义齿修复。

2.义齿修复　由于牙槽突严重影响牙胚发育,并导致切牙严重畸形或缺失的病例,虽经植骨、正畸治疗,但仍可存在牙间隙。在这种情况下,必须采用义齿修复来恢复缺失牙,关闭牙间隙。

在第1磨牙已缺失的病例,可任尖牙萌出推到第1前磨牙位置;在这种情况下,植骨对尖牙萌出的意义就大为减小。如患者单为恢复牙列,则牙槽裂隙和牙间隙可以考虑直接用义齿修复治疗而无需手术。

对植骨手术失败或成人病例,牙槽突部的塌陷和牙缺失一般常用修复体来支撑上唇和鼻底部,并修复牙列缺失,也可在一定程度上达到改善面部外形和前牙区功能的目的。

3.保持口腔卫生清洁　每日饭前饭后必须用漱口液清洁口内食物残渣。术后2～3周进流质,以后改为半流质。1个月后改成普食。

四、面横裂

面横裂是一种较少见的先天性面裂畸形,其发生原因是由于胚胎的上颌突与下颌突未能完全融合所致。临床表现为口角至颊部水平裂开,可为单侧裂,表现为两侧口角不对称;也可为双侧裂,表现为巨口症。面横裂者,除口颊畸形外,还可伴其他第1鳃弓的发育畸形,如颜面部一侧发育不良、耳前瘘管以及附耳等畸形。

【临床表现】

1.单侧面横裂　面横裂发生在一侧口角。

2.双侧面横裂　面横裂发生在双侧口角,又称巨口症。

【诊断要点】

(一)病史询问要点

1.遗传因素　询问其直系或旁系亲属中有无类似的畸形发生。

2.营养因素　询问其母亲在怀孕期间有无因反应导致营养不良。

3.感染因素　其母在妊娠初期,有无患病毒感染性疾病如风疹等。

(二)体格检查

1.专科检查:应着重检查裂隙部位、长短、宽度;单侧抑或双侧;还应注意有无附耳畸形、瘘管、面部萎缩或多指畸形。

2.面横裂表现为口角至颊部水平裂开。单侧裂者呈两侧口角不对称;双侧裂者表现为巨口症。除口颊畸形外,还可伴其他第1鳃弓的发育畸形,如颜面部一侧发育不良,耳前瘘管以及附耳等畸形。

(三)继续检查项目

入院后应进行下列检查:

1.血、尿、粪常规。

2.凝血功能常规项目。

3.心电图和胸部透视。

【鉴别诊断】

根据病史及专科检查可作出明确诊断。

【治疗措施】

(一)治疗原则

面横裂整复术外科整复是治疗面横裂畸形的唯一方法。

(二)治疗要点

1.使移位的组织回复并保持在正常的位置。

2.用与缺损组织相同的组织修复缺损。

3.注意上唇细微解剖结构,如人中嵴、人中窝、红唇缘、唇珠的重建。

4.从和谐对称美学法则出发,尽量恢复两侧鼻翼、鼻孔形状,并使上下唇的宽度比例和谐,唇宽度符合面部的"三停五眼"审美原则。

5.重建骨或软骨的基础。

6.从未来颌面生长发育的角度出发,摒弃远期效果不好、对颌面发育有严重影响的不良治疗方法。

【面横裂整复术操作规范】

1.患者取仰卧位,垫肩,头偏向健侧。

2.手术麻醉方法的选择应以安全和保证呼吸道通畅为原则,较大的儿童和成人可在局部麻醉(眶下空阻滞麻醉)下进行。婴幼儿施行唇裂整复术,都应在气管插管实行。但由于插管全身麻醉需要特殊的设备,相应的监护系统以及麻醉技术要求较高,目前国内较多仍采用 γ-羟丁酸钠,或硫喷妥钠,或氯胺酮基础麻醉,加用眶下神经阻滞麻醉情况下施术。应当指出,这种麻醉方式是极不安全的,在有条件的单位不应再采用这种麻醉方法。

【围手术期的处理】

(一)术前准备

1.手术指征　术前必须进行全面体检。包括体重、营养状况、心肺情况;有无上呼吸道感染以及消化不良;面部有无湿疹、疖疮、皮肤病等,此外,还应常规行 X 线胸部透视或摄胸片,特别注意有无先天性心脏病,胸腺有无肥大。还应做血、尿常规检查,血红蛋白、白细胞、出血时间及凝血时间是否正常,无论全身或局部出现不正常情况,均应查明原因,并给予适当治疗,待恢复正常后才可安排手术。

2.禁忌证　全身情况不能耐受手术的患者。

3.常规准备

(1)术前 3 日应开始练习用汤匙或滴管喂饲流质或母乳,从而使患儿在术后能适应这种进食方式。

(2)术前 1 日做局部皮肤的准备。可用肥皂水清洗上、下唇及鼻部,并用生理盐水擦洗口腔;如系成人,应剪除鼻毛及剃须、洁牙、清除病灶,并用含漱剂漱口

(3)婴幼儿应在术前 4 小时给予 10％葡萄糖口服或进食糖水 100～150ml。手术尽量在上午进行。

(4)术前 30 分钟注射阿托品,成人可注射苯巴比妥钠或其他镇痛、镇静剂。

(二)术后处理

1.患儿在术后全麻未醒前,应使患儿平卧,将头偏向一侧,以免误吸。

2.全麻患儿清醒后 4 小时,可给予少量流汁或母乳;应用滴管或小汤匙喂饲。

3.唇部创口不用任何敷料包扎,任其暴露。每日可以 3％硼酸及 95％乙醇等量混合液清洗创口,保持创口清洁;但切忌用力拭擦创口。如创口表面已形成血痂,可用过氧化氢液、生理盐水清洗,以防痂下感染。对幼儿更应加强护理,约束双唇活动,以免自行损伤或污染创口。

4.术后应给予适量抗生素药物,预防感染。

5.正常愈合的创口,可在术后 5～7 日拆线。口内的缝线可稍晚拆除或任其自行脱落,特别是不合作的

幼儿,无需强行拆除。如在拆线前出现缝线周围炎,可用抗生素溶液湿敷;必要时拆除有感染的缝线,并行清洁换药和加强减张固定。

6.术后或拆线后,均应嘱咐家属防止患儿跌跤,以免招致创口裂开。

【出院注意事项】

1.注意休息,加强营养。

2.保持口腔卫生清洁,继续软食 2 周,逐渐改成普食。

五、正中裂

正中裂在面裂中较为少见,可发生于上唇正中,也可发生于下唇正中。正中裂有轻重之别,轻者上唇正中裂仅在上唇有缺裂畸形;重者可向上而兼有鼻正中裂。下唇正中裂,轻者局限于下唇的缺裂,重者可延及下颌骨和舌前部。正中裂发生的原因属于第 1、2 鳃弓畸形。上唇正中裂是由于胚胎时期二球状突未能在中线融合;下唇正中裂则是由于二下颌突未能融合所致。

【临床表现】

1.上唇正中裂　裂隙发生在上唇正中。

2.下唇正中裂　裂隙发生在下唇正中。

【诊断要点】

(一)病史询问要点

1.遗传因素　询问其直系或旁系亲属中有无类似的畸形发生。

2.营养因素　询问其母亲在怀孕期间有无因反应导致营养不良。

3.感染因素　其母在妊娠初期,有无患病毒感染性疾病如风疹等。

(二)体格检查

专科检查:正中裂可在上、下唇表现出不同程度的缺裂畸形。轻者上、下唇正中裂仅在上、下唇有缺裂畸形;重者上唇可向上沿鼻小柱、鼻背甚至鼻根部的隐裂或完全裂。同时伴有鼻根部裂者,称为真性正中裂;正中裂同时伴前唇、前颌突、鼻中隔缺如及腭裂者,系由胚胎期球状突缺失或发育缺陷所致,临床上称之为假性正中裂。发生于下唇的严重正中裂者,可延及下颌骨和舌前部,甚至可从颌部一直裂向颈下部。

(三)继续检查项目

入院后应进行下列检查:

1.血、尿、粪常规。

2.凝血功能常规项目。

3.心电图和胸部透视。

【鉴别诊断】

根据病史及专科检查可作出明确诊断。

【治疗措施】

1.治疗原则　唯一的方法是施行正中裂整复术。

2.治疗要点　根据缺损和畸形程序设计一期或分期手术方案。唇部裂隙关闭多采用 Z 成形术原则,以避免直线瘢痕。伴有鼻部裂隙者,应根据面部测量有关数据,沿裂隙在红唇缘、鼻底和鼻尖等具有重要解剖表面标志意义部位明确定点,以保证更好地恢复器官的完整性。术中须行肌肉浅面和深面的潜行分离,分三层关闭伤口,合并骨质缺损的下唇正中裂常需植骨术进行修复。

【正中裂整复术操作规范】

1.患者取仰卧位,垫肩,头偏向健侧。

2.麻醉方法的选择应以安全和保证呼吸道通畅为原则。都应在气管插管施行,但由于插管全身麻醉需要特殊的设备,相应的监护系统以及麻醉技术要求较高,目前国内较多仍采用γ-羟丁酸钠,或硫喷妥钠,或氯胺酮基础麻醉,加用眶下神经阻滞麻醉情况下施术。应当指出,这种麻醉方式是极不安全的,在有条件的单位不应再采用这种麻醉方法。

【围手术期的处理】

(一)术前准备

1.手术指征　全身情况能够耐受手术的患者。

2.禁忌证　全身情况不能耐受手术的患者。

3.常规准备

(1)术前必须进行全面体检。包括体重、营养状况、心肺情况;有无上呼吸道感染以及消化不良;面部有无湿疹、疖疮、皮肤病等。此外,还应常规行 X 线胸部透视或摄胸片,特别注意有无先天性心脏病,胸腺有无肥大。还应做血、尿常规检查,血红蛋白、白细胞、出血时间及凝血时间是否正常,无论全身或局部出现不正常情况,均应查明原因,并给予适当治疗,待恢复正常后才可安排手术。

(2)术前 3 日应开始练习用汤匙或滴管喂饲流质或母乳,从而使患儿在术后能适应这种进食方式。

(3)术前 1 日做局部皮肤的准备。可用肥皂水清洗上、下唇及鼻部,并用生理盐水擦洗口腔;如系成人,应剪除鼻毛及剃须、洁牙、清除病灶,并用含漱剂漱口。

(4)婴幼儿应在术前 4 小时给予 10%葡萄糖口服或进食糖水 100~150ml。手术尽量在上午进行。

(5)术前 30 分钟注射阿托品,成人可注射苯巴比妥钠或其他镇痛、镇静剂。

(二)术后处理

1.患儿在术后全麻未醒前,应使患儿平卧,将头偏向一侧,以免误吸。

2.全麻患儿清醒后 4 小时,可给予少量流汁或母乳;应用滴管或小汤匙喂饲。

3.唇部创口不用任何敷料包扎,任其暴露。每日可以 3%硼酸及 95%乙醇等量混合液清洗创口,保持创口清洁;但切忌用力拭擦创口。如创口表面已形成血痂,可用过氧化氢液、生理盐水清洗,以防痂下感染。对幼儿更应加强护理,约束唇活动,以免自行损伤或污染创口。

4.术后应给予适量抗生素药物,预防感染。

5.正常愈合的创口,可在术后 5~7 日拆线。口内的缝线可稍晚拆除或任其自行脱落,特别是不合作的幼儿,无需强行拆除。如在拆线前出现缝线周围炎时,可用抗生素溶液湿敷;必要时拆除有感染的缝线,并行清洁换药和加强减张固定。

6.术后或拆线后,均应嘱咐家属防止患儿跌跤,以免招致创口裂开。

【出院注意事项】

1.注意休息,加强营养。

2.保持口腔卫生清洁。每日饭前饭后必须用漱口液清洁口内食物残渣。术后 2~3 周进流质,以后改为半流质,1 个月后改成普食。

六、面斜裂

面斜裂的形成原因是胚胎时期上颌突和侧鼻突未能融合,裂隙自上唇经人中外侧至鼻底或绕过鼻翼至眶底中部。有时可继续向上达上睑和前额,眶底骨性支持结构破坏,局部皮肤、肌肉发生缺损和移位畸形。

【临床表现】

1.鼻眶裂　鼻翼上方有洞穿性缺损。

(1)不完全性鼻眶裂:①鼻翼裂:鼻翼上方有洞穿性缺损。②鼻侧裂:鼻翼有矩形缺损,鼻中隔前部暴露,同侧眼裂由上向下倾斜。

(2)完全性鼻眶裂:裂隙自眶部斜向鼻腔;鼻下部外侧壁缺损,鼻翼发育不全或全鼻发育不全。

2.口眶裂　裂隙自口唇至眶。

(1)不完全性口眶裂:除不完全性鼻眶裂的表现外,同时伴有唇裂。

(2)完全性口眶裂:裂隙自一侧唇红缘开始向上沿鼻唇沟到同侧内眦或下睑;眶底缺损直达腭部,眼球显著下移至裂隙中。

【诊断要点】

(一)病史询问要点

1.遗传因素　询问其直系或旁系亲属中有无类似的畸形发生。

2.营养因素　询问其母亲在怀孕期间有无因反应导致营养不良。

3.感染因素　其母在妊娠初期,有无患病毒感染性疾病如风疹等。

(二)体格检查

专科检查:面斜裂畸形的裂隙自上唇经人中外侧至鼻底或绕过鼻翼至眶底中部。有时可继续向上达上睑和前额,眶底骨性支持结构破坏,局部皮肤、肌肉发生缺损和移位畸形。

(三)继续检查项目

入院后应进行下列检查:

1.血、尿、粪常规。

2.凝血功能常规项目。

3.心电图和胸部透视。

【鉴别诊断】

根据病史及专科检查可作出明确诊断。

【治疗措施】

(一)治疗原则

1.应视裂隙类型、程度,因人而异,制定手术方案。

2.严重畸形应分期手术,解决如下问题:

(1)修复唇裂。

(2)颊部软组织修复,多用"Z"成形术。

(3)纠正眼裂,再造泪道,复位内眦韧带和外韧带。

(4)修复鼻外侧壁。

(5)骨移植修复上颌骨及眶底。

(6)改变内、外眦位置并改善鼻外形。

(二)治疗方法

1.唇裂整复术、上颌骨及眶底缺损植骨术、鼻泪管再造术、鼻再造术、颊部皮瓣旋转成形术等。

2.治疗要点:修复要点:应根据畸形程度和缺损范围做具体设计。临床多采用"V-Y"改形术、局部旋转皮瓣和 Z 成形术等方法进行修复。眶底骨质严重缺损者,应行植骨术修复。合并泪囊炎者,应先行泪囊摘除术。

【面斜裂整复术操作规范】

操作程序及方法为:

1.患者取仰卧位,垫肩,头偏向健侧。

2.麻醉方法的选择应以安全和保证呼吸道通畅为原则。都应在气管插管施行,但由于插管全身麻醉需要特殊的设备,相应的监护系统以及麻醉技术要求较高,目前国内较多仍采用 γ-羟丁酸钠,或硫喷妥钠,或氯胺酮基础麻醉,加用眶下神经阻滞麻醉情况下施术。应当指出,这种麻醉方式是极不安全的,在有条件的单位不应再采用这种麻醉方法。

【围手术期的处理】

(一)术前准备

1.手术指征　全身情况能够耐受手术的患者。

2.禁忌征　全身情况不能耐受手术的患者。

3.常规准备

(1)术前必须进行全面体检:包括体重、营养状况、心肺情况;有无上呼吸道感染以及消化不良;面部有无湿疹、疖疮、皮肤病等,此外,还应常规行 X 线胸部透视或摄胸片,特别注意有无先天性心脏病,胸腺有无肥大。还应做血、尿常规检查,血红蛋白、白细胞、出血时间及凝血时间是否正常,无论全身或局部出现不正常情况,均应查明原因,并给予适当治疗,待恢复正常后才可安排手术。

(2)术前 3 日应开始练习用汤匙或滴管喂饲流质或母乳,从而使患儿在术后能适应这种进食方式。

(3)术前 1 日做局部皮肤的准备。可用肥皂水清洗上、下唇及鼻部,并用生理盐水擦洗口腔;如系成人,应剪除鼻毛及剃须、洁牙、清除病灶,并用含漱剂漱口。

(4)婴幼儿应在术前 4 小时给予 10%葡萄糖口服或进食糖水 100~150ml。手术尽量在上午进行。

(5)术前 30 分钟注射阿托品,成人可注射苯巴比妥钠或其他镇痛、镇静剂。

(二)术后处理

1.患儿在术后全麻未醒前,应使患儿平卧,将头偏向一侧,以免误吸。

2.全麻患儿清醒后 4 小时,可给予少量流质或母乳;应用滴管或小汤匙喂饲。

3.唇部创口不用任何敷料包扎,任其暴露。每日可以 3%硼酸及 95%乙醇等量混合液清洗创口,保持创口清洁;但切忌用力拭擦创口。如创口表面已形成血痂,可用过氧化氢液、生理盐水清洗,以防痂下感染。对幼儿更应加强护理,约束双唇活动,以免自行损伤或污染创口。

4.术后应给予适量抗生素药物,预防感染。

5.正常愈合的创口,可在术后 5~7 日拆线。口内的缝线可稍晚拆除或任其自行脱落,特别是不合作的幼儿,无需强行拆除。如在拆线前出现缝线周围炎时,可用抗生素溶液湿敷;必要时拆除有感染的缝线,并行清洁换药和加强减张固定。

6.术后或拆线后,均应嘱咐家属防止患儿跌跤,以免招致创口裂开。

【出院注意事项】

1.注意休息,加强营养。

2.保持口腔卫生清洁。每日饭前饭后必须用漱口液清洁口内食物残渣。术后 2~3 周进流质,以后改为半流质,1 周后改成普食。

(桑泽玲)

第二节　颌骨发育性畸形

由于各种先天及获得性原因导致上下颌骨在形态和空间位置的异常,造成病人咬合关系和面型的异常者,称为牙颌面畸形。口腔颌面外科医生在口腔正畸科医生的配合下,通过以外科手术为主,结合手术前后的正畸治疗矫治牙颌面畸形的学科,称为正颌外科。目前正颌外科已经发展为口腔颌面外科的重要分支,也是一个较为成熟的学科分支。

一、上颌前突畸形

【诊断标准】

1.临床表现　上颌前突畸形中真正整体上颌骨前突者极其少见,临床多以上颌前牙及牙槽突的前突为主。表现为如下几点。

(1)上颌前突。

(2)开唇露齿,自然状态下双唇不能闭拢,微笑时牙龈外露过多。

(3)上下前牙拥挤、唇向倾斜,前牙深覆𬌗、深覆盖,双侧上颌尖牙间宽度不足。

(4)常伴有颏后缩畸形。

2.辅助检查　X线头影测量表现为:

(1)上颌骨前后向和垂直向发育过度。

(2)上颌前牙露齿大于 2～3mm。

(3)鼻唇角偏锐。

【治疗原则】

根据 X 线头影测量和术后效果预测(VTO)及模型外科设计,选择适当的正颌外科术式。若上颌后退超过第一前磨牙的宽度,则除了后退上颌前部,利用第一前磨牙骨间隙以外,还应该行上颌整体后退,即术中拔除双侧上颌第一前磨牙,行上颌 Le Fort Ⅰ型分块截骨术;若上颌后退不超过上颌第一前磨牙的宽度,且上颌前部上移不超过 3mm 者,可首选上颌前部截骨术。手术矫治上颌前后向畸形的同时,还应该注意上颌骨垂直方向的畸形矫治,即适当上移上颌前部或上颌整体的上移,必要时应配合软组织成形手术(上唇延长)和上颌前牙牙龈成形或牙冠修复等。伴有颏后缩畸形者应同时行水平截骨颏成形术。

二、上颌后缩畸形

【诊断标准】

1.临床表现

(1)上颌后缩、鼻旁区和眶下区较凹陷。

(2)上唇落于下唇的后方,闭口时下唇显得较厚。

(3)前牙反𬌗或伴开𬌗,后牙为安氏Ⅲ类关系,前牙代偿表现为上牙唇倾和下牙舌倾。

2.辅助检查　X线头影测量表现为:

(1)上颌骨前后向和(或)垂直向发育不足,SNA 角常小于 80°。

(2)上颌前牙露齿小于 2～3mm。

(3)鼻唇角较钝。

【治疗原则】

常需要行术前正畸治疗以消除上下颌前牙对于骨畸形的代偿及上颌牙弓的宽度不足。

根据 X 线头影测量和术后效果预测(VTO)及模型外科设计,决定手术方案。手术原则是前移上颌骨,恢复面中部适当的突度。同时注意鼻旁区和眶下区凹陷的恢复。上颌 Le Fort Ⅰ 型截骨术、改良高位 Le Fort Ⅰ 型截骨术为首选术式,另外可根据情况配合鼻旁区自体骨或人工材料的植入,矫治该部位的凹陷畸形。

三、下颌前突畸形

【诊断标准】

1.临床表现

(1)面下部、下唇和颏部明显前突,下唇位于上唇的前方。正面观面下部可以是对称的,亦可以表现为偏斜畸形。

(2)前牙呈对刃或反𬌗或伴开𬌗,后牙为安氏Ⅲ类关系。前牙代偿表现为上牙唇倾和下牙舌倾。

2.辅助检查　X 线头影测量表现为如下几点。

(1)下颌骨前后向和垂直向发育过度,下颌骨相对颅底位置关系的一些测量值高于正常,如 SNB 角大于80°等。

(2)面下 1/3 高度较长。

(3)颏部可能同时发育过度,亦可能发育不足。

【治疗原则】

多数下颌前突畸形病例需要行术前正畸治疗去除代偿性牙倾斜,排齐牙列。

根据 X 线头影测量和术后效果预测(VTO)及模型外科设计,决定手术方案。口内入路双侧下颌升支垂直截骨术(BIVRO)和双侧下颌升支矢状劈开截骨术(BSSRO)是目前普遍用于矫治此类畸形的术式,尤以 BSSRO 更为流行,因为其应用坚固内固定技术更为便利,已经成为首选术式。多数病例还同时需要行水平截骨颏成形术矫治颏部畸形。

四、下颌后缩及小颌畸形

下颌后缩畸形是指下颌相对颅底处于靠后的位置,但形态发育基本正常;而小颌畸形则是由于发育障碍导致的小下颌畸形。

【诊断标准】

1.临床表现　下颌后缩畸形通常表现为如下几点。

(1)面下 1/3 突度不足,垂直距离过短。

(2)前牙呈深覆𬌗、深覆盖,牙代偿表现为上颌前牙舌倾、下颌前牙唇倾,以及 Spee 曲线过陡,后牙为安氏Ⅱ类关系。

小颌畸形则表现为如下几点。

(1)俗称“鸟形脸”的特征性面型,颏突度缺乏、颏颈距离过短及颏下软组织隆起。其余表现类似下颌后缩畸形。

(2)严重的小颌畸形病人常因为继发上气道狭窄,造成睡眠打鼾、憋气、反复呼吸暂停和日间嗜睡,存在不同程度的阻塞性睡眠呼吸暂停综合征(OSAS)相关症状。

2.辅助检查

(1)X线头影测量表现为下颌骨前后向及垂直向发育不足,下颌相对颅底位置关系的一些测量值低于正常,如 SNB 角小于 78°等,面下高度和颏部发育明显不足。

(2)夜间睡眠监测常可诊断 OSAS。

【治疗原则】

常需要术前正畸治疗纠正代偿性牙倾斜,调整 Spee 曲线。

应该根据 X 线头影测量和术后效果预测(VTO)及模型外科设计,决定手术方案。目前矫治这类畸形首选双侧下颌升支矢状劈开截骨术(BSSRO),配合进行的手术包括下颌前部根尖下截骨术、水平截骨颏成形术等。

严重的小颌畸形病例往往需要大幅度前徙下颌骨,采用上述术式难以达到治疗目的,且术后复发倾向明显。此类病例目前多采用颌骨牵引成骨(DO)技术配合正畸和正颌手术进行治疗,才能收到良好效果。

五、上颌前突伴下颌后缩畸形

【诊断标准】

1.临床表现

(1)开唇露齿、双唇不能自然闭拢,微笑时有明显的牙龈外露,上唇短小并向鼻方卷曲,下唇位于上前牙的下后方。

(2)颏后缩,下唇与颏之间有软组织隆起,在闭口动作时更加明显,颏颈距离短小,颏颈角增大。

(3)前牙深覆𬌗、深覆盖,上下前牙唇倾明显,Spee 曲线过陡,后牙为安氏Ⅱ类关系。

2.辅助检查 X线头影测量表现为以下几点。

(1)SNA 角大于正常,而 SNB 角小于正常。

(2)上下牙轴均唇倾。

(3)面下 1/3 较长,上颌骨在垂直方向发育过度。

(4)鼻唇角较锐,上唇高与下唇颏高之比较小,唇齿关系常超过 3mm。

(5)下唇向外下方翻卷,下唇与颏部之间可见软组织隆起,颏唇沟不存在。

(6)颏颈角大于正常,颏颈距离较短。

【治疗原则】

多数病人需要术前正畸治疗排齐牙列,调整 Spee 曲线,去除代偿性牙轴倾斜;术后正畸治疗对于获得稳定的咬合关系,并使得术后效果得以保持且避免复发,十分重要。

应该根据 X 线头影测量和术后效果预测(VTO)及模型外科设计,决定手术方案,此类畸形一般应用双颌外科手术完成矫治。上颌常需拔除两个第一前磨牙,利用其牙-骨间隙使上颌前部后退并立轴,即行上颌前部截骨术。伴有露齿过多者还可使该骨段上移,但如果该骨段上移超过 3mm,或者上颌前部后退量大于两侧第一前磨牙的宽度,就应该行上颌 Le Fort Ⅰ型分块截骨术,在上颌前部后退、上移的同时,整体后退、上移上颌骨。下颌手术一般首先需要拔除两侧第一前磨牙,行下颌前部根尖下截骨术,调整 Spee 曲线并保证咬合关系协调;然后行双侧下颌升支矢状劈开截骨术(BSSRO)前徙下颌骨。还应该设计水平截骨颏成形术调整颏中线、颏凸度和面下 1/3 高度,改善面形。

六、上颌后缩伴下颌前突畸形

【诊断标准】

1.临床表现

(1)正面观,下颌突出较为明显,下唇颏高度较长,下唇及颏部前突。上唇显得短缩,眶下、鼻旁区扁平凹陷。

(2)侧面观,下颌骨前后方向的长度,明显较长,下唇颏常位于面部其他结构的前方,面中部明显凹陷,鼻唇角较小,上唇短小上翘。

(3)大部分上下牙、甚至全牙列反𬌗,后牙呈安氏Ⅲ类关系。牙列拥挤不齐,上颌前牙代偿性唇倾,下颌前牙代偿性舌倾。

2.辅助检查　X 线头影测量表现为以下几点。

(1)SNA 角小于正常,而 SNB 角大于正常,ANB 角常为负值。

(2)面下 1/3 较长。

(3)鼻唇角较锐。

(4)上颌露齿较小或为负值,表明上颌骨垂直方向发育不足。

【治疗原则】

术前正畸治疗需要纠正上下颌代偿性牙倾斜、排齐牙列并充分协调上下颌牙弓的宽度。精细的术后正畸治疗亦是必不可少的步骤,已如前述。

应该根据 X 线头影测量和术后效果预测(VTO)及模型外科设计,决定手术方案,此类畸形一般应用双颌外科手术完成矫治。上颌 Le Fort Ⅰ 型截骨术可前移、加长并摆正咬合平面,在三维方向纠正上颌骨的畸形。除了部分病例因为咬合关系、上下颌宽度等问题需要分块以外,一般已经完成术前正畸治疗者均可使上颌整体移动。下颌手术目前一般选用口内入路双侧下颌升支垂直截骨术(BIVRO)或双侧下颌升支矢状劈开截骨(BSSRO),且以后者为首选和多选,因为其应用坚固内固定技术更为便利。还应该设计水平截骨颏成形术调整颏中线、颏凸度和面下 1/3 高度,改善面形。

七、双颌前突畸形

【诊断标准】

1.临床表现

(1)无论正面还是侧面观,都表现为双唇明显前突,开唇露齿,双唇不能自然闭拢,微笑时牙龈外露过多。

(2)强迫闭口时,下唇下方与颏部之间有明显的软组织隆起。

(3)常伴有明显的颏后缩畸形。

(4)上下前牙唇倾,拥挤不齐,磨牙一般呈中性关系。

2.辅助检查　X 线头影测量表现为以下几点。

(1)SNA 角和 SNB 角均大于正常,颏前点偏后。

(2)面下 1/3 较长,唇齿关系超过 3mm 以上。

(3)颏唇沟缺如。

(4)上下前牙牙轴唇向倾斜,牙长轴与下颌平面夹角大于正常。

【治疗原则】

牙列严重拥挤不齐者应该进行术前正畸治疗,排齐牙列。但是应该注意充分保留上下颌骨前份后退的间隙,尽量不在术前拔除第一前磨牙。多数病人需要术后正畸排齐牙列,达到满意的咬合关系。

正颌外科手术选择可考虑:①轻度双颌前突畸形,在良好术前正畸的基础上,单纯使用水平截骨颏成形术进行矫治。②大多数双颌前突畸形都可以使用上颌前部截骨术、下颌前部根尖下截骨术和水平截骨颏成形术这一组合进行矫正。③严重的双颌前突畸形,既要利用拔除四个第一前磨牙后退上下颌前部,还要使上下颌骨进一步后退。一般选用手术的组合为上颌 Le Fort Ⅰ形分块截骨术、双侧下颌升支矢状劈开截骨术、下颌前部根尖下截骨术和水平截骨颏成形术。

部分病人可能还需要同期选择唇成形术等辅助性软组织成形手术。

八、颏后缩畸形

【诊断标准】

1.临床表现　颏后缩畸形在黄种人中较为普遍,主要表现为颏部前后向发育不足,部分病人伴有颏部高度不足和左右不对称畸形;上下颌骨形态位置、咬合关系均在正常范围。

2.辅助检查　与临床表现相对应,除了颏部的相应指标异常以外,余均在正常范围以内。

【治疗原则】

水平截骨颏成形术是矫正此类畸形的首选术式。对于合并颏部短缩者,还可同时通过自体骨移植术矫正,常用的供骨区有:下颌升支外侧板、颅骨外板和髂骨等。

九、下颌角肥大伴咬肌肥大畸形

【诊断标准】

1.临床表现

(1)面下 1/3 明显宽大,面型呈"用"字形。

(2)下颌角向后向下突出,部分病人有面下 1/3 短小。

(3)咬合时可见或可触及明显肥厚隆起的咬肌条索。

(4)大多为双侧发病,少数为单侧。双侧发病者常见双侧畸形程度不对称,单侧者不对称畸形更为明显。

(5)咬合关系可以正常,安氏Ⅱ类错殆或前牙闭锁殆。

2.辅助检查

(1)头颅正位 X 线片可以显示下颌角外突,侧位 X 线片可见下颌角角度明显小于正常。

(2)曲面体层片可分别显示双侧下颌角的形态。

(3)CT 检查能精确显示双侧咬肌的厚度、两侧的差异等。

【治疗原则】

下颌角明显向下向后突出者,可选用口内入路下颌角三角形去骨术和咬肌成形术矫正;下颌角形态尚可,但下颌角间宽度较大者,可以选用口内入路改良矢状劈开去骨术和咬肌成形术矫正;还可对下颌升支和外斜线处骨质进行适当的磨改,使得面型更加柔和。如果病人面下 1/3 短小,可以同期运用水平截骨颏成形术,加上下颌角去除的骨质进行治疗。咬合异常者可通过正畸,甚至联合正颌外科(与本手术同期或二期)矫治。

(侯　伟)

第三节　颌面部获得性畸形与损伤

一、软组织缺损畸形

【概述】

口腔颌面部软组织缺损常因炎症、损伤或肿瘤切除后引起。通常可分为 3 种类型,即黏膜缺损、皮肤缺损和复合缺损,后者包括黏膜和皮肤甚至深部肌肉及骨组织的同时缺损。口腔颌面部软组织畸形常常是由于组织缺损,其他也可因外伤或手术后的瘢痕牵拉所致。组织缺损畸形不但造成患者容貌缺陷及功能障碍,而且也常常给患者带来沉重的精神和心理负担。因此,应最大限度地恢复其生理功能和容貌完整。口腔颌面部软组织缺损的整复方法主要是各种带蒂或游离组织瓣移植。

【临床检查要点】

颌面部获得性畸形与缺损常由明确的致病因素引起,通过详细的询问病史,常可明确病因,而明确病因对治疗计划的拟订又十分重要。如缺损由特异性感染(如结核或梅毒)引起者,必须在控制原发特异性感染的基础上,才允许行手术治疗。

首先应区分颌面部畸形是组织缺损还是组织移位所致,因两者所采取的治疗方法完全不同。对组织移位引起者,仅需将移位的组织复位即可;而对组织缺损引起者,常需采用组织移植方法进行修复。

详细检查病变部位、范围大小、深浅以及受累组织的缺损程度,局部有无筋膜、肌腱、肌肉、软骨、骨等与病变粘连,这些组织有无外露或缺损等。

检查局部有无并发症,如感染、水肿及其他病变,尤其注意局部组织反应程度。注意病变周围组织情况,识别正常组织与异常组织界限,组织的颜色、硬度、松动度、血供情况等。估计外观缺损与实际缺损之间的差距,为此应做双侧对比检查或以健侧作对照,最好能进行数据测量。

对颌面畸形的整复,除恢复患者的容貌外,还要重建其生理功能。因此,除做静态双侧对比检查外,还应做动态的双侧对比检查。

【诊断要点】

颌面部软组织获得性缺损或畸形均由明确的病因引起,通过详细地询问病史、体格检查,一般较易作出诊断。唇、颊、舌、软腭等组织缺损的患者,常伴有吞咽和语音功能障碍。唇颊部组织的缺损或瘢痕挛缩可致口唇闭合不全而出现流涎现象,也可致张口受限及张口偏斜。

【鉴别诊断】

因有明确的致病因素及典型的临床表现,较易作出诊断,无需与其他疾病鉴别。

【治疗措施】

引起口腔颌面部获得性畸形缺损的情况较为复杂,个体差异较大,应针对不同的个体病例制定出合适的治疗计划。

1.颌面部软组织缺损畸形的治疗原则

(1)恢复功能和改善形态并重。

(2)除静态恢复外,尚应尽量做到动态平衡。

(3)供区组织瓣选择愈接近面部愈好。

(4)能用简单方法就不用复杂方法。

(5)能用局部或邻近带蒂组织瓣修复就不选用远处游离组织瓣修复。

(6)只能用次要部位的组织修复较重要部位的缺损。

口腔组织缺损拟行修复时,应根据组织缺损的部位和范围,遵循以下循序渐进的原则,选用适宜修复方法:①拉拢缝合。②游离移植:皮片移植,骨移植。③局部组织瓣:随意皮瓣,轴行皮瓣。④远处组织瓣:轴行瓣,肌皮瓣,骨肌皮瓣。⑤血循重建的游离移植:皮肤筋膜瓣,骨筋膜皮瓣,肌皮瓣,内脏组织瓣。

2.根据不同部位不同范围大小的缺损类型,选择不同的修复方法。

(1)唇缺损畸形的修复:

1)唇红缺损畸形:部分唇红缺损,其范围不超过上下唇1/3者,可以利用剩余的唇红形成一黏膜瓣,利用黏膜组织的弹性推进滑行至缺损部位修复之;部分唇红缺损限于半侧(1/2)上唇或下唇者,可选用对侧唇红黏膜瓣带蒂转移修复;全上唇或下唇唇红缺损,或上下唇唇红均缺损时,则主要靠唇内侧正常黏膜滑行翻转成形。

2)唇缺损畸形(一般系指全层复合组织缺损而言)可根据缺损的部位及范围分别采用以下不同的修复方法:

①直接拉拢缝合术:适用于唇宽1/3以内的唇缺损。

②唇交叉组织瓣转移术:亦称 Abbe-Estlander 法,适用于上、下唇组织缺损在1/2左右者(也常用于1/3小范围缺损者),利用对侧组织带蒂旋转180°修复缺损。

③鼻唇沟组织瓣转移术:本法适用于上唇中部缺损在1/2左右者。

④三合一整复术:即唇交叉组织瓣与鼻唇沟组织瓣手术的结合。本法适用于上唇2/3以上缺损的整复。

⑤唇颊组织瓣滑行推进术:亦称 Bernard 手术。主要适用于下唇1/2~2/3的缺损。

⑥扇形瓣转移术:本法亦称唇颊组织瓣旋转推进术。主要适用于下唇2/3以上或全下唇缺损。

⑦带蒂皮瓣转移术:本法主要适用于全上唇缺损。常用的是额部或顶部带蒂皮瓣,血供来自颞浅动脉主干及其分支(额支或顶支)。

⑧血管化游离(肌)皮瓣移植术:本法主要适用于上、下唇组织的大型缺损,尤其是皮肤组织缺损较多;已不可能采用局部组织瓣修复者,只能采用游离皮瓣或游离肌皮瓣修复。最常用者是游离前臂皮瓣或足背皮瓣。

唇缺损时,如尚伴有前牙的牙槽骨缺失或前牙脱落,则应先行义齿修复,以预防在唇瓣愈合后瘢痕收缩而失去义齿修复的位置;并可协助手术,使唇瓣在正常位置愈合,从而使唇部在术后可显得更为丰满美观。

3)唇部继发畸形

①口角歪斜:因索状瘢痕引起口角歪斜的手术方法主要是瘢痕切除,"Z"字成形术。非索状瘢痕,也无严重组织缺损的情况下,也可采用对侧唇部及口角邻近组织行"Z"字成形术以整复之。

②唇外翻或内卷:轻度唇外翻或内卷可视瘢痕性状,外翻或内卷的程度和部位分别选用"Z"字成形术、"V"-"Y"或"Y"-"V"成形术以矫正之。较严重而广泛的唇外翻或内卷则常需选用瘢痕切除,局部皮瓣或黏

膜瓣转移。

③小口畸形：最常用的整复小口畸形的方法是：在口角处沿唇红缘延伸，向外侧皮肤做长短、大小适宜的三角形切口。切除三角切口内的皮肤、皮下组织，肌肉一般不作切除；黏膜则应予全部保留。沿口裂平面将三角形黏膜切开，至近三角顶端时，再加弧形直切口。将此三黏膜瓣分别翻转向外，与皮肤切口的边缘缝合，即形成新的口裂和唇红组织。

（2）舌缺损畸形的修复：舌缺损畸形的整复多为肿瘤切除后的一期整复。如舌体缺损范围较小，可沿纵向切除后直接拉拢缝合；如为舌体一侧或大部缺损，可选用带蒂的颈胸部肌皮瓣，如舌骨下肌皮瓣、颈阔肌皮瓣、胸锁乳突肌皮瓣、斜方肌皮瓣等或远位的游离皮瓣如前臂皮瓣、肩胛皮瓣等转移修复；对舌体大部切除或伴有口底缺损者以胸大肌皮瓣与背阔肌皮瓣修复效果最佳，不但可以恢复舌的体积和外形，而且尚可充填口底死腔；如为全舌缺损，可选用胸大肌皮瓣、背阔肌皮瓣、舌骨下肌皮瓣或血管化前臂皮瓣修复。舌根部缺损可选用胸大肌皮瓣或游离前臂皮瓣移植，恢复舌根部外形。在行舌缺损修复时，为使修复后的舌体具有动力性功能，应尽量保留舌体正常组织，尤其是舌前部组织，并将支配皮瓣肌肉的运动神经与舌下神经吻合，或将舌神经与舌下神经吻合。另外在行舌再造时尚应注意再造舌的体积，因为临床实践证明，再造舌的体积要较外形更为重要，舌体稍小并不影响功能，反而过大会造成一定影响。

（3）面颊部缺损畸形的修复：

1）面颊部皮肤缺损：以带蒂皮瓣转移整复为最常用。对于缺损范围较小者，可以采用各种改良交叉皮瓣整复；如缺损范围较大，可采用局部转位皮瓣或邻近旋转滑行皮瓣修复，皮瓣来源以邻近组织如耳前后、颊、颈部为宜；对耳前区或面颊后部的大型缺损可以选用面颈部旋转推进皮瓣或颈胸旋转皮瓣修复；如缺损范围较大无法行局部皮瓣转移修复，或局部皮瓣转移后容易造成继发畸形者，可用全厚皮片移植修复。皮片供区可根据缺损的范围、大小，依次选用耳后、锁骨上、上臂或前臂内侧、侧胸、腹部等部位，以选用愈接近面颊部的皮肤愈好；对于包括皮下组织在内的大型颊部缺损，也可采用吻合血管的游离皮瓣移植，供区可根据情况选自上臂内侧、前臂等区域。

2）颊部黏膜缺损：对小范围缺损的修复，可以借助黏膜自身的弹性及延展性，直接拉拢缝合，如不能拉拢缝合，可用局部组织瓣如舌瓣、腭黏骨膜瓣等转移修复或游离植皮修复。对缺损范围较大者，可选用颈阔肌皮瓣转移修复或额部隧道皮瓣通过颧弓下隧道转移修复，额部缺损区游离植皮。亦可采用血管化游离皮瓣修复，最常用者为前臂皮瓣。单纯的颊黏膜缺损也可应用颊脂体修复且无须植皮，2～3周后即可上皮化。近来也有采用生物材料如组织补片等修复黏膜缺损。

3）颊部全层洞穿性缺损：整复时要考虑黏膜及皮肤的双层同时整复。对于陈旧性洞穿性缺损，里层黏膜的整复多可应用缺损边缘皮肤翻转以形成里层；较大型缺损或肿瘤切除后立即整复时，则不可能用缺损边缘皮肤，此时可选用额部隧道皮瓣做里层整复。外层皮肤的缺损则可按上述单纯面颊皮肤缺损整复法进行之。也可采用全额折叠皮瓣或游离前臂皮瓣折叠移植，去除折叠处上皮，分别充作黏膜层和皮肤层。对于大面积缺损，特别是皮下组织或甚至伴有骨组织的缺损时，也可选择复合组织皮瓣移植，如胸大肌皮瓣或是背阔肌皮瓣双层折叠进行修复；或各种组织瓣同时瓦合应用，如额部隧道皮瓣和肌皮瓣瓦合，或是两个游离组织瓣瓦合（如前臂皮瓣与胸大肌皮瓣或背阔肌皮瓣）修复。

【手术规范与技巧】

1.严格遵循整形外科操作原则：①无菌技术。②无创技术。③缝合时创面无张力、无死腔、无创面残留。④血管蒂无扭转或受压。

2.彻底切除瘢痕或病变组织：使创缘及基底部均为血运良好的正常组织。

3.对恶性肿瘤的患者行同期修复时，手术切缘应做快速冰冻病理切片检查，了解手术切除的彻底性，确保切缘安全。

4.彻底止血:关闭创口前充分冲洗创面,清除血凝块,检查有无活动出血点,防止术后形成皮瓣下血肿。

5.对行带蒂或吻合血管的组织瓣移植者,血管蒂的长度应足够,缝合时无张力。术中尚应经常密切观察组织瓣的血运,尽量缩短皮瓣缺血时间,防止血管痉挛或血栓形成。术创内放置引流管时,应避开血管蒂,并在表面皮肤上进行固定,以免压迫血管蒂影响组织瓣血供。

6.对口底或舌根等组织的缺损修复后,可能造成术后的呼吸障碍,应做预防性气管切开。

【围手术期处理】

(一)术前准备

1.了解患者的手术目的与要求,并将治疗方案耐心细致地向患者及其家属解释,以消除患者的紧张情绪,取得患者合作。

2.制定周密手术方案及修复计划。

3.术前行牙体、牙周病治疗,漱口液含漱,口周皮肤清洁,男性患者应刮净胡须或修面。

4.如手术较大、时间较长、出血可能较多者,术前3日常规应用抗生素,并做好血型鉴定和血交叉实验,配好足量的全血或成分血。

5.考虑采用游离皮瓣修复缺损者,术前应保护好受区和供区血管,并做好显微外科器械等特殊器械的准备。

6.全身情况异常者,应予以纠正,以增强手术耐受力,必要时请相关专科会诊。

7.做好原始形象记录。如照相、摄像等。

(二)术后处理

1.生命体征监测及呼吸道护理 全麻术后患者在拔除气管内插管后尚有一嗜睡阶段,应对患者的生命体征进行监测(血压、脉搏、呼吸、体温、神志等),对口腔内手术应观察口腔内有无痰液、血液等分泌物,若有及时吸出,以防呼吸道梗阻。

2.吸氧 若缺损区位于舌、口底及软腭部等,修复后有可能影响患者呼吸者,术后应给予低流量持续吸氧,直至在不吸氧状态下,患者的 SpO_2 仍可维持在 95% 以上。

3.体位 采用带蒂组织瓣或游离组织瓣修复者,为避免血管蒂部的受力及牵拉,应将患者头部制动并略微偏向患侧。

4.保温 温度变化对组织瓣的血供影响较大,若室温较低容易造成组织瓣的血管痉挛。因此,术后室温应保持在 22~25℃。

5.补液 充足的血容量对保持组织瓣的血供及防止血管痉挛是必需的,所以术后应给予补足血容量,必要时可输血。以后可随每日进食量的变化调整补液量,并应注意电解质的平衡。

6.扩血管、抗凝血药物 对行血管蒂组织瓣移植或行血管吻合者,为防止术后血栓形成,应常规使用抗凝血药物,较常用者为低分子右旋糖酐、丹参等。一般带蒂组织瓣移植者应用5~7日;而行血管吻合游离组织瓣移植者,需用7~10日。

7.引流 为防止瓣下积血、积液或血肿形成,应放置充分的引流。常用负压引流,但引流管的放置不能对血管蒂造成影响或压迫。对涉及腮腺区域的手术,当引流管去除后,为预防形成涎瘘,常需行加压包扎,但注意不能压迫血管蒂。

8.饮食 对与口腔相通的手术,手术当天应禁食,第2日开始给予鼻饲流食7~10日。

9.口腔护理 口腔内创口术后常出现涎液分泌增多、积聚,易导致细菌的生长、繁殖,因此应常规行口腔护理。

10.抗感染　因手术时间一般较长，感染的机会增加，特别是与口腔相通的创口更易感染，所以术后应常规预防性应用抗生素 1 周，可根据患者的体温、血常规变化情况以及全身和局部创口的情况，调整抗生素的用量和用法。但应避免抗生素的大剂量长期应用。

11.拆线　对行皮片移植及打包固定者，一般于术后 12～14 日拆线。对游离皮瓣或带蒂皮瓣移植皮肤切口，可在术后 10 日左右拆线。而对口腔内缝线一般于 14 日左右拆线。若创面较大或缝合时有张力者，应行间断拆线，分 2～3 次拆完。

（三）并发症处理

1.血管危象（多发生于术后 72 小时内）　皮瓣移植后可因血管痉挛、血管栓塞或皮瓣下血肿而出现血管危象，动脉缺血表现为皮瓣颜色呈苍白或蜡黄色，皮温下降，针刺或切开表皮及真皮创口不渗血。静脉回流受阻表现为皮瓣肿胀明显，皮瓣色泽呈暗红、紫红或黑紫色等颜色变化，穿刺或切开表皮后渗血明显。对出现血管危象者，应及时予以手术探查，清除皮瓣下血肿，去除造成血管痉挛或栓塞的因素，使血管蒂部无张力，无扭转及受压，切不可静等观察或保守治疗而错过抢救的最佳时机。如出现血管危象，经一般处理无效，则应采取积极果断的措施尽早探查处理。临床经验证明，这是挽救出现血管危害移植组织瓣的关键。

2.出血或血肿　出血的原因在于术中止血不彻底或结扎线松脱。一般在术后当天即可发生，也可出现在术后 3 日之内。表现为负压引流球内出现大量的鲜红色血性液体，如引流不畅则伤口明显肿胀，切口缝合处出现较多渗血，若位于口底或颈部尚可出现呼吸困难。有些患者口外表现不明显，反而在口内出现肿胀渗血。而若是在术后 3 日后出现创面的渗血，多为创面感染造成的继发性出血。若术后出血明显或血肿形成时，应打开创面寻找出血点予以结扎。对未行带血管蒂组织瓣移植或血管化游离组织瓣移植者，可全身给予止血药物。

3.创口感染　口腔内的污染环境、手术时间过长、口内创口缝合不良、创面积血、积液或留有死腔、术前创面有慢性炎症存在以及抗生素应用不当等均可导致创口感染。感染的早期表现为创口局部出现充血、水肿及轻度压痛。若未行及时处理，则症状加重，局部出现红肿、分泌物增多、疼痛明显及引流区域淋巴结肿大，体温升高，化验检查发现白细胞计数及中性粒细胞百分数升高。一旦术后出现感染征象，通过拆除部分缝线、充分引流、消灭死腔、全身及局部应用抗生素可以痊愈。通常根据药敏试验选择敏感的抗生素。如在术后拆线时发现创面皮下有积液，呈淡红色或红色血样液体时，应考虑合并厌氧菌感染之可能，通过保持引流通畅及局部 1% 过氧化氢（双氧水）或甲硝唑液冲洗后加压包扎而愈合。应尽量避免创口感染，否则易造成张口受限。

4.伤口裂开　伤口裂开的原因是由于术后制动不佳，创口缝合时有张力或缝合过密以及受区边缘为瘢痕组织等原因造成的。如术后出现伤口裂开，应针对其原因进行处理，若早期出现伤口裂开，如张力不大，亦无感染可直接缝合。如张力较大，可行减张缝合，裂开较大又不能直接缝合者，可在创面植皮，若有骨、肌腱、血管神经等深部组织外露时，应尽早再次利用其他皮瓣修复。

5.皮瓣坏死　皮瓣坏死的主要原因是血循环障碍。产生血循环障碍的原因是由于各类随意皮瓣和轴行皮瓣的长宽比例设计不当；术中操作损伤了供养血管；皮瓣蒂部扭曲或受压；转移修复后牵拉张力过大；受区瘢痕未去净，软组织床不好，皮瓣得不到受区营养；止血不彻底，皮瓣下有血肿形成等。皮瓣坏死主要在于预防，包括术前对受区与供区的检查，皮瓣的周密设计，术中操作轻柔，术后仔细观察等。一旦发现术后出现皮瓣血运障碍，应查明原因，及时采取相应的措施进行处理。若皮瓣出现坏死、无法挽救者，应将坏死组织修除，创面瘢痕愈合或二期行组织瓣移植。

【出院注意事项】

1.加强营养　饮食一般从流质、软食渐渐过渡到正常饮食。

2.保持口腔卫生　口腔内行组织瓣移植后,因瘢痕挛缩及缺乏动力性功能恢复,易导致局部食物存留,因此应注意对局部进行清洁护理。

3.功能训练　有开口困难的患者,应每天用开口器训练张口度。吞咽困难患者要多练习吞咽。语音不清患者在出院后应缓慢地训练语音功能,直至能使常人听懂其发音。

4.定期复查　以了解缺损修复后的远期外形和功能恢复情况。

二、骨组织缺损畸形

【概述】

获得性颌面骨组织缺损多为肿瘤手术或损伤、炎症后遗所致,颌面骨组织构成面部轮廓支架并有牙齿附着,缺损后可在不同程度上导致容貌畸形及功能障碍,特别是咀嚼和语言功能障碍。临床上颌面骨组织缺损以下颌骨最多见,其次为上颌骨及其他面骨,如颧骨、鼻骨等。除此以外,颌面骨囊肿手术后所致的局限性骨质缺损也较为常见。骨组织缺损的移植骨源大致可分为:自体骨、异体骨和生物陶瓷人工骨,后两类移植骨大多用于中、小型骨缺损,特别是骨腔缺损的填塞。目前自体骨仍是颌面骨缺损修复的主要骨源。

【临床检查要点】

1.专科检查

(1)骨组织缺损的部位及范围:是下颌骨缺损还是上颌骨缺损,或上下颌骨的同时缺损,对上颌骨缺损者,是否合并周围骨组织的缺损。上颌骨缺损者应了解缺损区是否侵及上颌窦,对破坏上颌窦者是否伴有眶底的缺损,对下颌骨缺损者是方块形缺损还是节段性缺损,节段性缺损者是升支部还是体部缺损,或半侧缺损,是否有颏部的缺损。

(2)缺损区及周缘有无炎症:缺损区是否与口腔相通;局部有否慢性炎症存在。

(3)缺损区软组织情况:软组织的量是否足以覆盖移植骨;是否存在软组织瘢痕以及瘢痕的范围。

(4)缺损区边缘情况:对行二期修复者,骨断端的骨质硬化情况及范围。

(5)剩余健康骨组织的情况:剩余健康骨组织的高度及宽度,骨小梁的排列情况。

(6)咬合关系:下颌骨缺损者应了解下颌骨的偏斜情况,错𬌗情况以及双侧颞下颌关节区的情况。

2.影像学检查

(1)X线检查:根据病变或缺损的部位、性质可选用相应的X线检查方法,如上颌骨可选用华氏位片。上颌牙槽部位的病变可选用曲面断层片或咬合片,下颌骨者可选用曲面断层片或下颌骨侧位片、下颌升支切线位片或下颌开口后前位片等,以了解骨组织破坏或缺损的范围。

(2)颌面部CT:了解骨质病变或缺损的范围、边缘形态以及周围软组织的情况。颌面部CT三维重建技术能够清晰地显示和再现颌面骨组织的轮廓结构,能够从三维空间结构上了解骨组织破坏或缺损的范围及其周缘硬组织的情况。

【诊断要点】

对行二期整复的颌面部骨硬组织缺损,诊断较为容易,通过病史询问可明确造成缺损或畸形的原因。对因肿瘤切除造成颌骨缺损而需行一期整复者,其诊断主要是对原发病症的诊断。

【治疗措施】

1.治疗原则　根据骨组织缺损的部位、范围选择适宜的修复方法使骨缺损恢复,恢复容貌外形和生理功能。

2.治疗方案

(1)上颌骨缺损:上颌骨缺损的修复方法分为赝复体修复、自体骨移植修复和钛网支架修复法。对牙槽部的骨质缺损未累及上颌窦,尚余留健康牙齿不影响义齿修复者,仅行义齿修复即可。也有对腭板缺损而牙槽突保留者行前臂皮瓣等修复。对缺损范围较大、影响义齿修复者,以及对于原发于上颌骨或牙龈、腭部的交界性或低度恶性肿瘤,未破坏眶底及上颌窦后壁者,估计手术可以彻底切除者适宜于立即植骨。上颌骨缺损修复的自体骨移植可以采用游离髂骨或游离腓骨移植方法修复,其上可预置种植体,以利术后安装义齿。对于因上颌窦和上颌骨恶性肿瘤术后造成的上颌骨缺损,为便于术后观察有无肿瘤的复发,可采用开放式修复方法,即赝复体修复较为适宜,除能修复颌骨缺损外,尚能恢复患者的牙列和咀嚼功能。

目前对全上颌骨缺损较新的修复治疗方法是用钛网支架恢复面部外形,用腓骨复合骨瓣恢复上颌骨缺损,塑造牙槽嵴外形,腓骨瓣上预先植入种植体,以利术后安装义齿,最终恢复咀嚼功能。

(2)下颌骨缺损:下颌骨缺损的修复方法为:①单纯自体骨游离移植。②带肌肉蒂血管化自体骨移位移植。③游离血管化自体骨移植。④成形性松质骨移植。

下颌骨缺损较少时可就地取用邻近的健康下颌骨缘骨质整复;下颌骨体部缺损主要选用同侧髂骨的髂嵴,半侧下颌骨缺损时主要采用对侧的肋骨和肋软骨(第7～9肋),一般取全肋为宜;全下颌骨缺损应以髂骨形成颏部,升支和体部以肋骨修复;带肋软骨的肋亦可用于颞下颌关节形成。如需同时进行牙种植术,则以密度较高的腓骨为佳。成形性松骨质移植则不受缺损部位的限制。

单纯下颌骨体部缺损、周围软组织丰富者,可采用单纯自体游离骨移植,如有感染或与口腔相通者,可在大剂量抗生素控制下行单纯游离骨移植或血管化自体骨移植。如伴有周围软组织的缺损,则以采用血管化骨肌皮瓣较为适宜。在瘢痕区、放疗区或有慢性感染灶区单纯自体骨游离移植不易成活,采用血管化自体骨游离移植较为适宜。在感染较重、软组织缺失较多却不能行血管化植骨时,以及在某些恶性程度较高的恶性肿瘤切除后无法判断手术是否彻底切除者,或患者本人不愿截取自体骨骼移植时,可采用重建钛板植入以维持缺隙,防止骨段移位,减少瘢痕挛缩,为后期植骨整复创造条件。

【手术规范与技巧】

1.术中严格无菌操作:特别是与口腔相通的伤口,更应注意无菌操作,口腔创口应严密缝合。

2.有充分和密贴的骨接触面:移植骨与受植骨床之间无论采用贴附、嵌入法都必须有充分的松质骨接触面。陈旧性植骨时受骨床硬化骨质必须去除,直至有出血的松质骨面为止。两接触骨面必须紧密贴合,所有空隙,应以松质骨碎骨充填,以利骨的再生与愈合。

3.骨断端之间良好的固定:近年来普遍采用小型或微型钛板坚强内固定的方法固定,以利术后的早期功能活动。

4.移植骨必须有充分的软组织覆盖,应做黏膜与黏膜下层的双层缝合。

5.消灭死腔:围绕植骨做包绕圈式固定,此法有利于消灭死腔及避免感染供骨区,应分层放置引流严密缝合,以免形成死腔或积液。

【围手术期处理】

(一)术前准备

1.上颌骨切除者,术前应制作腭护板。

2.对下颌骨手术,因术中需确定良好和稳固的咬合关系,术前需在健康牙齿上上牙弓夹板或栓结小环。

3.需行坚固内固定者,应选择合适的钛板、钛钉及相应的配套器械。

4.其余同软组织缺损畸形的整复。

(二)术后处理

1.一般处理　软组织缺损畸形整复术后的一般处理同样适用于硬组织缺损畸形术后。在计划采用颌间牵引或颌间结扎法作辅助固定的全麻手术病例,应在术后次日清醒后进行。

(1)下颌骨缺损修复的患者,为保证术后良好的制动,术后当天禁食,次日开始给予鼻饲7~10日。改为口腔进食后,亦应注意减少张口活动,以防止移植的骨块移位。

(2)如供骨区放置引流条,应于术后24~48小时抽出,并对供区创面加压包扎。

2.并发症处理

(1)血肿:血肿的形成常因术中止血不彻底或留有死腔所致,出现于术后的早期,表现为伤口处明显肿胀,切口缝合处渗血明显。如发现术后植骨区血肿形成,应及时引流,注入适量抗生素,然后重新加压包扎。行非血管化游离植骨者尚可全身应用止血药物。

(2)感染:感染是植骨失败的最主要原因,易造成植骨区感染的因素包括:患者年龄大、手术创伤大、骨缺损范围大、术前曾接受过放疗、软组织覆盖不足、口内入路植骨及植骨固定不稳定等。此外也与固定方法有关,钢丝结扎固定较坚强内固定的感染率高。早期主要表现为局部软组织红肿及轻压痛。一旦发现局部感染征象,除加强全身应用抗生素外,应行制动、局部换药、放置引流、搔刮病变组织、移植骨松动者重新固定等。只要处理及时、恰当,在感染控制后,移植的骨块仍有可能成活,甚至在移植骨块发生局部性骨髓炎后,只要移植床未与口腔相通,仍不应过早将移植骨块取出。如经积极处理1个月后,伤口无愈合趋势,仍持续排脓时,则植入骨块成活的可能性很小,应考虑将其取出。

(3)骨不连接:植骨术后发生骨不连接的可能原因包括:继发于骨感染、局部血运差、植骨衔接面积小、植骨衔接端间距过宽、植骨固定稳定性差等。主要在于预防,包括术前选择严格的适应证及适宜的修复方法,术中认真仔细地操作保证有充分的骨接触面及良好的受骨床、固定牢靠,以及术后预防感染等。

【出院注意事项】

1.加强营养,饮食一般从流质、软食逐渐过渡到正常饮食。

2.保持口腔卫生。

3.功能训练。术后若出现张口困难,应在移植骨成活后逐渐行张口训练,直至恢复正常的开口度。

4.在植骨成活后,若无继发感染或引起疼痛不适,内固定所用之不锈钢丝或微型夹板不必取出。

5.在移植骨成活8个月后,可考虑修复失牙。

6.定期复查,以了解移植骨的愈合情况、外形和功能恢复情况、骨吸收情况及有无原发病变的复发。

(桑泽玲)

第十七章　口腔颌面部神经疾患

第一节　三叉神经痛

三叉神经痛是一种在三叉神经分布区域内反复发作的阵发性剧痛。多发生在中、老年人,女性多于男性,近年来发病有年轻化的趋势。发作时受累的三叉神经区域内可出现阵发性刀割样、针刺样、电击样剧痛。三叉神经痛分原发性和继发性两种:原发性三叉神经痛,指目前还未找到明确发病原因的,发生在三叉神经分布区域内反复发作的阵发性剧痛,一般神经系统检查无阳性体征;继发性三叉神经痛,指由某种原因引起的三叉神经痛症,常伴有神经系统阳性体征。原发性三叉神经痛的治疗方法有很多种,但由于其发病原因不甚明确,故目前还没有一种彻底根治的疗法。目前认为小脑脑桥角区的微血管压迫邻近神经根可能是主要发病因素之一。

【入院评估】

(一)病史询问要点

1.疼痛的部位、性质、时间和特点:患者洗脸、刷牙、进食时只要轻微地触及到口腔颌面部某些特定的敏感点(扳机点),在三叉神经分布区立刻会出现刀割样、针刺样阵发性剧痛。疼痛每次发作时间一般在数秒或数分钟,骤然发生,骤然终止。两次发作之间有间歇期,间歇期刺激无疼痛。发病早期间歇期较长,疾病越发严重时,发作次数变频繁,间歇期变短。发作有周期性,每次发作周期时间长短不一,早期可持续几周或几月,有较长时间的缓解期,在此期间疼痛明显减轻,有的甚至疼痛消失,长的可达几年。随着病情加重,持续时间越来越长,缓解期则越来越短,有些严重患者一年中只有数天缓解期。原发性三叉神经痛极少有自愈的机会,发作程度与气候骤变、情绪激动、面部活动过多等有关。不少患者在疼痛出现前,先出现搏动性跳动。与牙源性疼痛不同,三叉神经痛患者白天的疼痛发作明显加剧,晚上睡下后疼痛不明显,这可能与白天面部肌肉运动较多有关。冷、热刺激与疼痛发作无明显关系。发病初期,大多数患者服用卡马西平能止痛。疼痛多发生在面部一侧。

2.为了避免漏诊继发性三叉神经痛,应仔细询问面部感觉情况,如有面部麻木、角膜反射消失等神经系统阳性体征,或有听力明显下降,反复鼻咽部不适或鼻腔出血史,张口受限史等,要进一步检查排除颅内肿瘤及其他颌面部病变。特别注意年轻患者要排除继发性三叉神经痛。

3.是否伴有严重的心血管系统疾病、血液病、糖尿病等。

4.详细询问患者既往治疗史。

(二)体格检查要点

1.一般情况　由于剧烈疼痛,患者一般进食少,身体极度虚弱,可出现严重的贫血及营养不良,又由于患者长期服用卡马西平等治疗三叉神经痛的药物,易引起白细胞、血小板减少以及肝、肾功能损害。因此,入院治疗前,一定要注意复查血常规及肝肾功能。仔细检查患者的全身情况,严重的心血管系统疾病、血液病以及糖尿病等均要做好充分的手术前准备。

2.专科情况　为排除继发性三叉神经痛,必须做三叉神经功能检查。

(1)运动检查:检查咀嚼肌的运动情况。包括咬肌、颞肌、翼内肌、翼外肌。如上述肌功能不正常,出现咀嚼肌麻痹,不能用力咬牙。要进一步检查三叉神经运动支受损情况。

(2)感觉检查:三叉神经的感觉支检查包括痛觉、触觉和温度觉。一般用针、棉絮及冷、热水分别来测试面部的痛觉、触觉和温度觉,要注意两侧的对比检查。如出现感觉消失或麻木、感觉敏感或减退,要进一步检查其分布的范围。如痛觉、温度觉和触觉均有异常,多为周围性神经损害,其可发生在三叉神经周围支的任何一支。如仅有痛觉和温度觉障碍,触觉正常,分布以眼支或合并上颌支或三支均受累,多以中枢性三叉神经受损可能性大。

(3)反射检查:浅反射(角膜反射、软腭反射、咽反射)和深反射(眼轮匝肌反射、眉间反射)、病理反射(口轮匝肌反射、吸吮反射)、自主神经反射(眼心反射)检查。如出现角膜反射减弱,提示三叉神经第一支受损。如一侧三叉神经受损造成角膜麻痹时,刺激患侧角膜则双侧均无反应,而在健侧角膜反射试验时,则仍可引起双侧反应。软腭反射消失,提示有三叉神经、舌咽神经及迷走神经受损。说明腭后神经或蝶腭神经的破坏。为了排除继发性三叉神经痛,必须仔细检查以上各种反射。

(4)扳机点及定位检查(定分支检查):首先要做“扳机点”检查,轻轻触摸患者三叉神经痛分布区内的某些区域:第一支多见眶上孔、眉周;第二支常见上唇、鼻翼、眶下孔周围、上牙及口角;第三支常见颏孔区、下唇、颊部、耳屏前、下牙及口角周围,可立刻引起口腔颌面部相应部位的阵发性剧痛,这些敏感区域就是“扳机点”。大多数情况下,三叉神经痛发病支与该支分布区域内的扳机点位置是一致的。少数情况下,三叉神经痛扳机点与患支不一定吻合。如有的扳机点位于颊部、口角,经定位发病支不是第三支而是第二支。所以,在找到“扳机点”后,应常规做三叉神经痛的定位检查,可避免误诊。

定位检查:根据“扳机点”分布区域做定位检查。如怀疑第一支痛,可用2%利多卡因做眶上孔及周围区域的诊断性阻滞麻醉,第二支痛根据疼痛具体情况,可以选作眶下神经(眶下孔)阻滞麻醉,上牙槽后神经(上颌结节区)阻滞麻醉及腭前神经阻滞麻醉。第三支痛可选颏神经(颏孔)及下牙槽神经(下颌孔)阻滞麻醉。如做以上某支神经阻滞麻醉后疼痛立即消失(指麻醉期间)就可确定这支为疼痛发作的分支。有不少患者同时有两支发病,就要分两次定位。对疼痛扳机点说不清楚的患者,有时要做多次定位才能确诊患病支。

(5)牙、鼻窦、鼻咽部、口颌面部检查:牙髓炎、髓石、冠周炎也可引起半侧面部剧痛,能查到病灶牙,拍牙片可见髓石存在,用冷、热刺激病灶牙疼痛加剧,晚上疼痛加剧,但没有扳机点。鼻咽癌早期也可先出现类似三叉神经痛症状,临床上不少误诊就是由于只注意了三叉神经痛的治疗,而忽视了鼻咽部的检查。对所有三叉神经痛症状的患者必须要仔细检查鼻咽部及颈部淋巴结,必要时做纤维鼻咽镜及头颅CT检查。

(三)门诊资料分析

1.实验室检查　血常规、肝肾功能等大多基本正常。

2.影像学检查　常规拍曲面体层片检查牙、上颌窦、下牙槽神经管、颌骨及病理性骨腔。头颅CT检查颅底、卵圆孔或内耳,排除鼻咽癌及颅内肿瘤。MRI检查判断是否存在微血管压迫。

3.定位检查　根据定位检查确定三叉神经哪一支受累。方法见以上专科检查“(4)”。

(四)继续检查项目

凝血酶原时间、粪常规、尿常规、血液电解质(K^+、Na^+、Cl^-),心功能、肝功能、肾功能检查,为手术作准备。

【病情分析】

(一)诊断

临床特点：①有"扳机点"；②阵发性剧痛：如洗脸、进食时出现短暂的刀割、电击样疼痛，疼痛骤然发生、骤然终止；③早期服卡马西平有效；④其他神经系统检查无阳性体征；⑤疼痛发作与冷、热无关，晚上疼痛较白天轻；⑥疼痛常沿一侧受累的三叉神经区域分布。

根据病史，疼痛的特性、部位、时间，无神经系统阳性体征，影像学排除占位病变等，就可诊断为原发性三叉神经痛。如要进一步确定三叉神经中哪支发病，必须要做定位检查。如怀疑继发性三叉神经痛，则要做进一步神经系统检查。

(二)鉴别诊断

1. **牙源性疼痛**　由于牙髓炎或牙髓石可出现与三叉神经痛相似的一侧面部剧烈的放射性疼痛，部分患者将三叉神经痛误认为是牙痛而将一侧牙齿全部拔除。三叉神经痛患者往往在发病初期首先到口腔科就诊，因此一定要注意与牙痛的鉴别诊断。牙髓炎的放射痛呈持续性，有晚上疼痛加剧，冷、热刺激痛等特点，最重要的一点是牙髓炎无洗脸痛，无扳机点，仔细检查可发现病灶牙。牙髓石引起的放射性剧烈疼痛，多在体位低时发作，无扳机点，拍片可见髓腔内有结石存在。其他的牙源性疾病，如牙周牙髓综合征、冠周炎、低位阻生牙(离神经管很近)以及拔牙后引起的创伤、感染疼痛均可根据病史及仔细检查发现病灶而确诊。这些疾病引起的疼痛无扳机点，有持续性钝痛、阵发性加剧等特点。服卡马西平无效，而治疗病灶牙或对症处理后疼痛可立即消失。

2. **鼻源性疼痛**

(1)急性上颌窦炎、筛窦炎、额窦炎及蝶窦炎：急性鼻窦炎可刺激鼻腔及鼻窦黏膜的三叉神经末梢引起三叉神经痛的症状。急性鼻窦炎疼痛的特点，多为持续性、深在的钝痛；白天重，平卧时减轻；低头时、用力时、咳嗽时、情绪激动时加重。重要的是多伴有鼻部症状，如鼻塞、流涕等。相应的鼻窦炎区可有胀痛、压痛。影像学检查可帮助明确诊断。用抗菌药物有效。急性上颌窦炎疼痛位于眶下、面颊部，可放射到同侧上颌牙、额颞部。急性筛窦炎疼痛位于同侧鼻根和内眦部，放射到颞及顶部，有时轻摸项部头发就会有明显的痛感，这为筛窦炎特征性表现。急性额窦炎疼痛位于眶上，可由阵发性剧痛变为持续性钝痛，每天中午最剧烈，晚上痛感消失。急性蝶窦炎疼痛部位是整个头深部跳痛，全身症状明显。

(2)鼻咽部恶性肿瘤：鼻咽癌多见。鼻咽癌早期可出现与三叉神经痛相似的症状，易被误诊。早期肿瘤多生长在外侧咽隐窝，逐渐沿黏膜下扩展颅底，直到侵犯颅底骨质破坏，经圆孔、卵圆孔向颅内蔓延累及三叉神经，引起三叉神经痛症状。由于早期表现为三叉神经(第二、第三支)阵发性剧痛，极易误诊为原发性三叉神经痛。晚期为持续性疼痛，颈部淋巴结扪及肿大，颅底摄片、头颅CT可见颅底骨质破坏。纤维鼻咽镜检查及鼻咽肿块或颈部肿大淋巴结活检可确诊。

3. **不典型面部神经痛(自主神经痛)**　与血管异常扩张收缩有关。其疼痛范围常不局限在三叉神经范围，可沿受累的自主神经分布区域疼痛，伴有自主神经紊乱症状。疼痛持续时间较三叉神经痛长，无扳机点，用三叉神经各分支阻滞麻醉不能缓解疼痛。用抗组胺及血管收缩药常有效。有的患者晚上痛明显。

(1)丛集性头痛(周期性偏头痛性神经痛或组胺性头痛)：该病特点为发作时间固定，好发于每天早晨4:00～5:00或午睡后；30～50岁多发，男性明显多于女性；疼痛部位为单侧头面部，疼痛多始发于眼周，疼痛性质为灼痛、钻痛、锐痛，每次发作30分钟～2小时，向耳颞、头顶、鼻部放射，发作周期每天1～2次，伴有流涕、鼻塞、流泪、面红等自主神经症状，无扳机点，组胺试验阳性，在发病周期因摄入乙醇、硝酸甘油等扩血管药、组胺及情绪激动可诱发疼痛，间歇期不能诱发疼痛，用抗组胺药有效。

(2)蝶腭神经痛：病因不明，可能与蝶腭神经节受刺激有关，有报道由蝶窦感染引起。多发于女性，疼痛始发于一侧鼻根、耳、乳突部，可向牙、颊部放射，呈烧灼样、钻样疼痛，一般持续数分钟到几小时不等，有时持续性，一般呈不规则周期性发作。有时晚上痛明显。常伴有鼻分泌物增多，耳鸣、畏光、流泪及下颌部皮肤灼热感。用1%利多卡因做蝶腭神经节封闭或用2%～4%丁卡因经鼻腔行蝶腭神经节表面麻醉，均能使疼痛暂时缓解，以此帮助诊断。蝶腭神经痛无扳机点，疼痛与洗脸、进食无关。

（3）耳颞神经痛：一侧耳颞部阵发性疼痛并伴有颞浅动脉搏动增强，耳颞区皮肤潮红、多汗，唾液增多等自主神经症状。在髁后区有明显压痛。耳颞神经封闭可止痛，具有诊断意义。

4.三叉神经炎　少见，多在感冒、鼻窦炎、牙周病后发生，疼痛部位与三叉神经痛一样，但疼痛时间较长，在眶上孔、眶下孔、颏孔等相应神经的出孔处有明显压痛。有时疼痛区域内有感觉过敏或减退，咀嚼无力。

5.舌咽神经痛　舌咽神经痛与三叉神经痛一样，都有扳机点，都是刀割、针刺样阵发性剧痛。不同点在于，舌咽神经痛扳机点多位于舌根、咽后壁，少数在外耳道周围，吞咽能诱发和加剧疼痛，疼痛分布范围在一侧舌根、咽喉、扁桃体、耳深部及下颌后部。三叉神经封闭无效，咽部涂丁卡因能缓解疼痛可确诊。茎突过长可引起舌咽神经痛，必要时可拍茎突侧位片或CT检查。

6.颞下颌关节紊乱病　疼痛与关节运动有关，大张口、咀嚼时疼痛加剧，无扳机点，无阵发性剧痛。检查时可见张口度变小，颞下颌关节区、咀嚼肌区有压痛点，有时关节有弹响。

7.偏头痛　疼痛范围主要在半侧头面深部，如额、颞、眼眶或半侧头部，已超出三叉神经痛范围。疼痛呈跳痛、胀痛。发作前有视觉模糊、眼前暗点等眼部先兆症状，有恶心、呕吐等症状。每次发作持续时间数小时到数天不等。无扳机点。麦角胺有明显疗效。

8.小脑脑桥角胆脂瘤（三叉神经痛型）　以三叉神经痛症状发作起病，在三叉神经部位出现闪电样剧痛，每次发作时间较长，但可出现三叉神经分布区的感觉减退及麻木。小脑脑桥角肿瘤型表现为面肌抽搐，耳鸣、听力减退，后组脑神经功能障碍。CT扫描可显示低密度像，有助于诊断。

9.颅中窝脑膜瘤　早期出现的症状与三叉神经痛症状相同，随病情发展出现三叉神经运动功能减退，咀嚼肌萎缩。颅骨片或CT示颅中窝骨质增生、破坏或颅底变深。特别是年轻的三叉神经痛患者更要注意排除脑膜瘤。

10.翼腭凹及颞下凹肿瘤　原发翼腭凹的肿瘤，早期出现张口受限，三叉神经第二支分布区出现持续性疼痛或麻木，伴咽鼓管堵塞症状。可影响视神经或球后区，产生失明与突眼。原发颞下凹的肿瘤，早期出现三叉神经第三支分布区持续性疼痛或麻木，伴张口受限，有的在上颌结节处可扪及肿块，拍片可见占位性病变或骨质破坏。

【治疗计划】

（一）治疗原则

1.先易后难，初发病者或症状轻者，可先采用药物、针灸、封闭疗法等非手术疗法控制疼痛发生，以上治疗无效再采取各种手术。

2.手术要选择安全性好、治愈率高、复发率低的方法，尽可能保留面部感觉，减少并发症发生，提高患者生活质量。

（二）治疗方法

1.初发、疼痛不严重者，可以先用药物治疗。常用抗癫痫药，大部分患者有效，可缓解疼痛。

（1）卡马西平：是目前治疗三叉神经痛最有效的药物。该药主要对三叉神经脊束核及丘脑内侧核的突触传导有明显的抑制作用。初发者，每次100mg，每天服2次。多数能明显缓解疼痛，但随着病痛加重，药效逐渐下降，要逐渐加大剂量，一般每天300～600mg，最大不超过1200mg。该药剂量要根据患者具体情况决定。多数患者停药后疼痛又出现。一般需长期服药,部分患者最后服药无效,只有改用手术治疗。长期服用该药副作用明显,可出现嗜睡、头昏、无力、走路不稳、心跳加快、手抖。少数可出现再生障碍性贫血、白细胞及血小板减少,剥脱性皮炎,肝、肾功能损害。要定期检查白细胞、血小板计数,肝、肾功能。少数出现胃部不适、恶心、呕吐、口干。注意有肝肾功能不良、妊娠及服用单胺氧化酶抑制剂者禁用。服药时忌饮酒。

(2)苯妥英钠(或称大仑丁):该药主要能增高周围神经对电刺激的兴奋阈及抑制脑干三叉神经脊髓束核内的突触间传导。多数患者有效。一般剂量,每次 100mg,每天 3 次。最大剂量不超过 600mg。病情严重者,可与卡马西平合用以提高疗效。长期服用或剂量过大,可出现头昏、头痛、嗜睡、共济失调、神经损伤等症状。易引起厌食、恶心、呕吐及上腹痛。长期服用还可出现牙龈增生,黏膜溃疡。有的可出现白细胞减少、视力模糊。但停药后症状可消失。

(3)氯硝西泮:疗效仅次于以上两种药。50%患者有效。该药药效强,开始每天 1mg,分 3 次服,以后每 3 天调整药量 0.5～1mg,至维持量每天 3～12mg,一般是 4～6mg/d,平均 0.2mg/(kg·d)。副作用有嗜睡,一般在服药 2～3 天后出现,停药可消失。还可出现共济失调、行为障碍,有少数患者可引起呼吸抑制、呼吸道分泌物增多,故对有呼吸道疾病的患者要慎用。有肝病及青光眼的患者禁用。

(4)维生素 B$_{12}$:该药有助于维持中枢及周围神经髓鞘的正常代谢及功能完整性。可用于三叉神经痛的辅助治疗。用法:①肌内注射每天 0.1mg,连用 10 次,以后可每周 2～3 次,再治疗 3 周为一个疗程。②三叉神经分支封闭:可根据三叉神经痛定分支情况,选做眶上神经、眶下神经、上牙槽后神经、颏神经及下牙槽神经。常用量为每支神经每天 0.1mg。个别人可出现一过性头昏、全身发痒。

(5)糖皮质激素疗法:临床治疗中许多用卡马西平无效,换用泼尼松、地塞米松却有效。可能与其免疫抑制作用有关。用法:泼尼松 5mg,口服,每天 3 次;地塞米松 0.75mg,口服,每天 3 次,或 5mg 肌内注射,每天 1～2 次。

(6)七叶连(野木瓜片):是一种中成药。对多种平滑肌有解痉作用。用法:3 片,口服,每天 3 次。一般用药 4～10 天,如疼痛未减轻,与苯妥英钠合用,可提高疗效。部分患者服药后可出现恶心等副作用。

2.药物加封闭等综合疗法 单独药物疗效逐渐变差的患者,可加用电针、封闭(泼尼松加 2% 利多卡因神经干封闭)、注射疗法(乙醇、甘油、阿霉素等)、冷冻、激光、理疗等综合治疗。

3.手术疗法

(1)对严重的患者,当采用以上两种非手术治疗无效时,可采用手术治疗。可以根据具体情况选择病变骨腔刮治术,三叉神经撕脱术,射频术,三叉神经微血管减压术。

(2)如年轻人无法接受术后面部永久麻木,而疼痛扳机点固定位于某个牙根、牙龈区时可采取骨腔刮治术加电针。

(3)如第一支痛或仅累及一支的患者,如不愿做射频术,可采用三叉神经撕脱术,危险性相对小,疗效确切。

(4)如多支累及可采用射频治疗。

(5)无严重全身性疾病的患者可采用微血管减压术。

(三)术前准备

1.手术指征 已经定位确诊为原发性三叉神经痛;经服药、针灸、封闭治疗无效;当前三叉神经痛严重影响患者的正常生活、工作及学习;身体状况能胜任手术;患者强烈要求手术。

2.禁忌证

(1)不典型面部神经痛,手术只能增加患者不必要的痛苦。

（2）患者全身情况极差，不能够耐受手术。如血糖/血压未得到有效控制，近期内心绞痛发作者。

3.常规准备

（1）术前完善常规检查，如无手术禁忌证，再做术前预防，保护性治疗。如心脏病患者，术前做心肌激化治疗、风湿性心脏病、糖尿病患者常规术前预防性使用抗菌药物。

（2）术前洁牙，口腔内如有松动牙应拔除。

（3）对术后出现的痕迹反应；面部麻木及复发问题：射频可能引起眼及脑部等并发症，应向患者及家属交代清楚，并签署手术同意书。

（四）术中注意事项

1.骨腔刮治术主要的是找准骨腔，定位要准确。用2%利多卡因1ml在固定疼痛的牙根尖的黏膜转折处作浸润麻醉，如疼痛在麻醉期间可消失，就可确定这个牙根尖处为扳机点。一个患者可能有多个骨腔，要反复确切地定位，术中要对多个骨腔进行彻底刮治，并反复用过氧化氢液（双氧水）、生理盐水冲洗干净。

2.三叉神经周围支撕脱术：下牙槽神经撕脱时要清楚地找到下颌小舌后，在其周围仔细分离出下牙槽神经，注意不要碰断下牙槽动脉，值得注意的是有动脉硬化的老年患者，特别容易引起血管破裂大出血。术中如出现下牙槽动脉出血，可用长碘仿纱条紧贴升支内侧填塞止血，切忌乱夹或试着结扎位置很深并已缩回的血管，以免引起更多的出血。为防止复发，主张将舌神经及颊神经一并撕脱。眶下神经撕脱术要注意将上颌窦前壁及顶壁打开抽取眶下管内的上牙槽前、中神经，可以减少复发率。

3.射频术要取得好的疗效，关键是定位要准确。如穿刺定位不准确，射频针穿刺太向内，可刺入口腔内引起颅内感染；向外可刺入关节、外耳道；向前内可刺入眶下裂，盲目加温可以出现失明等严重并发症；向后可刺入破裂孔损伤颈内动脉；向后下可刺入颈静脉孔，为避免刺伤颈内动脉，穿刺时最好在卵圆孔前方使针尖渐渐向后移动入孔。在术中定要不断地用探针在两侧面部相应的三叉神经分布区皮肤特别是眶上区皮肤作感觉对比检查。如发现眶上区皮肤已出现感觉迟钝，应立即停止加温，以防损伤视神经。方波刺激定位一般不超过0.3V，如超过此值，患者仍不敏感，说明射频针的位置偏离神经，应进一步调整位置，盲目加温会产生严重并发症。进入卵圆孔后还要准确选择受累三叉神经分支后才能加温。

4.微血管减压应当有神经外科医师参与下完成。

【术后处理】

（一）一般处理

1.术后常规用止血药、糖皮质激素及抗菌药物。

2.颏部加压止血，2天后去除。术创引流条2天后抽除。术后7～10天拆线。

3.眶下神经撕脱术后，由于下眼睑组织较疏松，术后要加压以避免眶下或眼睑水肿。由于术中打开了上颌窦前壁和上壁，术后要避免用力咳嗽，如鼻腔渗血多，可用呋喃西林麻黄碱滴鼻液滴鼻。

4.注意口腔卫生，常漱口，进软食。术后如出现痕迹反应，可用卡马西平止痛。

（二）并发症处理

1.下牙槽动脉出血引起咽旁血肿导致呼吸困难。由于下牙槽神经撕脱术切口位于下颌升支的内侧，位置深，视野不清，术中分离神经时，如不小心易引起下牙槽动脉出血，若术中止血不彻底，术后大出血可引起咽旁血肿，出现呼吸困难。故术后30分钟要密切观察创口有无严重出血，如发现大出血，要立即打开创口，用碘仿纱条填塞止血。

2.射频术后并发症：视力下降，咀嚼无力，听力下降，头痛、恶心、呕吐等颅脑症状。如出现视力下降、角膜溃疡等三叉神经第一支受损，可做上下眼睑缝合帮助眼角膜溃疡尽快恢复。射频术后如出现呕吐、头痛要注意用抗菌药物预防治疗颅内感染，穿刺针污染，术后可能出现细菌性脑膜炎症状，应当使用大剂量抗菌药物治疗。加温过高、损伤三叉神经第三支的运动支,可以引起咀嚼肌无力,1年内可以自行恢复。损伤腭帆张肌可引起听力下降,一般也能恢复。

【预后评估】

1.由于三叉神经痛病因不明,故目前无根治方法。术后复发率较高,特别是年轻患者,但复发后再次手术治疗仍能有效。一般术后复发疼痛较术前明显减轻者,可服用卡马西平或封闭止痛。

2.术后面部及口腔黏膜麻木感,早期咀嚼食物时不习惯,容易咬到口腔黏膜引起溃疡,逐渐习惯后可以避免。

3.术后短期内可能出现张口受限,只要坚持张口锻炼,一般1～2个月可以恢复正常张口度。

4.三叉神经痛很少自愈。可反复发作或转支复发。但只要积极配合治疗就能缓解或止痛,大大提高生活质量。

【出院医嘱】

1.坚持张口锻炼1～2个月。

2.注意进软食2周。由于术后面部及口腔黏膜麻木,所以咀嚼食物时无感觉,建议要细嚼慢咽,以免咬伤口腔黏膜。

3.如有痕迹反应可继续服用卡马西平,一般1周消失。

4.术后疼痛无明显减轻者应及时来医院进一步检查、治疗。

5.转支复发者可再次手术。

(桑泽玲)

第二节　面神经麻痹

面神经麻痹是以颜面表情肌群的运动功能障碍为主要特征的一种常见病,也称为面瘫。按引起面神经麻痹的损害部位不同分为中枢性和周围性面神经麻痹两种。本章重点讲述周围性面神经麻痹。颅内病变如肿瘤、出血等引起的不属本章讨论的内容。面神经麻痹包括:①贝尔麻痹:指临床上不能肯定病因,不伴有其他体征特征或症状的单纯性周围性面神经麻痹;②永久性面神经麻痹:是指由于肿瘤压迫或累及面神经、外伤和手术意外损伤面神经,少数贝尔麻痹治疗无效等所引起的不可逆的面神经麻痹。

【入院评估】

(一)病史询问要点

对突然发生的口角歪斜、眼闭合不全、额纹消失患者要考虑患贝尔麻痹的可能。其发生可能与局部受寒冷刺激或病毒感染有关,多由单纯性疱疹、流行性腮腺炎、水痘、带状疱疹病毒等引起。面瘫的症状还取决于损害的部位,如损伤发生在茎乳孔以上可伴有泪腺、唾液腺分泌障碍、味觉丧失、听力异常。如因外伤、手术意外或肿瘤压迫可引起不可逆面神经麻痹,临床症状与其他原因引起的中枢性和周围性面神经麻痹相同,不同的只是面部表情肌功能未能恢复,用神经电生理检测,无反应或不出现电位反应。

(二)体格检查要点

1.一般情况　注意检查患者的营养和精神状况,四肢活动正常,神经系统检查无病理反射(除面部表情肌)。

2.专科检查　患侧口角下垂,健侧向上歪斜,鼓气功能差,饮水漏水,上下眼睑不能完全闭合,结膜外露,用力紧闭时,眼球转向外上方(贝尔征)。由于不能闭合,易患结膜炎。前额皱纹消失,不能皱眉是周围性面神经麻痹与中枢性面神经麻痹鉴别的重要依据。表情肌的瘫痪在功能状态下更为突出。面瘫的症状还取决于损害的部位，如损伤发生在茎乳孔以上可伴有泪腺、唾液腺分泌障碍，味觉丧失、听力异常。

（1）味觉检查：让患者伸舌，擦干唾液，用棉签蘸糖水或盐水涂于患侧的舌前 2/3，让患者对有无味觉以手示意。甜味检查可涂于舌尖，咸味检查可涂稍偏后，依次可涂酸味或苦味。两侧对比检查。

（2）听觉检查：主要检查镫骨肌的功能状态。以听音叉（256Hz）、闹钟音等办法，两侧对比检查。由远到近检查。

（3）泪腺检查：为检查膝状神经节功能。用两条滤纸（每条为 0.5cm×5cm），一端在 2mm 处折弯，将两纸条分别放在两侧下睑结膜囊内做泪量测定。正常时 5 分钟末的滤纸沾泪长度约为 2cm，如膝状神经节以上岩浅大神经受损，患侧泪量显著减少。

贝尔麻痹如不能恢复者可出现面部瘫痪肌的挛缩，面肌痉挛，或有联带运动。表现为大张口时，眼睑亦随之闭合，同时泪腺分泌增加，称为开口闭目综合征。

（三）门诊资料分析

1.神志清楚，查体合作，精神及营养状况基本正常。血常规无异常。

2.排除急性脑梗死及脑出血引起的中枢性面神经麻痹。

（四）继续检查项目

1.凝血酶原时间、血液电解质、血糖、肝肾功能、心电图。

2.神经功能检查：为预测面瘫预后。对于陈旧性面瘫，要做肌电图和电兴奋性测定，确定面神经的功能状况。

【病情分析】

（一）诊断

1.贝尔麻痹　突然发作的病史及典型的周围性面瘫症状。易患结膜炎，前额皱纹消失，不能皱眉（表情肌瘫痪）。面瘫的症状还取决于损害的部位：①如损伤发生在茎乳孔以外则出现面瘫症状；②鼓索与镫骨肌神经节之间：面瘫＋味觉丧失＋唾液腺分泌障碍；③镫骨肌与膝状神经节之间：面瘫＋味觉丧失＋唾液腺分泌障碍＋听觉改变；④膝状神经节：面瘫＋味觉丧失＋唾液腺、泪腺分泌障碍＋听觉改变；⑤脑桥与膝状神经节之间：除面瘫外，感觉与分泌功能障碍一般较轻。如损害影响听神经时，可发生耳鸣及眩晕。

2.永久性面神经麻痹　临床症状与其他原因引起的中枢性或周围性面神经麻痹相同。因神经已经变性，面部表情肌功能不恢复。用肌电图及电兴奋性测验无反应，无电位变化。

（二）鉴别诊断

1.不能皱眉是周围性面神经麻痹与中枢性面神经麻痹鉴别的重要依据。

2.永久性面神经麻痹与贝尔麻痹：前者面部表情肌功能不恢复，用肌电图及电兴奋性测验无反应，无电位变化。

3.核性损害：除面瘫外，感觉与分泌功能障碍较轻，但影响展神经核发生该神经麻痹，如损害累及延髓，可发生对侧偏瘫。

4.应与中耳炎、损伤、听神经瘤、腮腺病变等引起的面神经麻痹鉴别。应注意有无外耳流脓史、外伤史、听觉障碍、腮腺病变等。

【治疗计划】

（一）治疗原则

1.贝尔麻痹　贝尔麻痹的治疗应分为急性期、恢复期、后遗症期。

（1）急性期：为发病 1～2 周内，主要控制炎症、水肿，改善局部血液循环，减少面神经受压。

(2)恢复期:为发病 2 周末～2 年。主要是尽快使神经传导功能恢复和加强肌收缩。

(3)后遗症期:2 年后面瘫仍未恢复者,可按永久性面神经麻痹处理。

2.永久性面神经麻痹   主要是手术治疗。

(1)神经吻合术:适用于神经无缺损,缺损不大、直接缝合后无明显张力者。

(2)神经游离移植术:用于因手术或损伤造成面神经部分缺损者。

(3)面神经横跨移植:用于治疗面神经麻痹的晚期病例。

前两种手术主要适用于损伤时间不长、神经尚未发生变性的病例,而后者可应用于晚期病例神经发生变性者。

(二)治疗方法

1.贝尔麻痹

(1)急性期:主要控制炎症、水肿,改善局部血液循环,减少神经受压。如无禁忌证,可考虑一发病就立刻给予一疗程的糖皮质激素治疗:地塞米松 5～10mg 静脉滴注,每天 1 次,连续 3 天;或口服泼尼松,每天 30～60mg,用 3 天后逐渐减量,一般不超过 10 天,同时可每天肌注维生素 B_1 100mg 和维生素 B_{12} 200～1000μg,每周 3 次。急性期忌用强刺激针灸、电针等治疗,以免导致继发性面肌痉挛。

(2)恢复期:主要是尽快使神经传导功能恢复和加强肌收缩,可以做电针灸治疗、超短波理疗。患者还可做面部按摩及做肌功能锻炼。

(3)后遗症期按永久性面神经麻痹处理。

2.永久性面神经麻痹   神经无缺损,缺损不大、直接缝合后无明显张力者用神经吻合术。当神经损伤缺损较长直接吻合张力过大,或无法吻合者,不能勉强进行神经吻合术,需行神经游离移植术、神经桥接术(套管疗法)等。永久性面神经麻痹的其他显微外科手术方法还有神经肌肉内移植术、横跨面神经移植术(包括带血管和不带血管的游离神经移植)、不带血管的骨骼肌移植术、一期带血管神经的肌肉移植术、分期带血管神经的肌肉移植术、超长蒂节段肌瓣一期移植术等。另外,还有采用非显微外科手术,如静力性各种悬吊手术、动力性肌肉转移术、健侧肌力减弱术等进行整形治疗。静力性悬吊手术属静止矫正法,目前已很少用。

(三)术前准备

1.手术指征

(1)贝尔麻痹后遗症期,2 年后面瘫仍未恢复者,可按永久性面神经麻痹处理。

(2)颅内肿瘤、中耳手术、颞骨手术或外伤损伤面神经后。

(3)颌面部外伤、火器伤、脉管畸形及腮腺的恶性肿瘤等因手术不可避免的面神经损伤。

2.禁忌证

(1)未确诊的永久性面神经麻痹。

(2)全身情况差,不能耐受手术。

(3)当神经损伤缺损较长直接吻合张力过大,或无法吻合者,不能勉强进行神经吻合术,应用神经游离移植术。

3.常规准备

(1)术前肌电图检查,确定面神经损伤的性质(完全、不完全损伤)和部位(总干、分支)。

(2)常规术前检查。

(3)制订手术方案,根据损伤部位和性质设计治疗进路。

(4)准备好术中必须用的套管材料,如选用符合规范的硅橡胶管(2mm 直径)。

(5)必要时预防性应用抗菌药物。

（四）手术注意事项

显微镜下进行的手术应注意以下问题：

1.当神经受外伤或术中误伤神经后应立即进行神经端端吻合。最好在术中找出正常神经断端，露出正常神经轴索正确对位后再端端缝合外膜。

2.游离神经移植术移植神经常用耳大神经或腓肠神经，切取神经的长度应比实际缺损长度长15％，术中要彻底切除两断端间及周围的瘢痕组织，造成具有良好血供的局部组织床，以利于移植神经的存活。对于晚期损伤或手术后损伤，必须在远端面神经的神经肌肉接头还未变性之前，才能收到效果。

3.套管疗法：解剖层次及视野要清晰，要止血彻底。面神经断端一般在创缘附近寻找，用与神经断端相匹配的硅胶套管套入神经断端并固定。

【术后处理】

1.一般处理

(1)必要时术后应用抗菌药物。

(2)保持头偏健侧，避免面神经被挤压从套管内滑脱。

(3)术后加压包扎2周，避免涎瘘。

(4)术后7～9天拆线。

2.并发症处理

(1)涎瘘可加压包扎。

(2)如术后发生感染，要及时抗感染处理。

(3)如神经修复失败，可重新手术。

【预后评估】

贝尔麻痹大多在1～4个月恢复。大多可彻底治愈，少数为不完全恢复，个别为完全不能恢复。常产生瘫痪肌的挛缩、面肌痉挛或联带运动，成为面神经麻痹的后遗症。晚期面瘫无任何一种手术方法能达到治愈目的。肌肉移植加跨面神经移植被认为是当前治疗晚期面瘫的最好方法。

【出院医嘱】

1.术后2个月复诊，检查面神经功能恢复情况。面部形态恢复情况，面神经功能检查测定。术后2个月做肌电图检查。

2.继续服神经营养药1～3个月，剂量及服药时间可根据面神经恢复情况而定。

（桑泽玲）

第三节　三叉神经损伤

因外伤、拔牙及种植牙导致的三叉神经分支损伤，且随着种植牙在临床上的广泛应用越来越多见。常见的有下牙槽神经、颏神经、舌神经及眶下神经损伤。

【入院评估】

（一）病史询问要点

由于该类损伤大部分为医源性损伤，因此常常需要与相关医师进行沟通，准确掌握病情以便作出适当的诊断和处理。注意了解以下情况：

1.有无神经阻滞麻醉损伤,局麻过程中有无针头带倒钩,在注射过程中患者有无电击感,尤其是舌神经和下牙槽神经麻醉过程中较为常见。

2.手术中有无过度牵拉,一些手术操作下如下牙槽神经改道术本身会对神经进行牵拉;对于过度吸收的牙槽嵴,解剖位置有时会产生变化,导致术中没有良好保护,易造成神经损伤。

3.手术操作中,在手术切开、翻瓣,制各种植窝,种植体植入,拔除低位阻生齿的过程中,有没有损伤神经的可能。如有无锤击劈冠、敲击增隙、涡轮机分牙、断根拔出、牙槽窝搔刮过程中损伤神经的可能,是否有在制备种植窝洞时阻力忽然消失,植入植体时深度超过预设的深度等情况。有无距离神经管较近的拔牙窝出血骨蜡填塞、干槽症处理及药物使用情况。

对于病员主要询问感觉功能障碍出现的时间,感觉是麻木、迟钝还是有蚁走感,病情是否逐渐好转等。

(二)体格检查要点

1.一般情况　患者如神志清楚并能配合检查,应排除癔症的可能。

2.检查方法

(1)轻触辨别:嘱患者闭眼,用棉絮轻扫患区皮肤,测定有无触觉。

(2)两点辨别:嘱患者闭眼,用圆规的前端检查患区,让患者迅速说出是否是两点,两点间距离在变大还是变小,直到测出两点间最短距离为止。

(3)针刺法:用细针测试患者健侧与患侧的感觉,勾画出感觉异常区域并做记录。

(4)温度测试:用盛满冷、热水的试管,了解其对温度敏感度的变化。

(三)门诊资料分析

1.实验室检查应基本正常。

2.影像学检查　对于种植及拔牙造成的下牙槽神经的损伤有极高的诊断价值,尤其是近年来,GBCT的广泛应用,放射剂量小,常使下颌神经管损伤情况一目了然。

(四)继续检查项目

凝血酶原时间,粪、尿常规,血液电解质(K^+、Na^+、Cl^-),心脏、肝、肾功能检查,为手术作准备。

【病情分析】

(一)诊断

主要依据是相关医师提供的病史及患者受伤后的感觉障碍病史。

(二)鉴别诊断

根据外伤史及相关症状,明确诊断比较容易。

【治疗计划】

1.对于锤击或种植体压迫导致神经管狭窄可将植体反旋数圈或取出植体,去除狭窄管壁,解除神经压迫后保守治疗;可使用神经营养药物,早期可给予激素治疗。

2.对于已进入神经管的种植体或牙根,应手术移除后松解神经,保守治疗。

3.神经未受压且连续性存在:保守治疗。

4.神经离断:行手术吻合或神经移植。

【预后评估】

神经离断者常常预后不佳。

(桑泽玲)

第十八章　口腔颌面部其他疾病

一、着色性干皮病

【概述】

着色性干皮病是一种具有常染色体隐性遗传特性的少见皮肤病。本病的发病机制被认为是皮肤细胞DNA合成及复制缺陷所致。长期日光或紫外线照射常可导致癌变;由于癌变率很高,故可看作为皮肤癌的癌前病损。

【临床表现】

1.可有家庭史。也常发生于近亲结婚的子女。

2.出生后早期,甚至1~2年内即可发病。

3.主要表现为全身皮肤呈萎缩状,变薄,干燥,角化不良伴毛细血管扩张;有大量雀斑状棕黑色色素沉着,间以色素痣、疣或乳头状瘤。这些皮肤病损亦称为光化性角化病,对紫外线极为敏感,故头面部及四肢一经阳光照射病损更明显。

4.易恶变为基底细胞癌、鳞状细胞癌,甚或恶性黑色素瘤,且常为多发性。累及眼睑及角膜可致失明。皮肤癌可发生在10岁以前或年轻人;恶性黑色素瘤则发生在稍年长者,但不常见,其发生率仅约5%左右。

5.着色性干皮病患者可伴智力低下,以及出现痉挛性麻痹、末梢神经障碍。还可出现性功能障碍以及继发性肾上腺皮质功能不全症状。有智力迟钝、生殖腺发育不全及神经症状时也称为De Sactis-Cacchione综合征。

【诊断要点】

1.病损在皮肤,多见于暴露的面部和四肢,呈典型的多发性、萎缩性、色素性病损。

2.癌变的临床表征与皮肤癌完全一致。

3.伴眼部病损时可导致睑外翻或内卷;畏光、角膜炎;晚期甚至可出现眼球萎陷。

4.病理检查无特征性。主要为皮肤萎缩,表皮变薄,角化不全;真皮下纤维组织结构不清,以及乳头层可见色素细胞。癌变时则有鳞癌或基底细胞癌图像。

5.与其他色素性病损的鉴别较容易。色素性疾病除有色素沉着外,皮肤质地本身变化不大。

【治疗原则及方案】

1.对本病目前无根治方法,着重在预防和减少癌变几率。

2.绝对避免户外工作,日晒及接触紫外线。必须外出时应严加防护,如穿长袖衣,戴手套及防护眼镜。

3.口服维生素A,皮肤病损处涂激素油膏,可望减少癌变几率。

4.已发生恶性变时,应按皮肤恶性肿瘤原则处理。

5.着色性干皮病的预后不良,多死于癌症及其他并发症。

二、石骨症

【概述】

石骨症临床上又称骨硬化症、大理石骨、骨石化病、脆骨症及硬化性骨增生性骨病。为一种少见的先天性家族性骨疾病。由于 Albers-Schonberg 首先报道本病故亦称 Albers-Schonberg 病。

石骨症的病因迄今尚不明确。由于骨骼破骨细胞缺乏改建能力致使骨发生进行性致密、硬化,并最终导致骨松质消失,造血功能发生障碍。

【临床表现】

石骨症在临床上可分为婴幼儿型与成人型两类。前者由于病情发展快,且可致死,故亦称为石骨症的恶性型;后者临床经过缓慢,罕见殃及生命,故亦称为石骨症的良性型。

1.婴幼儿型的临床特征

(1)为常染色体隐性遗传性疾病。常于出生后几个月内即发病。

(2)石骨症可波及全身骨骼,受累骨以长骨、椎骨、肋骨多见,亦可累及颅骨与颌面骨。骨的进行性、广泛性硬化,常导致神经系统与造血系统损害。由于骨孔、骨管的继发性狭窄以及颅骨生长受限致可出现脑积水、视神经萎缩、失明、重听和面瘫。由于骨髓腔的纤维化、骨化而逐渐闭锁,患者可出现造血功能障碍,呈现贫血,肝脾肿大,甚至全血象下降。最后可因此致死。

(3)由于颅面骨硬化,患者可出现面部外形异常,诸如面部增大,眶距增宽,鼻扁平,前额突起等。由于牙槽骨的硬化,常可导致牙不能萌出或迟萌,或萌出后又过早脱落;并可出现牙骨质过长、牙间隙增大。

(4)由于骨脆性增加,血循减少,常可导致骨继发感染或病理性骨折,拔牙或损伤后常可继发感染形成颌骨骨髓炎。

2.成人型的临床特征

(1)与婴幼儿型不同的是常为常染色体显性遗传。临床上除可见亲代与子代发病外,还可见直系同代(兄弟或姐妹)同时发病。

(2)病程进展缓慢,临床多无全身症状,或症状轻微。多数在成年后方发现。

(3)由于缺少全身症状,就诊于口腔颌面外科者多为常规 X 线摄片或因拔牙后创口不愈或继发局限性骨髓炎后始确诊。

【诊断要点】

1.X 线摄片是诊断石骨症的有力证据。骨骼广泛呈致密性变;骨骺改建后现象消失;骨密质与骨松质界限也不复存在,骨小梁不能查见。

2.口腔颌面外科临床常见为成人型。拔牙创经久不愈,牙槽窝内常显示为灰白色,为缺血且探之较硬的组织。

3.成人型临床上实验室检查可有轻度贫血,但血清钙、磷指标多在正常范围之内。

4.石骨症的基本病理表现为:破骨细胞呈非典型性;数量虽然增加,但无骨吸收现象。骨组织呈过度钙化。

5.需与氟骨症及畸形性骨炎(或称 Paget 病)鉴别。前者常有地区流行特征,且软组织韧带也可发生钙化;后者可呈絮状骨密度增生影,且常为区域性(如颅骨外板加颌面骨)好发。

【治疗原则及方案】

1.对本病目前无特殊疗法,原则上对症处理。

2.临床上常需对成人型石骨症患者的病牙,拔牙创口不愈及继发性局限性骨髓炎进行处理,此时应遵从下述原则:

(1)临床上已确诊为石骨症的患者应尽可避免拔牙以及行根管治疗或牙周病手术治疗。如必须进行时应向患者说明后果。因为拔牙可导致创口不愈、根管闭锁无法进行牙髓病治疗,牙周手术更是不能保证完全消除创面。

(2)对拔牙创不愈、局限性骨髓炎或必须进行拔牙手术者应注意:①由于病灶周围界限不清,手术时在可以确定的病灶范围外,切除的骨质还要稍多一些;②必须有足够的软组织覆盖和能严密封闭创口(置引流应属例外);③手术前后应加强抗感染措施,有条件时应纠正贫血,补充蛋白质,以促进创口愈合。

即使采取上述措施,有时也可能出现手术失败,或需要再次甚或多次手术。

三、溶骨症

【概述】

溶骨症又称 Gorham 病及广泛性骨溶解症。为病因不明累及全身骨骼的广泛性、进行性骨质溶解,故亦称鬼怪骨。

溶骨症的病因有血管瘤病、创伤、炎症,以及神经系统或内分泌系统疾病等多种学说。从病理表现来看,近期多数学者认为本病与血管瘤病可能有关,但它又不等同于骨的中枢性血管瘤。

【临床表现】

1.溶骨症好发于儿童及青春期;多见于 40 岁以下患者。

2.本病的发生、发展具有自发性、进行性、无痛性且进展缓慢之特点。临床常因出现肿胀及骨折后始发现。

3.可侵犯单骨,但常为多骨性。受累骨依次为锁骨、肩胛骨、肱骨、肋骨、髂骨以及颌面部骨骼。

4.颌骨诸骨发生溶解的共同特征是病变最初累及下颌骨,晚期溶解上颌骨、颅骨等。发生于颌骨者,牙常松动、移位或自行脱落。

5.颌面骨溶骨部位触诊皮肤柔软,骨感消失。

6.溶骨症可伴继发感染而局部出现炎症症状。

【诊断要点】

1.X 线片示早期骨质出现一个或多个大小不等的透光区,晚期大片吸收呈"圆锥"样溶解影像;骨皮质消失,牙可悬浮于骨质溶解区内。在骨溶解过程中始终不能见到骨膜反应或骨质增生。

2.实验室检查包括血钙、血磷通常均在正常范围内。

3.病理检查早期为骨间毛细血管增生,晚期则为纤维化,并伴有弥散性淋巴细胞和浆细胞浸润。因呈毛细血管瘤的图像,故常被误诊为骨中心性血管瘤。

4.溶骨症应与骨髓炎及恶性肿瘤鉴别,前者属炎症,通常可见骨膜反应,骨质增生与骨溶解吸收并存;后者临床上通常可触及软组织肿块,且有疼痛、麻木等神经症状的出现。

【治疗原则及方案】

1.迄今为止无特殊有效疗法能中止骨质溶解。

2.对症处理。

四、异位甲状腺

【概述】

异位甲状腺系胚胎时期甲状腺始基未下降或下降不全所致。异位甲状腺系发育性疾病,病因不明。异位的甲状腺通常位于颈中线部位,且最常见异位于舌根部。

【临床表现】

1.绝大多数见于女性青年,约为男性的 4 倍。症状随青春期发育、妊娠等内分泌变化而逐渐明显。

2.从甲状腺所在部位以上至舌根中线的任何位置均可异位,但以舌根部为最多见。

3.甲状腺全部异位,即颈部正常位置无甲状腺时,称迷走甲状腺;甲状腺部分异位,即颈部尚存部分甲状腺时,则称副甲状腺。临床上以后者多见。

4.舌根部异位甲状腺位于舌盲孔与会厌谷之间,其主要症状和体征是舌根不适,较大时可影响患者的语言(似含橄榄音)、吞咽及呼吸;严重者可引起睡眠呼吸暂停综合征。检查可窥见舌根部有伴血管扩张的淡红色肿块,质中等偏硬。

5.少数患者可伴有甲状腺功能减退。

6.舌甲状腺可以腺瘤变或腺癌变,但以前者为多见。

7.在甲状腺舌管囊肿病例中有时亦可见内含异位的甲状腺。

【诊断要点】

1.临床疑为异位甲状腺时,应禁忌活检。主要诊断依据是放射性核素检查。[131]I 扫描可见异位甲状腺呈高度核素浓聚。颈部扫描有助于鉴别是副甲状腺抑或是迷走甲状腺;此对治疗方案的制定非常重要。

2.除放射性核素外,为了解异位甲状腺的大小及其与周边解剖结构的关系还可行 CT 检查。

3.应了解甲状腺功能状态,检测吸碘率与 T_3、T_4 等水平。

【治疗原则及方案】

1.异位甲状腺需视对功能影响的大小来决定治疗方案。小的异位甲状腺,对功能影响不大时可以暂不予治疗。

2.较大的异位甲状腺,对功能有一定影响时应先试用药物治疗。可用复方碘溶液(lugol 液),也可用甲状腺素行替代性抑制治疗,均有缩小肿块、缓解症状的作用。

3.对药物治疗无效,症状明显的大型异位甲状腺则只能采取手术治疗:

(1)对颈部尚有甲状腺组织存留的异位副甲状腺可行全切除术。

(2)对颈部无甲状腺组织存留的异位迷走甲状腺只能行大部切除术;如必须全切除时可将切下的迷走甲状腺组织,行游离移植或带蒂移植,埋置于颈部肌群间,以保存部分甲状腺功能。

4.如异位甲状腺已有腺瘤变时,应同时摘除腺瘤;已有癌变时则应行根治性切除术。异位甲状腺虽以女性为多,但癌变者却以男性为多。为此对男性异位甲状腺的治疗应比较积极地考虑外科手术。

5.异位甲状腺患者术后应常规复查甲状腺功能。对甲状腺功能低下以及已癌变者,术后均应常规服用甲状腺素。

五、淀粉样变性

【概述】

淀粉样变性,由于临床可呈肿瘤样病损,故亦曾称淀粉瘤。目前认为本病属单株型免疫球蛋白增多症,主要见于各种脏器及皮下,口腔颌面部亦不少见。

【临床表现】

1.临床上多见于成年人。淀粉样变性可分为器官局限型与系统型两大类。

(1)器官局限型可发生于任何器官,以淀粉样结节的形式沉积于组织内。

(2)系统型再可分为 5 型:①原发性;②继发性;③骨髓瘤相关性;④血液透析相关性;⑤家族遗传性。

2.发生于口腔颌面部的淀粉样变性以原发性为多见,且多为局限型;但如病情发展也可波及全身,侵犯内脏,特别是心和肾。

3.口腔颌面部淀粉样变性以舌及腭部常受侵犯;约 12%～40%患者可表现为巨舌症。其次,口底、下颌下区亦不少见。病损常以肿胀或肿块形式出现。发生于舌者常形成巨舌症;发生于腭及下颌下区者,酷似唾液腺肿瘤。此外,原发性及骨髓瘤相关性淀粉样变性形成的结节还可位于眼睑、耳后及颈部等皮下组织中。

4.侵犯内脏时可有相应的全身表现,如肾受侵犯时可出现肾病综合征症状。

【诊断要点】

1.结节多呈浸润性、弥散性,边界不清。侵犯舌时常使舌与口底固定,运动不便。临床切勿误为淋巴管畸形或多形性腺瘤。

2.需询问有无家族史及多发性骨髓瘤、肾衰血液透析等相关病史。

3.应行血清免疫球蛋白及血清蛋白电泳检查。

4.病理检查应为常规;刚果红染色对诊断具有特异性。

【治疗原则及方案】

1.对本病目前尚无特殊有效疗法。药物治疗为主,但只能在一定程度上控制或延缓病情发展,而不能治愈。

2.系统型者以化疗及激素为主。其中细胞毒素类及植物类秋水仙碱为最常用。泼尼松及氯喹也均可选用。

3.局限型中的早期病损可以考虑手术切除后再辅以化学药物治疗。

4.系统型及无法手术治疗的局限型患者可请有关科室协助诊治。

六、结节病

【概述】

结节病亦称类肉瘤病或 Boeck 病,为全身性肉芽肿性疾病,病因尚不完全明确。曾认为为结核病的一种;也有人认为是对某种感染因素而出现的过敏反应。临床上有的患者可出现 T 细胞功能检查值的下降,因而被认为与 T 细胞功能缺陷有关。近年来已将本病归属于免疫性疾病中。

【临床表现】

1.本病多见于女性,约 2.5 倍于男性。任何年龄均可发病但以青壮年多见。

2.临床上结节病可分两型:全身型及局限型。前者可波及任何器官,但以肺为常见,其次为淋巴结(特别是胸内淋巴结)、肝及皮肤等处。口腔颌面部,包括面部皮肤、唇、唾液腺、颈淋巴结等均可受侵,其中以唇部最多见。局限型可表现为仅有口腔病损。

3.结节病的皮肤病损多呈硬性结节,局部组织肥厚,皮肤色紫或出现紫斑。在颌面部易出现在鼻、耳、唇、眶周等处,紫斑则多见于背部及肢体。口腔内的结节病,多在黏膜下出现肿块。黏膜颜色可属正常;也可能呈棕色或紫色。黏膜还可出现过角化。颌骨被侵犯时当可出现牙痛与牙松动。

4.结节病急性发作,纵隔及气管旁淋巴结肿大时,主要出现胸部症状,包括呼吸困难、胸痛、咳嗽,以及伴发关节痛,发热及体重下降等全身症状。

5.结节病还可导致眼葡萄膜炎,角结膜炎;破坏泪腺可导致眼干。有时骨与肝脾也可受累。

【诊断要点】

1.病理检查是可靠的依据。局部结节活检可见呈肉芽肿样炎症性变化,并有上皮样组织细胞、淋巴细胞浸润;中心可见散在的朗格罕斯细胞和异物巨细胞。表浅部位无结节出现时,取颈淋巴结,特别是前斜角肌淋巴结,获取阳性率最高。

2.急性全身型除典型症状外,胸片可资佐证:可见纵隔增宽,肺门阴影。

3.结节病皮肤试验,亦称 Kveim 试验,可对深部及非典型病变提供诊断依据,但其正确性仅 50%～85%,且常无试剂来源,因必须取自结节病组织。

4.一般实验室检查,在全身型可能出现血沉加速,嗜酸粒细胞增多,白细胞、血小板减少、贫血、血清性磷酸酶、血清钙和尿钙增高等。但均非特异性诊断指标。

5.全身型结节病应与恶性淋巴瘤鉴别,除晚期外后者一般全身症状较轻。局限型则应与舍格伦综合征、肉芽肿性唇炎等相区别。

【治疗原则及方案】

1.全身型及多发性结节病应以皮质激素、类皮质激素及氯喹等药物治疗为主;偶亦可采用化学药物治疗。

2.局限型者可考虑手术切除或行局部小剂量放疗(20Gy)。

3.部分结节病患者有疾病自限性,结节可自行消退;但也可再发,或治愈后复发。

4.结节病的预后较好,但也可死于肺、心及中枢神经系统并发症。

七、颈椎横突肥大

【概述】

颈椎横突肥大为病因不明的骨质增生,多为单侧性。最常发生于第二颈椎横突。

【临床表现】

1.主要见于成年人。常主诉腮腺及颌后窝区肿块,疑为肿瘤而就诊。

2.常见于较瘦的病员。所疑肿块位于颌后窝区.乳突尖至下颌角的连线中份。扪诊质硬,有时有压痛,头扭向健侧时更明显。

【诊断要点】

1.X 线摄片(下颌骨开口后前位或颈椎体层后前位)可见患侧颈椎横突比健侧为长大。

2.应注意与早期腮腺肿瘤相鉴别。如 X 线片不能证实时,也可拍摄 CT 或 MRI 协助判定。

【治疗原则及方案】

如确诊为颈椎横突肥大,通常不需要治疗;如不能完全排除腮腺肿瘤,在征得患者及家属同意后,或患者积极要求也可行手术探查。

八、茎突舌骨综合征

【概述】

茎突舌骨综合征又称 Eagle 综合征。系由茎突过长、形态、位置异常或茎突舌骨韧带钙化后压迫刺激邻近血管神经所引起。

70 年代以后,舌骨综合征一词出现在文献并引起了临床医师的注意,其特点是:症状局限于舌骨大角部,检查并无与茎突过长或形态、位置异常等症状,故而命名"舌骨综合征"。由于其某些症状与茎突舌骨综合征十分相似,故一并在本节加以讨论。

【临床表现】

1.茎突舌骨综合征

(1)多见于成年人。患者常主诉一侧咽喉部有异物感,不适感,直至吞咽疼痛;也可主诉后牙区疼痛,但常不能准确定位。

(2)头部扭转运动时症状可加重或出现咳嗽(刺激迷走神经所致)、不适,或疼痛常反射至同侧耳、眼、颈,甚至枕部。

(3)患者有时可因咽侧自行触及肿物,或在扁桃体摘除术后发现咽侧肿物而来就诊。

(4)有患者还可同时伴其他多种主诉,呈现出某些精神、心理障碍症状。

2.舌骨综合征

(1)基本同茎突舌骨综合征的临床表现,但无咽部触及肿物等表现。

(2)常能指示疼痛区域在舌骨上部,范围也多在上颈及面下部。吞咽时疼痛加剧。

【诊断要点】

1.茎突舌骨综合征

(1)咽旁触诊有时可扪及比正常侧明显伸长或变硬的茎突突向咽侧。

(2)乳突、茎突 X 线侧位片可显示茎突情况。下颌骨后前位 X 线片及全景片对比性更强,可显示患侧过长的茎突或钙化的茎突舌骨韧带。CT 三维成像则显示更为清楚。

(3)临床上对以咽部或后牙区症状为主诉的患者,在排除了器质性疾病后,应考虑到茎突舌骨综合征的可能。

(4)本病有时应与舌咽神经痛相鉴别,后者除具有典型的神经痛症状外,并可经局部喷雾表面麻醉剂后疼痛症状消失加以鉴别。

2.舌骨综合征

(1)多数症状与茎突舌骨综合征类似。

(2)影像学检查无茎突过长,移位,畸形,以及茎突舌骨韧带钙化等阳性发现。

(3)患侧舌骨大角触痛明显为最大特点。

【治疗原则及方案】

1.无论是茎突舌骨综合征或是舌骨综合征,都应首先排除颅内及面深部肿瘤引起的神经症状。

2.无论是茎突舌骨综合征或是舌骨综合征,都应考虑伴有精神、心理卫生障碍的可能,从而对患者应做好解释和更有针对性的治疗。

3.首先应考虑保守治疗,包括药物及舌骨大角或压痛点封闭治疗(可采用抗炎激素);特别对舌骨综合征患者更应成为主要的治疗方法,因为其发病机制可能与舌骨上筋膜悬带内衬滑膜鞘的滑膜炎及腱鞘炎症有关。

4.如证实茎突异常,或症状严重,患者有迫切手术要求者也可考虑外科治疗。

(1)口内进路手术:适用于咽旁触诊茎突明显突向咽侧者。常需先行扁桃体摘除后才能截断,去除过长的茎突。

(2)口外进路手术:适用于咽旁不能触及茎突者。通常由下颌角、下颌下区进路。

手术治疗后多数患者症状可消失或缓解。但如伴有术前心理障碍因素者,也可无效。

九、阻塞性睡眠呼吸暂停低通气综合征

【概述】

阻塞性睡眠呼吸暂停低通气综合征(简称 OSAHS),是因上呼吸道任何部位的狭窄,在睡眠期出现严重打鼾、阵发性吸气困难,鼻、口内空气流动停止即呼吸暂停(<10 秒)者为特征的一种综合征群。由于长期发病,可进一步并发心、肺、脑等主要脏器的损害,如高血压、肺心病、心律紊乱甚或夜间猝死。

【临床表现】

1.40 岁以上肥胖男性多见。但严重小下颌畸形或颞下颌关节强直以及扁桃体肥大等患者等可在小年龄时出现。

2.患者入睡后可有大声打鼾、肢体抽搐、痉挛和窒息后憋醒。白天嗜睡、疲乏、晨起头痛、恶心、智力减退、记忆力减退和性格改变等。

【诊断要点】

1.40 岁以上肥胖男性多见。

2.常伴有小颌畸形、颞下颌关节强直、慢性鼻炎、鼻中隔偏曲造成的鼻道畸形、扁桃体肥大、甲状腺肿、肢端肥大症、黏液性水肿以及慢性阻塞性肺病等。

3.除原发疾患外,患者入睡后可有大声打鼾、肢体抽搐、痉挛和窒息后憋醒。白天嗜睡、疲乏、晨起头痛、恶心、智力减退、记忆力减退和性格改变等。

4.X 线头影或上呼吸道测量分析可见上呼吸道上、中、下矢状咽腔径和最小矢状咽腔径不同程度的缩小。由于不同的发病原因,还可发现软腭过长过大、下颌骨发育不良如∠SNB 过小等。

5.多导睡眠呼吸监护仪监测是诊断的金标准。7 小时睡眠期间,鼻或口腔气流暂停超过 10 秒,暂停反复发作 30 次以上,或睡眠呼吸紊乱指数(RDI)>5 次,或呼吸暂停低通气指数(AHI)>5 时诊断即可成立。发作时常伴血氧饱和度的明显降低。

【治疗原则及方案】

1.持续气道正压通气治疗。可作为首选的保守治疗及可作为其他治疗的辅助疗法。

2.阻塞性睡眠呼吸暂停低通气综合征患者常易患高血压、心、脑血管疾患,除对上述疾患予以相应治疗外,还应戒烟、控制体重、睡前勿饱食、不饮酒、侧卧位、勿服安眠药等。

3.阻鼾器:主要适用于口咽部阻塞患者。

4.射频治疗:主要适用于软腭及舌根肥大患者。

5.手术治疗

(1)指征:①白昼过度睡眠影响职业及社会活动能力者;②已出现心血管合并症者;③多导睡眠呼吸监

护仪监测证实为阻塞性呼吸暂停低通气者;④具有 OSAHS 的临床特征,且经纤维鼻咽镜证实咽道有节段性阻塞者;⑤头颅测量显示下颌骨发育不良者。

(2)方法:根据发病原因和阻塞部位,可分别选用:①腭垂、腭、咽成形术,简称 UPPP;②下颌前徙术;③颏成形术＋舌骨下肌群切开＋舌骨悬吊术;④双颌前徙术;⑤气管切开术;⑥扁桃体摘除术等。

(3)手术治疗具有一定风险。上述有关正颌外科手术(②③④)除因颌骨严重畸形可作为首选外,对其他原因引起的 OSAHS 患者,正颌手术只能在其他治疗失败后作为二期手术选用。

(桑泽玲)

第十九章　口腔种植

第一节　概述

一、口腔种植学发展历程及现状

今天的口腔种植学正经历着一场革命,种植修复新技术与新型牙种植体不断出现;种植修复牙缺失技术不断简化创新;大量口腔种植的基础和临床研究报道见于口腔医学各个学科,近半个世纪已有上万篇口腔种植的相关文章发表。种植修复使原来不可能恢复的形态和功能得以实现,从根本上改变了传统的修复理论和方法,有学者提出:缺失牙齿的修复已渐渐进入种植牙时代。

早在 5000 年前的埃及、4000 年前的中国就已有用不同材料制成的人工牙植入颌骨修复缺失牙的记录。800 年前,我国宋代楼钥所著《玫瑰集》中,已有种植牙的记载。最初用黄金,以后用铅、铁、铱、铂、银等金属,再后来也用瓷、橡胶、宝石、象牙等。虽然无法准确查证口腔种植技术的起始时间,但据相关资料可以测知该技术出现得很早。最初是利用死者口内拔下的牙齿,由牙科医生植入到患者的口中,但由于疼痛、感染率较高,存留时间不长,成功率很低,使应用受限。1909 年,英国的牙科杂志首次以文献的形式报道了种植牙。纵观种植牙的历史,可以将种植牙分为自体移植、异体移植、异种移植和异质移植。

1936 年以后,随着工业的发展,出现了高强度和抗腐蚀性能良好的金属,如钴铬合金、钛、钽等,同时种植体的形态设计、种植方法及临床评价等不断改进,使口腔种植技术有了很大的发展,基础理论和临床应用都随之步入了新的境地。

现代的口腔种植技术始于 20 世纪 30 年代,钴铬钼合金种植体的应用使口腔种植学有了突飞猛进的发展。1936 年,Veneble 和 Stuck 证明了钴铬钼合金的耐腐蚀性,1939 年,Srock 使用钴铬钼合金制成根形螺钉状种植体。1943 年,德国的 Dahl 发明了纽扣状的种植体,也称黏膜下种植体,这类种植体埋入义齿的组织面,然后嵌入患者牙槽嵴黏膜上手术形成的种植体窝中,但该种植体患者戴上义齿后不能摘下,否则种植体窝愈合后,义齿就无法戴入,或者形成黏膜溃疡。1946 年,Goldberg 和 Gershkoff 开始推广使用骨膜下种植体,该类种植体植入骨膜下,主要为全口义齿提供固位。骨膜下种植体最大的优势是对骨的高度没有严格的要求,其 5 年成功率是 90%,10 年成功率是 65%。骨膜下种植体的风险是骨吸收、麻木、下颌骨骨折以及软组织炎症。1948 年 Formiggini M,以钽丝锥形体植入口腔颌骨内,作固定基台行种植义齿修复,但在这期间其成功率却仍然很低。1953 年,Sollier 和 Chercheve 报道了穿下颌骨种植体。

20 世纪 50 年代中期,瑞典哥德堡大学 Branemark 和 Albrektsson 教授在骨髓腔内微血管血流状态研究课题中,使用了高纯度钛作为植入材料,并且对植入动物体内的钛材料进行了长期的观察,发现纯钛与机体生物相容性很好,纯钛与兔子的胫骨产生了异常牢固的结合。1966 年 Branemark 教授提出骨整合理论,即在光镜下观察,种植体和周围骨组织紧密接触,没有任何骨以外的纤维组织等介入其间。这一概念迄今为止仍被作为种植成功的标志,被视为重要的现代牙种植学理论。

1967 年,Cowland 和 Lewis 首次报道了玻璃碳这种无机物制成的种植体,但成功率非常低,因此没有继续使用。也有采用其他无机材料如甲基丙烯酸甲酯作为种植体,但是成功率也非常低。1969 年,Linkow 报道了叶状种植体,该种植体外型呈叶片状,对骨的宽度要求较低,但由于其穿龈结构设计缺陷,这类种植体目前已极少使用。1970 年,Roberts 报道了下颌升支骨内种植体,该种植体植入下颌骨的两侧升支以及下颌骨前份,用杆相连接,从而对全口义齿进行固位。

概括而论,口腔种植技术虽然出现早,但从学科的发展而言,则是近 30 年才逐渐形成系统理论的一门新型学科。

我国的种植技术,虽然在历史上曾居领先地位,但在漫长的历史发展过程中,由于科学技术不发达,逐渐落后于世界许多科技先进的国家。近年来生物医学工程学的崛起,口腔种植学的理论探讨和临床应用,均已日益扩大和深入。20 世纪 80 年代初我国学者开始涉足该领域进行研究。80 年代中期,华西医科大学和第四军医大学相继成立了人工种植牙课题研究组,开始了口腔种植的基础理论研究和牙种植体的研制、开发和临床应用。90 年代华西医科大学口腔医学院研制开发了 CDIC 种植体系统,并在全国多个城市和地区开展了种植临床技术培训。之后,第四军医大学口腔医学院研发了自攻螺旋型骨结合性钛牙种植体系列产品、中荷合资开发了 BLB 种植系统等。

1989～1998 年期间,我国分别在成都、上海和北京召开了 4 次国际口腔种植学学术研讨会,标志着我国的口腔种植学专业队伍已经逐渐形成并走向国际。1995 年 6 月在浙江宁波召开的全国生物医学工程学会人工器官分会首届颅颌面种植学术会议上,颅颌面种植学组成立。1997 年全国种植义齿协作组宣告成立。

1995 年 2 月在珠海市举行的全国种植义齿学术工作研讨会上,肯定了我国种植义齿科研和临床工作,对种植义齿的适应证、禁忌证、成功的标准及临床诊治规范等进行了广泛的讨论。2000 年 10 月北京国际口腔种植研讨会上,口腔种植学骨结合理论创始人 Branemark 教授、曾任德国种植学会及欧洲骨结合学会主席的 Spiekerman 教授介绍了现代种植学的科学理论和技术演变发展的过程,展示了种植学的未来发展趋势,对我国口腔种植学发展起到了良好的引导和促进作用。

随着口腔种植学的发展,各个国家和地区先后建立了有关的专业组织机构。例如,美国于 1951 年成立了美国牙科种植学会。学会不但汇集了美国口腔种植界的人才,也有许多其他国家的学者加入学会。接着英国、日本、瑞典、德国、荷兰、瑞士、加拿大、丹麦、澳大利亚等国,也先后成立了牙科种植学会或相应的组织,使各国的学者有互相交流信息和研讨问题的平台,进一步推动了口腔种植学的发展。

二、口腔种植修复展望

随着生物材料学、口腔基础与临床应用研究的发展,口腔种植体及配套手术器械的结构设计使种植手术标准化、规范化与简单化;种植体植入后的初期稳定性大大提高;种植体与骨整合的时间也逐渐缩短;拔牙后种植体即刻植入及即刻负重修复已成为临床常规治疗项目;CT 扫描与椅旁 CAD/CAM 技术的引入使即刻修复成为现实;上颌窦及牙槽骨手术器械的设计,以及生物活性人工骨材料、组织引导再生材料及技术的发展,大大扩展了种植修复的适应证范围;非金属陶瓷类的种植修复体系被开发和应用;种植修复中的美学问题得到充分考虑;陶瓷类种植材料因其颜色美观、良好的生物相容性和近似骨组织弹性模量的物理性能,成为关注的热点;骨性结合式种植体应用于颅颌面区,作为支持助听器和膺复体的固位装置,标志着颅颌面软硬组织的缺损修复跨出了革命性的一步。口腔种植学的历史是生物材料学、口腔种植外科学、修复学、工艺技术和牙周病学等相关学科发展融合的历史,至今已形成了成熟的临床技术,产生了许许多多的种植系统,口腔种植的基础和临床研究进入了又一个快速发展时期。

三、口腔种植学的研究概况

(一)牙种植体材料的研究

种植材料的研究是口腔种植学发展的基础。种植材料应具有良好的生物相容性、稳定的理化性能且便于加工。在 20 世纪 70 年代早期曾有碳素、铸型尼龙、氧化铝陶瓷及铸钛制作的种植体,但远期临床应用均告失败。微孔钛有良好的生物相容性和生物力学性能,但加工制作困难。20 世纪 80 年代中后期至 90 年代中期,以羟基磷灰石(HA)为代表的生物活性材料涂层钛合金种植体技术的研究很多。目前一般认为 HA 涂层种植体骨界面骨生长快,骨形成多,早期固位好。但也有报道认为,由于存在骨组织-涂层-钛三者之间的两个界面,涂层 HA 的溶解、吸收和剥脱是影响种植体长期成功的重要因素。另有研究表明,HA 涂层钛种植体可作为支抗用于短期的口腔正畸治疗。碳-钛复合体可提前达到骨结合,生物相容性优良,应用于临床可缩短种植后的无负荷期。

目前钛种植体仍是主流种植系统材料,通过离子喷涂及钛表面酸蚀技术或其他理化方法,如激光蚀刻等方法,使钛种植体表面与骨的接触面积明显增加,可加强种植体与骨的结合力并降低种植体-骨界面的应力,使应力更加分散,有良好的应用前景。迄今,种植体表面涂层及种植体颈缘表面运用纳米抗菌材料的研究依然是国内外的热点,如纳米载银或载钇材料对变形链球菌、血链球菌、黏性放线菌和牙龈卟啉单胞菌的抗菌性能研究。

(二)牙种植体种类

1.圆柱状种植体　圆柱状形态的种植体系统较多,虽然其形态及制作方法、植入方法各异,但都是在钉、针及螺旋种植体的基础上发展起来的。其形态的差异主要在体部,有的为空管状,管壁上有孔或无孔;有的沿长轴方向制成沟槽或突起的嵴以增加固位力;有的则为阶梯形圆柱状;有的还在体部表面喷涂钛浆或生物陶瓷。

2.螺旋种植体　螺旋种植体最先由 Formaggini(1948)设计。在形态上,主要为在圆柱(圆锥)实体上车制的阳螺纹,螺纹有单螺纹和双螺纹,螺纹的牙型有三角形和梯形等,有的则在体部前端加工有骨切削槽,使种植体在植入时有自攻丝效应,提高植入效率。现阶段的螺旋种植体多采用在实心圆柱体或锥体上制作螺纹,早期的一些空管状螺旋种植体现在已很少采用。螺旋种植体是目前使用最广泛的骨内种植体。

3.叶状种植体　叶状种植体首先由 Rabert HD(1967)提出,经 LinkowLI(1968)等人的改进,推出了各种形态的种植体。形态多样的叶状种植体以供不同的种植部位及不同的解剖条件使用。叶状种植体多用钛金属制成,有的喷涂钛浆或喷涂生物陶瓷在其表面。叶状种植体形态多样,包括无孔或有孔叶状种植体、闭口或开口叶状种植体、支叶状种植体、结节状种植体及其他变形体。叶状种植体可用于骨量不足者;其次是表面积大,叶片有孔等特点,有利于种植体与骨组织的结合。但叶状种植体的体部呈叶片状,在长期受到咬合力作用的过程中容易造成种植体颊舌向摆动而引起失败,因此对叶状种植体的长期临床效果评价不甚理想,80 年代以来,其应用有所减少。

4.穿下颌种植体　穿下颌种植体最先由 Small IA(1973)提出,适用于下颌牙槽嵴严重萎缩的患者。该种植体由水平板、固位钉和螺纹柱组成。种植体经下颌下缘穿过下颌骨再穿出口腔黏膜,由 3～5 个固位钉将水平板固定于下颌骨下缘,并附有 2～4 枚螺纹柱,螺纹柱穿过下颌骨再穿过口腔黏膜,以支持义齿。但由于该种植体的设计还存在一定问题,且患者不易接受该类种植体植入术,因此发展缓慢,尚有待进一步研究。

5.下颌支支架种植体 下颌支支架种植体由 Vassous DM(1978)首先报道,是一种在下颌升支和下颌联合处植入,主要用于下颌牙槽嵴严重萎缩的下颌种植体。采用该种植体的主要目的是避开下牙槽神经血管束进行种植。目前用的下颌支支架种植体由三段组成,即双桩叶状种植体和双侧各一根长杆。双桩叶状种植体植入下颌前牙区,长杆植入双侧后牙区,长杆的升支端即为种植桩,用螺丝将前牙区的叶片与后牙区的长杆连接。该种植体一般用钛合金或钴铬合金制成。

6.锚状种植体 锚状种植体是 Cranin 和 Dennison(1971)首创的一种骨内种植体,它是在叶状种植体的基础上改良设计的。根据种植部位的不同分为 9 种类型。锚状种植体的颈部较长,避免了叶状种植体植入颌骨后,因肩部容易暴露,造成感染、骨质吸收和上皮下陷的弱点,并通过锚状叶倒凹处形成的新骨增强固位。

7.针钉及三脚架种植体 种植体根尖部呈尖状,以方便穿入骨内。种植针、钉可单独使用,也可做成双脚或三脚架式。单针常用于根管内种植。

8.根管内种植体 形状为针状种植体,用于根管治疗后根管内,种植体尖端穿过根尖孔进入颌骨内一定的深度,以加强固位作用。

除上述 8 种形态结构种植体外,还有盘状种植体、骨内固定器种植体,以及用钛纤维丝制成的网状种植体等。在几十年的口腔种植临床应用过程中,虽然出现了各种结构形式的种植体,但是临床实践证实许多类型无法满足牙种植体对力学和骨结合的要求,已逐渐被临床所淘汰。目前种植体有向单一的骨内种植体发展的趋势,其形态也更趋向于单根螺旋形两段式结构,这种结构虽然有利于种植体的精细加工制造和精确快速植入,并能获得较好的初期稳定性,但其形态并非为机体优化设计,且需要较好的剩余骨条件支持。因此种植体仍有较大的发展空间。

(三)口腔种植学基础理论的研究

1.种植体-骨结合理论 种植材料植入宿主骨内,局部骨组织受其影响所产生的反应以及种植材料与宿主骨之间良好的相容性是种植成功的关键。在口腔种植学发展历程中,20 世纪 60 年代末 Branemark 教授提出的骨性结合理论是一个重要里程碑。骨性结合:即指牙种植体与具有活性的骨组织产生持久性的骨性接触,界面无纤维介入。并将其定义为"负载的种植体表面与周围发育良好的骨组织之间在结构和功能上的直接结合"。骨性结合仍是目前公认的种植体与周围骨组织最理想的结合状态,也是种植成功的标志。1982 年在加拿大多伦多召开的"骨性结合种植体"的国际种植学术会议上,Branemark 的骨性结合理论得到了各国学者的普遍赞同,成为现代口腔种植学的基础理论。目前,研究稳定、持久骨性结合种植体仍是主要的研究方向之一。

牙种植体能否在人体组织中长期存留并行使功能,种植体-骨界面结构性质是关键。由于骨组织结构和形态与其功能密切相关,不同的部位结构不同,其种植体的骨接触率也是不相同的。在骨皮质区域骨接触率高,而在骨松质区域,骨与种植体的接触率较低。有研究表明,种植体植入后,与种植体相邻的界面骨组织发生吸收、新骨形成与改建的过程。钛与骨组织间既存在物理性结合,也存在化学性结合,周围骨组织呈双向性生长,一种是骨组织从邻近或远离种植体的骨床向种植体表面生长,另一种是新骨组织直接沉积在种植体表面并向骨床生长。骨形成蛋白(BMP)、生理剂量的糖皮质激素、微量元素锌和硒,以及高压氧、直流电等能促进界骨生成。有研究发现,植入前后患者血清中碱性磷酸酶活性的改变可能反映了种植体周围新骨形成的速度和成骨量。在种植体唇侧和牙槽骨嵴顶部均有较高的骨接触率,种植体表面的骨

接触率为 $38\%\sim52\%$。骨整合理论的原始定义仅仅是对种植体-骨界面的一种形态学描述,随着骨整合结构研究的深入,目前认为影响骨整合的因素包括:种植体的表面性质、植入骨孔的制备精度、植入术中对骨的热损伤、种植体愈合阶段的负荷、机体的骨代谢情况等。骨整合理论奠定了现代种植学的基础,是种植学最重要的理论之一。经过几十年的发展,骨整合理论已被广泛应用到助听器、指关节修复、断指和断肢修复、颅面部缺损的赝复体修复中。

2.口腔种植体颈部软组织生物封闭理论　种植体软组织结合界面对于牙种植体的远期效果至关重要。种植体颈部的上皮袖口及其下方的纤维结缔组织和种植体共同构成了穿龈生物封闭结构,具备了阻止口腔污染进入组织的生物封闭功能,种植体周存在一定宽度的附着龈,可防止结合上皮从种植体表面脱离,减少并发症,增进种植体周围软组织的长期健康。有人采用纯钛喷涂制成超薄切片的 EPon812 钛膜,可直接观察钛与细胞结合的超微结构。研究证实,上皮基底膜提取物 Matrgel 及其主要成分层粘连蛋白可促进龈上皮细胞在纯钛表面的早期有效附着,其作用机理与龈上皮细胞表面整合素(integrin)α_6、β_4 相结合有关。分裂后的龈上皮细胞继续保持对钛表面的附着,说明早期建立上皮附着对于龈上皮种植体的生物学封闭作用是重要的。上皮组织和结缔组织对种植体的保护作用是相互影响、相互依赖的。完整的上皮界面可以保护其下的结缔组织免受口腔微生物的侵袭作用。目前认为层粘连蛋白、氨基葡聚糖和纤维粘连蛋白与上皮细胞对种植体的附着有关,上皮细胞通过分泌细胞外基质成分,继而细胞膜和材料表面之间形成半桥粒介导的附着状态,而细胞外基质成分的分泌是半桥粒结构形成的前提条件。种植体周围的软组织只有上皮下结缔组织内才有大量的毛细血管,而其余结缔组织则多为瘢痕组织,是在愈合过程中形成的,这与天然牙周不同。种植体周围的结缔组织分为两层:内层较致密,富含胶原纤维;外层疏松,富含血管。

由于种植体周围炎的发生率较高,口腔微生态与生物封闭的相互关系仍是一个亟待深入研究的问题。龈结合失败或丧失是种植体失败的开始。G^- 杆菌和螺旋体可能是导致种植体周围炎的重要因素之一。但目前对于种植体周围炎仍无确切有效的治疗方法,牙龈移植或组织工程制造的人工牙龈移植或许是将来的治疗手段之一。

3.骨内种植体的功能调节　尽管骨整合理论在种植界占据绝对的统治地位,但从种植义齿问世以来,有关种植体骨组织界面的争论就没有停息。许多学者从仿生学的角度提出希望在种植体周围构建具有天然牙周膜结构的界面。尽管目前尚未取得重大突破,但这些研究,从种子细胞选择、支架材料的构建、生长因子的应用及组合方式等方面探讨了在种植体周围构建类牙周膜结构的可行性,为以后的研究铺垫了重要的基础。

在既往研究中,学者们已经从组织学、生物力学、材料学和微生物学等方面对种植体-骨性结合进行了深入的研究。目前,国外学者通过神经生理学和心理学的方法证实了骨整合种植体存在一定的感觉功能,通过一定的刺激,能够诱发动作电位和体感诱发电位,但是种植体的感受阈值明显高于天然牙,约为 $10\sim100$ 倍。国内的研究也表明,种植体周围的确存在一定的神经纤维分布,但神经纤维的密度较低,仅为 $0.03\%\sim0.07\%$,远低于牙周膜中的分布密度。但是,已有研究显示种植体与天然牙咬合时其主动触觉敏感性与上下颌均为天然牙时敏感性相似。2003 年,在悉尼召开的骨感觉大会上,学者们对骨感觉的定义达成了共识:骨感觉是通过机械刺激骨整合修复体产生的一种感觉冲动。它由位于肌肉、关节、黏膜、上皮和骨膜等相关组织中的机械感受器产生,并且伴随着中枢神经系统在处理感觉运动功能方面的变化。在种植体周围,Weiner 等学者利用神经丝蛋白免疫组织化学染色,发现在种植体周围有神经纤维的分布,主要位于骨髓腔和大的哈弗管中,与正常的骨组织无明显区别。Ysander 等也研究证实,在骨结合种植体周围的骨组织中存在 PGP-9.5,GAP-43 和 CGRP 免疫阳性的神经纤维。Wana 就应力对种植体周神经分布的影响进行了研究,结果表明,种植体周围存在一定的神经纤维分布,在修复3个月后,神经分布的密度高于未加载组,神经纤维主要位于种植体螺纹的下方。但神经纤维的密度较低,没有明显的感受器结构。有研究表明:不同类型的种植体对神经传导没有影响,光滑钛种植体,二氧化钛涂层和喷砂酸蚀的种植体等均不会对神经传导造成不可复性的影响。对于是否能够刺激种植体产生动作电位研究较少,有学者发现:通过对种植体施加一定的刺激,能够激发动作电位和体感诱发电位,体感诱发电位并非由种植体周的黏膜产生,而是来源于骨组织中的感受器。

有关骨感知及其生理机制、种植体本体感觉传入的来源、传导方式、途径及中枢系统发生的适应性改变等有待进一步的深入研究。这些研究结果将有利于种植体仿生功能的进一步完善。

4.口腔种植的生物力学　由于牙种植体在颌骨骨组织内形成的特殊界面结构,咬合力的传导方式与天然牙不同,容易造成咬合应力集中,种植体应该具备良好的生物力学相容性。种植生物力学的研究涉及种植体结构力学、界面应力传导机制、种植义齿𬌗力的传导与缓冲等。口腔生物力学研究的结果不仅可用于种植修复的优化设计,并可预防种植基牙和支持组织受到损伤,预测修复效果。

近年对种植义齿生物力学研究表明,咀嚼运动中种植义齿受载后应力主要集中于种植体颈部皮质骨处,最小应力位于松质骨和种植体中份,压应力出现在颈部附近的皮质骨,而拉应力则出现在种植体下部;侧向力会产生较大的应力峰值,通常为轴向载荷所致应力的3～4倍。目前种植体系统主要围绕种植体颈部、种植体体部以及种植体底部或下缘结构设计进行改进,以有利于种植体周骨组织的重建。研究结果显示:在保证周围骨组织厚度的前提下,适当增加种植体颈部的直径,有利于减少局部应力集中所造成的颈周骨组织吸收。种植体的表面形态对支持组织应力分布有较大影响,圆柱形种植体较圆锥形种植体、带螺纹种植体较光滑种植体,其牙槽骨及骨界面应力值均较小。选用长度较长、直径较大的种植体,有利于减少骨界面的应力分布。此外,种植体的数目、位置及方向对应力分布有明显影响。种植体数目越多,每个种植体上承担的应力就越小。斜向载荷下种植体及其骨组织界面的应力值高于垂直载荷者,且垂直载荷下种植体骨界面的应力分布更均匀,近远中向斜向加载时种植体及其骨组织界面的最大应力值高于舌颊向加载时。种植体周围骨组织的应力随着义齿游离端长度的增加而相应增加,而游离端的种植体远中骨组织压应力增值最为明显。因此,种植义齿游离臂不利于种植体及骨界面应力的均匀分布。

种植体的生物力学相容性包括三个方面:①种植体有足够的强度承受功能载荷,不发生严重变形或断裂破坏;②种植体行使功能时要对周围骨组织产生足够的应力传导,保证骨代谢正常进行;③种植体对周围骨产生的应力传递不能超过生理限度。随着生物力学研究的深入,将有助于了解种植体、修复体和支持组织的应力分布,优化临床设计,防止种植体过载创伤。

5.口腔种植学临床应用的研究　近十几年种植临床技术有较大发展,包括种植术前诊断技术、外科技术及修复技术。其中术前诊断技术包括数字化影像诊断技术,如数字化曲面体层X线片、螺旋CT、锥形束CT(CBCT)、曲面立体CT、MRI、数字减影技术等。三维重建技术、精确模板制作技术、计算机导航技术等是近年来研究的热点,临床已广泛应用。外科技术则以种植术式、种植体周的骨整复技术、种植相关的软组织美学处理、特殊部位和结构的种植技术等方面逐渐成熟完善。

牙槽骨牵张成骨、上颌窦提升术、颧弓种植体植入术、骨劈开术、骨挤压术、引导骨再生和植骨术等的临床应用,使口腔种植的适应证进一步扩大,但一些细节尚有待大量病例的积累研究。但减少手术创伤、降低临床手术难度、简化治疗方案已成为种植临床的发展方向。如不翻瓣手术相对于翻瓣手术具有手术创伤小、可防止牙龈瘢痕等许多优点,已越来越受到学界的关注,但需严格筛选病例、进行精确的手术和修复设计。

由于即刻种植与即刻修复能缩短缺失牙时间,深受广大患者和医师的欢迎,目前虽然已从前人的经验教训中总结出许多应用原则,但远未解决诸如种植部位的骨缺损、软组织不足、前牙即刻种植后牙槽骨吸收导致的美学问题,以及载荷的精确控制等问题。

有关种植体颈部的美学处理的研究是顺应现阶段广大患者对美学的要求而发展起来的。该领域的研究与牙周整形外科的研究内容基本一致。近几年研究的主要方向已由单纯的硬组织重建向软硬组织共同再生转变,甚至更偏向于软组织重建。目前主要采用带蒂龈瓣移植、自体游离龈瓣移植、结缔组织瓣移植等方式解决牙龈乳头成形、唇侧塌陷、种植体周围附着角化组织不足等问题。但由于硬组织对软组织的支撑作用非常重要,因此,主要针对软组织进行的外形重建能否保持长期的稳定性尚有待长期的观察追踪。在种植体美学设计上,弧形种植体颈缘设计能够有效保存牙间隔骨,可构建更为美观的种植体颈缘形态。

种植修复目前主要涉及种植体基台的连接问题、修复体的合理化设计、殆力的控制等问题。其中有关螺钉的松动问题,又与连接方式、中央螺钉螺纹的设计和预负荷的加载方式、大小有关。目前此类研究大多以临床回顾性研究、循证医学研究为主。

以扩展种植治疗适应证为目标的研究也是种植应用领域研究的重要内容之一,如青少年阶段种植治疗对其发育的影响及种植时机的把握,对广泛型侵袭性牙周炎、骨质疏松症种植治疗的探讨,对于肿瘤患者放疗、HIV患者或者糖尿病患者的种植治疗应注意观察的全身指标、局部骨组织的代谢特点、种植手术及术后过程中应注意的事项等都是临床医师关注的问题。另外,一些全身用药对骨结合界面的形成及维持的影响也需要长期观察研究,如非甾体抗炎药可能会通过干扰环氧化酶-2的合成间接妨碍骨结合界面的形成。

随着正畸中支抗种植体的广泛应用,有关支抗种植体的材料、植入方式、施力时间、界面生物力学的研究愈来愈受到重视,临床诸如保持在青少年上颌疏松骨质区植入的支抗种植体稳定性仍是需要探索的课题之一。另外,目前已有种植体固位的下颌定位器治疗阻塞性睡眠呼吸暂停综合征的报道。

另外,随着一些新技术在本领域的应用,将有力地促进牙种植的研究与发展。使用压电(超声)骨刀制备种植床会导致局部BMP-4的分泌增加,有利于界面的早期愈合和骨改建。共振频率分析已经成功地应用到种植体稳定性测量上,成为检测种植体骨结合界面的重要指标之一。

(四)口腔种植学在口腔修复学中的地位

种植义齿在20世纪80年代以前的近半个世纪的发展过程中,其临床应用较为局限,因口腔种植对颌骨有一定要求,常常使局部骨组织条件较差的患者无法种植或勉强种植,出现并发症较多,远期成功率较低。在口腔种植学发展的早期,种植修复仅是作为常规修复方法的一种补充。然而,近20多年来,随着种植材料、种植系统的不断完善、种植外科和修复技术的不断改进和提高,特别是多种植骨术的改进,极大地改善了颌骨的局部条件,使过去认为是种植绝对的禁忌证已成为相对禁忌证或适应证,从而大大推动了牙种植技术的广泛开展。实践证明无论单颗牙或多数牙缺失甚至全口无牙颌,采用了连接天然牙混合支持种植义齿修复或种植体单独支持义齿修复,均获得满意的临床效果。目前国际上主流的种植系统的10年成功率已达97%以上。这些新技术的进步彻底改变和丰富了口腔修复学的内涵和观念,改变了人们长期以来对传统义齿或赝复体修复方法所持有的固有观念或看法,完善了口腔颌面部修复与整形的美学效果及功能重建,使其逐渐成为人类自我重新塑造和完善自我的一项实用新技术。

作为一个有效的修复方法,目前口腔种植修复已经被广大口腔医生和患者所接受,在口腔修复中占据着越来越重要的地位。在西方发达国家,目前几乎所有的牙科学校都开设了口腔种植学课程;超过90%的全科牙医开展了种植修复;50%以上的牙列缺失患者选择种植修复。据粗略估计,仅在2005年里,在美国FDA、欧洲CE注册的牙种植系统达140多种,2005年美国消耗牙种植体达100万套,欧洲则达180万套。

世界各国学者经过几十年的临床实践,已完全证实口腔种植修复使常规修复方法不能解决的临床问题迎刃而解,而且以其美观舒适咀嚼效能高,无需磨削邻牙,无需基托和带环而越来越受到患者的欢迎。口腔种植修复在很大程度上已替代多种常规修复方法,成为恢复牙列缺失或缺损的重要手段。

(宋国栋)

第二节 口腔种植的解剖学应用

一、颅颌面硬组织结构特征和解剖结构

(一)颌骨的组织结构特征

颌骨在组织结构上由骨密质和骨松质组成。骨密质位于颌骨外层和固有牙槽骨的部位,在结构上是交叉排列的骨板和骨小梁。位于颌骨外层的骨密质,其外表面为平行骨板,深部为哈弗系统;位于固有牙槽骨部位的骨密质包绕牙根,其结构致密但有许多小孔以容纳牙周膜的神经、血管通过,因此又称为硬骨板或筛状板。

骨松质层位于颌骨内层,由骨小梁和骨髓组成。骨小梁的排列与受力的分布情况有关,在牙槽骨内的骨小梁的排列与承受的咀嚼压力分布相适应,牙根之间的骨小梁排列成水平向,而根尖区则呈放射状。在下颌某些部位,由于骨小梁交织排列,骨质致密,有利于种植修复,是下颌种植的成功率高于上颌的原因之一。在牙槽窝底部的骨小梁排列较密集,成束状,逐一斜向后上,经下颌支达髁状突,构成下颌骨的加固结构。

(二)颌骨的解剖结构

1.上颌骨 上颌骨为不规则形状,分为一体四突,与口腔种植手术有关的主要解剖结构位于牙槽突和上颌体。

牙槽突在上颌骨的下方,是上颌骨包绕牙根周围的突起部分,厚而质松,后部较宽,前部较窄,两侧在正中线相连呈弓形。牙槽骨容纳牙根的深窝为牙槽窝,其形态、大小、数目及深浅在不同的牙位有所不同。牙槽骨外板即骨皮质,构成唇、颊及腭侧的外层骨壁,骨质较薄,且有小孔通向其内的骨松质。因此,在作种植手术时,常采用局部浸润麻醉,麻药通过骨壁小孔足以获得良好的麻醉效果。上颌前牙区的牙槽突略向唇侧倾斜,该区牙根尖的上方为鼻底。在两个上中切牙之间靠腭侧为门齿孔,有神经血管束由此向上经切牙管走行。在进行口腔种植手术时应注意上述解剖结构,以免造成种植体穿通骨侧壁或穿入鼻腔,或者损伤神经血管束。

上颌体分前外、后、上、内四面。上颌体的内腔宽大,称上颌窦,呈底朝下的锥状体,下壁为牙槽突。在上颌后牙区行种植手术时应特别注意该结构。该结构在种植手术中的重要性详见后。

上颌骨在承受咀嚼压力明显的部位,骨质特别致密,形成尖牙支柱、颧突支柱及翼突支柱,这三对支柱均从牙槽突向上达颅底。牙列缺损或牙列缺失以后,这三对支柱部位的骨质仍然致密,有利于种植体植入后的早期稳固。由于上颌骨的成分以骨松质为主,骨密质较下颌薄,使上颌种植后的愈合期较下颌长,成功率较下颌低。

2.下颌骨 下颌骨分为下颌支和下颌体。绝大多数口腔种植体手术在下颌体区进行,只有少数类型的种植手术涉及下颌支区域。

下颌体为弓形,分为内外两面及上下两缘。外面的正中为正中联合,在其下两侧近下颌下缘处各有一隆起称颏结节,由此伸向后上方与下颌支前缘相连形成外斜线(外斜嵴)。在下颌第二前磨牙的下方或第二前磨牙与第一磨牙之间的下方,外斜线上方有颏孔。颏孔是下颌神经管的前端开口,孔内有神经血管束。下颌体内面接近中线处有两对突起,称为上颏棘和下颏棘,从颏棘斜向后上方的骨嵴为内斜线(内斜嵴),将下颌体内面分为上下两部分。下颌体的上缘又称牙嵴缘,相当于上颌骨的牙槽突,其内外骨板较上颌骨致密。下颌骨的下缘外形圆钝,较上缘厚实。下缘的前部为下颌骨的最坚实处,因此,口腔种植体在该区植入后的早期稳固较好,成功率也较高。

下颌支亦称下颌升支,呈垂直的长方形骨板。上端有两突,即喙突和髁状突。两突之间为下颌切迹,有神经、血管通过。下颌支内侧面中央略偏后上方处有一呈漏斗状的下颌孔,约相当于下颌磨牙平面或稍低的水平,下牙槽神经血管束由下颌孔进入下颌管。

(三)种植区的牙槽骨

牙齿缺失后,牙槽骨因丧失生理功能的刺激而逐渐吸收,牙槽骨吸收的速度和程度,除取决于局部因素外,还与全身因素、年龄、职业、环境、遗传因素有关。因此,牙槽骨逐渐吸收后形成的牙槽嵴,其形态与质地因个体差异及部位的不同而有很大差别。因为牙槽嵴的形态及其质地与种植体的选择、植入部位的确定,以及种植手术的设计方案都有密切关系,所以在进行种植手术之前,必须从解剖及组织学的角度充分了解缺牙区牙槽骨的宽度、高度以及质地。

【牙槽骨的形态】

1.牙槽骨的形态改变　　牙缺失后,牙槽骨不断发生垂直及水平性的吸收。有学者证明,牙槽骨在两年内吸收的总量中有 70%～80% 发生在最初 1～3 个月内。Atword DA 等(1971)追踪观察拔牙后的牙槽骨高度,发现上颌前部平均每年吸收 0.5mm,下颌前部吸收程度为上颌的 3 倍。

Pietrokovsk J 选择 200 例在上、下颌切牙区、前磨牙区或磨牙区有一个或相邻几个牙缺失,并且至少 3 个月内未戴过修复体的成年患者进行研究。结果发现:①近远中面观,不管是上颌或下颌,失牙的数目或(和)位置如何,牙槽嵴顶均较失牙前原位置偏向舌侧,尤以磨牙全部缺失者为著;②侧面观可见,牙槽嵴高度的降低均以根尖的垂直位置最显著,下颌远中游离缺失的牙槽嵴呈 U 型,上颌远中游离缺失和上下颌中段缺牙的牙槽嵴呈 U 型或水平型;③牙槽嵴正中颊舌断面观,50 例呈方形牙槽嵴,106 例呈抛物线形,尖形 44 例;④牙槽嵴的高度和宽度变化很大,上颌残余牙槽嵴的高度在 18～25mm 的范围内,下颌的范围为 14.5～15mm;上颌的宽度为 16～32mm,而下颌为 32～45mm。

Ezawa 报道了日本人的下颌尖牙到前磨牙区的颌骨吸收的测量结果,表明颊侧牙槽骨厚约 1mm,舌侧要厚些,越往颈部越厚。据 Carlssan 的报告,在上颌前牙区拔牙后一周,唇侧骨板开始吸收,3 至 4 周后消失,说明该区拔牙后缺牙区牙槽骨的唇侧骨吸收较舌侧明显。按照要求,种植义齿应恢复天然牙的位置和形态,可是唇侧牙槽骨快速吸收后,所留下的较薄的骨量厚度会影响种植效果。

关于牙列缺失后牙槽骨的改变,Pietrokovsk J 和 Massler 用石膏模型进行追踪观察发现,上颌牙槽嵴顶向上向内逐渐缩小;下颌牙槽嵴顶前部向后向内移动,后部向颊侧移动;上颌牙槽嵴顶与门齿乳头、颧突根的距离逐渐接近,有时甚至与腭平齐,牙槽嵴形态变低平;下颌牙槽嵴顶与颏结节、前庭沟、颌舌骨嵴接近,严重者牙槽骨形态呈刀刃状。若上颌弓逐渐缩小,下颌弓逐渐变大,造成颌弓关系失调,最好设计为覆盖式种植义齿。

2.牙槽骨的分类　　缺牙后牙槽嵴的宽度及高度直接关系到种植体的选择及种植修复效果。因此,对牙槽骨的形态进行分类,可为种植体的选择及种植手术的制定提供依据。Mercier P 和 Lafantant R 从侧面照片测量,按牙槽骨的萎缩程度分为无萎缩、轻度萎缩、中度萎缩、重度萎缩及极重度萎缩五类,但这种萎缩程度的分级较粗糙。Lekholm U 和 Zarb GA 提出将牙槽骨按其吸收后残余量分为五个级别：A 级为大部分牙槽嵴尚存；B 级为发生中等程度的牙槽嵴吸收；C 级为发生明显的牙槽嵴吸收，仅基骨尚存；D 级为基骨已开始吸收；E 级为基骨已发生重度吸收（图 19-1）。

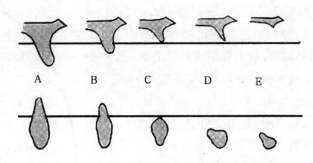

图 19-1　Lekholm U 和 Zarb GA 颌骨分级

【牙槽骨的质地】

牙齿缺失后，牙槽骨板消失，被致密的骨小梁型的骨结构代替。拔牙后 1 周，牙槽窝内有新骨形成，深部区域开始有骨吸收，2 周后创口完全被新生上皮及结缔组织所封闭，3 个月后浅层有骨组织形成，其骨小梁呈海绵状，原有牙槽窝壁界限不清楚，6 个月后牙槽窝区域形成粗大的骨小梁，1 年后骨组织致密。

牙槽骨的吸收是进行性的过程，可发展到基骨的吸收，因此残余牙槽骨除了在形态上千差万别外，其质地也随吸收的阶段不同而有异。LekholmU 和 ZarbGA 根据骨皮质与骨松质间的比例关系，以及骨松质内的密度将牙槽骨的质量分为 4 类：1 类是颌骨几乎完全由均质的骨密质构成；2 类是厚层的骨密质包绕骨小梁密集排列的骨松质；3 类是薄层的骨密质包绕骨小梁密集排列的骨松质；4 类是薄层的骨密质包绕骨小梁疏松排列的骨松质（图 19-2）。

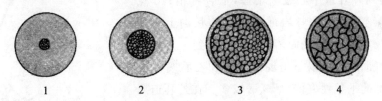

图 19-2　Lekholm 和 Zarb 骨密度分类

有学者根据牙槽骨的质量，将无牙颌的各个区域分成了 3 个等级：Ⅰ级是指下颌前牙和上颌尖牙区，该区骨质致密、骨小梁左右交叉排列，有利于牙种植体植入后的早期稳定和种植修复成功；Ⅱ级是指下颌后牙区和上颌前牙区，该区骨质中等密度；Ⅲ级是指上颌后牙区，该区骨质较疏松，特别是上颌结节处。

（四）颧骨

颧骨呈四边形，居面部外侧面，紧位于皮下，颧骨和颧弓为面部突出的部位。颧骨骨质致密，由皮质骨和密集排列的骨小梁组成，在颧骨体上部骨质呈弧形排列围绕眶下缘，在颧骨体下部的骨质平行排列。Nkenke 等对 30 例颧骨标本进行定量 CT 测量，结果显示：女性松质骨的骨矿物密度为 $369.95 \pm 188.80 mg/cm^3$，男性的为 $398.94 \pm 99.11 mg/cm^3$，均高于上颌骨的 $259.2 \pm 124.8 mg/cm^3$ 和下颌骨的 $349.8 \pm 113.3 mg/cm^3$；男性颧骨中松质骨的体积比为 $27.32 \pm 9.49\%$，女性为 $19.99 \pm 7.60\%$，男女颧骨的骨量差别较大，男性显著优于女性，但均能提供足够的骨量支持颧骨种植体。

颧骨由菱形的骨体和三个骨突组成，有三个面和五个缘。三个骨突为额蝶突、上颌突、颞突：①额蝶突较厚，呈锯齿状，上接额骨颧突与额骨相连构成眶外侧壁的一部分，后连蝶骨大翼；②上颌突宽大，与上颌骨的颧突相连，形成颧上颌缝，构成眶下缘及眶下壁的一部分，上颌骨颧突和颧骨的上颌突交角约 130°，颧骨种植时需注意该交角;③颞突与颧骨额突相连构成颧弓,颧弓下方为颞窝的位置,颧骨种植时应避免种植体进入颞窝。三个面为颊面、颞面、眶面:①颊面朝向前外侧,近中央处有显著的颧结节,内上侧有颧面孔,有颧神经的颧面支及血管通过;②颞面面向后内方,骨面凹陷,构成颞窝的前壁和颞下窝的前外侧壁;③眶面平滑凹向内侧,构成眶外下壁。颧骨的五个缘是:前上缘构成眶外侧缘,前下缘接上颌骨构成上颌窦的外侧壁,后上缘构成颧弓上缘,舌下缘构成颧弓下缘的一部分,舌内侧缘呈锯齿状,构成眶外下壁。

(五)颞骨

颞骨位于蝶骨、顶骨和枕骨之间,分为颞鳞、乳突部、岩部和鼓板四部分,和种植相关的区域主要是颞鳞部和乳突部。

颞鳞部的外面也称颞面,构成颞窝的主要部分,前方有上颌骨颧突与颧骨的颞突相连构成颧弓。颞鳞部有内外两层皮质骨,中间是松质骨,种植时应尽可能的利用两层皮质骨增加种植体的初期稳定性,但是需注意避免伤及颅内结构。乳突位于颞骨的后份,是胸锁乳突肌和二腹肌后腹的附着处。岩部在乳突的前方,有三叉神经节压迹,内耳门,颈动脉管内外口,面神经管等重要结构。鼓板参与了外耳门和外耳道的组成。

颞骨是种植体固位的义耳修复时种植体的植入部位,种植时需注意植入部位的骨质和骨量。在外耳道周围 16～22mm 区域,12 点位的骨量不充分;11 点位、10～8 点位的骨量充分,骨质均表现为由周围到外耳道中心逐渐增厚,适合种植;10 点到 11 点位的骨量变异较大,为颞骨岩部尾端及乙状沟上曲上部,此区域颅内结构较复杂,骨面崎岖不平;10 点位到 8 点位的内侧有乙状沟和乙状窦;7 点位以下出现乙状沟和乙状窦的可能性较小,但乳突尖部的平整性欠佳,且气房较多。在外耳道周围 16mm 以内的区域,常存在周围气房和鼓窦,种植时需注意(图 19-3)。

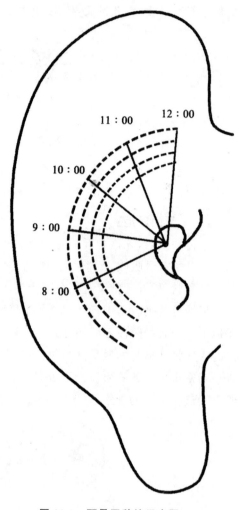

图 19-3　颞骨区种植示意图

二、颅颌面软组织的组织特征和解剖结构

(一)种植区的软组织

许多口腔种植体植入组织后要支持上部结构行使功能,并使软组织下骨组织不受损害,就必须保证附着于种植体颈部的软组织界面的健康,以防止口腔内细菌等侵入到颌骨内。因此,成功的种植体植入的先决条件之一是能够获得附着于种植体颈部表面的口腔黏膜生物屏障。这种生物性屏障除取决于种植体外,还与种植区软组织的厚度、类型及性质有一定关系。口腔颌面部埋植型种植体也与种植区软组织有着密切的关系。

1.软组织的厚度　种植手术前,需了解种植部位的软组织厚度,以估计日后的种植体颈部的软组织附着情况,还可以根据该厚度选择种植体的基台高度。在植入区的软组织需有一定的厚度,以利于形成良好的生物屏障。若软组织较薄,种植手术后口腔软组织附着于种植体颈部的组织厚度不够,可导致种植体颈部暴露,骨皮质外露;相反,若软组织过厚,则可影响对骨量的正确估计,导致种植义齿的骨外段过长而产生不利的杠杆作用。了解软组织的厚度,还可帮助选择颈部或基台高度合适的种植体。一般来说,上颌缺牙区的软组织厚度大于下颌,尤以上颌结节处的软组织厚度为著。有学者将口腔软组织上皮与其下的结缔组织的总和称为生物学厚度。IJindhe 在一组病例的二次手术中,将牙周生物学厚度进行调整,即将牙龈至牙嵴顶韧带之间的距离缩小为 2mm,结果种植体周围的骨吸收有所增加。种植区软组织的厚度对口腔颌面部埋植型种植体也很重要,若软组织太薄,口腔软组织因日后压迫而有可能使种植体暴露。

2.软组织的部位　理想的种植部位是义齿的主承托区,该部位的软组织附着在牙槽嵴上,不活动,容易形成生物屏障。如果将牙种植体的植入部位过于偏向唇(颊)侧或舌侧,种植体颈部为活动的牙龈,随着唇颊肌肉的活动,牙龈不容易形成理想的生物屏障。

3.软组织的类型　种植区的软组织要有一定量的纤维束,有利于在第二次种植手术后很快在黏膜扩展器周围形成环绕的上皮组织,在基桩取代黏膜扩展器后环绕于基桩颈部,而牢固地附着于其下的骨膜。如果是一次性种植,具有一定纤维束的软组织也有利于种植体颈部的生物性附着。

4.软组织的性质　软组织的性质是指软组织的松软及活动性。种植区软组织的性质与口腔颌面部埋植型种植体的成功有着密切的关系。一般要求种植体表面的软组织致密,活动性适中。有些进行性牙槽嵴萎缩的患者,其缺牙区的黏膜为过分活动的黏膜,即无骨支持的黏膜组织,常见于上颌前部,多由于下颌为天然牙列而上颌为排牙靠唇侧的全口义齿所致。若一定要在这些区域行牙种植手术,术前应采用使黏膜相对固定的方法,包括在局部注射硬化剂,使黏膜纤维化,固定于其下的骨膜上,或植入人工骨于黏骨膜下,以增高增宽牙槽嵴。

(二)耳廓区软组织

外耳道后方为颞骨鳞部,后下为乳突区,皮肤致密,移动度差,皮下组织少。外耳道前下方为腮腺咬肌区,皮肤薄而柔软,皮下组织疏松,易于伸展移动。颞部的软组织和种植的关系比较密切,下面着重介绍。

颞区的软组织由浅至深,分为皮肤、颞浅筋膜、颞深筋膜、颞肌、骨膜共 5 层。颞浅筋膜分为两层:浅层为脂膜层,内富含脂肪组织,脂肪组织间有纵向的纤维将皮肤与深面的膜层连接在一起,形成一个整体;深层有耳外肌-腱膜和膜层。耳外肌以腱膜形式起于上颞线、额骨颧突外侧缘,这些肌肉的腱膜以向心的形式止于上部耳廓基底。膜层附着于耳外肌-腱膜的深面。

在两层膜性结构之间包含有如下重要结构:颞浅血管、耳颞神经、面神经额支、颧颞神经颞支和泪腺血管神经。面神经额支在耳前 2cm 处过颧弓时和颧弓表面的膜层紧密结合在一起,它斜向前上方,逐步走向浅层,穿过耳周肌-腱膜到皮下脂肪层。颧颞神经颞支是颧颞神经支配颞部皮肤感觉的神经支,它在外眦水平,颧骨额突外侧缘的外侧 1.5cm 处穿出颞深筋膜,进入膜层前面后上行,支配颞区皮肤的感觉。泪腺血管神经在眶外侧缘的上端出眶,穿过膜层后紧贴膜层表面上行至膜层的浅面,支配近颞线的皮肤感觉。颞深筋膜致密,起于上颞线的稍下方,紧贴颞肌下行,到颞肌肌腱起始处,在颧弓上约 2cm 处,该筋膜分为颞深筋膜浅层与颞深筋膜深层,两层之间包含脂肪层,此两层筋膜下行止于颧弓的上缘的外侧面和内侧面。该区的脂肪即为颞浅脂肪垫。颞深筋膜深层与颞肌之间亦有脂肪,该脂肪有完整的包膜,与颊脂垫相延续。

三、种植相关的重要解剖结构

(一)牙槽嵴的软硬组织外形

根据缺牙区的唇(颊)舌向剖面形态,Prichard 将牙龈和牙槽骨外形分为 3 种类型,即圆锥形、卵圆形及方形。圆锥形的牙槽骨较薄,嵴顶为尖形,牙龈平坦呈贝壳样外形,龈沟浅。卵圆形或方形的牙槽骨较厚,嵴顶圆钝。Weisgold 的调查表明:薄贝壳型与平坦厚实型之间的牙槽骨形态有明显区别。Olssen 则提出细长牙齿的牙龈薄,比牙龈厚的牙齿稳固,不易于松动;虽然天然牙存在时骨组织为贝壳形,但缺牙后,骨组织和牙龈不一定厚。与天然牙列的颌骨贝壳样相比,缺牙区牙嵴顶种植区域的颌骨平坦,这将妨碍牙与牙龈自然外形的恢复。因此,有必要采用即刻种植,以避免骨的吸收和牙龈的萎缩。种植修复要达到与口腔余留咀嚼器官自然协调地相适应的前提是具有贝壳形丰满的牙槽骨和厚实的牙龈。

由于颌骨颊侧壁比舌侧壁薄,以及拔牙窝的颊侧牙槽骨退缩较多,使嵴顶向颊侧移位。当颌骨颊侧吸收较多时,会影响到种植体植入位置的正确性。采用骨劈开术可增加骨量,将牙槽骨外形修整成贝壳样。

(二)牙间乳头

牙间乳头充满牙邻面与牙槽嵴顶的空间,由不同的组织成分和纤维束系统环绕构成,其中包括嵴顶韧带及牙周环绕韧带。这些组织成分和纤维束系统决定着乳头的形状,并使其与牙及牙龈完整地结合。在天然牙列,牙间乳头由牙槽嵴间的骨组织支撑。拔除一个邻牙,由于支撑软组织及牙间乳头的骨组织吸收,将导致牙间支持组织的丧失,而拔除多个牙齿将会使牙间乳头完全消失。Tarnow 对人的外展隙及邻间隙与牙间乳头的关系进行了研究,结果表明:若邻面接触点距嵴顶的距离在 5mm 以内,牙间乳头完全充满邻间隙;若距离为 6mm,充满 56%;距离为 7mm,充满 27%。因此,牙间乳头充满牙邻间隙的程度主要取决于牙冠的邻面状态、邻面突度及嵴顶至邻面接触点之间的距离,也是种植修复效果的决定性因素。

牙龈乳头的大小不仅影响到美观,而且决定着牙间隙的清洁。在临床牙冠逐渐变长,牙间乳头进行性退缩的情况下,要求长期训练才能掌握的仔细的清洁方法是必需的。种植义齿的清洁更为重要,牙间乳头再造术能改进和简化清洁方法,并提高义齿的舒适度。Jemt 认为,由于修复体邻面的菌斑堆积及不良的口腔卫生会对牙龈的美观及愈合产生不利影响,要在单个种植义齿之间恢复牙间乳头,必须治愈炎症引起的牙龈肿胀,清除菌斑、牙石等致病因素。

至今,探明牙间乳头的修复成形与种植修复结构的内在联系仍很难,尤其是当骨量丧失较多及牙槽嵴黏膜菲薄时更是如此。这主要体现在,如果靠骨支撑的种植体间的乳头未能达到该目的,在上部结构的制作时通过制作假乳头是否理想。

种植术是在比原骨宽度和高度都要小的牙槽骨内植入与天然牙根相比,形态不一致且细些的种植体。这种情况对恢复诸如牙冠形态及牙间乳头坡度有直接的影响。协调外形及良好牙龈乳头塑造的本质是将每个种植体之间的间隙充满避免形成"黑三角"区域。下面是有关后牙区邻间隙的一些基本数据:尖牙到第一前磨牙间的距离为 1.75mm;前磨牙之间及第二前磨牙与第一磨牙间的距离为 2mm;第一与第二磨牙间的距离为 1.75mm。磨牙的牙冠近远中长度是通常种植体的 1.4 倍,磨牙区种植体基桩近骨面处的直径最好在 5mm 左右。

(三)下颌管

下颌管是位于下颌骨骨松质之间的骨密质管道。在下颌支内,该管行向前下,于下颌体内侧向前几乎呈水平位,当其经过下颌诸牙槽窝的下方时,沿途发出小管至各牙槽窝,其内有下牙槽神经、血管通过。行下颌牙种植手术时,应注意选用适当种类和适当长度的种植体,以避免种植体伤及下牙槽神经血管。

从下颌横断面看,下颌管在下颌体的后 2/3 段距外侧面较远,而在前 1/3 段距外侧面较近。在决定下颌后段牙种植体的植入方向,以及在需要行下牙槽神经剥离的牙种植手术时应注意该解剖特点。

(四)颏孔和颏神经血管

颏孔是下颌管在其前端的开口,有神经血管通过,其位置相当于下颌第一、第二前磨牙相邻处至第二前磨牙之间的区域。年老或多数下颌牙齿拔除后,因牙槽骨萎缩,颏孔位置上移甚至接近下颌骨上缘。颏孔在前磨牙区和前牙区的牙种植手术中是重要的解剖标志之一。在前磨牙区作牙种植手术时,常规先将颏神经血管束找到,以避免伤及神经血管。如果下颌牙槽嵴过分吸收,则不宜在前磨牙区植入种植体。在下颌前牙区行牙种植手术时,应避开双侧的颏孔及颏神经血管,植入较长的种植体或穿下颌骨种植体。

此外,超过 90% 的下颌管向前走行,然后反折向后开口于颏孔,这段结构称为神经襻或颏管。颏管长度约 4mm,与下颌管之间的角度一般为 55°～65°,但变异较大。在进行该区域的种植手术前,应对颏孔及颏管做尽可能清楚的分析判断,并精确测量颏孔及颏管上端到牙槽嵴顶的距离。全景片对颏管的显示不清晰,可考虑行 CT 或 ortho-CT 等以了解横断面情况。

(五)上颌窦

上颌窦是位于上颌体内的腔隙,呈底朝下的锥形,下壁为牙槽突。上颌窦底部位于上颌前磨牙及磨牙的根尖上方,与这些根尖之间隔以骨板或黏膜。其中,上颌第一磨牙根尖距上颌窦下壁最近,上颌第二磨牙次之,其他两牙稍远。牙种植手术时应注意此关系,避免种植体穿入上颌窦。如果上述区域的支持骨量不足,可避开上颌窦区域而在上颌结节处种植或采用上颌末端骨膜下种植体,或钻孔时偏向上颌结节或尖牙区。如果支持骨量不足,又一定要在上颌窦区种植,可将上颌窦底的黏膜升高,用自体骨或人工骨垫高上颌窦底,以便增高该区的骨量。

上颌窦的发育情况除与牙种植有关外,还制约着颧骨种植体的使用,在上颌窦发育Ⅰ、Ⅱ度者,上颌骨颧突可利用的骨量较多,可顺利容纳种植体,而在上颌窦发育Ⅲ度者,上颌骨颧突可利用的剩余骨量较少,在上颌窦发育Ⅳ者,上颌骨颧突几乎没有利用价值。

(六)鼻腔

鼻腔位于上颌切牙及尖牙的根尖上方。在牙种植手术前,应通过曲面断层 X 光照片测量上前牙区牙槽嵴顶至鼻底的距离,并在术中充分估计鼻底的位置,以免种植体穿入鼻腔。在侧切牙及尖牙区行牙种植手术,应将钻头适当地偏向远中,以避开鼻腔。

缺牙后颌骨倒凹常见于以下区域:①上前牙区唇侧;②下前牙区舌侧;③磨牙区舌侧。如果不了解上下颌骨骨性倒凹的解剖特征,而盲目进行牙种植手术,就有可能造成骨侧壁穿孔,使种植体部分外露,影响种植体与颌骨的接触面积,使种植体的骨支持、固定力量下降,若处理不当还会加重穿孔处的骨吸收或造成感染。

造成骨侧壁穿孔的原因,一是对倒凹认识不足,二是钻孔方向过于偏斜。为了避免穿孔,术前应通过扪诊及测量颌骨厚度,并取研究模确定种植体植入方向;术中在倒凹侧充分将黏骨膜瓣翻起,以了解倒凹的情况。在骨性倒凹的区域,如上前牙区,种植常偏向腭侧,联合角度基桩,既可避免骨侧壁穿孔,又可获得与对颌的良好关系。

(七)眼眶

眶部容纳眼球、视神经血管等重要结构,颧骨参与构成眶部的下壁和外侧壁。在颧骨种植时,由于种植体较长或植入角度稍微偏差就有可能损伤眶内结构。眶外侧壁由颧骨额突构成,外侧缘的骨质较厚,眶壁的骨质较薄。眼眶下部主要为上颌窦,它们之间的骨质极薄,仅 0.5～1mm,上颌窦提升时需注意此关系。

(石小磊)

第三节　种植体与软硬组织间的界面

一、牙种植体骨界面

种植义齿的成功与否与牙种植体植入骨组织后形成的界面性质密切相关。牙种植体与骨组织之间的界面非常复杂,它包括种植体表面各种成分、骨组织,以及介于两者之间的各种细胞、蛋白质、体液等。种植义齿在替代天然牙行使功能、承受载荷时,会对界面各种成分产生影响,因此其界面性质具有多样性,主要取决于种植体与骨组织的相互识别和相互作用。迄今为止,可以认为成功的牙种植体界面可存在三种结合形式,即骨性结合、纤维骨性结合、生物化学性结合。这几种界面与骨内种植义齿的远期成功率密切相关,而形成界面形式由多种因素决定,如种植体的设计、外科植入技术、骨组织状况、种植义齿修复等。

(一)种植体植入后的组织愈合

种植体植入牙槽骨及颌骨内,需经过 3～6 个月的愈合期。植入早期,组织愈合包括血肿形成、机化、骨痂形成、坏死骨的清除、新骨的矿化,以及骨组织对功能状态的适应性改变等。在这个过程中,组织愈合受到许多因素的影响,如种植材料的理化性质及生物相容性、种植体的表面结构、受力状态、手术创伤等。由于这些因素的影响而形成性质不同的界面,即骨性结合界面、纤维骨性结合界面、生物化学性结合界面。

(二)骨性结合界面

骨性结合界面是指种植体与周围骨组织直接接触,无任何纤维组织介于其间。骨性结合又称为骨整合或骨融合。骨性结合最早由 Branemark 等于 20 世纪 60 年代初提出,并在以后经大量的实验和临床研究得以证实和确认。Branemark 等人阐述的骨性结合实质上只是指在光镜研究水平上的直接骨接触,没有考虑种植体在功能负荷状态下的界面情况,没有阐明种植体与周围骨组织之间是否存在分子水平上的化学性结合。因此,人们对骨性结合的概念赋予了新的内容,认为骨性结合界面应该包含种植体在功能状态下的稳定和适应,并提出了骨性结合界面所包含的分子水平上的化学性骨性结合的新概念及其形成机制。

1.骨性结合理论的建立　骨性结合初步研究 Branemark 等人的最初研究主要是对骨缺损后愈合过程中血液微循环的观察。他们将骨组织制备成磨片,在光镜下发现骨与骨髓在骨的修复过程中,存在密切的血液微循环联系;并且发现通过对骨中微血管变化的观察,可以辨别骨创伤的程度。在 20 世纪 60 年代,将螺纹状钛合金植入体植入骨组织后,经长期观察发现,钛合金植入体不能从愈合后的骨组织中取出,提示种植体周围骨性结合的可能,并且观察到骨组织已长入钛合金植入体表面的孔隙中。

其后人们对骨内牙种植体也进行了实验研究。将各种形态、尺寸的种植体植入骨髓腔内,发现经过一段静态的愈合期后,在种植体表面某些部位可形成一层致密的骨皮质,且该骨皮质与种植体之间没有明显的纤维性软组织。由此,种植体周围骨性结合的现象得到了人们的注意和重视。

Branemark 等学者还将钛合金体植入犬的尾椎骨中,发现即使种植基桩穿过皮肤连接于种植体上,植入体周围也能达到良好的骨性结合,并发现钛合金表面的形貌、有无细菌,以及植入区骨组织状态与种植体周围组织类型之间存在一定的相关性,也就是说界面组织类型受到多种因素的影响。

2.骨性结合理论的发展　在上述实验的基础上,Branemark 等学者又进行了一系列的动物实验,以探索一套临床治疗下颌骨缺损以及无牙颌严重骨吸收后义齿修复的有效方法。先将螺纹状钛种植体延期植入犬前磨牙及第一磨牙拔除区,3～4 个月后,进行二期手术,然后将种植基桩连接到种植体上,并完成上部结构的修复。经 X 线片及组织学研究,发现在愈合期形成的骨性结合界面能够稳定维持 10 年,而无明显的炎症反应。用生物力学方法的研究证明:种植体难以从骨组织中取出;种植体与骨组织的结合力约为 300~1000N 不等,而且发现拉出实验破坏的断面在原骨组织内,而不在种植体与骨组织形成的界面上。显微放射研究的结果表明:界面区的骨组织具有与种植体功能负荷相适应的改建能力。将钛合金植入体植入人的皮下,进行钛合金在软组织内的生物相容性研究,发现在材料周围无炎症反应。在大量实验的基础上 1965 年首例种植义齿在无牙颌患者进行,并获得成功。

经过大约 20 年的研究,大量实验和临床资料都证实:种植体植入骨组织后能够达到骨性结合,并能适应种植体的功能状态,维持骨性结合界面,骨性结合概念于 20 世纪 80 年代初得以肯定。该理论的确定,为种植学的发展奠定了基础。随后,人们对骨性结合的研究不断深入,并把它与种植体材料的生物相容性,以及种植义齿成功或失败相联系,即界面形成骨性结合,不仅反映了种植材料的生物相容性良好,而且也是预测种植义齿获得成功的先决条件。

随着对骨性结合的研究,人们发现有些问题还有待进一步研究。比如,骨性结合界面并非指种植体周围 100% 的与骨组织发生骨性结合,而是在界面某些部位还存在纤维性结合。研究发现,不同种植体在无负荷状态下埋植的骨性结合率,一般在 30%~70% 范围内。而达不到一些学者提出的所谓完全性骨性结合。由此可见,种植体与骨组织只能达到部分骨性结合.亦说明界面结合类型往往是混合型的,即种植体的部分表面与骨直接接触,而另一部分表面则有纤维组织接触。一般认为成功的种植体骨性结合界面的最小骨接触率应该大于 40% 以上,究竟多少比例合适还有待于进一步研究。

影响骨接触率的因素有很多,包括种植部位、种植材料、是否受载、创伤大小等。在骨皮质区域骨接触率达 90%~95%,而在骨松质区域,只有较少的骨与种植体接触。由此可见,植入区骨密度的大小是影响种植效果的因素之一,将种植体植入骨皮质丰富的区域,可望获得更佳的骨性支持。

种植材料不同,其种植体的骨接触率也不同。大量的研究表明:致密型羟基磷灰石种植体,植入 6 个月后,种植体完全由致密的板层骨包绕,板层骨含有正常的骨细胞,受载条件下的周围骨小梁排列主要成水平状,这是骨组织对载荷的适应性改建。经 2~5 年后,种植体周围为成熟的骨单位结构,有哈佛管及正常的骨陷窝,其内有骨细胞。这说明磷灰石植入体在埋植无负荷状态下或功能载荷下均具有较高的骨接触率。

(三)骨性结合界面的影响因素

影响骨性界面形成的因素主要包括种植体表面结构与性能、植入区骨质情况、植入手术的创伤大小、种植体受载情况等。

1.种植体的表面性能与结构　　种植体的表面能反映其不同的表面性能。不同表面性能的材料在植入机体后,其表面吸附形成的蛋白质层是不同的,这将决定细胞的选择性附着,以及细胞与蛋白质层之间的相互作用。低温等离子喷涂后的钛合金其成骨细胞吸附生长较未处理者多。

种植体的表面结构包括微观结构及宏观结构。在种植体的宏观结构方面,形态不规则,设计有孔、沟、窝等结构的种植体,易与骨组织形成机械嵌合,增大结合力。种植体表面的微观结构同样影响细胞的功能,以及种植体与骨的结合力。对于种植体的粗糙表面与光滑表面两种结构,经细胞实验研究表明:巨噬细胞吸附于前者后较后者释放出更多的骨吸收因子。动物实验的研究表明:粗糙表面种植体可以获得更多的骨接触率和较大的结合力,以及良好的早期稳定性。孔隙直径为 50~300μm 的种植体,可以在骨中获得更快、更好的稳定性,这可能也是由于机械锁结的结果。总之,种植体的表面结构影响到种植体植入骨组织后,蛋白质及细胞在其表面的生物学行为而影响到骨的愈合过程。目前一致认为,粗糙、不规则的种植体体部表面较光滑表面更有利于骨性界面的形成与保持。因此,目前主流种植体均采用机械或化学的方法增加其表面粗糙度。

2.植入手术的创伤　种植手术时,备洞时钻头的机械性切割产热会对骨组织造成损伤,直接影响到骨的愈合。在常规的种植手术中,植入窝的整个内表面有大约 1mm 厚度的坏死骨。但当温度超过 47℃时,此层组织增加 1 倍,由于愈合过程中涉及坏死骨的清除以及新骨的增生,因此创伤越大,所引起的炎性反应也就越大,愈合过程亦越长,不容易形成骨性结合。所以,在手术过程中,应当将钻速控制在 2000r/min 以下,并持续用生理盐水持续降温。

另外,制备的植入床精度也与骨性结合的形成密切相关。若种植体表面与骨组织之间的间隙大于 0.5mm,骨痂组织则不能将两者联结起来,从而形成纤维骨性结合界面。因此,备洞直径应比所选用的种植体直径一致或稍小些,以便获得良好的种植体的早期稳定,形成有效的骨性结合。

3.种植体负荷状态　负荷是决定种植体骨组织界面结合的重要因素。Branemark 等认为,为了使种植体植入后与周围骨组织达到骨性结合,除选用生物相容性良好的种植材料和采用精细的外科手术外,必须处于无负荷(埋植)状态下完成骨愈合。其理论的依据是:成骨细胞和成纤维细胞都是由间质细胞分化而来,若种植体植入早期受到载荷,会出现一定动度,界面区细胞会受到种植体松动的机械性刺激,促进成纤维细胞的形成,最终形成纤维骨性结合界面。有研究表明:种植体植入 20 天后,种植体与骨组织间不存在结合力;随后一段时间里,骨组织长入种植体粗糙表面,界面有一定的结合力,但此时若施加负荷于种植体上,则会将界面区组织与种植体分离;植入 90 天后,骨性结合界面几乎成熟,结合力有较大提高。因此,埋植式(二段式)种植体,有利于形成理想的骨性结合界面。

但是,随着组织学、生物力学的研究,发现种植体在一定的生理性载荷的情况下,也能形成骨性结合,并且发现在上部义齿修复后,最初的骨性结合界面转化为纤维骨性结合界面,再经适应、改建后,最终形成骨性结合界面,表明骨性结合可能需要功能性负荷来刺激骨生长,甚至,表面多孔钛合金牙种植体植入后在功能状态下的种植体骨的远期结合率高于埋植型种植体。目前种植的即刻负载设计即是基于这个机制。然而,若负荷超过生理性范围,则不能形成或维持骨性结合界面。

虽然界面形成了骨性结合,但由于种植体承担较大的非轴向力,骨性结合可受到影响而转变为纤维骨性结合。因此,种植体植入时,应特别注意种植体的方向,尽量减少水平或扭转力,以便使形成的骨性结合长期得以维持。

4.种植床的愈合能力　植入区的骨密度是影响界面形成的因素之一。骨密度越高,种植体与骨的结合率也就越高,特别是在骨皮质部分,有更高的骨结合率。因此,应尽量将种植体植于骨密度较高的区域。下颌骨与上颌骨相比,有较多的、较厚的骨皮质,因此下颌种植体的愈合期较上颌短,成功率也较上颌高。

5.种植材料的生物相容性　目前认为,钙磷陶瓷材料的生物化学相容性较钛合金类好,能相对较早地形成骨性结合界面。将种植体与原骨组织的间隙增大超过 1mm,磷灰石类材料仍能形成骨性结合界面,而钛合金类则不能,这是因为不同材料的骨引导能力不同的缘故。钛合金种植体的生物相容性取决于表面的氧化膜,而其受到加工、消毒方式、污染与否等因素的影响。目前最新代钛合金种植体,例如 ITI 种植体,由于其独特表面处理方式,使之生物相容性和骨结合能力大大提高,在 4 周就能达到完善的骨性结合,缩短了治疗程序。

(四)纤维骨性结合界面

纤维骨性结合界面是指种植体与骨组织之间介入了未钙化的纤维结缔组织。纤维骨性结合界面上的纤维组织主要与种植体表面平行,或完全包绕种植体,与天然牙的牙周膜中的胶原纤维排列不同,且种植体周围的纤维组织中不含有牙周膜本体感受器。但是,在临床上成功的种植体中,其界面形式并非都是骨性结合。成功的纤维骨性结合形式的临床种植体,在临床上不出现松动,在组织学上其周围纤维膜的厚度也不增厚。

就种植义齿而言,需要种植体牙周膜结构的存在,骨性粘连是违背自然生理规律的,牙周膜结构在咬合力传递方面的功能是不能忽视的。研究发现不同材料周围膜的类型和厚度是不同的。在相容性较差的材料周围,只有一层厚的走向与种植体表面平行的纤维膜;而在组织相容性良好的材料(如钛)周围,可见两层纤维结构,内层纤维较薄,走向与种植体表面平行,外层纤维则呈水平或斜向排列。后者与天然牙牙周韧带相似,表明这层纤维结构与种植体的功能有关,说明成功种植体有建立牙周膜结构的趋势。Weiss曾提出种植体周围纤维结构假说,认为种植体周围纤维的一端包埋在种植体一侧骨壁内,纤维绕过种植体后,又将另一端包埋在对侧骨壁内。这一假说体现了纤维结构的功能,即纤维不仅能固定种植体,而且当种植体受力后,纤维受力作用,产生牵张力,从而产生压电效应,刺激骨组织生长。但种植体的直径不能太粗,否则形成的纤维长度过长而无生物电流产生,不能刺激骨生成,也就是说纤维结构不能随着种植体功能状态进行改建。但在多数情况下纤维的形成是一种病理过程,是种植体作为一个异物进入机体内的组织反应,是种植材料理化和生物刺激因素的结果,刺激因素越强,纤维膜就越厚。纤维层本身的结构强度差,排列方向与正常牙周膜不同,与种植体表面甚至与骨组织附着也很差,种植体受力后,容易与纤维分离,种植体出现松动。反过来,松动种植体的机械刺激又将引起纤维组织增生,且组织受到挤压,易损伤坏死,继发感染。种植体与周围组织的分离,还可使口腔黏膜上皮失去接触抑制,而向下潜行生长,破坏上皮袖口的封闭作用,形成种植体周围炎,最后导致种植失败。

应防止以下几种情况,导致种植体与骨组织界面形成纤维骨性结合:①种植体在术后早期受到载荷。②种植体植入术中创伤过大。③植入种植体时过于挤压,造成周围骨坏死或吸收。④预备的植入窝直径过大,与种植体不匹配。

(五)生物化学性结合界面

生物化学性结合是指种植体材料的表面成分与骨组织之间形成在分子或离子水平上的结合,其结合力主要依赖于生物材料中与骨组织相类似的成分、结构与骨组织产生的化学反应;而骨性结合是指在光学显微镜下的形态学上的结合,其结合力主要依靠机械锁结。产生生物化学性结合的材料主要是指在成分、结构上与骨组织相类似的生物材料,如生物玻璃陶瓷类或羟基磷灰石类,所谓生物活性材料。

生物玻璃陶瓷植入机体后,表面发生轻度溶解,成分渗出、沉积等,形成 SiO_2 凝胶层及表面的磷灰石层。其形成机制是,生物玻璃陶瓷由表面的无定形 $CaO-P_2O_5$ 层结晶化,同时与渗入的 OH^-、CO_2^- 或 F^- 一起,形成含有羟基、碳酸盐、氟磷灰石的混合层。

磷灰石类材料植入骨组织中,其界面会发生一系列变化:磷灰石类陶瓷表面部分溶解,造成其周围 pH 值降低;界面区钙磷离子浓度增加;通过沉积或与其他钙磷物质相转化,磷酸根或 Mg^{2+} 渗入机体组织液中形成 CO-apatite;CO_3-磷灰石与蛋白质或胶原性基质发生结合,形成部分矿化无定形的基质,这层基质的主要成分为蛋白多糖和糖蛋白。它是材料能否与骨组织产生化学键结合的前提条件,决定着材料对骨组织的亲和性及化学相容性。

二、牙种植体与软组织界面

指牙龈软组织与种植体接触形成的界面。口腔是有菌环境,牙种植体是从口腔环境进入软组织及骨的内环境的,种植体在上述环境下行使功能而使黏膜下骨组织不受损害,就必须保证种植体——口腔牙龈界面的健康。因此,牙种植体成功的先决条件之一是能够获得附着于植体颈部表面的 U 腔黏膜生物屏障又称袖口。建立并保持这种屏障,主要依赖于口腔再生软组织对种植体颈部的附着和封闭,一旦屏障被破坏,细菌及其他致病因子就会侵入组织内环境,引起炎症;并导致附着上皮向根端迁移而进入种植体与骨的界面,阻碍新骨组织生长,同时将促进结缔组织进一步生长,从而增加种植体的松动度,导致种植修复失败。因此,形成并保持黏膜处种植体颈部的牙龈上皮屏障,对保护其下方的骨结合界面,从而提高种植成功率是极其重要的。

(一)种植体材料龈上皮附着

动物实验或离体实验都证明:种植体与牙龈的界面同天然牙与牙龈的界面类似。种植术后数天,材料与牙龈的界面有明显的微丝、半桥粒及基底板。半桥粒及基底板是通过黏膜多糖黏附层附着在种植体上的。钛涂层种植体植入猴颌骨内,组织学结果表明:如果牙种植体植入区是软组织不移动的区域,角化上皮细胞附着于钛涂层表面,并且上皮及纤维结缔组织的方向与种植体的功能方向一致,上皮细胞没有向根端迁移。细胞培养实验中发现:上皮细胞以基底板及半桥粒的形式附着于钛表面,这说明上皮复层的细胞之间的连接较细胞与钛之间的附着弱。

氧化铝牙种植与牙龈界面在光镜下观察其形态结构,与其他材料的实验结果类似。电镜下,在种植体表面与外层上皮的细胞间,有外层基底板及线状缘,以及位于沿外层结合上皮单位膜上的半桥粒。这为复合体附着于氧化铝种植体表面,以及在骨内牙种植体周围可形成活性生物屏障的理论,提供了超微结构的依据。

在生物陶瓷骨内牙种植体及生物陶瓷涂层的复合材料型种植体,它与口腔黏膜界面能形成生物屏障。在生物活性陶瓷涂层的牙种植体颈部,也能形成良好的上皮附着。

(二)牙种植体颈部性状与上皮附着

牙种植体颈部的设计,与牙龈组织的附着有密切关系。只有适当的牙种植体的颈部设计,有利于形成良好牙龈的附着,并维持良好的生物封闭。

实验结果表明,粗糙的牙种植体表面可阻止上皮附着于其颈部。如果种植体表面无孔穴而完全致密光滑,龈组织就会与种植体紧密接触。表现为:活性上皮紧邻种植体,上皮内观察到的分泌囊、微丝、半桥粒及基底板,旨在为种植体与口腔黏膜之间提供黏膜包绕屏障。

但是,另一些学者则认为,如果牙种植体颈部为多孔状,结缔组织的胶原纤维就能长入种植体表面的孔穴内,其排列与种植体表面相垂直,这样的胶原纤维排列方式与天然牙者相似,有利于阻止上皮迁移和限制炎性损害扩散。

综上所述,光滑的种植体颈部,表面有利于附着结构形成;粗糙的种植体颈部有利于形成良好的牙龈胶原纤维,但在口腔环境中不易自洁,而产生菌斑和牙结石,引起炎症而破坏生物封闭状态。因此,目前市售的种植体颈部以加工成致密光滑面为主。

(石小磊)

第四节　口腔种植的生物力学基础

一、种植系统受力的特点

(一)种植系统内负荷的来源和性质

种植系统的负荷主要由咀嚼运动产生,不同的咀嚼运动方式产生不同性质的负荷。牙列在正中咬合时产生垂直方向殆力沿牙体或种植体长轴传导;从侧向颌位进入正中颌位时产生水平方向的力;在非生理性运动时,上下颌牙齿的接触无规律,所产生的负荷也不确定。

咬合的牙尖撞击区是牙尖与对颌牙殆面接触的区域,力的传导方向始终垂直于撞击区。当上下颌牙处于尖一窝接触时产生垂直方向的作用力,当处于尖一斜面接触时产生侧向作用力。

由于牙尖撞击区并非完全尖窝接触,由此产生水平力和轴外力。水平力是指垂直于种植体长轴、作用于牙尖斜面的分力,使上部结构和种植体产生颊舌方向的扭力,同时有水平方向力集中于牙槽嵴顶。轴外力是在种植体长轴以外平行作用于上部结构胎面的作用力,导致种植体产生弯曲力矩(扭矩)。使用变形感应器测量种植体在咀嚼运动时的水平扭力和扭矩的结果显示,颊向扭力大约(170 ± 50)N,舌向扭力大约(90 ± 12)N,在牙槽嵴顶的扭矩大约(21 ± 6)N·mm(牛顿毫米),舌向扭矩约为(11 ± 2)N·mm,近中向扭矩约为(52 ± 26)N·mm,远中向扭矩约为(35 ± 17)N·mm。

(二)种植义齿受力及受力后的变化

1.种植义齿受力　从力学观点分析,物体受力并保持稳定时,其所受外力为引起不稳定和产生运动趋势的主动力,同时存在对抗这种主动力而维护物体平衡稳定的被动力(约束力)。作用于种植义齿的主动力主要有:①咀嚼产生的咬合力。②唇、颊、舌软组织对义齿上部结构的作用力。

如果没有约束力存在,种植义齿在受这些力作用后就会产生下沉、翘动和脱位。实际上主动力产生的同时,种植体周围骨产生了约束力,使种植义齿保持稳定平衡。

2.修复体平衡稳定特点　修复体的主动力是义齿行使功能时必然发生的,对其控制和调节有一定限度,主动力过小失去修复体的实用价值;约束力是主动力产生后才产生的,随主动力增减而增减,修复体的约束力即固位力。固位力是修复体设计和制作所形成的潜在力,只要主动力及其力矩不超过设计的固位力极限值,义齿保持稳定不脱位。因此,受力和稳定平衡是口腔修复要解决的主要问题。义齿修复时设计各种固位装置,建立约束力追求义齿稳定性。

3.种植义齿受力后的内效应　材料力学研究物体受力时将物体视为构件,复杂的构件由不同材料制造的不同部件共同构成。构件受力后的内效应,与外力有关,也与构件的几何形态有关,同时还与构件的组成材料性质有关。种植义齿包括种植体和上部结构,通过螺丝或黏结剂联结,是一种复杂构件。

构件具有以下力学性能:刚度指构件抗变形的能力,强度则是指抗破坏的能力。如果构件所承受的作用力超过其刚度、甚至强度范围,则构件发生失效或破坏。构件失效指原几何尺寸严重改变,构件的破坏指原结构的完整性丧失。

研究构件的失效与破坏就要从构件内部的力和构件变形开始。从力学角度分析时,根据具体要求的变化,既可以将种植义齿和颌骨作为整体看待,也可将种植体和上部结构分离为两个部分,还可以将种植体各组成部分任意分割。

构件内部任意两个部分之间在构件受到外力后产生出的相互作用力称为内力,把构件受外力作用后的几何尺寸变化称为变形。应力和应变分别用来表述内力和变形。应力是单位面积上的内力,即内力/截面积;应变是单位长度的变形量,即变形量/原长度。

应力分为:①正应力:方向垂直于截面,有拉应力和压应力,产生线应变。②剪应力:方向平行于截面,产生角应变。对许多构件来说,应力分布是不均匀的,即不同截面应力不同,同一截面内每一点上应力也不同。构件内部应力的分布是由力的作用形式、构件的几何形态和尺寸以及构件材料力学性质三者共同决定的。应力引起应变,应力大应变也大,应力大到一定值时,导致构件破坏。每一种材料的应力-应变关系是恒定的,发生破坏的应力极限也是固定的。

种植义齿作为构件,受力后内部也要产生应力和应变。包括颌骨的种植义齿系统可视为一个复杂构件,受力后每一部分之间应力分布都不同。当某一处应力水平高于该处材料强度极限时,该处就发生结构破坏,可能发生在冠桥部分的破裂,也可能是骨种植体界面破坏而种植体松动,甚至是种植体断裂。

当不能控制外力因素时,可通过构件的设计、几何结构变化和选用特异性的材料,以改变应力大小及分布,保证构件使用过程中不被破坏。对种植义齿来说,如何使其在功能负荷情况下,从冠桥到种植体以及骨组织都不被破坏,维持长期稳定有效,是生物力学研究的目的和意义。

(三)种植体形态的生物力学特点

1.种植体形状的生物力学特点　尽管目前广泛使用的钛或钛合金种植体基本上都能与骨组织间形成良好骨性结合,但与骨组织本身相比,这个界面承受剪应力和拉应力的能力还有很大的差距,特别是当种植体表面涂有一些特定材料时更是如此。因此,正确设计种植体的形状,使种植体与骨组织之间的界面上尽量承受压应力而少受剪应力和拉应力,将有助于减少其发生松动的可能性,延长使用寿命。螺旋状种植体和圆柱状种植体在垂直负载作用下种植体与骨组织界面上的应力分布情况(见图19-4),设螺旋状种植体螺旋部分在水平面上的投影面积为A_1,在整个界面上的螺纹牙数为n,种植体的半径为R,高度为H,作用在种植体上的垂直负荷为P,并假定作用在种植体各处上的压力(σ)和剪应力(τ)都是均匀的,螺旋状种植体上压应力和剪应力大小分别是σ_1、τ_1,圆柱状种植体上压应力和剪应力大小分别是σ_2、τ_2,则对螺旋状种植体和圆柱状种植体来说,分别存在下列的力平衡方程式:

螺旋状种植体:

$$P_1 = (\pi R_2 + nA_1)\sigma_1 + 2\pi RH\tau_1 \quad (1)$$

圆柱状种植体:

$$P_2 = \pi R_2\sigma_2 + 2\pi RH\tau_2 \quad (2)$$

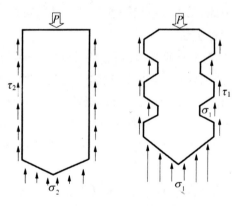

图19-4　螺旋状及圆柱状种植体与骨组织界面的应力分布

因此,仅从承受垂直负荷的能力大小来看,螺旋状种植体要优于圆柱状种植体。

使用三维有限元法对三种不同种植体系统(Branemark系统、Bud系统、IMZ系统)的不同形态种植体,在不同的力加载条件下,种植体周围骨内的应力分布情况进行了研究。结果表明,3种不同种植体周围骨内最大应力均位于种植体颈部周围和种植体肩台的下方,且越近种植体根尖部,骨内应力越小。种植体的肩台可以减小应力在种植体及其周围骨内的分布,去掉肩台不但增大种植体颈部骨的应力,而且将改变整个应力分布的情况。在其他因素不变的情况下,增大种植体颈部直径,种植体周围骨皮质内应力大大降低,故认为种植体颈部的直径对种植体周围的应力分布水平影响最大,两者呈负相关。圆锥形种植体比圆柱状种植体更有利于种植体骨界面的应力分布。

2.种植体长度和直径的生物力学特点　种植体的长度对其纵向承载能力有一定的影响。从方程(1)、(2)可以看出,长度越长,界面应力就越小,因此承载能力也就越大,但这种影响并不很大。种植体直径越大,界面的应力也越小,且种植体本身的强度也会有所增加。但随着种植体直径的增加,支持种植体的骨组织强度将会显著下降。因此,存在一个最优化的问题。

一般情况下,咀嚼力量强度适中、时间短暂;咬合力主要分布于牙槽嵴,而不是均匀地散布于整个种植体表面,足以被骨组织所承受。如果骨结构正常,种植体的长度和直径不是影响种植成功的重要因素。但是,骨质状况不理想时,建议植入直径大、长度长的种植体。

3.螺旋状种植体的螺距和螺纹顶角　从方程(1)可以看出,螺旋状种植体的螺距越小,在整个界面上的螺纹牙数 n 就越多,界面应力就越小。但螺距减小后会带来两个问题,其一是种植体本身螺纹的强度将受到影响;其二是支持种植体的骨组织受力状态将变差。长在种植体两螺纹牙之间的骨组织受力情况可简单地看作是一悬臂梁(见图19-5),设作用在悬臂梁上的载荷为 F,载荷作用点距悬臂梁固定端的距离(与种植体的螺旋深度有关)为 L,悬臂梁的宽度为 b,高度为 h(其大小等于螺距减去螺纹的厚度),则作用在悬臂端的最大弯曲应力 σ_{max} 为:

$$\sigma_{max} = 6FL/bh_2$$

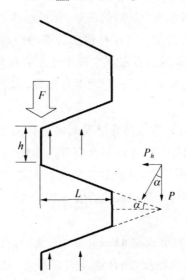

图 19-5　螺纹及其顶角对骨组织受力的影响

显然,随着 h 的减小,σ_{max} 将急剧增加,从而可能导致此处骨组织的折断。因此,为保证悬臂处骨组织的强度,螺旋状种植体的螺距应尽量大一些。虽然种植体螺纹处的受力情况也属于悬臂梁类型,但由于种植体材料的强度要远大于骨组织的强度,因此,在螺距一定的情况下,应尽量使螺纹的厚度小一些,以增加骨组织悬臂梁的厚度。

螺旋状种植体的螺纹顶角对界面间的受力情况也有较大的影响。当螺纹顶角较大时,不但螺旋状种植体的优点难以发挥,而且在垂直载荷作用下还会产生附加的水平压力,使该处的合成应力加大。设螺纹顶角为 2α,在垂直载荷 P 作用下产生的横向力 P_h 为:$P_h = Ptg\alpha$(见图19-5)。因此,在保证种植体自身强度及加工工艺的条件下,应尽量采用小一些的螺纹顶角,螺旋顶角 60°的种植体应力分布最合理。

二、骨种植体界面的生物力学

(一)种植体表面结构的生物力学特点及改进方法

目前,对于理想种植体表面结构的共识是:不管种植体所处的位置、植入区骨的数量和质量如何,种植体生物材料都不会破损,最后能够促进骨愈合过程。为获得理想的骨种植体界面,对现有的生物材料通过多种方法进行表面改进,这些方法可以分为物理化学、形态学和生物化学方法三类。

1.物理化学方法　表面能量、表面电荷和表面构成变化是用以改善骨种植体界面特性的常用物理化学方法。考虑到许多生物活动中静电的作用,采用表面电荷可以诱导组织整合,但是表面能量不能选择性增加特定细胞和组织的黏附性,也不能增加骨种植体界面的结合力。羟基磷灰石与骨的矿物质化学结构相似,具有良好的生物相容性,用其作为金属材料种植体的涂层作了广泛的研究,短期临床结果令人鼓舞,但长期效果却不十分理想。从力学的观点看,当种植体表面涂有羟基磷灰石时,种植体及其周围骨组织所构成系统的强度将取决于下列几项强度中最弱者:①种植体本身的强度。②羟基磷灰石的强度。③骨组织的强度。④种植体与羟基磷灰石间界面的强度。⑤羟基磷灰石与骨组织界面间的强度。羟基磷灰石的抗压性能虽然较好,其抗拉和抗剪能力却很差。由于羟基磷灰石的组成成分及弹性模量等与骨组织非常接近,它与骨组织界面间的结合强度相当高。但羟基磷灰石的弹性模量及组织结构等与种植体相差很大,它与种植体界面间的结合强度较差,特别是表现在抗拉和抗剪强度。在种植的初期,由于种植体与骨组织界面间的强度较低,是整个种植体骨组织系统中最弱的环节,在种植体表面建立羟基磷灰石涂层可迅速提高这一环节的强度,从而提高整个系统的强度。而在种植的后期,种植体与骨组织界面间的强度已非常高,羟基磷灰石之间或羟基磷灰石与种植体间的界面就变成了整个种植体—骨组织系统中最弱的环节,涂层的溶解、从金属表面折裂和分离成为羟基磷灰石涂层的关注问题,因此会出现涂有羟基磷灰石的种植体初期效果好而长期效果差的现象。

2.形态学方法　种植体表面形貌对种植体与骨组织间的结合强度有较大的影响。种植体的表面粗糙度直接影响界面的嵌合强度。表面粗糙度小,界面相互嵌合的深度浅、面积小,结合强度就差。反之,若表面粗糙度大,界面相互嵌合的深度深、面积大,结合强度就高。但过高的表面粗糙度会造成对骨组织的机械性刺激,并引起界面上的应力集中。为了获得最佳的表面粗糙度,一般可采用下列方法中的一种来对种植体表面进行处理。

(1)喷涂处理:该方法使种植体表面形成厚 $15\sim50\mu m$ 的涂层,粗糙面深 $15\mu m$,表面面积增加 $6\sim10$ 倍,不但能使种植体表面产生所要求的粗糙度,而且能使表面产生一定的残余压应力,提高种植体的抗疲劳强度。

(2)喷砂结合表面酸蚀:此种方法不但可以获得所需的表面粗糙度,而且可以清除种植体表面在制造过程中产生的各种污染,还可以避免喷涂处理后在种植体表面的钛颗粒于植入时脱落的风险。

(3)激光打孔:其优点在于粗糙的表面结构形态规则,可以按需要设计一定的角度,固位结构近似自然的骨小梁。

此外,表面制备特殊形态的沟裂不但能够提供机械嵌合,还能起到接触引导作用,影响细胞移动,这一现象已被应用于防止种植体周围上皮细胞长入和在特定区域引导骨形成。

3.生物化学方法　生物化学方法表面修饰是对物理化学和形态学方法的补充。有关细胞黏附于基质的机制已有很深入的了解,生物分子在细胞和组织的分化及再造方面取得了重大进展,生物化学方法表面修饰的目的是在生物材料表面结合或释放蛋白质、酶或多肽以引导特异性的细胞和组织反应,或者将这些生物分子直接放置在种植体表面以控制骨种植体界面的生物反应。生物化学方法表面修饰在于应用现代所了解的各种细胞功能和分化的生物学和生物化学知识,利用骨相关的关键性有机成分影响组织反应,这种方法控制骨种植体界面的起始反应有很好的发展潜力。

应用细胞黏附分子是控制细胞生物材料反应的方法之一。自从发现 Arg-Gly-Asp(RGD)肽序列作为细胞附着的介质以来,陆续找到几种有黏附作用的血浆和细胞外基质蛋白,如纤维结合蛋白、工型胶原、骨桥蛋白和骨涎蛋白等。将含有 RGD 的多肽置于生物材料的表面,能够促进细胞的黏附,由于许多种类的细胞具有相同的 RGD 受体,材料表面黏附的细胞缺乏特异性。目前正在从事将具有针对性选择成骨细胞的活性分子修饰于生物材料表面的研究。

应用促进骨形成的分子是生物化学方法表面修饰的另一类方法。在骨形成和骨折愈合过程中涉及许多生物分子,其作用从影响有丝分裂、增加骨细胞的活性到骨诱导,将其中之一或几种分子置于骨种植体界面,可能促进骨形成。为了控制生物分子的浓度和暴露时间,可以应用不同的滞留或释放方法(如吸收、共价固定和涂层释放)达到目的。最简单的方法是在种植前将种植体浸泡在生物分子溶液内,但是这种方法难以控制浸泡时吸收的量,同时也难以控制释放的量和目标的针对性。生物分子结合于种植体是另一种传递至骨种植体界面的方式,这种方式因涉及化学结合而比表面吸收复杂得多。金属表面只有极少数可固定分子的功能基团,通过硅烷化学处理产生的钝化氧化膜可以提供结合的表面羟基,以固定多肽、酶和黏附蛋白。此外,还可以通过血浆处理、腐蚀和自体细胞层吸附等技术,在金属表面获得各种功能基团。血浆处理不仅能增加羟基数量,还能在表面沉积反应性氨基和羧基。混合生物分子的涂层能够很好地控制这些生物分子的释放,因此具有良好的发展前景。

(二)种植体界面的生物力学

承受负荷的种植体由相接触的骨组织支持,由修复体至种植体再到界面的一系列作用及相应的反应保持系统的生物力学平衡。界面的骨组织受到负载作用产生应力和应变,这种应力和应变与种植体的材料和局部骨组织的变化相关,骨组织可能是探讨应力和应变的最重要原因。

骨组织与其他组织一样,如果应力和应变在某一点过度集中,就会引起损伤甚至破坏。理想状态下,在预期负载条件下不损伤种植体及其周围骨组织。其次,需要了解种植体及其周围骨组织的界面产生如何的应力和应变。再次,骨界面与周围牙槽骨密不可分,因此,受负荷种植体周围的骨组织也承受负荷,也受应力—应变的影响。

1.界面骨愈合的生物力学　　一般情况下,于术预备的种植窝与种植体之间三维空间上的完全匹配不可能存在,即使预备很合适的种植窝也存在微间隙和可见间隙。手术后,种植体与骨组织之间的间隙由血凝块充填,只要种植体稳定,血凝块机化,钙盐沉积,间隙中骨组织形成。种植体骨界面结构的生物力学特征还不清楚,有待进一步了解。一项量化研究种植体周围骨微硬度的结果显示,骨硬度随着与种植体界面距离增加呈梯度变化,种植体植入后 12 周,距种植体 0.2mm 处 Knoop 硬度值为 31,种植体外 1mm 处为 45,基本与远离种植体的正常骨皮质的硬度相当。

2.界面微动和组织反应　　微动指种植体与周围骨组织的相对移位。对于微动,有以下观点:①对于种植体周围骨整合,缺乏负荷并不是影响结果的主要因素,界面没有过度的微动才是关键。从这个角度来看,骨整合意味着"种植体周围骨组织不受干扰的愈合"。②超过 $100\mu m$ 的活动被认为是过度微动。③微动的重要性在于了解种植体植入后何时发生过度微动会影响骨整合。一般认为微动直接发生于种植手术后,当愈合过程开始,种植体的稳定性取决于其形态和固位设计的特点。如果微动过度,可能早期干扰纤维蛋白支架的形成,阻碍愈合组织的血管形成,使骨再生过程转化为胶原瘢痕修复。④关于微动的原理不但适用于金属材料(光滑或粗糙的表面结构)的种植体,陶瓷材料的种植体也应遵循此原则。从生物力学考虑,即刻负重或早期负重的种植体,必须避免骨种植体界面的过度微动。种植体能否即刻负重或早期负重,主要取决于临床上种植体植入时的稳定性和能够承受负荷的范围,其他影响因素包括种植体形态与骨的相互关系、种植体表面性状、骨组织的质地、种植体所受负载的特点、修复体支架的设计等。

3.过度负载与骨损伤、再建的关系　　种植体过度负载引起周围界面的骨组织疲劳性微损伤,微损伤增加骨的脆性和骨折的危险性。骨组织由于微损伤引发骨再建以修复损伤的骨,修复骨疏松、力量差,导致进一步损伤,恶性循环,最后骨缺失和种植体松动、失败。

三、种植体周围骨代谢与受力的关系

力学因素影响种植体周围骨代谢可分为三种情况。一种是种植体植入后,种植体窝骨创愈合过程。另两种情况为在承受负荷后,周围骨组织的适应性反应和骨创伤反应。

(一)种植区骨愈合过程中的力学因素

预备种植窝造成的骨损伤愈合机制与骨折愈合或拔牙创愈合机制相同。与骨折愈合需要固定断端一样,若种植体与骨壁之间产生相对运动,将阻碍骨痂形成,影响骨愈合。Branemark 种植牙系统主张采用完全埋植的二期法,保持至少三个月以上的完全无负荷愈合期,新生骨可直接与种植体表面连接,形成骨性结合的界面。影响骨性结合界面形成的直接因素不是早期负载,种植体与骨壁之间相对活动才是干扰界面骨形成的原因。如果种植体有较好的初期稳固性,受轻微负载也不至于产生移动,因而不影响骨性结合界面的形成。种植体植入就位后的即刻稳固性,是外科手术质量指标之一。这一即刻稳固性,通过种植体与骨壁间机械性嵌合而获得,决定于种植体的直径、其在骨内深度和与骨壁吻合接触的紧密程度,与接触形式也有关。如螺纹旋入就位者比敲击就位者的即刻稳固性好,预后也好。Branemark 曾强调种植体无压力地与骨壁接触是获得骨性结合的条件,后来的实践证实种植体植入时存在对骨壁适当的压力,能够得到更好的结果,从而推测适度挤压产生的应力,能刺激新骨生长。

(二)种植体周围骨的适应性反应

种植体周围骨改建与力学因素有直接联系。骨改建是指机体的骨组织在一生中不断地进行骨的增生和吸收,从而使骨组织的解剖结构不断发生适应性变化的现象。关于骨改建与应力关系的 Wolff 定律包括如下内容:骨和骨组织结构是生物进化中形成的,符合最优化设计原则,即趋向于用最小结构材料承受最大外力。骨改建在于维持这一优化设计,即在应力较高的区域通过骨的新生使结构增强,在应力低的区域又通过骨的吸收发生萎缩而使结构减弱。

种植体引起周围骨应力分布变化,则会引起骨改建活动。这是因为种植体作为不同于骨组织的刚性材料,当颌骨受力后,种植体材料的变形不同于骨组织,引起界面应力而刺激骨增生。种植术后,骨性结合界面在三个月内形成,此后数月,界面骨结构因植入时的压力而改建,界面骨的改建到一定程度停止,因此过一段时间后强度骤然提高,失败率可能性明显降低,种植体会有令人想不到的支持能力。临床实践中,修复后一段时期,种植体在骨中的稳定性逐步提高。

种植体周围骨改建的意义在于:①骨性结合的种植体可有效防止牙槽骨的废用性萎缩,保持牙槽骨的高度和丰满度。②骨性结合的种植体可以通过渐进性负荷增加,使骨组织产生适应性重建反应,逐渐达到与种植义齿的功能协调一致。

(三)种植体周围的骨创伤

种植体所产生的应力传递,若超过了骨组织的生理耐受限度则发生骨创伤,严重者可发生骨折。骨折是在骨承受负荷超过强度极限水平时,出现的结构破坏和所吸收能量的释放。种植体周围的骨折,通常发生在骨组织变得脆弱的情况下,突然遇到负荷增大时发生的。这种情况主要发生于:①种植手术创伤后使骨壁变薄弱。②在种植体周围骨发生吸收而使骨结构逐渐变弱。

过高的应力可使骨组织坏死和吸收。骨在承受超负荷后可能的病理生理变化是,血流的减少或静脉血液的淤积,生化因子激活破骨细胞,或破骨细胞被应力变化直接激活,使骨组织吸收和破坏。但究竟多大的应力可造成骨坏死和吸收,有待于进一步研究。

应力疲劳也可能发生于种植体周围的骨组织中。应力疲劳是较低水平负载重复作用到一定次数时，材料发生断裂破坏。生理状况下的功能负荷都是重复负荷。体外的骨组织疲劳试验表明，不论负载多么小，只要达到足够重复作用次数，骨组织都会产生疲劳破坏。种植体周围的骨组织是有生命的组织，具有再生、修复和重建能力，因而有抗疲劳破坏能力。骨应力疲劳综合征是运动医学的病症，由超生理的高频率重复负荷造成。骨的应力疲劳可出现显微骨折，同时伴有骨组织症状，微裂纹扩展，最后出现骨折。因此，种植体所受的负荷大小和频率不超过骨组织适应和承受限度时，不会出现应力疲劳。但夜磨牙症患者等，存在超生理的重复负载，若进行种植义齿修复，则风险较大。

四、种植体和牙齿支持修复体的生物力学特点

（一）侧向咬合力的特点

咀嚼运动开始时，由于肌肉的作用使下颌骨产生水平和垂直两个方向的移位和力量，但是咬合的生物力学却复杂、多变，一旦牙齿发生接触，接触面的形态决定了𬌗力的大小和方向。咬合力最终分布于支持的骨组织，力量的大小和方向决定了牙齿或种植体及其修复体的寿命。当牙齿接触，产生垂直于牙尖斜面的合力线，此合力的方向一般与牙体长轴成一定角度，并且偏离牙槽骨，成为作用于牙齿的侧向力。根据牙槽骨结构的特点，可以将牙根长轴的中下 1/3 交界处作为侧向受力的平衡点（支点），当咬合力量作用于牙尖斜面，由牙齿传导至牙槽骨的扭矩可以表达为：作用力×支点至合力线的垂直距离（见图 19-6）。整个受力系统就可以看作为一种杠杆，距离就是力臂，力臂越长，牙槽骨所受的扭矩越大。这一分析说明为什么侧向力对牙槽骨的损伤作用大于垂直方向力量，因为，侧向力产生杠杆的力臂，合力与支持牙槽骨的角度越大，扭矩也相应增加。

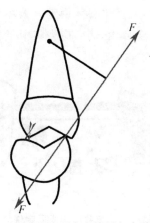

图 19-6 咀嚼过程所产生的侧向力及其扭矩

（二）影响咬合力分布的因素

如果牙齿垂直生长、咬合面平坦，上下颌牙齿接触产生良好的垂直力量，然而自然牙齿具有轴向倾斜角度和牙尖斜面，前牙向唇侧倾斜，上下牙齿之间还存在垂直及水平方向的覆𬌗和覆盖，侧向力的产生在所难免。

当前牙的覆𬌗最小时，上下颌牙齿接触区产生的合力线垂直于接触区，由于轴向倾斜的关系，上颌合力线远离受力平衡点，产生较大扭矩，下颌合力线接近受力平衡点，扭矩小。当前牙覆合较深时，上颌牙齿的合力线与受力平衡点的距离接近最大，产生相当大的扭矩，下颌牙齿的扭力转至舌侧，力臂比上颌牙齿短得多，扭矩也相应小。后牙的扭矩取决于功能尖的斜度，如果斜度大，扭矩也大。

咬合作用力在骨组织的分布还取决于骨与牙齿或种植体界面的弹性或强直性程度。同样的咬合力作用于咬合面,自然牙由于牙周膜的弹性,应力分布于所有周围骨组织,而在强直性的骨种植体界面则集中于牙槽嵴。牙周膜的力学功能是将殆力负荷均匀分散到牙槽骨,避免局部应力集中;牙周膜变形产生的生理动度吸收冲击能量,缓冲咀嚼力量。如果将牙体、牙周膜和骨组织看作串联结构,其中牙体是刚性成分,牙周膜是弹性模量低的成分,骨为弹性模量较高的成分。咀嚼时,对颌牙面冲击串联结构,由于串联结构的阻碍,对颌牙的速度迅速降低,并且停止。此时,串联结构所承受的冲击负荷和位移均达到最大值,串联结构内部的应力也达到最高峰,如果没有牙周膜,牙体将对颌牙的冲击力全部传导至牙槽骨,产生的应力峰值可能超过骨强度的极限而造成骨创伤;牙周膜的缓冲作用大大降低冲击力,避免牙槽骨承受过大和过分集中的应力。骨性结合种植体缺乏牙周膜的应力缓冲作用,承受冲击殆力时,产生的应力峰值比较高,容易引起负荷的累积效应。

(三)多单元固定修复体应力分布的特点

多单元支持的固定修复系统有三个基本组成部分:受力体(牙齿或种植体)、联结体和支持基础(牙槽骨)。应力从受力体一端到另一端的分布取决于各组成部分的物理特性。为了便于理解,我们假设所有的联结都是坚实的。如果支持基础有弹性,其中一端受力体遭受侧向力量,应力可能会分布到另一端。如果支持基础的一端呈强直性,而另一端具有弹性,强直端受力体遭受侧向力,应力不会传导到另一侧;反之,弹性端受力体遭受侧向力,应力不仅传导并且集中在强直性侧,同时联结体成为具有放大作用的杠杆力臂。由此得出一个基本原理:一个支持系统内各组成部分应力承担取决于各个支持基础的弹性,如果其中某一受力体支持基础呈强直性,那么侧向应力将集中于此处。

骨结合的界面呈强直性,牙周膜具有弹性可以分散应力到所有的支持骨组织,种植体与自然牙齿共同构成固定的修复体,侧向力作用于种植侧,牙齿侧没有应力分布(见图 19-7);侧向力作用于牙齿侧,应力不分散到修复体的两侧,而是集中于种植侧,并产生对牙槽骨有破坏性的杠杆力臂(见图 19-8)。从侧向力的角度分析可以了解到,由于强直性的骨整合界面,侧向应力集中于牙槽嵴和种植体的上 1/3,种植体长度的变化不能减少所承担的应力。

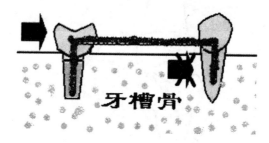

图 19-7 种植体与牙齿共同构成固定修复体应力分布

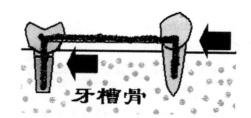

图 19-8 种植体与牙齿共同构成固定修复体应力分布

在一个直线型多个下颌后牙缺失的种植修复体,当殆力作用于修复体前部人工牙舌尖的颊斜面,产生舌侧倾斜的合力线,由于骨结合界面强直性的特性,应力集中于受力部位的牙槽嵴,不会有效地分散到其他种植体;如果负荷均匀地加载于修复体,每个种植体都会承受相似的负荷,并将应力传导到牙槽嵴,而不是整个种植体长度周围的牙槽骨。应该强调的是应力在支持骨组织的分布并不因为多个种植体的联合而明显改善。

联合修复体是指由自然牙与种植体共同构成的修复体,牙齿与种植体之间的联结可以是活动的,也可以是固定方式,种植体与自然牙的位置和联结的方式会对应力的分布产生很大的影响,其中种植体将承受几乎所有的负荷。自然牙与种植体的联合修复体中使用内部附着体是活动联结的主要方式,牙齿支持的修复体部件通过黏结固定,种植支持的修复体部分也保持固定,但两者在垂直和侧向活动时有一定相对移位的余地。

在咬合活动时,作为对侧向力的反应,骨结构良好的自然牙大约侧方移动 0.5mm,移动超过 0.5mm 被认为是过度活动,可能引起咬合创伤和骨缺失。对于同样侧向力的反应,种植支持的修复体只有小于 0.1mm 的活动度,有人认为这样的动度由修复体的螺丝与基台之间相对移位所产生。自然牙与种植修复体之间由于牙周膜的弹性与骨结合的强直性特点而造成差异活动度。当一个活动度小于 0.5mm 的稳固牙齿与活动度小于 0.1mm 的种植体共同构成固定桥,其差异活动度是 5∶1。由于骨整合界面不能活动,一个作用于自然牙的侧向力将几乎完全加载于种植体,因此,差异活动度的偏离程度越高,活动度小的部分应力越集中。

(四)治疗性生物力学

支持种植体的牙槽骨对于垂直力量的承受能力大大超过侧向力,过度负载,容易导致种植牙失败。治疗性生物力学通过临床变化纠正各种生物力学因素,以减少负荷累积效应,避免过度负荷。影响种植体负荷的因素包括:①肌肉力量。②修复体牙尖倾斜程度。③局部剩余牙槽骨的质量。④种植体的位置。⑤修复体的位置。⑥基牙设计等。这些因素相互关联,如果处理不适当,因素间协同作用增加种植体的负荷,此过程被称为反应性生物力学。

临床上通过种植体位置和修复体形态变化,可以增加或减少种植体所承担的负荷。主要的临床变化有:①牙尖倾斜度每增加 10°,扭矩增加约 30%。②种植体倾斜度每增加 10°,扭矩增加约 5%。③种植体位置水平偏移每增加 1mm,扭矩增加约 15%。④种植体根尖方向偏移致殆间距离每增加 1mm,扭矩增加约 5%,其中牙尖倾斜和种植体水平偏移对扭矩产生有重要作用。

四种临床变化对扭矩产生的作用有较大差距是治疗性生物力学的基础,临床医师不仅能够减少每一因素产生的扭矩,也可以选择低扭矩产生因素取代高扭矩产生因素,以减少种植体负荷积累效应。牙尖倾斜对扭矩产生的作用大,首先考虑降低牙尖倾斜度。在某些牙槽骨狭窄或上颌窦底位置偏斜的后牙缺失病例,采用正常的卜下牙齿咬合关系,由于种植体角度不理想,咀嚼时,扭矩较大,可以将修复的义齿排列成反殆,减小种植体相对于剩余牙槽骨的水平偏移而减小扭矩。

五、种植系统结构的生物力学

(一)种植材料对种植义齿生物力学的影响

动物实验研究表明,种植体周围骨内的应力分布与种植体材料的性质、材料的弹性模量关系不大,而与种植体的形态、颌骨的形态及结构关系更密切。但从生物力学的观点来看,不同材料和不同弹性模量的种植体对应力在骨种植体界面的分布有一定影响。有限元法研究分析相同的负荷条件下,五种不同弹性模量材料制作的螺旋形种植体,其单个种植体在骨界面的应力分布规律,结果表明种植体的弹性模量越高,种植体颈周骨内应力越小,而根端骨内应力越大;种植体弹性模量越低,种植体与骨界面的相对位移运动就越大。适宜的种植体的弹性模量在 70000MPa 以上。

目前,由于金属及金属合金材料具有优良的生物力学性能,其中钛和钛合金材料的生物相容性良好,被认为是最合适的种植材料而广泛应用于种植体的制作。近年来,许多学者研究了生物陶瓷材料制作的种植体,认为生物陶瓷种植体在植入后的初始阶段可以获得较钛及钛合金更好的生物相容性,但在行使功能后,终因生物陶瓷本身力学上的易碎性,导致生物陶瓷种植体受力后折裂,种植后发生较高的失败率。

(二)种植修复体各组成部分及其相互联结的生物力学特点

当种植修复体中心受力,最大应力集中于骨皮质时,主要分布于种植体接触区域,应力传递限于种植体周围;如果最大应力集中于骨松质,主要分布于种植体尖端周围,应力传递范围相对较大。

骨种植体界面应力传递取决于:①负荷类型。②种植体和修复体的材料特性。③种植体的几何形状、长度和直径。④种植体表面结构。⑤骨种植体界面的特点。⑥周围骨组织的数量和质量。

以经典的 Branemark 种植系统为例,种植系统的基本结构包括:①种植体。②基台。③基台螺丝。④含金柱的修复体。⑤固定修复体的金螺丝。由于系统由多个组成部分联结成复合体,从生物力学角度分析,种植修复体各组成部分的界面分别在于:①种植体与基台之间。②种植体与基台螺丝之间。③基台与基台螺丝之间。④金柱与基台之间。⑤金螺丝与基台螺丝之间。⑥金螺丝与金柱之间。种植体、基台螺丝及基台、金柱、金螺丝之间联结的长期完整性是修复成功的关键。

1.种植体　种植体与骨组织产生牢固的骨性结合是种植义齿承担殆力的生理基础。骨性结合种植体没有与牙周组织一样的殆力缓冲装置,也没有与自然牙一样的生理动度。自然牙在水平和垂直方向均有 0.5mm 的动度;而种植体的动度在 0.1mm 以内。

种植体对力的传导和分布特点与自然牙也不一样。自然牙无论受到何种负荷均可由牙周膜得以缓冲。种植体受到垂直方向的压力时.如果种植体为圆柱状,应力较多集中在其底部;如果种植体为螺纹状,应力通过螺纹分散到四周的骨组织中。受到水平方向或侧向的压力时,种植体无旋转运动,而是以种植体与骨结合部的顶点为支点产生弯曲形变,种植体受到扭力,骨组织受到侧向压力。

扭矩等于作用力乘以从支点到力的作用线的垂直距离,因此,力的作用线的方向愈靠近种植体长轴则扭矩愈小,对种植体愈有利。在轴向负荷下最大应力区是种植体底部,非轴向负荷情况下,最大应力区在种植体颈部,同时在种植体螺纹周围也有较大的应力分布。负荷疲劳实验发现,在种植体折断的标本中,折断的部位在种植体颈部第一螺纹线以下,也间接证明种植体颈部是受扭力最大的部位。

2.基台　基台在种植系统中处于种植体与上部结构之间,与种植体、修复体和基台螺丝有多个接触界面,是传导殆力的主要结构。

基台与种植体通过基台螺丝连接。基台与上部结构的连接方式有两种即螺丝固位和黏结固位。疲劳实验证明螺丝固位的修复体受负荷影响最大的部位在螺丝连接处,常发生螺丝松动,而黏结固位的修复体受负荷影响最大的部位在植入体的颈部,常发生种植体折断。由于基台是可以更换的,因此,有一种观点认为,为了使种植体不致因扭力过大而折断,可选择硬度较小的材料制作基台,当基台受到较大扭力时,六边形边角被磨损后修复体发生旋转,扭力被释放,以减少对种植体的损伤。

基台的另外一个功能是利用各种抗力形来对抗修复体的旋转,特别是单牙缺失的种植义齿修复对此要求更高。目前最常见的六边形设计,利用基台与上部结构的多边嵌合来对抗旋转扭力,但基台的高度至少应有 1.2mm 才能有效地对抗旋转力的作用。

造成基台折断的主要原因是:①基台就位不精确。②上部结构与基台的结合面之间不密合。③修复体设计不良而产生过大的扭力和杠杆力。④夜磨牙、咬合过紧等非功能咬合产生过大负荷。

3.基台螺丝和金螺丝(修复体固位螺丝)　连接螺丝是整个系统中最薄弱的结构,也是受负荷影响最大的部位。当螺丝拧紧以固定修复体,在螺丝的螺杆产生一个拉力(前负荷),螺丝的螺杆被拉伸后产生回弹力,前负荷从螺丝的头部到各个螺纹作用于杆部。从固位的角度考虑,前负荷应该尽可能高,以利于在种植体与基台之间产生一个夹紧的力量。在紧固时螺丝遭受拉力而伸长,螺丝拉伸得越长,其紧固的稳定性越好。

修复部件间负荷传递通过基台螺丝和金螺丝前负荷加载而实现,前负荷对螺丝的稳定性有极其重要的意义。应用有限元分析预测230N前负荷加载于金螺丝杆,基台与基台螺丝之间的夹紧力量先降至0,进一步紧固金螺丝,金螺丝的应力增加率大于基台螺丝。结合螺丝金属材料特性的综合分析,预计金螺丝首先发生问题,金螺丝发生问题时作用于金柱的拉伸力量约为400N。在这400N拉伸负荷时,种植体与基台之间的夹紧力量降至为0,此时将影响整个种植修复体联结的稳定性,最终导致部件的破坏。前负荷值的大小与材料的延展性、最大抗张强度、屈应强度等物理性能有关。例如Branemark种植系统中金螺丝、钛螺丝和金合金螺丝的前负荷分别为10N、20N、32N。临床上使用时使前负荷值达到屈应强度的80%左右,可以减少固位螺丝松动的问题。

螺丝松动问题经常影响种植体及其所支持的修复体。反复拧紧和放松的过程改变了各部件之间的接触,临床发现螺丝松动与反复松紧及螺丝应变的增加有关。其他影响螺丝松动的机制包括修复体上部结构变形,这种变形(或缺乏被动适用)会传导额外的轴向力量或扭曲运动至螺丝关节;由于部件表面的不平整,螺丝界面遭受额外的负荷;接触区域磨损,在接触之间产生微动,接触面之间更靠近,螺丝的前负荷下降,产生松动。因此,有人建议在修复体使用一段时间后将螺丝再旋紧一次,可以在较长时间内防止螺丝再松动。

4.上部结构　种植义齿的上部结构包括金属支架和修复体,它们与基台的适合性是影响种植体负荷的原因之一。螺丝固位的修复体对支架的适合性要求较高,理想的界面间隙是20~50μm,但铸造金属支架其表面光滑度很难达到这一要求,为此,Branemark种植系统设计精确制作的金柱,使之与基台密切配合,铸造时将金柱与修复体融合成整体,使修复体底面与基台的适合性大大提高。黏结固位的修复体有大约50μm的黏结层可以弥补界面之间的不良适合性,因而对支架的适合性要求相对降低。

上部结构的不良适合性包括界面间隙过大、支架无被动适合性。界面间隙过大时,界面间的摩擦力不再存在,负荷完全由固位螺丝承担。当上部结构受到侧向或水平向力时,金螺丝受到侧向剪应力导致其折断。当涉及多个种植体的支架无被动适合性时,支架的内应力释放于种植体及周围组织内,这种应力是持续的、水平方向的作用力,长期作用后将导致骨结合丧失、种植体松动。另外,修复体的胎面形态、修复体高度和悬臂长度在种植系统的应力产生和传导中也具有重要意义。

5.上部结构的螺丝固位与黏结固位　从两种固位方式的结构可见,螺丝固位除与黏结固位具有相同的基台螺丝种植体界面、基台螺丝基台界面,基台一种植体界面外,还有基台螺丝-金螺丝界面、金柱基台界面与金柱-金螺丝界面,负荷在传递过程中,应力主要分布于金螺丝、基台螺丝和种植体第一螺纹处。金螺丝、基台螺丝由于直径相对较小,机械强度弱成为应力反应的薄弱部位,容易发生折断。黏结固位因为黏结剂充填在牙冠和基台之间的间隙内,使该部分形成一个完整的结构,咀力在传递时损耗较少,而且六角形基台各边之间的相互制约,可以对抗侧向力的作用,从而使应力转移至其下各界面和种植体颈部。黏结固位方式应力较多地集中于种植体和基台螺丝处并发生应力反应,而在基台和牙冠的连接部位则没有应力集中点。

六、种植体设计及修复中的力学问题

　　骨性结合种植体缺乏牙周膜的应力缓冲作用,在受冲击殆力时,产生的应力峰值比较高;骨性结合种植体作牙列缺损修复时,与牙列中自然牙相比,受力时位移量小,刚度大,必然要承受比自然牙大的分负荷。这些特点说明骨性结合种植体的力学特性,反映其在功能负荷状况下所处的不利地位。

　　Branemark 经典技术主张用树脂做牙冠修复,用树脂弹性来代替牙周膜的应力缓冲作用,其力学原理是将牙体、牙周膜和骨看成三个不同弹性模量的串联弹性体,三者顺序上的调换,不改变树脂的缓冲作用,适当降低牙槽骨所承受的应力峰值。Branemark 系统最初应用范围只局限在无牙颌患者,认为在牙列缺损修复时骨性结合种植体会因种植体受力过大而失败。

　　20 世纪 80 年代中期出现设计应力缓冲结构的牙种植体系统,即 IMZ 种植体,在义齿上部结构与种植体之间插入一高分子弹性元件,希望能模拟牙周膜动度,以减少牙槽骨所承受的应力,据称 IMZ 系统具有与自然牙联合支持修复牙列缺损的独特优点,曾经获得很好的评价。但是 IMZ 种植体的高分子元件因疲劳破损往往需要半年至一年更换新元件,并且只能采用螺丝固位的方式固定上部结构,限制了其使用范围。有人对高分子弹性元件的作用产生质疑,用钛元件替换高分子弹性元件,并将两种类型种植体应用于临床,进行五年的对比研究,结果认为弹性元件者的效果与钛元件者相似,甚至不如钛元件者。为此,IMZ系统的生产商也同时生产完伞由钛元件构成的同型种植体产品。

　　近 10 年临床种植义齿应用发展过程中,骨性结合的种植体在修复牙列缺损中也获得了成功,改变了 Branemark 原有的理论。骨性结合种植体无动度、刚度小,在咬合时承受负荷大,但只要这种比较大的负荷仍在种植体周围骨组织支持能力范围内,种植义齿修复体就能成功地继续发挥功能。

(一)种植体的数量

　　种植义齿由多个种植体支持时,应力分布情况由种植体的数量、种植体在颌骨内的方向、排列所决定。一般认为种植体的数日越多,每个种植体上承担的应力就越小。多个种植体支持的种植义齿当受到水平方向力作用时,力量町以较均匀地分散到各个种植体,且分散到每个种植体上的力量要小于总作用力。当垂直方向力作用于种植义齿时,力量不会均匀地分散到每个种植体,越靠近作用力点的种植体受力越大。

　　在固定种植修复设计时,使用多少种植体才符合生物力学要求是医师十分关注的问题。在传统的设计中,多依据自然牙缺失的数目来确定所植入种植体的数目。Rangert 等提出以支持值为依据来确定种植修复体基牙的数目,支持值以自然牙近远中方向排列的牙根数目作为基本参考单位。前牙、尖牙、前磨牙为 1 个支持单位,磨牙为 2 个支持单位。当两个前磨牙缺失,即丧失两个支持单位,当 1 个前磨牙加 1 个磨牙缺失时,则丧失 3 个支持单位。种植义齿设计时,种植体基牙的数量由失去的支持值及需要修复的缺牙数量共同确定。如果牙列失去的支持值小于或等于 3 个支持单位,种植体的理想数目应该与失去的支持值相等。例如,1 个磨牙缺失,应植入 2 颗种植体;2 个前磨牙缺失,种植体最佳数目为 2 个;1 个磨牙和 1 个前磨牙缺失,种植体的最佳数目是 3 个。对于多个牙缺失的修复体,以不少于 3 个种植体为基本原则。如果种植体的数目与失去支持值相差较大,则潜伏着负荷过大的危险。

　　对于全口种植义齿,一般认为 4～6 颗种植体即可支持半口固定种植义齿。下颌骨骨质致密,对种植体的支持力度大,只要分布合理,4 颗种植体可以达到目的;上颌骨骨质比较疏松,又有上颌窦的影响,种植体的长度、植入部位和角度受诸多限制,植入 6 颗种植体比较合理。当垂直负载作用于全颌种植义齿远端悬臂梁时,最靠近悬臂梁端的种植体产生的应力最大,所承受的负荷是非悬臂梁状态的 1.75～3.5 倍,主要承受的是压应力,而远离悬臂梁端的种植体主要承受拉应力。悬臂梁越长,末端种植体所受的应力越大,故认为在种植义齿设计时,应尽量避免使用悬臂梁,如一定要使用悬臂梁时,种植体应尽量离散,且悬臂梁的长度不能超过种植体所能承受的范围。

(二)种植体的排列

如果种植体沿直线排列,侧向力作用下产生的扭矩远大于轴向力产生的扭矩。改变种植体排列的位置可以减少这种扭矩对种植体的危害。在 3 个单位种植义齿设计中,如果使用 2 个种植体支持并沿直线排列,种植体的负荷为 100%;将两种植体放在一端呈悬臂梁设计,种植体受到的负荷为 200%;若使用 3 个种植体,种植体沿直线排列时,每个种植体上的负荷为 67%;将中间的种植体向颊舌方向偏移 2~3mm,种植体承担的负荷为 40%。这是因为 3 个种植体呈三角立体状排列,增加了对水平向和侧向力的抵抗,减少扭矩。种植体在颌骨内的分布呈曲线形排列较直线型排列者界面的应力要小,在同一牙弓中种植体之间的相互偏差角度不宜超过 20°,以使负荷沿种植体长轴传导。

(三)种植体植入的部位

颌骨上不同部位的修复体所受负荷的大小不同,对种植体的影响也不尽相同。磨牙缺失区间隙较大,而上颌窦、下颌神经管等解剖结构限制了长种植体的使用,修复体承担负荷大,在此区域可通过增加种植体数量、选用大直径种植体提高种植体支持力。在磨牙区使用双种植体和大直径种植体,生物力学效应和临床效果明显优于普通种植体。

(四)受植区颌骨的形态结构

从生物力学观点看,颌骨是一种多相的、各向异性的、非均质性的、多孔的复合体。颌骨也是具有一定屈曲性的弹性体,可以承受一定的压力,但其骨皮质与骨松质都有一定抗张力和抗压力的极限,当颌骨受力水平高于其极限值时,就会产生微骨折,最后导致骨质吸收破坏。

种植体的成败与颌骨骨皮质的密度、厚度、颌骨的宽度以及受植区的血供等直接相关,受植区的颌骨形态与结构比整个颌骨的形态与结构对种植义齿的应力分布影响更大。理想的受植区颌骨至少能提供 10mm 深度的骨性结合区,其水平宽度至少为 6mm。骨皮质越厚,种植体及其周围骨皮质内的应力越小;采用双层骨皮质法时,使种植体的颈部与底部同时位于骨皮质内,呵以明显降低种植体及其周围骨内的应力。骨皮质缺乏时,可导致种植体骨界面的应力增高,从而引起种植体周围骨的微骨折。

(五)修复体设计制作的影响因素

1.咬合因素　侧向运动时牙尖沿牙尖斜面滑动,产生侧向作用力,力的方向与牙尖斜面垂直。种植体的扭矩等于作用力乘以支点到力作用线的垂直距离。当牙尖斜面斜度越大时,力的作用线到种植体支点的距离越远,产生的扭矩越大;反之,则扭矩较小。牙尖斜面每增加 10°,种植体的扭矩增加 30% 左右,基台螺丝的扭矩增加 32% 左右。

咬合区是咬合时牙尖接触的区域,决定着合力线的方向。当牙尖咬在较平坦的中央窝时,合力线的方向靠近支持骨组织,产生的扭矩较小;当牙尖咬在斜面上时合力线的方向远离支持骨组织,产生的扭矩较大。从后牙𬌗面解剖来看,颊尖和舌尖的斜面会合形成中央窝,此窝不是平坦的凹陷,而是由斜面组成的沟裂汇合点。在正中咬合时,牙尖位于中央窝的区域只有 0.4mm 左右,多数情况下牙尖均与斜面接触。为了解决这个问题,可以将中央窝的范围扩大成 1.5mm 左右的平面,使牙尖与平面接触,从而改变合力线的方向来减少侧向扭矩。前牙牙槽突的方向决定了合力线的方向不能与种植体长轴一致,解决方法是在卜颌前牙舌面窝的部位形成一小平面,使下颌牙切缘咬在这一平面上来改变合力线的方向。所以,在确定修复体牙合面形态时可以考虑减少牙尖斜面斜度和改变𬌗面外形,以缓解种植体的侧向扭力。

2.力臂设计　修复体的力臂主要包括:①近远中方向悬臂的长度。②颊舌方向由于种植体位置而出现的延伸。③修复体牙冠和基台的高度。悬臂受力,距悬臂最近的种植体受到压应力,其他种植体受到拉应力;最大负荷集中于距悬臂较近的第一、第二颗种植体上,且.力臂越长负荷越大。在单个磨牙缺失的种植义齿修复中,由于牙冠颊舌方向、近远中方向的距离大于种植体的直径,这种力臂会使种植体受到长轴以外的垂直方向的作用力而产生扭力。种植义齿的高度与余留牙槽嵴的吸收及对颌牙列的解剖位置有关,高度增加,力臂相应增大。力臂的存在使种植体和牙槽骨所承受的扭力增加,力臂的长度与扭力的大小关系密切,因此,修复体的设计过程中应尽量缩减和消除力臂,避免种植系统遭受过度的侧向力,保持结构的稳定性。

3.种植体与自然牙联合支持　当受到缺牙部位解剖条件的限制,不能获得完全的种植体支持时,采用种植体与自然牙联合支持的修复设计是一种可选择的方法。

骨性结合的 Branemark 种植体与自然牙连接在一起修复时,在修复体正中加一负载,种植体将负担75％以上负荷。如果用有弹性缓冲元件的 IMZ 种植体与自然牙连接修复,种植体的载荷分担量可降低到60％。刚度大的骨性结合种植体与有牙周膜动度的健康自然牙连接成整体后,自然牙端类似于悬臂梁,导致种植体承受的负荷明显增加。如果种植体与松动的自然牙连接在一起,由于松动的牙齿不能提供有效支持力,咬合力在自然牙这一端时,会产生杠杆作用,种植体受到扭矩影响,容易造成创伤。

种植体与自然牙联合支持时,种植体与骨组织呈强直性结合,几乎不产生相对变化;自然牙长期受到垂直方向的压力时,由于牙周组织的改建作用,会产生正畸性的根向移位,出现牙体下沉,与固位体分离,支持作用丧失,从而使整个修复体的负荷加于种植体。

由此可见,种植体与自然牙联合支持的设计会加重种植体所承受的负荷和侧向扭力,因此一般不主张采用这类设计。

4.被动适合性在种植义齿修复中的重要性　被动适合性是口腔修复学的重要原则,为了获得良好的修复效果,修复体均应达到被动适合。所谓适合性,是指修复体可以完全就位,并且按设计要求与牙体和软组织接触的面(组织面)密切吻合,均匀接触,尽可能无间隙。如果修复体适合性差,则戴入修复体时,可能出现不能完全就位,或者就位后,与组织接触而有较大间隙,影响修复体的固位,并且间隙过大导致边缘密合性差,不利于清洁,产生继发龋等不良后果。

适合性反映修复体制作加工的精密度,由于修复体的完成过程中,从取印模、灌注模型,到铸型制作、包埋、熔烧、铸造,每一环节都会有一定误差,因此绝对的适合性无法达到。适合性对不同修复体要求也不同,如全口义齿,适合性精度要差一些;而固定义齿、套筒冠、精密附着体修复,则适合性要求高。

被动性是指修复体完全就位后,修复体与牙体硬组织和口腔软组织之间除重力作用外无其他力作用,临床上修复体的被动性往往被忽视。如果修复体被动性差,就位后,在没有受到咀嚼负荷时,修复体的支持组织就存在前负荷和预应力,同样修复体也受前负荷和预应力作用。这种条件下,修复体戴入就位后,相接触的牙受力并产生一定位移,病员牙周膜内的感受器也感受到受力,有不适甚至胀痛感觉。

被动性反映修复体在加工制作中的变形程度。同样从取模、灌注模型,到铸型制作、包埋及铸造的过程中都存在引起变形的因素,其中以铸造金属支架的收缩变形影响最大。

修复体的牙单位越多,铸造件越大,收缩变形也就越大,最后修复体的被动性越差。当普通义齿被动性差时,戴入后,基牙有移位,牙周膜存在持续应力。当这种应力不太大时,病员就像戴正畸治疗的矫治器一样,通过牙周膜和牙周组织重建后,消除应力,义齿恢复被动性。

骨性结合的种植体与自然牙不同,在受到预应力后,不会发生牙周膜那样的骨改建活动。研究表明,种植体周围受一定限度持续力作用,可使界面区骨密度增强,但不会产生自然牙那种移动。因此,种植义齿上部结构被动性不好时,与种植体连接后,种植体要承受前负荷,种植体骨界面区产生应力,这种应力会持续存在。其结果会导致种植义齿冠桥部分断裂,固位体松动、脱位,固定螺丝松动或断裂,种植体断裂,甚至种植体周围骨破坏吸收。临床实践中,有的患者安置上部修复体后,感觉到胀痛不适,把上部修复体调整到被动适合后,再重新安置,不适感明显减轻或完全消除。

螺丝固位方式种植义齿比黏结固位方式种植义齿的修复和制作难度更高、更容易出现被动性差的问题。这是因为当种植义齿上部结构的支架变形时,不能与每个种植体的基台都完全密切接触,使用螺丝固定时,上紧螺丝过程就会产生前负荷。如果用黏结剂黏固,黏结剂均匀充垫在那些不密合的区域,使种植体基台与上部结构之间保持平衡和适合,消除前负荷。

(张胜楠)

第五节　口腔种植前的评估与准备

一、接诊和评估

种植修复后要获得理想的功能和美观效果,其关键是术前制定详细的治疗计划,这要求医师对患者进行详尽、仔细的检查并进行良好的沟通。在初诊时,医师应对患者的全身和口腔情况进行检查评估以确定患者是否适合接受种植治疗并且制定初步的治疗计划。初诊的过程与普通的其他口腔疾病治疗初诊相似。主要包括问诊和医患沟通。

(一)问诊

问诊的内容包括主诉、既往史、全身系统性疾病史、用药史、个人史、过敏史,问诊的目的主要在于排除种植修复的禁忌证。主要的问诊内容包括:

1.主诉和既往史　包括缺牙的原因、缺牙的时间、曾经接受的修复治疗以及治疗效果。

2.系统性疾病　作为创伤性手术,问诊时必须考虑一些可能导致严重并发症的系统性疾病。全身状况与是否能进行种植手术和修复的关系是由以下三个因素决定的:①种植手术的复杂程度。②系统性疾病的类型。③系统性疾病的严重程度。在多数情况下,种植手术是一种择期手术,应充分考虑到患者的全身情况,在不影响机体全身状况下进行。颌面部有放疗史的患者,选择种植修复时要慎重。尽管有文献支持肿瘤术后放疗的种植体和不放疗的种植体即刻负载存活率无显著差异,种植手术距最后一次放疗的时间也应尽量延长(至少一年)。种植手术过程中尽量减少创伤,减少骨暴露的概率,上部修复结构设计时应尽量简化、以避免放射性骨坏死的发生。对于有条件的患者,术前接受高压氧舱治疗对改善种植区骨组织的血供有一定的作用。

3.用药史　如长期服用抗惊厥类药物,如苯妥英钠或者苯巴比妥,可能导致骨密度的降低,口腔黏膜的过角化和增厚。一些免疫抑制类药物如雷公藤、糖皮质激素的长期服用对骨代谢也会造成很大的影响。

4.个人史　不良习惯,如夜磨牙,侧向力不利于种植体的长期效果,严重的夜磨牙患者必须经过心理和口腔治疗纠正夜磨牙习惯后才能接受种植修复。

不良嗜好,如吸烟、酗酒或吸毒,此类患者通常缺乏接受治疗的动机,营养不良且缺乏维持口腔卫生的依从性。而且该类患者由于口腔卫生条件差,吸烟造成的骨萎缩严重,种植区往往骨量不足。吸烟患者的上颌窦黏膜一般也较薄且脆,给上颌窦提升造成困难。

5.过敏史　不仅是指对药物的过敏反应,也包含对种植修复中可能接触到的材料的过敏反应。由于钛生物相容性好,目前尚无对钛或钛合金过敏的报道。但是有文献报道了种植体上部修复体结构如塑料基托材料,修复用金属如铬、镍及钯-铜-金合金过敏的病例。

(二)医患交流

由于种植牙治疗有着与其他口腔疾病治疗方法不同的特点。如手术操作时间较长,复诊次数较多,对口腔卫生维护要求较高,治疗费用较高等。因此,医师必须确定患者具有良好的依从性,这是保证治疗效果,避免医患纠纷的重要前提。

通过谈话,医师首先应该了解患者选择种植治疗的目的。例如:①要求增强可摘义齿的稳定性。②不能接受活动修复或是拒绝通过磨改天然牙的方式固定修复缺失牙。③缺失一颗或多颗牙要求进行固定修复,而患者期望不损害健康的邻牙或是已经黏固的固定修复体。

另一方面,医师也有告知义务,包括:①让患者了解活动义齿、传统烤瓷固定修复以及种植修复的优缺点,让患者主动选择合适的修复方式。②在手术之前,患者应清楚地知道和理解种植治疗存在一定失败的风险和相应的一些并发症,能积极配合医师做进一步的治疗。③需要使患者充分理解手术过程中因骨量和骨密度不足而引起治疗程序的变化。

对于部分患者过高的修复期望值,种植医师应该在仔细评估患者种植条件后作出合理解释。种植修复也不能做到完全意义上的功能性修复,根据过高的期望值拟定的手术方案会增加手术的复杂度和风险,也会增加患者的手术痛苦和经济负担。

二、检查

(一)全身检查

除了通过问诊收集患者的全身病史外,医师在必要时还要对患者的全身情况进行检查,包括脉搏、血压、呼吸的测量记录。种植手术相对而言是一种创伤较小的手术,不会影响正常的生理功能。对于种植患者,并没有太多禁忌证。如果患者已经多年未进行全面体检或在健康问卷中有阳性指标,应做辅助实验室检查。这些检查包括:血尿常规、血生化等。彻底的全身体格检查对评价患者当前的健康状况以及发现未确诊疾病的早期症状是十分必要的。

但是目前,在国内,大多数患者不愿意因为单纯的种植手术而接受全面的体格检查,在这种情况下,医师则可以查阅患者以往的病历结合询问病史来获得必要的信息。在有疑问时再进一步进行相关的检查或者要求相关科室会诊来排除禁忌证。

(二)口腔、颌面部专科检查

【颌面部检查】

以视诊为主,颌面部外形。

1.正面观 对称性,面下 1/3 的高度,笑线位置。

2.侧面观 有无突出或凹陷。

【口腔检查】

遵从从外到内的顺序。

1.张口度 一般情况下,种植手术需要患者张口大于两横指以保证种植器械在口腔内的应用,特别是张口度较小的需要行后牙区种植的病例,术前应有明确的张口度测量,以保证种植手术的顺利进行。

2.颞下颌关节 除了开口度,开口型的检查外,关节区的触诊和关节运动时的听诊同样是必要的,对于有颞下颌关节病史的病例,应分次手术以尽量减少手术张口时间。

3.缺牙区情况 记录缺牙的部位、数目,缺牙间隙的近远中距离、殆龈距离,缺牙区牙槽嵴高度、宽度、形态,是否存在凹陷,前庭沟的深度,缺牙区牙龈情况。对于无牙颌患者,还应注意上下牙弓的形态、上下牙弓的比例、位置关系、颌间距离等。

4.余留牙列　缺牙区的邻牙是否倾斜,缺牙的对颌牙有无伸长。余留牙的健康状况,是否存在龋病、牙髓病、根尖周病、颌面磨耗、牙周疾病等,余留牙的排列情况。

5.口腔黏膜　口腔黏膜的健康状况,有无脓肿或急性感染。如果存在特殊病变,应请黏膜科会诊明确其对种植治疗的影响。

6.口腔卫生　口腔卫生与种植体的成功率密切相关,患者在种植术前应进行彻底的口腔清洁。牙周炎患者经治疗病情进入静止期、口腔卫生状况改善之后才能进行种植手术。

7.唾液腺　检查唾液腺及导管情况。唾液分泌障碍将破坏修复体自洁性,在这种情况下,要相应改变修复设计。如将修复体基台平面放在龈缘上、采用种植体支持可摘义齿修复或可拆卸的固定修复方式等。

8.舌与口底　轻柔的提拉舌做前伸、后缩及侧方运动以检查舌及口底动度。

9.咬合关系　覆𬌗、覆盖。和谐的咬合关系是种植修复成功的前提和标准,必要时可考虑先行种植前正畸治疗获得满意的咬合关系和种植间隙。要注意的是,由于种植治疗存在不同于其他口腔疾病治疗手段的特点,冈而在进行上述检查时有着不同于其他口腔科室的检查重点:缺牙部位的软、硬组织情况和上下牙槽嵴的位置关系。

10.骨组织　检查缺牙区可支持种植体骨的质和量是非常重要的。在下颌后部,可以用示指和拇指直接触诊,确定种植区牙槽骨的尺寸和形状及倒凹的深度。在下颌前部,由于纤维组织致密,单纯的触诊容易对宽度造成误诊。在上颌,由于腭部软组织较厚,很难通过触诊来判断骨组织的情况。牙槽嵴地图法结合研究模型可以较为精确地反映上颌牙槽骨的形态,但测量时产生疼痛,需要局部浸润麻醉。当然更加精确的检查方法是影像学检查。

11.软组织　种植体基台周围的软组织情况对于保证种植体的长期成功来说至关重要。这一区域的牙龈组织必须健康才能耐受口腔卫生维护。而角化的附着龈是唯一可以在种植体周围形成紧密袖口结构的组织,并且也能够抵抗牙刷、牙线等的机械摩擦,因此种植体周围能够形成足够厚度的角化层组织对种植牙治疗的成功来讲相当重要。牙周组织的类型对于修复后的美学效果也有显著影响,薄且呈扇形的牙龈组织要比厚且较平坦者更难于达到良好的美学效果。种植体周围软组织的每一次切开和剥离,都会造成软组织本身的创伤,所以要求在术前制定周密的治疗计划。对于愈合螺丝被牙龈覆盖需要行二期手术的病例,特别是前牙美观区的种植,更应尽量减少角化龈的切削量。

12.上下牙槽嵴关系　上下颌骨的位置关系影响到修复体的类型和修复后的咬合关系,而咬合关系影响到合力传导到种植体的方式。由于发育、牙齿缺失后骨吸收等原因导致的反𬌗,如将种植修复按反𬌗状态设计,种植体失败的风险将增大。通常使用视诊法检查颌骨的位置关系,但最佳的判断方法是上𬌗架分析。

但要注意的是,上述这些检查只是初步的评估,并不能最终决定患者是否适用种植修复,另外还需要结合影像学检查、诊断模型和诊断蜡型的结果。

(三)影像学检查

拟种植区骨组织的形态及邻近的解剖结构是决定种植体在牙槽骨内植入位置和方向的重要因素之一。由于牙槽骨外是一层具有一定外形和厚度的黏膜,临床检查只能对骨的外形、高度、宽度做大致的判断,要了解牙槽骨的详细解剖形态,需要全面彻底的影像学检查才能做出最终的评估。

临床上,由于在种植前、种植后都要摄片,种植治疗的摄片次数要比传统修复方法的次数多得多。因而,选择影像学检查的手段时要慎重,一定要考虑到检查的成本。成本不仅仅指单纯的金钱花费,更需要强调的是放射线对人体可能造成的伤害。此外,种植修复有时使用的摄片方式与其他治疗方法所需的检查手段相比,射线量较大。因此,进行影像学检查之前,首先必须进行完善系统的临床检查,这样做就可以确定还有哪些信息需要影像学检查提供,因而可以尽可能地选用放射量小的检查手段,最大程度地避免不必要的影像学检查,从而将检查的成本降到最低限度(上、下颌种植的放射检查方案见图 19-9、19-10)。

【影像学检查的目的】

1.种植手术前

(1)确定拟种植部位有效的骨高度和骨宽度:理想的情况是种植体的种植体部在颊舌侧的所有方向上都有至少 1.5mm 的骨组织包绕。因此,有效骨高度的测量应该从有足够宽度的牙槽骨的水平开始,直到特定的解剖结构(如鼻腔底、上颌窦底和下颌神经管)。因此,往往就需要颌骨的横断面断层片来获得准确的骨高度及骨宽度,以便确定术中钻入骨的深度。

(2)确定种植体植入的方向:在尽量考虑种植修复功能和美观效果的同时,根据上下牙槽嵴的倾斜方向和凹陷情况以确定种植体植入的颊舌侧方向;根据邻近种植区的牙的牙根位置,确定种植体植入的近远中方向。

(3)观察邻近的重要解剖结构的位置:上颌:上颌窦底,鼻底的位置;下颌:下牙槽神经管顶及颏孔神经血管束的位置。

(4)对口腔内其他余留牙的情况进行检查:了解余留牙齿的根尖是否有病变,牙根是否有倾斜。

(5)其他颌骨病变:通过影像学显示的颌骨骨密度来判断是否有其他的颌骨病变,如果有其他的颌骨病变,一定要在病变得到诊断和治疗后才能进行种植治疗。

2.种植治疗过程　在治疗过程中,评价种植体的骨结合情况,判断是否能够进行 E 部修复和负载,种植体与 E 部结构的密合程度。

3.随访期　种植修复完成后,也应定期随访摄片,检查种植体周围骨组织是否发生吸收,如果发生吸收其进展如何,并为治疗的有效性提供判断依据和标准。

【影像学检查手段的选择应用】

目前可供采用的影像学检查方法很多,各有其优缺点。种植医师应该根据不同的患者和缺牙情况来选择最适合的检查方法。根尖片和全景片是应用较多的两种放射学检查手段。这两种检查具有费用相对较低,放射剂量较小,操作简单,普及性等优点,因此在种植的治疗中最为常用。但这两种方法的缺点是都只能提供二维图像来反映骨的高度和密度。CT 检查是唯一能够全面测量牙槽骨密度,评价组织结构间三维关系的方法,但因为其费用昂贵,放射剂量相对较大,手续复杂,并不是所有的患者都必须采用的。

1.根尖片　根尖片的分辨率高,图像显示清晰,可显示牙槽骨的骨密度,能提供局部骨小梁的细节。但是,根尖片存在一定程度的失真,并且失真的程度不是恒定的,失真程度会因拍摄者不同、投照角度不同而有所不同。所以根尖片的图像并不能代表所摄物体的真实大小,而且影像的可比性、重复性差。

采用平行投照技术可将图像的失真控制在一定范围,这是指射线与受检处牙弓的切线相垂直。不建议采用分角线的投照技术,因为投照的 X 线中心线与牙弓长轴和胶片不垂直,而是根据一条假想的角平分线来调整 X 线中心线的方向,往往不够准确。选用快速曝光胶片并且使放射线集中可以最大限度地减少辐射量。对于无牙区域,口内平行投照技术还能够显示无牙区的近远中宽度,可以大致确定种植体的可种植数目。通过根尖片还可判断有效骨量是否足够以确定骨增量术的必要性(见图 19-9)。

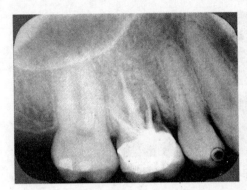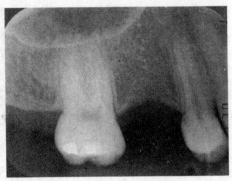

图 19-9 根尖片所示 6 根分叉病变及 6 拔除 3 个月后的可用骨高度

但是,根尖片不能提供有关颊舌向骨量的信息。另外,由于根尖片尺寸较小,相应可视范围亦较小,这也限制了它的临床应用。因此,根尖片一般用于单个牙缺失的病例。

此外,为了避免在暗室操作过程中产生问题,可以应用数码摄像技术。因为其曝光时间短,能够降低约 90% 的放射剂量。放射剂量的减少对医师和患者都有益,因此数字式根尖片可在短时期内多次拍摄而无须担心射线的危害。在拍摄过程中,患者无不适感。胶片被连接在计算机上的感应器所取代。图像在计算机中可即时显示,价格相比常规根尖片也更便宜。

因为种植体影像学检查时需要同时显影透射的边缘骨组织以及密度较高的种植体及其部件,因而需要的数码摄片系统要具有较广的能量谱,而日前最佳的是影像感光板系统。这类系统可以在相同的曝光条件下同时显影透光度不同的结构,同时即使曝光条件稍有变化对图像的影响也不大。

数码影像还可以根据不同目的对一些指标进行调节来进行图像处理,比如可以提高其透光度和对比度来检查边缘骨组织或是降低透光度和对比度来检查种植体及其部件,增加诊断能力。由于人类对于颜色的辨别要优于对不同灰度的辨别,用"伪彩"的方法,即用不同的颜色来标识不同的灰度,可以更清晰地检查种植体周围的骨组织。还可以根据需要在一个特定范围内显示灰度的改变,例如在种植体-骨界面区域,增加对于不同结构的辨别敏感度。

2.全景片 全景片又称曲面体层摄影片,原理是将被摄体置于 X 线机和胶片之间,X 线机与胶片按被摄体的弧度做相反方向运动,从而拍摄颌面部的一些弧形面的体层影像,是种植修复最常用的放射学检查方法。它能在一张 X 线片上显示上下颌的软、硬组织情况以及相邻的解剖结构,易于发现颌骨病变如囊肿、骨折等。全景片简便易行,费用低廉;能充分反映种植修复所要了解的局部情况,如可用骨的骨高,上颌窦、鼻底以及下颌神经管的位置,种植区骨密度,是口腔种植的最常用的影像学检查方法。但它仍有缺点:由于它是二维影像,无法显示牙槽嵴颊舌向的宽度;分辨率较根尖片低,细节反映较差;存在一定的放大率,报道从 10%~25% 不一,甚至更大,尤其是在颌骨前部。而且不同的设备放大率各不相同,因此难以计算确切的有效骨高度和近远中宽度。

虽然全景片缺点十分明显,但是由于其低廉的价格,直观地显示,仍在种植治疗中广泛应用,特别是用于检查拟种植区与上颌窦或下牙槽神经管的位置关系。而且,如果由于解剖的因素,如口底肌群在下颌骨的附着位置、上颌穹隆的限制等胶片无法做到与牙槽突的长轴平行时,全景片就能够提供相对精确的骨高度(见图 19-10)。

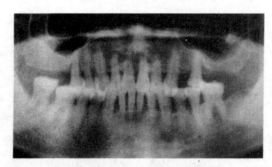

图 19-10　全景片显示双侧上颌窦底至牙槽嵴顶可用骨高度

此外,为了获得准确的数据,可以选择以下方法:可制作带 5mm 钢珠的咬合模板,让患者戴入后再接受摄片检查;另一种简便的方法是将钢珠埋入烤软的蜡块中,置于患者口内缺牙处摄片。通过计算钢珠的变形率可测得 X 线片在所需观察部位的变形率,从而可以得到精确、有效的骨高度及近远中宽度。

对于前牙区或怀疑存有残根或其他病变组织的种植区,都建议在全景片的基础上另行局部牙片检查以选择种植适应证,有效评估种植修复疗效。

3.侧位投影测量片　主要用来观察上、下颌前牙区,显示前牙区牙槽嵴的倾斜程度以及前牙的横断面影像,牙槽嵴垂直高度和水平宽度,亦可显示上、下颌骨的矢状面的相对位置。借此,医师就可以判断种植体植入的角度(见图 19-11)。

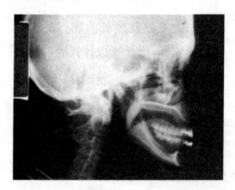

图 19-11　右侧侧位投影测量片,可帮助判断种植体植入的角度

4.咬合片　咬合片可以用来检查切牙孔的位置及下颌骨的宽度。但是咬合片存在解剖结构重叠的问题,而且 X 线球管投照角度的改变会使图像变形,口腔后部也无法显影,因此应用极其有限。

5.X 线计算机体层摄影(CT)　CT 具有成像清晰、不需胶片冲印、图像失真小的特点,可以进行精确测量,可在计算机中保存以备将来对照使用。通过特定的软件,对 CT 还可以进行三维图像的重建,能产生清晰的牙槽骨的体层摄影断面。通过对图像信息的处理可显示拟种植部位的切线位,横断位的体层影像,也可清晰地显示骨的密度。由于它可以提供完整的三维影像,CT 可显示精确的颌骨结构和重要的解剖结构。但是它的缺点是检查费用高,放射剂量大大超过常规摄片,特别在扫描层数多时。空间分辨率低于口内根尖片。致密物体(如银汞合金、原有的种植体、存留的天然牙等)可能导致伪影,影响种植体-颌骨界面情况的观察。并且 CT 仍然存在 $0\% \sim 6\%$ 的失真率。

目前推出的牙 CT 检查由于放射量小,检测部位清晰,费用相对低廉非常适用于种植术前的影像学检查。

在进行上述的问诊和临床一般和特殊检查之后,医师就可以根据检查的结果评估患者是否适合接受种植牙修复治疗,制定初步的治疗计划,着手进行术前准备。

三、术前准备

术前准备是手术前的必要步骤,是手术达到成功的必要辅助手段,同时也是为日后进行上部结构的修复打好基础。术前准备主要包括研究模型分析和种植模板的准备。

(一)研究模型分析

由于患者就诊时检查时间相对有限,在制定和完善治疗计划时,研究模是非常有价值的诊断工具。将口内情况准确地复制到模型上是制定治疗计划的重要手段,而研究模则是患者口内情况的完美复制。医师可以借助研究模上殆架进行仔细地研究和分析,从而设计治疗方案,以达到种植修复最佳的功能和美学效果。取印模后用石膏灌注模型,通常需要翻制三副石膏模型。一副用于制作外科导板,一副用于制作患者的临时修复体,还有一副保留作为记录。

【研究模的作用】

1.反复测量,获取必要的信息 在研究模上可以确定缺牙区的近远中距离、颌间距离、颌弓关系和前庭沟深度,明确缺失牙和对颌牙的位置关系。这些测量对计算未来的冠一种植体比率、选择种植体类型和规格、基台类型、最终修复体的大小和范围等相当重要。

2.确定所需的种植体的数目、长度、直径 对于恢复功能为主的缺牙部位,如后牙区,应尽可能植入多个种植体以取得较大面积的支持,这样修复体才能够抵抗较大的应力,获得良好的预后。在美学效果相对重要而承受殆力较小的部位,在不破坏功能的前提下可适当减少种植体数目。这样对种植区的软组织破坏较小,可以达到最佳的美学效果。当然,此时应选用较长的或者较粗的种植体,以及表面经过处理的骨结合率较高的种植体,以保证种植支持的修复体的远期效果。

3.分析有效的骨组织量 如果需要植骨术,研究模还可以模拟骨缺损的大小和形态,术前计算所需的植骨量,为骨移植手术提供方便。

4.测量牙槽骨的宽度 结合影像学检查,在研究模的牙槽嵴的特定部位采用牙槽嵴地图法可以准确地测量牙槽骨宽度,从而精确地选择种植体大小。

首先,在缺牙区的中部或需要测量的部位做垂直线,将一细针或者专门的黏膜测量仪沿垂直线在牙槽嵴顶刺入黏膜至骨面,记录刺入深度,即为黏膜厚度。然后沿垂直线在颊舌侧各取 3~5 个不同的部位重复测量过程。研究模相应部位沿垂线片切开,将测得的黏膜厚度标记于相应的片切断面上,各点相连即可直观地显示黏膜和牙槽嵴厚度。上颌因骨质疏松,刺入时要用力轻柔,防止针尖刺入骨皮质而使测得的黏膜厚度过大。牙槽嵴地图法主要用于术前对上颌骨量的预测,而对于下颌来讲,因为口底的原因,很难测量到准确的骨宽度。触诊或在术中使用牙周探针对倒凹进行探查是一种简单而更行之有效的方法。这种方法简便、快速、降低了治疗费用(无需进行昂贵的 CT 扫描),且避免了射线照射。但是测量精度略逊于CT,同时测量过程中患者有疼痛,需要局部麻醉下进行。

5.研究模的作用不只局限于测量和获取各种信息 在完成了对缺牙区的研究和种植体的设计后,可以用蜡和树脂牙在研究模上尝试恢复缺失牙列的外形。并且可以将其向患者展示,让患者对修复的效果有更加直观的认识,取得患者对治疗的理解。

总的来讲,模型研究是种植前准备中相当重要的一个环节。通过对模型的研究,可以明确缺牙的数目、位置,缺牙间隙的近远中距离、垂直距离;帮助了解殆力的方向、大小;确定咬合关系;确定牙槽骨条件;确定种植体数目、直径、植入方向;确定基台、修复体的选择;制作术前诊断模板和手术模板;在整个治疗过程的不同阶段评价治疗进度;此外,当医患双方存在争议时也可作为法律证据。

（二）种植模板

在临床治疗过程中,由于手术中视野、操作空间及患者颌骨骨量等因素影响,种植体植入的位置常常会出现偏差,在修复过程产生很大困难。产生诸如人工牙的排列困难、金属外露、𬌗力传导不理想等问题,这些问题都会对种植体的远期成功率造成负面影响。同样,如果只考虑修复效果而忽略了颌骨的解剖形态,也会导致种植区的穿孔或下牙槽神经、上颌窦或邻牙的损伤。因此,在种植治疗的初期就需要制定完整的治疗计划。但是仅靠语言、文字、设计图、模型做标记难以准确地指导临床手术,此时必须借助于模板技术。

【模板的意义】

1.术前　有助于治疗计划的制定。

2.术中　准确指导种植体的植入。

3.术后　准确的功能和美观修复。

利用模板技术可获得最佳的种植和修复效果。

【模板的分类】

根据模板的用途,将其分为影像学检查模板和外科手术模板。

1.影像学检查模板　结合影像学技术,确定种植区颌骨的骨质与骨量。应用模板的目的在于判断 X 线片的变形率。在模板的拟种植区放置 5mm 直径的钢珠,戴入患者口中摄片。测量钢珠在 X 线片上的大小(图 19-12)。

变形率＝钢珠在胶片上尺寸/钢珠实际尺寸×100％种植区的实际骨量＝X 线片上的骨量/变形率

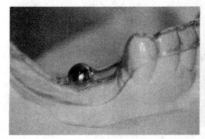 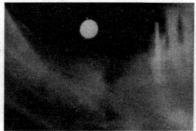 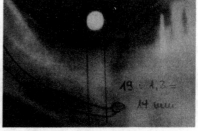

a.使用 0.5mm 直径钢珠压制模板　　　b.戴入手术模板后摄片　　　c.测量变形率

图 19-12　应用模板确定 X 线片的变形率

2.手术模板　通过手术模板,可以向外科医师显示治疗设计方案,如种植体的数目、种植部位、植入角度、人工牙的排列等;并指导外科医师按设计方案准确植入种植体。模板应有良好的固位和稳定性能,准确指导种植体的植入,达到这一要求主要通过在模板上制作植入标志如导向孔、导向沟、开窗来完成。应用导向孔、导向沟作为植入标记可较严格地限制种植体的植入位置和方向,适用于固定修复方式。而开窗式模板在相当于种植区的位置保留了恢复的人工牙的唇颊面(包括切缘和部分颊尖),将舌腭侧磨除形成弧形的"窗口",这样可以充分暴露手术野,使手术者在不致影响义齿排牙的前提下,根据颌骨的条件选择植入的位置和方向,适用于以覆盖义齿修复无牙颌的病例,因为此类病例在其植入过程中需更多的考虑颌骨的形态和种植体之间的相互平行情况。

（三）模板制作(见图 19-13)

1.缺牙恢复　常规取印模,灌注石膏模型,记录咬合关系,上𬌗架,用蜡和成品树脂牙按修复的基本原则恢复缺失牙和牙列的外形,重建咬合。再次取模,翻制出具有完整牙列的模型。

2.模板成型　在热压成型机上将薄塑胶烤软,利用气压使其贴附到模型上形成透明模板。或采用涂布法直接在石膏模型上涂布自凝塑料形成模板。也可直接用患者的旧义齿和临时修复义齿制作模板。但是模板材料最好选用透明树脂,以便在试戴时观察模板是否就位及术中观察骨钻钻入骨组织的情况。

　　模板硬固后从石膏模上取下,去除妨碍就位的倒凹部分,磨改组织面留出翻瓣空间。模板的范围以能否取得良好的固位为标准。

　　3.**标记模板**　将5mm钢珠埋入模板的拟种植部位即可形成放射检查模板。在模板上按设计好的种植体数目、位置、方向钻出导向钻直径的导向孔、导向沟;或将拟种植区的舌侧大量磨除形成弧形窗口,保留唇颊侧即完成了外科模板的制作。

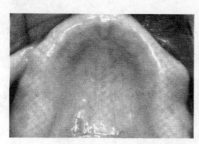
a.上颌半口牙列缺失病例

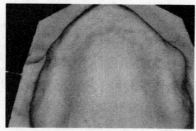
b.取模

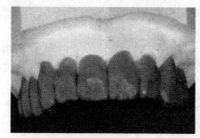
c.蜡牙恢复牙列外形

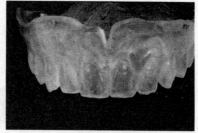
d.模板成型

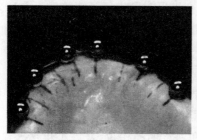
e.拟种植区旋转钢球

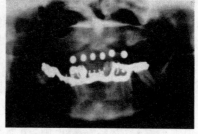
f.戴钢球拍摄的全景片

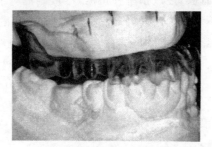
g.树脂模板试戴确定种植道

图 19-13　上颌无牙颌模板制作

（张胜楠）

第六节　口腔种植外科手术

一、牙种植外科的基本原则

影响牙种植体骨结合的因素十分复杂，主要包括：种植材料的生物相容性、种植体外形结构和表面性状、受植区组织结构、外科植入技术和种植体负重大小、时间等。其中外科植入技术的应用十分重要，是种植治疗成功的基础。

牙种植术是口腔颌面外科手术的一部分，在精确性、生物力学等方面有其特殊性。为了使植入种植体获得骨结合，口腔种植治疗应遵循如下原则：

（一）无菌

无菌原则是颌面外科的最基本的原则之一。牙种植手术区域位于口腔和上颌窦等污染区，发生感染的机会多；手术中移植的骨、软组织抗感染能力差，须无菌操作。严格的消毒和灭菌，是防止口腔交叉感染、保证种植治疗成功非常重要的环节。

常规的无菌处理措施包括手术室与手术器材的消毒灭菌、手术人员的无菌准备以及患者手术区的消毒铺巾等。

对种植治疗的患者而言，术前口腔洁治、牙周病及邻近根尖周炎患牙的完善治疗、术中对种植床的无菌生理盐水的反复冲洗以及术后合理的抗生素应用等措施是防止感染的有效方法。

防止种植体的污染也是种植治疗成功的重要环节。种植体的污染一般有细菌污染、脂类及异种蛋白污染、异种金属污染等类型。尽管目前的大多数种植体在出厂时已进行了严格的无菌处理和良好的包装，大大减少了种植体被污染的可能，种植体植入过程中仍应严格防止使用非钛金属器械和手套等接触种植体表面，并尽可能减少种植体在空气中暴露的时间。

（二）微创

尽量避免或减少损伤是种植外科医师应遵循的重要原则。在种植外科治疗的过程中，应尽量减少软组织和骨组织的机械性损伤、热损伤和邻近解剖结构及器官的损伤。

种植手术是非常精细的外科治疗，需要正确、精细和熟练的操作，尽量减少机械性损伤。手术切口位置、长短设计准确，在合适范围剥离黏骨膜，逐级预备种植窝，尽量避免对组织不必要的牵拉、压迫、钳夹和撕裂等。在即刻种植的拔牙过程中，不用和少用牙挺，减少牙槽窝骨组织的创伤。

骨组织的热损伤是导致骨组织坏死和种植体骨结合界面形成失败的重要因素。预备种植窝钻针的锋利程度、转速、预备种植窝持续时间、术中的盐水冷却与否等与热损伤密切相关。在种植手术中，钻针应有较高的切割效率，生理盐水持续冲洗。在骨密度较高时，最好是内外冷却同时进行；转速控制因钻针、备洞步骤等而有所不同，但最高应控制在 1000～1200rpm 以内；另外，采用提拉方式、控制进钻的压力和减少每次进钻的时间也是减轻热损伤的有效方法。

尽管口腔种植手术区解剖结构相对简单，但仍应对下颌管、颏孔、上颌窦、鼻腔、骨性倒凹以及邻牙牙根给以足够的重视。种植床精确的术前评估能大大减少邻近解剖结构损伤的可能性。

另外，尽可能保留附着龈，减少其损伤，以保证形成良好的种植体颈部生物封闭区。

（三）良好的初期稳定性

种植体的初期稳定性是指种植体植入完成时的稳定状态。随着种植体表面处理技术和外科技术的发展,种植体骨结合在时间上和结合率上有较大改善,但种植体的初期稳定性仍然被认为是种植体形成骨结合的必要条件。术者的操作、种植部位及牙槽骨的密度、种植体的形状以及骨挤压技术的应用等是获得良好初期稳定性的影响因素。种植医师应根据患者的解剖条件,选用适宜的种植系统,准确进行种植窝的预备。预备时,注意支点确定,以保持钻针的稳定和精准;逐级预备至使用最后一级钻针时,应争取一次完成,反复多次提拉会降低初期稳定性;不要过多磨除骨皮质,骨皮质是获得稳定性的有力条件;在骨质不佳的部位,可应用骨挤压技术提高种植窝的骨密度。锥状种植体更易获得好的初期稳定性。

(四)修复设计的统一性

不管种植治疗计划由修复医师和外科医师共同制定,还是由具有外科和修复经验的种植医师独立制定,都要使种植外科治疗和种植修复治疗协调一致。种植固定修复、覆盖义齿等不同的修复方式,其生物力学的要求不同,对种植体的类型、直径、长度、数目、植入的部位和轴向等外科设计要求也不同。如果外科方案和修复计划不相协调,则难以获得好的治疗效果,或者给修复带来困难。

二、牙种植体植入术的种类

(一)按种植体植入部位分类

1.骨内种植体植入术　即种植体的植入部分位于骨组织内的植入术。目前颌面部可植入种植体的骨组织部位较多,除了牙槽骨外,颧骨、额骨、颞骨等也是可植入部位,但牙槽骨、颧骨等是主要恢复牙列缺损(失)的种植部位,额骨、颞骨等主要是用于赝复体固位种植体植入的部位。骨内种植体的种类和形态很多,目前主要是柱状种植体(包括锥状种植体),少量叶状种植体等。根据骨的部位不同,有牙槽骨种植体植入术、颧骨种植体植入术、下颌升支种植体植入术、穿下颌骨种植体植入术等。

2.骨膜下种植体植入术　是指将与牙槽骨表面形态匹配的支架式的种植体植入黏骨膜和骨表面之间的植入术。骨膜下种植体需要个性化制作,常常需要两次手术才能完成。适用于下颌骨严重萎缩或缺损的患者。目前已经极少应用。

3.牙根管内种植体植入术　将针状种植体通过根管植入牙槽骨,一般要求出根尖孔10mm以上。种植体部分位于牙槽骨,部分位于根管内。主要用于牙周炎与外伤松动牙的固定、根尖切除后牙的固定等。目前应用较少。

(二)按植入时间分类

1.即刻种植　是指牙齿拔除后立即进行的牙种植体植入术。具有缺牙时间短、骨吸收少和美学效果好等特点。随着种植技术的发展,即刻种植技术进步迅速,疗效越来越好,应用越来越多。常常需配合应用微创拔牙、软组织处理、GBR等技术。

2.延期种植　一般指拔牙3月后进行的牙种植体植入术。也是目前临床常用的种植治疗方法。该技术成熟,较易获得良好的初期稳定性,疗效肯定,成功率高。

近年有学者提出了新的分类分为即刻种植、早期种植和延期种植三类。即刻种植是指拔牙后同期植入,早期种植又分软组织愈合(4～8周)植入和部分骨愈合(12～16周)植入,延期种植是指牙缺失6个月后,局部达到完全骨愈合后的种植术。

(三)按种植体结构和手术分类

1.一段式种植体植入术　指将一段式种植体(植入体、颈部和基桩为一个整体)植入骨内的手术方法。该种植体结构简单,植入方法简易,但远期效果不肯定。目前应用渐渐减少。多用于暂时性种植。

2.两段式种植体植入术　指将两段式种植体(分为植体和基桩两段)植入骨内的手术方法。又分为埋植型和非埋植型种植,埋植型种植第一次手术将植体植入骨组织,关闭伤口,骨结合完成后,进行第二次手术,进行牙龈成型、印模等处理。该方法远期效果好,但增加了手术次数、治疗时间和复诊的次数。非埋植型种植仅一次手术将种植体植入,骨结合完成后即可进行印模和修复等处理,不需第二次手术。

三、牙种植手术器械

用于牙种植手术的器械一般包括专用的种植器械设备和与外科通用的普通器械。前者包括种植机、种植外科配套器械、骨增量处理专用器械等,其中种植外科配套器械常常是种植系统专用。

(一)种植专科器械

1.种植机　一般由马达、配套减速机头、冷却冲洗系统等组成。种植机具有扭矩高、可精确控制、钻速范围大、自动泵水冲洗降温等特点,有的还有光纤光源照明等功能。种植机是通用设备,适于各种种植体植入手术。

2.种植外科器械　一般包括种植体植入窝预备器械、种植体装卸器械和种植手术测量器械等,多集中置于一个耐高温的器械盒中,便于使用和消毒灭菌。该器械一般与种植系统配套专用。

(1)种植体植入窝预备器械:主要为与种植机头或扭矩扳手配套使用的钻针。根据其形状分为球钻、枪钻、麻花钻、圆盘钻等;根据其功能分为定位钻、侧切钻、深度钻、扩孔钻、成型钻和攻丝钻等。

球钻多用于定位、修整牙槽嵴顶;

枪钻用于穿透骨皮质和初步确定轴向;

侧切钻主要用于调整种植窝轴向;

深度钻、扩孔钻用于确定种植窝的深度和直径,钻针上有明显的刻度标记,常常配置长短两种规格的钻针;

攻丝钻用于在种植窝骨壁上攻丝;

圆盘钻一般用于叶状种植体植入时种植沟槽的预备。

球钻、枪钻、麻花钻等,与减速机头配套使用;攻丝钻可为手动,与扭矩扳手配套使用。有些种植系统的成型钻也使用手动成形。

当骨质结构较疏松时,可采用骨挤压器协助预备种植窝。

(2)种植体装卸器械:指在种植窝预备好后将种植体安装进入种植窝或者将种植体从其中取出的器械。主要分为敲击装卸器械和螺旋装卸器械。

敲击装卸器械:包括传力器和牙科锤,用于植体表面光滑的种植体、叶状种植体以及中空种植体等的装卸,器械为手用。敲击就位的种植体由于各种原因需卸除时则很困难。所以这类种植窝深度和直径的预备要求较高。

螺旋装卸器械:用于表面带螺纹的柱状种植体的装卸,有手用也有机用,有各种与种植系统配套的螺丝刀、扭矩扳手等,一般安装和卸除皆可。

由于一些种植系统的种植体卸除比较困难,在安装植入前用相应的植体测试件进行测试,可有效减少或消除卸除种植体的可能性,提高一次安装成功的几率。

另外,种植体携带体的装卸、愈合螺丝的装卸以及愈合基台的装卸等都有配套的螺丝刀、扭矩扳手等器械,有的种植系统的携带体的卸除是用敲击器械。

(3)种植手术测量器械:种植手术常常需要在术中对种植位点的距离、方向或植入力量等进行测量,以确定种植体的位置、深度,评估植体的轴向以及连续多颗种植体的空间关系,检测种植窝预备的情况,了解植入植体的初期稳定性。种植窝的定点测量,常用的有直尺、卡尺、分规等,种植系统多配备有专用的测量尺。

测量杆:深度的测量常用的匹配的测量杆,有时也可用带刻度的钻针替代。

方向杆:轴向的测量常用方向杆,同样也可用同直径的钻针替代,多颗方向杆用来测量多颗植体的平行等位置关系。

扭矩扳手:种植体植入初期稳定性的评估,常用扭矩扳手在安装种植体就位时测量。

(4)其他种植专用器械:有的种植系统常常匹配有机用器械延长器、扳手协助稳定器械以及一些维护器械。叶状种植体有改形器械。机用器械延长器常在骀龈距离大,邻牙妨碍种植窝预备时延长钻针等器械时使用;扳手协助稳定器械在种植体植入时,协助稳定种植体的方向;种植体改形器械常用于叶状种植体的改形,使植体与种植槽以及修复牙体长轴匹配和协调;维护器械常用于种植窝预备器械的清理和维护,如钻针阻位器的装卸、钻针内给水通道的清理等。

(二)常规外科器械

外科器械包括:手术刀、手术剪、骨膜剥离匙、刮匙、组织镊、血管钳、牵引钩、持针器、缝针缝线、巾钳、吸引器(管,头)、口镜、开口器以及咬骨钳等。种植手术常用 3 号刀柄配 11 号(角形尖)或者 15 号刀片(15c)(小圆),有时后牙区可用 12 号(镰状刀片);一般为执笔式执刀。为便于口内操作,常常配置多件不同种类的骨膜剥离匙,多以小型号为主;刮匙主要用于清理种植床的软组织以及即刻种植的牙槽窝的搔刮清理,多为常用的口腔刮匙;双头直角式牵引钩和单钩等牵引钩;缝针常用圆针,用角针时应小心,防止撕裂组织;缝线以丝线应用最为常见,由于细尼龙线不易粘附食物残渣等,不易导致伤口感染,它的应用也渐渐增加;吸引管是种植手术必不可少的器械,主要用于吸出冷却水、血液、唾液等,也可用于骨屑收集,对手术的顺利进行非常重要(包括吸引器);口镜应常规配备,它不仅牵开口颊,还可反射光源,便于观察后牙区种植体的位置、轴向等;手术剪、组织镊、血管钳、持针器、咬骨钳等器械按口腔外科手术常规配置即可;另外,还应配置钢尺、分规、不锈钢杯碗等器械。

四、术前检查

认真全面的术前检查,对制定正确的治疗方案十分重要。

(一)全身检查

主要对患者的既往史、个人史等进行询问,了解拔牙史、手术史、出血史、药物过敏史、青光眼病史、个人嗜好以及精神状况等;检查患者的呼吸、脉搏、血压等一般情况;必要时可请相关科室会诊了解心血管系统、呼吸系统、消化系统等系统的情况,以确定是否适合牙种植手术。

(二)口腔局部检查

主要了解牙缺失的部位、牙缺失的原因、缺牙部位牙槽嵴的近远中距离、牙槽嵴的厚度(颊舌径)、牙槽嵴顶的形态、软组织的情况、邻牙及其他余留牙情况、上下颌的关系、颞颌关节功能状态等。应重视开口度的检查,尤其是磨牙区进行种植手术时,应评估手术的可操作性,以免张口过小影响手术进行。临床检查主要采用视诊、扪诊、探诊、叩诊等方法进行。

(三)辅助检查

1.X 线检查 是种植治疗必不可少的检查项目。目前最常用的方法有根尖片、曲面断层片、CT 等。在治疗方案设计制定阶段,需要对种植部位的骨质量以及相邻解剖结构进行评估;在手术中,如果需要了解植入床制备情况以及是否有意外损伤,如:邻牙、下颌管等,数字化 X 线根尖片、曲面断层片可具有获得结果快速的优势;在术后和功能维持期间,可据需要拍摄根尖片、曲面断层片了解骨结合和骨吸收等情况。

(1)根尖片:是术前术后的常规检查。可用于评估余留牙、牙槽嵴和骨的质地,观察术后骨吸收的情况。其空间分辨率高,可反映局部骨小梁细节,放射剂量小,价格低。但有一定失真,可重复性差,一般不用来评估骨的高度。不能提供颊舌向和大范围的骨结构信息。

(2)曲面断层片:是目前种植治疗的标准 X 线影像学检查。可显示上下颌骨,提供重要解剖结构的信息,能较准确地测量牙槽骨的高度和近远中距离,且放射剂量较小。常用于评估种植床骨的质和量,了解解剖结构的情况。但由于其存在不同程度的垂直和水平失真率,难以精确测量牙槽骨的高度和近远中距离。在拟种植部位利用放射模板放置直径 5mm 金属标志球,可测算相应部位失真率,是改善测量精确度的简单有效的方法。目前有的数字化曲面断层机的应用软件具有自动的失真率校正功能,尤其在垂直失真率上效果较好。尽管如此,放置标志球仍然有助于提高骨量的评估精度。

(3)断层摄影片(CT):为电子计算机体层摄影,可获得颌骨的横断面、矢状面、冠状面、曲面等各个方向的断面信息,可获得骨密度信息和三维立体影像,是目前全面评估牙槽骨的质和量以及上颌窦、下颌管以及颏孔等解剖结构的最精确的方法,利用其三维成像功能结合相关应用软件,可以进行计算机辅助设计种植治疗方案和模拟种植手术,还可以协助制作高精度的外科导板。与曲面断层片相比,最大的优势在其能提供横断面的信息。但由于该设备较贵,检查费用较高,尚未普及应用,目前主要用于较复杂病例。常用的 CT 有螺旋 CT 和锥形束 CT。

2.血液学检查　主要检查项目有血常规、凝血酶原时间、肝功能和血糖等检查,必要时可增加其他项目,了解是否有手术禁忌证。

3.模型分析　模型分析设计是十分重要的环节,尤其是多颗牙缺失患者。

五、外科治疗方案

(一)影响外科治疗方案的因素

影响种植手术方案的因素很多。全身情况和局部的解剖结构、患者对功能和美学效果的期望值、经济能力和时间安排的可行性、种植系统的特点、种植治疗的修复方案以及医务人员的专业水平等都会影响种植外科治疗方案的制定。

解剖学因素

1.拟种植区良好的骨质和骨量是种植成功的最基本的条件,一般情况下,依据骨的质和量选择种植体系统,确定种植体的长度和直径、种植体的数目、种植体的位置和轴向,确定是否采用相应的牙槽骨骨增量技术,如骨移植、骨挤压等。一般上颌后牙区的骨质较疏松,应采用较大直径和长度的种植体,增加种植体数目,必要时进行骨挤压以改善初期稳定性。

2.上颌窦、下颌管等解剖结构主要是影响骨的高度,必要时可考虑采用上颌窦提升、下牙槽神经游离等技术以增加骨量。

3.缺牙部位不同,治疗的侧重点不同,需要协调咀嚼功能重建和美学要求的关系。前牙区是美学期望值高的部位,应注意牙列覆𬌗覆盖关系、种植体的位置、直径、植入深度、轴向等问题;后牙区重点在咀嚼功能重建,应注意𬌗间间隙、种植体的数目、直径和长度。另外,缺牙部位对种植系统的选择也有一定的影响,埋植型种植体可能更有利于前牙美学区缺牙的修复。

4.𬌗关系:对颌牙外形、排列,可影响咬合力大小;天然牙和义齿的𬌗力大小不同,应根据情况确定种植牙的数量、直径和长度等。上下颌关系、𬌗龈距离、𬌗状态、特殊的咬合习惯甚至职业等也是在制定计划时应考虑的因素。

5.种植系统:种植体的类型、形态、表面处理等性质以及医师对种植系统的认可度等对方案的制定存在一定的影响。

6.修复设计:应符合修复的生物力学原则,外科方案应与修复设计协调一致。

7.经济承受能力在较大程度上影响方案的制定。目前,种植治疗的费用仍然较高,医师的治疗方案与患者的支付能力密切相关。

(二)种植外科治疗方案

麻醉方案:根据患者的全身情况、过敏史等因素选择麻药,一般采用局部麻醉。

种植体系统一般根据患者骨质条件、种植系统的特点、本医疗机构的系统配置及患者可接受的价位等因素进行选择。

种植体植入的位置、方向,植入的种植体数目、直径和长度。

骨增量处理方法及设备和材料的准备。

六、术前准备

(一)患者术前准备

1.局部的准备　一般情况下,患者于术前常规进行全口洁治。如果患者有牙周病、邻牙的牙体牙髓疾病、相邻部位的残根以及黏膜病等,应先进行相应的专科治疗,待病情治愈或稳定后再行种植治疗。

术前患者应刷牙,去除食物残渣。

2.全身的准备

(1)确定相对禁忌证已得到良好的控制。

(2)停用抗血小板凝集作用药物一周以上(如阿斯匹林)。

(3)术前应适量进食。

3.术前用药

(1)抗生素:口腔种植手术是Ⅱ类伤口,术前使用抗生素是预防感染的有效措施。常用的有青霉素 G、阿莫西林以及头孢菌素类抗生素,一般于术前 0.5～1 小时给药。

(2)镇静药:比较焦虑恐惧的患者可用苯巴比妥钠 2～4mg/kg,必要时可加安定类药物。目前笑气使用也逐渐推广。

4.心理准备　患者一般有不同程度的恐惧、忧虑、焦急等心理,医务人员应耐心地解释手术可能的感受;如与拔牙进行比较,告知种植手术与拔牙的感受类似;还应认真的倾听患者的问题和担忧,增加其信心,消除恐惧,使患者配合好手术。

5.费用的准备　预先告知患者需要的医疗费用和支付要求,使患者有相应的准备和安排。

(二)手术室准备

1.器械的准备

(1)种植专用器械:目前,种植系统厂商都提供与种植体配套的专用外科器械盒,利于消毒、使用和管理。二期手术有环行切除器械、种植体顶端清理器械等。

(2)常规外科器械:手术刀、组织剪、剥离匙、组织钳和手术持针器等。

术前应使器械完好无损,配置齐全,并且包裹消毒灭菌备用。

(3)特殊器械:上颌窦提升器械、骨挤压器、超声骨刀等。

2.材料的准备

(1)种植体:要查看选定的种植系统的种植体是否足够手术使用,应包括在术中方案改变后可能需要的规格的种植体。

(2)骨替代材料和骨引导膜:随着种植骨增量技术的发展,种植适应证不断扩大,骨替代材料的使用也越来越多。术者应根据病情的需要准备好足够的骨替代材料(HA、TCP、Bioss 骨粉等)以及引导骨再生膜(钛膜、胶原膜等)。

(3)外科模板的准备:外科模板也叫外科导板,用来引导确定种植体的位置和轴向。精密的外科模板可切实提高成功的可能性。随着计算机技术的发展,在外科模板的精密制作方面已取得很大的进步。

(三)术前医患交流

术前进行充分的医患交流,是保证手术顺利进行、提高成功率、减少医疗纠纷的重要环节。通过交流,医师可了解患者的担忧和对治疗的期望值,同时让患者了解其病情、治疗方案、可能达到的效果、手术步骤、可能发生的问题及防治措施和术中应注意的事项等;消除患者的顾虑,取得其信任和配合。

(四)手术同意书的签署

在术前应常规签署手术同意书。同意书应尊重患者的知情权、选择权和隐私权;写明治疗的方案、术中可能发生的并发症及防治措施、种植手术存在失败的可能性;同意书还应对费用的支付明确约定,对病情的资料尤其是影像资料的使用进行约定。

七、牙种植体植入术

目前,绝大多数的种植体为二段式种植体,这里介绍常规的种植体植入手术。

(一)一期手术

1.体位 患者多斜躺在口腔综合治疗台的治疗椅上,上颌与术者肩部的高度相当,下颌与术者的肘部相当。以有利于手术术野的显露和方便手术操作的进行为原则。

一般情况下,医师常用座位,位于患者的右侧或头顶上方。

2.手术区的消毒灭菌

(1)口内消毒:一般用 0.1%氯己定溶液含漱,每次 1 分钟,共 3 次。

(2)口外消毒:可用 0.5%氯己定溶液、氯己定醇溶液、碘伏等消毒,共 3 次。范围主要是面部,上至眶上缘,下至颈上线,两侧至耳前。

(3)医护人员:手术时术者和助手除了戴口罩帽子外,应洗手,穿无菌手术衣,戴无菌手套,必要时可戴防护镜或面罩。

3.消毒巾铺置 可用三角形术野铺巾法、四边形术野铺巾法、孔巾铺巾法等进行铺巾,注意显露区小于消毒区。前两者一般还要再用中单、大单或大孔巾盖全身,应常规用无菌小单包头。

4.麻醉

(1)麻药:常用的麻药有酰胺类(利多卡因、布比卡因、甲哌卡因、阿替卡因)和酯类(普鲁卡因、丁卡因等)。丁卡因主要用于表面麻醉;普鲁卡因已少用;利多卡因是应用最广、效果最好的局麻药之一,具有起效快穿透性强等优点;布比卡因虽然起效比利多卡因慢,但镇痛时间要长 2～3 倍;甲哌卡因的效果和毒性与利多卡因相似,常用的剂型含有肾上腺素;与利多卡因相比,阿替卡因的麻醉效果要强很多,持续时间要长几倍,是近些年在国内使用越来越多的口腔局部麻醉剂,在种植手术的麻醉中取得较好的麻醉效果,即使在下颌后牙区,也可获得好的麻醉效果。

（2）麻醉方法：多采用口腔局部麻醉。有浸润麻醉和阻滞麻醉等方法。种植体植入术为口腔牙槽外科手术，下颌和上颌后牙区多采用阻滞麻醉，其余采用浸润麻醉。目前有部分麻醉药浸润麻醉效果肯定，可采用浸润麻醉完成在口腔所有区域的种植手术。

有学者认为，下颌后牙区的种植手术一般采用局部浸润麻醉，这主要是减少损伤下牙槽神经的可能性。因为在浸润麻醉下，当器械接近下颌管时，患者有疼痛等不适感，从而警示术者。但该观点尚缺乏足够的证据支持。一般情况下采用阿替卡因等药物进行局部浸润麻醉能满足手术的镇痛要求，对个别骨皮质厚或对麻醉剂耐受的患者，适当加大剂量、延长麻醉时间和采用骨膜下注射等，一般能取得满意的效果。

5.手术切口设计　应重视种植手术的切口设计。正确的切口有利于术野的显露和术者的操作；有利于伤口的愈合，防止伤口的裂开；有利于形成较好的软组织美学效果。切口应满足以下基本要求：在尽可能减少创伤的情况下充分显露术野；保护邻近的结构（牙龈乳头、神经）；尽量保存软组织。

（1）切口类型：根据近远中向切口的位置，分为嵴顶切口、偏唇颊侧切口、偏腭侧切口等类型，一般情况下还需辅助颊舌向等切口。应根据种植体系统（一段式或二段式、埋植或非埋植）、种植部位（上颌或下颌）等选择切口。同样，附加切口也应根据具体情况设计，注意保护龈乳头，减少创伤。

1）嵴顶切口：位于牙槽嵴顶中间，适用于二段式非埋置种植体，一段式种植体。

2）偏唇颊侧切口：位于牙槽嵴顶偏唇颊侧位置，适用于下颌的二段式埋置种植体的植入手术。

3）偏腭侧切口：位于牙槽嵴顶偏腭侧位置，适用于上颌的二段式埋置种植体的植入手术。

二期手术切口的选择受种植部位、种植体位置、美学处理等因素影响，可选择上述三种切口，也可用环切刀作环行切口。

现在有些学者采取不切开翻瓣而直接制备植入窝的方法，这需要对牙槽骨和黏骨膜的准确评估和丰富临床经验。该方法不太适于需要骨增量处理的病例。另外，软组织的丢失也是需要考虑的问题。

（2）翻瓣：一般在黏骨膜下进行，主要采用钝性分离的方法。在满足显露要求的前提下尽量减小剥离范围。

（3）种植体植入窝预备：这是种植手术最关键的步骤，应注意力高度集中，精心操作。

1）修整牙槽嵴：翻瓣后，首先尽量去除牙槽嵴顶的残留的软组织，以免带入种植窝而影响种植体的骨结合；其次应对尖锐的嵴顶进行修整，但应注意修整对牙槽嵴高度的影响，尤其在后牙区，以免因错误判断而损伤神经等解剖结构。软组织去除可用刮匙或大号球钻，骨修整一般用大号球钻。

2）定位：即确定种植窝在牙槽嵴的近远中和颊舌向的位置。位置的选择受缺牙部位、牙槽骨的质和量、对颌牙的情况、上下颌关系、邻牙的轴向、骨愈合状态等诸多因素影响。单颗缺牙定位相对简单，连续多颗可用按治疗方案设计制作的外科模板辅助定位。定位用0.5mm小球钻或三角形先锋钻进行。

3）植入方向：即确定种植窝在牙槽骨中的空间位置。轴向受牙槽骨的可用骨量、牙槽骨形态、上下颌关系等多因素影响。轴向的设计与种植体的位置确定紧密相关。可按牙槽骨的形态、邻牙、对颌牙以及上下颌关系等确定。连续多颗可用外科模板辅助确定，精确的外科模板是正确轴向的有效帮助。一般用直径2.0mm的裂钻进行。术中应对轴向进行检测，及时调整，防止偏向、侧穿或损伤邻近的解剖结构。

4）植入深度：即确定种植窝的长度。在轴向确定的同时，用有刻度的直径2.0mm裂钻预备至设计长度。

5）逐级扩孔：用种植系统配置的扩孔裂钻按已确定好的位置和轴向进行扩孔。常规是从小直径到设定直径逐级预备。在小直径时可反复提拉，减少热损伤；在最后一级直径预备时，则应注意保持钻针的稳定，尽可能减少晃动，且减少反复提拉，尤其在植入柱状种植体和骨质疏松的情况下。应注意的是在预备过程中，需确保支点的稳定。

6）攻丝：即在种植窝内壁预备与种植体表面螺纹相一致的阴性螺纹。这适合于表面有螺纹的种植体。攻丝在较大程度上受骨质的影响，根据骨质可选择全长度攻丝、仅在骨皮质攻丝和不攻丝，以保证良好的初期稳定性。在一些卸除较困难的种植系统，应重视种植窝的攻丝处理。

7）测量：在术中应用专用测量器械对种植窝的位置、轴向以及预备的深度进行测量，以保证手术的顺利进行。如果是多颗植入，应注意测量种植窝之间的位置和平行关系，以保证种植体之间的必要间隙和就位道。应多次反复进行，并进行必要的调整，以保证种植体位置的准确。

8）冲洗：是减少热损伤的有效措施。从先锋钻定轴向和深度、逐级扩孔、攻丝，到种植体植入，都应当用冷却的生理盐水冲洗。另外，在种植窝预备完后，应用生理盐水反复多次冲洗，去除死骨碎屑等。

9）安装植入种植体：带螺纹种植体为旋入，可用扳手手动或种植机机动旋入。光滑无螺纹种植体采用敲击就位，用牙科锤和传力杆敲击植入。在从包装中取出种植体时应注意防止种植体滑脱，避免种植体表面接触手套或非钛器械。在旋入过程中，可适当侧向加力，以轻微调整种植体的轴向位置，在即刻种植的种植体安装植入时，可防止种植体位置偏移。光滑种植体敲击植入时，注意传力杆的轴向和种植体保持一致，防止因侧向加力导致偏移；另外，不要直接用传力杆接触植体顶端进行敲击，以防损坏种植体连接部。

在种植体植入就位后，取下携带体，安上愈合螺丝或者牙龈成型器。

另外，种植体的连接方式不同，尤其为角度连接（八角、六角、三角等）时，对种植体连接部位的角度方向有相应的要求，以保证角度基台的顺利使用。此时，应根据种植系统要求的方向植入种植体。有的种植系统提供不同连接方向的角度基台。

在植入完成的同时，可用扭矩扳手或种植机对植入的种植体进行初期稳定性的检测评估。

6.缝合伤口　将黏骨膜瓣复位，缝合伤口应尽可能在无张力的情况下完成。张力过大是术后伤口裂开最常见的原因。如果张力大，可以通过切断骨膜或软组织瓣等方法减张。常用的缝合方法有间断缝合法、褥式缝合法、改良褥式缝合法、"8"字缝合法、连续缝合等。可单用，也可间断加褥式联合使用。缝线用尼龙线可减少食物残渣的粘附，以减少感染的机会。也可用软组织移植等技术关闭伤口。

7.术后处理

（1）局部处理：手术完成后，放置纱球（卷）于术区，嘱患者咬住压迫30分钟左右。24小时内可用冰袋冷敷，以减轻肿胀。用漱口水含漱，保持口腔清洁。遵医嘱进食。

（2）术后用药：主要有抗生素、皮质类固醇激素和镇痛剂。

1）抗生素：主要是预防感染。应注意适应证的掌握，选用合适的药物；多数患者口服给药即可，必要时可静脉给药；根据病情确定给药时间；常用的药物为青霉素类、头孢菌素类、大环内酯类以及氟喹诺酮类等药物，必要时可联合甲硝唑类药物。

2）皮质类固醇激素：主要缓解肿胀。一般选用地塞米松口服，糖尿病患者可服用肿痛安胶囊等中成药。

3）镇痛剂：多数情况下，患者当天可能感受到疼痛，可选择布洛芬缓释胶囊或双氯芬酸钠缓释胶囊等药物。手术完成后可给予一次剂量的镇痛剂，嘱患者必要时可按医嘱再服用。

4）医嘱：注意全身情况的观察，在出现呼吸困难、局部明显肿痛等时应及时复诊。

8.术后拆线　一般在术后7～10天进行，也可根据具体情况调整。

（二）二期手术和软组织处理

一期植入的种植体经过2～6个月的愈合期，需进行二期手术，取出愈合螺丝，安装龈成型基台，必要时需行相应的软组织处理。

1.术前准备

(1)临床检查:主要了解局部软组织情况,如:种植体表面黏膜的健康状况、附着龈的范围、牙龈的厚度等,还需检查局部黏膜是否穿孔和种植体暴露的现象。

(2)X线检查:主要用根尖片和曲面断层片进行检查。观察评估种植体骨结合情况,了解种植体的位置。

(3)器械和材料准备:一般安装拆卸愈合螺丝和龈成型基台的工具与种植体配套专用;有的种植系统配有环行切刀、去骨钻等工具;不同的修复方式龈成型基台也有所不同。应分别消毒备用。

2.手术

(1)消毒和麻醉:基本同一期手术。麻醉范围局限,一般小于一期手术。

(2)定位:可利用患者的手术记录、原外科模板、X线结果及探诊等手段进行定位。

完善的手术记录和保存完好的原外科模板有助于种植体的定位;X线检查(尖片和曲面断层片)也是常用的定位手段;用探针探诊接触到种植体时可感觉到金属,当黏骨膜较薄时,常可透过黏膜隐约地看到种植体。

(3)切口

1)切开法:定位后在植入的种植体的牙槽嵴顶表面切开黏骨膜,显露愈合螺丝。根据种植体的数量及间距、种植体的部位、黏膜厚度和是否需进行软组织处理等因素选择嵴顶切口还是偏舌腭侧切口。该方法一般不去除软组织,适合于附着龈较少和需要作软组织处理的患者。

2)环切法:定位后,在愈合螺丝的上方切小口,显露螺丝中心,选择与种植体直径配套的环切刀,旋转切除愈合螺丝表面的软组织。方法简便,一般不缝合。但该方法要去除一定的附着龈,适合于后牙区种植床附着龈较丰富的患者;该方法要求定位较准确,注意刀平面与种植体顶端平面尽量平行。

(4)清理:在切开后,剥离愈合螺丝表面的黏骨膜,注意剥离范围控制在种植体的颊舌侧之间。观察在种植体愈合螺丝表面是否有骨组织存在。暴露愈合螺丝,去除其表面的黏骨膜(环切法),如有骨组织存在,应用专用器械或小骨凿清理去除。

(5)安装龈成型基台:用螺丝刀拧下愈合螺丝,安装上龈成型基台。根据牙龈的厚度、种植部位、种植床的近远中距离和上部结构的修复方式等因素选择相应类型的基台。一般要求基台高于龈表面1mm左右。

(6)缝合:切开法一般要进行缝合,要求龈成型基台与牙龈紧密贴合。环切法一般不缝合。

(三)术中注意事项

1.麻醉问题　一般情况下,在下颌后牙区采用阿替卡因肾上腺素等麻醉剂浸润麻醉能取得好的镇痛效果,当然也可进行下牙槽神经的阻滞麻醉。目前认为在浸润麻醉下,当钻针接近下颌管时,患者可有明显的不适感,从而避免下牙槽神经的损伤。由于患者疼痛感受的机制较复杂,下后牙区的浸润麻醉还存在不确定性,并不能保证当钻针接触下颌管时患者有不适感以进行警示。不管采用何种麻醉,最安全的方法还是术前对骨的高度和下颌管的情况进行精确的评估。

2.切口及翻瓣问题　下颌区域种植应避免采用偏舌侧切口,由于下颌舌侧的黏膜较薄,容易导致术后伤口裂开甚至长时间的骨面外露。

另外,舌侧黏骨膜剥离范围不宜过大,以免过度损伤口底组织,且该区血管损伤不易止血,易因为组织肿胀或出血导致术后呼吸道梗阻,从而危及生命。

3.植入位点问题　种植体在近远中向、唇(颊)舌向以及冠根向方向上的位置对修复治疗效果也有很大的影响。

在前牙区,近远中位置一般位于缺牙间隙(单牙缺失)的中点;唇舌向位置一般应偏腭侧,具体位置应根据骨的厚度、唇侧骨性倒凹、种植体直径、修复设计等多因素决定,理想的情况是种植窝的唇侧骨壁厚度有2mm,以保持软组织的稳定和减少后期的骨吸收;冠根向位置一般位于釉牙骨质界(CEJ)根方1mm左右。位置过于靠近牙冠方,易导致修复效果不佳,可能出现金属暴露等问题,位置过深,可能导致骨吸收及相应的问题。

在前磨牙区,近远中位置一般也位于缺牙间隙(单牙缺失)的中点;考虑颊侧骨性倒凹、种植体规格、骨吸收状态等因素,颊舌向位置一般也偏腭侧;冠根向位置一般平齐嵴顶骨面,如果骨质较疏松,也可稍低于骨面。

在磨牙区,近远中位置一般也位于缺牙间隙(单牙缺失)的中点,如果因长期缺牙导致邻牙向缺牙间隙倾斜,则应根据修复设计等因素决定植入点;颊舌向位置一般位于中点,如果颊侧或舌侧单边骨吸收明显,不利修复设计,应结合骨增量技术的应用,确定植入点;磨牙的冠根向位置与前磨牙基本相同。

即刻种植的定点较延期种植困难。前牙的近远中位置一般在原牙槽窝中,如果原牙槽窝明显偏斜,应根据具体情况调整;前牙的唇舌侧定点一般在原牙槽窝的舌侧壁上,距根尖有一定距离,具体根据修复设计、骨的质量、种植体规格等因素确定;冠根向位置较延期种植低,一般位于牙釉牙骨质界(CEJ)根方2～3mm左右。前磨牙的近远中位置一般在原牙槽窝中,如果原牙槽窝明显靠近邻牙,应注意调整植入点;颊舌侧位置根据种植体轴向、骨性倒凹等因素确定;冠根向位置一般低于颊侧骨壁高点。磨牙的近远中位置定在拔牙窝正中有困难,多稍偏近中,更多地利用近中牙根牙槽窝;颊舌侧位置常居中;冠根向位置与前磨牙类同。

在种植窝预备的过程中,应多次对种植体位置进行测量,并根据情况进行调整。

4.定轴向问题 轴向的设计与牙槽嵴的可用骨量、对颌牙的情况、咬合关系以及修复计划等因素紧密相关。仅考虑骨的情况,可能导致修复的困难;完全只考虑修复,又会大大增加植入的难度,增加骨增量处理的可能。综合考虑,如果要想获得理想的种植体空间位置,应更多地考虑修复因素。

前牙区种植体的轴向与美学紧密相关。种植体的唇舌向定点、牙槽嵴的骨量和上部结构的固位方式等对轴向有重要的影响。

前磨牙和磨牙区的轴向与其咀嚼功能关系更加紧密。种植体的轴向一般要与对颌牙的功能尖相对。

近来,随着计算机和螺旋CT技术的发展,已能制作非常精确的外科模板,也已研发出种植体植入导航系统,在较大程度上能按术前设计的轴向精确植入种植体。但全面推广还尚待时日。

5.种植体规格的选择 种植体的规格主要有直径和长度。其与缺牙区的空间大小、骨的质量、修复体的生物力学性能等密切相关。

增加种植体的直径和长度,可增加种植体的初期稳定性和长期稳定性。延期种植,一般直径在4mm左右,长度下颌在10mm左右,上颌在12mm左右;即刻种植时酌情增加其直径和长度。

影响种植体直径的因素主要是种植床的近远中距离和唇(颊)舌径等。一般情况下,植入体与天然牙根应保持一定的距离,至少有1.5mm左右;植体之间也应保持一定的距离,3mm左右。唇(颊)舌侧的骨壁至少应达到0.5mm,在前牙唇侧理想的应达到2mm;如果唇(颊)舌径过小,可以通过骨劈开、骨移植、GBR等骨增量技术进行改善。

影响种植体长度的因素主要是种植床的骨高度,如上颌的上颌窦、鼻腔,下颌的下颌管,以及牙槽骨吸收的程度等。可通过上颌窦提升、植骨、骨牵张、下牙槽神经游离、GBR等进行改善。

6.外科模板问题 目前制作使用的外科模板多数还比较粗糙,术者尚不能完全按模板进行预备种植体窝。而基于计算机和螺旋CT技术制作的精确模板尚未普及。但外科模板仍然是提高种植成功率的有效方法。

7.关于术中的测量　种植体植入术需要术中反复进行距离、方向、骨密度、黏膜厚度和扭矩等进行测量,以保证定点的准确、种植体轴向的准确、种植窝预备方法的及时调整、种植体的顺利安装以及合适的种植体和基台的选择等。距离的测量主要包括植入点的确定、种植体位置的确定、种植窝的深度和直径的确定、多颗种植体的间距的确定以及牙龈的厚度评估等,在测量时,直尺、分规、刻度钻针、刻度探针、专用的测量器械等是常用工具;方向的测量主要包括种植体轴向的确定、多颗种植体的平行关系的确定等,方向杆、钻针等是常用工具;术中骨密度的评估主要靠医生的经验,一般在翻瓣和先锋钻使用后即可基本判断。可用扭矩扳手测量评估种植体初期稳定性。

8.关于种植失败风险的控制　从患者种植治疗适应证的评估、手术方案的制定、手术治疗的进行到术后处理,处处存在不同程度的导致失败的风险,所以,风险的控制应该贯穿诊治的整个过程。适应证的正确掌握、治疗方案的正确制定和实施、术后正确处理等等都可减少失败的风险。

(张胜楠)

第七节　种植义齿修复的设计原则

口腔种植修复应以局部口腔条件为基础,在保护口腔软硬组织健康的前提下,以精密计划和精细操作为必要的技术保证,使用牙种植体作为基牙,恢复缺失牙的形态与功能。种植义齿应具有良好的固位、稳定和支持作用。

一、局部口腔条件——种植义齿修复设计的基础

(一)牙弓条件

1.牙弓形态　牙弓形态决定种植体的植入位置和种植体在颌骨上的分布。

如果患者的牙弓呈"V"形,则前牙种植体的距离就比较近,限制了支持或固位方式的选择,此时设计让种植体呈弧形分布,就符合应力分散的原则,可以有效地抵抗垂直向和侧方殆力,所需种植体数目也就可以相对较少。

如果牙弓呈方形,则种植体之间的距离较大,更有利于支持或固位,但是种植体的排列方式接近直线,分散应力的能力较差,因而需要的种植体数目较多。

牙弓形态可以通过视诊评估,当然,模型分析能够提供更加确切的信息。

2.牙弓长度　牙弓长度决定了种植体的数目。

种植体之间应该有足够的间隔(两种植体中心间距 7mm),才能使骨对应力产生正常的反应,如果种植体分布过度拥挤或种植体周围存在骨缺损会破坏这一正常反应。

修复相对小的区域时,无牙区牙弓长度就很重要,如单个后牙缺失,缺隙长度不足以植入足够数量的种植体来承受殆力,这时修复体设计就需要加入邻牙提供支持。殆架分析可以确定种植体数量。

(二)牙槽嵴宽度

牙槽嵴宽度决定了种植体的直径选择。下颌牙槽骨宽度可以触诊检查,上颌则需要其他特殊手段。CT、X 线平片可以提供有效的信息。

(三)颌间距离

颌间距离对于修复体设计也是一个限制因素。例如对颌牙伸长,就会占据一定无牙区的空间;或者牙

槽骨吸收过度,颌间距离增大,则难以获得合适的冠根比。因此,医师必须仔细检查,评估修复空间的大小,并考虑对咬合的影响。

(四)上下颌位置关系

上下颌位置关系会影响修复效果。上、下颌位置关系正常时,种植体只需沿牙槽骨方向植入。完成修复后,正中咬合时上下牙可形成正常的覆𬌗覆盖,效果理想;上、下颌位置关系不良,就难以形成和谐的咬合关系,种植体超负荷,这时的设计应避免悬臂结构的固定修复,这种修复方法将进一步地增加种植体的负荷、加速牙槽骨的吸收。

对前牙区的错误评估会影响美学效果。不良的咬合关系会导致种植体失败。

上、下颌的位置关系要从矢状面和正面进行评估。正确地评估上、下颌位置关系需要借助诊断模型上𬌗架分析。

二、保护口腔内软、硬组织健康——种植义齿修复设计的前提

1.骨组织的健康　种植体与骨组织之间是生物性的骨结合,当种植体受力时,种植体与骨之间应保持稳定,无相对动度,否则会破坏这一生理性的结合最终导致失败。

牙齿缺失后,缺牙区牙槽嵴因缺乏生理性的咬合刺激,牙槽嵴发生骨吸收。种植体的植入可防止牙槽嵴的萎缩。理想的修复要求种植体周围无放射透射区,牙槽骨的水平或垂直吸收极少。为了达到这个标准,在种植体植入时,应尽量减少对牙槽骨的创伤,避免感染的发生。在骨质条件不佳的部位,尽量避免悬臂梁的设计,从而避免骨吸收。

2.软组织的健康　牙缺失后,牙间乳头和游离龈缘高度降低,但在一定时期内,由于咀嚼压力和食物的摩擦刺激的持续存在,牙槽嵴顶部仍维持有一定量的牙龈组织。

种植修复要求牙龈组织围绕种植体形成牢固而紧密贴合的上皮袖口,与种植体的穿龈部分通过半桥粒的形式获得良好的生物学封闭。这种生物学封闭是获得种植修复长期成功的关键因素之一。它能够作为生理性屏障,防止菌斑、异物等致病因子的侵入,从而有效地防止种植体周围软组织发生增生、炎症,形成牙周袋以及产生由机械损伤带来的疼痛。但当缺牙时间过长时,牙龈因缺乏咀嚼的生理刺激而逐渐转化,呈非角化的牙槽黏膜的表现,抗咀嚼和摩擦能力大大下降,与种植体之间的生物学封闭较差。而且松软的牙槽黏膜组织会随唇和口底的功能性运动而移动,极易引起种植体周围病变。

种植修复后应保护上皮袖口,以便于清洁和自洁。要求:①一般情况下,人工牙的轴面边缘应位于龈上 1~1.5mm,且龈面光滑。②正确恢复缺失牙的外形高点,牙冠的外形高点在咀嚼功能运动中不仅给牙龈以保护,同时对龈组织产生适当的按摩作用,可促进龈组织的血液循环,有利龈组织的健康。③修复体应高度抛光,尖窝沟嵴形态适当,各组成部件边缘密合性良好,减少机械刺激和菌斑附着。④合理恢复接触点,防止食物嵌塞引起的牙间乳头炎。

3.余留牙的健康　种植义齿无需磨改口内余留牙获得需要的固位、稳定,避免了对余留牙的损伤。

种植手术前应该完成口内的余留牙的牙体、牙髓及牙周处理,维持天然牙的良好状态,种植修复后种植义齿与余留牙也要形成相互协调的完整牙列以维护口腔健康。

种植义齿原则上由种植体支持,或者由种植体和黏膜共同支持。在某些情况下可采用种植体与天然牙共同作为基牙混合支持的特殊种植义齿。由于天然牙存在牙周膜这一合力缓冲结构,生理动度可达 $28\mu m$,而骨结合种植体的动度仅有 $5\mu m$。种植体和天然牙对于𬌗力的反应不同,可能会对种植体产生较大的扭力和负荷。一些学者认为,当必须同时使用这两类基牙时,应该考虑其连接方式,原则上不做刚性

连接。尽管已有不少成功的临床报道,但是大多数医师不赞成使用这种修复方法。

三、精密计划和精细操作——种植义齿修复设计的必要技术保证

(一)治疗计划

在口腔种植治疗的过程中,植入种植体的最终目的是修复,即恢复缺失牙的美学和功能,维护剩余牙列和周围健康的组织结构。成功的种植治疗可以大大增强患者的自信心。种植修复的成功与否是建立在成功的种植外科的基础上的,与种植体植入的外科阶段相同,种植修复阶段同样需要仔细的治疗前检查诊断以及计划。

为了防止在种植修复阶段产生问题,修复医师必须清楚如何选择合适的种植体,确定种植体植入的最佳位置,清楚软、硬组织移植的过程和效果,维持软、硬组织的美观,以及保证修复体的密合度等。较理想的方法是,在进行任何外科治疗前就应该有序列治疗计划,修复医师也可以指导外科手术和序列治疗。

对于是否应该由同一位医师来完成所有的种植体植入和修复过程,目前意见尚不一致。一些医师倾向于由同一位医师完成种植体的植入和修复整个过程,理由是医师能够更加好地掌握和满足患者的愿望和需要。另外,在种植体的植入手术过程中,修改治疗计划会更加方便和容易。另外一些学者则认为应该由外科医师和修复科医师分别来完成种植体的植入和上部结构的修复,其理由是可以充分发挥其各自的优势和专长。

无论是由一位医师独自完成还是由一个团队来完成整个过程,作为修复医师必须完成以下工作:①详细的临床评估。②放射学检查。③建立研究模型。④蜡牙的试排。⑤确定种植体的数目和完成外科模板。⑥选择合适的基台。⑦修复体的设计和完成。⑧口腔卫生护理和健康指导。⑨患者回访。

在种植病例的整个治疗过程中,只有将有外科和修复的专业知识结合和贯通在一起,才能达到完美的最终效果。

(二)模型研究

1.诊断模型　各种修复文献资料都强调了诊断模型的重要性。上𬌗架的模型可以使医师仔细地计划修复过程,对种植体手术也有指导作用。种植体的位置和修复体的设计制作有着重要的联系。

2.诊断蜡型　诊断蜡型是整个治疗中必要的一部分,它具有以下作用:①准确反映最终修复体的牙列位置及义齿基托范围。②确定种植体位置。③决定基台的长度:根据颌间距离和咬合关系。④预测美学效果:显示牙列位置和软组织支持情况。⑤指导指示印模的放置。⑥制作影像学模板。⑦制作外科手术模板。

诊断蜡型可以使医师和患者直观地看到最终的修复效果,预测最终的牙位和所需要的软组织支持。也可以指导治疗计划的修改。

此外,用具柔韧性的材料做指示印模,围绕在排好的蜡牙周围,可以限制上部结构的大小。完成指示印模后,即使取下蜡牙,制作上部结构时也不会超出预计的修复体范围。

四、形态与功能恢复——口腔种植修复的最终目的

1.美学原则　在种植修复中可能遇到大量的美学问题:上部结构的大小、修复体的形态、颜色和位置、金属支架外露都会影响种植义齿的美观。而影响最终美观效果的最重要的因素是种植体的位置,如果种

植体位置不合理,则会限制修复医师对修复方法的选择。

前牙区的种植修复美学要求极高,后牙区种植修复则相对以恢复功能为主,兼顾美学。保证美观效果要做到:①合适的治疗计划。②与手术医师的充分交流。③使用外科模板。④与患者交流取得共识。由于现代材料学的发展,人工材料恢复的牙体硬组织的形态、色泽已经非常接近天然牙,但种植体周围软组织的美观修复仍然存在很大困难。理想的种植体周围软组织修复除了要达到良好的种植体颈部封闭作用外,必须兼顾自然与协调。

对于现代口腔种植学来说,美学已经成为一个重要的组成部分。随着美学重要性的提高,各种种植体生产商也相应生产了许多配件增进美学效果。而医师应该与厂商保持联系,了解这些新技术和新配件,更好地为患者服务。当然技工室的作用也不容忽视,技工也应紧跟新技术步伐。为了达到最优的美学效果,医师和技工应该保持紧密的联系。

2.咬合功能　咬合是个复杂的问题,而且是个性化的。每个患者的咬合情况都不尽相同,所以无法限定单一标准。

总的说来,是要建立稳定、协调的咬合关系。现在对于咬合的研究主要集中在咬合力传导到种植体并传导到骨种植体界面上的方式。

种植义齿咬合的设计有三条原则:①牙尖的设计和牙冠的排列要使应力沿种植体长轴方向传递,不应产生侧向殆力。②尽量减小种植义齿牙冠的宽度,牙冠的宽度最好小于种植体直径,避免形成较大的力矩,产生较大的剪切力。③降低种植义齿牙尖的高度和斜度以减少种植体所受的扭力。

以上这些原则都是从减小殆力、分散殆力的角度出发的。

3.发音功能　语音功能容易被忽视,但是种植医师必须将其考虑在内。通常这一问题在上颌的发生率更高一些。

上颌严重萎缩会导致发音困难。由于上颌前牙区牙槽骨的吸收方向是向上内侧,所以种植体的位置要比自然牙更偏腭侧。而任何加载在种植体上的修复体都会有一定的厚度,会占据了一部分舌体的运动空间,引发发音问题。可以制作诊断蜡型来预测修复体的厚度,寻找解决途径。

严重萎缩的上颌病例,如果选用固定修复,并尽量将人工牙冠放在美学效果佳的位置,就会在修复体和剩余牙槽嵴之间产生一个间隙,此时因缺少理想的软组织支持,患者会在发爆破音时产生问题。使用诊断蜡型可以向患者和医师提示这一问题。修复方案可以做相应适当修改,将固定修复改为覆盖义齿。覆盖义齿可以提供唇侧支持,消除这一间隙。

修复后出现发音问题,多数患者在适应义齿后会逐步缓解。对少数无法适应的,应明确原因,修改或重做上部结构。

五、良好的固位、支持、稳定——种植修复的根本要求

1.固位　固位方式不同,种植义齿的固位力的影响因素也相应改变。

黏固式固定义齿与传统固定义齿类似,其固位力是由基台的聚合度、基台高度、基台与固位体的密合度决定的。

螺丝固位的固定义齿,其固位力与螺丝的紧密度及数量有关。

覆盖义齿,其固位力与附着体的类型有关。

2.支持　种植义齿的支持力与种植体尺寸、种植体的数目、种植体的位置分布、种植体与周围骨组织的骨性结合程度有关。

种植体数目越多,分布越分散,种植体越粗,骨内段越长,骨结合的面积越大,种植体提供的支持力越大。

3.稳定　稳定是指种植义齿在生理咀嚼功能运动中,不翘起,不下沉,不摆动,不旋转。固位性能良好的义齿,其稳定性也良好。

(张明华)

第八节　种植修复的设计

介绍了种植修复的原则之后,现将就种植体数目、修复类型的选择以及𬌗面材料的选择进行说明。

一、种植体数目

所需种植体数目主要由修复的类型决定,不同类型有很大差异,如覆盖义齿最少只需要用 2 颗种植体,而固定修复需要的数量就比较大。另一个关键因素是种植区的有效骨量和骨质。例如:

1.全口缺牙　混合支持式的下颌覆盖义齿,在前牙区需 2~4 颗种植体。以球帽结构或杆式支架将种植体连接固定,由种植体和牙槽嵴共同承担𬌗力。

对于种植体支持式的修复,不论是覆盖义齿还是固定修复,在前牙区至少需要 4 颗种植体。如果想要增加对修复体的支持最好用 5~6 颗以上的种植体。对于这类修复体医师要调整好咬合力大小和传导方向。

2.部分缺牙　在多颗牙连续缺失的区域内,如果出现部分种植部位骨条件不佳,可以用 2 颗种植体支持 3 颗缺牙,中间缺牙用桥体修复,跳过骨量不足的区域。

两颗种植体之间(边缘与边缘之间)要有 3mm 空间。如果条件允许,推荐使用缺牙与种植体一对一的修复方式,即一颗缺牙用一颗种植体替代。特别对于上颌后牙区的多个牙缺失,由于骨质条件较下颌差,建议采用一对一的修复方式,就位道条件许可,最好采用联冠修复以保证种植体的长期功能性存留,在分散𬌗力的同时,能起到增加黏结固位面积、防止食物嵌塞的作用。

二、修复类型的选择

选择何种修复类型,医师主要根据患者的期望和主诉,尽量满足患者的需求。如果患者的要求与现实条件不符,就应该告知患者其他同样具有足够的稳定、固位、支持和美观的修复方案。这要求医师有足够的耐心和丰富的专业知识。在必要的情况下医师甚至可以将先前完成的一些相似病例的资料照片向患者出示介绍,与患者达成共识。

比如在一些情况下,缺牙区骨量不足,不能植入足够多的种植体支持固定修复,那么通常会减少种植体数目选用种植体支持的可摘局部义齿修复。这些种植体可以单独加基台也可以做成活动可摘式,提供所需的固位、稳定和支持。

决定修复方案的唯一方法是进行仔细的检查,并且与患者进行足够的沟通。

三、骀面材料选择

通常骀面材料有三种:瓷、金属、丙烯酸树脂。

瓷是三者之中硬度最高的材料,有些学者认为以瓷为骀面材料的修复体在受力时会在骨种植体界面产生一个剧烈的应力。另一些学者反对用瓷是因为它的处理特性而难以进行精确细致的磨改,而且在戴入患者口内后再修改会磨损对颌牙的釉质影响美观。

几十年来,金属在固定修复中一直作为一种备用材料,它易于铸造和调整,并能被精确细致的磨改。它要比瓷的硬度低,对于骨种植体界面的应力较为缓和。金属最大的缺点是它的颜色,对美观要求高的患者很难接受。

丙烯酸树脂是三者中硬度最低的材料。当然不同的树脂根据材料和处理的不同,硬度也会变化。可以确定的是树脂可以缓冲咬合应力。树脂材料的性质虽然已经有了很大的进步,但还是有一些缺点,如易磨耗、易染色。

从长期观测来看很难说哪一种材料最好。

渐进性负载理论建议让种植体渐进性参与咬合功能,更有助于增进种植的长期成功率。有条件可以在合面上用临时的树脂材料,定期修改,逐渐增加修复体的合力,最后再用瓷或金属作为最终修复体的合面。

(张明华)

第九节　种植义齿的修复工艺技术

一、种植义齿修复的支持形式

种植义齿修复的修复方式根据种植体植入数量、植入位置、植入方向、骨量骨质情况、天然牙残留情况、牙槽嵴吸收情况、颌-骀情况等千变万化,其修复的分类也各有所长,而按种植体支持形式分类符合现行种植义齿修复概念,其修复设计、制作步骤及工艺流程也按此分类。

1.单个种植支持　尽可能在一个缺失牙区域植入一个种植单位为单个牙冠修复方式,这种单个种植修复方式不需要以固定桥形式与天然牙或另一端种植体连接,有利于咬合力的分散和保持种植义齿的动态平衡。种植基桩与牙冠可分为有螺栓的可卸活动连接和黏固连接,可卸活动连接有利于复查、修理、清洁并有一定的缓冲作用。而黏固连接有良好稳定性和固位。

2.多个种植支持　通常适用于无牙颌或一个区域牙全部缺失的病例,为桥梁式或桥架式义齿,可分为无基托和有基托形式。无基托义齿舒适有利于复查和清洁,有基托义齿能恢复严重牙槽嵴吸收病例的美观效果,其特点是制作精度要求高,制作工艺复杂。

3.种植与黏膜混合支持　适用于无牙颌病例的覆盖义齿,与种植体连接的是固位装置以解决全口义齿的易脱位问题,固位装置可采用磁性固位体或根面附着体,一般情况下咬合力由黏膜承担,受到过重咬合力时才由种植体承担部分咬合力,这种设计能缓冲大部分咬合力有利于保护种植体。

二、修复工艺技术的特点

(一)修复材料的特点

1.材料的生物相容性　口腔材料尤其是修复材料属于生物材料,作为人工器官的一部分对材料的要求很高。不但是材料的生物相容性要好,在口腔特殊环境中不降解、不腐蚀,而且不附着牙垢和菌斑等,不引起口腔软、硬组织的继发性病变。种植义齿的修复材料也同样局限在金属、陶瓷和高分子材料。这三种材料中陶瓷的生物相容性最好,表面硬度高及耐磨损,但其高弹性模量和脆性不可忽视,金属材料中纯钛生物相容性最好,其次是贵金属、钛合金、钴铬合金和镍铬合金,种植义齿的修复材料尽可能选择生物相容性最好的金属材料。金属其强度与表面硬度及弹性模量高但美观性差,故种植义齿的修复中很少采用单一的金属材料。高分子树脂材料生物相容性不如前两者,但其弹性模量低、美观性好在种植义齿的修复中应用广泛。

2.材料的理化性能　口腔修复体在咀嚼运动中要能承受或抵御各种咬合所产生的应力,因此,根据修复的类型不同材料强度、弹性、硬度的要求都不同。并要在口腔环境和功能下不产生化学成分的改变和物理性能的降低。作为种植义齿的修复材料更应考虑到材料的弹性模量,低弹性模量的高分子具有缓冲咬合力的作用,但其强度和表面硬度较低需要以金属材料或高韧性材料作为支架等。同样陶瓷材料脆性较高需要以金属材料或高韧性陶瓷作为基底强化。

3.生理功能的仿制　作为口腔种植修复体是依靠颌骨支持,能充分发挥咀嚼效能,不影响吞咽、发音、味觉等功能,而且异物感要小,修复体积小型化。必要时能够将修复体作为载体引入某种材料、药物达到对口腔局部或全身疾病的控制和治疗。

4.外形与形态的仿制　口腔位于人体比较突出的位置。因此,口腔种植义齿修复体除要求符合解剖形态和位置之外,从种植义齿特殊颈部结构的美学角度考虑还要符合个体的外形美和个体的色彩美。

(二)材料加工的特点

1.口腔是一个复杂的器官,个体差异很大　每一个人的口腔缺损的组织、部位、范围、种植体数量等不同,需要修复的类型也不同。另外,每一个人对修复体的适应性和美观,发音的要求也有很大差异。对于种植义齿或颌面部的修复,其功能重建的要求更高。

2.修复体不能成批加工制作　由于每一个人的修复体不同,制作要求各异。故制作一个修复体需要一个从口腔原形记录翻制、加工制作和最终试戴过程,以适应个体需要。因此整个过程的工作效率较低,一旦某个步骤出现问题或误差,整个过程重新开始。

3.根据组织和功能不同,选用的材料不同　口腔组织的缺损往往同时伴有软、硬组织的缺损,这些软硬组织担负各自的功能。为恢复其功能和外形,一个修复体需要选用多种材料和加工工艺。然而材料的特性差异很大,在制作时需弥补单一材料的不足。

4.加工流程复杂,加工机械繁多　修复体需用的材料越多,材料的加工手段就越多,所用的加工机械越多。掌握和改进各种机械的性能及利用先进的加工设备能提高加工的效率和精度。

5.加工后的物体易发生理化性能的改变　材料通过物理的、化学的加工形式成为最终修复体。材料经过高温和固化加工,体积的收缩变形;化学成分的变化等改变了材料原有的理化性能,往往使最终修复体不能达到生物和生理乃至功能上的要求。这种理化性能的改变有一定的界限,目前各国制定的标准不同。

(三)修复工艺技术的特点

1.制作精度要求高　制作精度是指完成的修复体在尺寸和形态上与口腔的原形吻合,即修复体无缩小或扩大和无变形的状态。种植义齿是否能长期行使功能，与种植体植入骨组织后形成的界面性质密切相关。目前认为成功的种植体界面有3种结合形式，即骨性结合、纤维骨结合、生物化学性结合。这几种界面与骨内种植体为承受咬合力的义齿提供了支持，而界面形式由各种因素决定，如种植体的设计、外科植入技术、骨组织情况、上部结构修复等。但这类的结合形式的特点是种植体与天然牙相比无生理动度，尤其由多个种植体支持的桥梁或桥架式义齿修复中的金属或陶瓷支架的精度与各种植体基桩应非常吻合，避免对某个种植体产生不良应力导致骨吸收。但材料经过高温和固化加工，体积的收缩变形等，其制作精度较难控制。因此，在种植义齿设计时从生物力学和制作精度考虑尽量采用单个种植的形式，即每个缺牙区为一个独立的种植单位。另外，整个修复过程从印模，完成工作模型直到修复体试戴需要采用多种材料和步骤，这都会带来一定程度的误差，要将这些误差减少到最低程度，整个修复过程的参与者必须熟知各种材料的性能与技术，做到精心设计精细操作。

2. 种植修复体缓冲效应　骨性结合、纤维骨结合、生物化学性结合形式的另一个特点是种植体与天然牙相比其界面无牙周膜介入，当种植义齿受过大的咬合力时通过种植体直接传导至颌骨极易造成骨吸收。但目前骨对力的抵抗和适应能力都无法定量分析，也就无法控制过大的咬合力。因此，只能在种植体设计和修复设计及制作时考虑缓冲效应。一是考虑修复体与种植基桩尽量采用可卸式活动连接，即通过活动连接装置以缓冲部分的咬合力，通常是指桥梁或桥架式义齿修复形式；二是考虑修复体采用弹性模量较低的树脂材料制作。单个种植修复体采用黏固固定形式时可以采用减轻咬合力方式和有一定弹性的玻璃离子黏固剂或树脂黏结剂；三是考虑修复体采用种植体与黏膜混合支持的覆盖义齿，这种形式种植体主要起义齿的固位作用，当义齿受到过大的咬合力时种植体才有抵抗作用。

3. 义齿—种植体长轴与咬合力　种植义齿与天然牙相比不同，天然的牙冠与牙根为一个长轴能抵抗较大的垂直压力，即咬合力的传导方向与牙冠牙根长轴一致，而且多根牙能有效地、合理地将咬合力分布到颌骨上。而种植义齿是由种植体与牙冠或义齿两部分组成，由于种植体依靠骨量和颌骨形态决定植入位置，所以这两个部分的长轴不一定一致。当单根的种植义齿受到咬合力使力分布到根侧方和侧颈部造成过大的压力，造成骨吸收。种植义齿与单根牙基本相似对侧向咬合力的抵抗能力只有垂直咬合力的 1/10 不到，故种植体与牙冠的长轴在后牙区域尽量控制在 10° 以内，前牙区域尽量控制在 15° 以内。因此，在种植义齿制定治疗计划和设计时应当考虑这些问题。另外，修复体制作时以减轻咬合力不增加长轴的角度为原则。

4. 种植义齿的美观效果　种植体必须从口腔环境进入软组织及骨的内环境。种植体在上述环境下行使功能而使黏膜下骨组织不受损害，就必须保证种植体与口腔牙龈界面的健康，并能防止口腔内细菌等破坏因素侵蚀到颌骨内环境。因此，种植体成功的先决条件之一是能够获得附着于种植体颈部表面的口腔黏膜生物屏障。建立并保持这种屏障，主要依赖于口腔再生软组织对种植体颈部的附着封闭。故生物屏障显得特别重要。如果种植体颈部不能形成或保持这种屏障，细菌及其他致炎因子就会侵入组织内环境，引起炎症，并导致附着上皮向根端迁移而进入种植体与骨的界面。在成功的种植体与骨组织之间，结合上皮的厚度约为 0～12mm 不等。一旦种植体与骨的界面有上皮组织，就会阻止骨组织长入有助于种植体稳定的区域；同时将促进结缔组织进一步生长，从而增加种植体的松动度，导致种植修复失败。因此，形成并保持穿黏膜处种植体颈部的牙龈上皮屏障，对保护骨组织及提高种植成功率是极其重要的。要建立牙龈上皮屏障，一是有良好的生物材料和良好种植体颈部形态，二是义齿与牙龈界面的接触形式，义齿与牙龈或黏膜完全接触可增进美观，而暴露种植体颈部区域有利于自洁与清洁。因此，种植义齿美观与清洁是一对矛盾，通常种植义齿前牙区域采用接触形式，种植基桩及基底冠都采用氧化锆陶瓷以提高生物相容性和美观性，而不影响美观的后牙区域采用非接触形式。

三、种植义齿的修复技术

(一)金属材料

金属材料在修复领域中占主导地位,其强度与硬度高为修复体长期行使功能提供了保证。金属的铸造技术能制作形态更为复杂的种植义齿的支架,由于种植义齿精度要求极高被称之为精密铸造。钴铬与镍铬合金的铸造于20世纪40年代开始应用至今已是成熟技术,但作为种植义齿的材料其生物相容性要求更高,钴铬合金与镍铬合金不再是首选的金属材料。

1.纯钛铸造技术　纯钛以生物相容性好、韧性佳、比重轻、弹性模量低、无金属味是良好种植修复金属,但纯钛熔点高、与包埋料高温反应强烈、黏张力大、铸造收缩率为2.0%,因此,纯钛的铸流率较低、易产生内部缺陷、表面脆化、铸造精度达不到要求等成为铸造的难点,故需要特殊的与补偿铸造收缩率匹配的专用铸造包埋材料、高性能的铸造设备和专门的工艺水平。虽然目前的纯钛铸造技术还不能真正克服熔钛与包埋料产生的表面脆化和有害元素硅铝的表面污染,但采用专用铸造包埋材料和低温铸造技术可将表面反应层降低到最小限度,并采用切割再熔接的方法提高修复体制作精度等完全可应用于口腔种植的修复体,但制作的成本比较高。

2.贵金属铸造技术　贵金属有较好的生物相容性、质地软、延展性良好、弹性模量低、便于加工。用贵金属制作的修复体有良好的精度,边缘与种植基桩密合减少菌斑的沉积,用于种植冠桥的修复与对殆牙有正常磨耗有利于保护天然牙。金合金表面熔附陶瓷冠牙颈部边缘金属色比镍铬合金显露少、减少金属过敏症。贵金属根据布氏硬度的不同分为四类合金,1类和2类贵金属硬度与弹性模量低,用于嵌体和单冠的修复,3类和4类贵金属硬度与弹性模量较高,用于金属支架。对于种植义齿的修复材料尽可能选择弹性模量较低的材料。另外,金合金加工器械简单、无需特殊包埋料、容易控制制作精度、打磨性好且制作成本较低。但贵金属的成本较高,尚不能普及。

3.电铸(金沉积)技术　利用电镀的原理形成纯金的金属基底冠,有良好的生物相容性、质地软、弹性模量低、制作的修复体有良好的精度与种植基桩密合。由于金属镀层可以控制基底冠最薄只有0.1mm,陶瓷层的厚度增加美观性提高。金沉积烤瓷冠除用作种植体单个牙冠修复之外,由于其弹性模量低,也作为种植陶瓷基桩及陶瓷基底冠之间的内冠,具有缓冲效应,同时可以减少咬合时对陶瓷修复体的冲击力,防止修复体崩裂。

4.激光熔接技术　激光熔接比电弧熔接更加安全可靠,激光的输出功率可以控制,因此熔接范围及深度可以调节、不易破坏被焊接体、无需特殊的焊接模、操作方便。作为修复体的精细焊接可挽救许多损失,降低了修复体整体的制作成本,对种植义齿支架的切割再熔接可以提高制作精度,但激光熔接需要特殊的设备。由于被焊体表面金属在短时间内熔化和凝固,熔接处的金属迅速冷却易产生凝固收缩使被焊体变形,因此,在熔接被焊体时通常采用对角熔接的方法。另外,纯钛属于β相金属,而目前采用的贵金属、钴铬合金和镍铬合金属于α相金属,α和β金属相两者难以共熔。而同样的α相金属中被熔接体的金属成分越相近,熔接强度越高。

(二)陶瓷材料

陶瓷材料生物相容性与美观性良好,目前被广泛应用于前牙的修复,但由于陶瓷材料弹性模量及脆性高从咬合力的缓冲效应、制作精度和容易崩裂的角度来看多数采用单个种植牙冠修复的方式。

1.烤瓷技术　烤瓷是陶瓷的一种类型,以色泽美观、形态逼真成为口腔修复领域主流。然而烤瓷是金属与陶瓷的复合体,修复后的崩瓷、瓷脱落、色调不佳、透明感差、颈缘变色等仍是暂时不能克服的缺点。

有关烤瓷技术的理论知识尚需普及,烤瓷修复的谨慎度和制作精细度需要加强,烤瓷冠桥的制作精度和艺术性需要训练,临床医师和技工对色彩方面的理解和研究需更加深入。用贵金属铸造和电铸法制作基底冠可以增加金瓷结合、色调和生物相容性。

2.全瓷烧结技术　全瓷是瓷与瓷的复合强化,通常用有强度和韧性的陶瓷制成基底代替金属,然后再烧结可调色的面瓷。这种方法改善烤瓷冠颈缘变色、金属过敏、色泽更加美观。可用于前牙区域的修复,随着研究的深入强度不断提高,可用于后牙的冠桥。

基底瓷的加工用氧化铝玻璃陶瓷粉浆烧结,其烧结工艺较为简单,但需要两次复制模型后在翻制烧结模。另外,瓷-瓷烧结温度大不一样需要特殊的设备。基底瓷还可用铝镁陶瓷和玻璃陶瓷铸造而成,铝镁陶瓷的熔点较低,热加工同金属铸造,易操作易掌握,但铝镁陶瓷的强度还需加强。另外,采用纳米陶瓷使铸造陶瓷再结晶化时形成瓷纤维增加了基底瓷的强度和韧性。

近年来,利用CAD/CAM技术采用纯氧化铝陶瓷粉末高温压制后再烧结及氧化锆可切削陶瓷制作种植基桩和基底瓷冠的方法也用于临床,这类全瓷修复的强度和韧性以及制作精度远高于粉浆烧结和铸造而成的全瓷修复,但其长期效果还有待于观察。

(三)高分子材料

1.光固化冠桥树脂强化技术　光固化复合树脂以成型性、美观性和操作性良好,弹性模量低为优点。第一代树脂作为窝洞的充填得到广泛的应用。第二代树脂在填料颗粒分布和复合树脂的方面作了改进提高了强度,用于后牙的充填及冠桥的修复。第三代树脂的填料采用了玻璃粉、陶瓷粉,同时采用了加热、真空、光固化提高树脂的聚合使其耐磨性提高,但其韧性和抗破碎率降低,需要其他材料进行强化。目前较多采用芳纶纤维、碳纤维和金属丝网进行强化,但这些材料与树脂的界面结合非常重要。由于光固化冠桥树脂与金属不能达到结合,采用金属基底或支架则增加了修复体制作成本,因此强化目的为替代金属,降低成本扩大应用范围。对于种植修复主要优点是其低弹性模量能够缓冲咬合力。

2.基托树脂热压注技术　利用树脂加热软化压注成型可以避免单体残留引起的黏膜过敏症及聚合收缩造成的制作精度和适合度低下,而且可以提高修复体基托的强度及抗破碎率。目前用聚碳酸酯制成的隐形义齿已经得到应用,其他基托树脂如强化聚碳酸酯、聚丙烯酸酯也已开始应用于种植义齿的修复。由于这些基托树脂的加热条件和压注力不同,热压注器械和操作性较为复杂。另外,热压注造成的冷收缩需要翻制高膨胀模型补偿。

(四)计算机应用技术

1.CAD的应用　利用计算机进行图像处理、设计、测绘、分析、预测、模拟,随着计算机的发展和软件的开发智能化程度越高,目前计算机在设计冠桥、金属支架、基托;用有限和无限元解析应力、计算负重程度;分析色彩变化;预测手术后效果、模拟外科手术;数据量化等方面显示了卓越的能力。但获得的信息和数据如何被计算机所识别需要用人脑去开发。因此,计算机软件的开发是应用的基础和前提,也是人脑的智慧。目前计算机可以利用CT的三维图像给种植体定位、进行模拟修复,可以预制种植手术导板和预制种植义齿,达到即刻种植和即刻修复。

2.CDM的应用　通过计算机输出的数据控制机械臂加工可以减轻人的工作强度,提高加工精度。目前可以通过数控机床切削加工嵌体、冠桥、金属支架、基托和组织器官;用线切割、电蚀刻加工修复体部件;用机械臂排牙、堆放瓷粉等,但这些机械加工的多维动作和灵巧度远不如人的手。如果机械加工的产品成本高于人工制作成本的话,那它只能体现人智慧的价值。

(石小磊)

第十节 种植义齿修复

一、概述

种植义齿是由人工种植体及其支持的义齿部分组成的新型口腔修复体,其修复方法与传统义齿迥然不同。尽管种植义齿的结构复杂,但都由两部分组成,一是位于颌骨内或骨膜下的人工植入体,二是暴露于口内用以修复缺失天然牙的修复体。前者是种植义齿的特有结构,相当于人工牙根。

传统义齿分为活动义齿和固定义齿两大类。活动义齿虽然适应范围广,对余留牙的损伤小,但其基托影响患者发音,异物感强,有的甚至引起恶心,取戴也不方便,美观效果不甚理想,恢复的咀嚼效率较差,在口腔条件差时义齿固位还存在问题。固定义齿虽然舒适自然、美观、恢复功能好,但其适应范围窄,牙体磨除较多。当缺失数目较多,游离端缺失以及牙列完全缺失时,就无法采用固定义齿修复。而种植义齿是以人工植入体支持义齿,固位稳定效果好,恢复的咀嚼效率接近天然牙的程度,并减小或免除基托,显得舒适自然,而且𬌗力可直接传导和分散于颌骨上,能形成功能刺激而延缓牙槽骨的吸收萎缩进程。因此,可以说种植义齿的成功发展为口腔修复学掀开了新的一页。

种植义齿在早期主要用于解决牙槽嵴严重吸收的无牙颌的义齿固位问题,随着骨内种植体的效果得到长期实践的广泛确认,现在,种植义齿已日渐作为缺牙修复的一种常规选择。

种植体无论采用任何材料,对于机体来说都是异物,当其埋入组织内都会刺激机体产生反应。因此,人工种植材料首先应无毒性、无刺激性、无变态反应性,与机体组织具有良好的亲和性,还应具有良好的生物学相容性和物理机械性能,并易于加工成形。此外,要求植入材料不会因高温高压、紫外线或 γ 射线等的消毒灭菌处理而发生变性,也不会残留任何消毒物质,以免影响手术效果。用于制作种植体的材料有金属(纯钛、钛合金、钴铬合金等)、陶瓷、玻璃碳、高分子聚合体、复合材料等。其中,纯钛和钛合金作为种植体的基体材料已占据主导地位。

种植体按照植入方式和部位分为五种:骨膜下种植体、穿骨种植体、骨内种植体、根管内种植体和下颌支种植体。

柱状骨内种植体是当前商品化程度最高、应用最为普遍、效果最为稳定可靠的种植体。

二、骨内种植体的基本结构

目前,应用于临床的骨内种植体系统种类繁多,其形状也千差万别,对手术、修复方法的要求也不尽相同,国际上尚无统一的命名标准。但大体上仍可归纳出其基本组成,任何骨内种植体都少不了植入体和基台两大构件。二段式种植系统的组件除了植入体和基台外,还有愈合基台、覆盖螺丝、卫生帽、连接螺钉、转移帽、基台替代体、预成铸造帽、

(一)植入体

植入体(见图19-14)是指种植体植入机体组织内的部分,是义齿获得支持的关键结构。植入体与组织间能形成良好愈合,是种植后期修复的前提和基础。

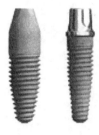 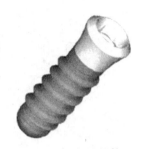

a.一段式种植体　　　　b.二段式种植体

图 19-14　植入体

（二）基台

基台是暴露于口腔内用以连接修复体的部分,是义齿获得固位和稳定的结构。

根据植入体与基台是否为一体结构可分为一段式种植体和二段式种植体。一段式种植体的结构是植入体和基台为一整体(见图 19-14a),仅需一次植入手术,植入后基台暴露于口腔内,可立即接受负荷。二段式种植体结构是植入体和基台为独立的两个部分,两者通过螺纹相连接(图 19-14b,图 19-15)。根据所需手术次数,又将其分为非埋入型和埋入型两种,前者仅需一次手术,种植手术时将植入体颈部领圈直接穿通牙龈暴露到口内,经过一定的愈合期后可直接连接基台修复。后者需两次手术,第一次手术将植入体埋伏于骨内,颈部不穿通黏骨膜,待形成良好的愈合以后做第二次手术切开黏骨膜来连接基台到植入体上。埋入型种植体虽能为植入体的组织愈合提供封闭的无菌环境和稳定可靠的保证,但因基台和植入体的接缝位于种植体-软组织界面内,可能会影响种植体-软组织界面的形成和维持,尤其是在基台出现松动时影响更大。非埋入型种植体则能为种植体-软、硬组织界面的连续性、稳定性提供结构基础,但种植体的早期组织愈合可能会受到口腔菌丛和外环境的干扰。

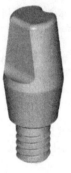 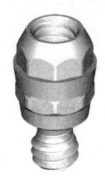

a.实心基台　　　　b.八角基台

图 19-15　基台

（三）覆盖螺丝

覆盖螺丝又称愈合帽、愈合螺丝。在第一次植入术后,将其旋入植入体上,用以覆盖植入体顶端的孔洞,防止软硬组织长入或食物残渣存留其内。在连接基台前,要先将其旋下取出。

（四）连接螺钉

连接螺钉又称中心螺钉,是在种植修复前,用于穿透中空的基台并将其与植入体紧固在一起的杆形螺钉,与插入式基台配合使用。

（五）愈合基台

愈合基台又称黏膜周围扩展器。在埋入型种植体第二次手术切开黏骨膜取出覆盖螺丝后,由于创口出血会影响视野的清晰,若贸然旋入或插入基台可能会不慎将软组织挤入基台和植入体之间,这将导致部分软组织坏死感染,从而影响预后。故大多数种植系统设计有愈合基台,专供埋入型种植体二期手术时使用,将其连接于植入体上临时占据基台的位置,待手术创口愈合(1～2周)后,再将其取出。这样,在清晰的视野下安放基台,才能保证基台得到准确、完全就位。而且,此时黏膜回复正常位置和形态,便于正确选用适当龈界面高度的修复基台,以保证美观效果和卫生要求。

(六)卫生帽

卫生帽又称卫生螺钉。是在义齿制作过程中,用以覆盖基台顶端的螺孔,以防止食物残渣等异物残留于内。

(七)印模帽

印模帽又称转移帽。因种植体结构、尺寸精细,可准确转移,记录基台在工作模型上的位置、方向和尺寸,绝大多数种植系统均设计有在制取印模时,用以转移基台位置关系的辅助构件,即印模帽。它相当于基台的个别印模,在取模前,先将印模帽就位于口内基台上,待印模材料完全聚合后随印模一同取出。

(八)转移螺杆

在取模时,用以将印模帽紧固于口内基台上的杆形螺钉。

(九)基台替代体

它是基台根方结构的复制品,与印模帽、转移螺杆配合使用,通过印模将暴露的基台位置、形态准确地转移到模型上,基台替代体最终被包埋于石膏模型中。

(十)可铸帽和预成帽

因基台尺寸、结构精细,常用可铸帽或预成帽来制作金属支架以保证其被动适合性。可铸帽和预成帽的尺寸都能与基台精密吻合,只不过前者是用塑料等可燃烧挥发的材料批量预制,后者是用金属批量生产,两者都是作为支架熔模的一部分。

(十一)固位螺钉

固位螺钉又称修复螺钉,将制作好的修复体连接紧固于口内基台上(见图19-16)。

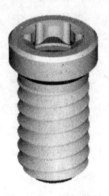

图 19-16 修复螺钉

三、基台类型及选择

基台起着连接植入体和修复体的作用。各厂商都为其种植体提供了多种类型的基台,以适应因植入的位置、角度、深度不同、周围软组织外形差异等,最终获得良好的美观效果,有效地承受各种应力并防止种植体各部件的旋转。从修复的意义上讲,基台的正确选择是种植义齿成功非常重要的关键环节。以下是临床上常用的基台类型。

(一)标准基台

1.结构特点　通常采用钛材质,基台通过钛合金或金合金连接螺钉与植入体顶端对接。基台有各种高度可供选择,且领圈表面光滑,从植入体顶端向修复体冠边缘延伸。与之配套的还有印模帽,愈合帽,模型上使用的替代体以及金属或瓷材的预成底冠等。

对于 Nobel Biocare 种植体,CeraOne 基台与植入体的外六角防旋转结构相吻合。这种基台与植入体的设计要求两者平面对接良好。常常需要先拍 X 线片确认之后,再将固位螺钉旋入,用 $32N \cdot cm$ 的扭力拧紧,对窄种植体用 $20N \cdot cm$ 即可,宽种植体则需加大到用 $45N \cdot cm$ 的力。

对于植入体头部内部呈圆锥状的系统,其基台有相应的圆锥形和以及抗旋转结构。两者的连接发生在植入体的内部,因此和外六角平面对接的情况不同,不用担心周围组织嵌入影响基台完全就位的问题,通常情况下无需 X 线片来确定基台就位与否。

基台上部通常为圆柱形,为冠修复体的黏结提供足够的固位型和抗力型。Nobel Biocare 种植体的 CeraOne 基台平行六面的圆柱体,可有效地提供抗旋转力。这类基台上完成的修复体,特别是采用配套的预成金合金底冠,其适合程度非常高,在黏结过程中容易出现就位困难。所以应该选择黏稠度低的黏结剂,或者在冠上设计溢出孔让多余的黏结剂不妨碍冠的完全就位。为了克服就位困难,有些种植系统,如 Astr Tec ST 在基台和冠之间预留出一定的空间。Straumann 或 Frialit 2 的基台为圆锥形,虽然抗旋转力不如平行六面的圆柱体基台,但也能够满足临床上修复体抗旋转的要求。

很多系统都提供其配套的印模帽,在取模时可随印模材带出,方便了简单种植牙的印模制取。预成的可铸帽(底冠)和金合金底冠是为了方便烤瓷冠的制作,特别是后者能够保证烤瓷冠与基台的高度适合性。其制作过程是首先在预成底冠上完成蜡型,然后焙烧、铸造、烤瓷。有些厂家还提供了瓷底冠,可直接在表面烤瓷。

2.优缺点　操作简单,可节省医师椅旁和技工制作时间,与修复牙冠有良好的固位和适合性,但冠边缘难与牙龈的外形协调,因而在前牙区可能影响美观效果。

3.适应证及非适应证　适于有足够颌间距离,但不适于需调整种植体长轴的病例,特别是种植体过度唇向倾斜者,因其不能改变种植体冠向角度。

(二)预成基台

1.结构特点　预成基台与植入体的连接方式与标准基台相似,但预成基台可以根据需要调改成"理想"的外形。这些基台有不同的直径供选择,如上切牙和下切牙头部直径为 $4\sim4.5mm$,上中切牙、尖牙和前磨牙头部直径为 $5.5mm$ 以及磨牙头部直径为 $6.5\sim7mm$ 的预成实体基台。而基台的根端与植入体的顶端平滑自然对接。模型的颈部要求用硅橡胶复制人工牙龈,以便于医师或技师对基台的预备调改。模型上的基台预备用高速涡轮手机按照全冠的牙体预备要求进行。调整边缘与牙龈的外形起伏相适应,唇侧和邻面可置入龈下,但要注意与软组织接触的部分必须高度抛光。对基台调整不多的病例也可以直接在口内完成。有些软组织情况稳定性差的病例,容易在种植修复后出现牙龈退缩而使得基台金属显露。对这类病例可将冠修复体边缘置入龈下较深处,而且最好用临时牙过渡稍长时间再完成永久修复。

2.优缺点　最大优点是可以调整改变植入体长轴的方向,因而特别适于植入体长轴唇向倾斜的病例。传统标准基台的横断面是圆形的,而预成基台可以被调改成和天然牙横断面类似的外形:如上中切牙的唇侧预备成扁平面,横断面近似三角形,同时保留近远中足够的宽度,增强其美观效果。然而这种基台的缺点是操作复杂,同时冠和基台的适合性不如标准基台。

3.适应证及非适应证　预成基台可用于各种病例的修复。

（三）成角度基台

基台固定螺钉理想的位置是通过修复体咬合面的中心，但当固定螺钉的就位道与植入体与植入道偏差较大时，则无法实现固定螺钉通过殆面中心。成角度基台的设计为这种情况提供了补偿办法。成角度基台角度的范围一般在 15°～35° 之间。可利用基台角度的变化来调整通过基台在种植体上就位的位置，以满足临床上的要求。

（四）铸造基台

铸造基台和预成基台类似，先用蜡在模型上塑造基台外形，然后铸造成金属。这种方法可以较大的改变牙冠和种植体的角度，也可以根据需要调整牙冠的长轴，但铸造技术制作的基台精确度不如通过机械加工的成品基台。

（五）计算机辅助制造基台

以 Procera 系统为代表的计算机辅助制造技术，是通过扫描设备记录和建立计算机工作模型，利用软件在计算机上分析种植体的位置和角度，观察理想基台的计算机设计三维图形，最后将确定的设计传送到工厂制作。该技术对熟悉计算机的人非常简单易行。得到的基台和预成基台很相似。

（六）瓷基台

瓷基台和预成基台也比较类似，只是所用的材料是瓷。临床上已经获得较高的成功率，用这种基台获得的修复体的美观性很好，一般是全瓷修复体时选择瓷基台，并用牙色相似的黏结剂黏结。对于需大幅度的改变牙冠形态和改变种植体长轴的病例不合适，因过多切削瓷会导致基台的破碎。

四、种植固定义齿的修复设计

种植固定义齿的上部结构设计种类有单冠、联冠、固定桥三种。

种植体联冠设计能均匀分散殆力，减轻单个种植体的负荷，稳定性好，但要求有共同就位道，其美观效果与清洁效果逊于单冠设计。种植固定桥又分为种植体支持式固定桥、种植体和天然牙混合支持式固定桥。

种植固定义齿的固位方式分为两种：黏结固位和螺钉固位。黏结固位是通过牙科水门汀将修复体黏固于基台上，其固位力受基台的合向聚合度、高度、表面积与表面粗糙度，上部结构的材料、适合性与组织面的粗糙度，以及黏结剂三个方面因素的影响；螺钉固位是通过固位螺钉将修复体旋紧固定于基台上，其固位效果受螺钉的预紧力、上部结构的适合性以及殆力方向和大小的影响。

种植修复体常用的材料有塑料、复合树脂、瓷粉改性的树脂、烤瓷等。材料的选择取决于种植部位、修复体的种类、咬合情况、对殆牙健康状况等条件。前牙缺失时，一般选用美观、耐磨的烤瓷材料。后牙缺失时，因承受殆力较大，多选用金瓷复合材料。当修复体边缘伸至龈下时，最好选用生物相容性好的陶瓷材料。

1. 种植修复体的固位方式　有螺钉固位和黏结固位两种。1 在种植义齿发展的早期，种植体的存留率低，修复后并发症的发生率高，故在修复设计时要优先考虑的是为并发症的处理提供方便，所以当时盛行螺钉固位。这种固位的最大优点是修复体具有可拆卸性，便于复诊时的检查、修改和治疗；其次是当缺牙间隙的胎龈距过小时能提供足够的固位。固定修复体的螺钉是最弱的连接部分，如果修复体承受的负荷过大或者受到外伤时螺丝也是最易失败的部分。另有学者推测，金固位螺钉对种植体有应力保护性折断作用。

对涉及多个种植体的联冠和固定桥而言，固定螺钉拧紧后修复体不应对种植体产生张力，它对上部接圈的精度要求很高,Branemark 认为修复体的适合间隙要控制在 $10\mu m$ 以内。另外,其结构复杂,成本费用较高,完成修复需要更多的技工时间和椅位时间,取戴操作也较困难(尤在后牙区)。因此,要求修复体具有非常好的被动适合性,否则在使用的过程中,螺钉松动和折断的可能性也会增大,失败的可能性增加。

螺钉固位时要求在上部结构中预留螺钉人口,这很可能妨碍前牙的美观效果,也破坏了义齿骀面的连续性和完整性,使骀的调整受到制约,降低了瓷层和树脂层的强度,冠瓷易发生崩折。近来为避免螺钉人口对美观和骀面的影响,有些种植系统设计出舌侧螺钉固位的基台(见图 19-17),如 Frialit 系统,可给骀方留出足够的空间获得更好的美观效果。一般而言,螺钉固位多用于桥设计,而且以前磨牙和磨牙为主,因为这里相对于前牙来说对美观的要求不高。螺钉固位设计的另一个特点是其具有可拆卸性,将来在需要的时候,能和其他种植体连接起来完成桥修复。

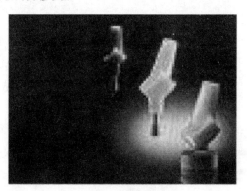

图 19-17　舌侧螺钉固位的基台

黏结式固定桥则不需达到螺钉固位固定桥那么高的精度要求,因为黏结式固定桥有较大的宽容度,可以保证在没有张力的情况下就位和黏结。除此之外,黏结式固位还能更好地满足患者的美观要求和恢复理想的骀关系,能更均匀地传导应力,有助于抗旋转作用,还可能充当应力减振器,能有限地调整种植体植入的不利角度。使用黏结式固定的主要优势在于它与传统的冠修复技术及固定桥技术相似为医师们所熟悉。

但是,黏结式固位的缺点也是显而易见的,如龈下多余的黏固剂不易去尽,取下困难,需要较多的技工制作时间,在龈缘较紧、较深或出血的条件下难以保证修复体的完全就位。临床上黏结最好使用适应种植修复体固位特点的专门黏固剂,这种黏固剂既能承受正常的胎力载荷而不发生内聚破坏,又能提供较好的边缘封闭,在保证长期的黏结固位效果的同时也方便修复体的拆卸。另外,要注意到胎龈距过小、基台过短时不宜用黏结固位。

2.义齿龈端设计形式　有卫生式、盖嵴式两种。前牙区种植时,因美观因素的需要,一般设计龈下卫生式边缘。若冠边缘位于龈上时,须设计成唇侧盖嵴式,以保证美观效果。在后牙区,则首要考虑功能和清洁因素,一般采用卫生式边缘,不管其边缘位于龈下还是龈上。

修复体龈面形态有凹形、锥形、凸形三种。凹面形指修复体龈面四周均呈凹面,可最大限度地提供足够的外展隙,以利清洁作用。锥形则指龈面四周向龈端线形伸展至基台,呈向下的圆锥形。凸形指龈面四周均呈圆凸形,龈外展隙较狭窄,类似传统的固定桥桥体龈面形态。在采用无肩台基台时,前牙区的修复体龈面略呈圆凸,与黏膜不接触,舌侧充分开放便于自洁和清洗,唇侧则需考虑到美观和发音的效果,呈盖嵴式,而且尽量与邻牙牙龈缘移行自然。

3.牙龈乳头的恢复　单颗种植牙近远中与天然牙相邻,保留了一些龈乳头结构,但多个牙的缺失,牙槽骨吸收后呈平面状,龈乳头完全丧失,这样容易引起种植牙之间邻间隙处形成"黑三角"。为缓解和解决这一美观问题,可将修复体设计丰满一些,也可以通过联冠的设计减小或消除"黑三角"。

4.殆接触关系 种植义齿的胎接触关系决定着殆力的方向和大小,因此,可以通过义齿的殆关系来调整殆力在合适的范围内。应适当减小种植体所受的轴向殆力,并严格控制承受的侧向殆力,因为侧向力对种植体的骨性结合损伤较大。设计人工牙轴面外形时,应尽量让殆力沿基台长轴传导,减小人工前牙与基台的水平距离,人工后牙的功能尖应位于基台顶部区域。与对殆牙的接触点数应小于天然牙间的殆接触点数。其殆台面积为天然牙殆台面积的 1/2～2/3,殆接触时咬合面的面积尽可能地小,近似于点状接触。其殆面颊舌径的减小,会显著减小侧向殆力对种植体的不利作用。种植修复体应形成充分的外展隙、发育沟、副沟、副嵴等,以提供良好的排溢道。在非正中运动时,种植义齿最好不起导斜面作用,若必须充当导斜面时,滑动距离应尽可能小。在非功能区(前伸运动时的后牙区,侧方运动时的非工作区),种植义齿不应有胎接触。

5.种植固定桥长短的考虑 无论是连接两颗种植体的联冠、短桥还是包括两颗以上种植体甚至全牙弓的长桥所采用的基台及技术都是相同的,但是固定桥包括的种植体数目越多,跨度越大,要取得修复体与种植体的良好适合性也越困难。多个种植体的连接修复有利于负荷的分散,特别是对于长度小于 10mm 的短种植体来说,可防止短种植体负载过重从而起到保护作用。另外,类似夹板结构的种植体之间连接可减轻单端种植固定桥远中种植体的负荷。

由于制作工艺上的复杂性和可能出现的潜在问题,一般情况下对具有足够支持能力的长种植体固定桥最好设计跨度不大的独立短桥而不选择跨整个牙弓的长桥,这样有利于获得良好的修复体与种植体的适合性,也便于将来的维护和修理。

6.后牙远中单端桥的设计 由于颌骨条件的限制,后牙缺失区不能植入种植体时,可以设计远中单端桥。有人认为单端桥的悬臂长度在 20mm 以内是安全的。但也有人持谨慎的态度,他们认为即使单端桥的基牙由数颗长种植体连接在一起,该悬臂桥体的长度也应限制在 10～15mm 之内(即两颗前磨牙的宽度)。

种植单端桥设计还受很多个体条件差异的影响,应考虑如下因素。

(1)对颌牙的情况:对颌为天然牙时,设计单端桥时应特别谨慎;而对颌为可摘修复体则单端桥承受的负荷要小得多。

(2)末端种植体的长度和直径:长而宽的种植体较标准种植体能承受更大的压力。

(3)作为最前端桥基种植体的长度和位置:该部位长种植体能承受更大的拉应力。

(4)双侧末端种植体的连线与最前端种植体之间的距离:距离越大,桥体可延伸越长。

7.种植体与天然牙联合支持的种植固定义齿 种植体和天然牙的生物力学性能不同,前者是骨性结合界面,动度小于 10μm,后者有天然牙周膜,动度为 30～50μm。当种植体和天然牙连接成为一个整体后,由于固定桥的支架作用,原动度较大的天然牙和动度极小的种植体各自的生理运动丧失,代替以固定桥较小的生理运动。由于这两种桥基周围的骨界面的性质和结构不同,受力反应有较大的差异,故这种联合支持设计的种植固定桥在理论上得不到广泛支持,但另一种意见认为,在因局部解剖条件限制不能植入足够的种植体数量时,将种植体和天然牙联合应用是很实用的修复方法,而且天然牙的牙周膜能感知反馈出过大的殆力,能降低种植体因受过大负荷而失败的可能性。还有学者认为,种植体和天然牙联合支持时,应在种植体或天然牙上设计精密或半精密附着体,以起应力中断和保护种植体的作用。总之,对这种联合支持固定桥的设计还存在争议,一般尽量避免采用这种设计为妥,但在临床实践中,还是可以根据具体情况合理应用,临床研究报道其修复效果也较为令人满意。

联合支持义齿根据种植体和天然基牙的位置关系,分为末端种植桥基固定桥和中间种植桥基固定桥。

(1)末端种植桥基固定桥:后牙游离缺失的部位承受的殆力最大,若单纯用种植体支持,对种植体的数目和分布要求较高,费用更贵,故临床上有时可联合天然牙共同支持(见图19-18)。其设计特点有:①游离缺失牙数目较多时,应适当增加种植基牙数目。②固定桥远中端一般恢复到第一磨牙的远中部位,与对颌的第二磨牙略有接触。③降低人工牙的牙尖斜度,防止侧向力对种植体的创伤。④避免使用松动的天然牙做基牙,以保护种植体。⑤当固定桥跨度较大时,与天然牙间可采用半固定连接。

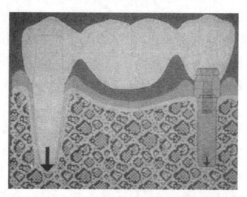

图 19-18　种植体与天然牙联合支持设计的种植固定桥

(2)中间种植桥基固定桥:当连续缺失牙较多时,桥体的跨度越大,其挠曲变形程度越大,对天然基牙的影响也越大。这时,中间种植基牙对长固定桥的支持和固位起重要作用,设计时应注意中间种植体的位置、方向和角度;其次,当桥体负荷较大时,应增加中间种植体的数目;另外,当中间种植体与天然基牙难以取得共同就位道时,可采用双重冠设计,通过内层冠调整就位道后,实现外层冠与支架修复体一起获得共同就位道。

五、种植固定临床修复

由于前牙种植义齿的美观效果与种植基台周围的黏膜组织形态息息相关,因此,外科医师在Ⅱ期手术前,一定要征求修复医师对手术切口、手术瓣设计、软组织重建整形方面的意见,共同协商后才能实施Ⅱ期手术。

Ⅱ期手术后,如有必要可先用暂时修复体为种植体颈部软组织整形 4~6 周,再行永久义齿修复。

(一)种植单冠修复

1.基台的选择　选择基台前,需确定是采用基台转移还是植入体转移的取模方法。

(1)基台转移:是种植牙单冠修复的传统方法。在口内选择基台并将它就位于植入体上,取模,灌注工作模型,基台可保留在口内以暂时冠修复。也有的是在取模后将基台取出,用愈合基台替代,等到下次就诊时再换上基台。基台转移的方法可节省医师椅旁操作时间,且早期的暂时牙还可以继续戴用。对于基台转移,在口内条件下选择正确的基台是非常重要的步骤。

(2)植入体转移:将印模帽置于植入体顶端,若顶端结构是一种平坦对接的连接形式,还需拍摄 X 线片以确定印模帽是否完全就位于外六边形的防旋转平台上。将转移杆通过印模帽拧进基台的螺孔从而固定于植入体上。转移杆外露于印模帽的部分应长于邻牙。将托盘进行改良,便于转移杆通过托盘的开窗孔,但不碰到托盘。待材料凝固后拧出转移杆,将印模从口腔取出,然后把植入体替代体连接到印模帽上,灌注模型。因为植入体顶端位于龈下,所以灌注的模型必须能反映周围软组织的情况。通过这个模型来选择基台可以节省临床上椅旁操作时间,同时基台的选择也变得更容易更准确。采用植入体转移的模型还有利于模型上制备和调整预成基台,并可以作为固定桥修复的工作模型。

(3)基台的选择:选择基台应考虑到以下方面的因素。①软组织高度:用牙周探针或种植系统提供的专门工具测量植入体顶端到龈边缘的最小垂直距离。唇边缘最好确定在龈下1mm,以保证基台的金属边缘不显露。但也不要过深。龈下深度超过3mm时,修复体就位很困难,且不可能保证去净边缘溢出的多余黏结材料。对龈边缘高度起伏较大者,最好采用可调节可预备的基台,如预成基台、铸造基台或者计算机辅助设计制作的基台等,便于修复体边缘和龈边缘形态协调一致,而且基台和天然牙颈部看上去更相似。当植入体顶端离龈缘太近或唇侧的龈组织太薄,如果选择普通基台可能有显露金属灰色,这种情况采用瓷基台可以获得很好的美观效果。②种植体颈部轮廓:植入体顶端距龈缘达到3mm以上的距离时,修复体才比较容易恢复天然牙根的轮廓形态。因为植入体的直径通常比修复牙的颈部小2~3mm,基台需要有一定垂直距离,才能扩张软组织到合适的修复体颈部所需要的宽度。如果该垂直距离过短,可使用预成基台。但要防止扩张过度使该部位过凸给卫生的维护带来困难。有些情况下选择使用大直径的宽基台能够收到良好的美观效果,特别是对那些龈乳头丧失的情况,宽基台可以避免"黑三角"的出现。③植入体的方向:理想植入体的方向应该是和缺失牙的长轴接近,并与邻牙临床牙冠相一致。所以当种植体的长轴延长线是通过修复体过切端或靠近腭侧时,对该种植牙的修复都是比较有利的。但在很多情况下种植体长轴偏向唇侧,这主要是因为牙槽骨的吸收,手术种植窝的制备不得不朝向腭侧所致。对植入体长轴轻度唇向倾斜者,还可以选择标准型基台,对于倾斜度较大者,采用标准型基台则会导致修复体外形突出或者表层瓷厚度不足而显露烤瓷遮色瓷的颜色。这种情况可选择较短的基台或者采用预成基台、铸造基台等,为调整植入体的角度留出足够的空间。临床上允许作30°~40°的角度调整。④颌间距离:该距离指的是植入体顶端至对颌牙的间隙宽度。标准基台一般要求该距离应该达到6~7mm。当距离<5mm时,可以通过传统修复中所用的升高垂直距离方法,或者采用预成基基台,在一定程度上解决颌间距离不足的困难。当然还可以修改种植治疗计划或在手术的时候将植入体埋置深一些。

2.连接基台 龈沟深的患者尤其当牙龈还处于比较脆弱状态时,连接基台的过程中会有不适感。要尽快在取出愈合帽后立即将基台就位,因为愈合帽取出后周围的龈边缘会很快向预留的软组织空间塌陷。为防止不适感,在局部麻醉下操作更为有利。基台就位固定后可能在局部软组织出现发白的现象,一般在几分钟后就可回复到正常状态。如果产品要求在此阶段完成连接,用厂家提供的电动扭矩机头或者手动扳手,按照推荐的扭力将基台和植入体连接起来。

3.暂时修复体 单个的暂时牙冠可在临床上直接完成,也可以在模型上用间接法完成,多单位的暂时牙冠或者暂时桥则只能通过模型上制作的间接方法,直接法较间接法耗费更长的临床椅旁时间。无论采用哪种方法,暂时牙冠边缘要求精确光滑,延伸到基台上冠的边缘肩台,但注意不能在龈下过渡延伸。对暂时冠颈部形态采用口外光固化树脂逐步成形的方法能够比较好地掌握和控制外形的修整,能为将来最终修复体良好的颈部穿龈形态提供保证。暂时牙冠可用氧化锌或其他临时黏结剂黏结固定。

4.制取印模 每套种植体的厂家均提供有配套的修复工具盒,其取模方法也受制于种植系统的设计。由于种植修复体的固位方式分为黏结固位和螺钉固位两种,其相应的取模方法也分为印模帽法直接制取法(托盘非开窗法)和印模帽螺杆转移法(托盘开窗法)两种。前者主要用于黏结固位,其基台顶端不带内螺纹;后者主要用于螺钉固位的修复体,其基台顶端有内螺纹。

选择托盘的原则与传统方法一样,要考虑印模帽周围有足够的空间和覆盖深度(所以至少2mm的托盘深度是必须的)。对于复杂病例,如组织外形缺损,多颗种植体的病例,则可采用个别托盘来制取印模。

印模材料应选择性能良好的聚醚橡胶或硅橡胶材料。对材料的基本要求包括,要有一定的强度用来稳定承托印模帽并防止印模帽的脱位;能够精确记录牙龈外形和其他的牙齿解剖外形;性能稳定,不与其他材料如义龈材料发生反应;可消毒处理。

基于上述要求,选用橡胶印模材不能用轻体型,印模帽周围的轻体印模材虽然能够精确反映局部细节但强度和韧性不足,取出印模时印模帽不容易随印模一起拿下而影响印模帽回位的准确性。重体或油泥印模材具有很好的强度但又不能记录印模帽的精确细节,因此推荐用中等黏稠度的橡胶印模材,单步法制取印模。

印模帽螺杆转移(托盘开窗印模)技术是最为可靠的一种方法,其特点是通过转移杆将印模帽固定在基台上,转移杆有各种长度可供选择,以末端高出邻牙,伸出托盘到口内而又不影响开口,方便印模的放入和取出为准。对托盘的要求是在上面制备出供转移杆通过的小孔后仍然应有足够的强度。保证印模的制取不发生形变。

印模帽螺杆转移法的具体步骤为:①托盘预备。方法有直接法和间接法两种,前者是直接在口内试合全颌成品托盘,在托盘上标记转移杆穿通的位置,在基台所对应处的托盘作钻孔开窗处理。后者是在愈合基台安放后取模,在模型上制作个别托盘,并在基台对应处的托盘开窗。开窗的范围不宜过大过小,保证转移杆能顺利通过而不碰到孔的边缘。②将印模帽准确就位于口内基台上,并用转移螺杆旋紧固定之。③在口内试合托盘,转移螺杆应暴露于托盘开窗处,用蜡片或胶带将开窗处暂时封闭,以免印模材料流出。④调拌印模材料放入托盘内,并用输送枪将印模材注入印模帽周围,采集印模,注意螺杆顶部与托盘开窗处平齐。⑤待材料凝固后旋松转移杆。然后从口内取出托盘,一般情况下,印模帽被凝固的橡胶材料牢固包围固定,随印模同时带下。转移杆的作用是用来定位和固定基台替代体。⑥将基台替代体就位于托盘中的印模帽中,再用螺杆旋紧,将两者固定在一起。注意在口外旋紧螺杆时,应尽量采用与口内旋紧时相同的紧固力度,以免引起基台位置转移时发生偏倚。而且取模最好选用强度高的橡胶类材料,否则当螺杆旋紧或旋松时,会引起印模帽位置发生轻微变化,影响模型质量。

当在口内安放转移杆或旋转螺钉操作不方便时,可选择印模帽非开窗取印模的方法。印模帽表面都有特殊的形态和固位结构,其高度不应超过邻牙,可以在托盘上设计下沉的止点来防止取印模时托盘碰到印模帽。

印模帽直接制取法的步骤为:修复基台安放后,选择与之匹配的印模帽,准确就位于口内基台上,再选择合适的全颌托盘,用硅橡胶或其他弹性体材料按常规方法取模。由于水胶体材料强度较差,若用其取模,与印模帽之间容易撕脱,故最好不用水胶体材料。取模后检查印模帽是否顺利包埋于印模材中,印模帽周围应有足够的印模材料,否则很难保证其稳定性。灌模前须先将基台替代体准确就位于印模托盘中的印模帽中。

5.灌注模型　在基台替代体完全准确就位于托盘印模帽后,才能进行灌模。为使工作模型能反映种植区黏膜形态,在灌注石膏前,应先注入软组织模型材料(如注射型硅橡胶等),在基台替代体颈部注射一圈轻体硅橡胶,厚约2~3mm,注意不能注射至邻牙印模内。待其凝固后再调拌石膏,灌注石膏模型。石膏模型凝固后,对印模帽直接取模者可直接剥离工作模型;对印模帽螺杆转移法者,应首先完全旋下转移螺杆,然后再分离托盘和模型,分离后,印模帽仍包埋在托盘中,基台替代体则包埋于工作模型中。模型经消毒后,准备制作修复体。

6.全冠的制作　根据所选修复材料的不同,采用不同的方法。采用树脂冠修复时,直接制作修复体蜡型,然后经过装盒、充胶、打磨、抛光,完成树脂冠修复体。在口内试戴成功后,黏固于基台上。采用金属烤瓷冠修复时,先在基台替代体上制作底冠蜡型,其设计随修复体固位方式而变化。在黏结固位时,先在工作模型上,结合咬合关系,调磨塑料可铸帽或金属预制帽,并将其作为底冠熔模的一部分,再在其上加铸造蜡常规完成底冠熔模。在采用螺钉固位时,同样先结合咬合情况调磨塑料可铸帽或金属预制帽,调磨后用固位螺杆将其固定连接于基台替代体上,再在其上加蜡完成底冠熔模,旋下固位螺杆后,才能取下熔模完成包埋、铸造。此时的底冠在合方或舌侧开孔，以留出螺钉入口。

7.全冠的试戴与完成　金属底冠铸造完成后，可在口内试戴。检查其就位情况、边缘适合性，以及其形态、咬合接触情况等。螺钉固位时，还应试合固位螺钉能否顺利旋入，是否妨碍咬合等。金瓷冠完成后，在口内调整咬合关系直到合适。理想的咬合状态是当患者轻轻闭口时仅有少量的接触，而当患者紧咬时才有较多较紧密的接触。利用咬合纸检查咬合是临床上常用的一种方法，判断标准是修复牙上有较轻的接触点而邻牙上有较重的接触点。如果修复体上没有印迹，就不能黏结，因为那会引起对颌牙的萌出。

借助 shimstock 薄膜检查是一种可靠的、比较容易掌握的标准方法。分别将薄膜条放在修复牙冠和邻牙𬌗面，嘱患者轻轻咬合，正确的咬合是邻牙将薄膜咬住后，用镊子或血管钳不能将其拖出，而修复体上的薄膜条能够被顺利拖出。当用力咬合时，修复牙冠也将薄膜咬住，并不能被拖出。

咬合状态的检查的顺序是首先在牙尖交错位进行，然后是后退位，确保修复体没有引起𬌗干扰，最后是前伸𬌗和侧方𬌗。在前伸时，修复体及其他牙齿和对颌牙应有广泛的接触，而不应是仅仅某个点的接触。在侧方运动时，应当是组牙功能𬌗或尖牙保护𬌗中的某一种，而不应当是修复体的某个面来诱导侧方运动。黏固前还应用牙线检查邻接关系，牙线通过邻接区时应该是遇轻微阻力后顺利通过。完全没有阻力说明邻接点过松，牙线不能通过，且患者感觉邻牙被修复牙冠挤胀则说明邻接点过紧。

在患者完全适应修复体后才行永久黏固是十分谨慎的做法，这样也可以使软组织有更长的时间来塑形。密合的修复体以及修复体的边缘十分光滑或很薄的时候修复体是很难取下的，因此一种特殊的暂时黏结剂有时也是必须的。

黏结固位时最好用专门为种植修复体开发的黏固剂，此外也可采用磷酸锌、玻璃离子永久黏固剂或性能好的暂时黏固剂。

在黏结前应检查螺丝的松紧程度，并用润滑油或其他类似材料放在螺丝头部，这样可以保护头部也利于日后当修复体产生问题时方便取下基台。

传统的磷酸辛黏结剂是值得推荐的，但是其绸度不应太浓，才能保证修复体的完全就位。不论是用什么黏结剂，都不需要在修复体组织面完全填满，因为多余的黏结剂很难被清除。理想的情况是不要有多余的黏结剂溢出，有时候相比于传统的冠修复或桥修复，种植修复体的黏结不需要那么完全的黏固。有些医师喜欢在牙冠的后部钻一小孔有利于多余的黏结剂从特定的位置流出，在黏固后可以再用树脂材料将其填充。

如果种植体位置太深，牙冠的就位就不那么容易了。不要试图用黏结剂压迫牙龈下降。先用暂时黏结剂黏固，当牙龈形态重新塑形后再永久黏固。

黏固后，应当拍一张 X 线牙片，并观察修复体的就位情况，有无多余的黏结剂没有被清除，牙槽骨高度的记录，作为回访资料记录保存。

对螺钉固位时修复牙冠，一定要以适当的扭矩旋紧螺钉。螺钉的槽口先用易于去除的材料（如牙胶、聚硅酮等）填平，其合方留下的孔洞再以复合树脂封闭之。

8.对患者的指导　患者应有相关的知识使自己正确的使用和维护修复体。

对于单颗种植修复牙冠来说，不需特殊的护理，只要像护理自己口内其余天然牙那样操作即可。有些患者在使用种植牙冠的开始阶段可能有修复体硬或重的感觉，适应后就会消失。

（二）种植固定桥修复

多个牙连续缺失可采用种植体支持或种植体与天然牙联合支持的固定桥修复。有关修复很多方面和前述的单颗种植牙修复相同，但要注意固定桥结构和设计的特殊性，在取模、设计制作以及戴牙时，都要特别注意基台之间或基台与基牙之间的位置关系，有无共同就位道等。

1.制取印模　在完成托盘的预备后,可根据种植体系统设计的取模配件,采用印模帽法或印模帽-转移螺杆法制取印模。要注意的是,印模帽在口内完全就位后,在取模前,最好先用自凝树脂将几个印模帽连接在一起,以防止在取模过程中印模帽发生轻微倾斜或移位。

2.灌注模型　基本步骤同前。若种植基台边缘位于龈下,须在基台周围先灌注一层软组织模型材料;若种植基台边缘位于龈上则可直接灌注石膏模型。

3.利用诊断模型试排牙　根据模型上种植体的数目、位置和角度的条件,尝试将基台与人工牙连接在一起,评估判断按照正常排列牙齿的可能性和可调整范围,然用油泥印模材复制该诊断排牙的唇侧和切端的印模。如果患者有一副满意的旧义齿或桥,也可利用该义齿制取橡胶的复模,这种复模在去掉诊断排牙或者旧义齿后能够很好地显示种植体和牙齿之间的关系,帮助确定金属支架的走向和空间位置。另外,还可以利用早先制作的外科手术导板作为诊断排牙的复模。

对于有些对种植体植入的方向、位置和角度存在问题的困难病例,最好首先在工作模型上用丙烯酸树脂或复合树脂将暂时桥连接起来,用蜡或者人工牙制作一个诊断性固定桥,就位于种植体上,口内试戴,患者满意后再选择基台。在选择昂贵的基台和开始技工制作之前,将诊断性排牙所确定的设计可融入到暂时桥的制作中,患者试用一段时间后,如果比较满意,再开始最终修复体的制作,这样可以避免一些并发症的发生。

4.颌位记录　种植固定桥的颌位记录可以以种植体为支撑,通过相对刚性的树脂支架梁来固定和承托蜡堤,所以在作颌位记录时其稳定性较黏膜支持活动或全口义齿好。尽管对于选择合架没有严格的限定,但是全颌固定桥的制作至少要求用半调节式合架。对跨度短的种植固定桥,当其修复可引起𬌗曲线及𬌗平衡发生改变的时候,也应使用半调节式𬌗架,如多数后牙修复设计,后牙悬臂设计以及前牙修复改变切导设计等。

颌位记录时先在种植体上面的塑料树脂梁上安放蜡颌堤,调整到合适的垂直距离,然后确定水平关系,最后标记中线和笑线的位置,完成颌位记录。临床比色程序也可以在此阶段完成,记录下来传递给技师。对一些组织吸收严重的病例则需要用龈色材料来恢复牙龈,牙颈部和邻间隙也应标出并进行正确比色,保证修复体与周围组织相协调。

5.金属支架的制作　种植体支持固定桥时,先根据咬合调改塑料可铸帽或金属预制帽。再根据其固位方式,加蜡形成固定桥支架熔模,注意桥体龈端与黏膜之间保留1～2mm的间隙。

在联合支持设计的固定桥时,若天然牙与基台有共同就位道时,可按常规完成支架熔模,否则,可用双重冠设计修复,即先用内冠调整共同就位道,内冠用永久黏固剂黏结后再取模永久修复。在联合支持设计时,若首要考虑修复体的可拆卸性时,可在天然牙上设计双重冠,即先在天然基牙用永久黏固剂黏结内冠,尔后再用性能较好的暂时黏固剂黏结修复体于内冠上,种植基台一端可采用螺钉固位或黏结固位(最好用性能较好的暂时黏固剂)。这样,既保证了修复体的可拆卸性,又可预防基牙发生继发龋(因内冠已将牙体预备面完全封闭)。

技师们常常习惯于在整体合金支架上烤瓷,但对于长桥采用这种方法,可能带来适合性和美观方面的问题,而且长桥更容易崩瓷,所以技师需要很高的制作水平。采用烤瓷后焊接支架的方法能够避免支架的变形。从便于将来维护修理的角度考虑,最好将长桥分成多个短桥修复更有利。

近年来,复合树脂材料发展很快,有些材料已接近或达到瓷的美观性能,可作为烤瓷材料的替代,这样大大降低和避免因整体烤瓷烧结带来铸件收缩变形的问题。因为树脂材料有弹性,也容易修补,作为种植修复体材料尤为合适,患者不会有种植牙用起来"硬"的感觉,这些特点都促进了种植长桥设计的发展。目前复合树脂材料的耐磨性能不如瓷,但有研究表明,有些树脂材料的磨耗速度和天然牙类似,采用这种材料更有利于口腔余留牙的健康。虽然树脂材料还不能像瓷材料那样长久保持最初的色泽外观,但长期的临床调查显示其美观效果还是能被接受的。

金属支架材料的选择,钛比起其他贵金属更有费用和重量上的优势。钛不能用传统铸造技术制作,有条件采用机械加工的方式会更好一些。

6.金属支架的试戴　试戴时,检查支架就位是否顺利、准确,是否具有被动适合性。螺钉固位时,对咬合、美观有无影响等。

7.修复体的完成与戴入　在螺钉固位时,最好使用扭矩控制器来获得预期的扭矩和预紧力,如Branemark种植体系统中,厂家推荐的Nobelpharma金固位螺钉的预紧扭矩为10N·cm。多个固位螺钉就位时,应遵从对称同步、分步旋紧的原则。

六、种植覆盖全口义齿

种植体支持的全口义齿和传统的全口义齿在很多方面相同,所以对于全口义齿的常规步骤在此不予赘述。许多厂商也在不断推出新的产品,以下介绍的是一些基本原理和共性,使用时可结合产品说明书理解。

(一)基台及球帽附着体的选择

对埋入型两段式种植设计在二期手术后4周可以开始安装基台或球帽及印模的制取;如果是非埋入型一段式种植,可在上颌种植术后6个月,下颌种植术后3个月开始修复。

种植覆盖义齿修复前,取下愈合帽,用牙周探针测量植入体顶端到龈缘的距离,根据所得到的数据来确定合适穿龈高度的基台及球帽附着体。当所选择的基台穿龈高度大于软组织实际高度的时候,修复体内的固位结构会突出到义齿正常形态之外,影响美观且患者有不舒适感。

很多厂家都提供了不同穿龈高度的基台,高可以达到7mm。ITI种植体具有穿龈结构,在种植手术的时候其穿龈高度已经被确定,所以修复阶段对基台没有选择的余地。早期的Nobel Biocare种植体为杆和球帽附着体提供的基台穿龈领圈最小高度为3mm,这个尺寸对于手术植入较浅的种植体或者黏膜薄的患者会出现穿龈部分过长的问题,后来该系统为球帽附着体基台提供的领圈最小高度只有1mm。Nobel Biocare还为杆附着体提供金领圈,可以连接到植入体上,并可根据需要降低金领圈的高度,使杆结构靠近龈端,保证杆附着体尽可能局限在义齿正常范围以内。AstraTech系统也为杆、球或磁性附着体提供有不同穿龈长度的基台,最大尺寸达到6mm,以满足临床需要。

(二)取初印模

测量完龈高度选好基台后,将愈合基台放回,选择一个合适的成品托盘,然后用藻酸盐印模材取模,备制作个别托盘之用。托盘组织面的内空至少要为印模材留出3mm厚度,托盘的大小则要求能覆盖所有的解剖标志。如:下颌有唇颊沟,磨牙后垫,下颌舌骨后窝;上颌唇颊沟,翼上颌切迹和整个腭部。愈合基台应在印模上留下清晰的印迹,便于个别托盘的制作。

采集印模前摇动装印模材粉的容器将粉末混匀,按照说明书的水粉比例调拌材料,对呕吐反射较敏感的患者可用温水调拌印模材以加速材料的凝固。材料凝固后从口内取出、冲洗、消毒,然后用湿纱布或湿纸巾将印模包裹起来放入密封的盒子里,以防止传送到技术室的过程中印模发生失水收缩或破损。

(三)个别托盘的制作和取终印模

制作个别托盘的材料有丙烯酸树脂或专用的光固化材料,后者操作起来更方便一些。首先在模型上铺一层基托红蜡片,去除预定托盘边缘以外和终止点的蜡片,如下颌颊棚区。然后在基台周围开窗,用蜡或者石膏在基台周围填充一圈留出足够的印模材空间。这时再开始用前面提到的个别托盘材料在蜡片上铺一层，并形成取模用的手柄，材料固化后一副个别托盘基本完成。橡胶类印模材是种植修复的首选材料，聚醚橡胶是一种强度高，弹性好，精度优良的印模材，有利于修复各构件的固定和准确回位，是种植终印模广泛采用的一种材料。

虽然种植系统品牌繁多，但制取种植覆盖义齿终印模的基本原理和方法大同小异。杆固位体或者磁性固位体种植体义齿的取模通常会用到一些不规则形状的印模帽，取模时利用转移杆将印模帽固定到基台上，转移杆穿通托盘开窗孔。材料凝固后，旋松转移杆，这样印模帽被印模材料牢固固定在印模中，然后将基台替代体通过转移杆固定到印模帽，围模，灌注模型。

对于球帽附着体，球结构和基台为一个整体，通过螺丝固定到植入体。有些系统如 Nobel Biocare 球固位体直径较大，在球的顶端设计了多边形孔，可以用专用起子通过中央孔旋紧基台和球固位体，但另外一些小直径球固位体则是通过专门的套筒卡住基台领圈平口旋紧固定。球帽固位体的印模制取一般只需采用非开窗印模方法，灌注模型时只需将替代体嵌入印模相应的位置即可。还有产品如 AstraTech 为其小直径球附着体提供了一个塑料印模帽，以保证球固位体回位准确。

后来为杆固位种植义齿设计的一种印模帽，在取模前固定到基台上，当托盘从口腔取出的时候，印模帽仍被固定在基台上，然后再把印模帽被旋松取出，基台替代体连接后再重新回位插入印模中灌模型。

取完印模后可让基台或球附着体留在口内，但是要采取一些措施来避免食物碎屑或牙结石进入螺丝孔内，还应在基台、清洁保护帽或球附着体相对应的暂时牙组织面的调整或用软衬材料重衬，防止旧义齿对上述结构的磨损。当然如果取模后将基台、附着体从口内取出，代之以保护帽，则没有必要软材料重衬义齿。最后认真仔细地核查终印模及模型可以提早发现可能出现的问题，及时予以解决。

（四）记录颌位关系

和传统全口义齿一样，种植体支持的全口义齿也需要利用暂时或恒基托及蜡堤来转移上下颌关系。为了保证颌位记录时颌托的稳定性，可将杆固位体的全部或者部分印模帽整合到颌托内。对于球固位体则可直接将成品固位帽固定在颌托中，而且最好采用热固化型恒基托将固位帽一次性固定至 0 基托内，因为如 Nobel Biocare、AstraTech 和 ITI 所提供的一些体积小的固位帽在颌位记录的摘戴过程中容易从蜡基托中脱位，而 Nobel Biocare 的大体积的球固位帽则有足够的面积保证其在蜡基托中稳定。

首先根据前牙的位置设计修整蜡颌堤，确定𬌗平面和垂直距离。垂直距离通过间接的方法获得，即在患者鼻底和颏部做好标记，用双脚规测量两者间的距离，即息止颌位的垂直距离，然后减去 4mm 得到临床上所要求的咬合状态下的垂直距离，一般情况下，此时第一磨牙处有 2mm 的息止间隙，根据临床资料患者在使用传统义齿时对这样的垂直距离恢复感觉最舒适。加入种植体帮助固位后情况是否发生变化尚不清楚。

通过修整颌堤获得了正确的垂直距离以后，开始寻找上下颌堤间的水平关系。将具有一定流动性能的记录材料，如氧化锌丁香油糊剂放在上下颌堤间，引导患者下颌后退位咬合，材料固化后从口内将颌托取出。这种材料的凝固时间应合适，以便有时间将下颌引导到后退位上。但是，材料的凝固时间也不能太长，否则已经确定好的关系容易改变。面弓转移的步骤和常规的义齿相同，在颌位记录前将颌叉插入上颌蜡堤，当流动性记录材料固化以后，嘱患者保持该咬合位置稳定不变，将面弓连接装置套住颌叉杆，滑动到正确的位置后锁住固定，调整面弓眶下指示杆对准位置，固定之。最后将颌堤与面弓整体从口内移出、消毒。上颌架时利用面弓的支持作用首先将上颌模型用低膨胀性的石膏固定到半调节式颌架的上颌体。石膏固化后再将下颌模型按照咬合记录固定到颌架的下颌体。

（五）人工牙的选择

总的来讲，人工牙的选择和排列应尽可能地按照患者自身天然牙的形态和排列。患者修复前的照片可以作为人工牙排列得自然生动的参考,突出牙列个性,如模仿天然牙前牙的磨损情况等,且患者容易很快适应。后牙的选择首先确定位置和空间距离,在下颌可排牙的范围从尖牙远中至磨牙后垫前端。多数患者可排两颗前磨牙和两颗磨牙,但有时由于位置不够,尤其是 2 类颌关系时,临床上需要根据情况减少第二磨牙或者一颗前磨牙,为了提高种植覆盖义齿的咀嚼效率,往往考虑用窄咬合面积的人工牙。但当患者是 2 类或 3 类骨性关系,则需用宽咬合面的人工牙,以保证义齿咬合面积足够大且能保持良好的咬合接触关系。

(六)试排牙

将排好牙的基托从合架上取下,放入患者口内检查咬合关系和垂直距离是否与𬌗架上的情况一致。首先患者后退位作正中咬合,上下牙列广泛尖窝接触,无基托移动现象即可证明水平关系是正确的,而在此位置的咬合高度合适,则说明垂直距离也是正确的。

患者在下颌后退位咬合时上下牙列接触不良时,应将义齿放回合架上检查,如果也是咬合接触不紧密的问题,可在𬌗架上调整后放入口内再试。如果仍然不能形成最大的咬合接触,说明颌位记录不正确,需要获得新的咬合记录。具体方法是去掉单颌(上颌或下颌)后牙,然后在下颌前牙上标记正确的覆合水平线作为新的咬合记录的终止线,按上述方法重新记录颌关系。依据新的咬合记录重新给下颌模型上𬌗架,排牙。

口内试戴还可能出现的一种情况就是牙尖交错位的咬合关系很好,但垂直距离恢复过高或者过低。如果过高或者过低的范围不大,可以通过在𬌗架上升高或者降低垂直距离进行调整,然后再在口内试戴。但如果垂直距离误差过大,则需重新记录颌位关系。

检查非正中合的平衡情况,半调节式合架上调节前伸合平衡比较容易达到,因为颌位记录包括前伸𬌗记录,而侧方𬌗平衡的调节相对困难一些。

前牙试戴可以借助一些解剖标志如切牙乳头、拔牙前记录等作为参考,注意患者的语音恢复情况以及患者自己的主观感觉,最后根据患者的反应和固位的情况确定上颌义齿的后缘。传统全口义齿要求后牙达到双侧平衡𬌗,以获得良好的稳定性,但是对于种植体支持的全口义齿,双侧平衡𬌗的建立利弊还不能肯定。

(七)义齿的完成

制作和安装杆卡式固位体时,参考前牙的位置和义齿的外形并在口内试戴。如果不合适应放回模型上仔细检查核对,如果模型上也出现不合适,应断开杆,重新焊接,或者重新制作,重新试戴直至杆与基台被动适合。

义齿装盒充胶时注意将固位卡安放到杆卡间隙层上,用石膏填塞倒凹,仅暴露卡的固位部分。如果采用球帽固位体,则将固位帽放到模型上球帽替代体上,用石膏填塞倒凹。如果采用磁性固位体,可用黏结剂将磁体固定到衔铁上,充胶,热处理的方法步骤与常规的完成义齿相同。

(八)戴牙

首先将口内所有过渡用的愈合基台卸下,换成为杆、球和磁性附着体连接用的基台。按照产品的要求使用专门的工具,将这些基台和种植体通过螺丝拧紧固定。如果是杆固位体还要将杆和基台连接固定。

戴入义齿时可在义齿的组织面涂一层压力指示剂,用来显示组织受压情况,特别对印模托盘止点区注意调整,义齿边缘要求圆钝、光滑。

戴牙合适满意后,患者最好两天内复诊,便于医师了解情况并作一些必要的修改调整。患者每年一次的定期回访检查对于义齿的正确使用和维护,及时发现和解决问题,延长寿命很重要。

(宋国栋)

第十一节　颅面缺损种植修复

一、修复设计原则

颅面部组织结构缺损采用修复体恢复的结构常见于眼、鼻、脸颊及耳。主要由于先天性发育障碍、肿瘤外科切除术后、外伤致软硬组织缺损等,且近年有逐渐上升的趋势。颅面部组织结构缺损不仅给患者带来咀嚼、发音等功能障碍,且造成颌面部畸形,患者难以进行正常的社会活动,严重影响心理健康,生活质量明显下降。

严重的组织器官缺损时,外科整复治疗难以取得好的治疗效果,常需配合赝复体修复治疗,颅面赝复体修复最大的困难是难以获得良好固位。传统的赝复体固位一般采用粘结剂、组织倒凹、眼镜架等固位形式,但常因赝复体体积较大、外形不规则、缺乏软组织致倒凹边缘关闭差等,难以获取有效固位。随着现代种植技术的发展,以特殊结构种植体固位的赝复体修复,较好地解决了赝复体修复固位问题,而且取戴方便。磁性附着体技术、计算机辅助设计等技术的出现,进一步改善了植入的准确性和固位效果,提高了成功率。

颅面缺损种植体固位修复设计时应注意以下几个方面:

1.植入部位应避让神经、血管及腔窦,据骨组织条件选择适当种植体。

2.种植体植入位点应尽量均匀分布在修复体的不同位置。

3.由于位于颜面,应尽量避免种植体裸露。

4.固位设计在保证良好固位的前提下,应便于取戴和清洁。

5.种植体及固位体应稳定、持久。

二、颅面缺损种植修复方法

颌面部组织器官缺损常见的有全外耳缺损、鼻缺损、眼眶缺损和上颌骨缺损等。

(一)外耳缺损

耳部种植体是一种特制的颅面种植体,作为固定装置植入患者的颅骨乳突部,在其上连接义耳。耳部种植体适用于:外伤导致耳廓完全缺失或大部分缺损,耳廓周围无正常软组织可利用,难以行外科手术修复的患者;因供骨区有病变,不能切取自体软骨行植骨者;不能耐受多次手术的患者。

种植体附着体固位的义耳具有固位可靠,便于清洁,取戴方便等优点,是目前义耳最好的固位方式。

1.术前检查　X线检查:颞骨断层片、螺旋CT等,了解局部骨解剖结构,进行种植部位的设计。

制取研究模型。

参照对侧或他人健康耳复制外耳外形。

2.制定治疗方案

(1)植入部位:种植位点常在外耳道上方的颞骨下部和后方的乳突前部,种植体的植入部位距外耳道15～20mm 的 12 点、2 点、4 点(左侧),或者 12 点、10 点、8 点(右侧)的位置。

(2)种植系统准备:Branemark 种植系统的 BAHA 种植体为特殊设计的口外种植体,长度为 5～7mm,

直径约 3.5~4.5mm。

3.种植体植入术

(1)一期手术

1)麻醉:一般采用局部麻醉,儿童应采用全身麻醉。

2)切口:用标记笔借助 BAHA 定位器外科预制模板标记出种植的位置,切开皮肤、皮下组织及肌层,直抵骨膜,翻瓣,切开骨膜,将骨膜瓣翻起,显露骨面。

3)制备种植窝:先用 3mm 球形钻在受植部位作标记,以 1500~3000rpm 的速度钻孔,钻透骨外板至板障层;继续用裂钻逐级扩大种植窝,直到设计深度和直径,在顶端边皮质骨用成型钻制备与种植体帽檐冠部适应的外形。常规旋入颅面种植体就位。严密缝合伤口,1 周后拆线。

(2)二期手术:二期手术在一期手术 3 个月后进行,以环形刀切除种植体颈部的环形皮瓣及皮下组织,保留骨膜,使周边与骨膜接触,使皮肤与种植体形成更紧密的附着。将与皮肤厚度相适应的皮肤接圈接于种植体顶端,接圈高于皮肤 0.5mm 为宜,拧上封闭帽。

4.注意事项 耳区的密质骨有利于种植体的固位,其良好的血供保证骨-种植体界面足以支持功能性负载。

(1)种植体周围炎:种植体周围皮肤不同程度的炎症反应和感染是术后常见并发症。目前研究显示:种植体周围炎是由于种植体周围皮肤频繁移动而致。因此,术者在二期手术时,应尽可能将种植体周围皮肤的皮下组织去除,使其与骨膜紧贴,减少皮肤移动度。

(2)颅底穿孔:外耳位于颞骨表面,种植体植入区主要是颞骨及乳突区,因此,钻孔过程中意外穿透颞骨内板可导致颅内相应组织的损伤。如脑膜脑实质的损伤、乙状窦出血等。术前颅骨 CT 检查,选择骨量充足的部位植入种植体,可避免颞骨内板穿透。术中严格控制备洞深度和用适当力量安装种植体等,是防止该并发症的有效方法。

5.取模 二期手术后 7 天,待局部水肿消退后,卸下封闭帽,将种植体取模桩接于种植体顶端,以水粉剂印模材料取耳缺损区印模。印模区应覆盖以外耳道为中心的 10cm×10cm 的范围,取下印模后,卸下取模桩,将模型专用的种植体代替物与取模桩连接在一起,将取模桩复位于印模中,灌制人造石模型。此时,种植体的代替物就被准确地固定在模型中。

6.制作支架 将种植体专用基台用螺丝固定在种植体替代物上,在基台周围加蜡,将成品的杆卡式附着体中的成品塑料杆截成合适长度,用蜡固定在三个基台之间,根据固位需要,还可将杆向基台的两端延伸。拧下固定螺丝,将做成的固位杆蜡型常规包埋铸造、喷砂、抛光。

7.制作基板 将抛光的固位杆用螺丝固定在模型上的种植体替代物上,将杆卡式附着体的尼龙卡卡在杆架上,根据固位要求,一般应用 2~4 个尼龙卡。调少许人造石填补铸造杆和尼龙卡外形凸点以下的倒凹。在支架周围 0.8~1.0cm 范围铺一层 1mm 厚的蜡片,而后用自凝塑料涂布在支架和铺的蜡片上,覆盖厚度约 1mm,形成义耳基板。待自凝塑料结固后,即将尼龙卡牢固地固定在义耳基板上。取下基板,用裂钻在基板上打孔,以便增加硅橡胶与基板的连接。

8.制作义耳 将带有尼龙卡的基板复位于模型的杆架上,将基板周围的模型石膏均匀刮去 0.3~0.5mm,以便义耳完成后与周围皮肤形成紧密接触,获得更好的美观效果。在基板上堆蜡,用镜子反射对侧健耳的石膏模型雕刻耳廓蜡型。蜡型完成后,将杆式支架转移到患者缺损区,将蜡型复位于杆上,仔细检查义耳的水平和侧方位置及角度,使之与健侧一致。而后将杆式支架与蜡型复位于模型上,修整终蜡型并制作皮纹。装盒冲蜡后,充填配好基色的硅橡胶。出盒后,义耳表面做着色处理。

9.戴义耳 将义耳的固位杆架从模型上卸下,以螺丝固定于种植体顶端,将义耳基部准确对位于固位杆架上,轻施压力,此时尼龙卡在压力下张开,使义齿就位。义耳就位后,尼龙卡的两弹性臂又恢复原形状,紧紧地卡抱在固位杆上,使义耳获得固位。在义耳的菲薄边缘处,涂少量凡士林,使其贴附在皮肤上,增加美观效果。

使用种植磁性附着体的义耳也需制作塑料基板,以便固定闭路磁体。为增加其抗侧向力的能力,常在两个种植磁性附着体间设置一只短的杆,或延长基台的长度。

(二)外鼻缺损种植体植入术

1.设计方案　植入部位:外鼻赝复体的种植体多位于梨状孔下方的颌骨内,该部位成功率高,植入两个鼻部种植体,在种植体上设置杆式支架,或是在杆式支架上连接磁性附着体的衔铁,在义鼻的对应部位设置卡或闭路磁体。这两种结构都适合于鼻缺损的修复。眉间额骨鼻突也可作为植入点,但成功率很低;种植体植入方向垂直于骨面。有时需要结合其他部位作为植入点,一般种植体数量2~4枚。

2.注意事项

(1)此处血供丰富,骨量充足,清洁方便。

(2)种植体植入时注意不要损伤上颌骨内牙根。

(3)临床实践显示,鼻缺损能通过种植赝复体成功修复。

(三)眼眶缺损种植体植入术

1.设计方案　在眼眶部种植体多植于右眼眶7~11点位置、左眼眶1~5点位置,植入3~5个眼部种植体,在种植体的顶端设置磁性附着体衔铁或者铸造杆式支架,或在杆式支架上再设置磁性附着体衔铁,在义眼的相应部位设置闭路磁体,使义眼固位。这种设计固位可靠,摘戴方便,便于清洁等优点,适用于放疗术后1年以上,肿瘤无复发迹象,眶周骨组织健康,有适宜骨质、骨量的患者。

2.种植体植入术　同外耳修复种植体植入术。

3.注意事项

(1)该区域平均骨厚度6~7mm左右。

(2)眼部组织缺损(含眼睑及眼球)的赝复体多采用种植体磁性固位方式连接。因眼部种植体轴向心性聚合,共同就位道困难,而磁性基台固位对种植体轴向要求低,固位力良好。

(3)临床资料显示,该型赝复体成功率偏低。

(四)上颌骨缺损种植体植入术

上颌骨缺损后患者的咀嚼、语言、吞咽功能出现严重障碍,面部畸形。上颌骨缺损赝复体固位种植体部位一般在健侧颌骨或颧骨。颧骨内植入种植体和技术是20世纪80年代由Branemark教授率先提出的。

1.术前检查　X线检查:全景片,颅骨正侧位片,CT检查等,了解种植部位的骨质骨量。

2.种植方案设计　健侧无牙颌患者:根据骨的情况,选择骨量充足部位为种植部位,尽可能将最后的种植体位置靠后。通常植入3~4枚种植体,位置常在尖牙、第二双尖牙或第一磨牙区。

(1)颧骨种植传统Branemark法:传统Branemark手术方法切口设计是位于上颌前庭沟的扩大切口,从上颌前庭沟沿颧突支柱充分分离软组织,暴露植入部位。同时行上颌窦开窗术,辅助颧骨种植体定位,植入种植体。此种手术方法花费时间较长,手术设计切口大,而且需行上颌窦开窗,会导致患者术后长时间肿胀和疼痛等。

(2)颧骨种植窦槽法:针对Branemark传统手术方法的缺点,有学者设计了窦槽法,从而简化了颧骨种植体的植入操作。具体方法是从一侧上颌结节到另一侧上颌结节行牙槽嵴顶切口,然后在末端做垂直松弛切口,充分翻瓣后,在上颌骨和颧骨的外侧制备一槽沟,该槽沟相当于一个非常小的窦开窗术,槽沟的方向要求与种植体的植入方向一致,在槽沟引导下植入颧骨种植体。此种手术方法避免了上颌窦开窗和上颌窦黏膜提升术,容易定位种植体的位置和方向,种植体侧方形成骨整合面积大,减少患者的疼痛,术后效果好。

3.注意事项　上颌骨切除应尽可能保存正常骨组织,以利于后期的种植固位赝复体修复。因颧骨表面软组织多,基台常常须专门定制。

（单俊文）

第十二节　牙种植治疗的骨增量技术

种植床的骨质骨量是口腔种植治疗成功的最重要的影响因素。牙种植治疗中,常常遇到种植床骨量不足的问题,而骨量不足不仅缩小了种植治疗的适应证,也增加了治疗的失败风险。经过多年的探讨、研究,目前临床已出现了多种增加种植床骨量的技术,使牙种植的临床适应证得到进一步扩大。

一、骨移植技术

骨移植技术是最常用的骨增量技术。骨移植治疗效果受种植床的骨缺损情况、骨移植的材料、骨移植的方法以及医生的操作技术等因素的影响。在临床上骨移植技术常常和其他骨增量技术联合应用。

（一）骨缺损的种类

在种植治疗中,根据周围组织是否能包围固定骨移植材料将骨缺损分为间隙性骨缺损和非间隙性骨缺损。

间歇性骨缺损为腔隙状,周围组织能包围固定骨移植材料。如刚拔除牙的牙槽窝、骨裂开、上颌窦提升形成的腔隙。此类缺损需根据裂隙大小选择骨移植治疗。间隙较小时不需要植骨,如:拔牙后即刻种植时,种植体和牙槽窝壁之间的间隙小于1.5mm,不植骨也能获得骨缺损的愈合;间隙较大时,可植入颗粒状人工骨移植或块状自体骨移植。

非间歇性骨缺损是指缺损区不能包围固定植入骨材料,植入的材料不易获得稳定性。如:牙种植体植入后,唇颊侧骨壁穿通暴露的缺损以及种植床的水平吸收等。

（二）骨移植的材料种类

根据材料的来源可分为自体骨材料、同种异体骨材料、异种骨材料和人工合成骨替代材料。

1.自体骨材料　自体骨同时具有骨生成性、骨诱导性和骨传导性,被认为是最有效的骨移植材料,是骨组织替代中的"金标准"。其无排斥反应,能较快地和周围骨组织整合,可以最大限度地保持骨母细胞以及成骨细胞的活性,同时骨基质中的骨形成蛋白(BMP)等细胞因子可诱导骨母细胞及成骨细胞的分化,加快成骨作用。

自体骨材料主要包括皮质骨、松质骨、皮质骨与松质骨的混合物。松质骨的骨髓丰富,骨诱导能力较强,血循环重建早,骨生成能力强,但机械稳定性差,吸收程度相对大些;皮质骨机械稳定性好,吸收程度小,但骨诱导能力相对差;皮质骨、松质骨的混合物可以兼具二者的优点。

自体骨来源部位有口腔内和口腔外。口腔内有颏部、下颌骨外斜线区、上颌结节等,种植床创口附近也是自体骨屑的常用来源地;口腔外有髂骨、肋骨、颅骨等。供骨区的选择应根据所需骨移植物的数量及质量决定。应选择骨皮质多的供区,减少吸收的风险。颏部取骨有切牙神经受损并发症,可供骨量少,不作首选；上颌结节取骨并发症少，但骨的质量不足；外斜线骨的质量都好，两侧可取，并发症少，应用超声骨刀已大大降低了外斜线区取骨的难度；髂骨可供骨量大，但骨吸收难以预期，有步行障碍风险；颅骨皮质骨量大，并发症少。

但是，自体骨移植常常需要开辟第二术区，术后取骨区可能出现疼痛、血肿及感觉丧失等并发症，手术增加了患者的痛苦和费用，接受程度较低。

2.同种异体骨材料　同种异体骨是指来源于同一种系的不同基因型的其他个体的骨移植材料。同种异体骨骼多由骨库贮存，它克服了取骨受限、二次手术创伤的缺点。同种异体骨经过冷冻干燥、脱钙、脱脂、脱蛋白等处理后，免疫原性降低，保持骨诱导能力。异体骨移植还有传染疾病的风险，尚存在法律和伦理方面的问题。随着异体骨处理技术不断完善，其在骨缺损修复的应用会越来越多。

3.异种骨移植材料　异种骨移植是指用经过处理的其他动物骨骼结合或不结合其他因子的方法修复骨缺损的方法。异种骨的来源有牛骨、猪骨和珊瑚等，可供骨量丰富，价格较低，可提供骨支架，具有骨传导作用。从牛骨中提取的无机骨基质为引导新骨组织的再生提供了理想的框架结构，从而促进骨缺损的修复过程，目前已广泛应用于种植临床，且取得较好的肯定的治疗效果；珊瑚来源地异种骨材料具有良好的生物相容性，通过骨引导的方式而达到骨再生，但吸收较快，缺乏骨诱导性，常结合其他技术应用。

4.人工合成骨替代材料　人工合成骨替代材料多为纯无机的材料，具有极好的生物相容性，有足够的抗压强度和硬度，在临床上被广泛应用。材料品种很多，有羟基磷灰石(HA)、磷酸三钙(TCP)、聚乳酸(PLA)等。羟基磷灰石由钙磷构成，结构与人骨相似，具有良好的生物相容性，但缺乏孔隙、颗粒较小、易分解；磷酸三钙成分上与人骨相似，可与宿主骨发生化学性结合，具有良好的组织相容性，是一种生物可降解材料。

（三）骨移植的方法

在种植治疗中应用的骨移植方法很多。根据骨的来源可分为自体骨移植技术和非自体骨移植技术。根据骨材料的形状可分为块状骨移植技术和骨屑移植技术，块状骨移植主要是块状自体骨移植，最常见的方法是外置式植骨，即将移植材料固定于牙槽嵴表面以增加高度或厚度，研究表明该方法的效果肯定，具有很高的愈合率，相应的种植体存留率也较高。根据骨材料放置的部位可分为外置式植骨、内置式植骨、三明治植骨等技术。内置式植骨是将牙槽骨垂直劈开后将移植材料置入其间，以增加牙槽骨的宽度；三明治植骨是通过牙槽突水平截骨，上移牙槽突，夹心放置移植材料。

在临床上，骨移植技术常常联合其他技术，如 GBR 技术、上颌窦提升术等；也常常多种骨移植技术联合应用，如自体骨和人工骨替代材料、多种人工骨材料联合应用等；移植骨材料也常常与复合生长因子等用于骨缺损的修复。具体应用应根据患者的病情、医疗机构的材料设备以及医务人员的技术综合考虑。

骨移植成功的关键是骨材料及方法选择适当、骨材料固定良好、无张力关闭、伤口无感染。在骨缺损的修复程度上，建议适当过度修复。

二、骨挤压术

种植部位的骨的质和量是影响种植体成功率及远期效果最重要的因素。牙缺失后牙槽骨会出现骨萎缩和吸收，出现牙槽骨的骨密度降低和骨质疏松，这些都可能导致种植体获得初期稳定性不足。20 世纪 90 年代出现的骨挤压技术可以改善种植床的骨质，减少因钻孔备洞所致的骨丢失，相对增加骨量，已经成为一项普及和简单实用的种植体植入辅助技术。

由于骨挤压术能增加种植床骨密度，备洞骨量损失小，改善种植体初期稳定性，所以它扩大了种植治疗的适应证,减少了种植体侧穿的可能性,也减少了种植体唇(颊)舌侧骨缺损的可能性,不仅增加了种植治疗的成功率,而且降低了使用其他骨增量技术的可能。

骨挤压术的操作稍有难度,敲击式骨挤压术在操作时方向不易精确控制;骨密度高时,患者有较强烈的头颅震动感;在下颌骨缺牙区,难以获得好的挤压效果。

骨挤压术是在种植体植入术中,种植床骨密度较低,或者骨的颊舌向厚度不足时,常用的一种改善骨质和相对增加骨量的方法。它需要专用的器械,逐级挤压备洞。多须结合应用种植窝预备的钻孔技术。

常用的骨挤压术有敲击式挤压和旋入式挤压。前者的挤压器为圆柱或圆锥形,用口腔锤敲击进行操作;后者的挤压器为圆锥螺旋形,用扭矩扳手旋入进行操作。

骨挤压器的工作端常常与种植体系统配套,其工作端的直径与相应的种植系统一致,工作端上有与种植体长度规格一致的长度标记。敲击式骨挤压器的工作端有圆柱形和圆锥形。圆柱形操作稍微不便,尤其直径级差较大时;圆锥形操作方向容易控制些。工作头有凸和凹两种,前者主要对种植窝侧壁进行挤压;后者对根向的骨组织也有挤压作用。螺旋形骨挤压器一般为锥形,必须先用先锋钻确定轴向和深度,再用挤压器逐级挤压。

骨挤压器根据前牙和后牙区有直柄和曲柄两种。前牙区多用直柄,后牙区多用曲柄。直柄一般比曲柄更易精确控制方向等,曲柄在张口度有限时也能操作。

在确定应用骨挤压术后,先进行种植体三维方向的确定,球钻定点,先锋钻顶轴向和深度,再根据骨质的情况选择在不同的直径进行不同程度的挤压。注意事项:

1.对骨密度的判断 尽管术前的X线检查、骨密度专业检查等能帮助医生做出初步的判断,但有经验的医生能在切开和翻瓣后对骨质有较准确的判断,并确定进行什么程度的挤压。

2.骨挤压程度的选择 种植医生对挤压程度的选择常常考虑术中挤压时的敲击力量大小或旋入力量大小、挤压后挤压器的稳定性、牙槽嵴颊舌侧骨的状态等因素,有时挤压程度可达3mm,有时0.5mm也可获得满意的效果。

3.力量和方向控制 挤压操作时应控制好力量、方向等。力量的掌握要观察挤压器的进度、患者的反应以及牙槽骨的状态;方向的掌握常常需要用先锋钻预先确定,如果颊舌侧骨质明显不同,可能会导致方向的偏差,应注意及时调整。

4.下颌缺牙区的应用 一般下颌骨骨密度高,骨皮质多,不需要进行骨挤压。如果确实骨质疏松,应注意控制挤压的力量和程度。骨挤压技术在进行经牙槽嵴上颌窦提升时常常联合应用。

三、上颌窦提升术

因牙槽骨吸收、上颌窦气化、骨质疏松等原因,上颌后牙缺失区常常垂直骨量不足,使该区牙种植治疗的临床应用受到很大限制。上颌窦提升术是指通过手术将上颌窦的下壁位置提升,在新形成的空间植入或不植入骨移植材料,从而增加上颌窦下壁至牙槽骨嵴顶的骨量。随着种植技术和生物工程材料的发展,目前已经有多种方法可提升上颌窦,同期或延期植入种植体,并取得了较好的临床效果。

提升上颌窦的手术方式主要有经侧壁上颌窦提升术、经牙槽嵴顶上颌窦提升术等。

一般根据牙槽嵴顶到上颌窦下壁的距离(也可称为窦嵴距),选择不同的上颌窦提升术式。传统的观点认为:

窦嵴距大于12mm,常规植入种植体;

窦嵴距8～12mm,可行经牙槽嵴顶上颌窦提升术,轻度提升上颌窦,植入种植体;

窦嵴距5～8mm,可行经牙槽嵴顶上颌窦提升术或经牙槽嵴顶上颌窦提升术,提升上颌窦,同期植入种植体;

窦嵴距小于5mm,行经侧壁上颌窦提升术,根据骨质、初期稳定性等确定是同期还是延期植入种植体,并适当延长等待修复的时间。

上颌窦疾病对上颌窦提升术的影响:上颌窦常见的疾病有急慢性炎症、肿瘤、囊肿、息肉等,急性炎症、肿瘤等一般不宜手术;慢性炎症易穿孔,增加手术难度。

(一)经侧壁上颌窦提升术

1975年,Tatum首先开展了上颌窦提升植骨术,后改良成为经典的经侧壁上颌窦提升术。该手术在上颌窦侧壁开窗,直视下将上颌窦下壁黏膜剥离并向上向内推,在上颌窦下壁黏膜和上颌窦之间植入骨移植材料,有效地增加了种植区的垂直骨量。经侧壁提升术适用于连续多颗上颌后牙缺失、牙槽嵴极度萎缩、窦嵴距不足5mm者。经侧壁提升在直视下操作,植入足够量的移植材料,能控制提升高度,有效保护窦黏膜和准确定位。但手术复杂,创伤相对较大,手术时间较长。

1.术前检查

(1)口腔检查:除进行常规种植类检查外,应注意殆龈距离和张口度的检查。

(2)X线检查:全景片是常规检查,应注意评估窦嵴距、上颌窦前后距、下壁形态、是否有横隔;观察窦黏膜的健康情况,是否有炎症、囊肿等。如有必要,加拍瓦氏位等进一步了解炎症等窦内情况。应注意全景片的失真问题,放置标志钢球可有效评估失真率。螺旋CT和CBCT可以在任意方向准确测量窦嵴距、拟开窗位置骨壁厚度,了解横隔、上颌窦黏膜等的情况。

2.手术步骤

(1)麻醉:常规采用局部麻醉,浸润麻醉可以获得肯定的效果。

(2)切口:常规采用牙槽嵴顶切口或牙槽嵴偏腭侧切口,辅助近中垂直切口。必要时可辅助远中垂直切口。

(3)翻瓣:从骨面翻起黏骨膜瓣,主要为颊侧瓣,显露术区。

(4)开窗:一般用球钻沿设计窗口边缘磨除骨组织开窗。当显露浅蓝色的黏膜时,停止钻磨。操作中注意压力控制,常轻压骨面检查磨除程度。超声骨刀具有不损伤软组织的特性,在上颌窦开窗中有不易穿孔的优势。开窗范围一般应包括拟植入种植体的范围,底边位于下壁以上3mm左右,近中边离邻牙牙根3～5mm左右,面积适中。

(5)剥离窦黏膜:骨壁钻磨完成后,可感受窗口骨块浮动。用专用的上颌窦提升剥离匙先仔细剥离下壁窦黏膜,再剥离近中和远中黏膜。应重视近中部分的黏膜剥离。在剥离过程中剥离匙应紧贴骨面,不能悬空。剥离完成后,如果黏膜没有穿孔,通常可见窦黏膜随呼吸浮动。超声骨刀的蝶形工作头有助于黏膜的分离。

(6)预备种植窝:在设计植入部位逐级备孔。由于上颌骨后牙区往往骨质为Ⅲ、Ⅳ级,常须结合骨挤压技术,以提高种植体初期稳定性。用钻针备洞时注意用骨膜剥离匙或明胶海绵等保护窦黏膜。

(7)植骨:在提升形成的新空间里植入骨材料,一般多选用吸收少的材料。窗口一般覆盖屏障膜。如果是同期植入种植,一般先填骨材料,再安装种植体,再次填充骨材料;如果是延期种植,则仅填充骨材料。

3.术后处理　由于手术创伤较大,术后应适当加大抗生素剂量,一般可静脉给药或口服药物抗感染。其余用药同常规种植手术。

另外,可局部用麻黄素滴鼻剂滴鼻。注意嘱咐患者尽量不要擤鼻、打喷嚏等。

目前认为,经侧壁上颌窦提升术是可预期的骨增量技术,骨移植材料是安全的,可获得较肯定的效果。

要考虑殆龈距离,如果牙槽嵴骨萎缩重,殆龈距离过大,应考虑联合应用 Onlay 植骨术。

(二)经牙槽嵴顶上颌窦提升术

1994 年,Summers 报道的一种骨凿技术,理论基础是造成上颌窦下壁骨折,折断的骨组织可诱导种植体根尖周围骨的再生,种植体植入后骨结合和骨再生同时进行,此为经牙槽嵴顶上颌窦提升术。即在牙槽嵴顶预备种植窝,同时挤压种植窝周围骨组织,增加骨密度。在接近上颌窦下壁时,用骨挤压器向上敲击窦下壁,使其出现骨折,继续敲击使骨折片和窦黏膜向上移位。可植入骨材料,通常同期植入种植体。

经牙槽嵴顶上颌窦提升术适用于上颌后牙单颗牙或间隔牙缺失者。该术式简易,创伤小,手术时间短,增加种植床的骨密度,提高种植体的初期稳定性。但其提升高度较小。

1.经牙槽嵴顶上颌窦提升术 术前准备同侧壁开窗提升术。

2.手术步骤 常规消毒铺巾、局部浸润麻醉,选择牙槽嵴顶切口(非埋植型),或选择偏腭侧切口(埋植型),翻瓣。

种植窝预备及种植体植入:用先锋钻在拟植入种植体位置钻孔,至距离窦下壁约 1mm 处,逐级扩孔,直至设计的直径。将骨挤压器放入所制备的种植窝内,轻敲挤压器,使窦下壁骨折,渐渐上推,直到设计长度。注意上升速度不可太快,每次 1mm 左右。捏住患者患侧鼻孔,嘱鼻呼气,检查窦底黏膜是否钻孔。植入种植体,缝合伤口。

如果患者上颌后牙区骨质较疏松,可增加骨挤压程度,在较小直径备洞时即用骨挤压器挤压种植窝,以增加种植体初期稳定性。

3.术后处理 基本同经侧壁开窗上颌窦提升术。

(三)上颌窦提升术的并发症

1.窦黏膜撕裂或穿孔 是常见的并发症。可能与上颌窦黏膜厚度、炎症、窦下壁形态、操作不当、过度提升等因素相关。在开窗术中,小的穿孔可用屏障膜修复;大的穿孔需要择期再行提升术。

2.术中出血、感染等 此类并发症发生率低。前者与术中损伤血管有关,后者可能与原上颌窦炎症、穿孔、术中污染等相关。

(四)注意事项

1.关于窦嵴距和提升术式的关系 窦嵴距是决定术式的最重要因素。传统认为小于 5mm,须开窗提升;10～12mm 一般常规种植,不用提升;之间采用经牙槽嵴提升。随着上颌窦提升技术的改善和种植体制备技术的改进,5mm 以下也有学者采用经牙槽嵴提升技术,并获得好的疗效。

2.关于窦嵴距与种植体植入的关系 传统认为小于 5mm 时,宜采用延期种植体植入。目前认为,如果能获得好的初期稳定性,即可同期植入种植体。

3.关于种植体超出原上颌窦下壁的程度 两种术式相比,经侧壁开窗法获得的程度要大些,一般可到10mm 甚至更高;经牙槽嵴顶法升到 5mm 也可获得好的疗效,用超声骨刀行经嵴顶提升可达更高。

4.关于提升的同时是否植骨 经侧壁开窗法肯定要植骨。经牙槽嵴顶法尚有不同意见。一般认为,根据种植体需要有足够的长度被骨包绕,才能有较好的临床效果,尤其远期效果。有的学者认为包绕长度小于 5mm 时即需要植骨;有的小于 4mm 单纯提升也有很好的疗效。

5.植入的骨材料 常用的有自体骨、人工骨材料、人工骨与自体骨的混合应用等。

自体骨包括松质骨、皮质骨或带血管的骨瓣。通常的供骨区为髂骨、腓骨、下颌骨颏部、下颌磨牙后区、上颌结节部。自体骨明显优于异体骨;但也存在骨量不足、吸收过快、第二术区创伤等不足。人工骨材料主要有羟基磷灰石(HA)、磷酸三钙(TCP)、异体骨、异种骨等,它们效果肯定,无第二术区创伤。人工骨与自体骨混合应用较多。考虑到吸收及远期疗效等因素,目前更倾向于用吸收少的骨材料。

四、骨牵张术

在种植临床中,牙槽嵴高度不足是常见的问题。尽管上置法植骨术和 GBR 等技术在一定程度上可以增加骨的高度,但仍然存在骨的增量有限、需要供骨区、并发症多等不足。牵张成骨(DO)技术在矫正骨高度严重不足的骨缺损时有肯定的效果。

(一)定义

牵张成骨技术是指通过牵张装置对切开后的骨组织施加特定大小的牵引或扩张力,促进有关细胞的增殖、骨及相关组织的再生,使骨段间隙内再生新骨以延长或扩宽骨骼,达到矫治骨骼发育不足或修复骨缺损的一种外科技术。

(二)牵张成骨的基本原理

当骨组织受到缓慢而稳定的牵引力时,受力区间充质干细胞骨向分化与成骨细胞增殖功能增强。DO 是根据骨组织的生物学特点,将部分切断或完全切断后仍保留骨膜、软组织附着及血供的两骨质段,通过机械装置,施以一定强度渐进性的规律性'牵张力,使切开的两骨段逐渐分离,激发机体的再生修复潜能,牵开的间隙内形成再生新骨,从而增加短小的骨骼长度、增宽缩窄的骨骼以及修复骨缺损区。在牵张过程中,附着在骨组织上的血管、神经、肌肉皮肤、黏膜、骨膜等组织都得以相应延展和扩张,在骨愈合同时骨再生的过程中,在张力作用下发生新骨生成、增殖、分化、胶原纤维形成,血管再生和基质钙化等组织学过程。

(三)垂直向牵张成骨的优缺点

1.优点　避免了取骨和供骨区手术,避免第二术野问题。形成新骨的同时伴有软组织的延展,避免了植骨时软组织不足的问题。可与其他骨增量技术联合应用。避免移植物及引导膜的暴露,减少了移植骨的吸收。一些病例可在局麻下完成。

2.缺点　疗程较长、费用高,需要二次手术完成。牵张器携带不便或加重痛苦,并增加了感染机会。牵张过程中粭关系不易控制。可能出现牵张器折断、脱落以及牵开间隙中新骨生成不良、纤维愈合甚至骨断端不连接等问题。

(四)牵张成骨的基本疗程

可分为骨切开、延迟期、牵张期、固定期 4 个基本阶段。

1.骨切开阶段　在预计牵开的部位施行骨切开术或骨皮质切开术,并安置牵张器。关键是完整地保留骨膜,保护舌侧黏膜膜。

2.延迟期　指骨切开术后到开始施加牵张力的阶段,一般为 5～7 天,切开的两骨段借助牵张器的固位装置原位固定。时间长短应根据部位、软组织损伤程度等调整。

3.牵张期　为牵张成骨术的关键阶段。在此阶段应注意牵张速率、牵张频率、牵引方向等因素的控制。牵张速率指每日牵开的距离,速度过慢易致成骨过早融合,过快则引起间隙内纤维组织形成,而导致骨不连接。一般为 0.5～1.5mm/d,以 1mm/d 较理想。牵张频率指每日调节的次数,一般 2～4 次/天,即每次牵开 0.25～0.5mm。还应注意保持方向的正确和稳定。

4.固定期　为牵张结束后,固定牵张器至拆除的时期,一般为 8～12 周。

对于牙槽骨 DO 后种植体植入时机的选择,尚存在较大争议。临床最常见的种植体植入时机的选择在牵张结束后 8～12 周。

目前骨牵张发生并发症的几率相对较高。在牵张过程可能发生牵张方向舌侧偏移、移动骨段或基骨骨折或坏死、移动骨段吸收或刺破黏膜造成黏膜裂开、牵张器折裂等并发症。在牵张后可能发生术区感染、骨增量效果欠佳等并发症。

目前认为，垂直骨牵张可获得 3～20mm 的垂直骨高度。在骨牵张成骨内植入的种植体可获得高的成功率，与常规种植术类似。

五、引导骨组织再生

骨缺损是口腔种植临床非常常见的问题。引导性骨再生（GBR）是近年来应用广泛的修复种植床骨缺损的方法之一，也是修复骨缺损的常规治疗方法。

（一）原理

骨引导是骨组织修复性再生的基本过程之一，是指植入的骨材料作为支架，引导前体成骨细胞和骨细胞长入。引导性骨再生技术源于引导性组织再生技术，可以认为是引导性组织再生技术在骨缺损修复方面的应用。骨引导再生过程中要求有骨形成细胞或具有分化为骨形成细胞潜力的细胞的存在、有促使未分化间充质细胞分化为破骨细胞的诱导性刺激的存在以及细胞支架的存在。

引导骨再生技术是利用不同组织细胞迁移速度不同的特点，即上皮细胞、成纤维细胞迁移速度快，骨组织细胞迁移速度慢的性质，将生物膜放置于软组织和骨缺损的骨面之间，发挥其屏障作用，阻止软组织中的迁移速度快的上皮细胞和成纤维细胞长入骨缺损区，为使有骨生成能力的前体成骨细胞进入骨缺损区生长，为骨缺损区的骨组织的优先生长创造环境。同时保护血凝块的稳定，最终修复骨缺损。

（二）引导骨再生的基本要素

1.阻止软组织长入　用生物膜分隔软组织和骨组织，阻止软组织中的上皮细胞和成纤维细胞进入骨缺损区。

2.空间维持　骨缺损区表面黏膜组织瓣压力、食物碰撞、可摘义齿压迫等均可导致生物隔膜塌陷或移动，造成成骨不良。一般常规用空间维持能力强的生物膜或者用生物膜和骨材料共同维持骨再生空间。现在后者是临床上最常用的方法，既利用了骨材料对膜的支撑作用，也利用了骨材料的支架作用。空间稳定性好，成骨效果可靠。

3.血凝块的稳定　依赖生物膜的稳定和骨缺损区局部的稳定。应使膜有良好的固定，尽可能减少膜的移动，从而维持血凝块的稳定。

4.软组织伤口的完全关闭　伤口完全封闭的引导骨再生的创面可以形成良好的骨再生环境。如果术后膜暴露，可能导致骨再生骨量的明显减少。

5.生物膜的稳定性　生物膜良好的稳定不仅表现在局部的固定，还应考虑膜的生物相容性，不会引起排斥反应和炎性反应等；还应考虑膜在体内分解吸收的时间长短。

（三）引导骨再生与骨材料移植

膜下间隙空间的维持对于引导骨再生的成功非常重要。骨移植可以形成并维持骨再生空间。引导骨再生技术中应用的骨移植材料应具有良好的组织相容性，可促进骨缺损周围骨壁上的新骨形成，便于新生血管和骨组织的长入，吸收速度慢，维持空间能力强。自体骨是较理想的骨移植材料，异种骨有良好的生物相容性，性能稳定，目前应用非常广泛。

种植治疗中技术常用的有同期和分期两种方法。即与种植体植入术同期或分期应用。各有其优缺点，临床上应根据具体情况选择应用。

（四）引导骨再生技术的基本操作要求

切口比常规的种植手术大些，常需要辅助切口以助扩大剥离范围，充分暴露拟植骨和放置生物膜的区域。

生物膜的大小以超出移植骨材料 2mm 为最低要求。

生物膜必须有良好的固定,胶原膜等主要靠组织的摩擦力固定,钛膜等常需要用微钛钉固定在缺损区周围的骨壁上。

伤口应减张后严密缝合,防止伤口术后裂开,常用的减张方法有骨膜切断、转瓣和软组织移植等。缝合可采用减张缝合。

软组织瓣裂开和膜暴露是引导骨再生临床最常见的问题。多数与骨量增加后软组织张力增加所致;另外,切口设计、伤口感染等也是重要的影响因素。临床医生应给以软组织张力的消除、伤口的完善缝合以足够的重视,且在切口设计时避免伤口在生物膜上。

六、骨劈开术

缺牙区的骨吸收常常导致骨的厚度不足,常规种植体治疗难以获得好的功能和美学效果。对牙槽嵴过度狭窄的患者采用骨劈开术,增加牙槽嵴宽度,同期植入种植体,可以扩展种植治疗的适应证,缩短疗程,减少治疗成本。

骨劈开技术是当术区牙槽嵴厚度不足时,使用专门的器械将牙槽嵴从中间劈开,形成完整的颊舌侧皮质骨板,将种植体植入劈开间隙内的牙槽嵴水平扩张技术。

一般适用于牙槽骨高度合适、厚度不足(大于 3mm)的情况,要求颊舌侧骨板间存在松质骨。成功的骨劈开的牙槽嵴颊舌侧均有完整的骨皮质,可以使种植体获得初期稳定性,减少因备洞导致的骨组织的丢失。

在应用骨劈开技术时,先在牙槽嵴顶预备劈开平台,可用裂钻、圆盘锯或超声骨刀制备与劈开器厚度和宽度协调的凹槽,将选用的劈开器放入,用口腔锤敲击劈开器,逐渐增加深度至设计深度,再继续使用大一级劈开器。待达到能使用骨挤压器时,则用骨挤压器挤压至设计直径和长度,同期植入种植体。间隙和骨缺损处可联合使用植骨、GBR 等骨增量技术。

注意事项:由于是牙槽嵴的厚度不足才采用骨劈开技术,这种情况下种植体的轴向调节余地较小,种植体基本位于牙槽嵴中间,因此,在考虑应用该技术时,应注意牙槽嵴的唇倾程度,以免导致修复困难。

骨劈开受牙槽骨的质地、颊舌侧骨皮质厚度等因素的影响,有局部骨折风险。在劈开时,应注意力量的大小和方向的控制,逐步深入,直至设计深度。如果有骨裂或骨折,根据情况选择二期植入种植体、植骨、GBR 等处理措施。

(单俊文)

第十三节　口腔种植的预后及评价

在口腔种植修复治疗过程中,需要经过术前设计、外科手术、上部结构制作、试戴和初戴等复杂的治疗程序。种植体与骨组织之间特殊的结合界面、种植体长期处于口腔复杂的微生物环境以及种植体承载咀嚼所产生的咬合力的特殊性,使种植体的预后尤其引人关注。种植体的使用寿命以及种植义齿的疗效始终是临床医生和患者极为关注的问题。

一、种植修复成功的标准

种植义齿修复后的效果评价是一个非常关键的要素。从种植义齿在临床应用初期直到现在的近 40 年间,很多机构和学者从不同的角度对种植体、种植义齿的修复提出了不同的评价标准。直到目前,仍然还没有一个被公认的标准。以下是一些机构和学者所提出的种植义齿成功的标准。

1978 年,美国国立卫生院(NIH)召开的研讨会提出以下口腔种植成功评价标准。①种植体在任何方向上的动度小于 1mm。②放射线检查,X 线片上不显示种植体周围射线透射区。③垂直方向的骨吸收不超过种植体的 1/3。④允许有可治愈的牙龈炎;无症状,无感染,无邻牙损伤,无感觉异常及麻木,无下颌管、上颌窦及鼻底组织的损伤。⑤5 年成功率要达到 75%。

1979 年,Schnittman、Schalman 提出的口腔种植成功评价标准如下。①种植体任何方向动度小于 1mm。②X 线片上所显示的种植体周围射线透射区,不影响成功。③垂直方向的骨吸收小于种植体的 1/3。④牙龈炎可控制,邻牙不损伤,无麻木、疼痛及管窦穿通。⑤5 年 75% 功能正常。

1982 年,Crain/nSilverbranch、Sher、Saltaer 提出的口腔种植成功评价标准如下。①种植体行使功能 5 年以上。②种植体颈部 X 线片无明显蝶形暗区。③按 Mahleman 指标,无龈出血。④种植体不松动。⑤无自觉疼痛也无叩痛。⑥种植体周围无肉芽肿及牙龈增生。⑦X 线片显示种植体周围无间隙增宽。

1984 年,Mckinneg.Koth、Steflik 提出(与 1978 年 ADA 在哈佛大学的 NIH-HARVARD 会议提出的标准相同)评价种植成功的主观和客观指标如下。

(一)主观指标

①功能正常。②无不适。③自我感觉、情绪、心理因素提高。

(二)客观指标

①有良好的咬合平衡,垂直距离好。②骨吸收不超过种植体长度的 1/3,无症状。③龈炎可控制。④种植体各方向动度小于 1mm。⑤无与种植体相关的感染。⑥对邻牙、支持组织无损害。⑦无麻木,无上颌窦、下颌管及鼻腔穿通。⑧种植体周围组织内无巨噬细胞侵蚀。⑨5 年功能 75%。

1986 年,瑞典 Albrektsson、Zarb、Worthington、Erierson 的口腔种植成功评价标准如下。①种植体无动度。②X 线片显示,种植体周围无透射区。③种植体功能负载 1 年后,垂直方向骨吸收小于每年 0.2mm。④种植体无持续性或不可逆的症状,如疼痛、感染、麻木、坏死、感觉异常及下颌管损伤。⑤达上述要求者,5 年成功率 85% 以上,10 年成功率 80% 以上为最低标准。

Dale 提出"耐用性"作为口腔种植成功的评价标准,指出骨吸收少,牙龈健康,龈袋浅,邻牙无影响,功能好,美观,无感染、疼痛、麻木、窦管穿通及心理情绪变化等来判断种植是否成功。并提出了对症状具体的测定指标,主要测定指标包括动度、骨吸收及龈沟深度。

1.动度　动度与骨结合有关,种植体周围如有纤维组织包绕即松动。用牙周测定仪可精确测出种植体轻微动度。

Laohard 提出动度可分为五级。

0 级:测不到。

1 级:与健康牙相似,<0.25~1.00mm。

2 级:轻度(0.25~1.00mm)。

3 级:中度(1~2mm)。

4 级:重度(>2mm),需拔除种植体。

2.X 线与骨吸收　骨状况分级如下。

0 级:无骨吸收。

1 级:轻度垂直性骨吸收(<1/3 种植体长度)。

2 级:进行性垂直吸收。

3 级:完全性纤维组织包绕。

Adell 证实 Branemark 种植体植入第一年骨吸收平均为 1.5mm,以后平均每年为 0.1mm。

3.种植体周围的龈沟深度　种植体周围有功能性上皮附着(结合上皮、半桥粒),但薄弱,探诊易穿通,但龈沟深度不能反映骨吸收。

4.评价种植体的周期长短　种植体行使功能的时间一般术后 1~2 年成功率高。Schuittman、Schulman 提出 5 年 75% 的成功率较恰当。Adell 提出:5 年成功率 87.5%~96.5%,上颌 10 年成功率 81%~82%,下颌 10 年成功率 93%。

1995 年我国在珠海召开了全国首次种植义齿研讨会上,在参考国外先进经验并结合我国实际情况,专家们通过充分讨论提出以下口腔种植成功评价标准。①种植体在行使支持和固位义齿功能的条件下,无任何临床动度,功能好。②种植体植入后无持续和(或)不可逆的下颌管、上颌窦、鼻底组织的损伤、疼痛、麻木、感觉异常等症状,自我感觉良好。③放射学检查,种植体周围骨界面无透影区。④垂直方向的骨吸收不超过种植手术完成时植入在骨内部分长度的 1/3(采用标准投照方法 X 线片显示)。横行骨吸收不超过 1/3,种植体不松动。⑤龈炎可控制,无与种植体相关的感染。⑥对邻牙支持组织无损害。⑦美观。⑧咀嚼效率达 70% 以上。

以上标准中任何一项未能达到均不能视为成功。按上述标准,5 年成功率达到 85% 以上,10 年成功率要达到 80% 以上。

上述的这些种植义齿成功的评价标准均是从种植体的临床松动度、X 线检查种植体周围的骨吸收度、周围组织的并发症以及累计成功率等方面来进行评价。从临床治疗的角度出发,有些种植体虽然已经出现不同程度的并发症,但是依然可以较好地行使功能,这样的种植体不能将其纳入失败的范畴内。因此,有些学者就提出了种植体的分级评价方法。其分级标准如下。①成功的种植体:在复查时,种植体及其上部的修复体良好的保存在口腔内,而且没有任何的并发症,骨结合界面完整,可以较好地承担𬌗力。②存活的种植体:在复查时,种植体及其上部的修复体存留在口腔内,但是种植体周围有龈组织感染、种植体周围牙槽骨吸收 2~4mm 和(或)种植体 1°松动。③失败的种植体:在复查时,种植体完全从牙槽骨上脱落,上部的修复体不存在,而且在原种植体植入的部位有并发症存在。

口腔种植的失败,可因不同的原因发生在不同的阶段。在临床追踪观察的统计结果分析中,也可因中途失访、死亡等因素而使统计的例数不准确。所以,在统计口腔种植的成功率时,单纯用百分比计算方法统计 5 年、10 年所达到的成功率不能确切反映种植体各阶段失败的高低,不科学合理。应采用统计学中"寿命表法"计算累积成功率的方法计算 1~5 年或 1~10 年的累计成功率。而对于 5 年或 10 年的成功率则应统计那些口腔种植义齿已行使功能 5 年或 10 年以上的病例更科学。

成功率和存留率是两个不同的概念。前者表示种植体健康地存在于颌骨内,并能很好地行使功能。而后者仅表示种植体存留于颌骨之中,并未表明种植体的功能价值。因此,在临床统计分析时,种植体的累计成功率要明显低于累计存留率。

在对种植体的成功率进行统计分析时,应当以每个种植体为单位作评价分析。因为在一些由桥体连接的病例中,修复体稳定无动度时并不表明种植体也是健康无动度的,种植体可能已经发生了病理性改变,而只是由于被连接修复而在临床检查时没有发现其变化。另外,由于上、下颌骨的解剖学、组织学结构有明显不同,这也将导致成功率的显著差异,种植的成功率分别统计更为合理。

二、种植成功的要素

因为种植义齿的结构特殊性以及操作程序的复杂性,影响种植义齿成功的要素有很多。从医师的角度来看全面的口腔检查、详细的治疗设计、精细的外科手术以及精美制作的修复体都影响着种植体的成功。而从患者的角度来说,戒除对种植修复不良的生活习惯,养成良好的口腔卫生习惯,按时复诊和进行维护也是种植体成功及其重要的影响因素。

(一)种植体成功与吸烟

吸烟导致种植体的成功率下降已被许多的临床报道所证明。Bain(1996)对 223 颗种植体的 6 年临床追踪观察发现:持续吸烟组的种植失败率显著高于不吸烟组和戒烟组;而不吸烟组和戒烟组则没有统计学差异。Bruyn 等回顾性的报道了吸烟对固定种植义齿修复前种植体失败以及负载后种植体失败的影响,其结果为修复前吸烟组的种植体失败率为 9%,不吸烟组仅为 1%;在修复体完成种植体负载后,吸烟组的失败率高达 31%,而不吸烟组则仅为 4%。另外,还有学者报道,吸烟组的种植体周围炎、袋深,以及出血指数明显高于不吸烟组。

总结许多的临床研究可以得出以下的结论:①吸烟对种植体的长期成功率有明显的影响,吸烟使种植体的成功率降低。②吸烟使种植义齿周围炎的发病率升高。③戒烟后可以使种植体的成功率保持在正常水平。

(二)种植体成功与口腔微生物

种植体处于口腔微生物的环境中,种植体周围组织炎症与天然牙周围组织炎症具有完全相同的病变过程。

【健康种植体龈沟内的微生物】

在健康稳定的种植体龈沟内定植的微生物与健康天然牙龈沟内定植的微生物是相似的,主要成分是革兰阳性需氧球菌和非动球菌、杆菌。这些微生物从邻近的天然牙龈沟或从口腔黏膜组织移行过来,而没有分离出牙周病的病源微生物如伴放线放线杆菌、牙龈卟啉单胞菌和螺旋体。

【失败种植体周围龈沟内微生物】

种植体周围炎的发生跟牙周炎的发病一样,都是由于菌斑引起。失败种植体周围微生物与牙周炎、牙周袋内的微生物相似。在失败的种植体周围以革兰阴性厌氧杆菌、兼性厌氧杆菌为主,并存在能动球菌。通过对种植体周围袋深度超过 10mm,探诊出血和进行性牙槽骨吸收的失败种植体龈沟液的细菌分离后的透射电镜观察,Rams 等发现以革兰阴性厌氧微生物最多,且以螺旋体为主。这可能就是种植体周围组织感染、化脓、骨组织丧失,继而导致种植体失败的主要原因。

【种植体周围组织的炎症反应】

炎症是机体对微生物内部成分如脂多糖和内毒素的保护性反应。这些炎症介质在对抗细菌感染的同时也造成了组织的损害。种植体周围炎像任何的炎症活动一样,活化的白细胞产生改变细胞活性的各种蛋白质如炎症细胞素、蛋白水解酶等。

有研究证明感染的种植体周围龈沟液内的炎症细胞素、白细胞介素-1β 的水平较高。Adell 等发现感染的种植体周围组织中有多核巨细胞、巨噬细胞、浆细胞和淋巴细胞侵入。也证明白细胞介素-1β 可诱导牙周组织的巨噬细胞产生前列腺素。在感染的种植体的牙龈和黏膜组织中可观察到胶原酶活动。

【种植体成功与负载】

种植体骨整合的特点,决定了种植体在承受负荷时与天然牙具有不同的特性,产生这一差异的根本原因与两者的解剖生理结构有密切关系。天然牙周围有牙周膜这一弹性组织,当受到𬌗力作用时可以产生微运动;而种植体与骨组织牢固坚定的骨结合,没有微运动存在。由于种植体与骨组织结合的特殊性,在固定种植义齿设计中,种植体作为基牙承担功能负荷时,所受生物力学因素的影响比同类设计的天然牙要复杂得多。

在种植学研究的早期,忽略了种植义齿的力学性能和种植义齿设计中的机械相容性这一问题。通过对种植义齿修复效果的长期临床观察后,许多学者发现种植义齿的晚期失败与负荷过大有很大关系;而负荷过大与种植义齿的设计不良,产生不良力学效能有直接关系。

1.种植体的数目及种植体排列

(1)种植体的数目的确定:在传统的设计中,多依据天然牙缺失的数目来确定所植入种植体的数目。Rangert BR 等则提出以支持值(SV)为依据来确定种植体基牙的数目。支持值是以天然牙近远中方向排列的牙根数目作为基本参考单位:前牙、尖牙、前磨牙为一个支持单位,磨牙为两个支持单位。当两个前磨牙缺失,即丧失两个支持单位,当一个前磨牙加一个磨牙缺失时,则丧失三个支持单位。种植义齿设计时,种植体基牙的数量由失去的支持值及需要修复的失牙数量确定。如果牙列失去的支持值是三或小于三,种植体的理想数目应该与失出的支持值相等。例如,一个磨牙缺失,失去了两个支持单位,应植入两个种植体;两个前磨牙缺失,种植体最佳数目为两个;一个磨牙和一个前磨牙缺失,种植体基牙的最佳数目是三个。对于多个牙缺失的大型修复体,以不少于三个种植体为基本原则。如果种植体的数目与失去支持值相差较大,则潜伏着负荷过大的危险性。

(2)种植体的排列:种植体沿直线排列,在受到侧向力作用时种植体受到的力矩远大于轴向力产生的力矩。Daellenback K 等介绍,在三单位种植义齿设计中,如果使用两个种植体沿直线排列,种植体的负荷为100%;如果将两个种植体放在一端呈悬臂梁设计,种植体受到的负荷为200%;如果使用3个种植体,种植体沿直线排列,每个种植体上的负荷为67%;如果将中间的种植体向颊舌方向偏移2～3mm,使种植体的排列呈现一个"三角形",则种植体承担的负荷为40%。这是因为三个种植体呈空间立体状排列,对水平向和侧向力产生极大的对抗所致。

2.咬合因素　咬合因素在种植义齿设计中至关重要,负荷的大小、方向与其密切相关。对负荷产生影响的主要因素有工作牙尖斜面斜度、咬合区等。

(1)牙尖斜度:侧向运动时牙尖沿牙尖斜面滑动,产生侧向作用力,力的方向与牙尖斜面垂直。种植体的弯曲力矩等于作用力乘以支点到力作用线的垂直距离。当牙尖斜面斜度越大时,力的作用线到种植体支点的距离越远,产生的弯曲力矩越大;反之,则弯曲力矩较小。

(2)咬合区:咬合区是咬合时牙尖接触的区域,决定着𬌗力传递的方向。当牙尖咬在较平的中央窝时,𬌗力的方向靠近支持骨组织,产生的力矩较小,当牙尖咬在斜面上时𬌗力的方向远离支持骨组织,产生的力矩较大。从后牙𬌗面解剖来看,颊尖和舌尖的斜面汇合形成中央窝,此窝不是水平的,而是由斜面组成。在正中咬合时,牙尖位于正中的区域只有 $0.4mm^2$,多数情况下均是与斜面接触。为了解决这个问题,可以将中央窝的范围扩大成 $1.5mm^2$ 的平面,使牙尖与平面接触,从而改变𬌗力线的方向来减少侧向力矩。前牙牙槽突的方向决定了𬌗力的方向不能与种植体长轴一致。Weinberg 提出的调𬌗方法是在上颌前牙舌面窝的部位形成一小平面,使下颌牙切缘咬在这一平面上来改变𬌗力的方向。所以,在确定修复体𬌗面形态时可以考虑减少牙尖斜面斜度和改变𬌗面外形,来缓解种植体的侧向扭力。

(3)悬臂设计:悬臂设计是全口牙列缺失固定种植义齿修复常使用的方法。由于力臂的长度与负荷的大小有极大关系,确定最佳力臂的长度是很重要的。一般建议在牙弓的末端悬臂的长度不要超过12mm。这是因为悬臂设计时最大负荷集中于距悬臂较近的第一、第二颗种植体上;减少悬臂长度可以减少负荷。

在磨牙单牙种植义齿修复中,由于牙冠颊舌方向、近远中方向的距离大于种植体的直径,这种力臂会使种植体受到长轴以外的垂直方向的作用力而产生扭力。

(4)天然牙和种植体联合支持:当受到缺牙部位解剖条件的限制,不能获得完全的种植体支持时,可能会考虑使用种植体与天然牙联合支持的修复体设计。由于两种支持组织在解剖结构上存在差异,天然牙受到压力时会产生下沉,种植体则与骨组织强直性结合,不产生下沉运动。这种差异使此类设计的种植义齿受到负荷过大影响的可能性大大增加。有人证明,将固定结构(种植体)连接于非固定结构(天然牙)上,非固定端类似于悬臂梁,导致种植体的承受的负荷显著增加。而天然牙长期受到垂直方向的压力时,会产生正畸性的根向移位,而使整个修复体的负荷加于种植体。但是,Gunne 等通过体内测试证明由种植体支持的修复与联合支持的修复体之间承担负荷的能力无差异。目前认为较理想的连接方式是在天然牙一端采用半固定连接,但这种设计存在附着体方面的问题。因此,在联合支持设计中,无论采用何种连接方式,因为支持形式较复杂,不可知因素很多,均可能导致负荷过大。

三、种植的并发症及其防治

种植义齿由植入体和上部结构两部分组成。需要经过外科手术和义齿修复两个主要阶段,另外种植义齿的生理基础和结构较传统的修复体复杂,因此发生各种并发症的可能性较高。在种植外科手术以及修复治疗的每个阶段都有发生并发症的可能。为了减少种植义齿并发症的发生,并能对各种并发症及时治疗,本节将详细讨论各种并发症的病因、预防和处理。

(一)种植手术的并发症

【神经损伤】

下齿槽神经和颏神经是口腔种植手术中可能会涉及的主要神经,尤其是下齿槽神经穿行在下颌骨体内的下齿槽神经管内,更容易被损伤。神经损伤后的主要症状为该神经所支配的区域出现麻木。其程度依据损伤程度的不同可以是可逆性的,也可以是不可逆性的。

1.原因 ①对于体积较高的牙槽骨外形术前未做 X 线检查。②使用全景 X 线片检查时,忽视影像的放大率。③外科手术时备孔过深,超过了术前所确定的植入深度,或偏离了正常的方向而导致神经损伤。

2.预防和治疗 ①精确的术前检查,确定下颌神经管以上的可用骨高度。②选用合适高度的种植体,使种植体的末端距下颌管至少有 1mm 的距离。③仔细的外科操作。在接近下颌管时,一般骨质都很致密。当感觉钻孔时的阻力较大时,应该谨慎操作。④对于已造成神经损伤的患者,较轻的情况一般在数周后可以自行恢复;损伤较重的应给予营养神经的药物,并可合并理疗和热敷。如果是种植体的位置过低而压迫神经,应该尽可能在最短的时间内调整种植体的位置,解除压迫。

【邻牙损伤】

邻牙损伤一般发生于失牙间隙较小、邻牙牙根弯曲或是邻牙倾斜、定位不准或种植窝的方向偏斜。主要的损伤是邻牙牙周膜被磨除或邻牙牙根被损伤,临床表现为邻牙松动、疼痛以及牙髓炎和根尖周炎的症状。

预防和处理:①严格而仔细的术前检查,严格控制适应证。失牙间隙的宽度要使种植体周围至少有 1～1.5mm 的余留骨组织。②对于邻牙牙根弯曲或邻牙倾斜的病例,可以先进行正畸治疗。③对于条件复杂的病例,最好是先在研究模上进行模拟种植手术。

【上颌窦穿孔】

1.原因 ①术前对上颌窦底位置判断不准确。②手术过程中力量过大。③上颌骨骨质疏松。④种植体就位时用力过大。

2.预防和治疗 ①术前详细而精确的 X 线检查。对于判断不清的,可以采用 CT 扫描检查。②正确的选择长度合适的种植体。③轻巧的外科手术操作。④对于已造成的穿孔,损伤较小时可以不作特殊处理,术后观察或作预防性的抗感染治疗。对于穿孔比较严重的,可手术同期关闭瘘口,术后进行抗感染治疗。

(二)种植体松动、脱落

种植义齿的生理学及生物力学基础是植入体与骨组织之间的骨整合。只有获得良好的骨整合,才能保证种植义齿具有良好的生理功能和较长的使用寿命。当种植体与骨组织之间的骨整合不存在或受到各种因素的影响而被破坏时,临床表现为种植体的松动;X 线检查可见种植体周围出现 X 线透射区或种植体顶部牙槽骨的水平吸收。其最终结果是种植体脱落,种植义齿功能丧失,种植义齿修复失败。

【种植体骨整合失败】

种植体通过植入手术埋入颌骨后,在正常情况下,下颌 3~4 个月,上颌 6 个月左右即可获得与骨组织的骨整合。如果在这个过程受到各种因素的干扰,则骨整合界面的形成过程被破坏,种植体不能获得与骨组织的骨整合。

1.原因 ①种植体植入的部位,骨组织结构不良、骨量不足。②粗糙的种植手术操作,造成大量的骨组织丧失和骨细胞坏死,影响骨组织的再生修复功能。③植入体过早承受负荷。④种植手术过程中消毒不严,造成术后感染。

2.预防和处理

(1)理想的种植区应该骨量充足,骨区健康:在临床病例中,不是每一个失牙区域都具有理想的条件。有些全身因素和局部因素对骨区,骨量有影响。例如:①牙槽骨的破坏和过度吸收,导致种植区骨量不足。②骨质疏松症等全身系统性疾病。③颌骨囊肿,血管瘤等。④种植手术前颌骨接受放射治疗。⑤颌骨中骨密质少,骨松质多,比例不当。对于骨量不足的种植区,可通过外科手术或者自体骨移植、局部填塞生物材料,种植体植入同时使用骨诱导再生技术等方法来增加骨量,如上颌窦底抬高术、下颌神经游离术、GTR 膜的使用等。对于骨质不良的情况,如骨质疏松症、颌骨内囊肿、肿瘤,可能为种植义齿等禁忌证。对于骨质结构不良的条件,可通过增加植入体长度,将植入体穿过颌骨固定于下颌下缘的骨皮质内的方法解决。对接受过放射治疗的患者,应延期植入种植体。

(2)种植手术时,要防止不良操作对骨组织的破坏:骨组织的临界时间/温度关系是:47℃维持 1min。如果骨内温度达 50℃以上,维持时间超过 1min,则骨质修复能力完全破坏。为了控制骨内温度升高,需要采取的正确方法是:①选择刀刃锋利的骨钻。②不间断的喷水降温。③骨钻转速控制在 2500~3000r/min。④防止过猛力量敲击使种植体就位。在种植窝的制备过程中,应该控制骨钻的过度摆动,防止磨除过多的骨组织或使种植窝过大。

(3)种植体埋入骨组织内后,早期无负荷状态有利于骨细胞附着于种植体表面:刚埋入的种植体过早承受负荷,不能保证其稳定性,使骨细胞附着困难,并可刺激外围组织向种植体骨组织界面生长,其最终结果是在种植体周围形成的假性包裹。预防早期负荷的方法有:①选择二期植入方法。②对暂时性修复体的鞍基部位进行缓冲处理。③对一期植入方法植入的种植体早期固定。

(4)在种植手术过程中应严格遵守无菌操作原则:所选用的种植体应该是无菌包装,术前口腔内用洗必泰溶液漱口,术区消毒、术中所有器械及用物严格消毒,术后保持口腔清洁卫生,并使用抗生素抗炎治疗。

【种植体骨整合界面破坏】

种植体骨性结合被破坏多发生于种植义齿使用一段时间以后。也就是说,在种植二期手术完成后,修复体装配之前,种植体具有良好的骨性结合。骨性结合的破坏与修复体的修复有极大关系。

1.原因 ①种植义齿的设计不当。②种植义齿制作不良。③种植体承受过大胎力。④种植体周围组织感染。

2.预防和处理

(1)种植义齿的设计:种植义齿的设计包括种植体的数目,种植义齿的固位形式,上部结构的形态。如果失牙数目多而设计的种植体数目少,则每个种植体所承受的殆力过大,超过其所能承受的范围,造成骨组织的压迫性吸收,而破坏骨性结合。在悬臂梁的设计中,悬臂梁的长度应严格地控制在一定的范围内。如果梁的长度过大,则力臂越长紧邻缺隙部位的种植体承受的水平方向和侧向的扭力越大。因为种植体在垂直受力时较为有利,而水平向受力时不利。水平力作用能使牙槽骨组织的吸收、骨性结合破坏,种植体松动、脱落。种植义齿固定及连接形式,应根据缺失牙的数目、颌骨的骨质骨量、对殆牙的生理状况、颌位关系来决定。当全口牙列缺失、牙槽骨过度吸收时,可采用种植体支持的覆盖义齿设计。这种设计方式,可减少种植体的负荷,对种植体具有保护作用。当单个牙或部分牙缺失时,可采用种植体支持的固定义齿设计,选择合适数量的种植体,以固定螺钉连接,均匀分配殆力到每个种植体上。这种设计即可较好地提高修复体的咀嚼效力,又可使种植体承受的殆力限定在其能适应的生理范围和机械学范围内。

(2)种植义齿的制作不良:种植义齿的制作不良主要表现为上部结构不精确,将其放在种植体上时,种植体会受到上部结构而来的挤压力,这种力的方向主要是侧向力,极易导致种植体的骨性结构破坏。解决的方法是提高上部结构蜡型的精度,在铸造过程消除上部结构铸件收缩、变形的各种因素,提高支架与种植体的适合性。也可采用将长铸件断开,使内应力释放后,再行焊接的方法。另外,在上部结构设计中,尽量缩短上部结构支架的长度。

(3)种植体承受殆力过大:种植体承受殆力过大的主要原因是设计不当和修复体制作时对咬合的因素考虑较少。因设计不当而造成种植体承受殆力过大已在前面论述。因修复体制作而造成种植体承受殆力过大的主要原因是修复体咬合关系不好,在修复体的咬合关系恢复中没有采用减少殆力或水平向殆力转为垂直向殆力的方法。种植义齿的咬合关系应为:正中殆时,上下牙齿正常接触,呈正常的覆盖、覆合关系;非正中殆时,种植义齿与对殆牙不接触。在种植义齿的调殆时,应遵循上述原则。以减少非正常殆力对种植体的影响。种植义齿殆面形态也应按减少殆力的一般原则和方法而制作。即减少颊舌径的宽度为天然牙颊舌径宽度的 2/3～1/2,降低牙尖高度,在殆面增加食物排溢沟,减少牙面舌侧牙齿的近远中宽度。

(4)种植体周围组织感染:种植体周围组织感染的主要原因是由于上部结构与软组织接触方式不正确,以及患者对种植体周围组织的自我保健措施不好而引起。上部结构与龈组织接触方式有直接接触式、盖嵴式、卫生桥式几种。直接接触式易导致食物残渣存留,细菌繁殖,且不易清洁,应少采用。盖嵴式和卫生桥式,有利于食物残渣的排出和口腔卫生的自我清洁。因此,在设计上部结构时,应采用这两种方式,减少菌斑的附着,降低种植体周围组织炎症的发生。口腔卫生自我护理可及时清洁种植体和上部结构上附着的菌斑。患者应严格按照一定的程序,使用特殊的器械进行,并遵照医嘱定期到医院复查。

(三)疼痛

疼痛是使用种植义齿过程中容易出现的并发症。

1.原因 原因有:①基桩松动。②种植体承受过大压力。③在安放固定螺丝时,力量过大,导致组织撕裂。④基托边缘过长,刺伤黏膜皱襞。

2.预防和处理 基桩松动以后,在种植体与基台之间出现一细小的间隙,牙龈组织向间隙内浸入,当基桩承受压力时,会挤压浸入间隙内的软组织,而出现尖锐的疼痛。造成基桩松动的原因是在安放基桩时未与种植体完全对位,或者是固定螺钉没有将基桩完全嵌顿在种植体上。在二期手术安放基桩时,更应将基桩与种植体完全对位,呈嵌合状态。如果骨内种植体位置较低,种植体周围骨组织覆盖于封闭螺钉表面上时,在手术过程中,应将妨碍基台就位的骨组织清除干净,并用牙周探针,环绕种植体颈部一周,轻轻将挤入种植体与基台之间的软组织游离开,使基桩完全就位。在安装固定螺钉时,沿种植体长轴方向旋入,并使其完全就位,固定基桩。基桩安放完成后,可用器械检查基台是否松动。并可通过 X 线片检查基台与种植体对位是否准确。如果对位不准,可将基桩拆下,重新固定。

种植体承受过大应力是产生疼痛的另一原因。由于应力过大而出现的疼痛表现为钝痛。多由于上部结构与基桩不适合,当上部结构在基台上强行就位后,对种植体产生挤压,种植体周围组织有胀痛感。另外,在骨体积瘦小的下颌骨上进行大型支架式固定种植义齿修复的病例,当修复体行使功能时,因过大的耠力作用于种植义齿支架可导致下颌骨发生弯曲形变,也可产生下颌骨的胀痛。因此,在制作金属支架时,应提高精确度,使其具有良好适应性;在下颌骨骨体瘦小的情况下,避免使用大型支架的固定种植义齿,而改用覆盖义齿。

在安放固定螺钉时,严格控制旋转扭力。在使用自动扳手时,因为没有触觉反馈,不容易控制扭力的大小,可能会因为扭力过大而使种植体骨性结合破坏,产生撕裂痛。因此,最好选用手动扳手安放固定螺钉,利用手指的触觉反馈,控制力量的大小。如果使用自动扳手则应按照产品说明书操作。

在种植的覆盖义齿修复时,基托边缘的伸展范围与全口义齿相同。过度伸展的边缘会刺伤黏膜皱襞产生疼痛。严重者导致黏膜溃疡或牙槽骨压痛。

(四)种植义齿部件折断

种植义齿由种植体、上部结构、人工牙以及固定螺钉等部件组成。由于各种因素的作用导致各个部件的折断,是种植义齿修复的常见并发症。

【种植体折断】

1.原因 造成种植体折断的常见原因是种植体产品质量问题及种植体的设计不良。材料质地不好,存在沙眼、气泡,会影响其机械强度。而种植体的设计应考虑其对力的承受能力以及力量在种植体上的传导和分配。如果力量过于集中在种植体的某一部位,容易使材料产生机械性疲劳而折断。

2.预防 种植体产品质量问题由生产厂家在生产过程中通过质量控制来克服,而临床医师在选择所使用的种植体时,应该选择结构设计合理、加工精度高、使用方便、有一定知名度的产品。

【固定螺钉的问题】

固定螺钉是将种植体各组成部分连接呈一个整体的重要部件,起连接作用并传导部分耠力,它是种植体机械性并发症产生最多的部件。固定螺钉常出现的问题是螺钉折断、螺钉磨损以及螺帽折断。

1.螺钉折断

(1)原因:螺钉折断的原因是由于承受过大的扭力以及在安置固位螺钉时用力过猛。

(2)预防和处理:过大的扭力可通过良好的牙齿设计,均匀的耠力分布,精细的制作工艺来消除。而螺钉安置时的力量则可通过能控制扭力大小的松动扳手或用手动扳手来控制。对于已经折断的固位螺钉的处理方法,通常是去除固定螺钉残留于植入体的部分,然后更换一新的螺钉。如果折断的部位位置较低处理较困难。可先使用血管收缩剂和局部麻醉剂于种植体颈部上的龈组织,防止局部渗血和疼痛,维护操作时的路径。如果螺钉的折断部分可被血管钳夹持,则可以将其旋去。如果不能用血管钳夹住,则选用一个无损伤探针,放置于折断螺钉的断口上,沿螺纹旋入的反方向将断端取出。

2.螺纹磨损

(1)原因:在安放固定螺钉时,当螺钉完全就位后,仍然有过大扭力而致螺纹变形、磨耗。

(2)预防和处理:控制扳手的扭力。将螺纹磨损的螺钉拆下,更换新的固定螺钉。

3.螺帽折断

(1)原因:螺帽折断是由于螺钉还没有完全正确就位,或者是螺钉长轴没有与植入体长轴完全吻合一致的情况下,突然对螺帽加以过大的旋转力而致。在种植体的螺钉就位处存有异物,因异物的阻碍,螺钉不能完全就位时,如果使用暴力强行使螺钉旋转就位,也可导致螺帽折断。

(2)预防:首先用探针检查,即估计螺钉就位处是否有异物,如果有异物,应先清除干净。将固定螺钉与种植体相吻合,长轴一致,用手动扳手先将螺钉旋在种植体上,再使其完全就位。使用自动扳手时,注意控制扭力的大小,防止扭力过大。

【上部结构折断】

种植义齿的上部结构是承担修复体𬌗力的主要结构,并传导𬌗力于种植体上。在固定种植义齿修复时,为了使修复体的形态与功能与天然牙相适应,上部结构被设计呈弓形,远中部分为悬臂梁。在可摘的种植义齿修复时,上部结构通过一些固定装置连接于种植体上,修复体的𬌗力由种植体,牙槽骨以及黏膜组织共同承担。由于固定修复与活动修复在结构与𬌗力的支持和分布方面不同,因此导致上部结构折断的原因也不同,预防和处理方法也不相同。

1.固定种植义齿上部结构折断

(1)原因:固定种植义齿上部结构折断主要发生在悬臂梁的部位。这是因为在行使功能时,悬臂梁部分出现扭曲力矩,长期的应力作用,使金属部分疲劳而折断。

(2)预防:①在设计中,严格控制悬臂梁的长度,一般上颌长度不超过15mm,下颌不超过12mm。也可依据悬臂梁的长度不超过近端种植体到远端种植体距离的1/2这一原则。②在远端部位选择支持力大的种植体,以利于承担悬臂梁的𬌗力。③减少修复体的负荷。例如减径、调𬌗等措施。

(3)处理:对于发生上部结构折断的种植义齿,医师在处理时首先考虑如何维持患者的咀嚼功能。如果折断发生在悬臂梁的近中部位,对前端固定部分无影响时,可先去除已折断的部分,利用前端修复体暂时维持咀嚼功能。如果上部结构折断发生在正中部分,可用钢丝加上自凝塑料或光固化树脂暂时固定,保持金属支架的完整性,保持一定的咀嚼能力。同时,重新开始制作新的上部结构。如果上部结构折断完全不能使用,则需要制作暂时性修复体来维持咀嚼功能。在制作新的上部结构之前,应该对折断的上部结构进行检查,了解折断的原因,然后针对问题重新设计制作。

2.种植体支持的覆盖义齿上部结构折断

(1)原因"此种设计的种植体义齿,由于支持𬌗力各部分的性质不同,𬌗力在支持部分的分布不平衡是造成上部结构折断的主要原因。因为种植体位于牙弓的前分,且对𬌗力的传导是硬性传导,而后分为牙槽骨以及黏膜软组织,传导𬌗力时,有一定程度的下沉。使修复体所承受的垂直向力转化为对种植体的侧向扭力,在种植体的强对抗下,导致上部结构折断。

(2)预防:①采用压力印模技术,以减少远中游离端垂直移位的距离。②各种附着体与固位体之间保留一定的间隙,以便义齿远端下沉时,前分也有一定的垂直运动。③将附着体和连接杆制作成球形或圆杆,为修复体提供一定的转动空间。④利用重衬技术对基托远端进行修改,消除牙槽骨吸收后,修复体远中下沉的问题。

(3)处理:折断的上部结构应重新制作。

3.人工牙破损、脱落 造成种植义齿人工牙脱落、破损的原因主要是黏固不牢和应力过大。黏结不牢常发生于塑料牙,多由于黏结面被污染,分离剂未清洁干净所致。应力过大则是造成瓷牙破损的主要原因。

预防和处理:①塑料牙在装盒及填塞过程中,防止塑料牙黏固面污染,并将分离剂清洗干净。②在烤瓷牙的制作过程中,严格按操作规程进行。③建立正常的咬合关系,防止应力集中于某一点。必要时调磨对颌。

4.上部结构磨损　如果患者佩戴覆盖种植义齿而对颌牙为天然牙时,患者睡觉时取下修复体后,其对颌的天然牙可能会对种植体上的支架或附着体造成损伤。特别是有夜磨牙或其他不良咬合习惯的患者。其临床表现是在上部结构表面有明显的磨耗痕迹。对于这种情况,应该使用夜间保护装置,用自凝塑料做成保护套安在支架或附着体上。保护套的制作应以利于口腔清洁卫生,利于黏膜组织的健康为原则,否则就不能达到让组织恢复和保持较好状态的目的。

(五)种植体周围组织并发症

种植体周围组织的解剖生理结构与天然牙牙周组织存在明显的差异。种植体周围组织缺乏大量的纤维性龈下结缔组织。没有上皮袖口、牙周韧带等特殊解剖结构,且血管、纤维和细胞成分相对减少。因此,其抵抗细菌和毒素侵袭的能力较低,容易导致种植体周围组织炎和组织增生等并发症。

【种植体周围牙龈炎】

1.原因　造成种植体周围龈组织炎症的原因除了其本身的解剖结构的缺陷外,还与局部因素的刺激有关。当口腔卫生状况较差时,菌斑易于附着于种植体基桩上,刺激牙龈组织所致。炎症的表现为牙龈充血、水肿。

2.预防　①提高种植体基台颈部表面光洁度,减少菌斑附着的机会,并有利去除菌斑。②合理设计上部结构的龈组织接触方式,提高种植义齿的自洁功能。③进行定期的术后护理教育,使患者能正确认识术后维护的重要性。选用有效的清洁器械,正确的方法进行口腔卫生保护。

3.处理　对因菌斑附着刺激牙龈而引起的炎症,应该首先明确菌斑易于沉积的原因,并进行针对性的处理。对已出现炎症的牙龈组织的治疗,以局部处理为主,如局部冲洗、去除菌斑、龈组织上碘酚等措施。如果炎症的范围较广泛可口服抗生素。

【牙龈增生】

1.原因　由于牙龈被桥体完全覆盖,使食物残渣长期留存于桥体与牙龈组织之间,在桥体的摩擦作用下,导致牙龈增生。

2.处理　牙龈增生需要外科手术切除,否则病变会进一步发展。在作龈切手术时,要切除覆盖在基台周围的增生组织,使基台充分暴露。对于不良的桥体形态,应该重新制作新的桥体代替。

【种植体周围组织炎】

种植体周围组织炎是牙龈炎未能得到及时处理,炎症继续发展的结果。其症状不仅仅局限在牙龈缘,而且还累及种植体与骨组织的骨性结合界面,使牙槽骨吸收,其最终结果是种植体松动脱落。

1.原因　①牙龈炎未能及时控制,向种植体骨整合界面下进一步发展。②种植体负荷过重,牙槽骨吸收后合并细菌的感染。③固位螺钉折断、种植义齿松动,长期未治疗而致牙龈炎症,牙槽骨吸收。

2.预防和处理　①对牙龈炎进行早期治疗,防止炎症扩散。②调整种植体承受的负荷,避免种植体承受过度负荷。③采取系列措施,控制菌斑附着。④采用逐步阻截支持疗法逐步阻截支持疗法是依据临床症状和 X 线检查,根据种植体周围炎症的发展进程来决定的治疗方案,以阻止种植体周围炎症的进一步扩张。

所依据的主要临床检查指标:①种植体周围菌斑(PLI)。②探诊后出血(BOP)。③种植体周围有无溢脓。④探诊的深度(PD)。⑤X 线片检查的骨吸收程度。

治疗方案:①种植体周围用橡皮杯和抛光膏打磨清洁。②抗菌治疗:用 0.1%～0.2% 的氯己定含漱30s,持续 3～4 周;并辅以局部洗必泰液冲洗。③抗生素治疗:全身应用甲硝唑(每次 250mg,3 次/日)10 天或甲硝唑(500mg/d)与阿莫西林(375mg/d)联合应用10天。④外科手术治疗,在大量生理盐水冲洗骨缺损区后,放置骨组织保护膜,并用洗必泰凝胶控制菌斑,促进骨组织的愈合。⑤拔出种植体。

【种植体尖周病损】

种植体尖周病损作为种植体植入后的一种新的并发症由 Succman 等于 1993 年首先报道。这种病损仅仅局限于种植体根部端,X 线检查可见种植体根部尖端有 X 线透射区,而种植体冠部和种植体体部与周围骨组织形成正常的骨整合、无 X 线透射区。通过病理检查发现,这种透射区组织有些是健康的、密度较低的骨组织,有些是炎性肉芽组织。

种植体尖周病损以其临床的表现可以分为静止性病损和感染性病损。两者的区别是静止性病损一般没有任何的临床症状,其病损是由致密的胶原组织形成的瘢痕。感染性病损通常会有临床症状,如种植体根部有持续性的疼痛和触压痛、有时候会形成瘘管,通过瘘管探查发现感染源来自种植体根尖部。

1.原因　①制备种植窝时,种植窝的深度超过了种植体长度,在种植体根部形成了骨性空腔。这一骨腔没有骨化而被致密的结缔组织修复。②制备种植窝时,在局部产生的高温导致骨组织的无菌性坏死。③制备种植窝时,牙龈的上皮细胞可能被移人种植窝内。这些细胞作为移植物在根尖增殖。④种植过程中种植体与口腔内唾液或菌斑接触而发生直接污染。⑤在进行即刻种植时,残根周围的感染及肉芽组织没有除净,残留在根尖周围。⑥种植体周围邻近天然牙的牙周感染和尖周疾病,侵袭到种植体的根端。⑦种植体负载过重,导致种植体根尖部的骨吸收,引起种植体骨界面纤维化。

2.预防和治疗　种植体尖周病损多采用联合治疗。对于静止性的尖周病损一般不需要作任何处理,需要定期观察,当病损面积逐步扩大时,需要作外科手术治疗。对于感染性的尖周病损,应根据感染的程度及种植体的等定性采取不同的治疗方法。当病灶较局限时其治疗效果较好。

在种植体很稳定,尖周病损面积较小时,采取保留种植体根部的局部清创处理。

当尖周病损面积较大但是仍局限在种植体根端,种植体稳定,种植体体部、冠部有良好的骨整合,在切除种植体感染的根端时仍能保留种植体有足够的长度时,可以在清创的同时,切除感染的种植体根端。

切除种植体感染根端的方法有几种:口内穿下颌径路、口外切口等。在手术中应该使用钨钢钻,因为金刚钻易于将钛切碎,最后不易清除干净。在切除种植体根端后,对感染的组织要彻底的清除。对于切除感染组织后的骨腔体积较小时,可以不作进一步的处理,让其自行愈合。当骨腔较大时,可以采用自体骨或其他骨移植材料进行充填。

当种植体尖周病损导致种植体松动时,应该即时拔出种植体。

(六)功能性问题

【语言不清晰】

种植义齿修复后,患者经常主诉语言不清晰。这一问题往往出现在种植体支持的固定义齿修复的患者,上颌多于下颌。这是因为在制作固定修复体时,为了保持修复体良好的自洁功能和便于患者清洁,常常在牙槽嵴与上部结构之间保留有 2mm 高的间隙。在说话时,空气、唾液易从这一间隙泄漏。因此,在制定治疗计划时,应让患者了解这种设计对种植义齿的意义,使患者有心理准备。在使用过程知道如何克服这一问题,对语言功能影响特别严重的患者,需要制作一个可摘式阻塞器,来阻塞空气和唾液从间隙流出。阻塞器既可用塑料制作,也可以用硅橡胶制作。对于用阻塞器也不能解决问题的患者,则需要重新设计上部结构或改用覆盖义齿修复。

【美观问题】

种植义齿应能满足患者的美观要求,这一点是极其重要的。但是,在临床上要达到完美的,以假乱真的修复效果也不是一件非常容易的事情。天然牙缺失后伴随有周围的牙槽骨和软组织的丧失,牙龈退缩和牙间乳头的萎缩。使种植牙不仅仅要修复缺失的天然牙,还需要想办法恢复软组织的缺失。

种植义齿的美观问题主要反映在修复体的形态、颜色和位置以及周围软组织的缺损几个方面。

1.修复体位置不正确　导致修复体位置不正确的原因如下。

①手术过程中,没有使用定位导板,导致种植体的位置偏移。②为了克服不良咬合关系而使位置偏移。③为了迎合牙槽骨的轴向也是种植体的长轴偏离修复方向,在修复时又没有使用角度基台。

2.预防和处理　种植体位置不正确,多在二期手术后才被发现,这时,调整种植体的位置已不可能,只有通过以下方法调整以弥补美观不足。①因为种植体长轴偏斜,而使种植体基台偏唇侧或舌侧时,大多数情况下可通过种植系统本身的配件来调整,例如可利用弯角基台代替直角基台消除长轴的偏斜。这一方法的不足之处是在单个弯角基台使用时,在𬌗力作用下基台容易发生旋转。②在多个种植体同时修复失牙时,如果只有一个种植体的位置妨碍牙列的形态,可以考虑将此种种植体遗留在颌骨内呈休眠状态,并修改原有的设计。③当发生多个种植体位置不正确,即按种植体的位置排列修复体不能获得良好的颌关系时,可以将固定修复改为活动修复。如此,修复医师在排列人工牙的位置时,有较大的灵活性,能够达到较好的美观效果。

【唇颊部软组织塌陷】

唇颊部软组织塌陷主要是软组织缺乏支撑。唇部塌陷主要是修复体唇侧伸展不足,颊部塌陷则是在磨牙区域植入的种植体位置偏舌腭侧,未能提供足够的支撑。在种植义齿制作前,使用暂时性修复体,以获得令患者满意的唇颊部外形。然后,依据暂时义齿的形态制作最终修复体,使其达到最佳效果。在牙槽骨低平,失牙时间较长,软组织塌陷严重时,只能用可摘修复体代替固定修复体,利用体积较大的基托来支撑塌陷的软组织。组织不足,牙乳头区域呈现"黑三角"。

1.导致种植体周围组织不足的主要原因　①缺失牙时间较长,缺牙区周围的骨组织持续性吸收,牙龈及龈乳头萎缩。②外伤所导致的缺牙,在牙齿丧失时伴有牙槽骨的丧失。③失牙时间较长,邻牙倾斜,在缺失区的近远中形成过深的倒凹。④不良的外科手术导致牙槽骨和软组织的进一步吸收。

2.预防和治疗　①对于牙槽骨吸收不太严重,仅仅是牙龈乳头丧失的情况,可以在进行种植手术时,对种植区的骨面进行预备,以重新形成正常的牙槽骨外形,重塑牙龈乳头。②在种植手术时.通过转瓣技术,将腭侧的黏膜组织转移到唇侧,以弥补唇侧的组织不足。③调磨邻牙,消除过大的倒凹。④使种植义齿的邻接点尽可能地靠近龈缘。

(单俊文)

第二十章　口腔修复

第一节　牙体缺损的修复

【概述】

　　牙体缺损是指各种牙体硬组织不同程度的质地和生理解剖外形的损害或异常,它常表现为正常牙体形态、咬合及邻接关系的破坏。因而常常对咀嚼、发育、面容、牙髓、牙周组织甚至对全身健康等产生不良影响。

　　一般情况下,牙体缺损多采用充填治疗方法,但如果在牙体缺损范围大,缺损程度严重、残留牙体组织或充填后抗力形、固位形差或受到充填材料性能限制的情况下,单纯用充填治疗不能获得满意的效果时,就应采用修复治疗的方法。

　　牙体缺损的修复是用人工制作的修复体恢复缺损牙的形态、外观和功能。用于牙体缺损修复治疗的修复体有人造全冠、部分冠、嵌体、桩冠、种植体牙冠和 CAD-CAM 修复体等。

　　这些修复体的完成过程是:首先按设计要求将患牙预备出一定的间隙和外形,然后制作出一个与预备后的患牙表面完全密合的修复体,再以粘固剂将其粘着在预备后的牙体上,从而恢复患牙正常的解剖外形、咬合、邻接关系和功能。因此,一个良好的修复体不单纯是一件牙体缺损部分的人工替代物,同时也应是一个治疗装置,能起到阻止牙体病变进一步发展、恢复正常生理功能、预防牙体、牙周支持组织病变的发生、保证口颌系统健康和各部协调等作用。

【临床表现】

　　1.缺损可出现牙髓刺激症状甚至出现牙髓炎症、坏死及尖周病变。

　　2.破坏正常邻接关系,影响正常的咬合关系。

　　3.大范围及严重的牙体𬌗面缺损不但影响到咀嚼效率,还会形成偏侧咀嚼习惯,严重者会影响垂直距离及出现口颌系统的功能紊乱。

　　4.牙列残冠残根会降低垂直距离,影响患者的面容及心理状态。

　　5.残冠残根常成为病灶而影响全身健康。

【诊断要点】

　　1.牙冠的形态异常　因龋病、外伤、磨损、楔形缺损、酸蚀及发育畸形造成的牙体解剖外形的异常。如残冠、残根,前牙切角、后牙牙尖折断,牙冠、牙根折裂,过小牙,锥形牙及楔形缺损等。

　　2.牙冠的颜色异常　因死髓所致牙冠灰暗变色,因氟斑牙症、四环素牙、釉质发育不全引起的牙冠色彩、色调、透明度的异常。

　　3.牙冠的质地异常　因牙釉质发育不良,如珠光牙、釉质发育不全造成的牙釉质、牙本质硬度下降,或因外伤引起的斜折、纵折或隐裂等。

4.牙体解剖外形的异常 可能出现症状或可能发生继发性损害者,无法单靠牙体充填完成满意的治疗,或已做了牙体大面积充填而抗力形差者。X线片可见牙体组织有较大面积的透射区,或咬合检查出现低𬌗,或牙体探查有明显的牙体硬组织软化,或牙冠色彩异常影响患者的美观。

【治疗原则及方案】

1.正确地恢复形态与功能

(1)轴面形态

1)维持牙颈部龈组织的张力和正常接触关系。

2)保证食物正常排溢及食物流对牙龈的生理刺激作用。

3)利于修复体的自洁。

(2)邻接关系

牙冠修复体邻面与邻牙紧密接触,防止食物嵌塞,维持牙位、牙弓形态的稳定,使之与邻牙相互支持,分散𬌗力,同时有利于每个牙在咀嚼时保持各自的生理运动。

(3)外展隙和邻间隙:准确地控制。

(4)𬌗面与咬合关系:正确地恢复。

2.患牙预备时尽可能保存、保护牙体组织

(1)去除病变组织,阻止病变发展。

(2)消除轴壁倒凹,获得良好的就位道。

(3)开辟修复体所占空间,保证修复体一定的强度、厚度和美观。

(4)牙体预备成一定的形态,提供良好的固位形和抗力形。

(5)磨改过长牙或错位患牙,为修复体验恢复和戴入道创造有利条件,以建立和谐的咬合关系和外观。

(6)磨改异常对𬌗牙、邻牙,预防𬌗紊乱、邻接不良和人造冠戴入困难。

(7)预防性扩展,以便自洁和防止继发龋。应保证修复体𬌗面覆盖牙体的点隙裂沟,邻面扩展到自洁区。

3.修复体应保证组织健康

(1)修复体的设计应有利于口腔组织健康。

(2)牙体预备应有利于牙髓组织健康。

(3)修复体应有利于牙龈组织的健康。

1)修复体龈边缘的位置恰当。

2)修复体龈缘的外形和密合性。

3)修复体龈边缘处的牙体预备形式正确。

4.修复体应合乎抗力形与固位形的要求

(1)抗力形

1)增加患牙(基牙)抗力的措施:

①修复体类型的设计应考虑到患牙组织结构和缺损情况,避免牙体预备后形成薄壁弱尖。

②牙体预备时去除易折断的薄壁,降低高尖陡坡。

③牙体缺损大者,应采用辅助增强措施。

2)增加修复体抗力的措施:

①保证修复体适当的体积和厚度。

②合理恢复修复体的外形。

③根据患牙条件和设计要求,选择理化性能优良的修复材料。

④保证修复制作质量。

⑤控制𬌗面形态及𬌗力方向,避免𬌗力集中。

(2)固位形

1)根据牙体修复固位需要选择合适的固位形。

2)环抱固位形的利用,有正确的𬌗龈高度,轴壁平行度,与牙体密合。

3)钉洞固位形,其深度、直径、位置及方向应正确。

4)沟固位形,深度、长度、方向及外形准确。

5)洞固位形,深度、洞壁、洞外形合理,鸠尾固位形、洞缘斜面及预防性保护处理得当。

5.牙体缺损修复前的口腔检查及准备

(1)牙体缺损修复前应进行规范、周密细致的口腔颌面系统的检查。

(2)完善的、𬌗统的牙体、牙髓治疗或错𬌗畸形的矫治。

(3)对一些患者,修复前应针对全身疾病作必要的支持性治疗和心理学评价。

(4)所有口腔修复的技术操作均应严格遵守各项技术操作常规,注意牙科手机及各种常用器材的清洗、消毒,防止交叉感染。

6.选用下列修复治疗方案时除符合上述原则外,还应明确:

(1)嵌体

1)正确选择各类嵌体,准确预备洞形。

2)恢复患牙的正确解剖外形,设计合理。

3)建立良好的咬合及邻接关系。

4)表面光洁,粘结良好。

(2)3/4冠有前牙3/4冠和后牙4/5冠两种主要修复形式。

1)合理地选择适应证。

2)正确设计沟固位形,防止影响牙体组织的抗力形及美观。

3)控制好轴壁聚合角和预备出前牙颈袖,保证固位力。

4)保证修复体边缘与牙体密合,预防继发龋。

5)修复体外形及边缘位置合理,保证其自洁作用。

(3)金属全冠

1)选择生物学性能良好的金合金作修复材料,可适当减少牙体切割量。

2)全冠的边缘设计有利于增强全冠的固位和美观。

3)𬌗面设计有利于减小侧向力,增加机械便利。

4)牙冠严重缺损者应考虑以桩、钉加固,必要时采用钉核加强固位。

5)患牙原有水平性、垂直性食物嵌塞者,在全冠的外形设计上应考虑到食物流向的控制。

6)铸造全冠固位力差、𬌗力大者,宜用高强度的树脂类粘结剂。

7)根据患牙位置、方向及邻牙情况设计就位道。

(4)金属烤瓷全冠

金属烤瓷全冠也称烤瓷熔附金属全冠,是一种由低熔烤瓷真空条件下熔附到铸造金属基底冠上的金-瓷复合结构的修复体。

1)金-瓷结合部设计合理:衔接线的位置、金-瓷结合线的外形,金-瓷衔接处的瓷层厚度及外形均应符合强度、美观要求。

2)应尽量保持牙体活髓,特殊情况下(如牙体移位,过小牙等等)为了固位、美观的需要,如不得已时可考虑牙髓失活、根管治疗后再修复。

3)金属基底冠的设计,应具有一定厚度和强度,且为瓷层提供适当空间,而且可提供足够的固位。

4)金属基底表面形态,应无尖锐棱角、锐边,各轴面呈流线型,以免出现应力集中。

5)冠的边缘与牙体颈部肩台密合,连续光滑,粘固面清洁。

6)冠的色彩、色调、透明度与自然牙基本和谐。

(5)瓷全冠

1)严格掌握适应证。

2)设计合理,牙体预备时,各个部位预备量准确,确保全瓷材料的强度和美观。

3)注意保护活髓牙,防止造成牙髓炎,必要时事先对牙髓失活,待牙髓治疗后再进行瓷全冠修复。

4)选用色调合适的粘结剂,保证瓷全冠的色泽美观自然。

5)瓷全冠制备过程中,注意防止瓷层的机械损伤;粘固后,嘱患者不得啃咬硬物,防止瓷裂。

(6)树脂全冠这种修复体有两大类,即修复用和暂时修复用修复体。

直接用于冠桥修复的暂时冠可根据需要有以下几类:①预成树脂冠,②预成软质合金冠,③个别制作树脂冠(又分为热凝丙烯酸树脂冠,光固化树脂冠,预成树脂牙面自凝树脂冠,自凝树脂冠),④直接成形树脂冠等多种形式。

树脂冠应符合下列要求:

1)冠的形态正确,咬合、邻接好,冠边缘不压迫、刺激龈缘。

2)尽量减少树脂内残留单体,预防龈缘炎。

3)冠与牙体密合。

4)颜色与自然牙列和谐。

5)表面光洁。

(7)桩冠

桩冠是利用金属冠桩插入根管内以获得固位的一种冠修复体。有①树脂桩冠;②金属舌面板桩冠;③烤瓷桩冠;④铸造桩冠;⑤组合式桩冠或桩核冠等多种形式。

1)修复前患牙根管已经过完善的治疗。

2)冠桩的长度,冠桩的直径,冠桩形态设计合理,有足够的固位。

3)冠修复体与冠桩有好的结合力。

4)冠修复体的形态、咬合、邻接、边缘合适,色泽自然。

(8)桩核冠

桩核冠是在残根、残冠上利用根管内或残冠上制作的核结构固位的全冠修复体。它有铸造桩核冠、预成螺纹桩核冠、螺纹树脂核冠等几种主要形式。

1)修复前患牙根管已经过完善的治疗。

2)桩核的固位形态、桩的长度、直径设计合理,有足够的固位。

3)冠修复体与桩核有良好的结合力。

4)冠修复体的形态、咬合、邻接、边缘合适,色泽自然。

(石亚红)

第二节 牙列缺损的固定义齿修复

一、金瓷固定桥

金瓷固定桥,又称为金瓷桥,是用金属制作固定桥的基底桥架,再用低熔瓷熔附于桥架上以恢复缺失牙的形态和生理功能。它与金属树脂固定桥相比,具有硬度高、耐磨损、化学性稳定、不易变色、美观、生物相容性良好、不刺激口腔软组织等优点。但制作工艺较复杂,技术条件要求高。

(一)桥基牙预备

1.确定桥基牙的预备量 PFM 固定桥通常选用 PFM 全冠作为固位体,根据桥基牙所能磨除的量,选择部分瓷覆盖固位体或全瓷覆盖固位体。因此,桥基牙的牙体预备原则和要求与 PFM 全冠的牙体预备原则和要求基本相同,但需注意各桥基牙预备体之间的共同就位道(包括近、远中面和唇颊、舌腭面)。对于位置异常的活髓牙又需选作桥基牙时,考虑到牙体预备时有可能穿髓者,也可采取牙髓失活术,再行牙体预备。但失活后的牙质较脆弱,为避免基牙折断,有时需在根管内粘固螺纹钉或桩加固。若桥基牙已有较大缺损并累及牙髓者,应经过牙髓治疗或根管治疗后,视其缺损大小,可以采用螺纹针(钉)加固,以树脂或汞合金充填修补缺损,或制作金属铸造核桩,粘固于根管内,再作牙体预备。

2.对于咬合过紧的基牙应的预备 对于磨耗较严重的桥基牙,牙髓活力正常,若咬合过紧,上前牙舌面或后牙𬌗面不易磨出 PFM 全冠固位体所需间隙者,也可按照前牙金属舌面或后牙金属𬌗面冠固位体的要求进行牙体预备,可以在咬合面减少磨除量。前牙内倾型深覆𬌗,下前牙的唇面较难获得足够的修复体空间,可以采用金属 3/4 冠固位体的设计,不做基牙的唇面磨除。

(二)临床基本步骤

修复体制作前,牙体预备后的临床基本步骤包括:取印模、灌模、制作可卸代型、记录颌位关系、上𬌗架、比色、粘固暂时固定桥。桥基牙预备完毕,于取印模前,先行排龈处理,按常规法用藻酸盐或硅橡胶印模材料制取全口人造石工作模型和石膏对𬌗模型并制作可卸代型。

PFM 固定桥的制作必须在𬌗架上进行,最好采用可调节𬌗架以便正确恢复固定桥的正中𬌗与非正中𬌗关系。

暂时性固定桥的制作步骤和方法与 PFM 全冠中所述暂时冠基本相同。采用个别制作法,先在模型上完成桥基牙的塑料冠,再于缺牙区用白色自凝塑料塑造桥体牙外形,并与桥基牙上的塑料冠相连接,形成塑料暂时固定桥,经磨改外形并在口内试戴,调改使其完全就位,再行调𬌗,打磨、抛光后粘固。

(三)制作金属桥架

金属桥架包括固位体的金属基底、桥体支架和连接体。制作方法有两种:

方法一为整铸法,即将固位体金属基底和桥体支架的蜡型连接成整体进行铸造。整铸法制成的金属桥架,强度高,操作工序简化,为目前国内所普遍采用。但必须注意防止蜡型变形和铸金收缩补偿不足对铸件适合性的影响。整铸法多适合于制作牙单位少的短固定桥。

方法二为焊接法,即将固位体金属基底和桥体支架蜡型分别铸造,再焊接连接成金属桥架。焊接法由于每个桥基牙固位体和桥体的适合性逐一认可,如焊接顺利、准确,可获得适合性良好的 PFM 固定桥。

PFM 固定桥因其焊接先后不同又有两种:①前焊法:它是在上瓷以前,先将固位体的金属基底与桥体支架焊接连接,再行上瓷。前焊法使用的焊料熔点较高,操作较难,还有可能引起变形;焊料与瓷的结合强度较弱,若过度焊接,易使焊料成孔,导致瓷内产生气泡或裂纹,影响强度;另外,焊料抗腐性差,若腐蚀变色,影响美观。②后焊法:它是先将制成的固位体金属基底与桥体支架分别塑瓷烧结完成后,再置炉内焊接连接。它与前焊法相比,可获得更好的焊接强度,因其所用焊料熔点低,易熔化流布焊面,不需反复入炉焊接。由于目前焊接法在国内较少应用,以下着重介绍金属支架的整体铸造法。

【制作金属桥架蜡型】

按照 PFM 全冠金属基底的要求,在模型上完成固位体金属基底的蜡型,唯与桥体的接触面需用金属恢复,以便与桥体相连接。

桥体因瓷覆盖的范围不同,与 PFM 全冠一样亦有两种设计形式,即全瓷覆盖桥体与部分瓷覆盖桥体。全瓷覆盖桥体牙的表面,除舌侧颈环和邻面接触区为金属恢复,或仅邻面接触区为金属恢复外,其余部分覆盖瓷体。部分瓷覆盖桥体牙的表面,除前牙桥体舌面龈端的大部分和后牙桥体拾面、舌面以及前、后牙邻面接触区用金属恢复外,其余部分覆盖瓷体。此多适用于前牙桥唇舌径小或后牙桥拾龈间隙较小的情况。

在模型上制作桥体金属桥架蜡型时,应当注意:

1.在不影响桥体强度的情况下,桥体支架应尽可能缩小,并留瓷层足够而均匀的宅间。桥体支架过大,容易导致铸造缺陷。对后牙桥体过大者,也可做成中空支架,即从桥体龈面将桥体支架蜡型挖成洞形,但勿形成倒凹,再用体瓷恢复窝洞。这样可避免产生铸造缩孔。若用贵金属制作,还可节约金属用量和减轻重量。

2.桥体与黏膜接触部位应覆盖瓷层,将金瓷交界处设置于远离牙槽嵴黏膜的区域。因瓷的生物相容性良好,不会刺激黏膜组织,而金瓷交界处表面粗糙,易为菌斑附着,成为不洁区。

3.上颌磨牙若桥体为全瓷覆盖设计,应将桥体支架设计成能对抗和承受拾力的形式,因腭尖为功能牙尖,承受拾力较大,容易造成瓷折裂。下颌磨牙设计成一般全瓷覆盖形式是可以的。

4.连接体的设计应综合考虑固定桥的强度、美观性和清扫性。因此,对连接体蜡型的制作要求有以下几点:

(1)连接体应位于天然牙的邻面接触区部位。前牙断面呈三角形,后牙断面呈圆长方形。

(2)为保证强度,连接体的切龈向和拾龈向厚度尽可能做厚些,且随桥体跨度的增大还可增厚,前牙可延伸至接近切缘,后牙至拾面附近。

(3)从美观考虑,前牙连接体的唇舌向厚度,在不影响咬合关系的范围内应尽可能向舌侧龈方增厚,这是为了显示牙齿立体感唇侧邻间隙切入较深时,以免透露连接体金属而影响美观。

(4)连接体的龈端应留出易于清扫、自洁的邻间隙,且龈端应呈"U"形凹面,而不应呈"V"形狭缝。

【包埋、铸造及完成金属桥架】

PFM 固定桥的金属桥架蜡型完成后,按常法包埋和铸造。铸件经初磨后,先在模型上试戴,检查桥架的适合性、咬合关系,以及是否留出瓷层足够的空隙,并进行必要的调磨。还可以在口内再试戴,做进一步检查与修改。

金属桥架表面处理:金属桥架的表面处理包括粗化、清洁、除气和预氧化,其操作方法与 PFM 全冠金属基底表面处理相同。

(四)塑瓷烧结

由于固定桥是由多个牙单位组成,因此在塑瓷与烧结成形中必须注意:

1.恢复每个牙单位的自然外形,使其与同名牙对称、邻牙协调。牙冠轴面应有正常突度,才有利于牙周组织健康和美观。对于多个前牙缺失,若牙槽骨吸收较多,形成的桥体牙可能唇向倾斜度变大,而显上唇塌陷,影响美观。遇此情况,可将桥体牙的唇面近颈部略微突起,以改善面容。

2.各牙间应形成清晰的楔状隙(即邻间隙),使桥体具有立体感,美观自然,又便于自洁清扫。

3.尽量减小桥体龈面与牙槽嵴黏膜的接触面积。为便于清洁,可以拓宽其近远中及舌侧邻间隙,龈面尽可能形成凸面。

4.恢复正确的𬌗面形态和咬合关系。磨牙的𬌗面面积根据𬌗力大小尽可能缩小,以减轻桥基牙负担。

对于𬌗关系的恢复应在可调节𬌗架上进行,才能清楚地观察到咬合关系,以便塑瓷、磨改、添瓷、校正,使其达到正确的正中𬌗与非正中𬌗关系。因完成后的 PFM 固定桥,直接在口内调𬌗比较困难,必须先在𬌗架上作初步调𬌗。调𬌗的目的是,要求达到上下颌牙齿咬合接触时,𬌗力分布均匀,𬌗关系协调、稳定,无早接触或𬌗干扰。因此,必须遵循以下原则:

(1)在正中𬌗时,应使尽量多的上下颌牙齿接触。

(2)前伸运动时,应有尽量多的前牙发挥组牙功能𬌗,而后牙勿接触。

(3)侧向运动时,工作侧后牙应有尽量多的牙齿发挥组牙功能𬌗,而平衡侧牙齿勿接触。

(五)试戴及完成固定桥

PFM 固定桥初步完成后,于上釉前还需在口内试戴,进一步作外形修整和咬合调改,直至完全适合。必要时需再着色修饰,使其颜色自然逼真,最后上釉。按常法粘固固定桥切忌勿用过大力敲击就位,以防瓷碎裂。

二、全瓷固定桥

随着高强度陶瓷研究的不断开展,全瓷修复技术的临床应用日趋广泛。目前国内外的临床应用已从前后牙单冠发展到了前牙固定桥,乃至后牙的固定桥修复,展示出全瓷固定桥修复在口腔修复领域广泛的应用前景。

全瓷固定桥没有金属基底,无需遮色,具有独特的通透质感,其形态、色调和透光率等都与天然牙相似。长期以来,一直因陶瓷的脆性限制了其临床应用。随着材料学的发展,现已研制出多种机械性能、生物相容性、美观性都非常好的材料,推动了全瓷固定桥的应用。目前在临床上常用的有 In-Ceram Alumina、IPS Empress 2、氧化锆材料等多种材料可用于制作全瓷固定桥。

(一)渗透陶瓷材料

该类材料包括渗透铝瓷、渗透尖晶石瓷、渗透锆瓷等。该技术先把氧化铝粉浆预烧结成一个多孔的基底。然后再用熔融的镧系玻璃渗透,充满氧化铝的孔隙,从而形成一个氧化铝和玻璃相连续交织互渗的复合材料,能有效限制裂纹的扩展,显著提高其桡曲强度,达到 320～600MPa。经过 5 年的观察,发现 90% 的 FPD 功能依然良好,Levy 和 Deniel 报道的全瓷固定桥的 5 年失败率仅为 1%。Prober 和 Dechl 曾报道用此系统制作前牙 4 单位、5 单位固定桥,经过 2 年观察,仍有良好的效果,未见破损。下面以渗透玻璃陶瓷全瓷固定桥为例介绍其修复制作原理和技术。

1.牙体预备　全瓷固定桥基牙预备的不同:其基牙牙体预备方法和步骤如常规全瓷冠的牙体预备基本相同,所不同的是因在舌面不需堆塑饰面瓷,仅需预备0.7～1.0mm 的间隙。

2.印模、代型的制作　排龈、取印模、预备工作模及代型与金属烤瓷桥相同。

3.底层瓷冠的制作　按制作全瓷冠代型修整的原则修整代型后,在桥体部分用蜡恢复一桥体支靠,用专用石膏材料复制专用代型,涂布 45μm 的隙料。然后用超声振荡器将铝瓷粉和调和液混成均匀粉浆,涂塑完成全瓷桥体底层坯体,送入专用烤瓷炉内,从常温升温 6 小时至 120℃,再用 2 小时升温至 1120℃并保持 2 小时。

4.底层瓷冠的玻璃渗透　瓷冠底层烧制完成后,进行玻璃渗透程序。在其底表面涂一层以专用玻璃料和蒸馏水混合而成的糊剂,先在 600℃条件下预热数分钟,再用 30 分钟将温度升至 1100℃保温 6 小时,冷却后喷砂去除表面多余玻璃。

5.饰面瓷的堆塑　按常规在底层冠表面堆塑饰面瓷层,烧结完成后修形,在代型上试戴、上釉。

(二)IPS Empress 2 铸瓷

采用了锂基陶瓷(即以二硅酸锂成分的锂辉石为主要成分的陶瓷),强度是第一代的 2.5 倍,可以用于第二前磨牙前的三单位固定桥。铸瓷由于具有良好的半透性,所以主要用于对美观要求较高的前牙三单位桥。

(三)氧化锆材料

是近年来国内外研究的热点。它具有优良的力学性能。尤其是断裂韧性远远高于氧化铝瓷。部分稳定氧化锆瓷的抗弯强度可达 1000MPa 左右。断裂韧性最高甚至可达 15MPa·$M^{1/2}$。近年来被广泛用于前、后牙三单位、四单位甚至更多单位的固定桥的修复,尽管目前有争论认为,在口腔环境下氧化锆材料的强度和韧性会随时间减低,但 Shimizu 等的研究表明,氧化锆瓷材料的机械性能的稳定性足以使其用于临床。由于氧化锆陶瓷材料制作后牙全瓷桥的时间还较短,因此还需更多的研究来评价其临床长期应用前景。

(四)机加工全瓷固定桥

什么是机加工全瓷固定桥？机加工是指计算机辅助设计和计算机辅助制作(CAD/CAM),采用机加工制作全瓷固定桥。但机加工通常是制作全瓷固定桥的支架部分,饰面瓷的堆塑等步骤还是手工完成。全瓷固定桥的 CAD/CAM 系统常规包含:在牙体预备后,建立数字化模型、修复体智能设计和自动数控加工等步骤。为达到颜色逼真的美观效果,可对全瓷冠进行个别着色或堆塑面瓷。近年来,随着氧化锆陶瓷的逐渐广泛应用,机加工全瓷固定桥在临床应用日渐广泛。先后出现了 Cercon、Everest 和 LAVA 等系统,这些系统不仅可用于前牙桥的修复,甚至还可用于 4 单位后牙全瓷桥的制作。以 Cercon 系统为例说明机加工全瓷桥的制作。

Cercon 系统包括带激光扫描装置的电脑铣切设备、二氧化锆瓷块、表面饰瓷、高温烧结炉等,在牙体预备后取模,灌注工作模,然后在模型上制备固定桥底冠蜡型,计算机扫描蜡型,同步加工出经计算机放大的二氧化锆瓷雏形,送高温炉内烧结,制成高强度的二氧化锆全瓷底层支架,然后再在底层表面堆塑面瓷,烧结修形完成全瓷固定桥。

以上三类全瓷材料是目前临床常用的全瓷固定桥材料,每种全瓷材料都有各自的优点和使用局限性,应根据临床实际情况选用适当的材料。如高应力区应用氧化锆类高强度材料,前牙区域所需材料要有好的透明度,可用强度略低一些的铸瓷材料,中间区应用强度和透明度都比较好的材料如 In-Ceram Spinell 或 Empress 2。

关于全瓷固定桥近期的研究显示,与金瓷固定桥相比,全瓷桥连接体的厚度对全瓷桥的折裂强度有很大的影响,如 In-Ceram Alumina 要求连接体尽可能的大,Empress 2 要求最小 16mm²,Cercon 要求最小 7mm²。因此应更多地关注连接体厚度。

另外,连接区外展隙的曲率半径与三单位固定桥的抗折裂能力之间也有关系,有研究显示,随着龈外展隙半径从 0.25mm 增加到 0.90mm,平均折裂负荷增加了 140%。而𬌗外展隙的曲率半径对三单位固定桥的易折裂性影响很小。

三、金属-树脂联合固定桥

金属-树脂联合固定桥是以金属铸件作为固位体及桥体支架,以树脂恢复桥体及固位体唇颊面形态的固位体。

金属-树脂联合固定桥的制作方法步骤如下:

(一)基牙预备

如果固位体位于前牙区、前磨牙区或后牙区,设计为金属树脂全冠作为固位体者,基牙的预备原则和方法同金属烤瓷固定桥。如果固位体位于后牙区,以铸造金属全冠作为固位体,则基牙的预备方法同铸造金属全冠。

(二)印模及模型

其方法和步骤同金属烤瓷固定桥。

(三)金属支架的制作

常规修整工作模型,预备可卸代型,涂布间隙隙料,完成固位体及支架蜡型,固位体唇颊面树脂的部分,可用开窗回切法在蜡型上预备出唇颊面树脂占据的空间。蜡型的桥体唇颊面去除至少2~3mm厚的蜡,并在骀面及龈底处至少保留0.5mm厚的蜡层,切端保留0.3~0.5mm厚的蜡层。为增加金属—树脂界面的结合强度,可采用微型蜡球、失晶粗化、增加固位形等方法。采用带模铸造法以保证其精确性。金属桥架完成后,在可卸代型上试戴,在骀架上调骀,磨光后备用。

(四)树脂部分的完成

金属桥架的金属-树脂粘接面做喷砂、超声清洗、干燥处理,然后在粘接面上涂布遮色剂、粘接剂或结合剂,将体层树脂、釉质层树脂分层堆塑,用光固化或热压固化等方式成型,最后修形,抛光。

(五)粘固

同金属烤瓷固定桥。

四、树脂类固定桥

哪些情况下使用树脂固定桥?树脂类固定桥主要是指固定桥采用树脂制作。一般来讲,由于树脂易于老化,强度不足,对牙龈等有一定刺激,故目前一般仅用树脂类固定桥作为暂时性固定桥使用。下面以暂时性固定桥的制作来介绍树脂类固定桥的制作。树脂类暂时固定桥一般采用间接法制作,包括以下几种方法:

(一)采用印模成形法树脂桥

1.准备牙体预备前的石膏模型,在桥体处用成品牙恢复,然后在石膏模型上制作一薄膜阴模。

2.牙体预备后取模,翻制石膏模型,并将其置于薄膜阴模内检查是否精确就位,任何妨碍就位的邻间隙突起都应磨除。

3.在石膏模型的牙预备体及相邻牙上涂布分离剂,干燥备用。

4.将调拌均匀的塑料注入阴模内,并在模型上就位,待塑料硬固后,去除石膏模型,取出塑料桥,打磨抛光,临床调骀,粘固。

(二)热凝丙烯酸塑料桥

牙体预备、取印模、灌制石膏、脱模后在石膏模型上制作固定桥的蜡型、装盒、充填塑料、热处理、完成丙烯酸塑料桥的制作、口内试戴、调殆、抛光、最后粘固。

(三)自凝丙烯酸塑料桥

在牙体预备后的石膏模型上用笔刷法蘸自凝塑料单体逐层涂塑制成暂时塑料桥。此法制作的桥体方便,但色泽、外形、塑料质地控制等方面存在不足。

(四)硬质复合树脂桥

牙体预备后取印模灌制石膏模型,在石膏模型上涂布分离剂,用蜡恢复缺损牙的牙冠外形,组织面必须完全贴合,边缘密合,雕刻合适后取下桥体蜡型。调拌少许人造石膏,滴入蜡型内,避免产生气泡,同时插入一根金属棒,以免石膏代模折断。蜡型近远中接触区加一小滴蜡,使修复桥体有良好的邻接关系。将多余石膏堆于玻璃板上,将蜡型舌面水平向压入石膏内,注意不要有气泡,埋入约1/2的蜡型。石膏硬固后,用蜡刀在四周做定位凹槽,修整倒凹,然后涂分离剂,再倒上半部石膏,覆盖蜡型及下半部石膏。等石膏硬固后,撬松上下两层石膏,用开水将蜡冲净。在有代模的模型上填塞硬质塑料。先填舌侧,由一侧填塞至另一侧至有多余的树脂溢出为止。唇侧按配色要求,选择适合的树脂,先填牙颈部层,然后体层切端层分层堆塑,形态修整合适后,盖上两层石膏模型用手捏紧并加压,使上下两块石膏模型基本贴合,然后分开,去除多余树脂,修整满意后表面涂硬化剂,置聚合锅内加水至浸没模型,加压,升温至120℃后维持7分钟。打开聚合锅,去净冠内石膏,磨光、试戴,粘固即可。

(石亚红)

第三节　牙列缺失的全口义齿常规修复

一、无牙颌

牙列缺失患者的上下颌称为无牙颌。牙列缺失患者的修复与无牙颌的解剖标志关系密切。

(一)无牙颌的解剖标志

1.牙槽嵴　牙列缺失后牙槽突逐渐吸收和改建,形成牙槽嵴,或称剩余牙槽嵴,包括牙槽嵴顶与其唇颊侧和舌腭侧斜面。牙槽骨的表面为致密的骨皮质,内部为骨松质。其上覆盖的黏膜表层为高度角化的复层鳞状上皮,黏膜下层与骨膜紧密相连。正常情况下,黏膜厚度约为1mm,可以承受较大的咀嚼压力。从组织学角度,可把和义齿基托组织面接触的黏膜分为3型:

Ⅰ型为咀嚼黏膜,主要为牙龈和硬腭区的黏膜。由于这些部位的角化上皮较厚,其下方的结缔组织也较为厚实致密,是最适合承担义齿咀嚼压力和摩擦力的黏膜组织。

Ⅱ型为保护黏膜,又称为非功能黏膜,由牙槽嵴唇颊侧、舌下方、牙槽嵴下方黏膜和软腭黏膜组成。这类黏膜具有一定的弹性,支持力较差,不能承受较大的咀嚼压力,但可与义齿边缘紧密贴合,产生良好的边缘封闭作用,使义齿获得固位。

Ⅲ型为特殊黏膜,为上皮已分化为特殊结构的舌背黏膜。

2.无牙上颌的解剖标志(图 20-1)

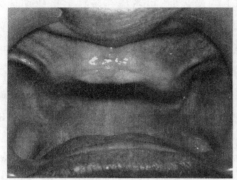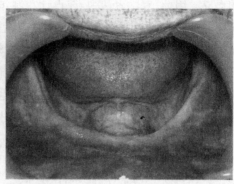

图 20-1　无牙颌解剖标志

(1)上唇系带:上唇系带位于口腔前庭内相当于原上颌中切牙近中交界线的延伸线上,是口轮匝肌在颌骨上的附着部,为从牙槽嵴唇侧黏膜至上唇黏膜之间的黏膜皱襞。通常只有一条,呈扇形或线形,随上唇的运动可有较大的活动范围。全口义齿的唇侧基托不能妨碍唇系带的活动,在此区应形成相应的切迹。

一定要注意:正常情况下,上唇系带末端离牙槽嵴顶约 4~5mm,但个体差异明显。牙列缺失的患者牙槽骨吸收越多,其系带附着的位置越接近牙槽嵴顶,对义齿基托的宽度影响也越大。

(2)上颊系带:上颊系带位于上颌两侧前磨牙牙根部,附着在牙槽嵴顶的颊侧,呈扇形。数目不定,可以为一条、两条,或者更多。其动度比唇系带小,但义齿的唇颊侧基托在此部位也应形成相应的切迹。颊系带将口腔前庭分为两部分,唇颊系带之间的部分为唇侧前庭或称前弓区,颊系带的后方为颊侧前庭或称后弓区。在颊系带的后方,不受颊系带影响的龈颊移行区由于没有肌肉的附着,只有黏膜覆盖,因此在此处可适当延长基托,以增强义齿的固位。

(3)颧突:颧突位于颊系带的远中,为颧骨下缘的延长,相当于左右两侧上颌第一磨牙颊侧根方的骨性突起。其表面覆盖黏膜较薄,且牙槽嵴吸收越多,颧突越明显,因此与之相应的基托边缘应适当缓冲,以免造成压痛或以此为支点的翘动。

(4)上颌结节:上颌结节为上颌牙槽嵴两侧远端的圆形骨突,其颊侧常形成明显的倒凹。上颌结节区是义齿固位的重要区域。上颌结节颊侧与颊黏膜间形成颊间隙,义齿的颊侧翼缘在这个区域应尽量伸展,覆盖整个上颌结节,形成有效的封闭作用。但也有部分患者的上颌结节过于突起,形成较大的组织倒凹,使义齿基托无法通过上颌结节颊侧最突出部分与其上部牙槽嵴侧面及颊侧前庭沟组织贴合,影响基托的伸展和义齿的就位,造成修复困难,需要配合修复前手术修整。

(5)切牙乳突:切牙乳突位于中切牙腭侧的中线上,上颌腭中缝的前端,为一卵圆形或不规则的软组织突起。切牙乳突下方为切牙孔,有鼻腭神经和血管通过,义齿基托组织面在此区域应做适当的缓冲处理,以免压迫切牙乳突产生疼痛。

在天然牙列,切牙乳突与上颌中切牙之间的位置关系较为稳定。通常上中切牙唇面位于切牙乳突中点前 8~10mm,两侧上颌尖牙牙尖顶的连线通过切牙乳突的中点。因此,切牙乳突可作为排列义齿人工前牙的重要参考标志。但在牙列缺失后,由于上颌前部牙槽嵴唇侧骨板吸收较快,牙槽嵴顶距切牙乳突的距离也变小。因此,当唇侧牙槽嵴吸收较多时,人工牙的位置不能机械地按照天然牙与切牙乳突的关系排列,而是应该参考患者的面部形态、上下颌骨的位置关系以及颌弓的形态等因素来排列。

(6)腭皱:腭皱位于上颌硬腭前部腭中缝的两侧,为致密的纤维结缔组织呈不规则的波浪形隆起的横嵴。多数学者认为,腭皱在发音的过程中,对舌起到"触觉定位"的作用,并使呼出的气流在此处产生湍流,可促进辅音的形成。而通常戴用义齿后,义齿的基托完全覆盖这部分组织,使舌失去了重要的定位标志,并影响湍流的形成。因此,有学者认为,在设计和制作上颌义齿时,可考虑在基托上重建切牙乳突和腭皱。但也有学者认为,在基托上重建腭皱会增加基托厚度,对患者的舒适感和发音反而有害,只有在垂直距离足够的空间条件下,才可以考虑在上颌义齿基托上恢复腭皱。

(7)上颌硬区:上颌硬区又称为上颌隆突,为上腭前部腭中缝处的骨质隆起。其表面覆盖黏膜较薄,受压后易产生疼痛。为防止上颌义齿以此为支点而产生翘动和压痛,义齿基托组织面相应处需做缓冲处理。

(8)腭小凹:腭小凹在上颌左右翼上颌切迹连线中点的两侧,为一对大小相等、左右相对的小凹,其内有黏液腺导管的开口。上颌全口义齿的后缘应在腭小凹后 2mm 处。

(9)颤动线:颤动线又称"啊"线,是用来标记软腭可动部分前缘的一条假想线,从一侧的翼上颌切迹延伸至对侧的翼上颌切迹。"啊"线又可称为后颤动线,位于软腭腱膜与软腭肌的连接区。前颤动线在硬腭与软腭腱膜结合的连接区。前、后颤动线之间连接形成一个弓形的区域,宽约为 2~12mm,平均 8.2mm,称作后堤区。用钝性器械按压此处的黏膜组织,会发现它有一定的弹性,但又不像软腭后部那样容易活动。此区域即为上颌全口义齿基托的后缘封闭区。后堤区的前后向宽度由软腭的形态和长度决定,可以分为三种类型:第一类,腭穹隆较高,软腭短,几乎垂直向下弯曲,后堤区宽度小于 3mm,不利于固位;第二类,软腭与水平面的角度接近 45°,后缘封闭区宽度为 3~5mm,有利于义齿固位;第三类,腭穹隆较平坦,软腭长,几乎水平向后延伸,后堤区宽度可达 5~10mm,有利于固位。

(10)翼上颌切迹:翼上颌切迹位于上颌结节后方,为蝶骨翼突与上颌结节后缘之间的骨间隙,表面覆盖黏膜凹陷成切迹,为上颌全口义齿两侧后缘的界限。

3.下无牙颌的解剖标志

(1)下唇系带:下唇系带为下颌正中唇侧黏膜从牙龈交界处至下唇黏膜之间的黏膜皱襞。与上唇系带相似,位置与之对应,比上唇系带短小,可以有一条或多条。义齿基托在此处应适当缓冲,形成相应的切迹。下唇系带的活动可由下唇向左右上方运动获得,取印模时应让患者作功能运动。

(2)下颊系带:下颊系带起于下颌前磨牙区黏膜、牙龈交界线下,与上颊系带相似,为 1~3 条,向后外方向,活动度较大,对义齿固位不利。义齿基托在此处亦应形成切迹。

(3)颊侧翼缘区:颊侧翼缘区位于下颌后弓区,在下颌颊系带至咬肌下段前缘之间。当下颌后部牙槽嵴吸收近平坦时,该区又称为颊棚区,外界为下颌骨外缘,内界为牙槽骨颊侧斜坡,前缘为颊系带,后缘为磨牙后垫。随着牙槽嵴的吸收,牙槽嵴高度降低,颊棚区变得平坦、宽阔,由于其表面骨皮质厚、致密,且与咬合力方向垂直,因此能够承受较大的咀嚼压力。

(4)远中颊角区:远中颊角区位于颊侧翼缘区之后,咬肌前缘之前。因咬肌前缘活动的限制,义齿基托在此处不能过多伸展,以免影响咬肌的运动。

(5)磨牙后垫:磨牙后垫位于下颌牙槽嵴远端的黏膜软垫,呈圆形或卵圆形,上皮无角化,黏膜下层为疏松的纤维结缔组织,含有唾液腺。翼下颌韧带止于磨牙后垫上缘的内侧。下颌总义齿基托后缘应盖过磨牙后垫的 1/2。磨牙后垫位置稳定,是确定全口义齿殆平面和排列人工后牙的重要参考标志。

(6)舌系带:舌系带为连接舌腹与下颌骨的口底黏膜皱襞,位于口底前部中线处,呈扇行,活动度较大。当舌尖向后上方触及上颚时,系带被拉紧,在印模上形成一切迹。故在取下颌印模时,应嘱患者将舌抬向后上方,以取得该处功能状态下的印模。下颌总义齿舌侧基托边缘在此部位也应形成切迹,以免影响舌的活动。

(7)舌下腺:舌下腺位于舌系带两侧,左右各一。舌下腺可随下颌舌骨肌的运动上升和下降,如果义齿基托在此处过度伸展,舌的运动很容易导致义齿的脱位,故此区相应的义齿舌侧基托边缘不应过长。

（8）下颌隆突：约50％无牙颌的患者在两侧下颌尖牙和第一前磨牙,或第一、第二磨牙的舌侧根尖部附近有一椭圆形、大小不等的骨性突起,为下颌隆突。其大小、形状和数量的个体差异较大。下颌隆突表面覆盖黏膜较薄,义齿基托组织面相应处应缓冲处理。过分突出的下颌隆突,其下方形成明显的组织倒凹,影响义齿基托的伸展,应在修复前作手术修整。

（9）下颌舌骨嵴：下颌舌骨嵴位于下颌骨后部的内侧,从第三磨牙斜向前磨牙区,由宽变窄,又称内斜嵴。下颌舌骨嵴表面覆盖黏膜较薄,下方形成倒凹。义齿基托组织面在此处应适当缓冲,以免造成压痛。

（10）下颌舌骨后窝：下颌舌骨肌后窝为下颌舌骨肌远中的间隙,是下颌总义齿舌侧后缘的边界。它的前部为下颌舌骨肌,侧面为磨牙后垫,中后部及舌侧中部为舌腭肌。该区没有其他结构,因此有可能将义齿边缘延长到该区域。在印模边缘成形过程中,这一区域的边缘被强大的内部与外部的舌肌推入下颌舌骨肌后窝,在印模表面可见到所谓的S形。义齿基托进入下颌舌骨嵴至下颌舌骨后窝底的深度越深,下颌义齿的固位效果越好。

（二)无牙骀组组织结构特点与全口义齿修复关系

1.全口义齿的结构　全口义齿由基托和人工牙两部分组成,人工牙用以恢复天然牙列的外观、咬合和辅助发音。基托的作用是连接人工牙,恢复缺损软硬组织,并使义齿分别固位于上下无牙颌上。由此形成全口义齿的三个表面,即组织面、磨光面和咬合面,分别对义齿的稳定和舒适起着重要的作用。

（1）组织面：组织面是义齿基托与口腔黏膜组织接触的面。义齿在功能时承受的负荷通过组织面传递至支持组织。义齿组织面只有与其覆盖下的黏膜组织密切贴合,才可获得大气负压,形成良好的吸附力,是义齿获得固位的主要部位。

（2）磨光面：磨光面是义齿与唇颊软组织和舌肌接触的表面。磨光面应形成适当的凹斜面,使唇颊肌向内的作用力与舌肌向外的作用力应处于平衡状态,通过唇颊舌肌的作用使义齿基托贴附于牙槽嵴上,增强义齿的固位,保持义齿的水平稳定。

（3）咬合面：咬合面是上下颌义齿人工牙咬合接触的面。咬合时,咀嚼肌产生的咬合压力通过人工牙的咬合面传递至与基托组织面接触的义齿支持组织。因此要求义齿人工牙的咬合接触应平衡且广泛,使咬合压力在支持组织上均匀分布,有利于义齿的稳定。

2.无牙颌的功能分区　全口义齿基托覆盖下的无牙颌组织,不同的部位具有不同的组织结构特点,对义齿修复所起的作用也不同。根据组织结构和伞门义齿的关系,无牙颌可以分为四个区,即主承托区、副承托区、边缘封闭区和缓冲区(图20-2)。

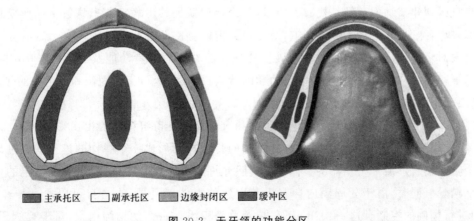

■主承托区 □副承托区 ■边缘封闭区 ■缓冲区

图 20-2　无牙颌的功能分区

（1）主承托区：包括上下颌牙槽嵴顶,以及除上颌硬区之外的硬腭水平部分。该区域的骨组织上覆盖着高度角化的复层鳞状上皮，其下为致密的黏膜下层，有一定的弹性，移动度小，能够抵抗义齿基托的压力，是承担义齿咀嚼压力的主要区域。义齿基托应与主承托区黏膜紧密贴合。

当下颌牙槽嵴重度吸收时，牙槽嵴后弓区颊侧的颊棚区趋于水平，由于其表面骨质致密，可承受较大的垂直向压力，亦可作为下颌义齿的主承托区。

（2）副承托区：包括上下颌牙槽嵴的唇颊侧和舌腭侧斜面。该区域黏膜上皮角化程度降低，黏膜下层疏松，黏膜下可含有脂肪和腺体，不能承受较大的咀嚼压力，只能协助主承托区承担咀嚼压力。义齿基托也应与副承托区黏膜密合。

（3）边缘封闭区：是义齿边缘接触的软组织部分，包括上下颌口腔前庭沟底、唇颊舌系带附着部、下颌舌侧口底黏膜返折处、上颌后堤区和下颌磨牙后垫。该区域黏膜下有大量疏松结缔组织，软组织活动度大，不能承受咀嚼压力。义齿在该区与组织应密切贴合，防止空气进入基托与组织之间，以达到良好的组织封闭作用。在上颌义齿的后缘，还可借组织的可让性，对组织稍加压力，制作后堤，形成完整的边缘封闭，增强固位。义齿基托边缘在此区域不能过度伸展，以免影响周围组织的功能活动或压迫黏膜。但义齿基托也不能过短，否则将减少基托与组织接触的面积，影响义齿的固位。

（4）缓冲区：主要为上颌隆突、颧突、上颌结节颊侧、切牙乳突、下颌隆突、下颌舌骨嵴以及牙槽嵴上的骨尖、骨棱等骨性隆突部位，其表面被覆黏膜较薄，不能承受咀嚼压力，全口义齿基托组织面在上述的相应部位应做缓冲处理，以免因压迫导致疼痛，或形成支点而影响义齿的稳定。

二、全口义齿修复的生物学和生物力学基础

有卫生统计表明，自20世纪60年代以后，随着口腔医学，尤其是牙齿保存技术的发展，人们口腔卫生保健意识的不断提高，以及社会医疗保健体制的发展和完善，欧洲、美国以及日本等发达地区和国家的无牙颌患者比例呈不同程度的下降趋势。越来越多的文献综述也指出，在短期内欧美地区需要采用全口义齿修复牙列缺失的患者会逐渐减少，而牙列缺损需要修复的患者比例会相对增加。但是，需要指出的是，首先，虽然无牙颌患者的比例在不断减少，但是也有不少学者指出全口义齿的修复需求仍然较高；第二，卫生统计学指出，无牙颌的出现几率随着年龄的增大而增加，而目前西方发达国家以及我国社会老龄化的趋势日益明显，无牙颌患者的绝对数量不会减少；第三，无牙颌状态在患者口内是一个进行性的过程，影响其发生和发展的因素错综复杂，采用全口义齿最大程度的恢复无牙颌患者的咀嚼功能、发音以及美观，对于每一个口腔修复医师和技师而言都是挑战。所以，无论牙列缺失的患病率或患病数量如何变化，都不应忽略无牙颌状态对患者生理和心理造成的影响，对全口义齿修复技术也不应轻视。

牙列的缺失对于口颌咀嚼系统整体性的破坏总是伴随着其对患者功能及美学的影响，本部分主要讨论无牙颌状态下，患者口颌系统生物学和生物力学的特点，及其在全口义齿固位和稳定中的作用。

（一）全口义齿的支持

全口义齿与天然牙的一个主要区别在于人工牙和天然牙与支持组织间的相互关系。

在天然牙，牙周膜在牙根表面的牙骨质和牙槽骨的骨硬板间形成一个弹性的连接。通过牙周膜，天然牙和颌骨两个咀嚼器官形成一个功能的整体。牙周膜允许牙齿在咀嚼力作用下，发生一定的位移，并将咀嚼力传递至牙槽骨。同时，由于牙周膜内含有极其敏感的本体感受器，人自身可以通过神经肌肉的反射弧，对咬合力进行精确的控制。这一0.2mm厚、单颌总面积约45cm^{2}的结缔组织，对于天然牙的支持和咀嚼功能的行使与调控起着关键的作用。

全口义齿人工牙固定于基托内，其支持特点与天然牙迥异，表现为以下几个方面：

1.咬合负载　天然牙的最大咬合力可达数十千克,而全口义齿能够产生的最大咬合力一般不超过10kg,平均咬合力的数值则更低。实际上,全口义齿人工牙的咬合力往往为天然牙的$1/6\sim1/5$。所以,全口义齿患者不得不对食物的硬度和韧性加以选择。

2.黏膜支持　与天然牙的牙周膜支持面积相比,无牙颌承托区的面积更小。有研究指出,正常上颌无牙颌承托区的平均面积为$22.96cm^2$,而下颌更小为$12.25cm^2$,而当存在牙槽骨的吸收时,承托区的面积将变得更小,尤其是在下颌。

同时,在全口义齿的主承托区,如牙槽嵴顶、腭穹隆等区域,其义齿支持机构为骨组织上覆盖的具有致密黏膜下层的角化复层鳞状上皮,其弹性和抗形变的能力无法和牙周膜纤维相提并论,更何况副承托区和需要对义齿进行缓冲的部位。这一相对薄弱的支持能力还可能受到诸如黏膜萎缩或老化等局部病变,以及贫血、营养不良、糖尿病等全身性病变的影响。

3.剩余牙槽嵴　剩余牙槽嵴是由义齿承托区黏膜、黏膜下层、骨膜和骨膜下的剩余牙槽骨组成。当天然牙缺失后3个月,剩余牙槽嵴的吸收最迅速,6个月后吸收明显减缓,在牙缺失2年后趋于稳定而持续性地缓慢吸收。上下颌的骨吸收情况有所差异:一般上颌牙槽嵴的吸收方向呈向上向内;下颌则是向下向前向外。这样上颌牙弓逐渐缩小,下颌牙弓逐渐增大,表现为下颌的相对前突、颌间距减小、垂直距离变短等。

如前所述,天然牙存在时,殆力通过牙周膜纤维传递至支持牙根的牙槽骨,其受力方向总是与纤维形变的轴向一致;而无牙颌患者戴用全口义齿并受到口颌系统施予的外力时,黏骨膜受力方向既可为垂直向,也可为切向。同时,由于义齿承托区的面积一般小于全牙列天然牙的牙周膜总面积,所以相对天然牙牙周膜而言,全口义齿下方义齿承托区黏膜受到的力学载荷是较大的。

(二)全口义齿的固位

固位效果一直是评价全口义齿修复疗效的重要指标,也是国内外全口义齿研究的重点和热点。随着科技的不发展,各种各样的新手段被逐步应用于无牙颌患者的修复治疗,现有的一些技术也不断完善成熟。通常所指的全口义齿固位,实际上包括了其固位和稳定两个方面。它们为义齿的咀嚼、发音及美观等功能提供结构和力学基础,是全口义齿成败的关键。

1.全口义齿固位力来源及影响因素的新评价　传统理论认为,全口义齿固位力主要有:大气压力和吸附力(包括附着力和粘着力)以及重力等;影响因素包括:颌骨及黏膜的形态性质、基托的形态和边缘、唾液的质和量、咬合关系、排牙等等。Clark、Murray、Dervis等认为:在全口义齿的固位力及影响因素中,较之吸附力,更主要是唾液的表面张力。它确保了在良好基托适合性和边缘封闭条件下义齿的固位效果。而且,不仅是义齿单纯去适合口腔黏膜,软组织也会在生理变化中适应义齿的形态,使固位能力得以增加。同时,义齿戴入时的就位力大小以及戴入后时间的长短也与固位有密切关系。Shay等还指出,可适当地使用组织倒凹,如下颌后牙区的舌侧、上颌结节的颊侧、上颌的前庭沟等以增强固位,但倒凹不宜过大,且应根据倒凹的深度和方向指导患者调节义齿的戴入方向。

对于以上各种因素在全口义齿固位中的主次地位,Darvell等于2000年进行了重新评价,认为相对次要的因素包括:大气压力、附着力、粘着力、基托的湿润程度、基托表面的粗糙程度以及重力;而较为重要的因素则是:唾液的表面张力、基托的适合性及其边缘封闭效果、义齿戴入及戴用的时间、义齿的就位力和软组织的厚度及弹性。

2.中性区在全口义齿固位中的意义　中性区又叫中立区(图20-3),最早由Fish于20世纪30年代提出,是指天然牙位于唇颊肌、舌肌等肌群内外动力平衡的区域内,每个牙所处的位置受上述肌肉作用力的影响。当牙列缺失后,口内仍然存在这样的一个潜在间隙,它反映了口内及口周的肌动力平衡情况。将中性区原理应用于全口义齿修复治疗中,可更好地体现口颌系统的解剖生理基础。

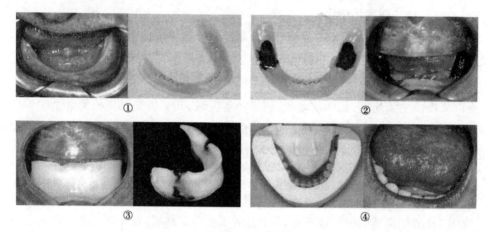

图 20-3　中性区

Alfano SG 研究表明,使用中性区原则确定的颌位关系更为稳定和准确;Kokubo Y、WeeAG、Beresin VE 等也指出,在口周肌力、咀嚼效率、发音、患者满意度等方面,中性区全口义齿与传统义齿也存在显著差异。同时,前者更有利于舌体恢复到牙列缺失前的位置,从而可缩短患者对义齿的适应时间。

3.全口义齿稳固剂的应用　全口义齿稳固剂,又叫全口义齿自助式软衬材料、全口义齿粘托剂(DA),即用粘合材料制成的牙科制剂,涂布于义齿基托的组织面,使基托和义齿承托区之间产生黏附力,以暂时性地提高全口义齿的固位。相对于全口义齿的硬质重衬材料和长效型软衬材料,义齿稳固剂应用于全口义齿具有以下特点:操作简单,费用低廉;可显著增加其固位和稳定能力,尤其是对侧向移动的控制;可提高咬合力以及咀嚼效率;快速改善义齿的语音学效果;同时不少该类制剂还加入了抗菌或抑菌成分,可更好地保证义齿戴用者的口腔卫生,减少口臭等义齿戴入后问题的发生。

(1)全口义齿稳固剂的材料和分类:全口义齿稳固剂常用的材料分为动植物胶类(如明胶、果胶等)、纤维素类、高分子合成树脂类(如聚氧乙烯、聚醋酸乙烯酯等)。按溶解性质又可分为水溶性和非水溶性,水溶性稳固剂包括动植物胶类及纤维素类,特点是作用时间相对较短,但其分布较均匀,对粭力反应较为平衡;而非水溶性稳固剂多为高分子合成树脂类,其作用时间较长,对牙槽骨和黏膜的刺激相对较小。从制剂类型上,可以分为粉剂、膏剂、喷雾型和薄膜型等等。

全口义齿稳固剂产品种类较多,从以前的 Super Poligrip、Super Wernet's 及 Fitwdent,到现在的 Soft Reserve、Fixodent、Cushion Grip、Effergrip 等等;国内赵克等也进行了相关产品的开发,研制出了 Comfort 全口义齿稳固剂。

(2)全口义齿稳固剂的适应证和禁忌证:全口义齿稳固剂的适应证和禁忌证是众多学者的讨论热点,总结起来有以下一些原则。

适应证包括:

1)新做义齿及即刻义齿。

2)牙槽骨吸收萎缩严重,义齿固位较差的患者。

3)承托区黏膜的厚度或弹性不足以承受硬质树脂基托的患者。

4)伴有口腔黏膜病及其他口腔疾病如口干综合征的患者。

5)特殊情况,如患有帕金森综合征等神经精神疾病患者等,或因特殊职业对固位及语音要求较高的患者,如音乐家、演讲者等。

禁忌证包括:

1)基托不密合或有戴入后痛点的义齿,尤为重要的是:义齿稳固剂不能作为弥补基托不良适合性的工具,必要时应对不良基托进行重衬或重新制作。

2)口腔卫生情况差,不能常规清洁义齿的患者。

3)对全口义齿稳固剂某些成分过敏的患者。

(3)全口义齿稳固剂使用的方法及注意事项:

1)尽量使用最少的制剂获得最好的固位效果。医师应指导患者通过反复使用调节稳固剂的用量,以获得个体满意的固位效果。

2)应将稳固剂均匀涂布于义齿的组织面。

3)涂布义齿前,应彻底清洗义齿。

4)当稳固剂用量过大取戴困难时,可指导患者去除基托的边缘封闭,必要时可先嘱患者含漱热水,增加稳固剂流动性。

目前,国内多数口腔医师和患者尚未常规使用全口义齿稳固剂,但作为一种简单、价廉、方便的增进义齿固位的方式,全口义齿稳固剂应当被我们列入到修复治疗及医嘱的常规中去。

4.全口义齿软衬　义齿软衬材料又称弹性义齿衬垫材料,是一类应用于口腔义齿基托组织面,固化后具有一定弹性的义齿衬垫材料。临床上常根据其固化方式分为自凝型、热凝型和光固化型等几类。

(1)义齿软衬材料的发展:1945年,Mathews首先使用增塑的聚氯乙烯作为软衬材料用于临床。该材料为粉、液型,粉剂主要是聚氯乙烯,还有少量的硬脂酸钙和氧化锌;液剂是增塑剂邻苯二甲酸二辛酯。由于聚氯乙烯凝胶温度高,需专用设备,工艺性能差,而且制成的软衬在口腔内固增塑剂长期缓慢析出,最终使软衬失去弹性而变硬。

在随后近20年中,相继作为软衬材料用的有天然橡胶、丙烯酸酯类软塑料和硅橡胶。天然橡胶的特点是吸水性大,吸水后体积变化大,使用较长时间后也容易变硬,并产生难闻的气味。这个时期出现的丙烯酸酯软塑料是甲基丙烯酸甲酯与丙烯酸丁酯的共聚物。该产品为顶成型的片材,使用时需将片材经热压成形后用粘接剂黏附于基托组织面上,但粘接强度很低。

早期出现的硅橡胶软衬材料主要是聚二甲基硅橡胶。该橡胶的吸水率极低,但它的硫化温度很高,时间也长,流化过程中体积收缩较大,与基托的粘接性也差。

60年代和70年代是软衬材料研究活跃时期,相继出现甲基乙烯基硅橡胶、硅凝胶、室温固化硅橡胶、增塑的丙烯酸树脂类、聚甲基丙烯酸卜经乙酯(PHEMA)水凝胶、聚氨酯弹性体等类型的软衬材料。

从70年代末开始,人们开始尝试用氟橡胶作软衬材料。氟橡胶具有良好的生物惰性,其耐油、耐溶剂、耐老化性能明显好于早期硅橡胶,长期吸水率也较低,不易滋生霉菌,机械性能也较优良。先后研发出热塑型、热固型及光固化型等剂型。

目前,在临床使用最多的软衬材料主要为硅橡胶和丙烯酸树脂两大类,同时还有新材料,如聚异戊二烯等,不断被投入使用。国内外广泛使用的软衬产品品牌已达数十余种。

(2)软衬材料的性能:义齿软衬材料的性能是决定其临床使用的基础,其中比较重要的是其理化和生物学性能。

1)理化性能:包括软衬材料的硬度、扯断强度、耐磨性和可抛光性、黏弹性及其持久能力、粘接性能及其破坏方式、吸水率及溶解性、润湿性能、抗染和抗变色能力、抗老化能力等。

2)生物学性能:包括抗微生物(真菌、细菌)黏附能力、生物学安全性和生物相容性等。

针对以上特性的国内外的研究,绝大多数是对现有商业产品的比较和评估,体现出各种产品组成和性能的差异较大。目前,在临床使用最多的软衬材料主要有硅橡胶和丙烯酸树脂两大类。前者的代表产品有 Molloplast B、Mollosil、Ufigel C、Ufigel P、Permafix 等,后者则包括 Ceosuper-soft、FTTT 等。其中,多数产品的固化采用热凝或自凝方式,少数使用可见光光固化。以前有学者认为,由于义齿基托软衬强度减小,柔软性和弹性逐渐丧失,微生物附着、难以维持清洁、黏着失败、制作困难等,软衬材料与基托黏着失败为细菌生长、菌斑牙石沉积提供了内在条件,不能作为全口齿中的常规应用材料。现今,随着材料科技的进步,软衬材料的以上缺陷已经被部分或全部克服,以 Molloplast B 等为代表的产品在各个指标都有突出表现,主要体现在以下几个方面:①软衬材料与义齿基托的粘接性能提高。通过适当的表面处理,使用合适的义齿清洁剂和增加软衬液相中乙醇含量等多种方式,不同程度地减少了产生于软衬内部的内聚力破坏和产生于软衬与基托交界处的粘接力破坏,从而尽量避免了义齿软衬失败的这一首要原因。②吸水性、润湿性能及抗沾染性能的改进。多个研究表明,在这些指标方面,硅橡胶较丙烯酸材料优越,而随着时间的延长,这些性能指标虽有改变,但仍能满足临床要求。③抗微生物黏附性能提高。通过加入抗菌和抑菌成分,使用抗菌剂等办法,多个产品对于常见的义齿戴用发生的白假丝酵母病和细菌菌斑的黏附等,都有了明显的预防作用。

(3)义齿软衬材料的应用范围:

1)牙槽嵴萎缩明显,黏膜变薄失去弹性、感觉敏感的牙列缺失患者。

2)牙槽突萎缩后形成刃状牙槽嵴,或牙槽嵴上有刃状或尖锐骨突,戴义齿后压痛明显者。

3)牙槽嵴颊侧或舌侧有明显倒凹。利用倒凹区来增加义齿固位时,需要在义齿组织面局部衬垫软衬材料。

4)用于上颌义齿硬区部位缓冲。

5)用于制做腭裂缺损的阻塞器。

口腔修复治疗中,对于一些全口牙列缺失患者,特别是其中的老年人,牙槽嵴低平、软组织变薄且失去弹性,全口义齿基托不易与之贴合,容易形成点接触,导致义齿固位变差,受力时也容易产生压痛。在义齿的组织面上衬垫一层弹性材料,一方面通过弹性衬垫材料的弹性变形,可以提高义齿基托与牙槽嵴的密合性,改善义齿的固位;另一方面,通过弹性变形,可以缓冲冲击性咬合力,使义齿承受的咬合力均匀地传递到牙槽嵴上,避免局部压力过大,从而减轻或消除压痛。另外,通过软衬材料的弹性变形,可以利用牙槽嵴上的一些倒凹来提高义齿的固位力。由于我国国民经济的稳定发展,人民口腔卫生意识和修复治疗要求的提高,所以,也应逐步将义齿软衬列入全口义齿修复治疗的临床常规。

(三)增龄变化对无牙颌状态的影响

我国人口年龄结构变化的一个突出特点,就是"老龄人口比重上升",用人口学的术语来讲,就是人口老龄化的速度加快,程度加深。根据最新的第六次全国人口普查资料,2010 年我国 60 岁及以上人口占总人口比例为 13.26%,其中 65 岁及以上人口占 8.87%。同 2000 年第五次全国人口普查相比,60 岁及以上人口的比重上升 2.93 个百分点,65 岁及以上人口的比重上升 1.91 个百分点。如果按照国际通行的 65 岁及以上老年人口占总人口 7%,即为老年型人口结构类型,那么 2010 年,我国已经迈入老年型社会。同时,根据 2010 年第六次全国人口普查详细汇总资料计算,我国人口平均预期寿命达到 74.83 岁,比 2000 年的 71.40 岁又提高 3.43 岁。这些数据一方面表明我国人口平均预期寿命继续延长,国民整体健康水平有较大幅度的提高,另一方面也为口腔修复医生提出了更高的要求和挑战。

作为无牙颌患者主体的老年人,其无牙颌状态是失牙后的改变和增龄变化共同作用的结果。

1.软组织改变:牙列缺失后,唇颊软组织失去牙弓的支持,上下颌骨间咬合关系丧失,面部软组织也随之发生相应的变化,进而影响到患者的面部形态。牙列缺失后患者面部唇颊部组织由于失去支持而向内凹陷,丰满度差,鼻唇沟加深,面部皱纹增多。面下部 1/3 距离变短,水平唇面角变小,口角下垂,下颌前突,面容苍老。同时,随着牙槽嵴高度降低,前庭沟及口底深度变浅,口腔内空间增大,舌体由于失去牙的限制而变得肥大。

2.在组织学方面,随着牙列缺失和患者年龄增大,软组织出现退行性和增龄性改变。咀嚼黏膜上皮变薄,失去角化层,弹性差,黏膜下层疏松,转化为非咀嚼黏膜,敏感性增强,易致疼痛和损伤。肌张力平衡遭到破坏,肌肉松弛,弹性降低。有的患者还可出现味觉功能减退、唾液分泌减少、口干等问题。剩余牙槽骨的改变:牙齿缺失后,相应的牙槽骨失去了原有的功能需要,牙槽骨代谢能力下降,牙槽突逐渐吸收,形成了剩余牙槽嵴,上下颌骨逐渐失去原有的大小和形态。剩余牙槽嵴的吸收是一个慢性进行性和不可逆的过程,将持续终生。

(1)牙槽嵴吸收的影响因素:剩余牙槽嵴吸收受多种因素的影响,存在着明显的个体差异。影响牙槽嵴吸收的因素可分为全身因素和局部因素。

1)全身因素:牙槽嵴吸收与全身健康和骨代谢有关,全身健康情况差、营养不良、雌激素及降钙素分泌减少、甲状旁腺素及前列腺素分泌增加、骨质疏松者等均可导致牙槽嵴吸收速度加快。

2)局部因素:①牙缺失的原因:由牙周病导致的牙列缺失往往在初期牙槽嵴吸收已很明显。由龋齿、根尖周病导致的拔牙,其牙槽嵴吸收的程度受到病程持续时间的长短、病变的程度和拔牙的创伤程度的影响。单纯拔牙后的牙槽嵴吸收显著少于拔牙后又进行牙槽嵴修整术者。②缺失时间:牙槽嵴骨吸收的速率在拔牙后前三个月内最快,六个月时拔牙窝完全愈合,骨吸收速率显著下降,拔牙后 2 年吸收速度趋于稳定。平均吸收速度约为每年 0.5mm。剩余牙槽嵴的吸收将终生持续,缺牙时间越长,牙槽嵴吸收越多。③骨密度:牙槽嵴吸收与骨质致密度有直接关系,骨质疏松的部位较骨质致密的部位明显。上颌牙槽嵴外侧骨板较内侧骨板疏松,外侧骨板吸收较内侧骨板多,因此牙槽嵴吸收的方向为向上向内。而下颌牙槽嵴内侧骨板较外侧骨板疏松,内侧骨板吸收较外侧骨板多,因而牙槽嵴吸收的方向为向下向外。④牙槽嵴受力情况:有学者认为,牙槽骨的吸收是一种"失用性萎缩",即未受到一定的生理限度力的刺激而导致的。也有一些学者认为,牙槽骨的吸收是由于义齿传递了过度的力所致。多数学者认为,无牙颌患者只能承受原天然牙咀嚼力的 1/6~1/4。而且,在一定的压力下,受力持续时间越长,牙槽骨吸收越严重。因此,在使用全口义齿修复时,应避免使牙槽嵴局部压力集中,尽量利用坚硬的致密骨承力区承力,减小义齿所受的𬕂力,饭后睡前亦应取下义齿让牙槽嵴得到充分休息。

(2)牙槽嵴吸收的分级:由于无牙颌患者原有的解剖特征不同,牙槽嵴的吸收程度不同,使得不同患者的牙槽嵴,或同一患者牙槽嵴的不同时期,或牙槽嵴的不同部位可呈现不同的形态。当牙槽骨吸收较少时,牙槽嵴仍具有一定的高度和宽度,形态丰满;当牙槽嵴吸收较多,但牙槽嵴尚有一定的高度时,其宽度变窄,呈刀刃状;当牙槽嵴大量甚至全部吸收时,高度显著降低,则呈低平状。后两种形态的牙槽嵴常见于下颌,其全口义齿修复效果明显不如牙槽嵴丰满者。

Atwood 根据无牙颌牙槽嵴的形态,将牙槽嵴吸收程度分为四级。

一级:牙槽嵴吸收较少,有一定的高度和宽度,形态丰满者。

二级:高度降低,尤其是宽度明显变窄,呈刀刃状的牙槽嵴。

三级:高度明显降低,牙槽嵴大部分吸收而低平者。

四级：牙槽嵴吸收达基骨，牙槽嵴后部形成凹陷者。

由于牙槽嵴吸收有一定规律可循，因此对牙槽嵴的吸收进行分类，将有利于临床医师间的交流以及选择适当的治疗方法，还可为评价不同的治疗方法提供客观基准，并预测全口义齿修复的预后。

三、全口义齿的印模和模型

印模是全口义齿制作的第一步，准确的无牙颌印模和模型是保证全口义齿具有良好的支持、固位和稳定作用，恢复功能，保护口腔组织健康的基础。无牙颌的印模是用可塑性印模材料取得的无牙颌牙槽嵴和周围软组织的阴模。

（一）印模的要求

1.精确的组织解剖形态　印模应完整无缺，表面光滑无气泡，精确地反映无牙颌的解剖形态，以保证义齿基托与支持组织密合。在切牙乳突和骨性隆突的部位，应缓冲压力，避免戴用义齿后在此处造成压痛或支点。对于活动度大的松软牙槽嵴黏膜，也应缓冲压力，防止其受压变形。

2.适当扩大印模面积　印模范围的大小决定全口义齿基托的大小，而全口义齿的固位力与基托的接触面积成正比，接触面积越大，固位力也越大。因此，在不影响系带和肌肉等周围组织功能活动的前提下，应尽量扩大印模的范围，这样既可以增大义齿基托与组织的吸附面积，增强义齿固位力，又可以扩大支持组织的范围，减轻局部压力。

3.采取功能性印模　取印模时，在印模材料可塑期内应利用牙槽嵴周围组织的肌功能运动，进行印模的边缘整塑，使印模边缘准确地反映口腔内软组织以及唇、颊、舌系带在功能运动时的形态和位置，保证义齿基托边缘与功能运动时的黏膜皱襞和系带相吻合，使制作的义齿基托边缘既不会妨碍周围组织的功能运动，又能形成良好的边缘封闭。

（二）印模范围

1.上颌印模的唇颊侧边缘为唇、颊系带和前庭黏膜皱襞，后缘为翼上颌切迹和后颤动线的连线（或腭小凹后 2mm），后缘的两侧应盖过上颌结节到达翼上颌切迹，尤其要注意上颌结节区是否完整。

2.下颌印模的唇颊侧边缘为唇颊系带、前庭黏膜皱襞，后缘盖过磨牙后垫，舌侧边缘为舌系带、口底黏膜皱襞和下颌舌骨后窝，应注意下颌舌翼区印模是否完整。

（三）印模方法

1.印模的分类

（1）一次印模法和二次印模法：根据印模的次数，无牙颌的印模可分为一次印模法与二次印模法。一次印模法是选用合适的成品托盘和藻酸盐印模材，一次完成工作印模。此方法的优点是简便省时，但由于成品托盘的形态与具体患者的口腔组织形态有明显的差异，托盘各部位与相应的组织间的距离不同，取印模时无牙颌各部位所受到的压力大小也不一致，因此印模准确性差，临床上较少使用。

二次印模法是先用成品托盘加印模膏或藻酸盐在患者口内制取初印模，然后灌注石膏模型，在模型上制作个别托盘，即与特定患者个体的无牙颌形态相适应的印模托盘，最后用个别托盘加终印模术取得终印模。此方法虽相对繁琐，但能准确地反映无牙颌的组织解剖形态和功能状态，是临床上较为常用的方法。

（2）解剖式印模和功能式印模：解剖式印模是在当承托义齿的组织处于静止，黏膜没有功能变形的状态下取得的印模，为无压力印模。取印模时，采用流动性好的印模材和有孔托盘，对黏膜无压力或只有微小压力。它可以准确地记录口腔内组织的解剖形态,以此印模制作出来的义齿对支持组织不产生压力。

功能性印模是在软组织受到功能性压力变形状态下的印模,又称为压力印模。对印模范围内的不同区域采取不同的压力,适当减小缓冲区的压力,故又称作选择性压力印模。取印模时,在印模材料的可塑期内进行肌功能修整,由患者自行进行或在医师的协助下模拟唇颊舌肌的功能性活动,塑造出功能状态下印模的边缘。

2.印模方法

(1)取印模前的准备

1)调整体位:将椅位调整到合适的位置,让患者舒适地坐在牙椅上,取下颌印模时,患者的下颌与医师的上臂中份大致相平,张口时下颌牙弓的殆平面与地平面平行。取上颌印模时,患者上颌与医师的肘部相平,张口时上颌牙弓的殆平面与地平面平行。在取上颌印模时,应特别注意避免印模材料向后溢出过多刺激软腭引起咽反射。

2)选择托盘:托盘应根据患者颌弓的形态、宽度和长度,牙槽嵴的宽度、高度及腭盖的高度等因素进行选择。成品无牙颌托盘多为无孔托盘,边缘较短,底部与牙槽嵴的外形相似,上颌托盘呈半椭圆形,下颌托盘呈马蹄形。托盘的宽度应比牙槽嵴宽2~3mm,周围边缘高度应离开黏膜皱襞2mm,唇颊舌系带处形成切迹。上颌托盘的长度在两侧应盖过翼上颌切迹,后缘应达到颤动线后3~4mm。下颌托盘后缘应盖过磨牙后垫。如选用的成品托盘边缘不合适,可进行适当地修改,边缘稍短时可用蜡片或印模膏加长。

(2)多次法取印模(图20-4):为了取得精确的印模,反复修整印模边缘,国际上通常采用多次法取印模。

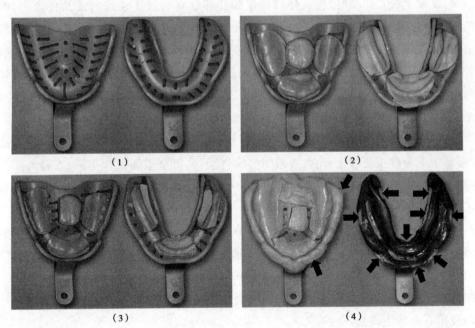

(1)　　　　　　　　(2)

(3)　　　　　　　　(4)

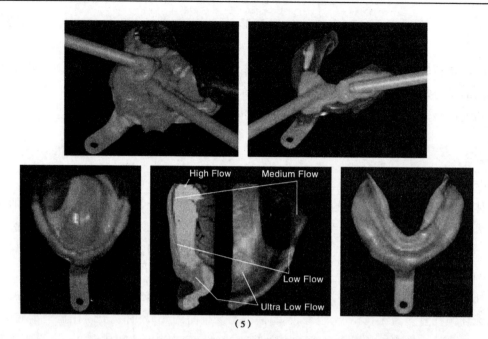

图 20-4　采用多种黏度硅橡胶材料分次制取的无牙颌精确印模

(1)特制的带孔托盘;(2)高黏度硅橡胶印模材料制取一次印模,确定组织面和托盘间的空间;(3)修正边缘后的一次印模;(4)高黏度硅橡胶材料制取印模的边缘,箭头示边缘缺陷位置,需进一步修正;(5)根据无牙颌功能分区及黏膜厚度特点,不同部位选取不同黏度的印模材料

1)取初印模:在取上颌初印模时,将调拌好的藻酸盐印模材料置于选好的成品托盘上,医师用左手示指或左手持口镜牵开患者的左侧口角,在较深的倒凹区、颊间隙、上颌结节区、腭穹隆较高的腭顶上用右手指事先放置适量的印模材料,然后右手持托盘柄,从左侧口角以旋转的方式将托盘放入患者口内,托盘柄对准面中线,牵开上唇,托盘对准无牙颌,向后向上加压,使托盘就位,并保持稳定。在印模材料尚具有良好的可塑性的情况下,通过牙槽嵴周围软组织的功能运动,确定印模边缘的正确位置和形态。

印模边缘的肌功能整塑包括主动肌功能整塑和被动肌功能整塑。

主动的肌功能整塑是患者在医师的指导下自主进行的功能运动。主动肌功能整塑时,让患者闭口作吸吮动作,可整塑上下颌唇颊侧边缘;让患者做闭口咬合动作,可整塑远中颊角区;患者微闭口下颌左右侧方运动,可整塑上颌颊侧后部边缘厚度;轻微猞赤峰市抬舌前伸并左右摆动,可整塑舌系带及口底黏膜皱襞处印模边缘,但为了保证舌侧口底印模边缘的准确度,应避免过分用力抬高舌尖或伸出口外。

被动的肌功能整塑是由医师牵拉患者的肌肉模仿口腔颊面部软组织的功能运动而达到的。牵拉患者上唇向下、两侧颊部肌肉向下前内方,可整塑唇颊系带及唇颊前庭黏膜皱襞,形成上颌印模唇颊侧边缘;牵拉患者下唇向上、两侧颊部肌肉向上前内方,可整塑下颌印模唇颊侧边缘。

取下颌印模法与上颌相同。

2)将初印模用石膏灌注模型。

3)制作个别托盘:①确定个别托盘的边缘:在石膏模型上,用变色铅笔沿前庭沟底和下颌舌侧黏膜皱襞沟底画一条虚线,上颌后缘线为腭小凹后 4mm,下颌后缘线包括整个磨牙后垫。在此虚线内向牙槽嵴方向 2mm 处,再画一条实线,此线即为个别托盘的边缘。②在属于缓冲区的部位(如切牙乳突、上颌隆突、下颌隆突)适当涂蜡,或粘固金属箔片进行缓冲。有倒凹的部位应填倒凹。③模型表面涂布凡士林或藻酸盐分离剂。④调拌适量的专用自凝树脂,压成 2mm 厚的片状,再铺塑在模型上,沿模型上所画的实线去除多余的部分,在前部牙槽嵴顶中线部位添加手柄,手柄的位置不要妨碍上下唇的活动。个别托盘也可采用普通的自凝树脂直接在模型上用三部法制作。还可采用光固化树脂制作,方法是先将2mm厚的预成光固化树脂膜在模型上压塑成型,去除多余的部分,然后在光固化灯下照射,即可硬固。⑤待树脂硬固后,将个别托盘从模型上取下,对托盘边缘进行打磨修整。

4)边缘整塑:用上述方法制作的树脂个别托盘的边缘应距离前庭沟底和下颌舌侧口底黏膜皱襞2mm左右,将专用的边缘整塑印模膏棒烤软后粘在托盘边缘,然后放入口内进行边缘整塑,可分段进行。边缘整塑时必须保证托盘完全就位和稳定不动,印模膏不能进入托盘组织面与黏膜之间,进入组织面的印模膏可用锐利的雕刻刀刮除。完成边缘整塑的个别托盘应具有良好的边缘封闭和固位力。

5)取终印模:调拌终印模材,用调刀将其均匀地涂布于托盘整个组织面,直至托盘边缘的外侧。将托盘旋转放入口内,轻压就位并保持稳定,在印模材硬固前,进行边缘整塑。待印模材硬固后,从口内取出。

6)灌注人造石模型。

(3)二次印模法:其步骤如下:

1)选择合适无牙颌弓大小的通用托盘,将印模膏置于60~70℃的热水中软化。将软化后的印模膏放置在托盘上,手指轻压印模膏表面形成牙槽嵴形状的凹形。将托盘旋转放入患者口内就位,分段进行肌功能修整。

2)用小刀将初印模的印模膏组织面及边缘均匀刮除一层(1~2mm),去除组织面的倒凹,形成粗糙的表面,在相对硬区的部位可用小刀挖出一直径为3~5mm的减压孔,形成个别托盘。

3)调拌藻酸盐终印模材放入个别托盘中,旋转放入患者口内取印模,并做肌功能修整,多余的印模材料由托盘的边缘溢出。

4)取出印模,检查印模质量。由于终印模与黏膜组织紧密贴合,边缘封闭好,吸附力大,此时不可强行脱模。可先向印模边缘滴水,或者嘱患者发"啊"音,破坏边缘封闭后,即可较为轻松地将印模取下。终印模表面应完整,无气泡和缺损,组织纹理清晰,终印模材厚度适中、均匀,无印模膏暴露。

5)灌注人造石模型。

(四)模型

将模型材料灌注于全口义齿印模内形成的无牙颌阳模,即为全口义齿模型。由初印模灌制的模型为初模型,用于制作个别托盘。由终印模灌制的模型为工作模型,用于制作暂基托和全口义齿。普通石膏的膨胀率为0.2%~0.4%,而人造石的膨胀率为0.021%~0.025%,人造石的硬度较大,但价格较普通石膏贵。因此,初印模模型通常采用普通石膏灌注,而工作模型为了防止模型磨损,保证义齿制作的准确性,通常采用人造石灌制。

1.模型的要求

(1)模型应完整无缺,表面光滑清晰,能准确地反映印模所记录的无牙颌组织形态和边缘组织的功能运动状态。

(2)模型的边缘宽度以3~5mm为宜,模型最薄处不能少于10mm。上颌模型的后缘在腭小凹后不少于2mm,下颌模型在磨牙后垫前缘后不应少于10mm。

(3)模型修整后底面应与预想的𬒔平面平行,底座部分高度应为工作部分的1/2。

需要注意:模型石膏的调拌必须按照说明书的比例,严格称量后混合;调拌完成后必须采用振荡器尽量排除石膏内的气泡;必要情况下,在灌注时,可以使用超声机头震荡石膏,确保材料进入印模的细部结构。

2.模型修整　模型灌注完成待模型材料完全硬固后,应对模型进行适当打磨修整,使模型的底面、外侧和边缘光滑平整。

3.模型设计

(1)画基托边缘线:用变色铅笔在模型上的唇颊侧黏膜返折处画出连续的基托边缘线,上颌模型的后缘在腭小凹后 2mm,下颌在磨牙后垫前 1/3~1/2 处。

(2)后堤区的制作:后堤区在口内位于前后颤动线之间,宽约 2~12mm,平均 8.2mm,全口义齿在此处与软硬腭交界处的黏膜组织紧密接触,对软组织稍加压力,能防止空气进入,形成良好的边缘封闭,有利于义齿固位。在制作后堤区时,先在两侧翼上颌切迹间画一连线,连线通过腭小凹后 2mm,用雕刻刀在此处刻一条深约 2mm 的沟,然后沿此沟向 5mm 范围内,将石膏模型部分刮除,越向前、越近中线和牙槽嵴刮除越少,形成弓形后堤区。

四、颌位关系记录和上𬌗架

颌位关系是指下颌对上颌的位置关系,通常包括垂直关系和水平关系。垂直关系为上下颌在垂直方向上相对的位置关系,通常用鼻底至颏底的高度,即面下 1/3 的距离来表示,称为垂直距离。无牙颌患者的水平关系则为上下颌之间在水平方向上的相对位置关系。

当天然牙列存在时,下颌有三个最基本的位置。第一是牙尖交错位,牙尖交错位是指下颌在牙尖交错𬌗时所处的位置,此位置依靠牙尖交错接触或咬合关系而定,并随牙尖交错𬌗变化而变化,故又称为牙位。在此颌位时,上下牙列间有最广泛的牙𬌗面接触,髁突位于关节窝内适中的位置,两侧提颌肌群均等收缩,并可发挥最大的咬合力,此时前牙为正常的覆𬌗覆盖,后牙呈尖窝交错的锁结关系,天然牙列可以以此轻易地重复上下颌骨间的正中关系。第二是后退接触位。约有 90% 的人下颌从牙尖交错位还可以后退少许(髁突在关节窝内后退的距离为 0.3~1.0mm)。因此,后退接触位是指下颌后退到最后,上下颌牙仍然保持咬合接触时上下颌骨的相对位置。对每个人来说,这个位置是相对恒定的,它受到解剖组织、颞下颌关节的韧带所限制,具有可重复性,这时下颌对上颌处于居中的位置,又称正中关系位,此颌位在建立无牙颌患者水平颌位关系中起着重要的作用。第三是息止颌位。正常人在自然状态时上下牙齿并不是咬紧的,而是轻微分开无𬌗接触,升颌肌群处于最小收缩,下颌处于休息状态,又称下颌姿势位。此时在上下牙列间有 2~4mm 的间隙,前大后小,称为息止𬌗间隙。息止颌位是确定无牙颌患者咬合垂直距离的重要标志之一。

当天然牙缺失以后,上下牙列间的锁结关系消失,最基本的颌位关系——牙尖交错位(正中𬌗位)也随之消失,上下颌之间只靠颞下颌关节、肌肉和软组织的连接,下颌失去了正中𬌗的定位,可向各种位置移动,上下颌骨间的位置关系变得不稳定,常导致患者面下 1/3 变短,下颌习惯性前伸。此时上下𬌗关系唯一稳定的参考位是正中关系位,因此需要使用颌位关系记录的方法记录在适宜面下 1/3 高度情况下的关节生理后位,以便在此基础上用全口义齿重建患者正确的咬合。

(一)颌位关系的记录

1.确定垂直距离的方法　垂直距离是指下颌在姿势位及天然牙列的牙尖交错位时面下 1/3 的高度,可分别称为姿势位垂直距离和咬合垂直距离。临床上常用鼻底到颏底的距离来表示。牙列缺失和牙周组织吸收后上下无牙颌牙槽嵴顶之间的距离为颌间距离。

为无牙颌患者恢复正确的上下颌间垂直关系,是全口义齿设计和制作的重要步骤之一。上下颌间的垂直距离恢复正确者,其面部表情自然、协调,咀嚼功能也能得到最大发挥。而如果垂直距离确定错误,咬合过高或过低,都会给患者的口颌系统带来不同程度的损害。

确定垂直距离的方法包括：

（1）息止颌位法：在天然牙列存在时，当口腔不咀嚼、不吞咽、不说话、下颌处于休息的静止状态时，上下牙列之间无𬌗接触，自然分开，形成一前大后小的楔形间隙，为息止𬌗间隙。一般息止𬌗间隙的平均值约为2～3mm，因此，测量息止颌位时鼻底至颏底的距离，减去2～3mm息止𬌗间隙，得出的数据即为该患者咬合时的垂直距离。但当牙槽嵴重度吸收时，息止𬌗间隙以减去4～6mm为宜。

（2）面部比例等分法：根据以往的研究表明，人的面部存在着大致的比例关系。在临床操作中，常使用患者端坐、两眼平视时，瞳孔至口裂的距离等于垂直距离的二等分测量方法。还有一种三等分法，即为额上发迹的边缘至眉尖点的距离等于眉尖点至鼻底以及鼻底至颏底的距离。

（3）面部外形观察法：在垂直距离恢复正确的时候，将𬌗托或义齿戴入口内，可见在正中咬合时上下唇自然闭合，口裂大致呈平直状，口角不下垂，鼻唇沟和颏唇沟的深度适宜，面下1/3与面部比例协调。

（4）拔牙前记录法：此法一般适用于患者在拔牙前口内有余留牙，且余留牙有正中咬合接触时。可在患者拔牙前测定口内或面部皮肤定点间的距离，作为拔除全牙列后确定全口义齿咬合垂直距离时的参考。

（5）临床检验法：以上各种方法，都有一定的局限。因为在皮肤标记点上测量两者之间的距离是难以十分精确的，而且息止𬌗间隙的大小亦是因人而异，而瞳孔至口裂的距离也不是人人都与其鼻底至颏底的距离相等的。因此，不管使用何种方法初步确定无牙颌患者的咬合垂直距离后，均需利用上下𬌗堤间关系作颌间垂直关系的检验。

2.确定水平颌位关系　水平颌位是指下颌相对上颌的水平位置关系，通常可分为：正中关系位、正中颌位、前伸位以及侧向位。

正中颌位是指在正中𬌗时下颌的位置，即有牙颌者的牙尖交错位。此时上下牙列间有最广泛的牙𬌗面接触，髁突位于关节窝内适中的中央，两侧提颌肌群均等收缩，与升颌肌群肌力闭合道终点一致，可发挥最大的咬合力。正中颌位是口腔行使咀嚼、发音等功能的基本颌位，也是全口义齿颌位关系记录时需要寻找的水平颌位。

正中关系位是下颌在有𬌗接触时最极限的后退位。在该颌位时，髁突前、上部的关节面与关节盘无血管区的最薄处相接触，下颌能围绕着横向水平轴作单纯的绞链运动。正中关系的定位较注重于髁突在颞下颌关节凹内的位置及运动情况，而与上下颌牙的咬合接触无关。

在临床上可见到两种颌型。约80%～90%的成年人下颌从牙尖交错位（正中颌位）还可以后退少许（髁突在关节窝内后退的距离为0.3～1.0mm），这时下颌对上颌处于居中的位置，称为正中关系位，也叫下颌生理后位，或后退接触位。具有这种颌型的人，正中颌位和正中关系位不一致，临床上称为二位。另一种为在牙尖交错位时不能再后退，即正中颌位和正中关系位一致，被称为一位，在人群中的比例大约占到10%。

在20世纪60年代以前，正中颌位与正中关系位被认为是一致的，无牙颌患者的全口义齿的正中颌位就建立在正中关系位上。60年代以后，学者们研究发现了90%的正常人正中颌位和正中关系位不一致，于是对全口义齿的广泛接触𬌗只建立在正中关系位才是唯一正确的观念提出了疑问。1988年，张成藩等对20例无牙颌患者在不同的颌位建𬌗制作总义齿并对修复效果进行比较，结果发现正中关系位并非是每个患者的最适颌位，多数患者的最适颌位在其稍前方的肌力闭合道终点，即与正中颌位一致。

目前普遍认为，戴全口义齿的患者对于在自正中关系到正中关系前约1mm的区域内建𬌗具有一定的可适应性。在牙尖交错位建𬌗是最适位，在正中关系位或在正中关系与牙尖交错位之间建𬌗是可适位。

（1）确定正中颌位之前的准备工作：

1）心理准备：下颌的位置是受神经、肌肉共同控制的，在颌位记录过程中，任何能引起患者精神紧张的因素都应避免。因此,在颌位记录之前,医师首先应与患者做好良好的交流沟通和解释工作,让患者对医师建立起一种良好的信任感,以尽可能地配合医师的操作取得正确的颌位关系。

2)了解旧义齿的使用情况:如患者戴用过全口义齿,初诊时应认真询问其要求重做的原因和目的,以及旧义齿戴用的时间和使用情况。检查旧义齿的固位、稳定情况,垂直距离和正中关系是否正确,边缘的伸展等。如有黏膜破损或炎性增生等情况,应停用旧义齿1周,待炎症消退后再作修复。如旧义齿存在着明显的颌位异常时,亦应停止旧义齿的使用,以淡化旧义齿的颌位关系对患者下颌神经肌肉系统的异常引导作用。

3)检查基托:颌位记录时使用的基托应有良好的固位和稳定,且不易变形,体积要小巧,不能干扰唇、颊、舌组织的运动。由于蜡基托较为容易变形,固位和稳定差,因此颌位记录的基托材料最好选用自凝树脂。

4)检查蜡堤:蜡堤的高度在确定垂直距离时已经决定,在确定正中颌位时,应检查以下三个方面:①上下颌蜡堤之间应有良好的垂直向对位关系。上下颌蜡堤之间垂直对位关系差,易使基托出现翘动、变形,在模型上复位性差。②蜡堤的咬合面应平整光滑,如出现制锁,则会影响下颌的正常运动。③蜡堤应放置在牙槽嵴顶,不宜过于偏向舌侧,否则将占据舌的运动空间,引起反射性的下颌前伸。

5)调整体位:人体姿势可影响到下颌的位置。在自然放松条件下,头后仰时下颌有向后下方运动的趋势。因此,在确定正中颌位关系时,调整椅背和头枕的倾斜度使患者头稍后仰,可以借助舌和下颌组织的重量牵引下颌向后,对于预防下颌前伸可有一定的帮助。

(2)确定正中颌位的方法:在临床操作中,颌位关系的确定是一个连续的过程,即在记录垂直距离的同时,实际上也记录了正中颌位关系。但多数患者在牙列缺失后,由于肌张力的作用,下颌常常习惯性前伸,这就造成了错误的正中颌位关系记录。为了帮助患者将下颌回复到正常的位置,常用的方法有以下几类:

1)反复咬合法:由于正中颌位亦是肌力闭合道终点,因此在患者反复咬合,也能使下颌自然地回复到正中颌位。为防止患者在反复咬合的时候下颌前伸,可将下颌蜡堤前牙段削去一层,仅使后牙区的蜡堤咬合面接触。反复咬合时以轻力快速为好,防止用力过大引起的下颌偏斜。

2)吞咽咬合法:正常人吞咽第一时期的下颌位置较接近于正中颌位。因此,在患者上下殆托咬合的同时进行唾液的吞咽动作,亦可将咬合回复到正中颌位。在吞咽的过程中,医师可以用手轻退患者颏部向后,帮助其下颌后退。

3)卷舌后添法:Walkhoff在上颌腭托后缘制作一小蜡球,让患者舌尖卷向后上方舔抵蜡球,用以引导下颌后退,然后慢慢咬合至合适的垂直距离。故卷舌咬合法又称为Walkhoff法。当舌卷向后上方舔蜡球时,舌向后上方牵拉舌骨,舌骨连带舌骨肌牵拉下颌后退。但边卷舌边咬合所获得的下颌位置并不恒定,可让患者先用较小的力卷舌,卷舌过程中不咬合,卷舌后再咬合,此时所取得的颌位才有可能接近正中颌位。

4)肌监控仪法:1969年,Jankelson将低频双侧经皮电刺激器引入口腔医学领域,并展开了应用研究。Jankelson发明的这种肌监控仪主要由电极、脉冲发生器、脉冲强度调节器组成,可以放出微量电流,通过贴在耳垂前方上下约4cm^{2}范围内的表面电极作用于三叉神经运动支,使咀嚼肌有节律地收缩,可解除肌疲劳和肌紧张,处于自然状况,可以获得准确的息止颌位,确定息止颌垂直距离。再通过直接咬合法确定正中颌位,或加大刺激强度,直接确定正中颌位关系。

(3)颌位关系的记录的操作步骤:无牙颌患者的颌位关系记录主要借助殆托在口内完成。殆托由基托和蜡殆堤两部分组成。颌位关系记录即是利用殆托恢复患者的垂直距离,并借助上下殆平面的定位锁结来记录正中关系。

1)上颌蜡𬌗托的制作：①制作上颌蜡基托：将蜡片在乙醇灯上烤软，铺在模型上，轻按蜡片，使之和模型的表面紧密贴合。沿基托边缘线切去多余的部分。增力丝埋入腭侧基托中以增加其强度。将蜡基托放入患者口内检查，要求其与黏膜密切贴合，边缘与黏膜返折线一致，缓冲系带。若蜡基托有翘动，则表明模型欠准确（应先排除蜡基托与模型不密合的原因），应重新取模。牙槽嵴重度吸收者可用自凝树脂制作恒基托以增加其在口内的稳定性。②制作上颌蜡𬌗堤：将蜡片烤软，折成一条宽约 8～10mm 的蜡条，弯成马蹄形沿着牙槽嵴顶粘于蜡基托上，然后翻转模型，在玻璃板上加压，成为一前高后低的平面，双侧𬌗堤后端修整成斜坡状。将其戴入口内检查。蜡𬌗堤是暂时替代未来的人工牙列的，因此𬌗堤的唇面应能衬托出上唇的丰满度。在正面观要求𬌗堤平面应位于上唇下 2mm，与瞳孔连线平行；侧面观要求𬌗堤平面应与鼻翼耳屏线平行。未达到要求者，应取出口外调整。③制作下颌蜡𬌗托：按上述方法先做好下颌蜡基托，在口内检查与牙槽嵴贴合。然后将烤软的蜡条沿着牙槽嵴顶的方向粘在基托上，但不用玻璃板压平，而是放在口内咬合，以确定其高度和宽度。

2)确定颌位关系：通常在确定垂直距离的同时取得正中关系记录。

以卷舌后舔法为例。患者正坐，两眼平视前方，颌面部放松，用垂直距离尺测量患者在息止颌位时的垂直距离。垂直距离尺要求垂直，避免前后、左右倾斜；与鼻底、颏底皮肤接触的松紧程度要一致。同时配合面形观察法，观察其面下 1/3 的高度与面部长度比例是否协调自然。息止颌位垂直距离测量好以后，将上𬌗托置于患者口内使其就位，嘱患者小张口，练习用舌尖卷向后上方舔上颌蜡基托后缘处的小蜡球，再作咬合动作。待患者熟练后，将烤软的蜡条弯成马蹄状粘在下颌基托上，迅速放入口内就位。用两手将下𬌗托轻轻稳定住，嘱患者用舌尖卷向后上方，舔抵小蜡球，慢慢咬合，垂直距离尺测量咬合至合适的垂直高度，用冷水冲凉蜡记录，将𬌗托取出，检查蜡堤有无制锁关系，上下𬌗堤间垂直对位关系是否良好将蜡堤多余的部分去除，然后再次放入患者口内就位，反复作咬合动作，检查颌位关系是否正确。

3)在𬌗堤唇面刻划标志线：上下𬌗堤形成以后，将𬌗𬌗托于口内就位，在𬌗堤唇面用雕刻刀刻划上标志线以作为日后排牙的指导（图 25-5）。①中线：此线即为以后排列人工牙时两个上中切牙的交界线，应与面中线一致。在确定中线时，可参考眉尖点、鼻尖、鼻小柱、人中、唇珠、上唇系带等解剖标志的中心线来确定。②口角线：当上下唇轻轻闭合时，在𬌗堤上标记出两侧口角的位置，口角线应与𬌗平面平行。③唇高线和唇低线：又称为笑线。在患者微笑状态下，用雕刻刀画出上唇下缘和下唇上缘的位置，排牙的时候可参考其决定人工牙的高度。

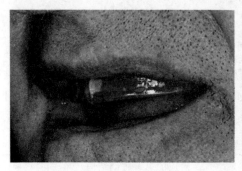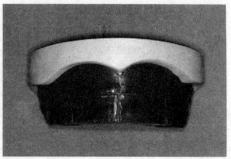

图 20-5　𬌗堤唇面刻划标志线

（二）颌位关系的转移

1.𬌗架　𬌗架又叫咬合器，是模仿上下颌间和（或）上下颌与颞下颌关节间相对位置及运动关系的仪器。通过将颌位关系转移至𬌗架上，从而在口外对患者的上下颌及颞颌关系进行检查和诊断，并完成修复设计、排牙、蜡型制作、调𬌗等系列操作。𬌗架对于全口义齿、可摘局部义齿、固定义齿及种植义齿等修复治疗,有着十分重要的作用和意义。

按照模拟下颌边缘运动的程度,𬌗架可以分为以下4类:

(1)简单𬌗架(图20-6):简单𬌗架,即Ⅰ类𬌗架,由上下颌体和连接两者的穿钉组成,仅能够模拟下颌垂直向的开闭口运动,由于不能模拟下颌的前伸及侧方运动,故又叫做不可调𬌗架。仅使用简单𬌗架制作的修复体常出现不同程度的咬合缺陷,如果调𬌗不能加以纠正,则容易在口内形成𬌗干扰,甚至造成颞下颌关节功能紊乱,所以简单𬌗架应仅用于诊断蜡型、单个嵌体或单冠等的制作。

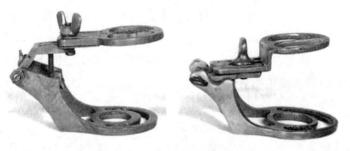

图 20-6　不同种类的简单𬌗架

(2)平均值𬌗架(图20-7):平均值𬌗架,即Ⅱ类𬌗架,其髁球的间距、髁导斜度、切导斜度等颌位关系要素均为固定的平均值,能在有限的范围内让上下颌体做垂直向和水平向的相对运动,但并不模拟患者上下颌与颞下颌关节间的实际相对位置及运动关系。所以,平均值𬌗架的适用范围应为3单位以下的修复体制作,并须在口内进行一定的调𬌗。

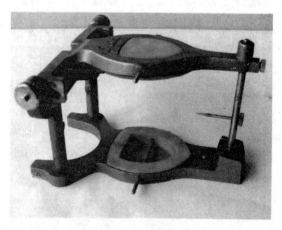

图 20-7　平均值𬌗架

(3)半可调𬌗架(图20-8):半可调𬌗架,即Ⅲ类𬌗架(class Ⅲ articulator),其结构较前两类𬌗架复杂,各个部件及特征指标与患者的解剖结构间的对应关系如表20-1。半可调𬌗架可以在很大程度上模拟患者下颌的垂直向和水平向运动,本部分有关颌位关系转移的操作,是以此种𬌗架为例。

表 20-1　𬌗架的对应结构

𬌗架的结构	对应的患者解剖结构
上颌体	上颌骨
下颌体	下颌骨
侧柱	下颌升支
髁球、髁槽	髁突、关节凹

𬌗架的结构	对应的患者解剖结构
髁杆	左右髁突间的假想联线
髁杆外端	与髁突相应的面部皮肤表面
髁导（髁球在髁槽内滑动的路线）	髁道（髁突在关节内运动的路线）
髁导斜度（髁槽与水平面间的角度）	髁道斜度（髁道与眶耳平面间的角度）
切导（切导针在切导盘内滑行的路线）	切道（下颌前伸侧向运动时,下切牙切缘运动的路线）
切导斜度（切导盘与水平面间的夹角）	切道斜度（切道与眶耳平面间的交角）

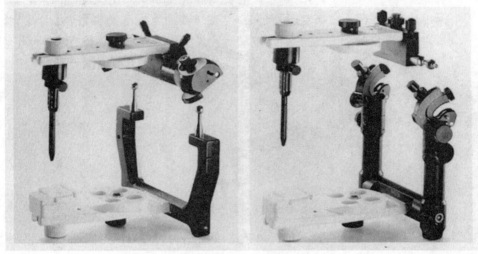

图 20-8　半可调𬌗架

左:Anex AP 𬌗架（arcon 型）;右:Artex TK 𬌗架（non-arcon 型）

（4）全可调𬌗架（图 20-9）:全可调𬌗架,即Ⅳ类𬌗架（class Ⅳ articulator）,由于结构更为复杂,不同品牌间存在差异,对使用者的要求较高,所以目前多用于科研目的。

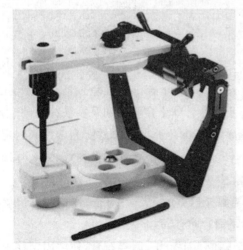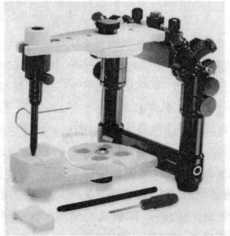

图 20-9 全可调𬌗架

左:Artex AR 𬌗架（arcon 型）;右:Anex TR 𬌗架（ncm-arcon 型）

需要注意的是:全口义齿的修复属于全颌重建的范畴,使用半可调𬌗架配合使用面弓来进行颌位关系的记录和转移是必须的;同时,有研究表明在临床中使用半可调𬌗架与全可调𬌗架,在最终的修复效果上没有明显的统计学差异,颌位关系记录和转移过程中的系统误差和偶然误差往往可以通过调𬌗的方式得到解决。

2.面弓　面弓是一种将患者上颌相对颞下颌关节的位置关系转移到𬌗架上的工具,由𬌗叉和弓体两部分组成(图 20-10)。弓体上有一个可以左右滑动的定𬌗夹,𬌗叉柄可从定𬌗夹内穿过。𬌗叉烤热后插入上颌蜡堤内,与𬌗平面平行,再将𬌗叉柄穿过定𬌗夹,用螺丝将𬌗叉固定在弓体上。定𬌗夹下端有一可调节长度的螺钉,可以调节固定在𬌗叉上的上𬌗托平面的位置。

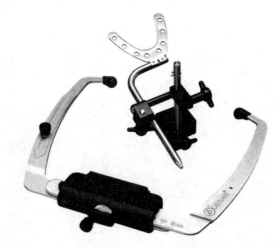

图 20-10　面弓系统

弓体呈 U 型,两端分别有可以内外滑动的髁梁穿过,外侧有螺钉可以固定。髁梁上标有表示滑动距离的刻线。髁梁内端为凹槽,在𬌗架上可与髁杆外端相嵌合。在临床上转移颌位关系时,通常将髁梁插入外耳道来确定髁突的位置。

面弓转移上𬌗架的方法如下:

(1)检查并调整𬌗架:检查上颌体是否开闭自如,前后、侧向滑动灵活且无轴向摆动,上下架环是否与上下颌体连接稳固。将切导针上刻线调整至与上颌体上缘平齐的位置并固定,使上下颌体平行;前伸髁导斜度调至 25°的位置,髁球紧靠髁槽前端,锁好正中锁。侧向髁导斜度调至 15°,切针上刻线与上颌体上缘平齐,下端与切导盘中央接触。切导斜度调在 15°。

(2)面弓的固定与转移:将𬌗叉烧热,插入并固定于上颌𬌗托的蜡堤上,要求𬌗叉的叉尖距𬌗平面约 5mm,𬌗叉平面与𬌗平面平行,𬌗叉中线与𬌗托中线对齐。然后将下𬌗托和固定了𬌗叉的上𬌗托戴入患者口内就位,按正中颌位记录使上下𬌗托咬合在一起。松开面弓弓体上定𬌗夹和耳塞横杆处的螺丝,将𬌗叉柄穿过定𬌗夹的穿孔,弓体两侧耳塞完全插入外耳道,调整两侧髁梁于相同的刻度上后拧紧固定螺丝。在确定𬌗托无脱位的情况下,拧紧定𬌗夹螺丝,将𬌗叉与弓体稳固固定。松开耳塞横杆螺丝,将耳塞从外耳道抽出,再小心地将面弓与𬌗叉和上𬌗托整体取下。

面弓从患者面部取下后,将面弓的髁梁凹槽与𬌗架髁杆后方的定位杆对合,调整两侧髁梁长度一致后拧紧固定螺丝。调整定𬌗夹下端螺钉,使𬌗堤平面(𬌗平面)与𬌗架的上颌体平行。

(3)模型上𬌗架:打开𬌗架上颌体,将上颌石膏模型就位于上𬌗托,调拌石膏,使之固定在上颌体的架环上。待石膏硬固后,拆除面弓及𬌗叉。将𬌗架上下翻转,利用颌位关系记录对合上下𬌗托和模型,用同样方法将下颌模型固定在下颌体的架环上。

(4)确定前伸髁导斜度:髁道是指在下颌运动过程中,髁突在关节凹内运动的道路。下颌在做前伸运动时,髁突在关节凹内向前下方运动的道路称为前伸髁道,前伸髁道与眶耳平面的夹角称前伸髁道斜度。髁导是指𬌗架上髁球的运动轨迹,前伸髁导斜度是髁槽与水平面的夹角。使用可调节𬌗架时,应将患者的髁道斜度转移至𬌗架,在𬌗架上确定患者的髁导斜度。

Christensen 发现,当天然牙列者前伸髁道斜度呈正度数时,下颌前伸至前牙切端相对,此时上下颌后牙𬌗面之间会出现一前小后大的楔形间隙,且此楔形间隙角度的大小与前伸髁道斜度成正比,前伸髁道斜度越大,楔形间隙也越大,这一现象称为克里斯坦森现象(图 20-11)。前伸髁道斜度即可根据 Christensen 现象在无牙颌患者下颌作前伸运动时取得。

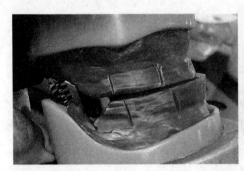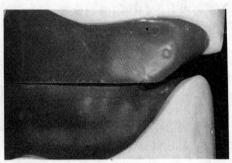

图 20-11 Christensen 现象

在上下𬌗托的𬌗堤表面涂布分离剂,将蜡片烤软后叠成 3 层,弯成马蹄形,置于下𬌗托𬌗平面上。嘱患者下颌前伸约 6mm 并轻轻咬合,待蜡记录硬固后将𬌗托及蜡记录从口内取出,将蜡记录从上𬌗托上撬离。

松开𬌗架髁导盘上的正中锁和固定髁槽的螺钉,将上下𬌗托分别与𬌗架上的模型对合,将上𬌗托对在蜡记录上,前后搬动一侧固定髁槽的螺钉,当上𬌗托𬌗平面完全与蜡记录接触时,此时的前伸髁导斜度即为患者的髁道斜度。固定髁槽,取下蜡记录,将髁球紧贴在髁槽前壁,拧紧固定的螺钉,然后用同样方法记录另一侧的前伸髁导斜度。

(5)确定侧方髁导斜度:下颌在做侧方运动时,非工作侧髁突向前向内向下的运动路径称为侧方髁道。侧方髁道与矢状面的夹角即为侧方髁道斜度。将侧方髁道斜度转移至𬌗架上,即体现为侧柱与正中矢状面的夹角,为侧方髁导斜度。侧方髁导斜度可以由测量获得,但通常用更为简便的 Hanau 公式:侧方髁导斜度(L)=前伸髁导斜度(H)/8+12 计算获得。

(6)确定切导斜度:下颌从正中咬合做前伸运动时,下前牙切缘沿上前牙舌面向前下方运动的路径称为切道,切道与眶耳平面的夹角为切道斜度。

切导斜度是切导盘与水平面的夹角。前伸和侧方运动时切导针沿切导盘滑动,用来控制人工前牙排列的覆𬌗覆盖关系。当上下前牙排好,形成较小的切道斜度后,松开固定切导盘的螺钉,推切导针使上颌体后退至上下前牙切缘接触,调节切导盘使切导针前后移动时,切导盘一直与切导针下端保持接触关系。扭紧螺钉,固定切导盘,此切导盘倾斜角度即为切导斜度。也可以先将切导盘固定在 10°,当切导针顺切导盘面向后上方滑动时,使排列的前牙达到切缘接触。

五、排牙

排列人工牙是全口义齿恢复无牙颌患者面容、发音和咀嚼功能的重要部分。全口义齿人工牙排牙,应尽可能恢复患者有个体特征的自然外观,保护剩余组织结构,恢复部分咀嚼和发音的要求。

(一)人工牙的选择

对于不同的患者,其全口义齿人工牙需要从质地、形态、大小、色泽等方面进行考虑和选择,并需要参考患者的意见。

1.人工牙的材料　目前人工牙主要有陶瓷牙和树脂牙两种。临床常用的树脂牙的成分为甲基丙烯酸甲酯。树脂牙的优点是质轻、韧性好、易于磨改,而且树脂牙与基托为同种材料,两者之间依靠化学结合,连接牢固。其缺点是色泽和质感上与天然牙有一定的差异,硬度和耐磨损程度较差。但目前新出品的采用甲基丙烯酸甲酯复合树脂的人工牙在硬度、耐磨损程度和质感上有较大的提高。瓷牙的优点是色泽和质感与天然牙近似,硬度高,耐磨损,可较长时间维持稳定的垂直距离。缺点是脆性大、易崩裂、不易磨改、排牙时有一定困难。而且瓷牙与树脂基托间没有化学结合,只能靠机械相嵌固位,因此瓷牙的前牙盖嵴面有固位钉,后牙盖嵴面有向内凹陷的固位槽。

2.人工牙的色泽、形态和大小

(1)人工前牙:人工前牙关系到患者的面部外形和美观,因此,人工前牙的选择和排列一般都在临床上进行,需要征得患者的同意。

人工前牙颜色的选择要参考患者的年龄、性别和皮肤颜色,与患者的身份协调。通常情况下,中年面白的妇女选用颜色较白的牙,老年面色暗黄的男性选用颜色较黄的牙,但也不能机械照搬,牙色的选择应征求患者的意见。

人工前牙的形态通常是指其唇面的几何形态和唇面突度。选择前牙形态时,最好参照患者原来天然牙的形态,比如有拔牙前记录、模型、照片、拔除的离体牙等,否则应参考患者的面部形态。人类面部正面形态和倒置的上前牙唇面形态基本一致。

上前牙唇面可分为三种基本类型(图 20-12):①方圆形:上颌中切牙的牙颈部较宽,唇面平坦,唇面切1/3 和切 1/2 处的近、远中边缘近乎平行,切角近于直角。适用于额部较宽、两颊侧面平行、下颌宽阔、下颌角明显的方圆形面部者。②尖圆形:上中切牙牙颈部较切端明显缩窄,唇面较突,呈圆三角形,近、远中面几乎呈直线,但不平行。近中切角较锐。适用于面部上宽下窄,下颌角不明显,颏部尖突、瘦削的患者。③卵圆形:上中切牙唇面颈部较切端稍窄,近、远中边缘向颈部缩窄不明显。唇面较圆突,两切角圆钝。适用于面型圆突、颏部和下颌下缘圆润的患者。

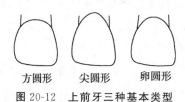

方圆形　　尖圆形　　卵圆形

图 20-12　上前牙三种基本类型

人工前牙的大小是指其宽度和高度,可根据颌位关系记录上颌蜡堤唇面上的标记线来确定。唇高线至𬌗平面的距离为上颌中切牙切 2/3 的高度。上颌蜡堤唇面上两侧口角线之间的距离约为 6 个上前牙的总宽度。下前牙大小与上前牙对应,并结合前牙的覆𬌗覆盖关系决定,唇低线至𬌗平面的距离为下中切牙切 1/2 的高度。

(2)人工后牙:人工后牙的作用主要是承担咀嚼功能。在选择人工后牙的时候,需要考虑的因素是与牙槽嵴状况相适应的后牙𬌗面形态,以及义齿承托组织的健康。

人工后牙的颊舌径通常小于天然牙,以减小义齿支持组织受的𬌗力。人工后牙的近远中宽度则由患者后牙区牙槽嵴的长度决定。患者尖牙远中面到磨牙后垫前缘的长度即为该患者 4—7|4—7 的总宽度。

人工后牙的𬌗面形态根据其牙尖斜度的大小可分为解剖式、半解剖式和非解剖式牙三种类型(图 20-13):①解剖式牙:人工牙𬌗面形态与天然牙相似,有明显的牙尖和窝沟,牙尖斜度约为 30°;②半解剖式牙:半解剖式牙模拟老年人的𬌗面磨耗,牙尖斜度略低,约为 20°左右;③非解剖式牙:亦称为无尖牙,𬌗面仅有窝沟而无牙尖,上下后牙为平面接触。

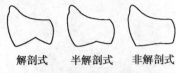

解剖式　半解剖式　非解剖式

图 20-13　后牙三种类型

牙尖斜度大的解剖式牙咀嚼效率高,但咬合时通过牙尖作用于义齿的侧向力也大,对于牙槽嵴低平或呈刃状者,不利于义齿稳定和支持组织健康。非解剖式牙可减小义齿受到的侧向力,有利于义齿的稳定和支持组织的健康,且正中𬌗咬合时有较大的自由度,适用于上下颌骨关系异常或牙槽嵴条件较差者,但咀嚼效率和美观性较差。在临床上,通常根据患者牙槽嵴的宽窄和高度来选择后牙的种类。牙槽嵴低平者,应选用牙尖斜度低的半解剖式牙或无尖牙,并减小颊舌径。对于牙槽嵴高而宽者,可选择解剖式牙。

(二)人工牙的排列原则

全口义齿人工牙的排列需要从固位、美观、咀嚼功能、组织保健等几个方面考虑。

1.固位原则

(1)平分颌间距离:全口义齿患者在进食时,𬌗面与食物接触处为力点,牙槽嵴顶为支点。根据杠杆原理,人工牙𬌗面离牙槽嵴顶远,力臂越长,产生的翘动的力也越大,稳定性越差。因此,在人工牙排列的时候,𬌗平面应平分颌间距,使上下人工牙的𬌗面与上下牙槽嵴顶的距离大致相等,这样既有利于上颌义齿也有利于下颌义齿的固位。但对于下颌牙槽嵴低平的患者,𬌗平面可有适当下降,以减少杠杆作用,有利于下颌义齿的固位。

(2)人工牙尽量排列在牙槽嵴顶:在咀嚼食物时,𬌗力沿着人工牙𬌗面传导至义齿下方的组织面。人工牙排在牙槽嵴顶时,力点与支点在一条垂直线上,不会出现翘动。但如果人工牙排在牙槽嵴的颊侧,将导致义齿功能时以牙槽嵴顶为支点的侧向力矩增大,义齿产生翘动的趋势。

(3)前牙排成浅覆𬌗:如前牙覆𬌗深,则切道斜度加大,需要人工后牙牙尖斜度也大才能达到平衡。后牙较大的牙尖斜度导致咀嚼时产生的侧向力也大,不利于义齿的固位。因此,前牙应排成浅覆𬌗,减小切道斜度和后牙的牙尖斜度,减小侧向力,有利于义齿功能状态下的固位。

(4)形成正确的𬌗曲线:恰当的补偿曲线和横𬌗曲线可使全口义齿在正中、前伸以及侧方运动时都能达到良好的𬌗平衡,防止义齿翘动。

(5)义齿位于“中性区”:中性区的概念于1931年由Fish提出,是指天然牙位于唇颊肌和舌肌内外动力平衡的区域内,每个牙所处的位置受到上述肌作用力的影响,当天然牙缺失后,口腔内仍存在着一个潜在的间隙。全口义齿如能占据这个间隙,在行使咀嚼功能时,舌作用在义齿上的向外的力量与唇颊作用在义齿上向内的力量将达到互相平衡,有利于义齿的固位和稳定,也有利于衬托出唇颊的丰满度。如果人工牙的排列偏颊或偏舌侧,则唇颊舌的肌力不平衡,易导致义齿脱位。

2.美观原则

(1)牙列弧度要与颌弓型一致:颌弓的弓型通常也有方圆型、尖圆型和卵圆型三种,牙弓与颌弓要协调一致。

(2)上前牙的位置要能恢复患者面部丰满度:以下几点可以作为上前牙排牙的参考(图 20-14):①上中切牙唇面至切牙乳突中点距离一般为 8~10mm,年龄大、牙槽嵴重度吸收者,此距离应适当缩短;②两侧上颌尖牙牙尖顶的连线通过切牙乳突中点,老年患者及牙槽嵴重度吸收者则通过其后缘;③上尖牙唇面与腭皱的侧面通常相距 10.5mm;④上前牙切缘在唇下露出 2mm,年老者、上唇长者露出较少。

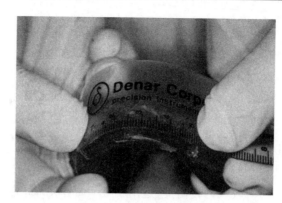

图 20-14　前牙尺寸的选择

（3）人工牙的排列要体现患者的年龄、性别和其他个性特征：人工牙排列可参考患者拔牙前记录或照片，尽量模仿其原有的天然牙排列，可排列成有轻度拥挤、扭转，有一定的磨耗，以及颈缘位置处理等，体现患者的个性特征，避免将人工牙排列过于整齐，导致无个性的、千篇一律的"义齿面容"。上前牙的排列应参考患者的意见，一般情况下应在患者的参与下完成。

3.组织保健原则　人工牙排列的位置与𬌗接触的情况影响义齿在功能状态下的稳定。全口义齿在行使功能时如不稳定，将会造成义齿支持组织的损害。因此，为保护支持组织健康，人工牙的排列应满足以下原则：

（1）人工牙的排列应不妨碍唇、颊、舌肌的功能活动，处于肌平衡的位置。

（2）𬌗平面与鼻翼耳屏线平行。

（3）人工牙的支持尖排在牙槽嵴顶上。如牙槽嵴吸收较多，则要根据牙槽嵴斜坡倾斜方向调整后牙倾斜度，使𬌗力尽可能以垂直方向传至牙槽嵴顶。

（4）上下人工牙要形成正常的覆𬌗、覆盖关系，正中𬌗、侧方𬌗和前伸𬌗平衡。

（5）前牙浅覆𬌗、浅覆盖，正中𬌗前牙不接触。

（6）减少功能状态下的不稳定，可适当降低非支持尖。

4.咀嚼功能原则　在保证支持组织健康的前提下，全口义齿人工牙的排列应尽可能地恢复患者的咀嚼功能，提高咀嚼效率。在支持组织健康条件允许的情况下，尽量选择解剖式或半解剖式人工牙，建立最广泛的尖窝接触关系和𬌗平衡。

六、平衡𬌗、选磨

平衡𬌗是指全口义齿在正中𬌗及下颌前伸、侧方等非正中𬌗运动时，上下颌相关的牙都能同时接触的咬合关系。

平衡𬌗对于全口义齿非常重要。全口义齿是靠大气压力和吸附力固位的，基托将人工牙连成一个整体，任何一个牙的早接触或𬌗干扰都会影响整个义齿的稳定和固位。全口义齿平衡𬌗的作用在于上下颌义齿在咬合接触状态下作前伸、侧方等非正中𬌗滑动运动时，在食物在前牙区或一侧后牙区被切咬后作进一步咀嚼研磨时，上下义齿的𬌗面间有三点或多点接触，使义齿稳定不移动。

（一）平衡𬌗的类型

1.正中𬌗平衡　下颌在正中𬌗位时，上下颌人工牙有最大面积的均匀接触而无𬌗障碍，为正中𬌗平衡（图 20-15）。

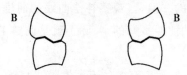

图 20-15 正中𬌗平衡示意图

2.前伸𬌗平衡 下颌在前伸运动过程中,上下颌相对的人工牙同时都有咬合接触而无𬌗障碍,为前伸𬌗平衡。

3.侧方𬌗平衡 下颌在作侧方运动过程中,工作侧上下后牙的颊、舌尖接触,平衡侧上后牙的舌尖与下后牙的颊尖也同时接触,为侧方𬌗平衡(图 20-16)。

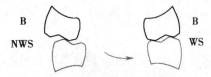

图 20-16 侧方𬌗平衡示意图

(二)前伸𬌗平衡

1.与前伸平衡𬌗有关的五因素

(1)髁导斜度:髁导斜度为髁槽与水平面的交角,是用前伸颌位关系记录将髁道斜度转移到𬌗架上的。此斜度的值因人而异,同一人左右两侧的髁道斜度也不都是相同的。它的范围一般在 0°~60°之间,多数在 25°左右。

(2)切导斜度:为切导盘与水平面的交角。切道斜度与切导斜度两者并不相等,而是成正相关。前牙排成浅覆𬌗,形成前伸𬌗平衡,对全口义齿的固位十分重要。

(3)牙尖斜度:下颌做前伸运动时,下后牙牙尖的近中斜面和上后牙牙尖的远中斜面接触滑动。此牙尖斜面与各自牙尖底的交角,为牙尖斜度。它是人工牙的固有斜度,与牙体长轴方向无关。牙尖斜度大的人工牙牙尖高,咀嚼效能好,但做非正中咬合时稳定性差;反之,牙尖斜度小,功能稍差,但对全口义齿的稳定较好。

(4)补偿曲线曲度:补偿曲线是全口义齿上颌的尖牙牙尖与所有后牙的颊尖相连所形成的凸向下的曲线,也叫补偿曲线。该曲线半径的倒数即为补偿曲线曲度。

(5)定位平面斜度:通过上颌中切牙近中切角与两侧上颌第二磨牙远中颊尖的假想平面叫定位平面。定位平面与水平面间的夹角叫定位平面斜度。它是在排牙时与补偿曲线同时形成的。

上述五因素中,髁导斜度是由人体测得的髁道斜度转移到𬌗架上的,一般不能随意改变。其余四因素可人为地调整,使之与髁导斜度相适应以达到前伸平衡。

2.调整前伸平衡𬌗的方法

在𬌗架上达到前伸平衡𬌗的全口义齿,各后牙的牙尖工作斜面斜度有如下规律:当髁导斜度大于切导斜度时,牙尖工作斜面斜度由前向后逐渐加大。这时于各牙的牙尖处分别划一与牙尖工作斜面相垂直的线,可发现它们能在𬌗架的上前方交于一点,而且该𬌗架上髁导斜面、切导斜面的垂直延长线恰好也交于这一点。若以该点为圆心,用不同的半径作若干个同心圆,就会发现各牙的牙尖工作斜面、髁导斜面、切导斜面都分别与相应的圆弧相重叠,即均分别相当于各圆弧上的一段截弧。换言之,当髁导斜面、切导斜面和各牙尖工作斜面的法线(垂线)都交于一点,即构成同心圆关系时就可达到前伸平衡。此同心圆的圆心叫旋转中心,也叫𬌗运中心。如果未达到平衡,就需要调整各牙的牙尖工作斜面斜度。

当然,用肉眼来观察各人工牙的工作斜面、髁导斜面、切导斜面三者分别与水平面间的角度或观察它们是否能构成同心圆关系是极其困难的。但是,观察补偿曲线的曲度还是比较容易的。因此,临床工作中都是靠观察、调整补偿曲线曲度来达到前伸平衡的,实际上就是调整了人工牙的牙尖工作斜面斜度。

(三)侧方殆平衡

与侧方殆平衡有关的因素,除与前伸平衡有关的五因素外,尚与下列因素有关:

1.平衡侧髁道斜度　下颌作侧方殆运动时,工作侧的髁突基本是转动,很少滑动,故其侧向髁导斜度可以看作0°;而平衡侧的髁突则向下内滑动,其侧向髁导斜度的大小与该侧的前伸髁导斜度有关。

2.侧方切导斜度　全口义齿在殆架上作侧方殆运动时,切针尖端沿切导盘滑动的轨迹与水平面间的夹角为侧方切导斜度。

3.侧向牙尖斜度　后牙牙尖的颊、舌斜面与水平面间的夹角叫侧向牙尖斜度。工作侧起作用的是上后牙颊、舌尖的舌斜面和下后牙颊、舌尖的颊斜面;平衡侧起作用的是上后牙舌尖的颊斜面和下后牙颊尖的舌斜面。

4.横殆曲线　上颌左右两侧同名磨牙颊、舌尖连成的弧线叫横殆曲线。

(四)同心圆学说

"同心圆学说"是三点接触前伸平衡咬合的理论依据,要求髁导、牙尖平衡斜面和切导分别位于同心圆的一段截弧,或髁导、牙尖平衡斜面和切导的法线都能交于一点 R(旋转中心或殆运中心),即同心圆的圆心。

根据同心圆学说,在前伸殆平衡时,髁导斜度和切导斜度间为反变关系,补偿曲线曲度、牙尖斜度和定位平面斜度间为反变关系。而髁导斜度或切导斜度与其他任何一因素都是正变关系。在前伸运动时,前伸殆平衡通常是通过调整补偿曲线曲度或切导斜度来获得。

在侧方殆平衡时,若平衡侧的髁导斜面、后牙的侧向牙尖工作斜面和切导侧斜面三者也应为同心圆上的一段截弧。此同心圆的圆心在工作侧的上后方。要达到侧方殆平衡,通常是通过调整横殆曲线(实质上是调整侧向牙尖工作斜面斜度)来获得的。

(五)平衡殆理论的应用

全口义齿排牙达到正中殆平衡后,需要通过调整人工牙的倾斜度和高度来达到前伸和侧方殆平衡。可按下列原则进行:

1.髁导斜度大者,补偿曲线曲度和横殆曲线曲度也应较大;而髁导斜度小者,补偿曲线曲度和横殆曲线曲度也较小。

2.前伸殆时,若前牙接触而后牙不接触,可加大牙颈部近中向的倾斜度,即加大补偿曲线曲度。也可减小前牙覆殆或加大覆盖,即减小切道斜度。

3.前伸殆时,若前牙无接触而后牙有接触,可减小牙颈部的近中向倾斜度,即减小补偿曲线曲度。或加大前牙覆殆、减小前牙覆盖,即加大切道斜度。

4.侧方殆时,若工作侧接触而平衡侧无接触,即加大后牙颈部的腭向倾斜度,应加大横殆曲线曲度。

5.侧方殆时,若工作侧无接触而平衡侧有接触,应减小后牙颈部的腭向倾斜度,即减小横殆曲线曲度。

6.前伸殆平衡和侧方殆平衡的调整需在良好的正中平衡的基础上进行。

七、试戴和完成

全口义齿的完成不应仅仅是将义齿戴入患者口内,寻找痛点和适合性不良的过程。由于制作全口义齿所涉及的材料和方法在处理过程中均可能发生不同种类的误差,所以在义齿试戴前和试戴过程中,都需要医师和技师通过一定的程序和手段,尽量消除这些误差,达到最佳的修复效果。

提到全口义齿的修复效果,著名口腔修复学大师 George A. Zarb 提出了"三方评价"的原则,即医师评价、患者评价和亲友评价共同决定义齿的效果。其中,由于口腔医技人员的专业人士身份,所以对医师评价的要求最高,他们必须诚实地面对修复体所存在的所有问题。Zarb 认为修复体的成败很大程度上取决于医师和技师的自律能力。患者的评价可以分为两个阶段,第一个阶段是初戴义齿时患者的感受,第二个阶段是经过医师指导后的长期戴用。整个过程强调亲友的参与,因为义齿除了咀嚼等以自我感受为主的功能外,其语音和美观功能更多的感受人为患者的亲友,这些患者身边的人往往能够提供更为客观和实际的判断。

全口义齿修复效果不良可能由以下三个方面的误差造成:医师诊断和计划造成的误差;技师操作中的失误;全口义齿修复相关材料本身的误差。

无论哪种误差,都应该尽量在义齿试戴前杜绝或发现,并及时加以处理。如果患者有旧义齿,应嘱患者在试戴新义齿前 12～24 小时予以取下,这样可以使口内的组织,尤其使软组织的形变得以回复,并保持口腔相对清洁和健康的环境。但过早取下旧义齿(长于 24 小时),一方面患者往往很难配合,另一方面会削弱其口内的一些本体感受,影响试戴。试戴过程中,医师可以从以下几个方面注意进行检查和处理:

1.基托边缘和表面　在义齿戴入患者口内前,医师应首先检查基托组织面是否有缺陷,磨光面是否抛光,是否形成易于清洁的凹面,有无尖锐的点角或锋利的边缘,尤其是翼下颌切迹、系带、黏膜转折处等位置;基托的厚度是否合适,边缘是否圆滑;基托伸展范围是否恰当,有无过长的基托边缘。

戴入患者口内时,应首先检查有无基托边缘伸入倒凹区,造成就位不良,并确定最佳的就位方向。义齿戴入后,可以牵拉患者口颊,检查基托伸展范围是否恰当,有无干扰系带等情况存在。

2.义齿的适合性和固位稳定能力

有条件的情况下,简易使用专用的义齿压力指示膏检查其适合性。方法是将指示膏均匀涂抹在义齿组织面并在口内就位,医师双手分别放在两侧前磨牙区均匀施加压力。此时可以发现患者的痛点,取下义齿后还可检查基托的密合程度,如有适合性不均匀的情况,指示膏的分布可以清楚地显示其具体位置。具有良好适合性的义齿应具有与之匹配的固位力和稳定性,否则需要重衬或者重做。

3.颌位检查　首先应该检查义齿形成的牙尖交错位和正中颌位是否一致。在天然牙存在时,仅有约15%的人两者一致,而约80%的人两个位置间存在 0.5～1.0mm 的差异。医师是通过颌位关系记录到患者的正中关系,并在该关系上用人工牙的牙尖交错咬合恢复患者的正中颌位,所以全口义齿修复后患者的牙尖交错位和正中颌位应是一致的。如果患者在戴用全口义齿并达到最大人工牙尖窝咬合接触后,出现3mm 以内的下颌后退或者偏斜的情况,可以通过调改后牙尽量使两个颌位一致;如果这个误差超过 3mm,多数情况下需要磨掉整个后牙,重新记录患者的颌位关系并排牙。

第二,应检查垂直距离是否恢复恰当。在检查正中关系的同时,应检查垂直距离的恢复是否正确。同样,当垂直距离误差超过 3mm 时,长期戴用这样的义齿,可能对患者的口腔黏膜、骨组织乃至颞下颌关节造成损害,应磨除后牙重新记录颌位关系,或者重新取印模制作义齿。

4.咬合检查　如"颌位检查"中叙述的,当颌位恢复误差较小时,可以通过选磨的方法调整不良咬合接触。选磨是为了调整正中殆的早接触点,是正中殆达到广泛均匀的接触和稳定的尖窝关系,并调整侧方殆以及前伸殆的干扰,达到平衡殆的要求。

(齐　景)

第四节 颌面缺损的修复

颌面缺损修复,即采用口腔修复学的基本原理和方法,用人工材料修复颌面部软、硬组织的缺损,恢复或部分恢复颌面部功能并恢复容貌。

根据缺损部位的不同可分为颌骨缺损和面部缺损两大类。颌骨缺损又可分为上颌骨缺损和下颌骨缺损。面部缺损又可分为耳、鼻、眼、眶等器官的缺损和面颊部组织的缺损。有的患者会有颌面部联合缺损。缺损可分为先天性缺损和获得性缺损两大类。

获得性上颌骨缺损患者的修复治疗可分为三个阶段,最初的阶段称为即刻外科阻塞器,也就是腭护板;第二阶段称暂时义颌;第三阶段的修复治疗是正式义颌。

获得性下颌骨缺损的修复是要恢复和保持下颌骨的完整性和连续性,重建丧失的咀嚼功能,恢复语言功能。

因肿瘤切除及创伤等造成的颜面部缺损可采用整形外科修复或采用赝复体修复。由于整形外科尚不能达到满意的修复效果,因而这类缺损目前主要采用赝复体进行修复。

一、获得性上颌骨缺损的修复

【临床表现】

1.使牙列及其支持组织部分或全部丧失,咀嚼功能丧失或下降。

2.腭部有缺损区,口腔和鼻腔相通,使共鸣腔遭到破坏,发音模糊不清。

3.口鼻腔间不能封闭,造成吞咽功能障碍,和吮吸功能丧失,进食困难。

4.颜面部畸形,患者可有严重的生理功能障碍和心理障碍。

【诊断要点】

基本原则

1.牙列缺损情况,有无余留牙,余留牙的松动情况,牙周健康程度,牙列有无畸形。

2.缺损区的大小、范围与深度、倒凹大小,有无可以用做固位的倒凹。

3.缺损区创面是否愈合,有无感染,有无新生物及肿瘤复发象,缺损区有无植皮。

4.余留颌骨、颧骨及缺损区邻近部有无足量骨组织可行种植体植入。

5.面部有无畸形及畸形的程度。

【治疗原则及方案】

1.治疗原则

(1)早期修复:颌骨缺损应尽早进行修复治疗。手术后立即戴上即刻外科阻塞器(腭护板),创面初步愈合后带上暂时义颌修复体,可保护手术区创面免受污染、减少瘢痕挛缩、减轻面部畸形程度和及早恢复部分生理功能,而且对患者在心理上还起到一定的安慰作用。永久性的义颌需在术后2月,创面完全愈合后制作。

(2)以恢复生理功能为主:颌骨缺损应以尽量恢复咀嚼、语音、吞咽、吮吸等生理功能为主,并尽量考虑面部外形的恢复。

(3)保护余留组织:除不能治愈和利用的残根或过度松动的牙必须拔除,尖锐的骨尖、骨突需做修整,妨碍修复的瘢痕组织需切除等外,应尽可能保留剩余组织。

(4)要有足够的支持和固位:修复体的支持和固位是颌骨缺损修复成功的关键。应充分利用余留牙及软硬组织倒凹实现义颌的固位,利用余留颌骨、颧骨等组织支持义颌,必要时植入种植体解决义颌的支持与固位。

(5)轻巧、方便、舒适、耐用:义颌要尽可能设计制作得轻巧,阻塞器部分应做成中空形式或开放式以减轻重量,义颌还要容易摘戴,使用方便,便于清洁,舒适耐用。

2.腭护板　腭护板应该在手术前取印模并预制完成,在手术后能立即戴上。腭护板的设计和制作应遵循以下原则和要求:

(1)腭护板是在手术前制取的上颌模型上预制的,应由口腔颌面外科医生和口腔修复医生一起研究,标出手术切除的范围,腭护板要覆盖住并稍超过手术后的整个缺损腔。

(2)上颌模型按外科切除范围修改,将拟切除范围内的牙列及部分牙槽嵴刮除,减小前牙区的宽度,以减轻对皮肤和唇的张力。

(3)腭护板应有良好的固位,对有牙颌患者,采用间隙卡或球型卡固位。对无牙颌患者,只需做腭托,在手术完成时把腭护板用细不锈钢丝结扎到颧骨、鼻棘或剩余牙槽嵴上。对乳牙颌,应将腭护板边缘做在乳牙外形凸点以上,利用倒凹固位。

(4)腭护板与缺损区组织面间应留出足够的敷料间隙。

(5)腭护板应形成正常的腭轮廓,便于改善语音和吞咽。

(6)伤口愈合前缺损侧后牙不建立咬合关系。如果计划切除上颌中线一侧的整个上颌骨,修复体可恢复缺损侧3个上颌前牙,以改善美观。

(7)腭护板应该制作简单,轻巧。

3.暂时义颌　在缺损区创面初步愈合到完全愈合期间,应为患者制作暂时义颌,以维持适当的功能并保持面部外形。暂时义颌的修复应遵循下列原则和要求:

(1)术后7~10天应为患者制作暂时义颌。

(2)暂时义颌应分隔口鼻腔并恢复腭部形态,部分恢复语言、吞咽功能。

(3)应恢复前牙形态,暂不恢复缺损区的咀嚼功能。

(4)与手术创面之间应保持一定的缓冲间隙,防止压迫创面。

(5)要有良好的固位与稳定,通常应用卡环和组织倒凹固位。

(6)应为中空式或开放式以减轻重量。

(7)应便于取戴,便于清洁。

4.正式义颌　正式义颌是在创面完全愈合后为患者制作的永久性修复体。应用较多的是中空式义颌、开顶式义颌,以及种植式义颌和颧颊翼义颌。正式义颌修复应遵循以下原则和要求:

(1)正式义颌应完全封闭口鼻腔并恢复腭部形态,恢复吞咽功能,显著改善语言功能。

(2)应恢复缺损的牙列形态,根据支持组织的条件适当恢复缺损区的咀嚼功能。

(3)应修复面部畸形,改善面部美观。

(4)保护和利用余留组织,对松动牙经加强固定后予以保留或利用。

(5)应具有良好的固位与稳定,有余留牙者应设计卡环固位;无牙颌或仅有少量余留牙者可设计种植体固位,也可采用缺损区侧方、软腭上方、鼻前庭等组织倒凹固位;全上颌缺失者可采用双侧颧骨种植体植入,环形支架和磁性附着体固位。缺损区排列平尖牙。

(6)充分利用余留牙和余留颌骨支持修复体,余留牙不足者可在颌骨或颧骨上植入种植体支持义颌。

（7）正式义颌应为中空式或开放式以减轻重量,避免基牙或支持组织承负过大的应力。

（8）正式义颌应便于取戴,便于清洁,坚固耐用。

二、获得性下颌骨缺损的修复

【临床表现】

1.下颌骨的缺损一般都伴有大量牙的缺失,咀嚼功能严重丧失。

2.下颌骨往往向缺损侧偏斜,或余留骨段错位愈合,上下牙列失去正常的咬合关系。

3.口底瘢痕组织牵拉,固有口腔变小和舌运动受限,使发音不清,语言功能障碍。

4.闭口不全,唾液外流。

5.下颌骨偏斜,口角偏斜,面部失去正常的对称性。

【诊断要点】

1.颌骨是否保持连续,缺损区是否已植骨,植骨区是否有尖锐骨嵴、骨尖,植骨区是否适宜植入种植体。

2.缺损区的部位、范围和大小,缺损区是否已植皮,能否承负𬌗力。

3.颌骨有无偏斜,余留骨段有无错位愈合,有无正常的咬合关系。

4.是否伴有牙列的缺损或缺失,缺牙的数量。余留牙是否健康,能否作为基牙,有无可保留的残根、残冠,有无需拔除的牙齿和残根。

5.缺损区创面是否愈合,有无感染,有无新生物及肿瘤复发象。

6.口腔内有无瘢痕组织牵拉,舌运动、张口是否受限。

7.有无颜面部畸形及畸形的程度。

【治疗原则及方案】

获得性下颌骨缺损的修复应分为两类,一类是不连续下颌骨的修复治疗,主要是植骨前的准备与修复,另一类是连续的下颌骨的修复治疗,即植骨后的修复。此类修复与种植义齿和部分义齿相似,所以,获得性下颌骨缺损的修复的重点是植骨前的准备与修复。

1.不连续下颌骨缺损的修复治疗 不连续下颌骨的修复治疗的目的是恢复和保持下颌骨的正常位置,为进一步采用游离骨瓣或非游离骨瓣植入或采用牵引成骨修复骨缺损做好准备。应遵循下列原则和要求:

（1）余留下颌骨段保持在正常位置上,不偏斜和移位,以免形成难以纠正的错位愈合或畸形。保持和恢复余留牙间的合接触关系,部分恢复咀嚼功能。

（2）利用上颌牙列为支抗保持下颌骨的位置。

（3）尽可能利用和保护余留的口腔组织。

（4）根据不同情况选用不同的修复体:

1）颊翼颌导板:当下颌骨缺损量较小,并有较多稳固的下颌后牙存在,剩余骨段偏斜位程度较轻、未有继发畸形时,在下颌可戴用这种颌导板。

2）翼腭托颌导板:当下颌骨缺损量大,下颌后牙剩余的少,剩余下颌骨段偏斜移位程度较重,或已有继发畸形存在时,可在上颌戴用弹性翼腭托颌导板。

3）缺损小、颌骨无偏移者可直接采用多基牙固定桥修复。

4）一侧下颌骨后部缺损,无条件再做植骨者可直接采用上颌或下颌双牙列修复。

2.保持连续的下颌骨缺损的修复 对保持连续的下颌骨缺损和经植骨恢复了下颌骨连续性的患者的

治疗应着重修复缺损组织,恢复缺损的牙列及口腔组织,重建其咀嚼功能,改善其语言功能和面形。应遵循以下原则和要求:

(1)对影响修复的瘢痕组织,或植骨区的尖锐骨嵴、骨尖应先进行修整,必要时行前庭沟成形术。

(2)对下颌骨保持连续但缺损区明显薄弱,难以承负给力的缺损,仍应先通过植骨修补缺损区,增强其承负给力的能力。

(3)对无明显薄弱部分的下颌骨缺损,可根据不同情况选择不同的修复体进行修复:

1)缺损区较小和缺牙数较少,余留基牙较好的患者应采用固定桥修复。

2)缺损区较大和缺牙数较多,余留基牙较差的患者应采用可摘部分义齿进行修复,应扩大基托面积,必要时应在义齿组织面加衬软衬材料。

3)有足量骨组织的患者可选择种植义齿进行修复。

三、面部缺损的修复

(一)耳修复

【临床表现】

外耳缺损或缺失使面部失去了正常的对称性,造成面部畸形。

【诊断要点】

1.根据耳的缺损范围、部位和大小,分为部分耳缺损或全耳缺失。

2.缺损区是否已经植皮,创面是否已愈合,有无炎症、溃疡及新生物,皮肤病等。

3.缺损区骨质的状况,是否适于种植体植入。

4.健侧耳朵的位置、形态和大小。

【治疗原则及方案】

1.耳缺损的修复 通常采用粘贴法固位,将硅橡胶义耳边缘作成菲薄状,贴附于缺损区皮肤和余留耳的边缘皮肤上。大的耳缺损也可采用种植体和粘贴共同固位的方法。

2.全耳缺失的修复 多采用种植体与杆式附着体、磁性附着体固位,无条件做种植体的患者也可行粘贴法固位或眼镜架固位。

(二)鼻修复

【临床表现】

1.缺损造成严重的面部畸形。

2.腔内结构暴露,引起鼻甲等结构增生及慢性炎症。

3.鼻的空气过滤、润湿和加温功能丧失,空气直接进入咽喉、气管和肺部,使患者易得气管炎、肺炎等疾病。

【诊断要点】

1.鼻缺损的部位、范围和大小。

2.缺损区创面是否植皮,创面是否愈合,鼻腔内结构有无炎症、溃疡等及新生物。

3.缺损区邻近皮肤有无皮肤病。

4.鼻底、鼻顶部骨质情况是否适于种植体植入。

【治疗原则及方案】

1.部分鼻缺损的修复 主要采用粘着剂固位,将硅橡胶义鼻边缘作成菲薄状,贴附于缺损区周围皮肤和余留鼻的边缘皮肤上。大的鼻缺损也可采用种植体和粘贴共同固位的方法。

2.鼻缺失的修复 多采用种植体与杆式附着体、磁性附着体固位,无条件做种植体的患者也可行粘贴法固位或眼镜架固位。

(三)眼球缺失的修复

【临床表现】

1.患眼视力丧失。

2.眼球缺失或眼球萎缩、眼窝塌陷造成面部畸形。

【诊断要点】

1.眼球缺失与否,是否保留巩膜角膜等外眼结构。

2.动眼肌是否保存,眼窝内余留组织有无随意运动,有无植入义眼座。

3.缺损腔的大小,上下眼睑穹窿是否存在,有无足够的固位间隙。上下眼睑穹窿过浅,则需行穹窿成形术,以便为义眼固位创造条件。

4.眼窝内有无瘢痕带、粘连或不正常的肌附着是否影响义眼装置,如影响则应用手术切除。

5.眼窝内有无炎症,溃疡及新生物。

6.患者有无睁、闭眼功能。

【治疗原则及方案】

眼球摘除术同时应植入义眼座,并填入眼球替代体以保留眼球空间,术后四周可行义眼修复。根据眼窝内的余留组织情况,选用不同修复方案:

1.对保留有外眼结构的患者,应在原眼球的基础上制作薄壳状义眼,恢复眼球的自然外形,这种义眼可有与健眼一致的随意运动。

2.对眼球摘除后植入了义眼座的患者,应在义眼座的基础上制作义眼,将义眼固定在基座上,使义眼能具有与健眼一致的随意运动。

3.无条件植入义眼座的患者,可直接制作义眼。

(四)眼眶缺损的修复

【临床表现】

1.患眼视力丧失。

2.眼球、眼睑及眶内容物全部缺失,呈大的凹陷性空腔,造成严重的面部畸形。

【诊断要点】

1.眶缺损的范围、深度和大小,有无倒凹,倒凹的深度,有无与鼻腔交通,有无合并鼻、上颌骨及颜面部缺损。

2.缺损区创面是否植皮,创面是否愈合,眶腔内有无炎症、溃疡等及新生物。

3.缺损区及邻近皮肤有无皮肤病。

4.眶上缘、眶外侧缘及眶下缘外侧2/3的骨质情况是否适于种植体植入。

5.健侧目艮及眶的特征。

【治疗原则及方案】

1.有条件的患者应在眶上缘、眶外侧缘及眶下缘外侧2/3处植入种植体,多采用种植体与杆式附着体或磁性附着体固位。大的眶缺损也可采用种植体和粘贴法共同固位。

2.也可行粘贴法固位,将硅橡胶义眶边缘作成菲薄状,贴附于缺损区周围皮肤和余留鼻的边缘皮肤上。眶区组织倒凹较大者,可采用组织倒凹固位,还可采用眼镜架固位。

3.合并有上颌骨缺损者,也可与义颌联合修复,利用与义颌的连接来固位。

(石小磊)

第五节 牙周炎的修复

【概述】

牙周炎的修复治疗是其综合治疗方法之一,牙周炎修复治疗的方法有调𬌗、正畸矫治、夹板固定等。其目的是调整咬合接触时的早接触和𬌗干扰,消除创伤,减轻牙周支持组织的负担;固定松动牙,使𬌗力得到分散,并可控制牙齿病理性松动和移位,使牙周组织获得生理性休息,为牙周组织愈合创造条件;提高咀嚼效能,从而增进全身健康。

【临床表现】

1.牙周组织吸收破坏。

2.牙松动和移位。

3.咀嚼功能下降。

4.牙列中牙齿之间接触点丧失。

5.可伴有牙列缺损。

【诊断要点】

1.经口腔内科治疗后患牙炎症已基本控制,口腔卫生自我保持良好状况。

2.是否有牙列缺损。

3.牙列缺损的缺牙数目、部位,缺牙区范围。

4.患牙松动度。

5.缺牙区牙槽骨愈合是否良好,有无骨尖、残根、增生物、牙槽嵴形态以及吸收状况。

6.缺牙区粘膜无疾患。

7.有无不良修复体。

8.上下牙列咬合关系,有无𬌗干扰、早接触等。

9.结合 X 线片检查患牙和余留牙的牙周支持组织健康状况,根周骨支持量、骨组织密度和结构。

【治疗原则及方案】

牙周炎修复治疗之前应作出全面治疗计划,并遵循综合治疗原则完成治疗。牙周炎修复治疗一般按以下原则。

1.牙周炎修复前必须经牙周系统治疗,并基本控制炎症。

2.尽可能保存患牙

(1)牙槽骨吸收未超过根长 2/3 患牙应予保留。

(2)多根牙牙周袋深达根分叉以下,但经分根治疗后牙周组织炎症能控制的患牙,应予保留。

(3)倾斜移位和明显伸长的患牙,采用固定夹板或固定—活动夹板治疗时,患牙应作根管充填后予以保留。

3.下述情况的患牙可以考虑拔除

(1)松动牙牙周袋深达单根牙的根尖区。

(2)牙冠严重破坏的牙周病患牙以及残根。

(3)牙槽骨吸收超过根长的 2/3 者。

(4)牙明显移位、倾斜、松动、伸长,难以消除𬌗干扰或创伤者。

（5）前牙松动、移位，影响发音和美观，又不利于夹板就位者。

（6）少而孤立的余留牙，难以减轻其牙周组织负荷，控制病理性松动。

（7）上述（3）（4）（5）（6）的患者如采用套筒冠牙周夹板修复时，仍可酌情考虑保留。

4.固定松动牙：固定松动牙的数量和范围，取决于牙松动度及其在牙弓上的位置，可考虑以下几方面：

（1）有一定数量的健康牙包含在夹板固定范围。无健康牙存在时，夹板固定范围应包含所有余留牙。

（2）松动牙数越多，松动度越大，夹板固定的牙数和范围应相应增加。

（3）缺牙数量多，余留牙少，应利用余留牙，扩大固定范围，并应充分利用缺牙区支持组织的作用。夹板设计时，应考虑减少侧向力和扭力，以免基牙和余留牙创伤。

（4）对颌为可摘义齿，夹板的固定范围可适当缩小。对颌牙健康，𬌗力大时，扩大夹板固定范围，以免余留牙创伤。

（5）夹板固定时间的长短，需根据牙周炎的病因和性质。

1）病因去除牙齿松动能消失者，可作短期暂时性固定。

2）不可恢复的病理性松动牙，应采用长期恒久性固定。

3）恒久性夹板修复治疗前，可采用过渡性的暂时性夹板固定，以便观察疗效。

5.修复缺失牙，恢复正常咬合接触和邻接关系，恢复咀嚼功能，维持牙周组织的健康。

（1）恢复牙弓的完整性和稳定性的同时，应注意在行使咀嚼功能时，牙周夹板固定牙的牙周组织所能承受𬌗力的能力，应采取降低𬌗力、分散𬌗力、减小侧向力等措施，以避免牙周夹板固定的牙齿支持组织损伤。

（2）调整咬合，采用调磨、正畸或修复的方法，恢复邻接关系，消除食物嵌塞和创伤性𬌗，建立协调的𬌗关系。

6.适当控制𬌗力，以保护基牙和余留牙。

（1）分散𬌗力

1）消除咀嚼时牙的早接触点和𬌗干扰，避免个别牙的创伤。

2）修复缺牙，恢复牙弓的完整和稳定，改善咬合和邻接关系，以组牙型分散𬌗力。

3）可摘式牙周夹板可利用𬌗支托、𬌗垫、切沟、邻间沟等夹板部件装置，将𬌗力分散到支持牙上；

4）固定式和套筒冠式牙周夹板可将夹板范围内的牙齿形成"多根后牙"，加强支持力，分散𬌗力，减轻个别牙的负担。

（2）降低𬌗力：减小牙周夹板中人工牙的颊舌径宽径、牙尖斜度，增加副沟，扩大外展隙。

（3）避免不利𬌗力

1）用正畸方法改变牙长轴方向，纠正倾斜度，尽可能使𬌗力作用方向与牙长轴方向接近。

2）采用套筒冠牙周夹板，消除戴夹板时施与基牙的扭力。

3）截短牙冠，改变冠根比例，消除不利杠杆作用对牙周组织增加的负荷。

4）降低牙尖高度和陡坡的斜度，消除侧向力和扭力。

（张胜楠）

第六节　颞下颌关节紊乱病的修复

【概述】

颞下颌关节紊乱病（简称 TMD）是一组疾病的总称，是发生在颞下颌关节区域的弹响（或其他杂音）、疼痛、下颌运动异常等症状,病因尚未完全明了。

在对 TMD 实施的治疗手段中,有相当一部分是通过改变𬌗接触状态达到治疗目的,统称为修复治疗。其中一些方法在改变𬌗接触之后,如果有必要还可以恢复到原先的状态,称为可逆的修复治疗。另一些方法在改变𬌗接触状态后即无法复原,称为不可逆的修复治疗。

【临床表现】

颞下颌关节紊乱病的三个主要典型症状是:颞下颌关节及其周围区域疼痛,下颌运动异常和运动时出现杂音。其临床表现详见口腔颌面外科颞下颌关节病章节。

【诊断要点】

颞下颌关节紊乱病的诊断要点详见口腔颌面外科颞下颌关节病章节。颞下颌关节紊乱病的发生有时与牙列缺损缺失未得到及时的修复治疗,或是戴用不良修复体有直接关系。

【治疗原则及方案】

1.治疗原则 颞下颌关节紊乱病的治疗应先采用可逆性保守治疗,采取针对发病因素和对症治疗相结合的综合治疗。在综合性保守治疗方法中,修复治疗是重要手段之一,治疗牙列也应遵循先可逆性修复治疗,后不可逆性修复治疗。

2.治疗方案 可逆性修复治疗

(1)咬合板:又称𬌗夹板、𬌗垫、𬌗板。其延伸覆盖至𬌗面的部分能改变原有的𬌗接触关系,解除𬌗干扰,可缓解𬌗干扰刺激诱发的咀嚼肌功能亢进的高张力状态。咬合板由此直接或间接地调节并稳定下颌髁突在关节凹中的位置,减小关节内压。

(2)可摘局部义齿:在许多情况下以可摘局部义齿修复牙列缺损,起到在咀嚼系统中合理地分布𬌗力负荷的作用,因此对 TMD 的症状也会有所改善。

较复杂的情况是需要以治疗性颌位取代患者原先的正中关系位,并在此𬌗位上重建𬌗接触关系。可摘局部义齿对 TMD 的治疗往往是咬合板治疗的延续。在牙列缺损的情况下,可先制作人工牙—咬合板联为一体的胶连式可摘局部义齿修复体,在经过一段时间的试戴和调整确定其适宜的治疗颌位后,再考虑用铸造支架方式给患者提供一个较舒适又坚固耐用的修复体。

(3)全口义齿:无牙颌的 TMD 可能由有牙颌时迁延而来,也可能因牙列缺失后久不修复或戴用不良修复体所导致。原则上正中关系准确、垂直距离合适,𬌗关系良好的全口义齿不仅能恢复患者的功能和外观,也能对颞下颌关节及咀嚼肌起到调节作用,从而减轻或治愈颞下颌关节紊乱病的症状。

(4)冠桥修复和咬合重建:用嵌体、冠桥等固定修复体可以改变个别牙的外形以消除𬌗干扰点,也可以对全牙列的形态加以改造,以全新的𬌗关系适应生理性的颌位。所谓咬合重建即是以修复的方法适当地恢复垂直距离,重建正常的𬌗关系,改正颌位,使之适宜于颞下颌关节及颌面肌肉的解剖生理,从而消除因𬌗异常而引起的颞下颌关节紊乱,恢复其正常功能。固定修复属于不可逆的修复治疗,如未能得到预期疗效甚至出现副作用也很难恢复原先咬合关系,因此固定修复作为治疗颞下颌关节紊乱病的手段需慎重实施。

(石亚红)

第二十一章　口腔正畸

第一节　颅面部的生长发育

一、概述

　　颅面部的生长发育是指颅、颌、面、𬌗的生长发育,它是口腔正畸学的基础知识。了解和掌握这方面的知识,对错𬌗畸形的早期诊断、预防和估计预后有重要的意义。

　　生长发育是生物体的基本特征之一。

　　生长是指活体的组织、器官等在生物学过程中的数量、形态变化,是细胞分裂、细胞增殖和细胞体积增大及间质增加的结果,是可用测量值来表示的量的变化。

　　发育是指细胞、组织、器官增长的程度。表现为机体组织结构和功能上的分化和完成的过程。生长和发育密切相关,在个体上不能分割,往往同时进行。虽然彼此并非同一概念,彼此间在不同时期也是有差别的,但通常是以生长发育的整体概念来论述机体变化。生长发育并不是无限连续的,也不是随着年龄均衡增长的。在每一年龄阶段,某一部位快速成长,而另一部位则较缓慢地进行,个体不同部位各自遵循一定的规律生长,有生长的旺盛期和衰减期之分。机体的生长发育时间、速度,既受先天因素的影响,也受营养、疾病、运动等环境的影响,不同个体间存在一定的差异。但总体来说,个体从出生到5、6岁,为生长发育的快速期;儿童时期,生长渐渐变慢;而后女性10岁左右、男性12岁左右进入青春生长发育快速期;女性到14~16岁,男性到16~18岁进入生长发育缓慢期;女性直到18~20岁左右,男性到24岁左右发育完成。

　　颅面部的生长发育是机体生长发育的一部分,遵循全身生长发育的总规律,又存在特殊性。颅面和全身高度的比例,随着年龄的增长而不断地发生变化(图21-1)。从出生至成熟期,头部生长的比例小于身体其他部分的生长比例。刚出生时,头部约占整个身高的1/4,而成人头部约占整个身高的1/8。头部的组成部分——颅部和面部在刚出生和成年时的相应比例是不同的。

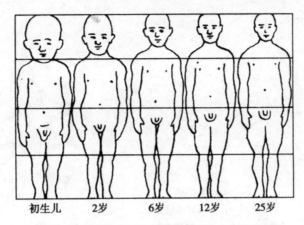

图 21-1 从出生至 25 岁身体各部分比例变化图

二、颜面的生长发育

人体颜面部由 20 块骨骼组成,成年人骨骼并不是婴儿骨骼的扩大或放大,成年人颜面骨骼不仅在体积上,而且在形态上与儿童均存在着差异(图 21-2)。

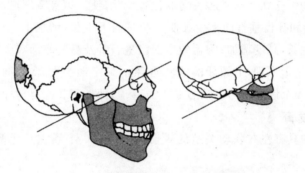

图 21-2 出生后儿童与成人颜面图

(一)颅部的生长发育

出生后 1～2 岁颅部生长速度最快,到 6 岁时其容量完成成人的 90％以上,10～12 岁时颅部与成人相差很少。颅部前后径的增长,主要是靠颅底软骨生长。但枕骨大孔以前、枕骨基部与蝶骨相连之软骨的生长,比枕骨大孔后部为快,以配合面部向前下的生长。颅部上下径及左右径增大,主要靠颅骨骨缝的生长。出生后许多骨缝及软骨逐渐消失而融合,颌额缝 6 岁左右才消失。颅部的三维生长虽然同时进行,但不成比例,前后径比上下径及左右径生长速度快。

颅底的生长发育主要由蝶筛软骨结合、蝶骨间软骨结合和蝶枕软骨结合进行。某些因素对颅底软骨结合的生长产生影响时,可出现早期骨化,造成颅底得不到充分的生长发育而停止。在正畸临床上可出现中面部或上颌后缩形成反𬌗。对软骨结合的生长发育造成严重的影响时,可出现颅部畸形。

(二)上颌骨的生长发育

上颌骨是颌面部骨骼的主要组成部分之一,主要由前颌骨和上颌骨本体两部分组成,是面部中 1/3 的主要骨性支架。由第一鳃弓的上颌突、侧鼻突和中鼻突共同发育融合而成。

1.长度的增长 额颌缝、颧颌缝、颧颞缝、翼腭缝沉积骨质可增加上颌骨的长度(图 21-3);唇侧增生新骨,舌侧吸收陈骨使上颌骨长度增加;上颌结节后壁区骨的沉淀,增加上颌骨后部长度;腭骨后缘有新骨增生,以维持后鼻棘的位置,使上颌骨长度增加;随颅中窝的生长发育,上颌、前颅基底、前额、颧骨向前移动,增加了上颌骨的长度(图 21-4)。

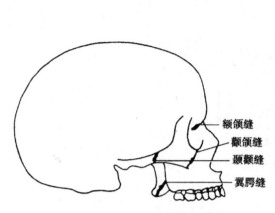

图 21-3　上颌骨骨缝示意图

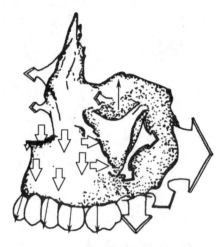

图 21-4　上颌骨整体生长发育示意图

2.宽度的增长　上颌骨两腭突部分的分离移位是上颌骨宽度增长的主要方式;腭中缝之间骨质沉积,使腭部宽度增加;牙槽骨因恒磨牙的生长在颊面增生新骨,使腭盖加宽;在颧颌缝及部分颧骨侧面增生新骨,使上颌宽度增加;乳牙和恒牙在牙槽骨唇舌向的位置变化,使上颌骨宽度增加。

3.高度的增长　牙槽骨和牙齿垂直向上生长使上颌骨向下生长,增加上颌骨的高度;颅基底及鼻中隔的生长使上颌骨向下向前生长,高度增加;腭盖的表面增生新骨及鼻腔底面吸收陈骨,使腭盖下降。

根据 Enlow 提出的 V 字形原理,上颌牙槽弓呈向后方 V 字形扩大,内面骨质增生,外面骨质吸收,各自向其敞开的两端生长,从而上颌牙槽弓向后方及下方移动,即长度和高度增加。

(三)下颌骨的生长发育

下颌骨是身体中唯一的具有左右联动关节的骨骼,由下颌体、下颌支及牙槽骨三部分组成(图 21-5),是面部下 1/3 的主要骨性支架。

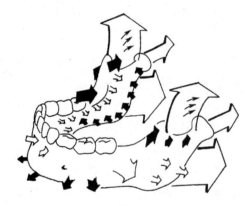

图 21-5　下颌骨生长发育示意图

1.下颌骨的三维生长

(1)下颌骨长度的增长以磨牙区最多。下颌骨靠下颌支前缘吸收陈骨和后缘增生新骨而改建,使下颌体延长,提供恒磨牙的萌出位置。下颌骨外侧增生新骨,内侧吸收陈骨,可使下颌体的长度增加,且可使两侧下颌角距离增加而向四周扩大。随上颌牙弓的向前移位,下颌体也随之延长。下颌长度的增长,女孩比男孩早 1 年左右。

(2)下颌骨宽度的增长主要依靠下颌体部和升支的表面改建。下颌骨的外侧面增生新骨,内侧面吸收陈骨可增加宽度。随着下颌骨向后生长,由于髁突随颞凹同时向侧方生长,可使下颌支宽度增加。

(3)下颌骨高度的增长主要靠下颌骨髁突向后、向上的生长。下颌支的喙突生长,也使下颌骨的高度增加。下颌体高度的生长主要是靠下颌牙齿萌出时牙槽突的增高及下颌骨的下缘少量增生新骨(图21-5)。

出生后1～5岁下颌骨左右两部分的骨融合完成。此后除了髁突有软骨生长外,下颌骨大小的增加,都是由骨膜下的骨表面基质的沉积形成。这种基质的沉积又与肌肉的牵拉、髁突的软骨生长和牙齿的萌出有关。

2.髁突的生长 髁突是下颌骨主要的生长中心,由于软骨的增殖性生长而向后上方移动,形成头部大颈部细的形态,从其额断面来看呈V字形。根据V字形原理,髁突的位置按V字向侧方连续开阔变化。

3.颏部的生长 颏部在从幼儿到成人的发育中,在颏的基底和牙根尖部附近为骨的增生而突出。颏的上部在尖牙牙槽附近为骨的吸收区,向内侧移动,使颏的外形突显出来。

4.下颌角的生长 下颌角在生长发育中,可因人种、年龄、性别等有所不同。随年龄递增而变化,例如新生儿下颌角为140°～160°,3岁乳牙完成咬合时为130°～140°,12岁时恒牙咬合完成时为120°～125°,20岁成年人为125°,而老年时,由于牙齿脱落,牙槽突吸收,下颌角又变为钝角(图21-6)。在性别差异上,一般女性比男性下颌角小。

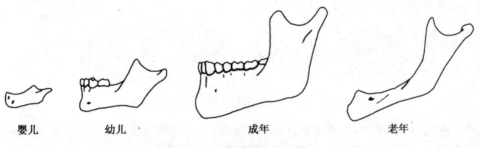

婴儿　　　幼儿　　　　　成年　　　　老年

图21-6　下颌角的年龄变化

三、牙列与𬌗的生长发育

(一)𬌗的建立与平衡

1.𬌗的建立 𬌗的建立从婴儿第6～8个月乳牙萌出时开始,直到第三磨牙萌出时才完成。正常𬌗的建立不仅依赖于牙齿的正常发育、萌出、排列、功能等,还依赖于牙槽骨、颌骨及整个面部、颅部的正常发育以及面颌肌的动力平衡。𬌗的发育还要受到遗传、代谢、营养、内分泌等因素及外界环境的影响。

2.建𬌗的动力平衡 颌面部肌肉从不同方向作用于牙弓,使其维持一定的形状,处于平衡状态。

由于上下牙齿的长轴微向前方倾斜,颞肌、咬肌、翼内肌等升颌肌群的咀嚼力通过牙齿产生向前的合力,有使牙体向前移动的倾向(图21-7)。

口轮匝肌、上下唇方肌、颊肌、颏肌、颧肌等使同颌的牙齿经常保持紧密的邻接而相互支持,借助于斜面关系使上下牙弓互相稳定,保持一定的形状。

内侧舌体、肌肉的作用,使牙弓扩大;外侧唇颊肌的作用使牙弓向

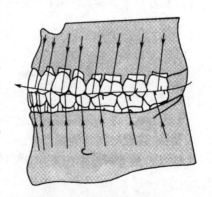

图21-7　咬合时向前的动力

内而限制其扩大,牙弓在内外肌肉的作用下,保持一定的宽度和大小,维持平衡。正常的动力平衡使上下牙弓可以适当向前发育,使颌不至于前突或后缩,同时促使牙弓侧向发育。

闭口肌与开口肌的动力平衡对维持牙槽高度的正常发育,起到一定作用,避免产生深覆𬌗或开𬌗。

(二)𬌗的发育

1.萌牙前期 20颗乳牙胚在胚胎期按一定的规律以一定的速率进行分化。新生儿的上、下颌间具有龈垫接触关系,呈弧形,由于变异很大,不能预测恒牙时期的关系。婴儿下颌处于休息状态时,上下龈垫完全分离而无接触,形成一间隙,与恒牙𬌗的息止𬌗间隙相似。在出生后1年内,上下颌间没有明确的正中颌位,此时下颌只有前后运动,无侧方运动。

2.乳牙期 正常的乳牙列萌出一般在出生后6～8个月开始,2年后完成,到6岁时乳牙开始脱落恒牙萌出开始,这段时间称为乳牙时期。乳牙的萌出顺序一般为:下Ⅰ→上Ⅰ→下Ⅱ→上Ⅱ→Ⅳ→Ⅲ→下Ⅴ→上Ⅴ。

正常乳牙𬌗形成后也在不断地进行着生长发育的变化,有如下特点:①牙弓呈卵圆形;②乳牙排列紧密,随着儿童的生长发育,上下颌前牙出现大量生理性散在间隙,尤其是上颌乳尖牙的近中和下颌乳尖牙的远中更明显,对以后恒牙列期牙齿的排列或关系的建立有重要的作用;③切缘和𬌗面逐渐出现磨耗现象,前牙轴前倾,覆𬌗、覆盖浅,切牙可能出现对刃关系;④下颌第二乳磨牙逐渐前移,上下第二乳磨牙远中终末平面关系变为近中阶梯终末平面关系(图21-8)。

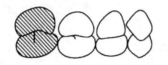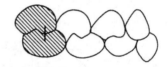

图21-8 平齐终末平面与近中阶梯终末平面

3.替牙期 从6～12岁期间,牙列中乳牙及恒牙并存,从第一磨牙萌出到最后一颗乳牙被替换,这段时间称为混合牙列时期,也就是替牙期。恒牙的萌出顺序和时间存在较明显的个体及种族差异。萌出顺序上的差异,往往导致错𬌗畸形的形成。切牙替换时,牙弓前段出现间隙,该间隙可为恒牙的排齐、磨牙关系的调整提供必要的空间。该期的关系变异很大,可能会出现暂时性错𬌗。

4.恒牙期 临床上,乳牙全部脱落开始到第二磨牙完成建𬌗的这段时间,为恒牙列早期阶段,约12～14周岁。这个时期是儿童生长发育的高峰期,颌骨可塑性强,是正畸治疗的理想时期。此时上下前牙的关系应该是下中切牙的切缘咬于上切牙的腭侧面的切1/3与中1/3交接处,上颌尖牙咬在下颌尖牙远中及第一前磨牙的近中。上颌第一磨牙的近中舌尖咬在下颌第一磨牙的中央窝。上下颌牙的接触关系,除上颌第三磨牙和下颌中切牙与对颌一个牙齿接触外,其余上下颌牙均与2个对颌牙相接触。恒牙的萌出和钙化过程女孩早于男孩,腭中缝的关闭女孩却晚于男孩。

(刘　琪)

第二节　错𬌗畸形的形成机制及病因

一、错𬌗畸形的形成机制

错𬌗畸形形成的机制是错综复杂、相互关联的,可能是一种因素,也可能是多种因素共同作用的结果。

这些因素只要有足够的作用强度和作用时间，就有可能通过对口腔颌面部的骨骼、肌肉组织和牙齿发生作用，导致错𬌗畸形的形成。

（一）错𬌗形成的牙因素

牙齿的数目、形态、大小、位置、萌出顺序的异常及替牙障碍等都会影响到𬌗关系。牙因素引起的错𬌗可表现在牙弓内，也可表现在牙弓关系上。牙量与骨量不协调是现代人类咀嚼器官的重要特征。当牙冠体积过大或牙齿数目过多或颌骨发育不足时，牙量相对大于骨量，牙弓内出现拥挤，可导致牙齿的重叠、错位、阻生及牙齿的异位萌出。而这种由于拥挤而发生的牙齿位置和萌出方向的改变，会进一步导致𬌗关系的紊乱。当牙冠体积过小或颌骨发育相对过度或牙齿异常缺失及其他替牙期的异常，会使牙量相对小于骨量，牙弓内会存在间隙，使牙位及验关系受到影响。

（二）错𬌗形成的肌因素

舌肌、面肌和咀嚼肌对引导牙齿进入最后位置，并稳定在这一位置起着重要作用，这些肌肉的形态和功能变异将影响牙齿的位置和𬌗关系。唇在垂直高度的变异以及在近远中方向的异常，不但会影响切牙位置及其倾斜度，而且会对牙弓的近远中关系产生影响。牙弓处于舌肌与唇颊肌之间，牙弓的排列和形态受其内外动力平衡的影响。如果牙弓内外肌动力平衡被破坏，则牙冠的位置、𬌗的形态会发生改变。

（三）错𬌗形成的骨骼因素

颌骨由基骨和牙槽骨组成。牙齿是否能够排列整齐，上下牙弓是否能形成正常的𬌗关系，很大程度上取决于基骨的发育情况。一切影响骨骼发育的因素，包括遗传因素和环境因素，都直接或间接地对𬌗的特征起决定性作用。颌骨的大小、上下颌骨之间的关系、颌骨与颅底间的关系确定了牙齿萌出之前的位置和萌出后牙根的位置。牙弓及牙槽骨的关系应与基骨关系相匹配。如果基骨宽大，牙槽骨相应也大，就会出现牙间隙；基骨窄小，牙槽骨相应也小，就会出现牙齿拥挤错位。上下颌基骨关系不协调，会引起颌弓、牙弓的关系不协调，也会导致错𬌗畸形的发生。

二、错𬌗畸形的病因

错𬌗畸形的病因分为遗传因素和环境因素两大类。这两类因素最终通过影响牙列、颌面部骨骼、神经肌肉和软组织的发生、生长和发育过程，从而导致错𬌗畸形的形成。但对于具体的某一类错𬌗畸形而言，遗传因素和环境因素所表现的形式和强度各有不同。人类学和遗传学的研究表明，错𬌗畸形常表现出家族遗传倾向，无明显的遗传方式，受遗传因素和环境因素的双重影响，即表现为多基因遗传。研究错𬌗畸形的病因，对于错𬌗畸形的矫治设计和判断预后具有重要价值。

【遗传因素】

（一）种族演化

在漫长的人类进化史上，由于生存环境的改变，人类的咀嚼器官逐渐退化，错𬌗畸形从无到有，从少到多，从轻到重。据考古资料及错𬌗的调查统计资料表明，公元前 80 万年～公元前 50 万年前的古人头骨上，未发现错𬌗，公元前 10 万年前尼安德特人头骨上有轻微错𬌗，殷墟人错𬌗占 28%，而现代人类错𬌗约占 67%。错𬌗畸形是人类在数十万年的种族进化中，环境变迁、食物结构变化等造成的咀嚼器官不平衡退化的结果。其机制如下：

1.人类基本行动姿势的改变　由于环境的变化，原始人类由森林地带迁往平原，基本行动姿势从爬行逐渐过渡到直立行走，躯体重心发生改变，支持头部的颈背肌逐渐减弱，为适应头部平衡，颌骨逐渐退化缩小，而颅骨因脑量的增大而逐渐扩大，随着人类的进化，演化成现代人颅面外形。

2.食物性状的改变   人类开始认识并利用火之后,食物的性状发生了改变:由生到熟,由粗到细,由硬到软。咀嚼器官受到的功能刺激日渐减弱,发育潜力受到削弱,因而产生咀嚼器官退化性缩小的遗传倾向。

3.咀嚼器官的不平衡退化   在人类咀嚼器官的退化过程中,呈现出不平衡退化的现象,肌肉退缩最明显,颌骨次之,牙齿再次之。研究者发现,现代人下切牙区下颌骨宽度比古代人减少50%,下颌升支宽度减少40%,下颌体长减少30%,而牙齿体积仅减少5%~10%。可见牙量的退化程度明显小于骨量的退化程度,导致牙量、骨量不调,造成现代人类牙齿的拥挤错位。

(二)个体发育

从个体发育的角度来看,现代人中只有少数人的牙齿排列比较整齐,上下牙齿的咬合关系在正常范围内,而多数人则有不同程度的错𬌗畸形,这与双亲的遗传有关。双亲的错𬌗畸形遗传给子女,子女的颌面形态像父母,这是表现在颌面部常见的遗传现象。但有的子女并不完全像父母,这与变异和环境有关。

咀嚼器官以退化性性状的遗传占优势。研究者发现,若父亲的上颌牙弓宽大,母亲的上颌牙弓狭窄,则子女的上颌牙弓多与母亲相似;反之,若父亲的上颌牙弓狭窄,母亲的上颌牙弓宽大,则子女的上颌牙弓多与父亲相似。若父母一方或双方有小下颌发育者,则小下颌的遗传甚为明显;父母一方或双方下颌发育较大时,则大下颌的遗传趋势较小。

遗传因素在错𬌗畸形的病因中占比重较高,有资料显示:我国错𬌗畸形的遗传因素约占错𬌗畸形病因的29.4%。常见的遗传性错𬌗畸形有颜面不对称、牙间隙、牙齿拥挤、上中切牙扭转、牙齿数目异常、牙齿形态异常、牙齿萌出时间异常、下颌前突、上颌前突、双颌前突、下颌后缩、牙弓狭窄、腭盖高拱、深覆𬌗和深覆盖等。

遗传性错𬌗畸形矫治比较困难,应尽早进行,选用适宜的矫治器,坚持随访,适当延长矫治结束后保持的时间,必要时配合成年后的外科矫治,以收到较好的矫治效果。

【环境因素】

环境因素分为先天因素和后天因素,两者相互联系,不能截然分开。

(一)先天因素

从受孕后直到胎儿出生前,任何可以导致错𬌗畸形发生的各种发育、营养、疾病、外伤等原因,都称为先天因素。这种牙颌的异常发育虽然表现出先天性,但并不一定具有遗传性。

1.母体因素   母亲妊娠时的状态,影响着胎儿的发育。母体的营养不良、代谢失调,导致胎儿生长发育所必需的钙、磷、铁等矿物质以及维生素B、C、D等缺乏,可造成胎儿发育不良或发育异常;妊娠初期母亲患风疹、梅毒及其他传染病可影响胎儿骨的钙化,导致牙齿的发育和萌出异常;母亲在妊娠期间发生内分泌功能失调也可影响胎儿发育,如肾上腺皮质激素的增多,可导致腭裂的出现;母体受到大剂量的放射线照射,也可引起胎儿的发育畸形。

2.胎儿因素   在胎儿发育早期,其内分泌腺已参与本身新陈代谢的调节,如果胎儿的内分泌功能失调,可能造成先天发育异常而出现畸形;胎儿在子宫内的生长发育环境出现异常,如羊水压力失常、胎位不正、脐带缠绕等都可使颜面部受到异常外力的作用,引起发育受阻或两侧发育不对称,特别是子宫狭窄、羊水较少,对胎儿的影响更明显。

3.常见的发育障碍及缺陷

(1)牙齿数目异常:牙齿数目异常可表现为额外牙和先天性缺失牙。

额外牙(又称多生牙)即牙齿数目超出正常范围,一个或多个,可单独或成对发生。额外牙可出现在牙弓的任何部位,常见于上颌中切牙之间,呈锥形。位于侧切牙或前磨牙区域的额外牙,有时与邻牙形状相似,难以区别。有的额外牙长期不萌,埋藏在颌骨内或阻生。额外牙占据了恒牙的位置,常引起恒牙的错位萌出或阻生,造成牙列拥挤或产生间隙。

先天性缺失牙常见于恒牙列,其发生率依次为第三磨牙、下颌切牙、上颌第二前磨牙、下颌第二前磨牙及上颌侧切牙,也有先天性牙列缺失者,但较为罕见。缺失牙影响到牙齿的位置和颌骨的生长,牙列中出现散在间隙,严重时使上下牙弓颌骨不协调,影响功能和美观。

(2)牙齿大小形态异常:牙齿巨大,多见于上颌中切牙和侧切牙,颌骨相对小,形成上颌前牙前突或拥挤;牙齿过小,多见于上颌侧切牙,颌骨相对大,形成牙间隙。牙齿形态异常最常见于切牙和尖牙,呈圆锥形;此外,可见一些因缺陷引起的形态异常,如釉质缺损及发育不全、牙瘤、融合牙等,均可造成错𬌗畸形。

(3)舌形态异常:舌的形态、功能与牙弓大小及形态紧密相关。巨舌症患者由于巨大舌体的压力,可使牙弓扩大,尤其是下牙弓扩大明显,出现牙列间隙,下前牙被推向前形成反𬌗,舌体停留在上下颌牙齿之间形成开𬌗。小舌症患者舌体过小,因不能构成对牙弓的正常功能压力,而形成牙弓狭窄及牙列拥挤。

(4)唇系带异常:上唇系带位于口腔前庭牙槽嵴唇侧中线上,由结缔组织构成。婴幼儿时,唇系带较宽,附丽低,随着牙齿的萌出,牙槽嵴增高,系带纤维束逐渐萎缩,变薄变窄,通常到10~12岁时,附着在距离两中切牙龈缘上方约3mm处。若唇系带不能自行萎缩,纤维束仍然存在,则可造成上中切牙间隙。

(5)唇裂和腭裂:唇裂和腭裂既与遗传因素有关,也与出生前的环境因素有关。动物实验证实,母体缺乏核黄素时,可发生下颌短小或腭裂;某些传染病及子宫内损伤,也可引起唇裂或腭裂。腭裂常合并上前牙区的严重错𬌗,如侧切牙先天性缺失、中切牙或尖牙的易位、埋伏等,由于裂隙的存在,可使上颌骨发育不足,上牙弓狭窄或后缩,出现前牙或后牙反𬌗。

(二)后天因素

个体出生后,尤其是在儿童时期,身体内外的多种因素会影响牙、颌、面软硬组织的生长发育,引起错𬌗畸形的发生。

1.全身性疾病

(1)某些急性及慢性疾病:一些急性传染病,如麻疹、水痘、猩红热等,由于伴发高热,可影响正常的牙齿钙化过程,造成釉质发育不全,甚至影响颌骨的正常发育;一些慢性消耗性疾病,如消化不良、胃肠炎、结核病等,能降低食物的同化作用,破坏机体的营养状况,妨碍颌骨的生长发育和牙齿的萌出替换,造成错𬌗畸形。

(2)内分泌功能紊乱:在内分泌腺体中,垂体和甲状腺与错𬌗畸形的发生关系密切。

垂体是直接调节生长发育的内分泌腺,在发育期,垂体功能不足,可引起侏儒症。患儿骨骼发育明显迟缓,下颌骨较小,牙弓狭窄,腭盖高拱;牙齿萌出迟缓,乳牙根吸收缓慢,乳牙滞留;恒牙发育迟缓,髓腔及根尖孔大,牙体小而变色,牙根短小,牙槽骨发育不全。垂体功能亢进如发生在骨骺融合之前,全身各部都过度生长,形成巨人症。如发生在骨骺融合之后,可引起肢端肥大症。患者呈特殊面貌,前额、颧骨及下颌前突,上下颌牙弓发生错位,严重者可能成为全牙弓反𬌗,舌体过大而出现牙间隙,牙齿萌出过早,呈灰黄色,恒牙牙根吸收。

甲状腺功能不足时,患者骨骼的生长迟缓,呈伸舌样痴呆,牙弓狭窄,腭盖高拱,下颌发育不足;牙齿拥挤错位,牙齿萌出迟缓,萌出次序紊乱,乳牙滞留,恒牙根吸收,牙齿发育不良,牙槽骨钙化不全。甲状腺功能亢进时,乳牙、恒牙均早萌,乳牙根吸收缓慢,乳牙滞留,牙齿呈青白色。

(3)营养不良:维生素、矿物质等营养成分摄入不足或吸收障碍都可以导致营养不良,影响儿童的身体生长,包括颌面的正常发育。维生素 A 缺乏可引起牙齿萌出迟缓,牙体发育不良。维生素 B 缺乏可使牙齿、颌面生长停滞,牙槽嵴萎缩。单纯维生素 B_2 缺乏后代可能发生腭裂。严重的维生素 C 缺乏可引起维生素 C 缺乏病(坏血病),导致牙龈水肿、充血、出血,牙体发育不良,成牙本质细胞退化。维生素 D 缺乏可使钙磷代谢失常,引起佝偻病,在颌面部可表现为上颌骨狭窄,腭盖高拱,上前牙拥挤、前突、开𬌗以及乳牙、恒牙萌出迟缓等。

2.口腔及其周围器官的功能因素

(1)吮吸功能异常:婴儿出生时其下颌处于远中位置,借助哺乳时的吮吸动作来调整。若为母乳喂养,能给下颌以适当的刺激,使下颌从远中向前调至中性位置。若是人工喂养,可由于奶瓶位置及喂养姿势不正确,或是橡皮奶头孔大小不适,使婴儿下颌前伸不足或前伸过度,造成下颌远中错𬌗或下颌前突畸形。与吮吸功能有关的翼外肌如功能不足,可产生远中错𬌗;反之,如功能过强,则产生近中错𬌗。

(2)咀嚼功能异常:咀嚼功能的充分发挥,是预防错𬌗畸形自然而有效的方法。儿童的食物如果过于细软,咀嚼肌未能充分使用,牙颌系统发育缺乏足够的生理刺激,会使颌面部发育不足,牙弓发育不良,牙齿拥挤,引起错𬌗畸形。因此儿童的食物除了富有营养外,还应该强调食物的纤维性、粗糙性和耐嚼性。

(3)异常吞咽:正常吞咽时,上下唇闭合,上下颌牙弓紧密地咬合在正中位,舌体位于牙弓之内与牙齿舌面和硬腭接触,唇颊肌与舌肌的协同动作,使牙弓处于内外动力平衡之中。咽喉部疾病常使患者在吞咽时将舌伸向上下前牙之间,以减轻咽部的压力,致使吞咽时唇不能闭合,牙齿不能咬合,唇颊肌对牙弓的压力小于舌体对牙弓内侧的压力,使上前牙唇向倾斜,并将下前牙压低,逐渐形成上牙弓前突及开𬌗畸形;下颌被降颌肌群向后下牵引,可发展成为下颌后缩畸形。

(4)呼吸功能异常:如果鼻呼吸发生困难,迫使以口呼吸代替鼻呼吸。这时,面颊部分肌肉张力增大,舌体被牵引向下,上颌弓外侧受颊肌压迫,内侧失去舌体的支持,内外肌动力平衡被破坏,气流通过口腔使腭顶在生长发育中不能下降,逐渐会导致腭盖高拱,牙弓狭窄,前牙拥挤或前突。当扁桃体肥大时,咽腔变窄,为了减轻呼吸困难,舌体必须前伸,舌根离开会厌,带动下颌向前,会造成下颌前突畸形。

3.口腔不良习惯　据统计,口腔不良习惯造成的错𬌗畸形约占各类错𬌗畸形的 1/4。儿童错𬌗畸形的发生及其程度与其口腔不良习惯的作用频率、持续时间和强度等密切相关。

(1)吮指习惯:一般认为在 2 岁以前的吮指不属于口腔不良习惯,如果这种动作持续到 3 岁以后,就可能产生不良后果,导致明显的错𬌗畸形。吮指习惯所造成错𬌗畸形的类型与吮指部位、颊肌收缩的张力及吮吸时的姿势有关。其严重程度与吮吸的力量、持续时间、频率等因素有关。吮拇指时,将拇指放在正在萌出的上下前牙之间,会阻止前牙的正常萌出,形成前牙圆形开𬌗。由于吮拇指时颊肌收缩,口腔内气压降低,牙弓外侧的压力大于牙弓内侧的压力,而使牙弓狭窄,上前牙前突,开唇露齿,并伴有单侧后牙反𬌗(图 21-9)。吮拇指动作有压下颌向后的作用,可造成远中错𬌗。吮小指或示指时,可形成局部小开𬌗。

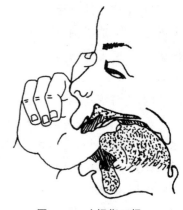

图 21-9　吮拇指习惯

(2)咬物习惯:多见咬铅笔、指甲,还可见咬衣角、被角、枕角等。因咬物固定在牙弓的某一部位,常形成该部位的小开𬌗。有些患儿咬衣物时习惯于用前牙咬住而用手抓紧衣物向前用力撕扯,可使上前牙唇向倾斜而造成前牙深覆盖。

(3)咬唇习惯:咬唇习惯多发生在 6~15 岁,多数情况是咬下唇,也有咬上唇现象。由于咬上下唇对牙齿的压力不同,造成的错𬌗畸形也不同。

咬下唇时,下唇处于上前牙舌侧和下前牙唇侧,从而增加了对上前牙舌侧的压力及对下前牙唇侧的压力,使上前牙向唇侧倾斜移位出现牙间隙,阻碍下牙弓及下颌向前发育,并压下前牙向舌侧倾斜移位呈拥挤状态,在上下前牙之间形成深覆盖。患者颜面表现为上唇短缩,开唇露齿,上前牙前突和下颌后缩等症状。

咬上唇所产生的异常压力及形成错殆畸形的机制与咬下唇正好相反,容易造成上前牙舌倾、下前牙唇倾、前牙反殆、下颌前突及近中错殆等畸形。

(4)舔牙习惯:儿童在替牙期常用舌尖舔弄松动的乳牙、乳牙残根或初萌的恒牙,因而形成舔牙习惯。舔牙习惯可增大舌肌对牙齿的作用力,使局部牙齿倾斜,出现牙间隙,严重时形成反殆。如果同时舔上下前牙则可能形成双牙弓或双颌前突。

(5)吐舌习惯:患慢性扁桃体炎、慢性咽喉炎等疾病的儿童,为了使呼吸道畅通,常将舌向前伸,形成吐舌习惯。由吮指、口呼吸等造成开殆后,由于开殆间隙的存在,舌体习惯于伸向开殆间隙,形成继发性吐舌习惯。吐舌习惯大多形成与舌体两侧薄中间厚的形态相吻合的前牙梭形开殆畸形,因舌肌对前牙舌面的压力增大,可造成前牙唇倾并出现散在间隙。吐舌习惯常伴有下颌前伸动作,也可能形成下颌前突。

(6)偏侧咀嚼习惯:偏侧咀嚼大多是由于一侧后牙有深龋或有残冠、残根,甚至有缺失牙,影响了该侧的正常咀嚼,患儿习惯用健侧咀嚼食物,日久形成偏侧咀嚼习惯。由于偏侧咀嚼,下颌向健侧偏斜,下中线也偏向健侧,造成健侧后牙远中错殆、对殆或反殆,废用侧趋于近中关系,颜面左右两侧发育不对称。

(7)托腮及单侧枕物习惯:儿童在读书或思考问题时经常用手托腮或撑持颊部,睡眠时经常将手、肘或拳枕在一侧脸下,如此形成习惯,就会阻碍殆、颌、面的正常发育及面部的对称性。

4.乳牙期及替牙期的局部障碍 乳牙期及替牙期的局部障碍,是形成错殆畸形常见的局部原因。这些障碍的发生,常与龋病的存在与发展密切相关。

(1)乳牙早失:乳牙在正常替换前,因龋病、外伤及其他原因丧失或拔除,称乳牙早失。乳牙除咀嚼功能外,在引导恒牙萌出、保持牙弓长度、促进颌骨发育及维持正常颌间关系上起着重要作用。乳牙早失,使局部颌骨得不到足够咀嚼功能的刺激而发育不足,继替恒牙尚未萌出,缺隙可因邻牙移位导致部分甚至全部被占据,以致恒牙错位萌出或埋伏阻生。

下乳尖牙早失,可使下切牙舌侧移位,造成前牙深覆盖;第二乳磨牙早失,可使第一恒磨牙向近中倾斜或移位,造成牙弓长度不足,如果此时第一恒磨牙已建立牢固的中性关系,则不会减少牙弓的长度;上颌乳磨牙早期缺失,可能使上切牙及乳尖牙向远中及舌侧移位,而与下前牙成对刃殆或反殆关系;下颌乳磨牙过早缺失,则下切牙及乳尖牙可能向远中及舌侧移位,使前牙覆殆、覆盖加深。

当乳磨牙多数缺失时,上下牙弓之间失去支持,使颌间高度降低,会增加前牙的覆殆深度,造成内倾深覆殆。

据报道,乳牙早失后,继替恒牙在6个月之内萌出者,发生错位的极少。但乳牙早失发生得越早,错位萌出的发病率则越高,早失2年以上者均有错位发生。

(2)乳尖牙磨耗不足:因功能性磨耗不足,可使乳尖牙明显高于牙弓平面。当咬合时,乳尖牙可能产生早接触而引起创伤性疼痛。为了避免疼痛刺激,患儿常使下颌向前方或侧方移动,日久便形成假性下颌前突、偏殆或反殆畸形。

(3)乳牙滞留:通常随着继替恒牙的发育,乳牙的根部逐渐被吸收,最终自然脱落。个别乳牙在正常替换期过后仍不脱落,称为乳牙滞留。然而乳牙根尖病变常影响乳牙牙根的正常吸收,此外,恒牙牙胚移位、先天无恒牙胚、乳牙根与牙槽骨粘连等都会导致乳牙滞留。由于乳牙滞留,继替恒牙萌出受阻,可能出现埋伏阻生、错位萌出或萌出顺序异常,造成牙齿排列及殆关系的紊乱。

(4)乳牙下沉:乳恒牙替换过程中,乳牙根的吸收过程常是牙根的吸收和根周组织的修复同时进行。若牙槽骨与牙骨质之间发生修复性粘连,乳牙就被固定在这个位置,但其周围的牙槽骨却在继续增长,邻牙因继续萌出而升高,于是形成了该乳牙的下沉状态。恒牙也有"下沉"现象,但临床上少见。

(5)恒牙萌出顺序紊乱:在正常情况下恒牙萌出顺序,上颌为第一磨牙、中切牙、侧切牙、第一前磨牙、第二前磨牙、尖牙、第二磨牙及第三磨牙,下颌为第一磨牙、中切牙、侧切牙、尖牙、第一前磨牙、第二前磨牙、第二磨牙及第三磨牙。一般来说,下颌牙都比上颌同名牙萌出稍早。因乳牙早失、乳牙滞留、乳牙根尖病变或骨性粘连、额外牙及肿瘤等各种原因,可能影响恒牙的萌出顺序,造成错𬌗畸形。如上颌第一磨牙在下颌第一磨牙之前萌出,有可能形成远中错𬌗畸形;上颌第二磨牙比前磨牙或尖牙早萌,使上颌第一磨牙向近中倾斜,缩短了上牙弓的长度,会使后萌的牙齿因间隙不足而拥挤错位。

(6)恒牙早失:因龋病、外伤、炎症或医源性误拔,致使恒牙过早丧失或拔除,称恒牙早失。恒牙早失常使邻牙向缺隙倾斜、对颌牙伸长以及出现散在牙间隙等,也会影响儿童颌骨的发育。第一磨牙龋患率最高,故易早失,危害也最严重。

(7)上颌中切牙间隙不闭合:在上前牙替换时期,上中切牙之间常出现暂时性间隙,待侧切牙、尖牙萌出后,该间隙常自行消失,若不能自行消失,其原因可能是:唇系带附着过低,上颌中切牙间骨板过厚,颌骨中缝未能完全闭合,存在额外牙。

5.其他局部因素

(1)龋齿:乳牙期或替牙期的龋齿,特别是邻面龋,可使牙弓缩短恒牙萌出间隙不足,而造成恒牙拥挤或错位萌出;龋病可影响正常的咀嚼功能,造成某些不良习惯,如偏侧咀嚼。如果牙齿由于龋病早失,如前所述,会影响正常𬌗关系的形成。

(2)牙周病:严重的牙周病常是牙槽骨吸收的重要原因。患牙周病时因牙齿支持组织的持续破坏,致使牙齿失去正常的牙槽骨支持,因而在咀嚼肌的作用下,形成牙齿的错𬌗畸形,常见上下前牙唇向倾斜,并出现大量散在间隙。

(3)肿瘤:颌面部良、恶性肿瘤可引起𬌗、颌、面的畸形,手术治疗时,常会造成严重的颌面缺损,术中或术后的修复也只能使部分形态和功能得以恢复。

(4)外伤:乳牙外伤可引起恒牙的早萌、埋伏、易位及错位萌出。恒牙外伤可致恒牙牙折、脱位,造成牙列缺损畸形。牙齿缺失后,如果不进行义齿修复,日久邻牙可向缺隙侧倾斜移位。严重的口腔颌面部损伤可造成软硬组织的缺损,导致𬌗、颌、面的畸形。

(5)不良修复体:不良修复体可导致𬌗关系紊乱,如固定修复体,如果𬌗面𬌗高早接触,可引起其他牙齿开𬌗;如果修复体面降低缺乏接触,可使其他牙齿过长或移位;可摘义齿的固定卡环对牙齿的卡抱过紧,可造成固位基牙的牙体损坏或牙齿移位。

(刘　琪)

第三节　牙𬌗畸形的临床诊断与治疗计划

一、牙𬌗畸形的临床诊断

牙颌畸形的诊断与一般疾病的诊断不完全一致。牙颌畸形的诊断是在主诉、临床检查和资料分析的基础上对牙颌畸形进行分类和问题的列出。在准确诊断的基础上才能进行治疗目标的确定和治疗方案的选择和制定。牙颌畸形的诊断一般包含两个部分内容:错𬌗分类和问题的列出。

(一)错𬌗的分类

1.安氏分类　安氏错𬌗畸形分类法是由现代口腔正畸学的创始人 EdwardH. Angle 医师于 1899 年提

出的,是目前国际上最为广泛应用的一种错殆畸形分类方法。Angle认为,上颌第一恒磨牙位于上颌骨的颧突根之下,而上颌骨又固定于颅骨上,其位置相对恒定且不易错位,因此Angle称上颌第一恒磨牙是殆的关键,而各类错殆畸形均是由于下颌、下牙弓在近远中向的错位所引起。Angle以上颌第一恒磨牙为基准,将错殆畸形分为三大类:

第一类错殆——中性错殆

上下颌骨及牙弓的近、远中关系正常,磨牙关系为中性关系,即在正中殆位时,上颌第一恒磨牙的近中颊尖咬合于下颌第一恒磨牙的近中颊沟内。此时,若口腔内全部牙齿排列整齐而无错位,即称之为正常殆;若磨牙为中性关系但牙列中存在错位牙,则称为中性错殆或第一类错殆。

第一类错殆可表现为前牙拥挤、上牙弓前突、双牙弓前突、前牙反殆、前牙及双尖牙开殆、后牙颊舌向错位等。

第二类错殆——远中错殆

上下颌骨及牙弓的近、远中关系不调,下颌及下牙弓处于远中位置,磨牙为远中关系;如果下颌后退1/4个磨牙或半个前磨牙的距离,即上下颌第一恒磨牙的近中颊尖相对时,称为轻度远中错殆关系或开始远中错殆。若下颌或下牙弓处于更远中的位置,以至于上颌第一恒磨牙的近中颊尖咬合于下颌第一恒磨牙与下颌第二前磨牙之间,则称为完全远中错殆关系。

第二类,第一分类:磨牙远中错殆关系,上颌前牙唇向倾斜。可表现为上颌前牙前突、深覆殆、前牙深覆盖、上唇短、开唇露齿等。

第二类,第一分类,亚类:一侧磨牙为远中错殆关系,而另一侧为中性殆关系,且上颌前牙唇向倾斜。

第二类,第二分类:磨牙远中错殆关系,上颌前牙舌向倾斜。主要的症状是内倾型深覆殆、面下部过短、颏唇沟较深等。

第二类,第二分类,亚类是指一侧磨牙为远中错殆关系,而另一侧为中性殆关系且上颌前牙舌向倾斜。

第三类错殆——近中错殆:

上下颌骨及牙弓的近、远中关系不调,下颌及下牙弓处于近中位置,磨牙为近中关系;如果下颌前移1/4个磨牙或半个前磨牙的距离,即上第一恒磨牙的近中颊尖与下颌第一恒磨牙的远中颊尖相对时,称为轻度近中错殆关系或开始近中错殆。若下颌或下牙弓处于更加近中的位置,以至于上颌第一恒磨牙的近中颊尖咬合于下颌第一与第二恒磨牙之间,则称为完全近中错殆关系。

第三类错殆,亚类:一侧磨牙为近中错殆关系,而另一侧为中性关系。

第三类错殆可表现为前牙对殆、反殆或开殆、上颌后缩或下颌前突等。

Angel错殆畸形分类法具有一定的科学理论基础,对临床诊断和治疗设计有着重要的指导意义。此外,因其简明、方便、易记,而成为迄今为止世界上应用最广泛的一种错殆畸形分类方法。但是该方法也存在着以下不足之处:

(1)Angel错殆分类法是在“上颌第一恒磨牙的位置恒定不变”这一前提下定义错殆类别的。而实践研究表明,上颌第一恒磨牙的位置并非绝对稳定,它也会随着牙弓内、变化而发生改变。因此,对于某些远中殆或近中错殆,很可能是由于上颌第一恒磨牙或上牙弓整体的位置发生了变化,而非下牙弓或下颌骨位置异常所引起。

(2)该分类法没有考虑到牙、颌、面结构在长、宽、高三维方向上形成错殆畸形的综合机制。任何错殆畸形的形成,不仅包括牙、牙弓、颌骨与颅部结构在矢状方向上的异常,也常伴有垂直向及横向关系的异常,因此,错殆畸形的分类也应从长、宽、高三方面来考虑。

(3)对于现代人来说,牙量与骨量的不调是错殆畸形形成的重要机制之一,但Angel分类法未将此因素反映出来,忽略了牙量、骨量不调导致错殆畸形的重要机制。

2.骨面型分类　骨面型分类是通过 X 线头影测量分析对颌骨的发育异常情况进行阐述,从而使人们对错殆畸形发生的内部机制能够有充分的认知。

(1)矢状向骨面型:根据上下颌骨的相对位置关系,以 ANB 角的大小为标准,将矢状方向的骨面型分为 3 类:

Ⅰ类骨面型:ANB 角在 0°～5°之间(恒牙早期),上下颌骨的位置关系正常。

Ⅱ类骨面型:ANB 角>5°,下颌相对于上颌位置靠后,或上颌相对于下颌位置靠前,或两者兼有。

Ⅲ类骨面型:ANB 角<0°,下颌骨相对于上颌骨靠前,或上颌骨相对于下颌骨靠后,或两者兼有。

(2)垂直向骨面型根据下颌下缘的斜度,可以将面部的垂直发育分为三类。下颌下缘的斜度以下颌平面(MP)与眶耳平面(FH)或前颅底平面(SN)的角度来表示。

正常型:面部垂直向发育协调。SN-MP 角为 34.3°±5°,或 FH-MP 角为 27.2°±4.7°。

高角型:面部垂直向发育过度。SN-MP 角大于 40°,或 FH-MP 角大于 32°。高角型又可以称为张开型。

低角型:面部垂直向发育不足。SN-MP 角小于 29°,或 FH-MP 角小于 22°。底角型又可以称为聚合型。

(二)问题的列出

在分析临床资料的基础上,根据患者的颅、颌、面以及殆的情况,对照正常值或者正常人群的表现,罗列出患者的异常,并依据畸形部位、畸形的轻重缓急、严重程度以及患者的需求进行列出,这个列出称之为问题的列出。一般情况下的顺序为:

1.面部软组织形态。

2.骨组织的类型和颌骨的发育状态、位置(矢状向 SagittalPlane,横向 TransversePlane,垂直向 VerticalPlane)。

3.牙列畸形(按严重程度排列):拥挤、间隙、扭转、覆盖、覆殆、牙弓形态、中线、异位萌出、阻萌、反殆等。

4.其他(下颌运动、颞颌关节、牙周情况、龋病等)。

(三)治疗目标

1.病理性的问题要优先处理　包括:

(1)慢性疾病,如:风湿性关节炎、慢性腹泻等。

(2)影响口腔健康的局部疾病,如:牙周病、龋齿等。

(3)心理障碍,特别是对治疗抱有不切合实际的想法。

2.矫治目标的选择　根据患者的主诉和诊断对所存在的问题进行治疗可能性的考虑,诊断中所列出的所有问题并非都能够或者都需要进行矫治,例如:颌骨发育的问题在非生长发育期矫正则比较困难,通常只能通过正颌外科的手段才能进行纠正,而未达到手术条件的患者只有通过牙齿的代偿来进行矫正。所以临床上并不是所有畸形都可以矫治,也不是都需要矫治,有些畸形根本就不需要进行矫治,因而临床上存在着牙颌畸形矫正可能性的问题。所以在制定矫治计划之前要根据患者的问题列出和患者的具体情况找出要进行治疗的目标。治疗目标是治疗计划制定的前提,只有目标确定后才能够确定治疗计划。在确定治疗目标的时候要考虑以下几方面的问题:

(1)面部形态是否正常,是否需要进行矫正。主要依据患者需求和审美观来判断,面部形态的改变还要考虑患者的生长发育状态、身体条件和心理状况。

(2)是否存在骨性畸形,骨性畸形是否需要矫正。骨性畸形的矫正通常会涉及面部形态,因此考虑颌骨畸形矫治的同时,还要考虑对面部形态的影响。颌骨畸形一般在两种情况下需要进行矫治,一是影响了面部美观,二是畸形矫治所需的牙齿移动超出可能的范围。面部软组织的通常会对颌骨畸形有一些代偿,也就是说当颌骨前突时,覆盖的软组织会变得薄一些,当颌骨发育不足而显得后缩时,覆盖的软组织会变得厚一些来掩饰骨的不足。因此对颌骨的畸形是否进行矫治还是要依据面部评价的结果。也许存在颌骨畸形,但是对面部形态的影响很小,那么这种颌骨畸形就不在矫治的考虑范围之中。所以颌骨畸形的矫治需要根据患者的主诉和面部评价的结果来确定。

(3)磨牙关系是否需要纠正,覆𬌗、覆盖是否要纠正。理想的磨牙关系是Ⅰ类关系,也是多数畸形矫治所追求的目标。但是,在一些特定的条件下完全的Ⅱ类关系或者Ⅲ类关系也是可以接受的。研究表明,磨牙的完全Ⅱ、Ⅲ类关系在咀嚼效率上与Ⅰ类磨牙关系虽然存在着一定的差别,但并不影响正常的咀嚼功能。因此,如果矫治目标仅仅是为了磨牙关系的纠正,那么磨牙的完全Ⅱ、Ⅲ类关系也是可以考虑保留的。正常的覆𬌗、覆盖是矫治的基本目标,也是大多数牙颌畸形矫治所追求的治疗目标。在一些特殊情况下,如Bolton指数不协调,略大或略小一点的覆𬌗、覆盖也是可以接受的,这要结合患者的具体情况和矫治的利弊来决定。

(4)前牙的突度是否需要纠正。前牙突度的诊断一般基于患者的主诉、X线头影测量和模型分析。突度的矫正一般情况下会根据主诉、测量结果来考虑。但是,在考虑前牙突度矫治的时候还要考虑面部唇的突度情况,当唇的突度正常或在可接受的范围中,前牙突度的矫治就需要认真考虑。所以前牙突度的矫正除了考虑牙齿本身的突度或唇舌向的倾斜度外,唇的突度也必须考虑。唇的改变与面部美观十分密切,因此,医患之间的沟通在前牙突度的矫治上十分重要。

矫治目标的确定要依据患者的需求、临床的准确诊断和对畸形细致的分析以及患者的身体条件和状况。选择矫治目标时,将问题列出中间的各项问题逐一的分析考虑,将可能进行矫治的问题挑选出来。除了选择与牙颌畸形有关的问题外,对于颞颌关节疾病、牙周疾病、修复和种植治疗等方面的问题也需要列出,在做治疗计划时需要统筹考虑。矫治计划是建立在明确治疗目标的基础上,针对矫治目标,寻找出适合患者的矫治方法和手段就是治疗计划。

二、治疗计划

牙颌畸形治疗计划的制定要依靠所确定的治疗目标,尽可能详尽的规划出所采用的方法和步骤。在制定矫治计划时要首先要明确治疗的范畴:

(一)生长发育的修正

骨性错𬌗畸形修正的最佳时机是青春生长迸发期,也就是生长发育快速期。治疗的目标是调整上下颌骨之间的三维位置关系,刺激或限制颌骨的发育,引导颌骨发育向正常方向上进行,矫正牙齿错位并不是这一治疗阶段的主要目的。如果患者的治疗目标是要修正颌骨的生长发育,那就要根据诊断确定是刺激还是限制上颌骨/下颌骨的生长发育。上颌骨生长刺激一般考虑前牵引或FR-Ⅲ功能矫治器,下颌骨生长刺激需根据患者的颅面结构特征选择不同的功能性矫治器。上颌骨前牵引治疗上颌骨发育不全已得到广泛的认同,从临床应用到实验研究都表明刺激上颌骨生长的效果。同时,使用口外力抑制上颌骨发育也在临床上也得印证。功能性矫治器刺激下颌骨生长虽然还存在一些争议,但是,对下颌骨的作用还是得到多数学者的认可,至少是尽早地改善了面部美观问题,避免心理发育受到影响。而下颌骨发育过度的限制在临床上争议较大,目前颏兜治疗下颌发育过度的评价还不乐观。

(二)一般性正畸治疗

对于骨性关系正常或无明显异常的患者来说,一般的正畸治疗就是用常规治疗手段矫正牙齿的错位。

伴有轻度的骨性异常又错过了生长发育期的患者,则需要掩饰性正畸治疗,这不仅能够矫正牙齿之间的关系异常,而且可以改善面型。但一般的固定矫治器并不能改善或控制患者的生长型。若患者生长发育期尚未结束,进行骨性错殆的掩饰性治疗时要格外注意,尤其是下颌过度发育的骨性Ⅲ类患者,必要时要观察至生长发育结束后才能开始治疗,否则可能会加重面型异常、导致复发治疗,甚至可能为后期的正颌外科治疗治疗造成障碍。

(三)正畸-正颌外科治疗

对于骨性畸形问题严重,既不能通过生长发育修饰得到纠正、也无法通过牙齿代偿掩饰的患者,通过手术重新排列颌骨或者牙槽骨的位置是最佳治疗方法。但手术并不能独立完成畸形矫治,必须与正畸治疗相结合才能达到满意的效果。通过术前正畸去除因骨性关系异常产生的牙齿代偿,将牙齿排列到颌骨的正常位置上,为外科做好术前牙殆准备。然后,依据治疗目标考虑制订矫治的方法、顺序和步骤。制订治疗计划时要预计矫治结束后的面部形态改善程度、上下颌骨的关系,以及矫治结束后的磨牙关系、尖牙关系、覆殆、覆盖关系、牙轴的倾斜度和牙弓的协调性。

牙颌畸形治疗计划的制定一定要根据患者的实际情况,既要追求面部美观、牙颌关系与功能,同时还要考虑矫治疗后的稳定性和复发的可能性。因此,在选择治疗方法时应该考虑如下几个方面:

1.矫治方法与颌骨生长之间的相互作用,患者面型与生长型的问题。

2.任何治疗都存在一定取舍,追求完美是正畸医生的要求,但是,任何完美都是有代价的,通常可能会牺牲一些次要的追求,而达到主要的目标。但是,在选择的时候应该把握原则,

3.对于患者而言任何治疗方法都存在着利与弊,要根据患者的实际情况进行利弊的分析,矫治要有利于患者美观、功能和稳定。要发现患者的主要问题,从主要问题出发,就可以避免矫治带来的负面影响。

4.特别的原因,如全身或局部的情况对治疗的限制等。

(陆　瑶)

第四节　正畸治疗的生物机械原理

错殆畸形矫治的基本原理是矫治器对错位牙齿或(和)畸形颌骨施以矫治力或去除口周异常肌力,通过机体的颌骨、牙周组织、颞下颌关节等硬软组织产生的生物力学反应,使机体产生组织学改建,达到矫治错殆畸形的目的。这是复杂的生物机械运动,而不是单纯的机械运动。因此,正畸治疗的生物机械原理是口腔正畸学的重要内容之一。

一、矫治力与牙齿的移动

正畸矫治器通过其产生的矫治力调节口腔内外环境,作用于牙齿或(和)颌骨,使其产生位移或形变,以纠正错殆畸形。矫治力的大小、性质和种类与错殆畸形矫治有着密切的关系。

(一)基本概念

1.力　物体之间的相互作用产生力。力有三个要素:大小、方向和作用点。有作用力就一定有一个与之大小相等、方向相反的反作用力。

2.力偶　大小相等、方向相反,且不在同一直线上的两个相互平行的力作用于物体上形成的力的系统。

3.力矩和力偶矩　力矩是力与力臂(力的作用点到力的支点间的距离)的乘积,力偶矩是一个力与力偶

臂(两个力之间的距离)的乘积。

4.旋转中心　物体在外力的作用下形成转动时所围绕的中心。

5.阻抗中心　当力作用于一物体时,该物体周围约束其运动的阻力中心称为阻抗中心。

根据阻抗中心和旋转中心的位置关系,牙齿的最基本移动方式只有两种,即平移和转动。当外力作用力线通过牙齿的阻抗中心时,牙齿产生平移,此时旋转中心距离阻抗中心无穷远;当一力偶以阻抗中心为圆心,在对应的等距离处从相反方向作用于牙齿时,产生转动,此时旋转中心位于阻抗中心处。'

(二)矫治力的种类

【按矫治力强度分类】

1.轻度力　强度在60～100g,如弹性橡皮圈,一般牙齿不会移动,但在摩擦力小,无干扰情况下,牙齿也能移动。

2.中度力　强度在100～300g,如各种弓丝、弹簧曲,为牙齿移动的主要正畸力范围。

3.重度力　强度大于300g,如以头颈部为支抗的口外牵引力,在生长发育期能影响骨骼的生长,改变骨骼的形态,对颜面形态改变作用大。

【按矫治力持续作用时间分类】

1.持续力　持续对错位牙产生矫治力,该力可持续几周或更长时间。如镍钛簧、正畸弓丝所引起的力。

2.间歇力　对矫治牙仅产生间断的作用。如活动矫治器副簧产生的矫治力为间歇力,矫治力在较短时间内消失。

【按矫治力产生方式分类】

1.机械力　由矫治器的机械形变所产生的机械弹力性矫治力称为机械力。如弓丝、弹力圈、弹簧等产生的矫治力。

2.肌力　以翼外肌、咬肌、舌肌、舌骨上肌群等肌肉收缩产生的力作为矫治力者称肌力。大部分功能矫治器利用肌肉的收缩力或解除过度的肌肉收缩力达到矫治的目的。

3.磁力　利用两块永磁体之间的磁场相互作用,同极相斥,异极相吸,可产生相斥或相吸的力,达到移动牙齿的目的。距离近力大,距离远力小。

【按矫治力来源部位分类】

1.颌内力　同一牙弓内的牙齿相互牵引产生的作用力和反作用力。

2.颌间力　上下颌之间的牙齿或牙弓相互牵引产生的作用力和反作用力。根据上下颌移动方向的不同,可分为Ⅱ类、Ⅲ类颌间牵引和垂直颌间牵引。

3.颌外力　以颈、枕、颏、额等骨作为抗基,将力作用于牙、牙弓或颌骨并使之位移和改建,由于支抗部位稳定而牢固,支抗能力强,因而可产生较强的矫治力。

【按矫治力作用效果分类】

1.正畸力　力值较弱,作用范围较小,通过牙齿在生理范围内移动来矫治错𬌗畸形。

2.矫形力　作用范围大、力量强,主要作用在颅骨、颌骨上,能使骨骼形态、位置改变,对颜面生长发育和形态改变作用大。

(三)牙齿移动的种类

1.倾斜移动　是指牙受力后,牙以支点为中心,牙冠和牙根朝相反方向移动。如使牙冠向舌侧移动,而牙根则向唇侧移动。牙齿的倾斜移动是正畸治疗中最易实现的一种移动方式。牙齿支点的位置一般和力的作用点有关,力的作用点越近牙冠的颈部,则旋转中心就越接近根尖。正畸治疗中活动矫治器移动的牙齿,大都呈倾斜移动。

　　单根牙齿倾斜移动时,对牙周产生 2 个压力区及 2 个张力区,其中以根尖及龈缘附近受力最大。其牙周组织反应为压力区有骨质吸收而张力区有骨质沉积[图 5-1(A)]。

　　2.整体移动　是指牙受力后,牙冠和牙根向一个方向等距离移动。整体移动较难实现,只有用适宜的矫治器才行。整体移动时压力和张力均匀分布于牙根两侧的牙周组织[图 5-1(B)]。牙冠的受力要比倾斜移动时大得多。并且在牙齿整体移动时,牙齿长在牙槽窝内,临床要想完全整体移动牙齿是不可能的,只能是接近整体移动。

　　3.转矩移动　是使牙齿某一部分作特定移动,而限制另一部分的移动。转矩移动通常是指牙根做各个方向的移动,而牙冠移动很少,故也称为控根移动[图 21-10(C)]。也可以理解为控制牙冠或者牙根的移动,控制牙冠与牙根的移动比例。

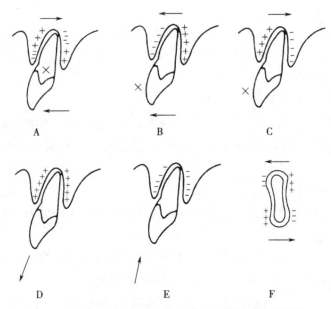

图 21-10　各类牙齿移动时牙周膜和牙槽骨改建示意图
(＋)号表示骨沉积　(－)号表示骨吸收
A.倾斜移动　B.整体移动　C.转矩移动　D.垂直移动(升高)　E.垂直移动(压低)　F.旋转移动

　　转矩分为两种类型:一是正转矩,指根舌向转矩或冠唇向转矩;二是负转矩,指根唇向转矩或冠舌向转矩。

　　控根移动的实现需要在牙冠上使用一对方向相反的力偶,使牙齿以牙冠为旋转中心保持不动,而牙根做倾斜移动。在牙齿做转矩移动时,根尖部受力最大,转矩移动的力量需严格控制,若施力不当可使根尖区受力过大而造成根尖吸收和牙髓坏死。

　　牙齿的转矩移动一般需要用固定矫治器才能完成,如方形弓丝在方形托槽沟中的转矩力以及附有辅助弓丝的 2 根圆形弓丝同时作用等形成的作用力。

　　4.伸长或压低移动　是使牙齿升高或压入的移动。矫治力过大,不论是升高或压低移动均可造成根尖血管的损伤,而引起牙髓坏死及牙齿脱位。

　　升高移动时,对整个牙齿支持组织产生牵引作用,而无压力区,因而无明显的骨吸收[图 21-10(D)]。

　　压入移动时,对整个牙齿支持组织产生压迫作用,而无张力区,在根尖周围可能引起骨质吸收[图 21-10(E)]。

　　5.旋转移动　是指牙齿以沿牙长轴进行的旋转移动。常在扭转牙的矫治中应用。牙齿在牙槽窝中旋转,需要应用一个力偶。可在扭转牙牙冠某一点加力而在另一点作为固定点,使牙做旋转移动。也可以在牙冠上相对的两点加力,同样能使牙齿发生旋转移动。牙齿旋转移动后,虽然牙周纤维随之进行重新排列,但扭转牙的牙周纤维改建需要较长的时间,因而需要较长时间的保持,否则易出现复发,过矫治和牙龈纤维切断可减轻扭转牙的复发。

牙齿在做旋转移动时,扁形牙根周围形成 2 个压力区及 2 个张力区[图 21-10(F)]。

二、矫治过程中的组织改变

对于牙颌畸形的矫治,无论采取哪种矫治方法,都必须对错位的牙、牙弓或颌骨施加一定的矫治力,以引起牙周、颌骨的组织改建,这样才能产生牙移动,引导颌骨正常生长,达到矫治牙颌畸形的目的。矫治器产生的力作用于牙、牙周膜、颌骨等,产生一系列的组织改变。

(一)牙周膜变化

温和而持续的矫治力作用于牙体后,牙周膜一侧受压迫,另一侧受牵引。在压力侧牙周膜组织受挤压,牙周间隙变窄,血管受压,血流量减少,胶原纤维和基质降解吸收,并分化出破骨细胞,这些变化在加力后 48~72 小时即可出现。张力侧的牙周膜纤维拉伸变长,胶原纤维和基质增生,成纤维细胞增殖,成骨细胞分化,牙周间隙增宽,牙有一定的松动,牙周膜方向也有变化(图 21-11)。当外力去除后,牙周纤维经过调整重新排列与附着,支持牙齿在新的位置上,并恢复正常牙周间隙的宽度。如矫治力过大,牙周膜中的血管可因过度受压而使局部缺血,或血管被压迫而局部出血,导致血栓形成及无细胞区的玻璃样变出现。当牙周膜内细胞发生坏死后,局部的成骨细胞和破骨细胞的分化也就终止了,从而导致牙齿移动困难。

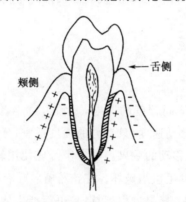

图 21-11　对牙施以由舌侧至颊侧的压力,牙周膜和牙槽骨改建的示意图

(＋)号表示骨沉积　(－)号表示骨吸收

(二)牙槽骨的反应

当牙齿受到矫治力作用时,在张力侧牙槽骨的内侧面,成骨细胞活跃,有新骨沉积;在压力侧牙槽骨的内侧面则有破骨活动,该区域牙槽骨吸收。骨组织的增生和吸收甚至涉及牙槽骨内外骨板,以维持原有的牙槽结构和骨量。松质骨内出现新的骨小梁,其方向都是顺着矫治力的方向排列,称过渡性骨。由过渡性骨调整到正常骨组织,大约需要半年到 1 年的时间,在这一时期内正畸患者必须戴用保持器,以防止牙齿回复到矫治前的位置。尽管牙移动至新的位置后,牙槽骨和牙周膜都有大量的改形,但牙周膜间隙最终还是恢复到正常宽度,牙槽骨还是恢复到原有的形态与结构,从而与位移后的牙齿相适应。

在大小适当的矫治力作用下,压力侧牙槽骨的吸收是在牙槽窝内面直接发生,也称为直接骨吸收;而当矫治力过大时,骨的吸收不在牙槽骨内面直接发生,而在稍远处发生,这种骨吸收称为间接骨吸收,这类骨吸收的方式是潜行性,可使牙移动的速度减慢,被治疗的牙过度松动、疼痛,恢复时将发生牙根与牙槽骨骨粘连。

（三）牙髓的反应

矫治力适宜时牙根尖部血管受轻压,牙髓组织可发生轻度充血,对温度的变化敏感,有时可出现牙髓活力下降,一般可在矫治完成后恢复;如矫治力过大则可发生牙髓炎以及部分或全部牙髓变性直至坏死。死髓牙如没有根尖周围炎,经根管治疗后仍可被移动。

（四）牙根的反应

在矫治牙的移动过程中,牙根本身长度(包括牙本质)也有反应性变化,临床表现为牙根吸收,一般分为三种类型。

1.轻微吸收　可发生在大部分正畸移动的牙齿上,一般在 X 线片上较难发现。

2.进行性吸收　大多发生在根尖,为进行性的,可在治疗过程中经 X 线检查发现。

3.特发性吸收　这种吸收与矫治力无关,在矫治过程中应特别注意,若在矫治前经 X 线检查已发现有牙根吸收,施以矫治力后则会加重其吸收。

（五）乳牙移动对恒牙胚的影响

恒切牙、尖牙牙胚紧靠在乳前牙牙根的舌侧面,前磨牙牙胚则位于乳磨牙牙根分叉处。因为两类牙的位置十分接近,所以在正畸移动乳牙时,可影响到恒牙胚。在乳牙根尚未吸收的情况下进行矫治,恒牙胚可随同乳牙向同一方向移动,恒牙胚移动时受压区出现破骨细胞和骨质吸收,相应的张力区有新骨形成,最终恒牙胚随着乳牙移动到一个新的位置,临床可利用这种乳牙矫治的方法,间接收到矫治恒牙的效果。但在用力过猛或出现乳牙倾斜移动时,恒牙胚就会被乳牙根推向与乳牙冠移动相反的方向。

三、影响牙齿移动的因素

（一）施力的强度和时间

不同强度的矫治力,对组织产生不同程度的影响,矫治力过小者,不发生作用;过大的力造成组织破坏,不仅不能加速反而会延缓牙齿的移动速度;只有力的强度适宜,牙周组织才能够处于积极活跃状态,产生类似于牙生理性组织反应和生理性移动的效果。临床医师应使用轻力,重的间歇力虽然效力小,但在临床上可以接受,只有重的持续力才能发生组织破坏。在错𬌗畸形矫治过程中,有加力间隔时间是必要的,因为组织需要修复期,矫治器加力越频繁,修复过程就越短,可能产生牙和骨组织的损伤,只有延长复诊间隔时间,才可预防和减少组织破坏。临床上固定矫治器一般间隔 4~6 周加力一次,活动矫治器 2~3 周加力一次。临床上判断适宜矫治力的标准如下:①移动牙齿可有酸胀感,不应有自觉疼痛;②叩诊无明显疼痛;③牙齿松动度不大;④牙齿移动效果明显;⑤X 线片显示牙根及牙周无异常。

（二）机体条件

1.年龄　乳牙期机体生长发育速度快,潜力大,颌骨可塑性强,正畸治疗顺应其生长发育规律,只施以较轻矫治力,短时间内就可引起明显的组织改变。替牙期生长发育潜力仍然大,对外力的刺激组织反应仍很活跃,矫治效果依然较好。恒牙早期生长潜力虽不及前两阶段活跃,但发育仍在进行,对外力刺激仍有良好的反应能力。第二磨牙完全萌出到第三磨牙萌出阶段,牙颌系统生长发育已趋停止,细胞反应能力渐趋迟钝。成年以后发育停止,细胞反应能力较弱,细胞增生能力及骨形成能力降低,如果此时期矫治速度太快,破骨作用超过成骨作用,易造成牙松动,甚至导致牙周组织创伤,因此与儿童时期相比,矫治疗程较长,对矫治力的控制要求较高。替牙期和恒牙初期(10~14 岁)是身体生长发育的旺盛时期,也是错𬌗矫治的最佳时期。

2.健康状态　全身和口腔局部健康对矫治效果是有影响的,如健康状况良好,则矫治时的组织变化正常,反之则会产生不良后果。患有慢性或急性疾病者,抵抗力降低,容易使牙齿松动,一般不宜进行矫治。牙周炎时移动牙齿可能使牙齿更加松动,必须先进行牙周治疗,待牙周组织稳定后才能进行矫治。怀孕期间,孕妇全身新陈代谢、内分泌等都有不同程度的改变,如钙盐的需要量增加等,在此时期进行矫治会影响牙齿移动过程中的组织变化,因此怀孕期间不宜进行矫治。

总之,在进行矫治时,对全身健康状况的了解不可忽视,以免产生不良后果。

四、小结

正畸矫治是使用力使牙齿和颌骨产生移动和改建,并贯穿整个矫治过程的始终。只有了解正畸牙齿移动的生物机械原理才能有效地控制颌骨和牙齿的移动,减少甚或防止副作用的产生。

不同的矫治力类型会引起不同的牙移动类型和不同的矫治效果,牙齿的移动类型取决于施加于牙齿的力的作用方式,而颌骨的可塑性、牙骨质的抗压性和牙周膜内环境的稳定性是正畸治疗的生物学基础。

（陆　瑶）

第五节　错𬌗畸形的预防和早期矫治

绝大部分错𬌗畸形是儿童在生长发育过程中,受遗传及环境因素影响而造成的牙、颌、颅面的畸形。错𬌗畸形可导致颌骨及颜面的形态异常、妨碍口颌系统的正常功能,影响个体的容貌美观甚至心理健康。因此,早期预防畸形的发生,及时对已发生的畸形进行早期治疗,阻断其发展,或通过早期控制,引导牙颌面良性发育,不仅对儿童口颌系统的正常生长发育、儿童心理的健康成长十分重要,而且可简化治疗方法并缩短疗程。错𬌗畸形早期一般可用很短的时间,通过比较简单的矫治方法和矫治器得到矫正,如果没有进行早期防治,畸形可能发展严重,给以后的治疗增加难度,甚至需要成年后采用外科一正畸联合治疗。充分了解并通过各种渠道向广大父母和儿童宣传预防错𬌗畸形的基本知识,掌握早期诊断、早期预防,早期治疗的方法是全体口腔医师的重要任务。

一、错𬌗畸形的预防措施

早期预防是指发生错𬌗畸形以前采取预防性措施,去除可能造成错𬌗畸形的危险因素,终止错𬌗畸形的发生。错𬌗畸形的预防应从妊娠期开始,注意母体的健康和胎儿的保护。婴儿出生后需要及时检查、定期观察,防止错𬌗畸形的发生和发展。

（一）早期预防

【胎儿时期的预防】

胎儿时期母体的健康、营养、心理以及内外环境随时影响着胎儿的生长发育。母亲应注意营养、卫生,保持良好心态,以保证身体健康,避免畸形的形成。母亲在整个妊娠期应摄入丰富的含糖、蛋白质、脂肪及钙、磷、铁等无机盐类的食物和多种人体所需的维生素,以满足胎儿生长发育的需要。妊娠期应避免接触有毒有害物质及污染的环境,如过量的放射线照射,服用某些化学药物,烟、酒、咖啡的过量摄入等。妊娠期还应增强体质,避免患急性发热性疾病,如流感、疱疹等。此外,保证正常分娩,防止分娩时对颅面的创伤而导致面部畸形,也十分重要。

【婴儿时期的预防】

1.正确的喂养方法　母乳中含有婴幼儿生长发育所必需的各种物质,且易消化、吸收,因此提倡母乳喂养。正确的喂养的姿势为约45°的斜卧位或半卧位。如果采用人工喂养时,最好使用与口唇外形吻合的解剖扁形奶嘴(图21-12),奶嘴孔不宜过大,以便有足够的吮吸功能活动刺激颌面部的正常生长。不论母乳喂养,还是人工喂养,婴儿都不能睡着吃奶,否则可能使下颌过度前伸而形成上下颌骨矢状向位置不调。人工喂养时,注意奶瓶与殆平面垂直或稍下10°左右适宜。奶瓶位置过高,会诱导下颌前伸,形成反殆畸形;奶瓶位置过低,会压迫下颌,使下颌发育不足,形成下颌后缩畸形。

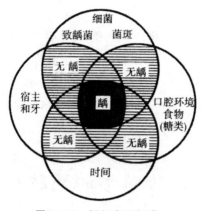

图 21-12　解剖扁形奶嘴

2.正确的睡眠姿势　从出生开始,应特别注意婴儿的睡眠姿势,必须经常调换位置,不可长期偏向一侧,以免一侧颌面经常受压而形成畸形。

3.破除口腔不良习惯　婴儿时期常因吮吸活动不足或缺乏与亲人的情感交流,而出现口腔不良习惯,如吮拇、吮指、吮咬唇或咬物等。一经发现有口腔不良习惯应及早破除。

【儿童时期的预防】

1.合理的膳食　儿童时期全身和颅、颌面的生长发育很快,饮食要平衡,不能偏食,应摄入富含营养并有一定硬度的食物,以促进和刺激牙颌的正常发育。

2.防治疾病　预防呼吸道疾病及影响全身和牙、颌、面生长发育的疾病,对口颌系统的生长发育十分重要。鼻呼吸可使腭部在发育过程中正常下降,如有扁桃体过大、鼻炎、鼻窦炎等呼吸道疾病时,应尽早治疗以维持呼吸道通畅,避免用口呼吸。长期呼吸功能异常的患儿,可造成上颌前突、腭盖高拱等错殆畸形。此外,一些影响生长发育的疾病,如佝偻病等应及时治疗。

3.防治龋病　儿童时期预防和治疗龋齿,维持乳牙列的健康完整,保障后续恒牙顺利萌出,可有效地减少错殆畸形的发生。要养成良好的口腔卫生习惯和饮食习惯,做到早晚刷牙,用含氟牙膏刷牙,饭后漱口,少吃零食。可用窝沟封闭防龋。定期检查,如已发生龋坏应及时治疗,恢复乳牙冠的正常外形,以保持牙弓的长度及正常刺激,以免骨量的丢失,导致牙列拥挤,牙错位萌出。

4.心理维护　口腔不良习惯也可对幼儿造成不利的心理刺激,尤其是年龄稍大的儿童。当不良习惯及其所形成的牙颌畸形,常引起同学的讥笑和大人的责骂时,可造成儿童一定程度的心理伤害。对此,家长、老师和医师要对患儿进行正确的指导及恰当的治疗,维护儿童的心理健康成长。

（二）预防性矫治

乳牙期及替牙期的局部障碍,如乳牙或恒牙早失、乳牙滞留、恒牙萌出异常等,均可导致错殆畸形的发生。尽早发现这些局部障碍并及时正确处理,可预防由其导致的错殆畸形。

【乳牙或恒牙早失】

乳牙、恒牙早失均影响咀嚼或发音功能,乳牙早失后可导致恒牙错位萌出,邻牙向失牙间隙倾斜(图21-13),对颌牙伸长,而致上下牙弓咬合关系紊乱。

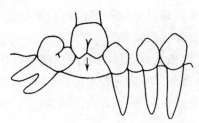

图 21-13 下颌第一磨牙早失致对颌牙移位

1.**乳牙早失的处理** 一般应维持间隙,保持牙弓长度,以便后继恒牙萌出时有足够的间隙,方法是采用缺隙保持器。

(1)缺隙保持器的适应证及要求

1)适应证:①乳牙早失,X线片显示后继恒牙牙根尚未发育或仅形成不到1/2,牙冠殆面有较厚的骨质覆盖,间隙已缩小或有缩小趋势;②一侧或双侧多数乳磨牙早失,影响患儿咀嚼功能者。

2)要求:①不妨碍牙及牙槽高度及宽度的正常发育;②能保持牙弓长度;③能恢复一定的咀嚼功能。

(2)常用的缺隙保持器

1)丝圈式缺隙保持器(图21-14):适用于个别后牙早失。注意丝圈应离开牙槽嵴1~2mm,不妨碍牙槽嵴正常发育,并与邻牙有良好的接触以保持缺隙的宽度。

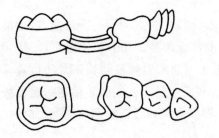

图 21-14 丝圈式缺隙保持器

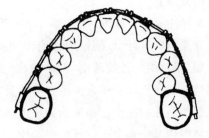

图 21-15 推第一磨牙向远中

磨牙已向近中移动,缺隙变小的患者可在增加前段牙弓支抗后,用螺旋弹簧开展间隙,推第一磨牙向远中(图21-15)。

2)活动义齿式缺隙保持器:用于多数乳磨牙早失缺隙的保持,并可恢复一定的咀嚼功能。活动义齿式缺隙保持器,其结构与制作和一般的简单活动义齿类似,可设计双臂卡环,不用殆支托以免妨碍牙槽高度的发育(图21-16)。注意:3~6个月定期观察,不能妨碍新牙萌出,有必要时需重新制作。

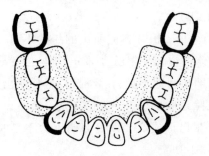

图 21-16 活动义齿式缺隙保持器

2.恒牙早失的处理　视情况采取保持缺隙的方法待以后义齿修复;或待乳牙替换完成后进行全面的矫治计划;对个别恒牙早失亦可经正畸治疗用邻牙代替早失牙。

(1)上中切牙早失:可酌情将侧切牙移至中切牙的位置上,并保持中切牙宽度的间隙,待成年后做全冠修复,恢复中切牙的外形。同时让尖牙前移并磨改外形以代替侧切牙,第一前磨牙顺次前移代替尖牙,其余后牙均顺次前移,使上下颌牙列建立良好的尖窝关系。

(2)第一磨牙早失患者:如缺隙区牙槽宽度足够可利用双侧前磨牙、前牙、健侧第一磨牙作支抗,移动缺失侧的第二磨牙向近中以代替第一磨牙。矫治过程中应仔细观察,注意调𬌗并防止第二磨牙近中移动时牙冠倾斜,同时防止对颌磨牙伸长形成𬌗干扰(图21-17)。酌情让第二磨牙前移代替第一磨牙。

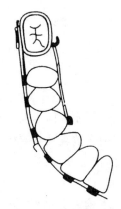

图 21-17　第一磨牙早失固定矫治器前移第二磨牙

【乳牙滞留的处理】

乳牙未脱,X线片显示后继恒牙胚正常,牙根已形成1/2以上,对侧同名牙已萌,或后继恒牙已错位萌出,应尽早地拔除滞留的乳牙,以便恒牙在萌出的过程中自行调整。乳下切牙滞留,下切牙舌向萌出的患者,在拔除乳下切牙后,由于舌的活动,舌向错位的下切牙可能向唇侧移动到正常的位置。上侧切牙舌向萌出的患者,如与下切牙已建立咬合关系并形成反𬌗时,常需要矫正。乳磨牙粘连的患者拔除粘连的乳磨牙后,应密切观察前磨牙的萌出。如果前磨牙根已基本形成但又缺乏自行萌出的能力时,应根据患者的牙龄、上下牙列拥挤等情况全面考虑后再进行治疗。

【恒牙萌出异常】

1.恒牙早萌的处理　恒牙萌出时间明显提前,临床检查有轻度松动,X线牙片显示牙根刚开始形成,其长度不足1/3或牙根未形成,即可诊断为恒牙早萌。多系先导乳牙根尖周感染破坏了牙槽骨及恒牙胚的牙囊而使后继恒牙过早萌出。由于牙根刚开始形成或尚未形成,过早萌出的恒牙易受外伤或感染而脱落。

对早萌牙的正确处理是阻止其继续萌出,方法是采用阻萌器。阻萌器是在丝圈式缺隙保持器上加焊一根阻萌丝。定期观察牙根发育情况,如牙根已形成1/2以上时,可取下阻萌器让其萌出(图21-18)。

2.恒牙迟萌、阻生及异位萌出的处理　恒牙在应萌出的年龄不萌,而对侧同名牙已萌出时为迟萌。X线牙片显示未萌恒牙牙根已大部分形成,位置异常,部分或全部阻生在牙槽骨中。常见原因有萌出间隙不足、乳牙滞留、恒牙萌出道异常等。

分析迟萌、阻生的原因,尽早拔除迟脱的乳牙、残根、残冠、额外牙,切除囊肿、牙瘤和致密的软硬组织。如恒牙牙根已形成2/3以上而萌出力不足时,可用外科手术开窗、导萌阻生牙及迟萌牙(图21-19)。

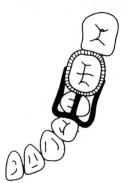

图 2-18　丝圈式阻萌器

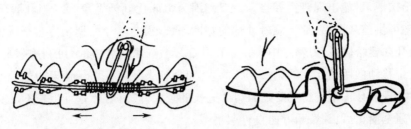

图 21-19 导萌

3.恒牙萌出顺序异常的处理 恒牙萌出顺序异常,如第二磨牙先于前磨牙、尖牙萌出可用第一磨牙前的固定舌弓维持牙弓长度,以便后继尖牙、前磨牙替换后有足够的间隙自行调整、排齐(图 21-20)。如上颌第二磨牙已向前移或形成远中关系,则需设计矫治器将上颌第二磨牙推向远中,以便保持磨牙中性关系。

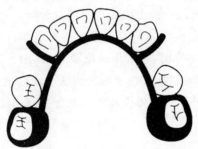

图 21-20 固定舌弓

【系带附着异常的处理】

对唇系带附着异常致上中切牙间间隙者,临床上需做唇系带修整术。常先用固定矫治器使左右侧切牙中切牙向中线靠拢关闭间隙,待将间隙关闭后,从牙槽嵴顶仔细地切除附着的异常唇系带及全部纤维组织,以保持间隙关闭后效果。通常不主张先行唇系带手术再关闭间隙,因为手术瘢痕会影响间隙的关闭。舌系带过短的患者常发生下牙弓过宽、前牙开𬌗,在矫治错𬌗的同时,做舌系带延长术,使舌恢复正常的功能活动。

二、错𬌗畸形早期阻断性矫治

阻断性矫治是对乳牙期及替牙期因遗传、先天或后天因素所导致的正在发生或已初步表现出的牙、牙列、咬合关系及骨发育异常等,采用简单的矫治方法进行治疗,或采用矫形的方法引导其正常生长,达到阻断畸形的发展,建立正常的牙颌面关系为目的的矫治。

(一)混合牙列期的暂时性错𬌗

混合牙列期由于恒牙的萌出和乳牙的替换,出现的暂时性错𬌗一般可在生长发育中自行调整,不需矫治。但必须仔细分析,跟踪观察,以便及时正确处理。常见的混合牙列期暂时性错𬌗有:上颌左右中切牙萌出初期,左右中切牙间常出现一间隙。上颌侧切牙初萌出时,牙冠向远中倾斜。中、侧切牙萌出初期,可能出现轻度拥挤。上下颌第一磨牙在建𬌗初期,为偏远中𬌗关系。混合牙列期常出现前牙深覆𬌗。

上颌左右中切牙萌出初期,左右中切牙间常出现一间隙。这是由于上颌侧切牙牙胚挤压中切牙根,使中切牙牙根向近中倾斜所致,当侧切牙萌出后间隙即逐渐消失。

上颌侧切牙初萌出时,牙冠向远中倾斜。是由于上颌尖牙牙胚压迫侧切牙牙根,使侧切牙牙根向近中倾斜所致。当尖牙萌出后,侧切牙即可恢复正常。

中、侧切牙萌出初期,可能出现轻度拥挤。主要是因为恒牙比乳牙宽度大。当乳磨牙被较小的前磨牙替换时,其余留间隙可供前牙调整,加上颌骨前部的宽度增长,因此前牙的拥挤可自行调整而排列整齐。

上下颌第一磨牙在建𬌗初期,为偏远中关系。在乳磨牙被前磨牙替换时,可利用剩余间隙自行调整,但下颌第一磨牙向近中移动的距离比上颌第一磨牙为多,可能使上下第一磨牙调至中性𬌗关系。

混合牙列期常出现前牙深覆𬌗。主要是因切牙冠长度较大,同时后牙垂直生长不足所致。当第一磨牙高度生长及前磨牙冠全萌出后,深覆𬌗可能自行调整。

(二)不良习惯的矫治

口腔不良习惯在生长发育过程中破坏了正常的肌力、𬌗力的协调平衡,使口颌系统受到异常的压力,造成牙弓、牙槽骨及颌骨发育异常。口腔不良习惯持续的时间越长,错𬌗畸形发生的可能性和严重程度越大。因此,应尽早破除口腔不良习惯,阻断畸形的发展。

1.吮指习惯　婴儿时期可在吮吸的手指上涂抹小檗碱等苦味药水或将手指戴上指套以阻断其条件反射。有的可在拇指戴金属丝制的指套或金属指套。国外还采用在口中放入奶嘴形橡皮乳头的方法,这种方法造成的损害较吮指习惯小。儿童时期,可采用说服教育,鼓励儿童自行改正。绝不能责备和打骂,以免影响患儿的心理健康。必要时可戴唇挡,如由于吮拇指所引起的上颌前突、深覆盖、牙弓狭窄等,可戴前庭盾。由于吮指习惯引起前牙开𬌗并伴有继发性吐舌习惯者,可戴具有腭刺、腭网或腭屏的舌习惯矫治器(图21-21)。

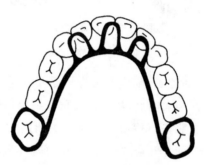

图 21-21　腭网矫治器

2.舌习惯　舌习惯主要有吐舌、舔牙和伸舌三种不良习惯。主要采用附有腭刺的舌习惯破除器矫正。此矫治器可防止舌前伸,不能吐出,久之即可矫正舌的不良习惯,而牙也能向𬌗方萌出,矫正开𬌗畸形图 21-22)。

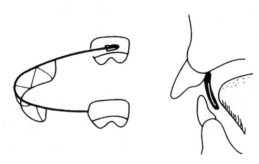

图 21-22　吐舌习惯矫治器

3.唇习惯　唇习惯以咬下唇多见,易形成前牙深覆盖、深覆𬌗。幼年儿童可先用前庭盾,使唇与牙隔离,可防止吮咬。如前庭盾不能固位,可用胶布封闭嘴唇,前牙改观后,唇肌张力加强了,则前庭盾可自行在口内固位。纠正咬下唇习惯,也可用矫正舌习惯的矫治器,在矫治器上附加双曲唇弓焊唇挡丝,同时利用双曲唇弓矫治上前牙前突及牙间隙。

4.口呼吸习惯　对口呼吸的儿童,须首先检查和治疗鼻咽部的疾病,去除引起口呼吸的诱因。疾病治疗后如仍有口呼吸习惯,需随时提醒患者闭口用鼻腔呼吸,也可用前庭盾或夜间用不干胶封闭嘴唇矫正口呼吸。前庭盾可做唇肌锻炼以增强其肌力,使其能自然闭合(图21-23)。口呼吸导致的错𬌗畸形,在矫正口呼吸后可进行矫治器矫治。

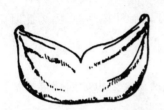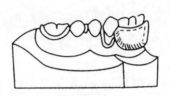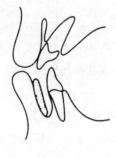

图 21-23　前庭盾和下颌唇挡

5.偏侧咀嚼习惯　对具有偏侧咀嚼的儿童,首先必须去除病因,治疗龋齿,缺牙作缺隙保持器,必要时进行修复,错𬌗也应进行矫治。然后教患儿加强废用侧的咬肌锻炼,使用该侧咀嚼。全口进行调𬌗,去除𬌗干扰。及早戒除偏侧咀嚼,可改善颜面偏斜畸形。

(三)牙齿数目异常的处理

1.牙数目过多　由于牙胚在发育过程中发生异常而形成一个或数个额外牙。牙弓中存在额外牙常使正常的恒牙迟萌或错位萌出。临床检查可见已萌出的额外牙大多形状异常,位于牙弓内或牙弓外,常伴恒牙错位,牙弓内数目较正常多(图21-24)。未萌额外牙常使恒牙分开,牙弓中出现间隙。临床检查发现额外牙,一般均应照X线牙片或全颌曲面体层X线片确诊。

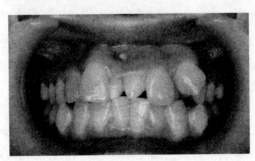

图 21-24　中切牙区额外牙

矫治:尽早拔除额外牙。多数额外牙早期拔除后,错位恒牙可自行调整;如恒牙舌向错位,个别牙反𬌗,或恒牙间间隙较大,可用简单的矫治器矫治;阻生的额外牙和冠根倒置于牙槽骨中的额外牙,如果位置高不压迫恒牙牙根,不妨碍恒牙的移动,同时外科手术拔除困难时,可以定期观察暂时不予处理。

2.牙数目过少　乳牙列中先天性缺牙较少,多见于恒牙列中。外胚叶发育不全的患者有多数牙先天缺失,并伴有毛发稀少,皮脂腺与汗腺分泌减少,指甲发育不全等。牙齿缺失的原因包括:遗传因素与先天发育异常。外胚叶发育不全的患者常有明显的家族史。

矫治:先天性缺牙与恒牙早失的处理类似。在混合牙列期可以定期观察其自行调整,待恒牙列期问题明确后再根据错𬌗的情况酌情处理。原则上对个别牙缺失的患者,尽量选用后牙前移的替代疗法,而多数牙缺失的患者则只能用义齿修复的方法恢复牙列和咬合,以恢复其咀嚼功能。

（四）牙列拥挤的早期矫治

【轻度牙列拥挤的矫治】

对于轻度牙列拥挤可在替牙期、恒牙早期利用乳恒牙交替后的剩余间隙进行及时的早期矫治。尤其对于临床上可拔牙与可不拔牙的临界病例，在此时大多可采用不拔牙矫正，达到外形满意，咬合理想，事半功倍的作用。

1.适应证 混合牙列末期，恒牙早期；轻度拥挤 4mm 以内；软组织侧貌无前突。

2.方法 对于轻度拥挤又很难自行调整的错𬌗畸形，采用固定矫治器，主要利用前磨牙与乳磨牙替换后的剩余间隙或其他间隙矫正拥挤牙，同时也可利用口外弓推磨牙向后开拓间隙，因为此时第二磨牙尚未萌出。

【中度牙列拥挤的矫治】

混合牙列期中度牙列拥挤患者，一般不进行早期矫治，可以定期观察至恒牙列期再酌情按牙列拥挤矫治法矫治。

【严重牙列拥挤的矫治】

混合牙列期经间隙分析诊断为严重牙列拥挤的患者，矫治前应十分慎重。因为疗程长达 3～4 年，患者必须合作，应在有丰富临床经验的正畸医师监控下进行。如果医师经验不足，患者不能坚持定期复诊时，宁可观察，等待恒牙替换完，拥挤程度确定后再进行矫治。如果患者及家长要求矫治的心情十分迫切，可考虑用序列拔牙法，早期解除牙列拥挤。

由于序列拔牙需治疗数年，至少每半年应拍摄全颌曲面体层片，取牙模型一副，观察患儿的牙𬌗生长发育情况。由于序列拔牙法疗程太长，难以取得患者的合作，且对儿童全身与颌骨的发育常常估计不足，很多人不主张用此法来矫治牙列拥挤。目前用现代固定矫治器技术对牙列拥挤的矫治并不困难，宁可到恒牙列早期畸形明确后作一次性矫治。

（五）反𬌗的早期矫治

早期反𬌗的患儿多为牙性及肌性反𬌗，如果不进行治疗，上颌骨的生长长期受障碍，下颌骨不断往前生长，则可形成安氏Ⅲ类骨性反𬌗，同时随着时间的增长，牙颌畸形将越来越严重，治疗也越来越困难。因此，反𬌗患者应尽早矫治以阻断畸形的发展。

【多数乳前牙反𬌗的矫治】

多数乳前牙反𬌗是乳牙列期常见的错𬌗畸形。乳前牙反𬌗应尽早矫治，可以早到患儿合作的时候，一般在 4 岁左右即可进行矫治。如果矫治的时间太晚（6～7 岁），乳牙根已吸收则给治疗带来困难。

1.调𬌗 乳前牙反𬌗，反覆𬌗浅者，可采用调磨法即调磨下切牙切缘的舌侧部分、上切牙切缘的唇侧部分，使上下前牙解除反𬌗锁结关系。特别应注意调改未磨耗的乳尖牙，以便下颌闭合运动时无咬合干扰而回到正常的位置，同时应训练患儿克服前伸下颌的习惯。

2.上颌𬌗垫式矫治器 乳前牙反𬌗，反覆𬌗中度者，可选用附双曲舌簧的上颌𬌗垫式活动矫治器（图 21-25）推上前牙向唇侧并后退下颌，𬌗垫的高度以脱离前牙反𬌗的锁结关系为宜，注意双曲舌簧的弹簧平面应与上切牙长轴垂直，靠近牙颈部，使用轻微的矫治力。当反𬌗解除后应及时磨低𬌗垫以免𬌗垫压低后牙且有利于治疗效果的稳定。矫治器一般 7～10 天复诊加力一次，每次打开舌簧 1mm，嘱吃饭时必须戴用矫治器，反𬌗解除后应注意调改上下乳前牙的咬合早接触点，特别是过高的乳尖牙牙尖，一般在 3～6 个月内可完成矫治。

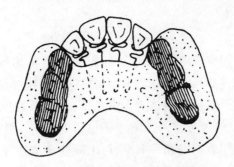

图 21-25　殆垫舌簧式活动矫治器

3.下颌联冠式斜面导板　乳前牙反殆,反覆殆较深者,可以设计下颌联冠式斜面导板(图 21-26),一般在 6 个下前牙上做,下前牙联冠向后上延伸一斜面至反殆的上切牙舌侧,斜面与上切牙长轴成 45。以引导上切牙向唇侧,下颌后退至正常位置。斜面不能太平,否则会造成垂直压人分力过大,不仅压低了切牙,也无引导上切牙向唇侧的力;斜面的斜度也不能太大,斜度过陡时,上切牙受力过大,不利于上切牙调整。特别注意有时个别反殆患儿戴用联冠斜面导板后,前伸下颌将斜面咬在上切牙的唇侧,加重了畸形并使下颌更向前伸。由于戴下切牙联冠斜面导板后,后牙咬合打开,后牙可以继续萌出,对改正前牙深覆殆有利。下颌联冠斜面导板一般是粘接在下前牙上,2~3 周内畸形可明显改善,有时可在反深覆殆改正之后,为方便患者进食改为殆垫式矫治器继续推上切牙向唇侧,使前牙反殆完全纠正。以上各矫治器必要时均可配合头帽、颏兜,特别对反覆盖大,反覆殆浅者。

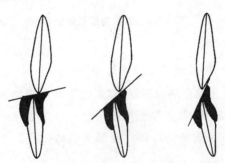

图 21-26　下颌斜面导板矫治器对斜面的要求

【混合牙列期个别切牙反殆的矫治】

混合牙列期个别切牙反殆,多系乳牙迟脱而使个别上颌切牙舌向错位与下切牙呈反殆关系或下切牙唇向错位与上切牙呈反殆关系。

1.咬撬法　适用于 1~2 个刚萌出且反殆的切牙,上切牙长轴垂直或内倾,下切牙可能轻度唇向错位,反覆盖小,正在建立反覆殆或反覆殆小,牙弓内有足够空间容纳错位牙。

在家长的监护下,教患儿手持一个略窄于反殆上切牙宽度、有一定弹性的木片或竹片,将其一端放置于反殆上颌牙的舌面,嘱患者闭嘴,则木片咬于下颌错位牙的切缘唇面。然后用手压木片的另一端,其力的大小以反殆牙唇面龈组织稍发白色、患儿感觉牙齿发胀为度。每次饭前若能坚持有节奏地重复此动作 20 次,1~2 周后,反殆上牙即向下牙的唇面逐渐萌出(图 21-27)。如果无效,反覆殆加深,可改用其他矫治方法。

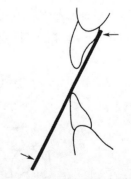

图 21-27　咬撬法矫治个别牙反殆

2.上颌殆垫式矫治器　主要用上颌殆垫双曲舌簧活动矫治器,解除牙的锁结关系后,用双曲舌簧推反殆牙向唇侧移动。

【骨性反殆的早期矫治】

骨性反殆是上下颌骨大小不调所致的上下颌矢状向关系异常的错殆畸形,常为上颌骨发育不足,或下颌骨发育过度所致。使用面罩前牵引矫治器(图21-28),口内矫治器可设计为上颌活动矫治器附后牙平面殆垫,增加卡环或邻间钩以增强固位,基托包绕上颌后结节,在尖牙远中放置牵引钩。采用橡皮圈以一侧300～500g的重力前牵引,牵引方向为向前、下与殆平面呈向下约30°,可促进上颌骨周围骨缝的缝间生长,使上颌骨向前、下方生长;如果牵引方向与殆平面平行,上颌除向前移外还将产生旋转(前份上旋,后份下旋),同时随着面罩向后方的反作用力,可将下颌向后移并抑制下颌生长。

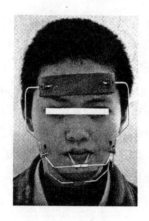
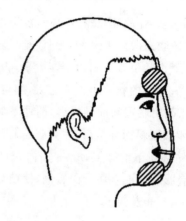

图 21-28　面罩前牵引矫治器

【后牙反殆的早期矫治】

乳牙和混合牙列时期,都可能出现单侧或双侧多数后牙反殆。

1.调殆　仔细调改尖牙及乳磨牙咬合的早接触点,以便下颌尽早地回到正常的闭合道位置。

2.治疗龋齿　及时治疗后牙区龋齿,改正单侧咀嚼习惯。

3.单侧后牙反殆采用单侧殆垫式活动矫治器　在健侧做殆垫升高咬合,双曲舌簧移舌向错位的后牙向颊侧。

4.双侧后牙反殆　乳牙列期双侧后牙反殆较少见,矫治方法为仔细调殆,去除殆干扰,使下颌恢复正常的功能运动,并观察牙弓的调整。如果第一恒磨牙萌出后仍为反殆时则应采用矫治器进行矫治,通常是扩大上牙弓以纠正后牙反殆,可选用以下矫治器:①活动式扩弓矫治器:附双侧上颌后牙平面殆垫,腭侧用分裂弹簧或扩大螺旋以扩大牙弓(图21-29),改正后牙反殆;②固定式扩弓矫治器:可采用W形扩弓矫治器或四角圈形扩弓矫治器(图21-30)扩大上牙弓,纠正双侧后牙反殆。真性上颌发育不良的骨型反殆,则应使用矫形力分开腭中缝,以达到真正扩大上颌骨的目的。

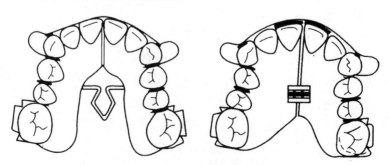

图 21-29　扩大牙弓活动矫治器

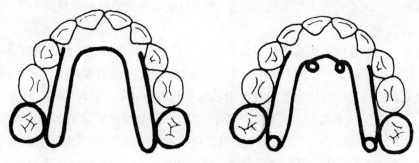

图 21-30　W 形扩弓矫治器或四角图形扩弓矫治器

三、小结

早期预防错𬌗畸形的发生,及时对已发生的畸形进行早期治疗,阻断其发展,或通过早期控制,引导牙颌面良性发育,不仅对儿童口颌系统的正常生长发育、儿童的心理健康十分重要,而且可简化治疗方法并缩短疗程。

(陆 瑶)

第六节　功能性矫治器

一、概述

功能性矫治器本身不产生任何机械力,在口内的固位一般也不严格,是通过改变口𬌗肌肉功能,促进𬌗发育和颅面生长,矫治形成中的错𬌗畸形的。大多数功能性矫治器需有以下要点:①利用肌力影响牙齿和骨骼;②上、下牙列打开、咬合分离;③下颌向前(或向后)移位;④吞咽时(使)上、下唇紧密闭合;⑤选择性改变牙齿的萌出道。

(一)功能性矫治器的分类

1.简单功能性矫治器　此类矫治器直接将肌力传递到牙齿,可单独使用,但多作为其他矫治器的组成部分,例如,上颌斜面导板、平面导板、下颌塑料联冠式斜面导板、唇挡、前庭盾等。

2.肌激动器　肌激动器由 Andresen 于 1908 年设计,也称为 Andresen 矫治器,随后,在长期的临床应用过程中又经过不断的改良和完善,主要用于矫正青春发育高峰期安氏Ⅱ类错𬌗。矫治器在前移下颌的同时控制牙萌出,从而调节上下颌骨的矢状关系,并通过矫治器其他附件产生垂直向及水平向的控制作用。肌激动器还可用于治疗安氏Ⅱ类 2 分类、安氏Ⅲ类以及开𬌗畸形,但不适用于安氏Ⅰ类牙列拥挤及上颌前突病例。根据下颌移位的程度,此类矫治器又分为 2 型。

(1)肌张力型:下颌移位较少,矫治器的作用依赖于肌肉、腱膜的静止张力。

(2)肌动力型:下颌移位较多,利用肌肉的运动或活动移动牙齿、改变骨的形状。

3.功能调节器　功能调节器是由德国 R.Frankel 医师在 20 世纪 60 年代设计的,因此又称 Frankel 矫治器。这类矫治器虽然也能改变下颌位置,但其主要作用部位在牙弓之外的口腔前庭,矫治器通过唇挡和颊屏改变口周肌肉的动力平衡而影响牙弓颌骨的发育。根据其设计特点及适应证,可分为 FR-I、FR-Ⅱ、

FR-Ⅲ、FR-Ⅳ四种类型。现在较为常用的是 FR-Ⅲ,用于解决早期功能性前牙反𬌗。

(二)功能性矫治适应证

1.病因学适应证　功能性矫治主要适用于口面肌功能异常所引起的功能性错𬌗畸形,也能矫治部分早期的骨性错𬌗,其主要机制是通过促进口颌系统功能状态为牙𬌗及颅面的发育提供有利的环境。

2.矫治时机适应证　就功能性矫治器对骨性生长改良的矫治效果而言,其最佳矫治时期应在青春生长迸发期前1～2年,以利用患者自身的生长发育环境,达到有效而稳定的矫治目标。中国女性儿童平均9～10岁,男性儿童平均12～13岁进入青春迸发期。但值得注意的两点是:①目前有研究表明,某些功能矫治器(如 Herbst 矫治器)对于年轻成人也可能会产生一定的积极作用;②由于经过功能性矫治器矫治后的患者仍有很大一部分需要后期的固定矫治,基于矫治时间和矫治费用的考虑,有些学者倾向于在青春生长迸发期的减速阶段或恒牙列初期开始功能性矫治。

3.错𬌗类型适应证　不同的功能性矫治器通过不同的结构和作用机制对牙颌颅面产生三维方向上的影响,从而矫治三维方向上的牙性及骨性不调。目前大多数正畸医师主张在确定功能性矫治方案时充分考虑患者的颅面生长方向和生长型,宜采用最为适宜的功能性矫治器和矫治方案。

(三)功能性矫治的治疗程序

1.诊断　同常规诊断程序。通过临床口内外检查、功能分析、X 线头影测量分析、模型分析、手腕骨 X 线分析等,确定患者错𬌗畸形的类型、所涉及的部位、严重程度及其形成的主要因素,从而为正确制订矫治计划和选择最适矫治器奠定基础。

2.设计　选择矫治器类型,确定咬合重建标准,评估治疗预后,预估后期治疗方案。

3.咬合重建　根据设计方案,从矢状、垂直和横向三维设计下颌的新位置,并用𬌗蜡完成𬌗位记录,然后将牙模通过𬌗蜡转移至𬌗架,在这一新的位置关系上制作矫治器,功能性矫治过程中希望下颌在该位置上建立新的𬌗关系。

(1)矢状方向:咬合重建的目的是建立中性磨牙关系。对于安氏Ⅰ类错𬌗,理论上下颌应保持原来的矢状位置,但实际上由于𬌗下颌的垂直打开,颏部向后、面凸度增加,磨牙倾向于Ⅱ类关系,所以下颌也应少量前移2mm 左右。对于安氏Ⅱ类错𬌗,下颌前移的程度以使Ⅱ类磨牙关系改变为中性甚至偏近中为准。一般下颌前移5mm 左右;如果矢状不调比较严重,可分次前移下颌;若为Ⅱ类错𬌗的亚类,因功能原因造成者,可仅前移远中关系侧,中性关系侧保持原位。安氏Ⅲ类错𬌗,下颌尽可能后移至上、下切牙对刃。

(2)垂直方向:下颌垂直打开应超过息止𬌗间隙,一般在磨牙区分开4mm 左右。覆𬌗越深,垂直打开程度越大;反之,覆𬌗越浅,垂直向打开越小。

对安氏Ⅲ类错𬌗,至少应使前牙反覆𬌗关系解除。垂直打开的多少与前牙覆𬌗、覆盖、患者的年龄有关。覆𬌗越深,垂直打开越大,反之亦然。覆盖较大,下颌前移多,垂直打开不宜过大;覆盖较小,下颌前移较少,垂直打开应适当增加。安氏Ⅱ类病例下颌前移和垂直向打开的目的是使下颌肌群和提下颌肌群所受牵拉刺激的总和,能够激活足够且适度的肌肉活动,既能为患者耐受,又能较好地发挥矫治作用。肌肉活动不足将影响疗效,但过度增加肌肉的活动。覆盖较大者,下颌前移多,垂直打开不宜过大;反之,覆盖较小,下颌前移较少,垂直打开应适当增加。一般而言,下颌前移量与垂直打开量之和在8～10mm。

(3)中线考虑:部分患者可能由于真性下颌偏斜或功能性下颌偏斜造成上下牙列中线不一致,在咬合重建前明确诊断其病因。

𬌗位记录完毕后,将蜡𬌗放在石膏模型上核对,检查是否与口内情况相符。如有不符,应重新进行𬌗位记录。

4.技工室制作　大多数功能性矫治器不需要特殊的技工室设备,能制作一般活动矫治器并掌握必要的模型预备方法、𬌗架技术等就能够完成其制作。

5.临床应用

(1)临床试戴:功能性矫治器初戴时很少需要调整,只需教会摘戴和使用注意事项。从每天2小时逐日增加戴用时间,1~2周后复诊,作局部修改调整。

(2)戴用矫治:对于活动功能性矫治器患者,要求尽量延长矫治器戴用时间(每天不少于14小时),以最大限度发挥功能性矫治作用。

1)肌肉调整期(1~5个月):肌肉逐渐习惯于新位置,下颌多不能回到原始的位置,矢状不调得以调整。

2)牙齿槽反应期(5~10个月):牙槽骨的生长使后牙或前牙垂直开𬌗逐渐关闭,上下前牙位置逐渐矫正。𬌗关系由双重(多重)逐渐调整至稳定,下颌或上颌生长改变开始出现。

生长快速期的合作病例,错𬌗简单者,此期即可完成矫治。

3)颌骨反应期(10月以上):牙𬌗关系基本正常后继续戴用矫治器以期颌骨反应继续进行,收到最大的骨骼效果。

(3)保持:一般不需要保持,对于牙齿移动较多或严重颌间关系不调的患者,可考虑在达到矫治目标后,继续戴用原功能性矫治器3~6个月,以最大限度保持功能矫形的效果。

6.后期治疗 在功能性矫治完成后通常需要使用固定矫治,解决患者的牙性问题,完成对全口牙的精细调整,良好的咬合关系也有利于功能性矫治疗效的保持。

二、肌激动器

肌激动器有各种类型和改良,但以Andresen设计者为最早,所以又称Andresen矫治器。随后,在长期的临床应用过程中又经过不断的改良和完善,主要用于矫治青春发育高峰期安氏Ⅱ类错𬌗。矫治器在前移下颌的同时控制牙萌出,从而调节上下颌骨的矢状关系,并通过矫治器其他附件产生垂直向及水平向的控制作用。肌激动器还可用于治疗安氏Ⅱ类2分类、安氏Ⅲ类以及开𬌗畸形,但不适用于安氏Ⅰ类牙列拥挤及上颌前突病例。

(一)基本结构

肌激动器结构简单,主体为一块塑料基托,无特定的固位装置,也无产生机械力的加力装置。

1.基托 塑料基托是肌激动器的主体。基托的上颌部分覆盖整个上腭部,远中达第一恒磨牙的远中;下颌部分向下延伸至口底,后缘必须达到下颌磨牙舌面的远中。上、下颌基托相连,在前牙区形成下切牙塑胶帽。若塑胶帽仅仅覆盖下切牙切缘,则在阻碍下切牙垂直萌出的同时不影响其唇向移动;若不需要下切牙唇向移动,塑胶帽应包盖过下切牙切缘1/3。后牙区相应的基托部分有牙萌出的导面,通过调整塑胶导面,可以控制、引导后牙的垂直向萌出。基托的大小和形态与上下牙弓相匹配,但下颌只有处于设计的颌位关系时才能戴入。

2.诱导丝 一般用直径0.9~1.0mm的硬不锈钢丝弯制,可弯制成普通的双曲唇弓。该唇弓可将肌肉的矫治力传导至上前牙,如果上前牙腭侧牙槽部分的基托被调磨缓冲,上前牙在唇弓的影响下将向腭侧倾斜移动。

(二)矫治原理

以安氏Ⅱ类错𬌗畸形为例,肌激动器的矫治力来源于咀嚼肌,在口内也主要依靠咀嚼肌松散固位。Ⅱ类错𬌗患者在开始治疗前,咀嚼肌群呈平衡状态。戴入矫治器后,咀嚼肌群的平衡被打破,肌激动器所产生的矫形力使下颌每向前移动1mm产生100g的力;下颌垂直打开8mm,可产生高达500g以上的肌肉牵拉力。下颌因矫治器牙导面的引导被迫固定在向前、向下新的位置上，下颌下肌群和提下颌肌群由于受到牵拉而反射性地拉下颌向后。下颌本身虽受到向后的拉力，但其位置被固定于前伸位置处，因此，矫治器对下牙弓施以向前的推力。由此产生的收缩力使矫治器在口内得以固位，如果下前牙被塑胶帽包压而后牙拾间无塑料基托阻挡，这一收缩力可抑制下前牙萌出并刺激后牙萌出，有利于深覆拾的矫治。由于下颌-矫治器-上颌已连为一体，这一牵拉下颌向后的力通过唇弓和牙导面传至整个上牙和上颌，使其向前的发育受到抑制。

功能拾平面的确立对于矢状关系不调的拾治具有重要意义，功能拾平面的高度及倾斜度是神经肌肉及生长发育力作用于牙列的结果。在利用肌激动器进行治疗时应特别重视。由于上下后牙垂直萌出的方向不同，上后牙向下、向前，而下后牙垂直向上，肌激动器通过后牙牙导面控制上、下后牙的不同萌出，从而调整功能拾平面的高度及磨牙关系。在Ⅱ类错拾的治疗中应抑制上后牙的垂直萌出而促进下后牙萌出，使其在较高的水平位置上建立功能拾平面，有利于建立Ⅰ类磨牙关系；反之，对于Ⅲ类错拾，应抑制下后牙垂直萌出而促进上后牙自由萌出。

大多数病例下颌前移为 5mm 左右，咬合打开超过息止拾间隙 2mm，磨牙区分开 4mm 左右，同时要确定中线关系。

（三）肌激动器的制作

1.上拾架　严格按拾蜡记录将牙模上拾架，并在整个矫治器制作中保留拾蜡在上、下牙弓之间，以确保颌间关系的稳定同时便于形成牙导面。为便于操作，拾架应当反上，即前牙区朝向拾架的关节轴。

2.后牙的牙导面和前牙区的塑胶帽预备　后牙的牙导面要根据牙齿的形态和要进行的移动逐一在拾蜡的舌侧面雕刻出来，上、下牙导面的交界处一般位于拾间隙的上 1/3。去除前牙区拾蜡并根据设计准备形成不同的塑胶帽。

3.弯制上颌双曲唇弓并固定在牙模上　唇弓应在上颌尖牙远中越过拾面，注意不得影响上、下牙齿的萌出。

4.填塑胶　上、下颌分别进行，然后在拾蜡记录的关系上形成颌间后牙区和前牙区将矫治器联为一体。打磨抛光，最后在牙模上核对无误。

（四）临床应用

1.试戴期　矫治器试戴 1 周后，绝大多数患者能够适应，并保持矫治器在正确位置。少数患者入睡后矫治器可能不自觉脱出口腔。应检查是否垂直打开的距离不足，或是下颌前移的距离过大。

2.矫治期　戴用矫治器适应后，每 4～6 周复诊一次。复诊时：①检查牙导面与牙齿接触部分的"光亮区"；如矫治安氏Ⅱ类 1 分类错拾，上颌牙齿接触的"光亮区"应在近中龈侧，而远中塑料被缓冲，以刺激上后牙向远中拾向萌出。下颌牙导面的"光亮区"在远中龈侧，而近中塑料被缓冲，以刺激下后牙向近中拾向萌出。对矫治不利的"光亮区"应当调磨；如果缺少"光亮区"，说明牙导面未起作用，应在不改变下颌位置的条件下考虑重衬。②对混合牙列期的患者，应当检查后牙导面是否影响乳、恒牙的替换与萌出。应将影响乳、恒牙替换和第二磨牙萌出的塑胶部分磨除；相反，如果个别牙齿萌出过多或需阻止其萌出，应在牙齿的拾面增加塑胶拾垫阻萌。③缓冲上切牙腭侧基托，并调整唇弓与上切牙唇面接触关系，以促进上切牙腭向移动。如果上切牙已到位，应在其腭面用自凝塑胶重衬，以保持其位置。

由于肌激动器体积较大，戴入后影响发音和咀嚼，一般在夜间及休息时戴用，每天确保戴用至少 14 小时。戴用时间越长，疗效越佳。安氏Ⅱ类 1 分类错拾一般在治疗 10～12 个月后，后牙达到中性拾关系，前牙覆拾覆盖关系正常。

肌激动器用于治疗安氏Ⅲ类错拾的情况较少，其设计遵从功能矫治器的基本原则。应当注意的是，后牙导面应抑制下后牙萌出,而允许上后牙自由地向下、向前萌出移动。

(五)肌激动器与口外弓的联合应用

肌激动器对替牙期安氏Ⅱ类1分类低角型病例的面型改善非常有利,但对高角型病例却十分不利。这是由于:①在垂直向控制上,肌激动器抑制上后牙的垂直萌出而促进下后牙的自由萌出,可能导致殆平面和下颌平面的向下向后旋转,使面高增加;②在矢状向控制上,肌激动器主要是促进下颌骨的向前生长发育,但对上颌向前发育的抑制作用却非常有限,因此,对有上颌前突趋势的Ⅱ类患者治疗效果有限。此外,肌激动器治疗中上切牙的舌向移动为倾斜移动,有可能造成上切牙的舌倾、伸长;下切牙塑胶帽理论上可限制下切牙唇倾,但临床效果并不肯定。

口外弓是替牙期治疗安氏Ⅱ类1分类错殆的有效装置,能够有效地抑制上颌骨的向前生长发育,并且可通过改变牵引力的方向抑制上后牙的萌出,但是,口外弓并不直接促进下颌骨的向前生长发育。

基于以上特点,将口外弓与肌激动器联合起来组成口外弓-肌激动器,充分发挥两者的互补作用,用于早期矫治安氏Ⅱ类下颌后缩伴有下颌平面角增大,或合并上颌前突趋势病例的矫治。口外弓多采用高位牵引,牵引力方向通过上颌阻抗中心与上牙弓阻抗中心之间,有助于保持殆平面的相对稳定,防止其发生向下向后旋转。替牙期牵引力一般为$250\sim300g/$侧,保持期则为$100\sim200g/$侧。

1.适应证　口外弓-肌激动器的适应证包括:①替牙期安氏Ⅱ类1分类错殆;②期望前移下颌并向后作用于上颌,改善Ⅱ类骨骼关系;③适用于高角病例,可达到最佳垂直控制;④不适于下颌平面角较低、颏点位置靠前的病例。

2.构造　口外弓-肌激动器分为肌激动器部分和口外弓两部分。

(1)肌激动器部分是在 Andresen 矫治器的基础加以改进

1)基托:上颌基托与所有牙齿的殆面和切缘贴合。切牙和尖牙处,基托向唇(颊)侧延伸盖过牙冠2mm;为减小矫治器体积,腭部塑料基托可用 1.2mm 直径的不锈钢丝弯制的腭杆代替。下颌基托类似于总义齿者,应尽可能向口底伸展,因为支抗主要来源于下颌舌侧骨皮质;下颌牙齿的舌侧和殆面均与基托贴合,基托延伸至颊尖,前牙盖过唇面并向龈向伸展 $2\sim3$mm。

2)上前牙控根簧:用 $0.5\sim0.6$mm 直径的不锈钢丝弯制而成,簧高 $6\sim8$mm,可对上切牙进行根舌向/冠唇向控根。控根簧必须与高位口外唇弓合用,否则会加重切牙伸长。若上切牙转矩控制不重要,则可将控根簧改为双曲唇弓(0.8mm 直径)。保持前牙处基托不变,双曲唇弓对切牙也有轻度控根作用。注意上前牙的内收只能在Ⅱ类颌间关系矫正之后,而不能在矫治开始时。若上切牙舌倾,可在切牙的腭侧增加前腭弓(0.7mm 直径),用以唇向开展上切牙。

下切牙有少许散隙时可用下双曲唇弓;内倾的下切牙可以加用下舌弓;对于颏肌紧张的病例以增加下唇挡。

3)口外弓管:置于双尖牙区,垂直方向上离上颌牙齿 1mm。Van Beek 设计将口外弓内弓直接埋入肌激动器两侧尖牙与侧切牙之间的塑料基托中,口外部分与高牵引头帽相牵引。

(2)口外弓:口外弓是联合矫治的重要部分。牵引力的方向(包括施力点)、力的大小和力的作用时间,对治疗结果有重要影响。

1)牵引力方向:口外弓的外弓末端至第一恒磨牙近中,外弓稍向上方倾斜,与内弓呈约 20^0。左右的角度,牵引力向后上方。重要的是保持牵引力方向通过上颌阻抗中心与上牙弓阻抗中心之间,才能达到使殆平面倾斜度保持不变的作用。改变牵引力的方向,殆平面将发生旋转。

2)牵引力大小与牵引时间:口外牵引力直接作用于上颌,调整口外力的大小,可调整上颌对骨性Ⅱ类矫治的贡献:若患者上颌前突明显,则可加大牵引力(可达 1000g/侧),每日戴用较长时间(16 小时以上),

以产生最大限度的上颌反应。若患者的Ⅱ类骨骼关系主要由下颌后缩造成,则应使用轻力(200～400g/侧),每日戴用12～14小时,以减小上颌的反应;同时为增加下颌的贡献,疗程可以延长,一般需要2年。由于骨性Ⅱ类病例中下颌后缩的成分占优势,临床应用中多采用较轻的矫形力。

3.殆关系建立　根据 Tuenge 等对猴的研究,口外力可通过牙尖咬合关系从上颌传导至下颌,使髁突在功能运动中位置较正常靠后。作为适应性改变,下颌颈部与髁突后份吸收,并由于关节凹改建而后移。口外力间接作用于下颌,产生不利于Ⅱ类骨骼关系矫正的改变,因此必须解除咬合锁结,并使髁突脱离关节凹,防止这种改变的发生。这是联合矫治中殆重建的一个主要原因。

殆重建时上下颌的咬合分离应比息止殆间隙稍大,第一恒磨牙间分开2～4mm。下颌前伸应使尖牙达到或接近Ⅰ类关系,但前伸不宜过度,以下切牙计,前伸不宜超过5mm。若存在功能因素引起的下颌偏移,殆重建时应加纠正。

4.临床应用

(1)用口外弓-肌激动器治疗之前,如存在明显的牙列不齐和上牙弓狭窄(下颌前移至Ⅰ类关系时宽度不调超过3mm),应当使用简单活动矫治器排齐牙列或扩弓,使联合治疗能顺利进行。小量的上牙弓狭窄可在治疗中通过重衬解决。重衬每8周进行一次,在上颌后区包括腭托部分的基托组织面放入足够的自凝塑胶,戴入后嘱患者紧咬片刻,在塑胶凝固之前取出矫治器,去除多余塑胶,再次戴入并检查是否完全贴合,然后取出修整。重衬时应当注意不能改变下颌的三维方向。

(2)初戴矫治器时,首先检查肌激动器在口内与牙齿和组织的贴合情况;然后戴上口外弓,检查口内弓与口外弓位置是否正确,并根据治疗需要调整牵引力的大小和方向。

需要联合矫治的病例大多数需要严密的垂直向控制以防止殆平面旋转,为此口外力必须通过上颌和上牙弓的阻抗中心之间,以使牵引力均匀分布于切牙和磨牙区域。临床上戴入肌激动器和口外牵引后嘱患者稍稍张嘴,矫治器不发生脱位,以保持牙冠前后段的垂直压力相同;若矫治器后部脱位,则说明牵引力过于靠前;若矫治器前部脱位,则说明牵引力过于靠后。这两种情况都要对牵引方向进行调整。

少数特殊的Ⅱ类病例,如下颌平面角较大、同时伴有前牙深覆殆或者前牙开殆,改变殆平面倾斜度是治疗计划的一部分,则应对牵引力方向进行相应改变。对于前者,为压低上前牙牵引力方向应尽可能靠前,矫治器后部有脱位的趋势,其在口内的固位依靠提下颌肌力,此外可加大转矩簧的力使矫治器稳固。对于后者,牵引力应当偏后,使磨牙承受更大的垂直向分力,并磨除下切牙区塑胶促进其萌出。

使用口外弓-肌激动器的患者一般不需要后牙的垂直伸长,特别是上后牙的萌出应当尽量避免,因此上下后牙之间的塑胶常常要求完整保留,使其起到夹板结构的作用。少数患者当下颌前伸至磨牙关系中性、前牙正常覆殆覆盖时,上下后牙间有明显的垂直间隙,需要下后牙的萌出,以使咬合稳定。此种患者在矢状关系矫治有效后,需要磨除下后牙殆向的塑胶以使后牙建殆。

(3)戴用口外弓-肌激动器的患者每6～8周复诊一次。为保持矫治器与组织的严密贴合,即使不需要扩弓,每6～8个月宜对整个矫治器进行重衬。

Ⅱ类关系矫正、咬合稳定后,可逐渐减小戴用时间,隔日夜间戴用3个月,然后每周二次戴3个月,以保持疗效。联合治疗结束后多采用固定矫治器进行二期治疗,使后牙台关系更加完善。少数患者治疗顺序恰恰相反,先用固定矫治器治疗,然后用口外弓-肌激动器做为主动保持,最终完成骨性Ⅱ类的矫治。

三、生物调节器

生物调节器是由 Balters 于1965年设计的。他认为在开殆、安氏Ⅱ类及Ⅲ类错殆的形成过程中,舌的功能状态起着重要的作用。因此,在他的矫治器设计中重视调节舌的位置,促进唇闭合,从而改善牙弓形态和上下牙弓关系,以建立中性粭和协调的上下颌骨关系。这种矫治器称为生物调节器。

(一)生物调节器的类型

1.标准型　用于治疗安氏Ⅱ类1分类错粭畸形,矫正舌后位;也可用于治疗安氏Ⅰ类错粭,扩大牙弓宽度。

2.Ⅲ类型　用于治疗前牙反粭及舌前位。

3.开粭型　用于治疗前牙开粭或后牙开粭,也可用于颞下颌关节功能紊乱病例。

(二)生物调节器的构造

生物调节器由塑胶基托、腭杆和唇弓三部分组成。现以标准型者为例介绍。

1.塑胶基托　与肌激动器的基托类似,但体积较小。基托覆盖于下牙列舌侧,即从一侧第一恒磨牙远中至另一侧第一恒磨牙远中。向龈向伸展一般为5mm,比肌激动器浅。上颌前部,左右尖牙之间完全没有塑胶覆盖,因而戴上矫治器时可以正常说话。上颌磨牙和双尖牙舌侧塑胶覆盖至龈下5mm,下切牙切缘无塑胶覆盖。

2.腭杆　由1.2mm直径的不锈钢丝弯制而成。钢丝从第一双尖牙处基托上缘引出,沿着腭盖的形状向远中方向形成一个椭圆形的曲,曲的远端至第一恒磨牙远中。腭杆应离开腭黏膜组织1mm,以免压迫软组织。

生物调节器是一种无固位的功能性矫治器,当口腔进行功能运动时,或当下颌处于息止颌位时,矫治器会脱位。此时舌抵住腭杆,使矫治器得以就位,因此舌处于不停的锻炼之中。由于腭杆对舌的刺激,舌为了减少与杆的接触而向前伸到较正常位置。

3.唇弓　以0.9mm直径的不锈钢丝弯制而成。唇弓越过上切牙,向远中伸展至第一恒磨牙处形成一颊曲,然后向近中折回,在尖牙和第一双尖牙之间进入粭间塑胶。颊曲挡住了颊肌的压力,以利于后牙的垂直萌出。

(三)生物调节器的作用原理

设计者十分强调舌功能活动的重要性,认为舌是口腔反射活动的中心,舌与唇颊的功能平衡对于粭的发育有重要的影响。设计者认为Ⅱ类错粭是舌位置靠后的结果,同时也致使颈部区域受到干扰、呼吸功能受阻而形成口呼吸同时伴发异常吞咽。舌位置靠前及颈部区域过度发育而产生Ⅲ类错粭。Ⅰ类错粭牙弓宽度发育不足是由于舌功能比颊肌功能弱而引起的。他还认为,唇的封闭是生长潜力自由发展的前提。唇功能异常,正常发育将受影响,基于这种理论,Balters设计了腭杆来引导舌位置,设计了附有颊曲的唇弓来阻挡颊肌的压力,同时矫治器引导下颌至切牙对刃的位置,以促进上下唇闭合。

(四)生物调节器的临床应用

生物调节器在口腔中固位松散,靠下颌、唇、舌保持位置,初戴的前两周,每天戴用时间逐渐增加,两周后达每天戴用12～14小时,包括夜间戴用时间,待矫治器适应后,每6周复诊一次。

生物调节器虽结构简单、易于制作、体积小、摘戴方便、不影响语言活动、患者易合作、日夜均可戴用,可用于安氏Ⅱ类错粭及部分Ⅰ类错粭和开粭病例,但目前临床应用并不广泛。

四、Herbst 矫治器

Herbst矫治器是由Emil Herbst于1905年设计的一种固定的功能性矫治器。20世纪70年代,Hans Pancherz医师在经过大量临床与实验研究的基础上将其重新应用于正畸临床。此后,Herbst矫治器逐渐受到广泛重视。该矫治器用于治疗安氏Ⅱ类错𬌗。因其能将下颌前移至前牙切对切位置并使下颌在此位置进行功能活动,故又称咬合前移器。

(一)结构

1.机械部分　Herbst 矫治器可以看做是一个在上下颌间滑动的人工关节,由两侧伸缩装置构成,其中包括套管、插杆、枢轴、固定螺丝等部件。插杆插入套管内,由上颌第一磨牙区延伸至下颌第一前磨牙区。套管和插杆的末端都有轴孔,固定螺丝穿过轴孔进入轴座,防止伸缩装置从轴座上滑脱。套管的长度根据下颌前移的幅度而定,一般以上下颌切牙呈对刃为准,插杆的长度以大张口时插杆不从套管中脱出为宜。

2.支抗部分　目前常用的 Herbst 矫治器,其支抗部分经过改良,常使用铸造联冠式夹板代替带环。其覆盖范围为上下后牙区,在左右两侧之间有腭杆或舌杆相连以增强支抗。对于上牙弓狭窄的病例,常常使用螺旋扩大器代替上颌腭杆以配合上颌扩弓。

(二)作用原理

该矫治器将下颌前移至切牙相对位置,并使下颌在此位置进行各种功能运动,动物实验和临床观察均证实,戴用 Herbst 矫治器后,可刺激髁状突生长而使下颌长度增加,使上颌生长受到抑制。同时上牙列也将向远中移动,下牙列向近中移动,从而矫正Ⅱ类骨骼关系和牙𬌗关系。

(三)适应证

用于治疗青春快速发育期的安氏Ⅱ类错𬌗,替牙晚期和恒牙𬌗初期均可使用。它对于治疗下颌后缩畸形效果最为理𬌗,若患者存在上颌前突,则应联合使用头帽—口外弓,以获得较为理想的疗效。

(四)临床应用

Herbst 矫治器是一种固定的功能性矫治器,因它可每天 24 小时戴用,所以其疗效优于一般的功能性矫治器。该矫治器对于青春快速发育期的儿童,不论是替牙期或恒牙𬌗早期均可使用。对于单纯下颌后缩患者,该矫治器疗效最为理想,若伴有上颌前突则应同时配合使用口外弓。Herbst 矫治器的治疗时间一般为 6~8 个月,然后再用肌激动器保持。

五、双𬌗垫矫治器

双𬌗垫矫治器是另一种功能性矫治器,通过功能性前移下颌,刺激下颌骨生长。

(一)结构

1.固位装置

(1)改良箭头卡:一般置于上颌第一恒磨牙上。若配合使用口外弓,箭头卡可设计为从第二前磨牙近中至第一恒磨牙远中,长臂上弯制螺旋管供口外弓插入。

(2)三角形卡:一般置于下颌第一前磨牙上。

(3)邻间钩:呈球形末端,在下颌前牙之间加强固位,并防止下颌切牙唇颊。该装置也可用于上颌前牙和后牙区。

2.𬌗垫　由上下𬌗垫组成。上𬌗垫覆盖磨牙和第二前磨牙𬌗面,并在第二前磨牙的近中边缘嵴处形成与𬌗平面呈 45°角向近中的斜面。下𬌗垫覆盖前磨牙区,在第二前磨牙的远中边缘嵴处形成向远中 45°斜面。上下𬌗垫由此在第二前磨牙区形成 45°斜面,使矫治器上下部分相互锁结,引导并保持下颌在前伸位置。

3.上唇弓　控制上颌前牙唇舌向倾斜移动。

4.附件

(1)扩弓装置:处于后缩位的下颌前伸后,上牙弓宽度常显不足,故上颌可用螺旋扩弓器或分裂簧扩大上颌牙弓的宽度。建议每2周加力一次,直至上下牙弓宽度协调。

(2)口外弓:双𬌗垫矫治器可配合口外弓联合应用。口外弓由内弓和外弓组成,内弓前部焊有唇侧牵引钩。内、外弓夹角约为30°。头帽用中位牵引。

(二)𬌗关系建立

遵循功能性矫治器的原则。安氏Ⅱ类错𬌗下颌一般前移5~7mm,第一双尖牙区咬合打开3~5mm,同时纠正因𬌗干扰和不良习惯所致的下颌中线偏斜。

(三)临床使用

初戴的前几天,建议进食时摘下矫治器,待适应矫治器后全天戴用,4~6周后即可开始分次磨低上𬌗垫,以促进下磨牙的垂直向萌出,一般经4~6次复诊可将上𬌗垫全部磨除,上、下磨牙建𬌗,然后再分2~3次磨除下𬌗垫,使前磨牙区建𬌗。此时大多数病例的下颌位置已经稳定,少数病例需要用附有斜面导板的上颌Hawly保持器保持颌间关系3~6个月。磨低𬌗垫时应保持上、下𬌗垫间45°斜面相互锁结的咬合接触。对伴有前牙开𬌗倾向的病例,建议用下唇弓代替下切牙区的邻间钩辅助固位,以免影响下切牙萌出。𬌗垫须保留至前牙建立正常覆𬌗关系后再行磨除。

部分患者睡眠时下颌难以保持前伸位,可于夜间在下前牙邻间钩与上颌唇侧牵引钩之间使用Ⅱ类颌间牵引,牵引力为150g。若下前牙已唇倾,应适当减小牵引力。对伴有上颌前突的病例,可配合使用口外牵引,每晚戴用8~10小时,牵引力200g/侧。

简单双𬌗垫矫治器可与固定矫治器合用。上颌6颗前牙为片段弓,下颌磨牙与6颗前牙间为多用途弓。多用途弓用于压低下前牙,双𬌗垫可改变颌间关系,这种功能与机械相结合的设计适于生长型不利的安氏Ⅱ类错𬌗病例。

六、功能调节器

(一)概述

功能调节器(FR)是由德国R.Frankel在60年代设计的一种活动矫治器,所以又称为Frankel矫治器(FR)。该矫治器被称为"正畸矫治器的一个革命"。目前成为临床常用的功能矫治器之一。

FR与其他功能矫治器的最大区别在于其主要作用部位在口腔前庭区。功能调节器用唇挡、颊屏遮挡住唇、颊肌,使发育中的牙列免受异常口周肌功能的影响,创造了一个可以使牙弓、颌骨在长、宽、高三个方位上能最大限度的发育的环境;唇挡、颊屏还可牵拉前庭沟处的骨膜,刺激该部的齿槽骨生长。其次,治疗安氏Ⅱ类病例时,FR也需要前移下颌,但方法与其他功能矫治器不同。例如,肌激动器是靠下颌牙齿与塑料导面的接触,使下颌引导并保持在前移的位置,因而下切牙将受一唇向的力而向前倾斜;而FR与下牙弓完全没有接触,只是依靠与下切牙区齿槽骨接触的一块塑胶托(下舌托),使下颌处于前伸位置,矫治器的主要支抗位于上颌磨牙。最后,FRⅡ(功能调节器Ⅱ型)用𬌗支托阻止上颌磨牙的垂直萌出,下颌磨牙可自由地向上、向前移动,在深覆𬌗改善的同时,也利于建立Ⅰ类磨牙关系。这种后牙萌出的控制,不需要像肌激动器那样调磨基托牙导面来完成。

Frankel设计的功能调节器有四种类型(Ⅰ~Ⅳ型),设计中包括了移动牙齿的部件,是一种矫形-正畸矫治器,用于矫正骨骼和肌肉的平衡。在FR治疗之前,可用机械扩弓,治疗之后常使用固定矫治器排齐牙齿,所以其类型和使用略有改变。其中以改良后的FRII和FRIII使用最多,用于矫治功能性或轻度骨性

Ⅱ、Ⅲ类错𬌗,有时 FRⅢ还用作上颌前牵引治疗后的保持。

(二)功能调节器Ⅱ型

1.构造　FRⅡ矫治功能性或轻度骨性Ⅱ类错𬌗,包括塑料和钢丝两部分。

(1)塑料部分:为颊屏、下唇挡和下舌托。颊屏和唇挡使牙弓免受异常口周肌肉的压力。下舌托的作用是使下颌保持在前伸位置。

(2)钢丝部分:在上颌有唇弓、尖牙曲、前腭弓、腭弓与支托,在下颌有唇挡连接丝、舌托连接丝、舌簧以及舌托加固丝。

矫治器的支抗部分主要在腭弓越过𬌗面处。腭弓凸向远中,两端从第一恒磨牙的近中越过𬌗面进入颊屏.然后延续成第一恒磨牙的𬌗支托。

2.治疗程序

(1)分牙:为加强支抗作用,第一恒磨牙和第二乳磨牙之间要分牙,使越𬌗丝位于边缘嵴之下。支托置于上颌第一磨牙近、远中颊尖之间可防止矫治器向上移位而致颊屏边缘压迫前庭沟。此外,𬌗支托可抑制上磨牙垂直萌出,而下磨牙可自由地近中向萌出,这有利于Ⅱ类磨牙关系转变为Ⅰ类磨牙关系。上颌前腭弓的作用是防止上前牙舌向倾斜,在安氏Ⅱ类2分类病例的治疗中则可用来唇向移动上前牙。前腭弓的另一作用是,弓丝在尖牙与第一乳磨牙之间越过𬌗面进入颊屏,该处的越𬌗丝是矫治器的另一支抗部分。尖牙曲用于引导尖牙萌出,扩展尖牙区。下舌簧可防止下前牙过萌。

(2)取印模:FR 治疗的成功取决于矫治器的佩戴合适,因而准确的印模特别重要。由于颊屏的上、下缘要稍稍向上(下)、向外超过前庭沟底,所以托盘不能过高或过宽而使软组织移位。为了准确可用热敏托盘。这种托盘在热水中变软,然后放入口腔形成牙弓的形态,取出后修整,特别是下唇和下舌区,然后使用。取印模后检查所有肌肉附着都要清晰,包括上唇系带、上第一双尖牙区的颊系带、舌系带、下唇系带以及下颌颊系带。

(3)𬌗关系重建:对于安氏Ⅱ类病例,下颌前移的数量一次不超过 3mm,可分次重建𬌗,否则矫治器容易失去上颌支抗,造成上切牙明显舌倾。垂直打开的距离在双尖牙区为 3mm。上、下骨骼中线一致。

(4)矫治器制作

1)工作模型预备:即使取得好的印模,也不能反映前庭沟的实际深度,因为托盘和印模材或多或少地使唇、颊向外侧移动。为得到精确的矫治器边缘伸展,也为了产生组织张力以刺激骨膜生长,需要在工作模型上加深前庭沟。要加深的部分包括上颌结节、上颊系带.前部、上尖牙上部,以及下唇挡部。在此部位的前庭沟要按解剖形态向下方加深 2～3mm 工作模型预备中有时要进行牙齿预备:在上颌乳尖牙的远中和第一乳磨牙的近中刻槽以容纳上颌前腭弓的越𬌗丝;在上颌第二乳磨牙的远中刻槽以容纳腭弓的越𬌗丝。口内相应部分应当片切以使矫治器就位。如为恒牙列,一般要先分牙,后取模;或者在牙模上刻槽,但不在口内片切牙齿,矫治器戴入后 1～2 个月内能自动就位。

2)弯制钢丝部件

①唇弓:唇弓用 0.9mm 直径不锈钢弯制而成。由切牙唇面的中部通过,在侧切牙和尖牙之间形成曲,曲顶约在尖牙牙根的中部,与龈组织相距 2mm,以便尖牙萌出扩展。一般来说,唇弓并不是像肌激动器那样用来向舌侧移动上前牙,这样做只能影响矫治器的固位。实际上,FRⅡ治疗中用前腭弓来防止上前牙舌向倾斜。

②腭弓:稍向后的“U”形曲,当牙齿槽宽度增加而与颊屏接触后,此曲可用来向外侧稍稍扩展颊屏。腭弓在第一磨牙近中越过𬌗面进入颊屏,在颊屏中打弯,然后形成𬌗支托。𬌗支托应与𬌗平面保持平行,以不影响磨牙向外侧扩展。如第一恒磨牙未萌,𬌗支托可放在第二乳磨牙上。腭弓要离开腭组织 1.5mm,以防

矫治器下沉压迫腭组织。

③前腭弓：由颊屏前缘引出，经尖牙和第一乳磨牙之间越过𬌗面，在尖牙腭侧迂回成曲，然后沿切牙腭侧、切牙乳头𬌗方延伸至对侧。如前所述，前腭弓的作用除增加支抗外，可防止上前牙舌向倾斜移动，这种倾斜移动是安氏Ⅱ类1分类畸形治疗中所不希望发生的。前腭弓丝直径0.8mm。

④尖牙曲：由颊屏的前上缘引出，离开乳尖牙2~3mm以扩展尖牙。丝直径0.9mm。

⑤下舌托连接丝：由舌托后上缘引出后，在下颌第一、第二乳磨牙之间越过𬌗面，注意此处越𬌗丝与上下牙均无接触。然后进入颊屏，钢丝在颊屏中应保持直线，并与𬌗平面平行，这样处理的目的是便于治疗过程中修改矫治器，再次前移下颌。舌托连接丝直径0.9mm。

⑥舌托加固丝：用于增加舌托强度。直径0.8mm。位于龈缘下3~4mm，离开组织1~2mm。

⑦下唇挡连接丝：直径0.9mm。位置在龈下至少7mm，离开龈组织1mm。在中部弯制成"V"形以与下唇系带相适。连接丝进入颊屏之后也应保持直线，以便临床治疗中调整唇挡的前后位置。

⑧下舌簧：0.8mm直径。原始设计的作用是防止下切牙垂直萌出，所以放在切牙乳头的𬌗方，并注意不能加力，以防唇侧倾斜下切牙。

3) 在咬合蜡所记录的关系上将工作模型上𬌗架。

4) 在模型的颊屏、唇挡部位铺缓冲蜡　𬌗先在工作模型上用铅笔画出颊屏和唇挡的范围，然后在上面铺缓冲蜡。颊屏处蜡的厚度代表屏与组织之间的间隙，根据牙弓需要开展的多少来决定。需要牙弓宽度开展越多，蜡层越厚。由于Ⅱ类病例上颌，特别是上颌第一乳磨牙区的宽度常常发育不足，上颌前庭区蜡层应较厚，一般为3mm。Ⅱ类病例的下颌宽度多不需开展，所以下颌前庭区的蜡层较薄，为0.5mm。牙齿部分蜡层的厚度要参考后牙的倾斜度和齿槽突的形状，一般为3~4mm。上、下颌分别铺蜡。Frankel主张对牙列拥挤的病例，早在下切牙萌出时即开始治疗，因而患者疗程长达5~6年，并要多次更换功能调节器。这种治疗程序不为美国正畸界所接受。对拥挤病例，北美正畸界常先用机械方法扩弓，然后用功能调节器使肌肉最大限度适应。由于牙弓已预先扩大，缓冲蜡的厚度可以适当减小，并形成合适的外形使患者更适应。下唇挡处也应铺蜡缓冲，蜡层的厚度取决于该处倒凹的程度，最后应使矫治器摘戴时不刺激该处的龈组织。

5) 用蜡将弯制好的钢丝部件固定在工作模型上，钢丝与缓冲蜡层之间留有0.75mm的距离。

6) 用自凝塑胶制成颊屏、唇挡和舌托：为操作方便，可先形成舌托，待塑胶凝固后，再形成唇挡，最后分别形成两侧的颊屏。在形成颊屏前，应将上、下颌蜡层相连，以防塑胶进入𬌗间。同时蜡层的表面要处理光滑，以使颊屏内侧平整。颊屏和唇挡的厚度不应超过2.5mm。颊屏的外侧适当成形。唇挡上缘在牙龈下方至少5mm。

7) 矫治器评价：矫治器制作完成后放于工作模型上，检查所有弓丝是否有变位。检查塑胶边缘的伸展。颊屏上颌部的前缘应向前伸展至颊系带前达尖牙根部，这一部分的屏缘应相当圆钝。颊屏的下颌部的前缘伸展至下颌尖牙的远中。颊屏向后伸展并盖过最后一颗牙齿，一般是第一恒磨牙。下唇挡为泪滴形，以对颏肌有最大作用。最后调整塑胶部分的形状。使与口腔组织自然延续，无明显的边缘突起。

(5) 临床应用：戴矫治器前，要片切上颌乳尖牙远中，第一乳磨牙近中，以及第二乳磨牙远中，片切要达到适当的深度，这样矫治器可在上颌稳固就位。如为恒牙，则不可片切，戴矫治器1~2月后，越𬌗丝能自行进入相应牙间隙。

首先检查腭弓与前腭弓的越𬌗丝，以及𬌗支托是否就位，检查上颌前庭沟，特别是尖牙区和上颌结节部有无压迫。然后将矫治器戴在下牙弓上，检查下舌托和颊屏是否压迫龈组织，检查唇挡的前后位置是否合适。然后嘱患者咬合，使矫治器同时戴入上、下颌牙弓，再次检查颊屏和唇挡与组织的关系，在前庭区屏与组织有接触,但组织不应当受压发白。应当注意的是,初戴时最好不要过多地调磨矫治器的边缘,应有足够的时间使矫治器定位并等待组织反应。

开始两周每天戴矫治器 2 小时,复诊时要特别仔细地检查组织反应,调整、修改相应的矫治器部位。复诊后增加戴用时间,至第 4 周末时应达到整个夜间戴用。无不适时继续增加戴用时间,至 2 个月时做到日夜戴用。戴矫治器的前几周,要求患者每天大声朗读半小时直至能戴着矫治器正常发音,这对于尽早重建正常的语言功能十分重要。一旦患者能日夜戴用矫治器后,每 4~6 周复诊一次,检查疼痛、患者的合作与治疗效果。疗效一般在日夜戴用后 3 个月出现,磨牙关系在 6~9 月时矫正。

对严重的Ⅱ类错𬌗,下颌前移 3mm 不足以矫正远中磨牙关系,因此在治疗过程中,一般是在日夜戴用 4 个月后,再次将下颌前移。此时可以将原矫治器的下唇挡和舌托作为一个整体游离,然后前移适当的数量来完成。

传统功能调节器,用于替牙𬌗时一般日夜戴用 18~24 个月,然后夜间戴用直至恒牙萌出完成。如果预先已机械扩弓,治疗相对简单,疗程可减至 12~18 个月。功能调节器治疗之后,常需 6~12 个月固定矫治器治疗,以排齐牙齿。

(三)功能调节器Ⅲ型

FRⅢ一般用于矫治功能性或轻度骨性Ⅲ类错𬌗。

1.构造

(1)塑胶部分

1)上唇挡:位于上颌切牙上方的前庭沟处,左右各一。其作用是消除上唇对上颌的压力,同时牵拉邻近的骨膜,刺激齿槽骨唇面的骨沉积。

2)颊屏:左右各一。由上颌前庭沟延伸至下颌前庭沟底,远中盖过最后一颗牙齿,近中达尖牙的远中。颊屏的上颌部分与上齿槽间有 3mm 的空隙,可消除颊肌对上颌侧方的压力而使其扩展。颊屏与下齿槽相贴合,颊肌压力可传达到下颌而抑制其生长。

(2)钢丝部分

1)唇挡连接丝:将左右两侧的唇挡和颊屏连接成一体。

2)下唇弓:将两侧颊屏的下部连成一体。下唇弓与下前牙唇面相贴,因此可协助保持下颌的后缩位置并将矫治力传递至下前牙。

3)前腭弓:由颊屏引出,从上尖牙与第一双尖牙间的𬌗间隙通过𬌗面,在前腭部形成弓形,弓的前部紧贴上切牙舌隆突的𬌗方。前腭弓的作用是将矫治力传递至上前牙同时限制其萌出。

4)腭弓:由颊屏引出,从最后一颗磨牙的远中龈部通过。腭弓在腭中线处形成稍向前凸的曲,当牙齿槽宽度增加而与颊屏接触时,此曲可用来向外侧稍稍扩展颊屏。

5)𬌗支托:上、下𬌗支托保持必要的咬合打开,以利前牙反𬌗的矫正。位于上颌部分的所有钢丝部件,包括前腭弓、腭弓、𬌗支托以及上唇挡连接丝的设计都要做到不影响上颌和上牙弓向近中方向的移动。

2.治疗程序

(1)𬌗关系建立:下颌取后退位。咬合打开以解除前牙反𬌗为准,磨牙区分开 2~3mm,反覆𬌗深者可能大些,前牙开𬌗者较小。功能因素造成的下颌偏斜应加以矫正。

(2)印模技术:功能调节器治疗成功取决于矫治器的合适,因此准确的印模特别重要。托盘要选择合适,过高或过低的托盘将人为地增加或降低前庭沟的高度,过宽的托盘将向外牵拉软组织使前庭沟变浅。为准确起见,有条件时可使用个别托盘或热敏塑胶托盘。

（3）矫治器制作

1）工作模型准备：工作模型上牙列、唇、颊系带应当清晰，前庭沟底特别是上颌前部的沟度应当明确，沟底应有足够的石膏厚度以加深前庭沟。在放置胎蜡的情况下修整模型使后部对齐，这便于技工室核对殆蜡，也便于临床核对制作完成的矫治器。

由于托盘和印模材或多或少地向外侧牵拉唇和颊部而使前庭沟变浅，为得到精确的矫治器边缘伸展，也为了产生组织张力刺激膜生长，需要在工作模型上加深前庭沟。对于 FRIII,需要加深的部位主要在上颌前部有时还包括上颌结节区的第一双尖牙区。将该处的前庭沟用雕刻刀或牙钻按齿槽的解剖形态向深方延伸 3mm,注意不要破坏相邻系带。下颌前庭沟一般不必加深，下切牙龈 1/3 要刻出 0.5mm 深的槽以便下唇弓与切牙接触紧密。

2）在殆蜡所记录的关系上将工作模型上殆架，确保殆关系准确、稳定。

3）铺缓冲蜡：先用铅笔在工作模上画出唇挡、颊屏的范围，然后在上面铺缓冲蜡。蜡的厚度代表塑胶与组织之间的间隙，牙弓需要开展的越多，蜡层越厚，不需要开展牙弓时则不需要铺蜡。一般来说，上唇挡处蜡厚 3mm,上颌颊屏处蜡层的厚度依据上下牙弓的宽度关系决定，下颌颊屏处很少铺蜡。吹光蜡层表面并将弯制好的钢丝部件固定于工作模上。

4）用自凝塑胶形成唇挡，颊屏。两者的厚度不超过 2.5mm,唇挡截面呈泪滴形，下缘在牙龈上方至少7.5mm。颊屏的外侧应适当成形，中间部分稍凹以减少厚度，使患者舒适。打磨、抛光。

5）矫治器评价：将制作完成的 FRIII 放在工作模型上，检查所有的弓丝部件是否变位，检查塑胶部分的范围和边缘伸展。适当调磨塑胶边缘使之无突起并与口腔组织自然延续。

（4）临床使用：准确的印模，正确的咬合重建和严格的技工室制作程序保证了矫治器在初戴时不需要多余的调整。相反，以上过程某一环节的失误将使矫治器不能正确地就位，往往需要重新制作。

试戴 1～2 周后检查与唇挡、颊屏相邻的前庭沟和系带是否有压迫，检查戴矫治器时唇的封闭状态与发音，轻度唇闭合不全和语言不清在患者进行有意识地训练后会很快消失。大多数患者很难按要求全天24 小时戴用，但每天至少戴用 12 小时。

前牙反殆一般在治疗 3～6 个月左右解除，此时应当去除上颌支托。磨牙建殆在 9 个月左右，1 年左右可结束治疗。对于上颌发育不足较明显的病例，在治疗过程中，随着上齿槽向前的发育，唇挡与齿槽逐渐贴近，此时可以将上唇挡适当前移以增加对上颌生长的刺激。若需要更长时间戴用以最大限度地发挥矫治器对骨骼的作用，每年应更换重新制造矫治器。

七、Bass 矫治器

Bass 矫治器又称巴氏矫治器，用于治疗生长期的骨性 Ⅱ 类错殆患者。它能快速、有效地改善面型、矫正 Ⅱ 类牙殆关系，是一种比较高效的具有整形效果的功能性矫治器。目前临床使用较少。

（一）适应证
适于治疗处在青春快速发育期的牙性与骨性 Ⅱ 类错殆畸形。

（二）矫治器设计与原理
标准的 Bass 矫治器由口外弓、前牙控根簧、颊屏、下唇挡、磨牙箭头卡、下颌舌侧板、上颌腭侧基托（有时可在基托上设置螺旋扩大器）。双侧后牙殆垫等部件构成。

前牙控根簧可控制上颌切牙的轴倾度；螺旋扩大器可调整上牙弓宽度；后牙殆垫可调节后牙的萌出方向与高度，并进而影响下面部的发育和下颌位置；颊屏和唇挡可以改善口周肌肉功能状态；口外弓的使用则可对上颌骨在垂直向和水平向的生长进行控制;另外,通过调节预先设置好的磨牙上的构件可向前移动舌侧板的位置,以持续刺激下颌骨的生长;上磨牙上的箭头卡环则保持矫治器固位于上颌,以更好地发挥矫治器的作用。

在临床上,医生可根据具体病例的需要,对标准的 Bass 矫治器进行改良和简化。例如,若上牙弓宽度正常,则不必放置螺旋扩大器。上前牙控根簧也可用覆盖于上切牙的塑胶帽代替,以防止上切牙倾斜和上切牙的过度萌出。口外弓也可视具体病例而取舍。

(三)临床应用

Bass 矫治器,需要在下颌前伸位时咬合蜡记录。一般情况下,下颌由正中关系位前伸 3～5mm,在第一磨牙区垂直打开 2.5mm。

初戴时,先让患者适应矫治器,然后全天戴用矫治器的上颌部分,并教会患者沿滑动槽前伸下颌。两周后,当口颌肌肉已适应下颌前伸位时,可安置舌侧托。若需头帽,此时便可开始使用。常规每 6 周复诊一次,根据需要,每次向前调节舌侧托 2mm。一般情况下,骨性 Ⅱ 类错𬌗经 6～10 个月治疗便可取得理想的效果。当面部新的肌动力平衡建立、牙𬌗关系得到矫正后,便可减少戴用矫治器时间,即仅在夜间戴用。数月后便可考虑下一步治疗或结束治疗。

下颌固定矫治器可随时开始使用,而上颌者要在停戴 Bass 矫治器后方可开始固定矫治器治疗。

八、口外弓牵引矫治器

1866 年 Kingsley 医生首先使用了口外弓。进入 20 世纪 40 年代,随着 Tweed 矫正技术的广泛应用,口外弓也被普遍使用。大量的临床研究证明,口外力是矫正过程中非常有效且不可缺少的重要矫治手段。它既可作为增强后牙支抗或推磨牙向远中的重要辅助装置,也可抑制上颌骨的生长用于治疗青春快速发育期上颌前突畸形。因此,口外弓既可作为牙齿正畸矫治器的辅助装置,又是对颌面畸形进行矫形治疗的矫治器。

(一)口外弓的结构

常用的口外弓矫正装置由 3 部分组成:力的作用部分、支抗部分和附加的矫治力部分。

1.力的作用部分

(1)磨牙带环:通常设计为上颌第一恒磨牙上粘带环,口外弓管一般位于口内弓管的颊向。口外弓管直径为 1.0～1,2mm。

(2)内弓:口外弓的口内部分称为内弓,由 1.0～1.1mm 的不锈钢丝弯制成牙弓形状,内弓的后部做"Ω"曲,当内弓插入带环的口外弓管时,"Ω"形曲起到阻止作用,并可将牵引力传至上颌磨牙和整个上牙弓。一般"Ω"曲的弯曲朝向𬌗方,原因是避免"Ω"曲与上颌托槽接触而影响口外弓自如地插入口外弓管。通过调整"Ω"曲,可水平向控制口外弓与上前牙的距离;调整"Ω"曲的远中,可垂直向与控制口外弓与上下唇的关系。

(3)外弓:口外唇弓的外弓部分在前牙处,与内弓焊接在一起,向后延伸至口外,并通过弹性牵引头帽与颈带相连。

2.支抗部分 以头枕部或颈部为支抗,是常见的口外支抗。通常做成与头、颈部形态相适应的头帽或颈带,其上附有用于弹力牵引的拉钩。

3.矫治力 一般是利用弹性橡皮圈或直接采用有弹力的颈带,产生牵引力,传递至口外唇弓,对上牙列或上颌骨产生矫治作用。

（二）作用原理

概括起来，口外弓具有两种作用：一种是作为一种独特矫治方法，对处于青春快速发育期儿童的颌骨畸形进行生长改良治疗；另一种作用是作为其他矫治方法的辅助装置，起增加支抗或移动磨牙的作用。一般情况下每侧磨牙受到 100～200g 的作用力，可产生加强支抗或远中向移动磨牙的作用；而当每侧磨牙受到 250～500g 作用力时，便可使上颌骨受到作用力（矫形力），有效地抑制上颌骨的生长。

在使用口外力抑制上颌骨生长时，应根据具体病例设计口外力的牵引方向。低位牵引（颈牵引）将限制上颌骨的向前生长的同时也将促进上颌后部齿槽骨的向下生长。高位牵引主要是限制上颌后部的垂直向生长。联合牵引则是将颈牵引与高位牵引联合，从而对上颌骨生长在垂直向和水平向上进行更为全面而有效的抑制。

利用"J"形钩与口外高位牵引力可对上前牙和上颌前部齿槽骨进行内收和压低，这是高位牵引口外力矫形矫治器另外一种使用方式。它对露龈微笑、上切牙垂直向暴露过多、前牙重度深覆𬌗等起到良好的矫治作用，可较好地改善唇齿关系和笑线。

（三）临床应用

1.口外弓的选择　不同类型的口外牵引方法对上颌骨和上颌后部齿槽骨生长的影响不同。因此，临床上要根据不同上下颌生长型选择不同的口外力牵引法。

（1）垂直向控制：牵引方向不同时对上颌骨、牙槽骨和牙齿在垂直方向的作用是完全不同的。高位牵引对上颌骨与上后牙产生远中向和垂直向压入的力，适用于下颌平面角较大的高角患者，但对于短面型低角Ⅱ类错𬌗，则不宜使用。低位牵引（颈牵引）在抑制上颌骨向前生长的同时，促进上颌后部齿槽骨的向下生长，适用于下颌平面角较小的低角患者可使下颌骨产生顺时针方向旋转，但对于高角则禁止使用。

（2）口外弓作用力与牙齿的接触部位：大多数情况下，口外唇弓作用力是通过上颌第一恒磨牙对上颌骨和上颌牙槽骨产生作用的。它主要是对上颌后部齿槽产生作用。当上颌前部垂直向发育过度，则可通过"J"形钩或在功能性矫治器的前部设置高位牵引钩，对上颌前部牙槽骨和上切牙进行压低。

2.口外弓的调整　一般情况下，高位牵引时，外弓要稍短。颈牵引时，外弓要稍长。若要抑制上颌骨生长，牵引力最好在 250～500g（两侧相等），牵引时间每天至少 10 小时以上，若 ANB 角大于 5°，则每天牵引时间应在 14 小时以上。

九、头帽颏兜牵引矫治器

头帽颏兜是由头帽、颏兜和弹力带组成的作用于下颌的口外力矫治装置，牵引力方向向后向上。头帽可以是简单或复合头帽，临床上常用后者。1822 年 Gunnel 首先使用头帽颏兜，1967 年 Graber 将其称为颌骨矫形矫治器。头帽颏兜与其他矫治器完全不同的是，其支抗部分在口外、作用力的受力部分也在口外。其作用就是力图抑制下颌向前生长和下颌功能性前伸。

（一）结构组成

头帽颏兜由作用部分、支抗部分及矫治力三部分组成。

1.力的作用部分　受作用的部分是颏部矫治器的组成部分中的颏兜，它是依颏部形态制作的用于对颏部施加作用的装置。

2.支抗部分　为头枕部，其作用是通过与头部形态相适应的头帽发挥作用的。

3.矫治力部分　与口外唇弓一样，颏兜头帽矫治器本身并无矫治力，需要在头帽与颏兜间放置弹力橡皮圈或其他弹力装置，从而对颏部产生向后或向后向上的力量。

(二)作用原理

头帽颏兜的作用机制有两个方面:一是迫使下颌位置改变:由于下颌是一个以颞下颌关节为转动轴的骨性运动器官,向后向上的牵引力迫使下颌长期向后向上退缩,这种新的下颌位置通过较长期的固定可以被保持下来,这种位置改变特别适合于功能性下颌前伸的矫治;二是抑制下颌生长:有研究发现当向上向后牵引力传递到颞下颌关节后,其髁突由于受到压力而产生软骨吸收性改建,从而抑制下颌向前向下生长。这种机制适合于下颌骨发育过度引起的骨性反𬌗的矫治。但是,头帽颏兜对下颌骨的生长抑制学说在正畸界一直存在争议。有的学者认为此种口外力仅作用于髁突而并未对下颌升支和体部产生直接作用,因此使用与否,对下颌长度的改变并无明显效果。另有学者从动物实验研究中证实颏兜能抑制下颌生长,至于在临床上作用不明显是由于后牙的𬌗接触而消耗了作用于髁突的力。但众多学者的观点,认为颏兜仅能改变下颌的生长方向,对于面下高度短的低角型Ⅲ类病例,通过头帽颏兜使下颌向后、向下旋转,而使下颌生长型变得有利;但下颌骨的生长量是很难改变的。尽管如此,它仍是抑制下颌生长的一种常用手段。

(三)适应证

适用于生长发育期的骨性或功能性Ⅲ类错𬌗,具体是:①安氏Ⅲ类错𬌗伴有下颌轻度发育过度的患者,且下颌可后退至前牙对刃𬌗或接近对刃,前下面高度短的低角短面型,无明显颞下颌关节症状,下前牙位置正常或唇向的患者;②作为对下颌发育过度的前牙反𬌗纠正后的保持手段;③成人骨性下颌前突患者,在外科正畸后也可用此矫治器保持。

该矫治器禁忌用于下颌前突反𬌗伴有下切牙过度舌倾及下前牙过度拥挤的患者;而且对那些严重的下颌发育过度者,即使年龄较小,也应等待成年后做正颌外科手术,因为头帽颏兜矫治器并不能起多大作用。

(四)临床应用

1.矫治力的大小　一般对幼儿的下颌前突畸形,每侧施加 200～300g 牵引力;对于功能性下颌前伸畸形,每侧施加 250～500g 牵引力;对骨性下颌前突,需抑制下颌向前生长使下颌向下、向后旋转生长者,则每侧牵引力至少 500g 以上。

2.使用时间　下颌前突畸形是较为难治的畸形,因此治疗上应尽早开始。考虑到下颌生长的年龄跨度较大,治疗周期也应相对延长。一般男孩要治疗到 16～17 岁,女孩应治疗到 14～15 岁以后再停止使用头帽颏兜,才能确保获得较稳定的治疗效果。

3.牵引力的方向　通常情况下,力的牵引方向应从颏部直接对着髁状突,也就是力线通过髁状突,使下颌产生向下、向后的旋转。对有开𬌗或高角倾向的患者,牵引力的方向应通过髁状突的上方,使下颌向前、向上旋转,以减小开𬌗和高角的趋势。

十、前方牵引装置

前方牵引装置是以额垫、颏兜作为复合支抗部件、面具牵引支架作为连接部件、活动或固定矫治器作为口内部件的口外支抗矫治装置,其牵引力向前微向下,用于刺激上颌骨生长。

(一)作用原理

上颌骨生长主要靠骨缝沉积和表面骨的生长两种方式。颅面部的四条骨缝——额颌缝、颧颌缝、颧颞缝、翼腭缝对颅面的生长发育起着重要作用。动物实验表明,使用重力可改变颌骨的位置,通过重力的牵引,影响颅面骨缝的改建,从而达到矫治上颌发育不足引起的Ⅲ类错𬌗的目的。进行上颌骨前方牵引,使其4个骨缝得以扩展,从而有新骨沉积,同时对上颌骨尤其前部的骨膜牵张,也促进了上颌骨的向前生长。口外上颌前方牵引矫治器是以额和颏两处为抗基部位,因此在促进上颌及上牙弓向前生长的同时,也可使下颌骨向下、向后呈顺时针方向旋转,还有抑制下颌向前生长的作用,这对上颌发育不足伴有下颌发育过度的低角型安氏Ⅲ类错𬌗是有利的。

(二)适应证

用于各种原因所致的面中部后缩,包括上颌向前发育不足或下颌发育过度的安氏Ⅲ类骨性错𬌗,以及唇腭裂术后上颌发育不足等。由于上颌前方牵引的作用目标是上颌骨生长型及生长量的改变,所以必须在生长发育期使用。一般认为,前方牵引促进上颌骨生长的较佳年龄在8~11岁左右,牵引力不小于250~500g。力量过小时,牵引只能对上颌牙齿产生正畸移动而不是对上颌骨的矫形作用。

(三)矫治器种类

前方牵引矫治器由口外、口内装置及连接两部分的牵引皮圈组成。一般有2种矫治器:Hickham颏兜和面具前方牵引矫治器。

1.Hickham颏兜　是一种改良的塑料硬质颏兜,在颏兜前方伸出两个钢丝牵引钩通过皮圈与口内装置相连,头帽与颏兜相连。颏部受力来自头帽牵引力和前牵引上颌的皮圈的反作用力。这两个力应达到平衡,否则颏兜难以戴住。前方牵引上颌骨时,需要大约500g的力量,但由于牵引反作用力仅作用于颏部,颏部不能承受过大的力量,因此使用Hickham颏兜时,力不能过大,该种装置对下颌骨产生整形效果,对上颌的作用多为对上颌牙齿的正畸作用。

2.牵引面具前方牵引矫治器　由口内固位装置和口外牵引面具构成,施力的牵引皮圈一端挂在口内矫治器的牵引钩上,另一端挂在面具唇前弓的牵引钩上。

面具也就是口外装置。临床多见到2种牵引面具:中央面具和Delair面具。中央面具简单、不影响睡眠姿势,但长时间使用患儿有可能出现"对眼",故一些医生使用减少。Delair面具是前方牵引器中最为有效的矫治器之一。前方牵引较大力量的反作用分散在额及颏部,患者较易承受。对上颌产生矫形作用。Delair面具包括额托、颏托及连接面弓。额托与颏托是硬质塑料,有些患者在使用时,需做内衬,以更适合患者,不刺激软组织。面弓是直径1.5mm的不锈钢丝。Delair面具有成品出售,也可自己制作。有人提出为使患者戴用更舒适,制作面具时,应取面部模型。

面具式矫治器的口内装置:用前方牵引矫治器时,口内装置可依据患者的情况选择固定矫治器或活动基托矫治器。一般口内可装有快速扩弓装置的矫治器。比较流行的说法是在快速扩弓1周后再进行前方牵引,效果更好。临床常用3种口内矫治器:

1)粘接基托矫治器:通过粘接材料把带前方牵引钩的𬌗垫固定在牙列上,牵引钩一般在尖牙附近,要求𬌗垫包绕所有上牙列,𬌗垫高度以打开咬合为宜。多用于替牙阶段、固位欠佳的患者。其缺点在于不利于口腔清洁,取出时有可能将松动乳牙带下。

2)固定矫治器:在上颌牙齿上粘接带环及并焊接唇、舌弓,唇弓弓丝长度把上颌牙弓连成整体。依据患者的错𬌗表现,决定前方牵引钩的位置,有的患者需配合下颌𬌗垫矫治器支开反𬌗的锁结。由于上颌第一恒磨牙受力较大,注意牙根健康。现在临床最常使用的是支架式口内固位装置,由双侧各一对带环及连接杆组合而成,特别适合需要扩弓的患者,因它易焊接腭扩大螺环装置,唇侧牵引钩的位置也可根据患者的情况进行调整。

3)活动式口内矫治器:双侧各一对改良箭头卡固位,唇侧牵引钩连接段埋在基托中。利于口腔清洁,但对支抗牙的牙冠外形要求较高,否则影响固位,一般用于年龄较长、恒牙替换萌出较好的患儿。

(四)应用注意事项

在儿童生长发育期内用前方牵引矫治器可使大部分上颌发育不足者的SNA角增大,A点前移1~3mm,同时由于颏兜的作用,可改变下颌骨的生长发育方向(下颌骨后下旋转),从而达到对Ⅲ类错𬌗的矫治。但在前方牵引矫治器的使用中,须注意一些因素的控制。

(1)口内装置应具有良好的固位:尤其是选用活动矫治器时,矫治器必须具有良好的固位,一般多用黏着性矫治器。

(2)牵引力大小:约 500～800g/侧。牵引力越大,上颌骨的位移越大,应力集中包括腭中缝也越大,应用中应加以考虑。

(3)患儿的配合:矫治器最好全天戴用,一般主张最少不得少于 14 小时。对戴用时间短者应增大牵引力。

(4)牵引皮圈不要刺激口角:牵引皮圈应正好从唇间隙通过,不应压迫口角。

(5)3～4 周复诊一次:复诊时应检查口内、外装置的情况.对软、硬组织变化进行评估。

(6)矫治前适当扩弓:提倡口内增加快速腭开展装置,即使对于不需扩弓者。许多研究认为,前下方向的牵引有造成上牙弓缩窄的趋势。因此在前方牵引矫治前一周内快速扩弓打开腭中缝,刺激骨缝系统,对面具前方牵引的上颌骨作用是十分必要的准备。

(7)牵引钩位置:口内牵引点的位置应参照患者的垂直面型而有所变化。对具有开𬌗倾向的Ⅲ类患者,应把口内的牵引钩向前调,调至双尖牙或尖牙处。而上颌骨发育不足较重、前牙反覆𬌗深者,可在磨牙上牵引。在以上磨牙做牵引点时,上颌骨前移同时向上、向前的旋转。当前移牵引点时上颌的前移即较平行,牵引力保持向下向前。

(8)牵引方向:力线通过鼻上颌复合体的抗力中心,才能使上颌骨趋于平移,多项研究认为是牵引角度与水平面呈向下 30°～40°时。前方牵引角度与水平面夹角＜30°时,颅上颌复合体呈逆时针旋转,有开𬌗的风险;＞40°时,颅上颌复合体呈顺时针旋转。故要根据面型及前牙覆𬌗决定牵引角度,无论怎样,高角患者慎用前牵引。

(9)过矫正治疗:患者须坚持戴用牵引装置至过矫正,一般在前牙建立 2～4mm 覆盖时方能停止牵引,因为前方牵引矫治有较多的复发。

(马哈娃)

第七节 牙列拥挤的矫治

牙列拥挤主要是由于牙量、骨量不调,牙量大于骨量,即牙弓长度不足以容纳牙弓中全部牙齿而引起。拥挤不仅出现在Ⅰ类错𬌗畸形中,各类错𬌗畸形中都可出现拥挤,约占错𬌗畸形的 60%～70%,表现出牙齿错位、低位、倾斜、扭转、埋伏、阻生或重叠等。而上下牙-牙槽前突则可视为牙列拥挤的一种前牙代偿性排列。

牙列拥挤除牙齿排列不齐,影响功能和美观外,还常常导致龋齿、牙周病及颞下颌关节异常的发生,并影响心理、精神健康。一般而言,临床上可以把牙列拥挤分为单纯拥挤和复杂拥挤两类,以便于在治疗中制订计划和估计预后。单纯拥挤是指由于牙体过大、乳牙早失、后牙前移、替牙障碍等原因造成牙量与骨量不调(牙量过大或牙槽弓量不足)所致的拥挤。单纯拥挤可视为牙性错𬌗,一般不伴有颌骨与牙弓关系不调,面型基本正常,也没有肌肉及咬合功能的异常和障碍。复杂拥挤除由于牙量,骨量不调造成的拥挤外,还存在牙弓及颌骨发育不平衡,有异常的口颌系统功能或咬合功能障碍失调,并影响患者的面型。

一、牙列拥挤的病因

造成牙列拥挤的原因是牙量、骨量不调,牙量(牙齿总宽度)相对大,骨量(牙槽弓总长度)相对小,牙弓长度不足以容纳牙弓中的全数牙齿。牙量、骨量不调主要受遗传和环境因素的影响。

(一)进化因素

人类演化过程中咀嚼器官表现出退化减弱的趋势。咀嚼器官的减弱以肌肉最快,骨骼次之,牙齿最慢,这种不平衡的退化构成了人类牙齿拥挤的种族演化背景。

(二)遗传及先天因素

颌骨的大小、形态和位置及相互关系在很大程度上受遗传因素的影响,这也是家族中有类似牙列拥挤的患者非拔牙矫治后易复发的原因。此外,先天因素在颌骨的生长发育过程中,对其形态的形成也产生十分重要的影响。凡是影响出生前胚胎期发育的因素,例如母体营养、药物、外伤和感染等都会影响后天颌骨、牙及殆的发育,导致牙列拥挤畸形。牙齿大小、形态异常,通常有遗传背景。过大牙、多生牙常造成牙列拥挤。

(三)环境因素

乳恒牙替换障碍在牙列拥挤的发生中起着很重要的作用。

1.乳牙早失 乳牙因龋齿、外伤等原因过早丧失或拔除,后继恒牙尚未萌出,可造成邻牙移位,导致缺隙缩小,以致恒牙错位萌出或阻生埋伏,形成牙列拥挤。特别是第二乳磨牙早失造成第一恒磨牙前移,将导致牙弓长度减小,恒牙萌出因间隙不足而发生拥挤。

2.乳牙滞留 乳牙因牙髓或牙周组织炎症继发根尖周病变时,引起牙根吸收障碍(牙根部分吸收或完全不吸收,甚至与牙槽骨发生固着性粘连形成乳牙滞留)。乳牙滞留占据牙弓位置,使后继恒牙错位萌出发生拥挤。

3.牙萌出顺序异常 牙齿萌出顺序异常是导致牙列拥挤等错殆的常见原因。例如第二恒磨牙比前磨牙或尖牙早萌,第一恒磨牙近中移位,缩短了牙弓长度造成后萌的牙齿因间隙不足而发生拥挤错位。

4.咀嚼功能不足 食物结构也对牙量、骨量不调产生影响。长期食用精细柔软的食物引起咀嚼功能不足,导致牙槽、颌骨发育不足、磨耗不足而出现拥挤。

5.肌功能异常 口唇颊肌的肌功能异常,如吮唇、弄舌、下唇肌紧张等均可导致牙列拥挤,以及拥挤矫治后的复发。

二、牙列拥挤的诊断

(一)牙列拥挤分度

即牙弓应有弧形长度与牙弓现有弧形长度之差,或必需间隙与可利用间隙之差可分为:

1.轻度拥挤(Ⅰ度拥挤) 牙弓中存在 2~4mm 的拥挤。

2.中度拥挤(Ⅱ度拥挤) 牙弓拥挤在 4~8mm。

3.重度拥挤(Ⅲ度拥挤) 牙弓拥挤超过 8mm。

(二)单纯性牙列拥挤的诊断

全面的口腔检查,并结合 X 线头影测量,模型分析及颜面美学(特别是面部软组织侧貌,即上下唇与审美平面的关系,鼻唇角的大小)是正确诊断的基础。通过 X 线头影测量,结合模型测量可排除骨性畸形的存在,从而区分单纯拥挤和复杂拥挤并计测出拥挤度。在模型计测中,除牙不调量(拥挤量)的计测外,还应加入 Spee 曲线曲度,切牙唇倾度等因素的评估,即:牙弓内所需间隙＝拥挤度＋平整 Spee 曲线所需间隙＋矫治切牙倾斜度所需间隙等。

一般而言,牙弓平整 1mm,需要 1mm 间隙;切牙唇倾 1mm,则可提供 2mm 间隙。此外,Bolton 指数的计测可了解上下颌牙量比是否协调,明确牙量不调的部位;Howes 分析可以确定患者的根尖基骨是否能容纳所有牙齿;并以此全面预测其切牙及磨牙重新定位的可能位置及关系,预测牙弓形态改变及支抗设置时可能获得的间隙量。而头影测量结合颜面及肌功能运动分析,则可以判断肌肉及咬合功能是否异常,特别是唇的长短、形态、位置和肌张力是否能容纳牙排齐后的牙弓空间变化量,是否能达到较满意的面容,这对治疗预后是非常重要的。最后,综合分析决定是否用非拔牙或拔牙矫治。在临床中对拥挤的治疗,关键在于确定是否拔牙。

(三)复杂拥挤的诊断

复杂牙列拥挤是指合并有牙弓及颌骨发育不平衡,唇舌功能异常或咬合功能障碍失调的牙列拥挤畸形。

在这类拥挤中,除由于牙量、骨量不调可造成牙列拥挤外,颌骨生长发育异常导致的牙齿代偿移位,更加重了拥挤程度。因此,在诊断中首先应确定治疗骨骼发育异常对拥挤的影响及预测生长可能导致的进一步拥挤。结合模型使用 X 线头测量分析,特别是 Tweed-Merrifield 的间隙总量分析法、Steiner 的臂章分析和综合计测评估表以及 Ricketts 的治疗目标直观预测(VTO),对这类拥挤的诊断和治疗设计很有帮助。

三、牙列拥挤的矫治

(一)单纯性牙列拥挤的矫治原则

牙列拥挤的病理机制是牙量、骨量(可利用牙弓长度)不调,一般表现为牙量相对较大,而骨量相对较小。因此,牙列拥挤的矫治原则是减少牙量或(及)增加骨量,使牙量与骨量基本达到平衡。

1.减少牙量的方法　①减少牙齿的宽度,即邻面去釉;②拔牙;③矫治扭转的后牙可获得一定量的间隙。

2.增加骨量的方法　①扩大牙弓(包括牙弓的长度和宽度);②功能性矫治器如唇挡、颊屏等刺激颌骨及牙槽的生长;③推磨牙向远中,可增加牙弓的可用间隙;④外科手术延长或刺激颌骨的生长,如下颌体 L 形延长术、牵张成骨术(DO)等可增加骨量。在制订矫治计划时应对病例作出全面分析,决定采用减少牙量或增加牙弓长度或两者皆用的矫治方案。一般而言,单纯拥挤的病例,轻度拥挤采用扩大牙弓的方法,重度拥挤采用拔牙矫治,中度拥挤可拔可不拔牙的边缘病例应结合颌面部软硬组织的形态、特征及切牙最终位置的控制和家属的意见,严格掌握适应证,选择合适的方法,也可不拔牙矫治。

(二)不拔牙矫治

对轻度拥挤或一些边缘病例,甚至中度拥挤者,通过扩大牙弓长度和宽度及邻面去釉等以提供间隙解除拥挤,恢复切牙唇倾度和改善面型。但扩弓是有限的,应注意扩弓的稳定性,其横向扩弓量一般最大不超过 3mm,特别是原发性拥挤(指遗传因素所致)扩弓的预后不如继发性拥挤(环境因素引起的拥挤)的效果好。

1.扩大牙弓弧形长度

(1)切牙唇向移动:适于切牙较舌倾,覆𬌗较深,上下颌骨与牙槽骨无前突、唇形平坦的病例。多采用固定矫治器,也可用活动矫治器及唇挡等。

　　1)固定矫治器:其方法是在各牙上黏着托槽,用高弹性的标准弓丝(0.36mm,0.4mm,B-钛丝)或设计多曲弓丝,或加 Ω 曲使弓丝前部与切牙唇面部离开 1～2mm 左右间隙,将弓丝结扎入托槽内;每次加力逐渐打开 Ω 曲;对内倾性深覆𬌗的病例,可用摇椅形弓丝,上颌加大 Spee 曲线,或多用途弓,将内倾的切牙长轴直立,同时增加了弓牙弓长度,达到矫治拥挤的目的。

　　2)活动矫治器:用活动矫治器时,在前牙放置双曲舌簧推切牙唇向移动排齐前牙。切牙切端唇向移动 1mm,可获得 2mm 间隙,较直立的下切牙唇间移动超过 2mm,可导致拥挤的复发。这是因为唇向移动的切牙占据了唇的空间位置,唇肌压力直接作用在下切牙的唇面的结果。临床中,下切牙的拥挤是最常见的错𬌗畸形。据报道,对 15～50 岁(白人)研究结果表明:下切牙无拥挤及拥挤度在 2mm 以内者占 50%,中度拥挤(拥挤度在 4mm 以上)者占 23%,严重拥挤为 17%。下切牙的拥挤随年龄增加而增加(有些正常𬌗也发生拥挤)且主要发生在成人早期,第三磨牙的萌出与拥挤增加是否相关尚有争议,有学者认为可能系多因素(包括种族、年龄、性别以及第三磨牙的存在等)所致,但还应进一步研究。下前牙拥挤矫治后容易复发且很普遍,复发原因为多种混合因素作用的结果。尤其是下前牙区,嵴上纤维组织对矫治旋转的复发有重要作用。除口周肌肉作用外,还包括矫治计划、牙齿的生理性移动、牙周组织的健康、咬合、唇张力过大等,建议下前牙拥挤矫治后戴固位器至成年初期以保持治疗效果。

　　3)唇挡:传统常用于增强磨牙支抗,保持牙弓长度,矫治不良习惯等。现代正畸临床中对替牙期或恒牙列早期可用唇挡矫治轻到中度牙列拥挤,多用于下颌,也可用于上颌;既可单独作为矫治器使用,也可与固定矫治器联合使用。

　　唇挡常用直径为 1.14mm(0.045 英寸)的不锈钢丝制成。两端延伸至第一恒磨牙并于带环颊面管近中形成停止曲,以便调整唇挡位置,末端插入颊面管。唇挡大致分为有屏唇挡和无屏唇挡。有屏唇挡于两侧尖牙间制作自凝塑胶屏,无屏唇挡则于不锈钢丝上套制的一塑料管,以及多曲唇挡。多曲唇挡的制作方法为:用直径 1mm 的不锈钢丝从上下颌两侧尖牙间形成前牙垂直曲和前磨牙区的调节曲,上颌前牙垂直曲高 7～8mm,宽 4～5mm 共 4 个或 6 个曲(避开唇系带);下颌前牙区在尖牙区形成高 5～6mm,宽 3～4mm 的垂直曲,前牙区可形成连续波浪状;前磨牙区的调节曲高、宽均为 3～4mm。前牙垂直曲和调节曲的底部应在一个平面上,在紧靠颊面管前形成内收弯作为阻止点。唇挡及其延伸部分将唇颊肌与牙齿隔开,消除了唇颊部异常肌压力,而舌肌直接作用于牙齿和牙槽上,从而对切牙唇向扩展(切牙前移1.4mm/年,切牙不齐指数减少 2.2mm/年),牙弓宽度的扩展(有屏唇挡磨牙间宽度增加 4.2mm/年,特别是前磨牙间宽度增加最明显:3|3 扩展 2.5mm,4|4 4.5mm,5|5 5.5mm),由于唇挡位于口腔前庭,迫使唇肌压力不再直接作用于前牙,而是通过唇挡传至磨牙。唇肌作用在唇挡上的压力为 100～300g,测得唇挡作用在下磨牙的力在休息状态下为 85g,下唇收缩时的最大力值为 575g,一般大于自然状态下 1.68g 的力即可使牙齿移动,因此,唇挡可产生推磨牙向远中、直立或整体移动(2mm 左右)。同时唇挡伸至前庭沟牵张黏骨膜,刺激骨膜转折处骨细胞活跃,骨质增生。用唇挡矫治牙列拥挤可获得 4～8mm 间隙,因此,唇挡是早期解除轻到中度拥挤的一种有效方法,为牙列拥挤的早期非拔牙治疗提供了一条新思路。

　　唇挡的形态,位置以及与唇部接触面积等因素对切牙的作用影响很大。一般唇挡置于切牙的龈 1/3 且离牙面和牙槽 2～3mm;后牙为 4～5mm。唇挡应全天戴用,必须提醒患者经常闭唇,以便发挥唇挡之功效,1 个月复诊 1 次,并进行必要的调节。对拥挤的病例建议用有屏或多曲唇挡更为妥当。因为,有屏唇挡与唇部接触面积大,唇挡受力也大,从而对牙的作用越大,疗效更好。

　　(2)局部开展:对个别牙错位拥挤的病例,可在拥挤牙部位相邻牙齿之间用螺旋推簧进行局部间隙开拓,排齐错位牙,注意增强支抗。

　　(3)宽度的扩展:牙列拥挤的患者牙弓宽度比无拥挤者狭窄,采用扩大基骨和牙弓宽度的方法可获得一定间隙供拥挤错位的牙排齐并能保持效果的稳定。但是后牙宽度扩大超过 3mm 效果不稳定,且可能导致牙根穿破牙槽骨侧壁的危险。牙弓宽度的扩大有以下方法:

1)功能性扩展:对轻度或中度牙列拥挤伴颌弓宽度不足者,可采用功能性扩展。多用功能调节器或下唇挡达到目的。牙弓外面的唇颊肌及其内面的舌体对牙弓-牙槽弓的生长发育及形态,牙齿的位置起着重要的调节和平衡作用。功能调节器(FR-Ⅰ)由于其颊屏消除了颊肌对牙弓的压力并在舌体的作用下牙弓的宽度增加。此外,唇挡、颊屏等对移行皱襞黏膜的牵张也可刺激牙槽骨的生长,建议采用此种方法通常需要从混合牙列中期开始治疗并持续到生长发育高峰期结束。

2)正畸扩展:扩弓矫治器加力使后牙颊向倾斜移动可导致牙弓宽度的增加。常用于牙弓狭窄的青少年及成人。扩弓治疗每侧可获 1～2mm 间隙。常用唇侧固定矫治器为:增加弓丝宽度、以一字形镍钛丝或等配合四眼圈簧(QH)及其改良装置扩弓,同时排齐前牙;也可在主弓丝上配合直径 1.0mm 不锈钢丝形成的扩大辅弓(如 Malligan 骑师弓);还可根据患者颌弓、牙弓大小、腭盖高度、需要扩大的部位及牙移动的数目选用不同形状、大小、数目的扩弓簧,放置在舌侧基托一定位置的活动矫治器,舌侧螺旋扩大器及附双曲舌簧扩大矫治器达到治疗目的。

3)矫形扩展:上颌骨狭窄,生长发育期儿童(8～15 岁)通过打开腭中缝,使中缝结缔组织被牵张产生新的骨组织,增加基骨和牙弓的宽度,后牙弓宽度最多可达 12mm(牙骨效应各占 1/2),上牙弓周长增加 4mm 以上,可保持 70% 左右的效果。患者年龄越小,新骨沉积越明显,效果越稳定。成年患者必要时配合颊侧骨皮质松解术。在生长发育期儿童腭中缝开展时,产生下颌牙直立,牙弓宽度增加的适应性变化;而有些病例应同时正畸扩大下牙弓,才能与上牙弓相适应。在腭开展治疗以后,停止加力,应保持 3～6 个月,让新骨在打开的腭中缝处沉积。去除开展器后更换成活动保持器,开展后复发倾向较明显,部分患者在未拆除扩展器时就会发生骨改变的复发,建议患者戴用保持器 4～6 年。

腭中缝扩展分为:①快速腭中缝开展:每日将螺旋开大 0.5～1.0mm,每日旋转 2 次,每次旋转 1/4 圈,连续 2～3 周,所施加的力最大可达 2000～3000g,使腭中缝快速打开,可获得 10mm 以上的开展量,其中骨变化 9mm,牙变化 1mm。快速腭中缝开展其矫形力的大小和施力速度超过了机体反应速度,学龄前儿童一般不能用重力开展,否则并发鼻变形(呈弓形隆起),影响美观。②慢速腭中缝开展:加力慢、小,每周将螺旋打开 1mm,(每周旋转 1～2 次,每次旋转 1/4 圈),产生约 1000～2000g 的力,在 2～3 个月内逐渐打开腭中缝。可获及 10mm 的开展量(骨、牙各 5mm)。以较慢的速度打开腭中缝,腭中缝组织能较好地适应,近似于生理性反应,且效果两者基本相同,但慢速扩展较快速扩展更稳定。最常采用的方法是 Hyrax 扩弓矫治器和 Hass 扩弓矫治器。

(4)推磨牙向远中移动:适应证为:①上颌牙列轻、中度拥挤;②第二乳磨牙早失导致第一磨牙近中移动,磨牙呈轻远中关系;③上颌结节发育良好,第二恒磨牙未萌,且牙根已形成 1/2,无第三磨牙或拔除的患者;临床上多通过 X 线片显示第三磨牙形态,当第三磨牙形态位置基本正常时,拔除第二磨牙,将来以第三磨牙替位。磨牙远中移动常用的方法有以下几种:

1)Pendulum 矫治器:即钟摆式矫治器,基本设计为:Nance 腭托增加支抗,及插入远移磨牙舌侧的弹簧。

2)JonesJig 矫治器:Nance 腭托增强支抗,0.75mm 颊侧活动臂钢丝,其远中附拉钩以及可自由滑动的近中拉钩,中间为镍钛螺旋弹簧。滑动拉钩在向后与第二前磨牙托槽结扎时压缩螺旋弹簧,产生约 70～150g 磨牙远移的推力,每月复诊一次。

3)DistalJet 矫治器:腭托管上安置滑动的固定锁,其内的滑动弓丝插入磨牙舌侧管,压缩弹簧产生磨牙远中整体移动的推力。

4)Lupoli 矫治器:加力的螺钉焊接在前磨牙和磨牙带环上,压缩腭侧反折钢丝的螺旋产生推力并锁定。患者自行调节螺钉加力;方法为每日 2 次,每次 1/4 圈。优点:磨牙快速整体移动,能控制牙移动方向,基本无支抗丧失,效果稳定。

5)磁斥力远移磨牙:用改良 Nance 腭托增加支抗,1.14mm(0.045 英寸)不锈钢丝形成蛇形曲,曲的近中焊接在第一前磨牙带环唇侧,远中抵住磨牙带环颊面管近中,磁铁被分别用0.014英寸结扎丝紧扎固定在磨牙带环牵引钩近中和蛇形曲上,此时磁铁应相互接触产生 225g 起始推力,形成蛇形曲的目的在于随着牙齿的移动,近中磁铁可在曲上向远中滑动,确保磁力的持续和恒定。

6)Ⅱ类牵引推磨牙向远中:上颌弓丝上的滑动钩,并用约 100g Ⅱ类颌间牵引推上磨牙向远中移动,但下颌用与锁槽沟大小密合的方丝弓以防止下切牙唇倾并保持牙弓宽度。

7)螺旋弹簧推磨牙向远中:下颌磨牙因其解剖位置和下颌骨的结构特点,推磨牙向远中较难,其移动量取决于第二、第三磨牙是否存在。某些病例,可照 X 线片,如果 $\overline{8}$ 形态、位置基本正常或 $\overline{7}$ 不能保留,此时可拔除 $\overline{7}$ 以减少磨牙远移阻力,将来以 $\overline{8}$ 替位 $\overline{7}$。一般采用固定矫治器的磨牙后倾弯,螺旋弹簧,下唇挡等配合Ⅲ类颌间牵引,远移或直立下磨牙,防止下切牙前倾;还可采用 MEAW 技术。

8)活动矫治器:活动矫治器采用分裂簧或螺旋扩大器推磨牙向远中,其反作用力使切牙唇向移动。

9)口外弓推磨牙向远中:口外弓附螺旋弹簧配合口外牵引,12～14 小时/天,300g 左右的力推磨牙向远中可获得较多的间隙,但应根据患者的面部垂直向发育调整牵引方向。

10)骨支抗推磨牙向远中:采用骨支抗力系移成人的下颌磨牙向远中,局麻下将微种植体植入下颌支前缘或下颌体(上颌颧牙槽嵴根部、腭部等)种植体与骨发生骨整合效应形成绝对骨支抗单位。如果第三磨牙存在应拔除,为磨牙远移提供间隙,采用固定矫治器平整、排齐牙齿后用硬的 0.018″×0.025″或 0.019″×0.025″不锈钢丝和螺旋弹簧推磨牙向远中,第一前磨牙与种植体紧结扎增强支抗,下颌第一磨牙向远中移动平均约 3.5mm,最大可达 7.1mm。

(5)邻面去釉(IPR):邻面去釉不同于传统的片磨或减径。此法一般是对第一恒磨牙之前的所有牙齿,而不是某一、两个或一组牙齿;邻面去除釉质的厚度仅为 0.25mm,而不是 1mm 或更多;此外,两者使用的器械和治疗的程序也有区别。牙齿邻面釉质的厚度为 0.75～1.25mm,同时邻面釉质存在正常的生理磨耗,这是邻面去釉法的解剖生理基础。在两个第一恒磨牙之间邻面去釉最多可获得 5～6mm 的牙弓间隙。

1)适应证:邻面去釉的适应证要严格掌握。主要针对:①轻中度拥挤,不宜拔牙的低角病例;②牙齿较大或上下牙弓牙齿大小比例失调;③口腔健康,少有龋坏;④成年患者。

2)治疗程序:邻面去釉须遵循正确的程序并规范临床操作。①固定矫治器排齐牙齿,使牙齿之间接触关系正确。②根据拥挤或前突的程度确定去釉的牙数,去釉的顺序从后向前。③使用粗分牙铜丝或开大螺旋弹簧,使牙齿的接触点分开,便于去釉操作;最先分开的牙齿多为第一恒磨牙和第二前磨牙。④使用涡轮弯机头,用细钻去除邻面 0.2～0.3mm 釉质,再做外形修整,同时对两个牙齿的相邻面去釉;操作时在龈乳头方颊舌向置直径 0.51mm(0.020 英寸)的钢丝,保护牙龈和颊、舌软组织,去釉面涂氟。⑤在弓丝上移动螺旋弹簧,将近中牙齿向去釉获得的间隙移动。复诊时近中牙齿的近中接触被分开,重复去釉操作。⑥随着去釉的进行,牙齿逐渐后移,并与支抗牙结扎为一体。整个过程中不用拆除弓丝,当获得足够间隙后前牙能够排齐。⑦整个治疗时间 6～12 个月。

(6)无托槽隐形矫治器:此种矫治器是 20 世纪开展的一种新的正牙技术,其基本原理是:牙齿移动时经过若干微小阶段才能达到最终位置。在牙移动的每个微小阶段精制一个新的透明塑胶托称排牙器,患者通过戴一系列排牙器,牙齿通过若干个微小移动,则可达到排齐的目的。

排牙器采用计算机辅助技术,通过扫描患者的研究模型,获得三维图像,通过 tooth shaper 软件、treat

等系列软件处理,得到操作程序化的有效治疗方案并提供有效治疗装置,必要时可进行修改得到最终治疗方案。正畸医师可给患者及家属演示治疗过程,进展和最终治疗结果对牙齿的移动进行直观的三维观察,医患之间进行交流,达到教育,激励增强患者信心的目的。一般而言,患者每14天或按医嘱更换一副矫治器,1个月复诊一次,直到牙齿排齐并进行固位。该方法最适用于轻度拥挤或拥挤的边缘病例通过扩大牙弓排齐拥挤牙。此种矫治器美观、舒适、卫生,深受患者(特别是成人)的欢迎。但是,作为一种新的治疗方法,尚在进一步研究完善中。

(三)拔牙矫治

拔牙问题在诊断设计中是一个十分重要的问题,决定每一个患者是否拔牙,拔多少牙,拔哪些牙,即拔牙设计是否正确,将直接影响矫治效果,而拔牙设计取决于矫治设计的理念。由于早期X线头影测量技术尚未引入正畸,对生长发育的认识不足及正畸治疗的对象主要是生长期儿童患者。正畸之父Angle主张不拔牙(即保留全口牙齿),以确保矫治后牙齿排列整齐、美观和良好的口腔功能。后来,Tweed研究证明,矫治时过度扩大牙弓,追求保留全口牙齿,则矫治后导致复发。20世纪20年代Begg研究结果表明,原始人由于食物粗糙,牙齿在咬合面及邻面均发生磨耗,与现代人比较,原始成年人的牙列在近远中面磨耗量每侧大致相当一个前磨牙的宽度。而现代人由于食物精细,导致咀嚼功能降低,表现出咀嚼器官不平衡退化,表现出牙量相对大于骨量,所以拔牙矫治逐渐为人们接受,到20世纪70年代拔牙病例占的百分比很高。20世纪80年代对拔牙病例进行纵向回顾性研究发现,拔牙矫治并不能防止复发,特别是防止下前牙拥挤的复发,以及矫治技术的提高,检查诊断更加先进科学,设计更加严密;对一些有生长潜力的患者,即使有明显拥挤,也常采用不拔牙矫治达到理想的疗效。拔牙矫治还与医师的诊治水平、设计倾向及患者家属的意向有关。尽管如此,拔牙矫治应根据严谨的生理学基础:即咀嚼器官在颌骨、肌肉、牙齿等部位退化的不平衡因素,或口腔不良习惯作用下造成的骨量小于牙量以及不良习惯引起上下牙弓形态、大小或者牙弓与基骨形态、大小失调而造成上前牙前突,并且应严格遵循拔牙的普遍原则及方法。本节就相关问题叙述如下:

1.拔牙目的　牙列拥挤是最常见的错𬌗症状,正畸拔牙的主要目的是为解除拥挤和矫治牙弓前突提供足够的间隙,此外,上下牙弓的近远中关系不调,磨牙关系的调整通常也需要用拔牙的方法提供必要的间隙才可能达到目的。单纯牙列拥挤只涉及牙和牙槽,拔牙的主要目的是解除拥挤,是否拔牙主要根据拥挤的严重程度。一般而言,轻度拥挤采用扩大牙弓的方法;中度拥挤(多数)要拔牙,其中可拔牙可不拔牙的边缘病例结合面部软硬组织形态,选择合适的手段,能不拔牙的尽可能不拔牙,重度拥挤通常采用拔牙矫治。复杂拥挤拔牙的目的除消除牙列拥挤外,还要改善上下牙弓之间近远中关系不调和垂直不调,以掩饰颌骨畸形达到全面矫治牙颌畸形的目的。

2.考虑拔牙的因素　在诊断中通过模型和X线头颅侧位片进行全面分析。在决定拔牙方案时应考虑以下因素:

(1)牙齿拥挤度:每1mm的拥挤,需要1mm间隙消除。拥挤度越大,拔牙的可能性越大;

(2)牙弓突度:前突的切牙向舌(腭)侧移动,每内收1mm,需要2mm的牙弓间隙;

(3)Spee曲线的曲度:前牙深覆𬌗常伴有过大的Spee曲线,为了矫治前牙深覆𬌗,需使Spee曲线变小或整平需要额外间隙;

(4)支抗设计:是拔牙病例必须考虑的首要问题。在矫治时应根据前牙数量、牙列拥挤量及磨牙关系调整等情况,严格控制磨牙前移量,采用强支抗(即后牙前移应控制在拔牙间隙的1/4以内),中度支抗(即矫治中允许后牙前移的距离为拔牙间隙的1/4～1/2,弱支抗至少1/2以上)。

(5)牙弓间宽度不调:上下牙弓间牙量不调或Bolton指数不调。在决定拔牙矫治时,除了考虑上述牙-

牙槽因素外,面部软硬组织结构,特别是上下颌骨的形态,相互关系及其与牙槽间的协调关系等重要因素也需考虑。因为拔牙矫治既影响牙槽结构,也通过牙槽、牙弓变化影响面颌部的形态及其相互关系。这包括垂直不调和前后不调的程度。

1)垂直不调:垂直发育过度即高角病例拔牙标准可适当放宽,而垂直发育不足即低角病例拔牙应从严。其原因有三点:①下颌平面与下切牙间的补偿关系:多数高角病例颏部显后缩,治疗时切牙宜直立,使鼻-唇-颏关系协调,轻直立的切牙还可代偿骨骼垂直不调,同时建立合适的切牙间形态和功能关系;反之,多数低角病例颏部前突,切牙应进行代偿性唇倾有利于面型和切牙功能。②拔牙间隙关闭的难易:高角病例咀嚼肌不发达,颌骨的骨密度低,咀嚼力弱;支抗磨牙易前移、伸长,关闭拔牙间隙较容易且磨牙的前移有利于高角病例伴有前牙开𬌗倾向患者的矫治。相反低角病例咀嚼肌发达,咀嚼力强,骨致密,支抗磨牙不易前移、伸长。主要由前牙远中移动完成拔牙间隙的关闭,而前牙的过度内收不利于前牙深覆𬌗的矫治。③磨牙位置改变对下颌平面的影响:采用远移磨牙或扩大牙弓的方法排齐牙列时,可造成下颌平面角的开大,这对高角病例的面型和前牙覆𬌗均产生不利影响,但对低角病例有利。

2)前后不调:面颌部前后不调的程度,对上下颌骨基本正常时常采用对称性拔牙以保持上下颌骨关系的协调。但 Bolton 指数明显不调则可进行非对称性拔牙;当上颌前突或正常,下颌后缩恒牙列早期病例,首先采用功能性矫治器协调上下颌骨关系,然后根据上前牙前突程度,牙列拥挤度及磨牙关系的调整等决定上下颌对称性或非对称拔牙或只拔上颌牙齿;当上颌正常或发育不足(后缩),下颌前突治疗时,可轻度前倾上切牙和舌倾下切牙以代偿Ⅲ类骨骼不调,此时可考虑下颌拔牙,但上颌拔牙要慎重,必要时可拔除第二前磨牙有利于磨牙关系的调整。当上下颌及牙弓均前突可采用上下颌对称性拔除前磨牙以利于内收前牙。此外,拔牙矫治还要考虑上下唇的突度和中线的对称性等。

利用 Kim 拔牙指数即垂直向异常指数(ODI)与前后异常指数(APDI)之和结合上下中切牙间夹角及上下唇的突度的指标决定患者是否拔牙。

$$拔牙指数=ODI+APDI+\frac{|上下中切牙夹角-130|}{5}-(上下唇突度之和)$$

其中|上下中切牙夹角-130|:表示上下中切牙夹角与 130 之差的绝对值。上唇突度:上唇突点位于审美平面之前为"+",之后为"-";下唇突度:下唇突点位于审美平面之前为"+",之后为"-",单位为 mm。当拔牙指数>155 时,不拔牙的可能性大(尽可能避免拔牙);当拔牙指数<155 时,拔牙的可能性较大。

3.拔牙部位的选择　对确定需要拔牙的患者,重要的是拔牙部位的选择。此选择主要是从牙齿的健康状况,拔牙后是否有利于牙齿的迅速排齐,间隙的关闭和侧貌观唇是否前突及错𬌗的类型等考虑。拔牙愈靠前,更有利于前牙拥挤,前突的矫治;拔牙越靠后,后牙前移越多,有利于后牙拥挤的解除和前牙开𬌗的矫治。一般而言,临床中常采用的拔牙部位首先拔除病牙,然后为第一前磨牙、第二前磨牙、第二磨牙以及第三磨牙等。

(1)拔除 $\frac{4|4}{4|4}$ 或 $\frac{4|4}{}$:最适于前牙拥挤或前突,鼻唇角小,唇前突的患者。当拔除第一前磨牙后可提供最大限度的可利用间隙,明显地简化前牙排齐的第一阶段的治疗过程,改善唇部美容效果。同时还能最小量地改变后牙咬合,从而有利于维持后牙弓形的稳定和后牙的正常关系。在矫治设计时,拔牙间隙的利用的预测,估计非常重要,应严格根据患者的牙弓形态,充分考虑选择不同的支抗设计才能达到理想的治疗目标。此外,在关闭拔牙间隙应注意保持牙弓宽度以及尖牙,第二前磨牙的接触和牙根平行,以获得永久稳定的效果。

(2)拔除 $\frac{5|5}{5|5}$:对前牙区拥挤或牙弓前突较轻,颜面及唇形较好,不需要改变前牙倾斜度及唇位,但后

牙拥挤或磨牙关系需要调整,特别是下颌平面角大的前牙开𬌗或开𬌗趋势的患者。此外,第二前磨牙常在形态表现出畸形及阻生错位等必须首先拔除。但是如果牙列拥挤主要表现在前牙区或分布较广泛时,会给治疗带来很大困难,延长疗程。此时必须十分谨慎地设计支抗以防止磨牙前移,间隙丧失。

(3)拔除 $\frac{4|4}{5|5}$:适于上前牙拥挤或前突明显,下切牙轻度拥挤或前倾,磨牙呈远中关系,需要调整磨牙关系的患者。

(4)拔除 $\frac{5|5}{4|4}$:适于上前牙区拥挤或前突较轻,不需改变上切牙倾斜度和唇倾度,下颌平面角较大的Ⅲ类患者。

(5)拔除第二恒磨牙:对单纯拥挤的患者很少选择拔除第二恒磨牙。但是,有时为了简化疗程和达到更好的治疗效果也可选择拔除该牙。如上牙唇倾前突,但侧貌正常或上颌及上牙弓前突,但下颌基本正常,或因第二乳磨牙早失,造成第一磨牙近中移位导致磨牙关系异常,而第二磨牙已经建𬌗,或前牙轻度拥挤伴开𬌗以及开𬌗趋势高角病例可以选择拔除该牙矫治开𬌗。但一般而言,由于拔除第二磨牙间隙远离需矫治的拥挤部位,同时,也使第三磨牙的萌出变得复杂,造成在第三磨牙萌出后还需进行再次矫治,因此使疗程延长。但对后牙弓发育差,第三磨牙严重阻生的患者,由于拔除第二磨牙后,有助于第三磨牙的替位萌出,因此可选择拔除二磨牙。但此时第三磨牙形态,位置正常,以便将来替位萌出。如果第三磨牙先天缺失,原则禁忌拔除第二恒磨牙。

(6)拔除下切牙:适于单纯下切牙拥挤,拔1个下切牙可达到迅速排齐和稳定的结果。也适于上下前牙 Bolton 指数不调,例如上颌侧切牙过小,下前牙量过大,拔除1个下切牙,有利于建立前牙覆𬌗覆盖关系并保持稳定结果。

(7)其他:在拔牙矫治的病例中,临床上大多采用对称性拔牙,但也可由于一些牙的畸形,严重错位,龋坏、牙周病、𬌗障碍等必须首先拔除丧失功能的病牙。此外,在单纯拥挤治疗中除非第一恒磨牙严重龋坏外,通常严禁拔除第一恒磨牙,特别是决不能考虑对称性拔牙而拔除对侧第一恒磨牙,因为从生理功能、疗程和治疗难度、结果都不能这样选择。上颌中切牙严重弯根,骨内横位阻生压迫邻牙根或外伤折断线在龈下 1/3 以上无法保留者可拔除,上中切牙拔除后,可利用拔牙间隙解除拥挤,或以侧切牙近中移位并修复为中切牙外形,同时应以尖牙前移代替侧切牙并改形;对于侧切牙完全腭侧错位,尖牙与中切牙相邻已无间隙,或侧切牙呈锥形、严重错位,且上中线可接受者,可拔除锥形侧切牙,以尖牙近中移动代替侧切牙,可以简化疗程;第三磨牙与下切牙的拥挤有无关系尚存争议,所以第三磨牙的拔除与否,不应它是否引起牙列拥挤而决定,而应以它是否成为"病原牙"为依据。

(四)复杂拥挤的矫治

对复杂拥挤的治疗,包括伴Ⅱ类、Ⅲ类错𬌗畸形,唇腭裂、成人及骨性畸形的治疗详见以后章节。此时拔牙的目的除解除牙列拥挤外,还要改善上下牙弓之间前后向关系、横向关系和垂直关系不调,以掩饰颌骨畸形,因此正确选择拔牙部位特别重要,除上述单纯拥挤中拔牙考虑外,还必须结合对其他畸形的矫治设计。例如对伴Ⅱ类上颌前突的拥挤病例,当仅在下牙弓存在拥挤时,可拔除上颌第二磨牙和下颌第一前磨牙(但此时必须有形态及位置正常的上颌第三磨牙牙胚存在),这样既有利于推上颌牙列向远中,也有利于下颌拥挤的矫治;而当下颌无拥挤,仅上颌前突伴拥挤时,则考虑只拔除上颌第一前磨牙,可在矫治上颌拥挤的同时,则上切牙代偿后移,以解除上颌前突畸形。在伴有其他牙颌畸形的复杂拥挤中,牙列拥挤的矫治,应在治疗第一阶段进行。与常规正畸步骤一样,随着拥挤的解除,应进一步精确地控制间隙的关闭,平行牙根,转矩牙轴,建立稳定的咬合关系,最后达到全面矫治牙颌畸形的目的。

(马哈娃)

第八节　反𬌗的矫治

反𬌗是我国儿童中常见的一种错𬌗畸形,包括前牙反𬌗和后牙反𬌗。不同类型反𬌗的临床表现、病因及矫正方法有所不同。

一、前牙反𬌗

前牙反𬌗包括个别前牙反𬌗及多数前牙反𬌗。个别前牙反𬌗是一个症状,常合并牙列拥挤。多数前牙反𬌗指三个以上的上颌前牙与对颌牙呈反𬌗关系,是一种错𬌗类型。本节所讨论的前牙反𬌗指多数前牙反𬌗。前牙反𬌗的严重程度有差别,但治疗原则却相通。

(一)病因

1.遗传及先天因素　前牙反𬌗有明显的家族倾向。另外,先天性疾病如先天性唇腭裂、先天性梅毒、先天性巨舌症、上颌恒牙先天缺失等常造成前牙反𬌗。

2.后天原因

(1)全身性疾病:维生素 D 缺乏、钙磷代谢紊乱、垂体功能亢进等。

(2)呼吸道疾病:慢性扁桃体炎、腺样体增生、肥大,为保持呼吸道通畅和减小压迫刺激,舌体常向前伸并带动下颌向前,形成前牙反𬌗、下颌前突。

(3)乳牙及替牙期局部障碍:乳牙龋病及多数乳磨牙早失、上颌乳牙滞留、上乳前牙早失、乳尖牙磨耗不足等均是前牙反𬌗形成的重要原因。

(4)口腔不良习惯:伸舌、吮指、咬上唇、下颌前伸习惯及不正确人工喂养姿势等,均可造成前牙反𬌗。

(二)临床表现

1.牙𬌗关系异常　多数情况下,反𬌗涉及 6 个上前牙,有时可为 4 个上切牙。反𬌗涉及一侧后牙时,可以表现为下颌偏斜。上前牙常有不同程度的拥挤,下牙弓一般大于上牙弓,磨牙关系多数为近中。

2.颌骨发育与颅面关系异常

(1)下颌生长过度。

(2)上颌骨发育不足,长度减小。

(3)上、下颌间关系异常,Ⅲ类骨面型。

(4)上切牙唇向倾斜,下前牙舌倾。

3.面部软组织　软组织侧貌呈明显的Ⅲ类骨面型。

(三)分类诊断

1.按牙型分类(图)　安氏分类中,将磨牙关系中性的前牙反𬌗列为Ⅰ类错𬌗,将磨牙关系近中的前牙反𬌗列为Ⅲ类错𬌗。

2.按骨型分类　前牙反𬌗可分为两种类型(图21-31、图21-32)：

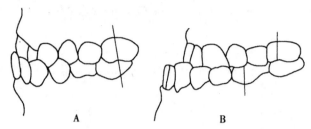

图21-31　前牙反𬌗牙型分类

A.安氏Ⅰ类　B.安氏Ⅲ类

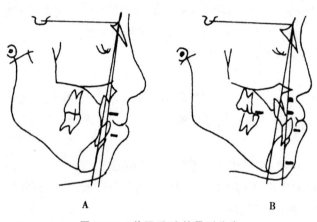

图21-32　前牙反𬌗的骨型分类

A.骨骼Ⅰ型 B.骨骼Ⅲ型器

(1)骨骼Ⅰ型：ANB角≥0°；

(2)骨骼Ⅲ型：ANB角<0°。

一般情况下牙型和骨型是一致的,但骨型与牙型不一致的病例也并不少见。

3.按致病机制分类

(1)牙源性(牙性)：由于替牙期牙齿萌出、替换障碍,上下切牙的位置异常,造成单纯前牙反𬌗。其磨牙关系常为中性,颌面基本正常,矫治容易,预后良好。

(2)功能性(肌能性)：后天因为各种诱因(咬合干扰、早接触、口腔不良习惯及不正确哺乳、扁桃体肥大等)导致下颌反射性前伸而形成的前牙反𬌗称为功能性反拾。磨牙关系多为轻度近中,一般反覆盖较小,反覆𬌗较深,下颌骨大小、形态基本正常,显示轻度的下颌前突和Ⅲ类骨面型。下颌可以后退至前牙对刃关系,下颌后退或处于姿势位时,侧面型较牙尖交错位时改善。

(3)骨骼性(骨性)：由于上、下颌骨生长不均衡造成的颌间关系异常,表现为下颌发育过度、上颌发育不足,磨牙关系近中,前牙反𬌗,Ⅲ类骨面型显著,下颌前突且不能后退。骨性前牙反𬌗又称为真性Ⅲ类错𬌗或真性下颌前突,矫治难度大,严重时需配合外科手术。

4.鉴别诊断(表 21-1)

表 21-1 鉴别诊断

反殆类型	牙源性	功能性	骨骼性
磨牙关系	多为中性	多为轻度近中	近中磨牙关系
面型	基本正常	轻度的下颌前突和Ⅲ类骨面型	Ⅲ类骨面型显著
是否能后退至对刃	可以	可以	不能
ANB角	大于或等于0°	大于或等于0°	ANB角小于0°,Ⅲ类骨面型
预后	良好	较好	矫治难度较大,有的需要配合外科手术

(四)矫治方法

前牙反殆不经矫治有随生长逐渐加重的趋势,所以早期矫治尤为重要。早期矫治方法相对简单,且有利于颌面部向正常方向发育。有的前牙反殆病例矫治较简单,但如果同时伴有牙列拥挤、牙弓高度与宽度的不调以及颜面不对称时,则矫治难度较大。前牙反殆特别是骨性前牙反殆病例,矫治后随生长发育有复发的可能,因此不少病例要分阶段治疗,矫治的时间比较长。不同类型前牙反殆患者治疗方法有所不同,现简述如下:

1.上颌殆垫矫治器　适用于乳牙期、替牙期以牙齿因素为主的前牙反殆。患者反覆殆较浅、反覆盖较大,上前牙牙轴较直立并可有轻度拥挤。伴有双侧后牙反殆时可以在矫治器上设计分裂簧扩展上牙弓。

2.下前牙树脂联冠式斜面导板矫治器　适用于乳牙期以功能因素为主的前牙反殆病例,患者反覆殆较深、反覆盖不大、牙列较整齐、不伴有拥挤。

3.肌激动器　适用于替牙期以功能性因素为主的前牙反殆,也可用于恒牙早期上切牙舌倾、下切牙唇倾的牙性反殆病例、但不适用于骨骼畸形较明显或者牙齿拥挤错位的反殆病例。

4.功能调节器Ⅲ型(FR-Ⅲ)　适用于乳牙期和替牙期,对功能性反殆和伴有轻度上颌发育不足、下颌发育过度的病例有较好的效果。由于该矫治器不直接作用于牙齿,对切牙即将替换或正在替换的患者,其他矫治器很难发挥功能时,FR-Ⅲ有其独特的作用。

5.上颌前方牵引矫治器　适用于替牙期或乳牙期上颌发育不足为主的骨性前牙反殆,恒牙早期病例也可以试用。

6.固定矫治器　对恒牙早期需要拔除四个前磨牙矫治的前牙反殆病例,固定矫治器可以在建立适当的前牙覆殆、覆盖关系的同时,排齐牙列,矫正前牙反殆并调整磨牙关系,是一种较好的选择,治疗期间要使用Ⅲ类颌间牵引。由于Ⅲ类牵引有使上磨牙伸长的作用,易使咬合打开,因此对高角病例的使用应慎重。

7.正畸-正颌外科联合治疗　重度下颌骨性前突畸形和上颌发育受限或伴有其他错殆畸形,如开殆、下颌偏斜等可进行正颌外科手术。

二、后牙反殆

后牙反殆可发生在乳牙期、替牙期和恒牙期,有个别后牙反殆,也有多数后牙反殆,可发生在单侧或双侧。

(一)病因

1.乳磨牙早失或滞留引起替牙后上后牙舌向错位或下后牙的颊向错位。

2.一侧多数牙龋坏,只能用另一侧咀嚼,日久可导致单侧多数后牙反殆。

3.对一侧下颌的不正常压力,如长期一侧托腮的习惯,可使下颌逐渐偏向另一侧,引起另一侧多数后牙反𬌗。

4.口呼吸患者两颊压力增大,上牙弓逐渐变窄,可引起双侧多数后牙反𬌗。

5.唇腭裂患者,上颌牙弓宽度发育不足,常有双侧后牙反𬌗。

6.其他因素:如替牙期咬合干扰与髁突良性肥大,易引起单侧后牙反𬌗;巨舌症也可引起后牙反𬌗。

(二)矫治方法

1.一侧后牙反𬌗　可戴上颌单侧𬌗垫矫治器(图 21-33)。对于个别后牙反𬌗,除了用𬌗垫矫治器外,还可用上下固定矫治器进行上下反𬌗牙的颊舌向交互牵引,以解除后牙反𬌗。

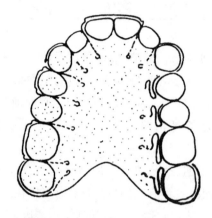

图 21-33　上颌单侧𬌗垫矫治器

2.双侧后牙反𬌗　患者上牙弓明显狭窄,可采用上颌分裂基托,附双侧𬌗垫活动矫治器,利用分裂簧扩大上牙弓宽度。此外,还可应用螺旋分裂基托矫治器。

(喻治国)

第九节　前牙深覆盖的矫治

前牙深覆盖指上前牙切端至下前牙唇面的最大水平距离超过 3mm 者。前牙深覆盖时磨牙关系多为远中,并常伴有前牙深覆𬌗,是典型的安氏Ⅱ类 1 分类错𬌗;前牙深覆盖、磨牙关系中性的情况在临床上较为少见,且往往是局部原因造成。

一、病因

造成前牙深覆盖的原因是上下牙弓矢状关系不调,上颌牙弓过大或位置靠前、下颌牙弓过小或位置靠后;或者是上下颌骨的位置关系异常。上下颌骨或上下牙弓关系不调受遗传与环境两方面的影响。

(一)遗传因素

研究表明,Ⅱ类错𬌗上颌牙相对于下颌牙不成比例的偏大。另外,上前牙区额外牙、下切牙先天缺失等均可致前牙深覆盖。这些因牙齿大小、数目异常所造成的错𬌗受遗传较强的控制。严重的骨骼畸形,如下颌发育过小、上颌发育过大也受遗传因素明显的影响。

(二)环境因素

1.局部因素　包括口腔不良习惯和替牙障碍。一些口腔不良习惯如口呼吸习惯、长期吮拇指、咬下唇等可造成上前牙唇倾、拥挤,前牙深覆盖。

2.全身因素　全身疾病如钙磷代谢障碍、佝偻病等,均可引起上牙弓狭窄,上前牙前突和远中关系。

二、类型

按病因机制,前牙深覆盖分为以下 3 型:

1.牙性　常因上下前牙位置或数目异常造成,颌骨、颅面关系基本协调,磨牙关系可为中性。如上前牙唇向、下前牙舌向错位;或者上颌前部额外牙或下切牙先天缺失等。

2.功能性　异常神经肌肉反射引起的下颌功能性后缩。异常神经肌肉反射可因口腔不良习惯引起,也可由殆因素导致。功能性下颌后缩,上颌一般正常,当下颌前伸至中性磨牙关系时,上下牙弓矢状关系基本协调,面型明显改善。此型错殆多数预后良好。

3.骨性　由于颌骨发育异常导致上下颌处于远中错殆。功能性和骨性前牙深覆盖远比单纯牙性者多见。

研究表明,形成安氏Ⅱ类1分类错殆的骨骼因素中,下颌后缩是主要因素。这提示早期进行生长控制时使用功能矫治器促进下颌发育,比使用口外弓抑制上颌发育更具有普遍性。

三、矫治

(一)早期矫治

1.尽早去除病因,例如破除各种口腔不良习惯,治疗鼻咽部疾患,拔除上颌额外牙及扩展宽度不足的上牙弓等。

2.对于存在上下颌骨关系不调的安氏Ⅱ类1分类错殆患者,进行矫形治疗以免影响颌骨的生长(图21-34)。

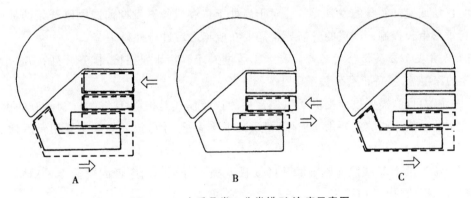

图 21-34　安氏Ⅱ类1分类错殆治疗示意图

A.生长改良治疗,抑制上颌,促进下颌生长　B.掩饰性治疗,内收上前牙,前移下前牙　C.手术治疗,前移下颌骨及下牙列

(1)促进下颌向前生长:Ⅱ类错殆的主要因素是下颌后缩,因此,对大多数Ⅱ类错殆病例,近中移动下颌是矫正前牙深覆盖、远中磨牙关系和增进面部和谐与平衡的有效方法。从替牙期到恒牙早期,下颌经历了生长快速期,在此阶段宜采用功能矫治器如肌激动器、Twinblock 矫治器、Herbst 矫治器刺激、促进下颌的向前生长,对许多Ⅱ类错殆前牙深覆盖和远中磨牙关系的矫正起到很好的作用。

（2）远中移动上颌与抑制上颌向前生长：远中移动上颌的难度很大，真正的骨骼畸形需要采用外科手术。但是，抑制上颌向前的发育却是可以做到的。在生长发育早期使用口外弓，限制上颌向前生长，与此同时，下颌能自由地向前发育，最终建立正常的上下颌矢状关系。

（3）后部牙槽嵴高度的控制：除颌骨矢状关系不调外，Ⅱ类错𬌗常伴有颌骨垂直关系不调。根据几何学原理，后部牙槽嵴高度减小，下颌将向前向上旋转，下颌平面角减小，颏点位置前移，这对高角病例的治疗有利；相反，后部牙槽嵴高度增加，下颌将向后向下旋转、下颌平面角增大，颏点位置将后移，这对低角病例的治疗有利而不利于高角病例侧貌的改善。

口外弓通过改变牵引力的方向对后部牙槽嵴高度的控制能起到较好的作用。高角病例使用高位牵引，低角病例使用颈牵引，面高协调者使用水平牵引。功能性矫治器，例如肌激动器则不然，治疗中后部牙槽嵴高度增加、下颌平面角增大的情况常常发生。因此，对以下颌后缩为主、下颌平面角较大的Ⅱ类高角病例，临床上常将高位牵引口外弓与肌激动器联合使用（图21-35）。

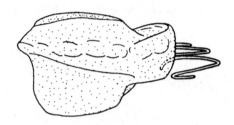

图21-35　口外牵引肌激动器

改变颌骨的生长的最佳治疗时间在青春生长迸发期前1～2年。由于改变生长型是有限度的，大多数有颌间关系不调的安氏Ⅱ类1分类错𬌗病例需要在恒牙早期进行二期综合性矫治。

（二）综合性矫治

1.矫治原则　恒牙早期前牙深覆盖病例大多数为安氏Ⅱ类1分类错𬌗，伴有不同程度的颌骨及颅面关系不调。轻度或中度骨骼关系不调时，正畸治疗常常需要减数拔牙，在间隙关闭过程中，通过牙齿上下、前后的不同移动，代偿或掩饰颌骨的发育异常。对于尚处于青春生长迸发期前或刚刚开始的部分患者，可以抓紧时机，进行矫形生长控制。严重的骨骼异常需要在成年之后进行外科正畸。

2.恒牙期安氏Ⅱ类1分类错𬌗的治疗目标　①通过拔牙解除牙列拥挤，排齐牙列；②减小前牙的深覆𬌗；③减小前牙的深覆盖；④矫正磨牙关系。

为达到这一矫治目标，需要拔牙提供间隙。常用的拔牙模式是拔除14、24、34、44，有的患者也可拔除14、24、35、45。上牙弓拔牙间隙主要用于前牙后移、减小覆盖；下牙弓拔牙间隙主要用于后牙前移、矫正磨牙关系。

3.正畸治疗方法　恒牙期拔除4颗前磨牙的安氏Ⅱ类1分类错𬌗患者的矫治多采用固定矫治器。以方丝弓矫治器为例，矫治过程如下：

（1）排齐和整平牙弓：应用弓丝以由细到粗、由软到硬、由圆到方为原则。整平牙弓时常可戴用平面导板打开咬合。如需增强磨牙支抗，可配合使用腭杆、口外弓等辅助装置。

（2）颌内牵引：远中移动上尖牙，使尖牙与第二前磨牙靠拢（图21-36A），下颌尖牙一般不需要单独向远中移动。

（3）内收切牙、减小覆盖：内收上前牙是矫正前牙深覆盖的主要方法。如上前牙需要较多的后移，应当使用方丝，对上切牙进行内收的同时行根舌向（冠唇向）的转矩控制（图21-36B）。上前牙内收时，由于"钟摆效应"，前牙的覆𬌗将会加深，使原本在第一阶段得以控制或矫正的深覆𬌗重新出现。为此，在弓丝的关闭曲前后弯人字形曲,在内收的同时,继续压低上切牙(图 21-37)。

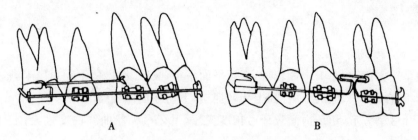

图 21-36　方丝弓矫治器矫治安氏Ⅱ类 1 分类错𬌗

A.链圈拉尖牙向远中　B.T 形曲内收上前牙

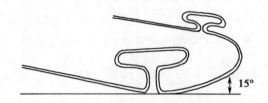

图 21-37　T 形曲前后人字形曲

(4)磨牙关系矫正:由于上颌的 6 颗前牙分两阶段向远中移动,下颌 6 颗前牙同时向远中移动,下颌磨牙的前移将比上颌磨牙多;另外,在内收切牙时常配合使用Ⅱ类颌间牵引,起到保护上磨牙支抗,消耗下磨牙支抗的作用,这进一步改变了上、下磨牙前移的比例;治疗中若使用口外弓,上磨牙的前移会得到更有效地控制。通过这些共同作用,使前后牙段发生不同比例的近远中移动,最终前牙达到正常的覆盖关系,磨牙建立中性。

(5)精细调整:可利用各种牵引如三角形、矩形牵引等达到理想的尖窝关系。

(喻治国)

第十节　深覆𬌗的矫治

深覆𬌗是上下牙弓及颌骨垂直向发育异常所致的错𬌗畸形,主要表现为上前牙切缘覆盖下前牙牙冠唇面长度 1/3 以上或下前牙切缘咬合与上前牙舌面切 1/3 以上。

一、病因

1.遗传因素　上下颌骨间大小、形态发育不调可导致深覆𬌗。上颌发育过大,下颌形态异常,位置靠后。下颌呈逆时针生长型。

2.全身因素　儿童时期全身慢性疾病致颌骨发育不良,后牙萌出不足,后牙槽嵴高度发育不足,前牙槽嵴高度发育过度。

3.咬合因素　咬肌、翼内肌张力过大,有紧咬牙习惯,抑制了后牙牙槽嵴的生长。

4.局部因素　多数乳磨牙或第一恒磨牙早失,颌间距离降低;先天缺失下切牙或乳尖牙早脱,下牙弓前段缩短,下切牙与上切牙无正常接触,导致下切牙伸长。

5.双侧多数磨牙颊、舌向错位严重,后牙过度磨耗。

二、临床表现

以安氏Ⅱ类 2 分类为例简述其临床表现：

1.面型　一般呈短方面型,面下 1/3 较短,下颌平面角小,咬肌发育好,下颌角区丰满,颏唇沟深。

2.牙　上切牙垂直或内倾,上尖牙唇向,上牙列拥挤,下切牙内倾拥挤。

3.牙弓　上下牙弓呈方形,切牙内倾致牙弓长度变短,下牙弓矢状曲线曲度过大;上牙弓因切牙内倾,矢状曲线常呈反向曲线。

4.咬合　前牙呈深覆殆,覆盖常小于 3mm,前牙呈严重的闭锁殆。

5.磨牙关系　由于下颌被迫处于远中位,常呈远中关系;如仅为牙弓前段不调,磨牙可能呈中性关系。

6.口腔内软组织　由于上下切牙呈严重闭锁殆,深覆殆可能引起创伤性牙龈炎、急性或慢性牙周炎。

7.颞下颌关节　下颌运动长期受限者,可出现咬肌、颞肌、翼内肌压痛,张口受限等颞下颌关节紊乱疾病。

三、诊断

为了更好地分析、治疗,将深覆殆分为牙性和骨性两类。

1.牙性　上下颌前牙及牙槽嵴过长,后牙及牙槽嵴高度发育不足;上前牙牙轴垂直或内倾,下前牙有先天缺牙或下牙弓前段牙列拥挤致下牙弓前段缩短;磨牙关系可能为中性、轻度远中或远中;面部畸形不明显。

2.骨性　除牙型表现外,同时伴颌骨与面部的畸形,面下 1/3 畸形明显。

四、矫治

(一)替牙期及恒牙初期

1.牙性深覆殆　由牙或牙槽在垂直向发育异常引起。

(1)治疗原则:改正切牙长轴,抑制上下切牙的生长,促进后牙及牙槽嵴的生长。

(2)治疗方法:常用上颌活动矫治器,平面导板上附双曲舌簧(图 21-38),平面导板高度以打开后牙咬合 3mm 左右为宜。矫正上切牙内倾的同时矫正深覆殆,让下颌及下切牙自行调整,待上切牙牙轴改正,深覆殆改善后,视下颌情况作活动或固定矫治器排齐下前牙,改正下切牙内倾和曲度过大的矢状曲线。

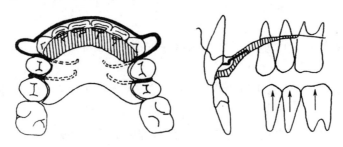

图 21-38　平面导板上附舌簧矫治器

2.骨性深覆殆　除牙或牙槽在垂直向发育异常外,同时伴有上下颌骨间位置的失调。

(1)治疗原则:首先矫正内倾的上前牙,解除妨碍下颌骨发育的障碍,引导颌面部正常生长,刺激后牙及牙槽嵴的生长,抑制前牙及牙槽嵴的生长。

(2)治疗方法:可使用上颌活动矫治器或固定矫治器,先粘上颌托槽以矫正上切牙长轴,解除闭锁;如覆𬌗深,可同时在上牙弓舌侧作平面导板,打开后牙咬合以利后牙生长,并使下颌自行向前调整,待上切牙长轴矫正,深覆𬌗改善后,作下颌固定矫治器排齐下牙列并矫正矢状曲线;如仍为远中关系,可进行Ⅱ类牵引,如后牙长度仍不足时,可在双侧后牙作垂直向牵引以刺激牙及牙槽嵴的生长。

(二)恒牙后期及成年人

因为生长发育已基本结束,治疗重点应是矫正牙及牙槽嵴的异常。但使用的矫治力应更轻、更柔和,以利于牙周组织改建。

1.牙性深覆𬌗 可用固定矫治器,先矫正内倾的上颌切牙以解除对下颌的锁结,上牙弓舌侧可附平面导板打开后牙咬合以矫正深覆𬌗。咬合打开后再粘下颌托槽排齐下牙列,改正𬌗曲线使上下前牙建立正常的覆𬌗,覆盖关系。

2.骨性深覆𬌗 成人骨性深覆𬌗,特别是前、后面高比例过大,下颌平面角小的患者,治疗十分困难。严重的骨性深覆𬌗患者打开咬合、改正深覆𬌗难度很大,必要时可以采用外科-正畸治疗。

(喻治国)

第十一节 开𬌗的矫治

开𬌗系牙-牙槽或颌骨垂直向发育异常。临床上主要指表现为前牙-牙槽或颌骨高度发育不足,后牙-牙槽或颌骨高度发育过度,或两者皆有的前牙开𬌗;前牙开𬌗常伴有长度、宽度不调,神经肌功能异常。临床中表现为在正中𬌗位及下颌功能运动时前牙及部分后牙均无𬌗接触。此类畸形常伴有形态、功能及面容障碍,直接影响患者的心理状态,甚至影响未来的职业选择。因此,及时地预防、诊断及治疗开𬌗具有深远的社会意义。开𬌗在人群中的发病率约为 6%,是正畸临床中常见的一类复杂且治疗后易复发的一类畸形。

一、开𬌗的病因

(一)遗传

开𬌗病因为多因素综合作用的结果。目前对遗传导致开𬌗的畸形,学者们尚有争论,尚待进一步研究。但是在临床上,不能忽视遗传因素在开𬌗形成的作用,包括以下方面:

1.遗传因素 常为多基因遗传。许多学者对开𬌗的遗传学研究发现,有的开𬌗患者有家族性开𬌗趋势,头影测量表明,其颅面结构相似。有的患者在生长发育过程中,上颌骨前部向上旋转,下颌向下后旋转的不利生长型,可能与遗传有关。

2.遗传病

(1)常染色体畸变:如先天愚型,先天性的卵巢发育不全综合征常伴有开𬌗畸形。

(2)基因突变:如锁骨颅骨发育不全症,抗维生素 D 性佝偻病患者常伴开𬌗畸形。

(3)多基因遗传病:如大多致唇腭裂患者的牙槽裂区呈开𬌗畸形。

(二)口腔不良习惯

长期口腔不良习惯造成开𬌗患者约占造成开𬌗总病因 68.7%。其中,吐舌习惯占 43.3%。舌的大小姿势和舌肌功能是形成前牙开𬌗的重要因素,其形成的前牙开𬌗间隙呈梭形,与舌的形态一致。此外,吮拇、吮指习惯占 10.1%,伸舌吞咽、咬唇、咬物、口呼吸等肌功能异常均可造成前牙开𬌗。开𬌗导致口唇闭合障碍,从而形成代偿性舌过大。

(三)末端区磨牙位置异常

常见末端区后牙萌出过度及后牙区牙槽骨垂直间发育过度。多见于下颌第三磨牙前倾或水平阻生,其萌出力推下颌第二磨牙向𬌗方,使其𬌗平面升高而将其余牙支开,若患者同时伴有舌习惯,则可形成广泛性开𬌗。

(四)佝偻病

严重佝偻病患儿由于骨质疏松,在下颌升降肌群的作用下使其下颌骨发育异常,形成仅少数后牙接触的广泛性开𬌗。

(五)颞下颌关节疾病

髁突良性肥大、外伤等所致的关节疾病改变正在生长发育的髁突及下颌骨生长的进程和方向,从而导致开𬌗。

(六)医源性开𬌗

临床中由于对畸形的诊断,矫治计划或矫治力的使用等不当,造成支抗丧失,后牙伸长前倾等造成开𬌗。

(七)内分泌疾病

甲状腺功能不全者常呈张口姿势,舌大而厚并伴伸舌习惯形成开𬌗。垂体疾病,儿童在骨骺未融合之前垂体分泌生长激素过多形成垂体性舌巨大畸形,因而造成开𬌗和牙间隙。在骨骺融和之后发生肢端肥大症。

二、开𬌗的诊断

开𬌗是一笼统的临床现象,此类畸形除开𬌗外,还有其他表现不一的临床特征,为了更好地分析畸形产生的原因和形成机制,制订出合理的矫治计划,进行有效的治疗,必须对开𬌗分类。前牙开𬌗有很多种分类法,本章仅介绍临床中常用的分类法。

(一)按开𬌗形成的病因和机制分类

1.功能性开𬌗　由口腔不良习惯如舌习惯、吮指等造成的开𬌗。主要发生在乳牙列和混合牙列期。

2.牙-牙槽性开𬌗　牙-牙槽性开𬌗,在临床上较为常见,多因长期不良习惯产生的压力限制了前牙,牙槽正常生长发育,从而导致前牙开𬌗。一般面型,骨骼基本正常。

3.骨性开𬌗　骨性开𬌗可由于颌骨垂直发育异常,颌骨旋转等因素造成,开𬌗常导致唇舌肌功能异常以适应骨骼发育的异常,此时口腔不良习惯是这些发育异常的结果而并非病因。骨性开𬌗可分为:

(1)骨性Ⅰ类开𬌗:患者表现为开𬌗,颌骨在矢状向为正常的Ⅰ类关系;

(2)骨性Ⅱ类开𬌗:患者表现为开𬌗,颌骨在矢状向为Ⅱ类关系;

(3)骨性Ⅲ类开𬌗:患者表现为开𬌗,颌骨在矢状向为Ⅲ类关系。

(二)Angle 分类

1.AngleⅠ类开𬌗　上下颌第一磨牙为中性𬌗关系,前牙开𬌗。

2.AngleⅡ类开𬌗　上下第一磨牙远中验关系,前牙开𬌗。

3.AngleⅢ类开𬌗　上下颌第一磨牙为近中关系,前牙开𬌗。

（三）垂直向开𬌗分度

正中𬌗位时,上、下前牙切缘之间在垂直向存在的间隙,分为三度:Ⅰ度:间隙＜3.0mm,Ⅱ度:间隙在3～5.0mm,Ⅲ度:间隙＞5.0mm。

（四）诊断

开𬌗的形态改变取决于后下面高的大小并反映在下颌支、下颌角及下颌高度的改变。

1.**功能性开𬌗** 主要与口腔不良习惯紧密相关,常见于乳牙列及混合牙列早期。

2.**牙-牙槽性开𬌗** 此型开𬌗系指牙-牙槽垂直关系异常,即前牙萌出不足,前牙槽高度发育不足或(和)后牙萌出过度,后牙槽高度发育过度,颌骨发育基本正常,面部无明显畸形。

3.**骨性开𬌗** 主要表现为下颌骨发育异常,下颌支短,下颌角大,角前切迹明显,下颌平面角(FH-MP)大,PP、OP、MP 三平面离散度大,Y 轴角大,下颌呈顺时针旋转生长型,前上面高/前下面高＜0.71,S-Go/-N-Me＜62％,面下 1/3 过长,严重者呈长面综合征。上牙弓狭窄,后牙槽高大,可能伴有上下前牙及牙槽高度代偿性增长,常有升颌肌功能活动低下,甚至出现肌功能紊乱。侧貌可显示为正常面型、凹面型或长面型,这是骨骼近远中不调所致。

临床上将牙颌畸形垂直向异常指数(ODI)、前面高比等作为诊断有无前牙开𬌗及开𬌗趋势较好的指标。对国人而言,当 ODI 72.8°时,表现为开𬌗或具有开𬌗趋势。ODI 越小,骨性开𬌗的可能性越大。乳牙开𬌗的特征为:ODI、ANB 角均小,下颌支(Ar-Go)短,其中 ODI 是一敏感的指征有助于诊断开𬌗趋势,以达到早期诊断,早期治疗的目的。临床中评价开𬌗患者的预后对此类患者是选择正畸治疗或正颌外科非常重要。除考虑畸形的严重程度,年龄、生长发育状态和生长潜力,结合医师的水平及患者的要求外,可采用面高指数(ANS-Me/N-Me＜0.57,指数愈小,预后越差),下颌平面角(FH-MP 在 16°～18°时,正畸治疗效果很好,在 28°～30°疗效欠佳;在 32°～35°效果不肯定,大于 35°效果差);1-MP 角等于或大于 89.5°时常常选择正畸治疗。对年龄较大,生长发育基本停止,下颌角前迹较深,1-MP 角较小,颏部前突的前牙骨性开𬌗病例多采用正颌外科矫治。

三、开𬌗的矫治

前牙开𬌗特别是骨性开𬌗的治疗和保持是最困难的正畸问题之一。因为许多患者不仅有牙-牙槽或颌骨异常,还伴有神经肌肉的异常。一般认为牙-牙槽型开𬌗比骨牲开𬌗容易治疗,预后也好。矫治开𬌗的原则是找出病因,并尽可能抑制或消除,根据开𬌗形成的机制,对患者前牙及后牙-牙槽骨进行垂直向调控是成功治疗的关键。同时肌功能训练是非常重要的辅助手段,可达到消除或改善开𬌗,稳定疗效的目的。

（一）功能性及牙性开𬌗的矫治

这类开𬌗主要由不良习惯引起。特别是舌肌功能异常所致的伸舌吞咽、吐舌习惯及肌功能异常所导致开𬌗。首先判明和消除局部因素,从 7～9 岁 80％的儿童可自行关闭开𬌗,进行肌功能训练,关闭开𬌗间隙。

1.**医疗教育** 首先对患儿及家属说服教育,说明不良习惯的危害性,请家长、老师监督提醒儿童戒除不良习惯。

2.**治疗与开𬌗发生有关的疾病** 治疗扁桃体炎、鼻炎、腺样增殖、舌系带异常、巨舌症、关节病等相关的疾病。

3.**矫治器破除不良习惯** 对舌习惯、舌位置异常、伸舌吞咽等不良习惯的儿童戴用带有舌刺(舌屏、腭网)的矫治器,咬唇习惯的儿童戴用唇挡,年幼患者一般在破除不良习惯后,上下切牙可自行生长萌出关闭开𬌗间隙。

4.肌功能训练 颅面形态受咀嚼肌大小、形态和功能的影响,提下颌肌影响面部的宽度和高度,被拉长的肌肉可辅助矫治开𬌗。因此,开𬌗儿童进行咀嚼肌训练,可导致颌骨形态发生改变,下颌明显自旋。所以肌功能训练是改善口腔周围肌肉异常功能,利用口腔周围的肌力来改善开𬌗,稳定效果十分重要的手段。

(1)口腔周围肌肉功能异常:在做肌功能训练时,必须判明患者在吞咽及姿势位时各肌肉异常状态。例如舌异常的患者,在吞咽时舌向前伸出,在安静时舌位于上下前牙之间。

(2)咀嚼肌异常:伸舌吞咽时舌位于上下前牙之间,所以,在吞咽时不能保证下颌在咬合位,因此,咀嚼肌力逐渐减弱,口不闭合,口轮匝肌肌力常常较弱。

(3)肌肉训练方法:异常的肌功能大多是无意识状态下发生的,并反复持久地存在,要去除很困难,若患者不合作,训练不会获得成功。所以,让患者充分了解训练的目的,认识到目前异常肌肉状态及其危害性,以激发患者产生改变这种异常功能的愿望后,再教患者肌肉处于何种状态才是正常的,而且必须开始正确的训练。①舌训练:教患者学会舌摆在正确的位置并能进行正确运动,例如正确吞咽及在语言、吞咽和休息时使其舌放在正确位置和正常运动并养成习惯。但有的病例,舌已适应了牙齿的位置并行使相应功能。此时,则首先矫治开𬌗后,再进行肌功能训练(如在腭盖处放置口香糖,然后用舌将其压贴压开,并保持舌在此位置进行吞咽的训练方法)以保持疗效。②咀嚼肌训练主要指颞肌、咬肌的强化训练。儿童学咬软糖,每天咬 5 次,每次 1 分钟。青少年及成人尽可能做紧咬牙,并做大张闭口运动或做正常吞咽动作时紧咬牙,使咀嚼肌伸长、强壮以达到治疗和防止开𬌗复发的目的。

5.矫治器治疗 单纯采用上述方法已难以矫治已形成的开𬌗畸形,并且这种开𬌗间隙反过来可导致不良习惯的加重。所以,应尽早关闭开𬌗,阻断其开𬌗和不良习惯的恶性循环。在临床治疗中,牙性前牙开𬌗矫治比较容易,多采用固定矫治器治疗(特别是 MEAW 技术),在上下牙列黏着托槽,用上下协调弓丝。①一般上弓丝应作成反纵𬌗曲线,下弓丝作成过度的 Spee 曲线拴入,同时在开𬌗区的弓丝上形成颌间牵引钩;②多曲弓丝,在后牙区形成水平多曲并加大后倾弯,前牙区采用颌间垂直橡皮圈牵引矫治;③或在 Ni-Ti 方丝或不锈钢方丝上形成"摇椅形"弓丝。加前牙垂直牵引矫治开𬌗,均可达到关闭前牙开𬌗隙的疗效。

当开𬌗关闭后,应用咬合纸检查是否所有的牙都恢复了接触关系并进行调𬌗。固定矫治器一般保持到获得正常吞咽和唇舌功能后才更换为活动保持器。常用 Hawley 式保持器、前牙粘结式牵引唇弓及后牙𬌗垫等保持。

(二)骨性开𬌗的矫治

骨性开𬌗主要由于颌骨垂直向发育异常、颌骨旋转等因素造成,临床中骨性开𬌗常导致唇、舌肌、咀嚼肌功能异常以适应骨骼发育的异常,此时口腔不良习惯是这些发育异常的结果而不是病因。因此,尽早解除开𬌗病因,控制颌骨的异常生长发育和改变其生长方向,关闭开𬌗间隙非常重要。

在青春发育高峰期前改变生长治疗的关键是抑制上颌骨和上后牙的垂直生长,并辅以咀嚼肌训练。常采用的矫形装置包括:后牙𬌗垫颏兜垂直向牵引,𬌗垫式功能性矫治器,腭托式垂直加力矫治器,固定功能性矫治器,种植支抗压入,𬌗垫式功能性矫治器高位牵引,头帽(压后牙,改变𬌗平面)高位牵引,磁斥力𬌗垫式矫治器头颏牵引及固定矫治器高位牵引等(必要时辅以后牙颊侧骨皮质松解术),将后份牙-牙槽骨压入或限制其生长,使下颌前上旋转,以调整颌骨关系,但需保持到生长发育停止。此外,同时尽可能地利用前牙区牙-牙槽骨的代偿性伸长,以关闭开𬌗间隙(方法同牙-牙槽开𬌗,采用颌间牵引)。对生长发育停止的成人患者,轻、中度开𬌗采用增加牙代偿的掩饰骨骼的畸形及 MEAW 技术。严重者采用微植体骨支抗压入磨牙的技术;对由于下颌向后下旋转或(和)后牙萌出过度造成的成人严重骨性前牙开𬌗病例,可采用钛螺钉种植体(直径 2.3mm,长 14mm)植入上颌双侧颧突和下颌颊侧牙槽骨,3 个月后用链状橡皮链或密螺旋弹簧牵引,上下磨牙压入,下颌向前上旋转,后缩的颏前移,开𬌗关闭,面下 1/3 减少,达到类似正颌外科的疗效,且植入术的创伤很小,疗程短。

对特别严重的骨性开𬌗(例如长面综合征,Ⅲ类骨性开𬌗),则应在成人后采用外科正畸的方法才能完全矫治畸形。

(三)拔牙矫治

1.拔除第三磨牙或第二磨牙　拔除第三磨牙或第二磨牙(以第三磨牙替位)适用于面型较好无明显前牙拥挤或前突的病例。后牙前移引起"楔状效应",使咬合接触点前移,有助于前牙开𬌗的关闭。拔除第三磨牙有利于第二磨牙的萌出,有利于第一、第二磨牙向远中竖直;有些病例第三磨牙过度萌出或近中阻生升高,第三磨牙拔除后可降低后牙高度,消除病因。如果第三磨牙未萌,X线片牙冠形态基本正常可拔除第二磨牙以第三磨牙替位。采用 MEAW 技术,通过直立压低磨牙改变异常的𬌗平面达到关闭开𬌗的目的。

2.拔除前磨牙　对突面型,有明显前牙拥挤或伴双颌前突的病例拔除前磨牙,前牙内数的"钟摆效应"使上下切缘的距离减少,有助于关闭开𬌗。这一拔牙模式多采用滑动技术在平整和关闭间隙的过程中就可关闭开𬌗,同时也应常规施用前牙垂直牵引。

3.拔除第一恒磨牙　常用于第一恒磨牙龋坏、釉质发育不良、错位、缺失,而后牙槽过长的病例。应注意治疗中后牙的垂直向控制及注意防止其后牙前移而影响前牙的内收。

(马哈娃)

第十二节　双颌前突的矫治

一、双颌前突的病因

病因尚不清楚,一般认为与遗传有关系。唇肌张力不足及口呼吸也是重要病因,此外,与饮食习惯有些联系,例如长期吮吸海螺等壳类、吮吸某些有核小水果,如桂圆、荔枝、杨梅等。南方沿海地区发病率较高。此类畸形还常伴有吮颊、异常吞咽等不良习惯。伸舌吞咽习惯对垂直生长型可至开𬌗,而对水平生长型则可致双牙弓前突。

双颌前突也是临床常见的牙颌畸形之一。双颌前突可为双颌骨(上、下颌骨)的前突或双牙-牙槽骨的前突,前者较少见,但在临床中,通常均将其统称为双颌前突。双颌前突畸形(双颌牙-牙槽的前突)可视为牙量-骨量不调,即前牙拥挤的一种代偿性前突排列形态,磨牙关系多为Ⅰ类关系,但也有Ⅱ类、Ⅲ类关系者。本文仅讨论磨牙为Ⅰ类关系的临床问题。

二、双颌前突的诊断

双颌前突患者表现为明面的凸面型,上下颌骨或牙槽骨前突,上下前牙唇倾,唇肌松弛,闭唇困难。头影测量显示:∠SNA 与∠SNB 均大于正常值(上、下颌前突者),上下前牙唇倾,上下切牙间角小于正常值。但是,上、下颌骨的正常前突具有明显种族差异,通常黑种人比黄种人显突,而黄种人又比白种人显突,我国广东一带的人具有典型的凸面型。因此,在进行双颌前突的诊断时,应根据国人的标准进行头测量分析,并充分考虑种族、年龄、面型及唇形的特征,不可盲目沿用西方人的标准。双颌牙-牙槽前突可单独存在,也可在骨性双颌前突中存在,诊断一般容易,X线头测量分析可提供上、下牙倾斜前突的定量信息。

三、双颌前突的矫治

即时消除不良习惯,进行唇肌训练,必要时使用矫治器矫治。

(一)双颌骨前突的治疗

对上、下颌骨前突患者的治疗,在恒牙列早期多采用牙代偿以掩饰骨前突的方法,通常在上下颌同时对称拔牙(多为第一前磨牙),缩短上下前段牙弓(内收上下前牙)以掩饰骨骼发育异常。治疗的手段是采用固定矫治器,因为它不仅能有效控制前牙的后退,牙根的平行,还能通过切牙转矩有效地改善牙槽部的前突状态。通常对轻、中度患者,单独用固定正畸治疗多能获得较好的效果及满意的面型改善。对较严重病例,从牙的代偿上可获得很满意的咬合关系,但面容的改善常常不足,而对于更严重的患者及具有明显遗传倾向的病例,则应待成年后考虑外科-正畸的方法,例如局部截骨术等进行矫治,那时,正畸治疗的目的是改善牙齿美观及咬合,而外科则矫治其骨骼的畸形及改善侧貌,最终达到完美的效果。

(二)双颌牙-牙槽前突的治疗

恒牙列早期上下颌的牙-牙槽前突患者的治疗,除早期应消除不良习惯,训练唇肌外,主要采用固定矫治器矫治。此时,前牙舌向移动是治疗其病因而不是代偿,因此效果更佳。

1.扩大牙弓内收前牙　对轻度双颌牙-牙槽前突伴牙弓狭窄的患者采用扩大上下牙弓(必要时配合减径,或邻面去釉法),利用间隙内收前牙。

2.拔牙矫治　对中、重度双颌前突采用拔 $\frac{4|4}{4|4}$ 用固定矫治器治疗双颌牙前突,其常规步骤如下:

(1)拔除 $\frac{4|4}{4|4}$,以利前牙舌向内收;

(2)支抗设计多应考虑中等及最大支抗设计,即在上颌采用口外支抗或口内支抗(如Nance腭托,腭杠以及弓丝支抗弯曲等),也可延迟拔除 $4|4$,待下尖牙到位后再拔除,以利于在牵引中保持后牙Ⅰ类关系的稳定;

(3)下牙弓作后牙支抗弯曲,用Ⅲ类牵引先移动下尖牙向远中到位后,将其与下后牙连续结扎成一个支抗整体;

(4)待下尖牙到位后,再移动上尖牙向远中。尖牙到位后将其与上后牙连续结扎成一个支抗整体;

(5)关闭下前牙间隙,用Ⅲ类牵引切牙向后关闭切牙远中间隙;

(6)关闭上前牙间隙,用Ⅱ类牵引向后关闭上切牙远中间隙;

(7)调整上下牙弓关系及咬合、关闭剩余间隙,达到理想弓;

(8)保持。

对双颌牙前突伴有拥挤或Ⅱ类畸形或Ⅲ类畸形病例的治疗。在矫治设计中除按上述方法消除前牙前突外,还要同时考虑拥挤及磨牙关系的矫治。此时,除注意拔牙部位的选择外,更应考虑支抗的设计及牵引力的使用,使其能充分利用拔牙间隙,达到同时矫治拥挤及牙颌前后关系不调等畸形的目的。矫治方法可参考拥挤,Ⅱ类及Ⅲ类各种畸形矫治方法进行。

(陆　瑶)

第十三节 成人正畸的概述

一、概念

社会对成年的定义,通常系指从 18 岁开始,约与智齿(第三磨牙)的正常萌出同期。这意味着成人正畸将涉及从青年、壮年到老年的很长一段年龄范。调查显示,约 90% 的成人就诊者的年龄在 19～49 岁之间,甚至有超过 80 岁高龄者。可以设想,其生理、心理和社会差异应是相当大的。但年龄并不能代表口腔及牙周健康的状态,一个 20 岁的年轻人与一个 60 岁高龄的老人相比,如果前者有严重广泛型侵袭性牙周炎,而后者牙周仍健康。相比之下,后者应更具有正畸条件。因此,一般而言,从正畸治疗学的角度,可根据口腔条件的生理差异及病理情况将成年人主要分为:①牙周及牙列基本健康完整的成年患者;②已有牙周病、失牙的非健康完整牙列的成年患者。通常,前者年龄一般较轻,口腔条件较好,要求较高,正畸治疗的目的主要是全面改善牙-面美观,重视心理的满足,强调牙颌面最佳的形态和功能效果(甚至不惜手术矫形)。后者年龄一般偏大,鉴于自身的条件,要求较低,正畸的目的主要是为适当改善前牙美观、维持牙列健康、控制牙周病、关节病及配合修复治疗的需要等。就审美而言,后者更偏重对局部(前牙区)美观的改善、更重视功能的恢复和维护,也可是应其他专科的要求而进行的正畸治疗。为此,针对成年人中不同的治疗对象、不同的矫治要求以及方法的差异,从临床的角度考虑,可以将成人正畸治疗分类为:综合性正畸矫治(牙列基本健康,全面的矫治)和辅助性矫治(非健康牙列,局限性矫治)两个层次,以便区别对待,利于正确地进行矫治设计。

成年正畸患者,畸形基本定形,应该说具有诊断明确、配合主动、口腔卫生保健自觉等有利因素。但随着治疗认识的日渐深入,人们越来越认识到成年人由于受社会职业、心理素质、体质状况,口颌形态等因素的影响,其治疗目的、要求及矫治方法等方面都不同于生长发育期中的青少年儿童,其治疗的范围和限度也大有差别,对医师的专业技术要求更高、更精,风险更大、医疗纠纷更多。严格而言,成年人的常规正畸治疗必须由受过专科训练的正畸专业医师诊治和指导,而非普通牙医所能承担。

二、心理适应证

对成人正畸治疗,首先,谨慎地选择适应证和禁忌证非常重要,特别是心理适应证的选择是保障治疗成功、避免纠纷和失误的重要环节。尽管成年人对治疗的态度主动、合作,但治疗心态却较儿童更为复杂。对亲友的言语评论,对治疗中微小变化的关注更细腻、更敏感,更用心。可表现为:①治前:求治心切、期望过高;②治中:急于求成、多虑担心;③治后:疑惑失望、恼怒偏激。其治疗结果对患者心理健康和社会行为的影响也更突出,有的还将其他因素引起的社会挫折迁怪于此,并导致医疗纠纷。特别是近年来,随着医疗法案的实施,医患自我保护意识的增强,在进行成人正畸治疗前,更应强调正畸医师必须要充分了解其治疗心态,充分注意治疗前的心理观察和进行详尽的解释工作。对于成年患者,决不能贸然开始矫治,也不要轻易承诺。以下所拟的正畸适应证选择和从心理的角度所列成人禁忌证可供临床参考:

1.适应证的选择

(1)全身健康:对成人正畸患者不应仅审视牙颌畸形表现,应全面考虑全身疾病如糖尿病、肝炎、内分泌障碍等。

(2)局部健康：常规洁牙，牙周病患者应在炎症控制(一般需3个月)后，达静止期后才能开始矫治；TMD患者如在就诊时有明显相关症状或体征，应与关节科专家会商通过殆板及其他治疗，使相关症状或体征消失或减轻，尤其是局部的疼痛症状消失后，再经过面弓转移，殆架分析患者的咬合问题，及其与TMD的关系，以及对正畸治疗的影响等，最后制订综合的治疗计划。尤其应注意完善动态检查及保存好资料记录。

(3)心理健康：对于成年人应特别强调和高度重视，可参考下述标准。

2.心理禁忌证　初诊时有以下心理问题的成年患者，建议不予正畸治疗：

(1)期望值过高：畸形轻微，预期疗效对比不明显，达不到患者期望效果者；

(2)过分自我挑剔：畸形不严重，却极力夸大，四处托人，反复挑选、纠缠医师者；

(3)准备不足：对治疗缺乏心理上、时间上、经济上的准备，对治疗方法毫无认识者；

(4)偏执：将生活中的逆境和挫折归咎于口颌部容貌缺陷，但据医师分析其缺陷并不很严重，而此种可能性不大者；

(5)有多次治疗及美容史，对先前的治疗效果过分挑剔不满意者；

(6)有精神障碍、心态不正常或精神病史者。

3.相对禁忌证　即指暂不能实施治疗，在治疗前需经过必要的交流、沟通、解释、说明、使就诊者获得正确的治疗认识，并对治疗及预后过程作好应有的心理准备后，方可能开始治疗的症例。属于这类患者的情况有以下几种：

(1)患者治疗目的模糊不清，或没有明确的目的要求，仅希望医师做得越漂亮越好；

(2)口颌面有其他较严重缺陷，但患者自身尚对此缺乏认识；

(3)对治疗中可能出现的反应及恢复过程和康复时间缺乏心理准备；

(4)本人及亲友对治疗效果缺乏正确理解和认识；

(5)预期效果与患者有一定差距，不能达到患者提出的要求。

三、其他特殊考虑

在成人正畸中，应在临床中特别提出并给予注意还有以下几方面的问题：

1.尊重主诉　正畸治疗是涉及颜面审美的治疗，由医师说了算的成分较低。特别是成年人，由于社会环境和地位的不同、文化层次高低及个人素质的差异，表现出的审美观念、治疗动机和治疗目标千差万别。一般而言，成人的主诉比较强调：①中切牙外观的改善；②功能的恢复；③唇齿关系的美观。有些要求鉴于患者自身的条件难以达到，而有些严重的畸形又未被患者察觉和理解，因此，充分了解患者的主诉，耐心听取并详细释疑患者所提出的过高或不可能达到的要求，列出几种设计方案，说明利弊，并与其充分讨论和协商达成共识。交流和理解，知情同意，是治疗合作成功的首要保证。

2.个性化目标　对于成人正畸更应强调"个性化"目标。牙的矫治对颜面的改善是有限度的，特别是成年人，决不能"千人一面"地按"标准化"、"理想化"目标制订矫治计划，而应根据患者各自的条件去修饰、改善、突出其"个体的亮点"。特别是对于年纪较大、有牙槽退缩、牙列已磨耗代偿而稳定的患者，治疗中应强调以下三不：①不刻意追求Ⅰ类咬合关系；②不随意改变后牙弓形；③不轻易破坏原稳定的咬合代偿。

3.矫治的美观要求

(1)矫治器选择：应尽量考虑满足审美的要求，减少矫治器对外观的影响。可选择较小的托槽、与牙色相近的陶瓷托槽、透明树脂托槽、塑料托槽、舌侧托槽,以及无托槽透明塑胶矫治器等。

(2)矫治方法选择:应尽量采用隐性、掩饰方法(如后牙片段弓、舌弓、舌侧矫治器、活动矫治器结合等)减小矫治器暴露对其社交的影响。

(3)修复学处置:牙缺隙大影响美观者可设计暂时性义齿掩饰、对前牙形态异常者(畸形牙、过小牙、异位牙),应注意修复牙冠形态美观并尽力改善其唇齿关系。

(4)牙周的处置:应特别强调术前洁牙,治疗中应避免和及时处置龈缘炎、随时观察和避免牙周组织的退缩吸收。对有牙周组织丧失及根面暴露的牙,特别是前牙区,在主动正畸治疗结束后,有条件的应做骨组织诱导再生及膜龈成形手术以复原完整的龈缘弧线。

4.更重视功能　牙列的正常功能是维系健康的根本保证,随着年龄的增大,牙齿的作用更为突出。日本学者倡导并提出的:力求在80岁时保存20颗牙的健康概念,是一个可循的参考标准。为此,在成人正畸治疗中,应:①尽可能保留和修复功能牙;②力求咬合平衡,避免咬合创伤,促进牙周健康;③防止过度扩弓等超限矫治,保障牙列稳定;④应有利于正中关系(CR)与最大牙尖交错位(MI)的协调以及确保下颌在作前伸或侧方殆功能运动时后牙或非工作侧无殆干扰。

5.轻力和间断力原则　成年人的牙槽骨多有增龄性吸收退缩,临床牙冠增长,牙周膜的面积相对于青少年减小,故更应选择轻力。在成人治疗开始时使用轻力,可激活牙周组织的细胞活性,有利于组织改建,若开始时的轻力不足以引起牙移动,再适当逐渐增加力值,以求获得与个体最适的力;过大的力、过度的扩展、往复移动牙齿等可造成牙根吸收、附着龈丧失、牙槽裂及穿孔等,应注意避免。此外,成人的矫治最好采用间断力或延长复诊时间,从而给牙周组织提供充足的细胞反应和组织改建时间,防止牙槽骨的进一步吸收。

6.影响成人矫治的因素　成年人矫治并没有严格的年龄和畸形程度的限制。是否必要和必需治疗,应主要根据"三个因素":①社会因素:即应根据患者的社会职业、经济能力、时间等条件因素;②健康因素:根据患者的全身健康、心理健康、口腔情况、牙周病损、畸形程度等状况;③医疗条件因素:根据正畸医师对正畸技术的熟练程度及诊疗环境条件因素而定。患者的年龄、畸形复杂表现并不是主要的考虑,作为正畸医师,努力提高自身的专业技能及诊疗水平,改善诊疗环境才更为重要。另外,关于正畸治疗对女性患者月经及怀孕的影响,据四川大学华西口腔医学院的系列实验研究和调查,影响并不明显。但实验提示在怀孕及分娩期前后3个月内,正畸施力可导致异常波动,故建议孕期前、后3个月中应暂停正畸加力,并建议正畸治疗最好避开怀孕期。

7.疗程和保持　由于成年人能主动配合治疗,对反应敏感,能注意保持口腔清洁卫生,疗程常比预期缩短。但相对而言,由于成人的适应性改建能力不如青少年,骨组织的代谢慢,牙移动慢,口周肌的改建适应时间更长,因此与青少年相比,疗程和保持时间相对较长。对于有较严重牙周炎的患者的术后保持,还需考虑设计专门的保持器,如牙周夹板式保持器,在进食时也需戴用。对一些失牙患者应设计修复体保持。对个别超限矫治的患者,如下尖牙区扩弓的患者甚至需要终身戴用保持器。

四、步骤

强调多学科的联合处置,基本步骤为:

第一步:全面、系统、正确的检查分析和诊断。

第二步:龋齿、牙周病、关节病等的会诊治疗。

第三步:常规正畸治疗。

第四步:牙位稳定、牙周手术、牙修复等。

第五步:保持。

在实施治疗中,应特别注意以下问题:

1.正畸治疗前

(1)排除非正畸适应证,如糖尿病、内分泌失调、心理问题禁忌者、精神病、传染病等。

(2)检查是否存在不同阶段的牙周疾病并评估风险因素。

(3)检查、诊断并治疗存在的 TMD 症状和体征,并评估对正畸治疗的影响或通过正畸治疗改善关节问题的可能行及可行性。

(4)确定治疗方法:配合外科手术? 牙代偿掩饰基骨的不调? 仅做小范围牙移动?

(5)确定出与其他专科医师协作治疗日程。

2.正畸治疗中

(1)应与牙周医师协作,控制并密切追踪正畸治疗时牙周病的变化。决不能想当然地认为通过 1～2 次洁牙就能控制牙周病。

(2)应密切注意牙移动中及移动后是否有 TMD 症状或体征出现或加重。

(3)记录力的大小及方向对牙移动是否适宜,是否造成牙反复移动、松动。

(4)密切观察有无个别牙早接触、咬合创伤,及时调整。

3.正畸治疗后

(1)牙周再评价及牙周手术(切龈术、牙槽骨手术、膜龈手术等)辅助治疗。

(2)及时地修复镶牙以恢复牙弓的完整性及美观和功能。

(3)调𬌗及切牙边缘嵴调磨,使最后的𬌗位无咬合创伤及不良咬合诱导。

(4)个性化的保持装置,如固定式、夹板式、活动式等。

(宋智全)

第十四节　成人正畸的诊断与治疗计划

　　成年人正畸患者往往存在许多口腔健康问题,并不是每个问题都能够通过一次正畸治疗得到妥善解决。在患者的主诉基础上,正畸医生需要根据患者自身条件和状况来明确矫治目标并制订矫治计划。源于问题的诊断过程是成年人牙颌畸形诊断的基本步骤,而且需要较为具体的数据来支持患者所存在的错𬌗问题,并考虑采用成熟的技术来矫治畸形。由于以下几方面的因素,Weed 医生提出了源于问题的医疗记录(POMR)概念:它是医学知识的大量增长的结果。

　　1.专业知识的相应增长。

　　2.具体某一方面知识的增长。

　　3.无法靠记忆来管理大量的患者。

　　POMR 的广泛应用与发展也影响了牙科医学,特别是成年人正畸。Proffitt、Ackerman 和 Sarver 修改了临床医学 POMR,并进行了错𬌗畸形诊断应用的讨论。

　　把患者存在的问题转译成为口腔正畸记录的格式和机制,不仅改善医生对成年人患者的理解,并且是达到最佳治疗效果的重要步骤。源于问题的医疗记录对做出恰当诊断很有帮助。POMR 要求把患者的问题一一列出,然后针对每一个问题制定相应的计划。这较以形态学为导向的诊断方法有很大的改进,后者

起始于 Angle 对错𬌗分类的最初描述。成年人治疗的成功与否,正确的逻辑方法起着决定性作用。诊断步骤如下:

1.准确的数据收集。

2.可靠的数据分析。

3.问题列表的形成。

4.治疗目标的确定与初步治疗计划的拟订。

5.相关人员互动交流,讨论计划和备选方案(可能需要其他科医生参与),对治疗结果预测,获取患者同意。

6.确定最终的治疗计划。

成年正畸患者的主诉、临床检查、模型分析、X 线头影测量分析等与普通正畸治疗要求基本一样,临床检查要特别注意牙周和颞颌关节,本节主要介绍这两方面的检查与诊断问题。

一、牙周状况的检查与诊断

正畸医生须对患者在正畸牙移动过程出现齿槽骨丧失或牙龈萎缩的可能性做出准确的评估。如果认为一般的牙科医生能对患者出现了牙周病初期表现做出很好的控制,这常常是一个误区。牙周炎症的恢复要比防止其发生困难得多。数个牙齿移动和移动过程受到干扰而造成的损伤会引起明显的齿槽骨丧失,这种状况在牙片上可以观察到。在成年人的正畸治疗过程中,正畸医生需要严密留意每一个成年人患者的牙周情况的变化,必要时要与牙周科医生密切合作,给予恰当的治疗。

口腔正畸医疗纠纷中牙周问题占有较大的比例,正畸造成牙周问题的原因有多种,如:①病例选择不当;②治疗后患者牙周稳定性强调不足;③患者不愿意或者拒绝牙周检查;④对患者的疏忽;⑤正畸医生和其他科医生(牙周医生)之间协作与责任不明确。因此,为防止正畸治疗中牙周病状况的出现需要采取以下措施:

(1)正畸医生及其团队的警惕意识须增强。

(2)增强患者对正畸风险的认知。

(3)加强牙周损害相关危险因素检查的意识。

(4)全身影响因素的检查:乳牙早失的历史(提示在抵御与牙周病相关的慢性细菌感染上存在免疫功能不足)、健康状态以及慢性病的证据(如糖尿病)、营养状况、当前精神因素等。

(5)局部影响因素检查:牙齿排列、菌斑指数、𬌗负荷大小、冠根比例、磨牙习惯等。

1.可逆性牙龈炎　牙周微生物聚集导致炎症表现,出现牙龈充血、肿胀、牙龈形态改变,牙周组织对牙齿适应性降低,龈沟液增多以及其他临床症状。粘贴托槽会使牙齿表面菌斑增多,牙龈炎发病率上升。因此正畸治疗前,必须通过专业治疗以清除菌斑。

龈上菌斑洁治对龈下菌斑形成具有一定的抑制作用。对于一些特殊的牙龈炎,如口呼吸、药物性牙龈增生、激素性牙龈炎,使用抗生素药物冲洗的方法可能更为有效。

牙龈炎(无附着丧失)按病程可分为始发期,早期和病损期。始发期是从菌斑附着在牙齿上 1~2 天后就开始。几周后,当炎症从上皮浸润到结缔组织时,牙龈炎发展到了病损确立期,才会出现牙龈炎的临床表现。病损确立期未见牙槽骨的吸收,此期及时治疗可防止损害向牙周支持组织扩散。

2.牙周炎——(对牙周组织)不可逆性或破坏性的损害　对于牙龈炎是否一定会转化为牙周炎,学术界一直存在争议。牙周炎典型表现是附着组织的丧失,常同时出现牙龈症状。根据美国的研究报告表明,

18～19 岁人群中至少 50% 出现一个 2mm 区段或更多区段的附着丧失,且这种趋势随着年龄增长而上升。微生物跟成年人牙周病的发病有关,如牙龈卟啉单胞菌,中间普氏菌,福赛类杆菌等。

局限型和广泛型青少年牙周炎(早发性)一般在青春发育期后出现。局限型青少年牙周炎具有家族遗传倾向,并以乳牙、第一恒磨牙和切牙的严重快速牙槽骨丧失为标志。尽管患者发病特征明显,但他们的菌斑和牙石量很少。一般可通过局限性清创术,联合服用四环素取得良好疗效。广泛型青少年牙周炎,有时也称为快速发展型牙周炎,多发于年轻成年患者,但有时也发生于青春期,一般牙龈炎症明显,牙齿广泛出现大量菌斑和牙石。此类牙周炎患者需通过服用抗生素治疗。

快速进展型牙周炎发生于年轻的成年人,病因和发病机制与广泛型牙周炎有很多相似之处,且出现快速的牙槽骨吸收。

顽固性牙周炎指有些患者对常规治疗反应差或治疗后疾病加重。这可能于宿主防御的改变有关。任何类型的牙周炎都有可能转化为顽固性牙周炎。牙列中的个别区段出现反复发作的牙周炎也被归为顽固性牙周炎。

牙周炎的发病与全身性疾病,如糖尿病、周期性中性粒细胞减少症、Down 综合征、掌跖角化—牙周破坏综合征、肠道感染性疾病、Addison's 病等有关。

正畸患者的牙齿可由于牙齿移动而出现松动,它们更可以因为附着丧失而出现松动。临床检查发现牙齿松动一定要明确是牙齿移动造成的,还是齿槽骨吸收所致。为了防止牙槽骨过度缺失,矫治过程中必须及时控制牙周炎症和牙齿松动。

3.高危因素　在进行正畸矫治前,患者如有牙周病的高危险因素时,必须评价患者个体的牙周状况。正畸医生需要明确诊断和制定相应治疗计划,防止附着丧失和牙龈萎缩。有快速牙周炎病史的患者,更容易患病。虽然很难预测哪个区段的牙齿会从牙龈炎发展到牙周炎,但是那些曾经有快速牙周病史的牙齿更易出现牙槽骨丧失。如果患者存在活动性的牙周炎破坏区段,或者牙周炎控制后和造成快速牙槽骨丧失之前,是不能进行正畸矫治的。其他的危险因素,还包括牙龈探诊出血、牙齿松动以及薄而脆弱的牙龈组织。另外,吸烟和糖尿病也是易感牙周疾病的危险因素。

任何准备做正畸矫治的成年人,都必须记录其牙周的危险因素。这些危险因素是很重要的,比如,可以用它们来判断患者是否需要特殊的方法去治疗其牙周病。在正畸治疗前,控制牙周炎的危险因素,可以减少牙周问题的出现。精神压力、糖尿病、吸烟、骨质疏松症和遗传因素等都是牙周病的致病因素。遗传学检测可以用来评价牙周病发生的风险,并提示患者是否易感牙周疾病。危险因素的标记是确诊一个患者是否更容易患牙周病的一个特征。

有研究表明对于扩弓的病例,20% 的病例在一个或多个牙齿上出现异常的牙龈萎缩,而没有扩弓的6% 出现牙龈萎缩。扩弓引起的牙龈萎缩主要表现在上颌发育不足和下颌发育过度的患者中。因此,上颌小而下颌大的青少年患者存在牙齿移动超出牙槽骨改建的范围和易感牙龈萎缩的潜在危险。从稳定和牙周健康的观点来看,骨骼横向不协调的严重程度就显得更加重要。未治疗的易感牙周炎成年人,如果有明显的横向骨骼不足将增加破坏性牙周疾病的发生和发展几率。由于骨骼的横向生长在 15 岁左右变得很缓慢,因此,在乳牙期或混合牙列早期进行正畸治疗,矫治横向骨骼不调是比较理想的时间。此时骨骼有明显的生长,并且打开腭中缝是最有效的。

二、颞下颌关节功能的检查与诊断

近年来,成年人颞下颌关节功能紊乱(TMD)的发生率和严重性呈上升趋势。然而对颞下颌关节功能

紊乱的发生与发展认识却很有限。流行病学研究,将 TMD 分为以下几种类型:

(1)肌功能异常型:占 23%

(2)关节异常型:占 19%

(3)肌功能与关节联合异常型:占 27%

(4)肌功能与关节正常型:占 31%

应该注意的是,流行病学统计数据常常夸大了 TMD 的严重性,许多患者仅有轻微的或暂时的体征,病情可能并不发展,也不影响患者的生活与工作,此类患者不用治疗。因为关节治疗有加重关节症状的可能,特别是对于仅有轻微症状的患者。随年龄增长,大多数人的颞下颌关节病会出现加重的现象,并可能出现关节内病变。

1.TMD 作为正畸治疗的原因　TMD 可分为两大类:①关节内病变,包括关节盘移位或破坏。造成关节盘移位和破坏的原因很多,关节盘移位或破坏的类型也比较复杂,临床上需借助影像手段(CT、MRI)来明确诊断。②肌源性综合征。由于维持颌骨及头颅位置的肌肉痉挛或疲劳所致,常与𬌗关系异常有关,也与精神压力、过度咬牙和磨耗有关。正畸治疗可能对肌源性 TMD 患者有所帮助,但单纯正畸治疗对关节内病变几乎无效果。然而,由于肌痉挛和关节病变可以同时存在,区别这两类 TMD 患者在临床上常存在一定困难。对于伴有关节内病变或其他非肌源性疼痛的 TMD 患者,单纯正畸治疗不会有明显效果。伴有肌筋膜疼痛或功能失调的患者,正畸治疗可能会改变原有𬌗关系,TMD 症状从而得以改善。

关节创伤是可能致病因素之一,关节创伤时对抗翼外肌的韧带撕裂或过度紧张,大张口时下颌骨髁状突向前移动,肌肉收缩将关节盘向前牵拉,闭口时,韧带不能将关节盘恢复至正确位置。结果导致开闭口时关节发生弹响,患者张口时关节盘越过髁状突头部弹入正确位置,闭口时向前移位。与关节盘移位相关的关节弹响和症状可以通过使用𬌗板治疗。修复或正畸治疗增加面部垂直高度可以减轻患者疼痛,但是,单纯伸长后牙并不容易实现,通过𬌗板控制症状,逐渐磨低或去除𬌗板让患者慢慢适应,效果可能比正畸治疗更好。

肌肉过度疲劳和趋于痉挛时易发生面肌疼痛,患者一般有每日长达数小时的紧咬牙或磨牙,这大概是情绪紧张的反应结果。口腔系统对精神压力感受反应的程度,在症状出现前对压力的耐受量(紧张的个体发生压力相关性症状要早于放松状态下的个体)方面,不同的个体有着极大的差异。因此,不能够说哪些𬌗关系、精神压力程度或疲劳程度会导致 TMD 症状,而是在同样的条件下,不同个体所产生的反应不同。𬌗关系不调伴有紧咬牙和磨牙的患者,TMD 的发生率要高于单纯𬌗关系不调或紧咬牙和磨牙患者。因此,通过改变𬌗关系来帮助控制 TMD 具有一定的合理性。认为错𬌗畸形不能成为 TMD 的一个主要病因的观点是:研究发现在严重错𬌗畸形的人群中 TMD 发病率并不比普通人群高。如果患者遵从心理暗示的医嘱:"忘掉自己牙齿",也能够解决面肌疼痛的问题。从这一观点来说,处理面肌疼痛症状要从三个方面考虑:①降低压力值;②降低患者对压力的反应;③改善𬌗关系,使颞下颌关节系统不易受到伤害。TMD 症状发病的高峰年龄在 30 多岁,随后明显降低,这是 TMD 症状的解决归于成年人正畸的另一个原因。

2.伴有 TMD 正畸治疗的特殊考虑　在综合性正畸治疗初期,许多成年人患者的 TMD 症状会减轻或消失,那些对面肌疼痛的患者也会满足于此,正畸治疗的干预效果几乎不可思议。其实,解释很简单——正畸治疗使牙齿变得敏感,牙列不能像从前一样靠研磨和紧咬敏感牙齿来产生压力以达到下意识的满足,机能紊乱停止了,因而症状也消失了。不断变化的𬌗关系有助于打破产生肌肉疲劳与疼痛的习惯模式。不论使用哪种正畸治疗方法,当一定数目的牙齿发生移动时,TMD 症状都有可能减弱或消失。伴有 TMD 问题的成年人患者对长期的Ⅱ类牵引和Ⅱ类牵引的耐受性很差,正畸治疗过程中应该避免使用。同样,在其他成年人患者在正畸治疗中也应避免长期使用弹力牵引,不然会引起或诱发 TMD 症状。正畸治疗结束之后,当引起关节问题的紧咬牙或磨牙再次产生时,TMD症状也会重新出现。此时,尽管咬合关系已经有非常明显的改善,但仍无法阻止患者下颌进入极限位置,引起功能紊乱而产生疼痛。而这种情况可能只有使用䅟板才能避免关节症状的产生。所以说正畸治疗对面肌疼痛产生的奇迹般的治疗效果可能会随矫治器的拆除而消失。那些过去存在关节症状的患者通常都有复发的风险。

3.心理学角度的考虑　　儿童与青少年寻求正畸治疗的动机大多数是家长要求的。相反,成年人寻求综合性正畸治疗是因为他们自己想要得到某些东西。但是,这些愿望又往往不能很清晰的表达出来。事实上,一些成年人患者还明显地将自己的求治动机精心地隐藏起来。探究患者的求治动机以及了解为什么要现在求诊而不是其他时间接受治疗是非常重要的,这可以避免因为治疗不能达到患者期望而带来的一系列问题。有些时候,正畸治疗被看做是改善个人外形来处理一系列复杂的社会问题的最后一招。极端的例子是当某人婚姻失败后,他可能会想如果自己前突的前牙得到了矫正,这一切就都不会发生。很明显,我们不能依靠正畸治疗来补救人际关系、保住工作或克服一系列的经济灾难。如果预计患者由此类不切实际期望,最好及早处理。

幸运的是,大多数成年人患者很明确自己为什么要接受治疗,对于自己能够从治疗中获得什么理解得很现实。大多数情况,寻求治疗的成年人要比一般人具有更自信的自我形象。作为成年人,寻求正畸治疗需要大量的利己主义力量,而利己远比那些潜在人格软弱的成年人患者要好。主要因为想要改善外貌或牙齿功能(内在动机)而进行正畸治疗的成年人,在治疗中的心理反应要远比那些因为别人要求其治疗或期望治疗会对别人产生影响(外在动机)的患者要好得多。外在动机常常伴随正畸问题对人格的逐步加深的影响。将错䅟治疗与自身发展过于密切的相结合,这类患者属于“不充分人格”和“病态人格”,单纯的正畸治疗很难去帮助他们。这样的患者很可能有一系列复杂的未被认清的治疗期望。

少数因不现实的期望而产生治疗问题的患者的鉴别方法是将其对自身畸形的理解与医生的评价相比较。如果患者认为自己牙齿的外形或功能成为很严重的问题,而观察评定结果并不能证实这一点,那么在进行正畸治疗时就要小心谨慎。

三、成年人错䅟畸形的治疗计划

1.成年人正畸治疗与青少年正畸治疗的差别　　研究表明,成人正畸治疗与青少年正畸治疗的差别主要在生长发育、牙齿移动的速度和范围、牙周组织、颞下颌关节状况、䅟关系的追求、对矫治方法的理解程度与合作等方面。

Dr.Proffit认为成年人与青少年患者主要有五方面的区别:

(1)治疗目标的分类和个体化——要求对问题和治疗局限性进行具体研究。

(2)诊断过程——以问题为导向的方式完全是必要的。

(3)治疗计划的选择——对成年人要求更系统具体的分析。

(4)治疗知情同意——让患者完全了解和接受所推荐的治疗是必要的,并且在知情同意书上签字。

(5)明确患者病情的分类——使用成年人分类系统有助于正畸医生及其他团队把注意力集中到患者的需求上。

2.治疗计划制定中的考虑　　很多成年人患者需要多学科领域的综合治疗,需要与牙周、正颌外科、TMD处理和修复等学科进行讨论,制定一个系统的治疗方案。

成年人常常需求两个或多个治疗方案,因此医生与患者之间的交流非常重要。若患者存在牙齿大小不协调、临界性或非典型性的拔牙问题、修复治疗的不确定性或一些特殊的外科状况时,在䅟架上进行模型的诊断性排牙对医生和患者都会有帮助,并可以直观了解治疗后的状况。

成年人的正畸治疗计划需要根据患者本人的实际状况来进行制定,同样的畸形,不同的需求、不同的殆状况、不同的颌骨结构、不同的牙周状况、不同的 TMJ 状态和不同的经济条件所选择的治疗计划也不尽相同。同样是上齿槽骨前突,牙周状况好的患者可以考虑常规的拔牙正畸矫治,通过上颌前牙的内收来纠正上颌齿槽骨与前牙的前突问题。如果患者牙周情况较差,一般性拔牙矫治牙齿需要进行较大范围的移动,此举可能会加快牙周病的发展,甚至增加牙周病控制的难度。对此类患者,控制牙周病可能比纠正牙齿的前突更为重要,因此矫治只能关闭牙齿间的散在间隙,待牙周状态稳定后再考虑正颌外科方法治疗上颌齿槽突前突,或保持前牙突度,维持牙周健康。

成年人正畸治疗的目的比较明确,在矫治原则许可的基础上,矫治计划要围绕着患者的主诉进行,首先要解决患者的主要问题。有时,因患者本身条件所限,而不能按照正常的矫治标准进行矫治计划的制订。

(宋智全)

第十五节　成人正畸治疗中牙周问题的处置

牙周病是成年人口腔多发病,发病率高,国内有资料统计约为 73%。我国一些地区甚至高达 90% 以上。2005 年全国口腔流行病学调查结果显示:成年人大多都存在不同程度的牙周病损,中年组牙龈出血(77.3%)和牙石(97.3%)最严重,41.0% 的中年人群有牙周袋并随年龄增加而增加。由于牙颌畸形是牙周病重要影响因素之一,因此,成年正畸错殆患者中的牙周病发病率应更严重。

但遗憾的是,临床中,正畸医师的专业视角更多是集中于牙列的形态美观和排列,而对牙周状态的观察和对牙周问题的及时处置常被放在次要地位甚至被忽视,除非有牙龈红肿、牙松动、牙周组织明显丧失后才给予重视,从而影响矫治的效果及稳定。

此外,随着近年来参与正畸治疗的普通牙医日趋增多,技术水平、设备条件相差很大,不正确的治疗造成牙松动、牙根暴露、牙丧失的医疗纠纷也越来越多。其中主要是成年正畸患者,而且牙周病因素者占有较大比例。因此,在成人正畸中了解有关治疗前必须进行的牙周病常规检查、风险因素及牙周病错殆患者的治疗适应证问题十分必要。

一、正畸治疗前牙周的检查

正畸中牙周病症状可以出现在治疗前、治疗中及治疗后。临床上主要表现为:①牙龈炎症;②牙周袋形成;③牙松动;④牙槽骨吸收:可呈水平及垂直(角形、凹形)吸收。常规检查方法包括:

1. 口腔状态评估

(1)口腔卫生状况:①菌斑指数(PLI);②口腔卫生指数(OHI):包括软垢指数(DI)、牙石指数(CI)。

(2)牙龈组织:牙龈指数(GI)、牙龈出血指数(SBI)。

(3)牙周袋探测:颊舌两侧,近、中、远三点,共六点。

(4)牙槽骨吸收:可通过:①X 线牙片;②全口牙位曲面体层 X 线片;③锥束 CT(CBCT)全面分析根周牙槽骨组织情况。

影像特征为:受压侧近颈部牙周膜间隙增宽;硬板消失;牙槽骨垂直吸收、水平吸收。

(5)咬合创伤的检查:CR 位早接触(CR-MI 不调)、前伸𬌗或侧方𬌗时后牙或非工作侧咬合干扰。

2.治疗风险评估　现代牙周病学观点认为,牙周病成人牙周炎病理过程特点是短时间的活跃期和长时间的静止期交替出现,静止期可持续数天或数年。剩余牙周袋的深浅不再作为牙周治疗后效果的评价标准。一般认为,4～5mm 深的牙周袋是可接受的,定期牙周治疗后牙周炎是可控制的。因此,正畸前的牙周病治疗目标就从减少牙周袋深度转向控制牙周炎的活跃,使其转入静止期。静止期牙周炎病损停止,其复发时也是间歇性的(非持续性)。

牙周病不是正畸的禁忌证,但对罹患有牙周病的成人患者正畸治疗前提是:必须在牙周病静止期,牙周炎症得到控制的条件下才能进行。因此,必须与牙周病专科医师配合治疗。临床上牙周病治疗常采用的方法为菌斑控制、龈下洁治及根面平整等。近期对于深牙周袋的非手术治疗的最新研究得出以下结论:

(1)用控制菌斑及龈下洁刮治的方法能有效治疗牙周深袋;

(2)通过严格控制龈上菌斑可防止成人因龈上细菌的再侵入而形成的复发性牙周炎;

(3)龈下洁刮治术 4～6 个月后牙周病损才完全恢复。

根据以上研究结果,对于中、重度的牙周炎患者,正畸治疗一般应在牙周治疗 3～6 个月后进行风险评估,再酌情进行正畸治疗。

以下所列牙周严重损害表现的高危因素及正畸禁忌证可供参考:

1)高危因素

①探诊牙龈出血、刷牙出血;

②牙松动、牙周袋深;

③牙根暴露或薄而脆的牙龈组织;

④有不良正畸治疗史的牙周患者;

⑤其他疾病性因素。

2)禁忌证

①牙周治疗后,病损尚未得到控制;

②牙周破坏累及根尖 1/3 或根分叉暴露;

③Ⅲ度松动牙;

④其他进行性疾病因素未能控制。

3.牙周病患者正畸治疗适应证的选择

(1)牙槽骨应至少保留根长的 1/2;

(2)经牙周治疗,炎症达静止期;

(3)牙移动后受力可集中于支持基骨上;

(4)有益于去除咬合创伤,改善咬合力的分布;

(5)有益于牙周自洁和修复。

二、正畸治疗对牙周病的作用

牙颌畸形矫治对牙周病病程进展的影响可归纳为正反两个方面,即治疗作用和副作用。成人正畸治疗中应充分发挥其治疗作用,尽量减小其副作用。

1.治疗作用　主要为:①将拥挤错乱的牙齿排列整齐后,有利于生理自洁,利于菌斑的控制并增强食物对牙龈的按摩作用;②牙列矫治、弓形协调后,改善受力环境,使牙齿的受力能正常传递至牙周,避免𬌗力的不平衡,促进了咬合的稳定,有利于牙周健康的维护;③深覆𬌗、反𬌗等矫治后,去除了咬合干扰和创伤,同时,恢复了正常的咀嚼功能刺激,可促进创伤牙周组织恢复改建;④随上前牙前突及扇形移位的矫治和间隙的关闭,不仅有益于改善美观,而且可阻断或改善吐舌、吮唇、舔齿等异常功能代偿,防止其对牙周的进一步损伤;⑤后牙向近中倾斜常形成深的骨下袋,通过正畸竖直后牙,有利于消除其近中深袋。

2.副作用 主要表现为:①矫治器的不良刺激:矫治器戴入后,特别是托槽及弓丝等装置对牙龈组织的刺激,及对口腔的清洁的不良影响,常造成菌斑的堆积及牙周组织创伤,可加重牙周组织炎症;②非生理性牙移动:成年人牙齿的𬌗向及近中移动属正常生理移动,矫治中对过长牙齿的压入移动、扭转牙齿的过度矫治、切牙的过度唇、舌向倾斜、过度的扩弓等对于牙周组织的受力是非生理性的,有可能造成牙周组织的破坏及损伤,加重牙周病的程度;③非正确的用力:对牙周组织的损害是最危险的,可造成附着龈丧失、牙槽骨裂、牙槽骨穿孔、牙松动甚至脱落。因此,正确的施力大小和施力方向,是牙周病患者正畸矫治的关键。

三、牙周病患者正畸治疗的特点

1.矫治器的选择 多选择较小而易清洁的固定装置及设计简单的矫治方法,以利于菌斑的控制。临床中可先采用易清洁的活动矫治器,如较薄的前牙平面𬌗板,可先用于解除咬合干扰、调整观察颌位变化及加强支抗等;为减小对牙周组织的刺激,托槽粘结时应注意适度远离牙龈,去除溢出的粘结剂,而对非移动的、松动的牙齿可暂缓粘托槽;带环不可深入龈下,并尽量少用,可选用粘结型颊面管直接粘结在磨牙上;后牙结扎采用金属结扎丝而少用橡胶圈结扎以减少菌斑堆积;牵引时尽量少用弹性橡胶链等容易吸附菌斑的材料。

2.拔牙问题 不强调对称拔牙。除牙周问题外,成人口腔多有龋齿、失牙,牙周损害部位也常非对称,因此,决不能像恒牙列初期那样无顾忌地采用对称拔除四颗前磨牙。对牙周病正畸患者,应当首先考虑拔除牙周及牙体损害严重的患牙,应尽量少拔牙,并尽量保存有功能的牙。对于无法保留牙的拔除,如果选择后期修复,只要牙周治疗得当,可推迟拔牙时间,以避免拔牙后牙槽骨吸收变窄。但正畸治疗的支抗设计及牙移动不应涉及这些牙齿。

3.力的大小和方向 对有牙周支持组织减少的患牙,正畸施力的性质、大小和方向应特别小心注意。对牙周组织的牵张力,特别是施以柔和而大小适宜的牵张力,可促进及诱导牙周组织的增生。而过大的压力、过度的扩展、反复移动牙齿等可造成牙根及牙槽骨的吸收。对于目前有人提出采用压入方法解决水平吸收、恢复牙槽高度的方法,使用中应慎之又慎,避免由于感染及非正常压入力,导致牙根吸收加重,牙周袋加深,及加速牙周组织的丧失。

4.联合治疗 特别应与牙周科配合,对治前、中、后的牙周情况进行治疗和定期监护,很多时候需多学科(牙体牙髓、修复、牙槽外科、种植等)配合治疗。

四、牙周病患者正畸治疗的方法

1.𬌗的调整 大多数牙周病正畸患者的特征表现有:前牙扇形间隙、唇倾(Ⅱ类2分类为上切牙舌倾)、深覆𬌗(下切牙过长,咬伤腭黏膜)及后牙近中倾斜移动(近中漂移),并存在不同程度的咬合干扰以及紧咬牙、夜磨牙习惯。故在控制炎症治疗的同时,应进行𬌗的调整。临床上,常用前牙区薄的𬌗平面板(松弛𬌗板),使牙齿脱离咬合锁结,以利于牙齿在避开咬合创伤的作用下排平,以及恢复生理性的垂直高度(仅适用于确实有垂直高度丧失的患者)。同时也可以缓解患者可能存在的咀嚼肌疼痛、痉挛等症状,消除咀嚼肌的记忆效应,有利于下颌 CR 位置的寻找和确认。在主动矫治结束后,应根据需要调𬌗,以保证患者在 CR 位或从 CR 位开始做各项功能运动时,无咬合干扰及𬌗创伤。此外,对牙周损害或重叠错位的前牙区可先不粘托槽,在稳定𬌗板配合下先用固定矫治器竖直排齐相对健康的后牙、调整后牙咬合,然后再拔牙及内收排齐前牙。

2.关闭或集中切牙间隙　关闭或集中前牙间隙有利于改善牙周受力环境和切导的重建。但出于轻力的考虑及成人社交等原因,不宜采用口外弓装置关闭前牙间隙或加强后牙支抗,而多选择掩饰性好的腭杠及骨种植支抗,如微种植钉等(但应无骨质疏松症)。并且在关闭间隙前必须通过 X 线牙片确诊被移动切牙有无严重根尖吸收及牙槽骨吸收,牙槽骨是否薄而脆,是否能承受矫治力。上切牙的内收移动宜采用弹性线拴扎或橡皮圈牵引等轻力滑动法,移动速度应慢(不超过每个月 1mm)。下切牙间隙的关闭应注意勿使其过度舌倾(建议用方丝控制),并应尽量维持其在牙槽骨松质中移动。如需要集中间隙修复,则应与修复科医师会诊后决定,应以小范围移动牙为原则;缺牙间隙关闭后,龈萎缩出现三角形间隙者,可通过片切牙齿接触点、牙轴调整及修复等尽力改善之。

3.局部弓技术　局部弓技术在牙周患者的正畸牙移动中应用较多,主要用于:①因美观考虑需先牵引尖牙(为拥挤创伤的前牙释压),或需先竖直后牙及排齐后牙的患者。采用后牙段的局部弓可减少矫治器对美观的影响,并可配合前牙𬌗平面板,调整后牙垂直高度同时可作咬合诊断。②对不需要改变后牙咬合,仅要求排齐前牙、解除咬合创伤的患者,则多采用前牙段的局部弓,常用于前牙重叠拥挤、反𬌗、有咬合创伤,但后牙关系代偿稳定、咬合关系好的患者。③用于打开前牙咬合。多采用前、后局部弓加辅弓的方法,即将多个后牙用局部弓连在一起形成抗基(可加磨牙腭杠连接),以提供足够的支抗,将打开咬合的辅弓在侧切牙及尖牙间与前牙局部弓结扎,使压入力通过前牙弓阻力中心,以避免压入时造成后牙升高及前牙唇倾。如有条件,也可考虑微种植钉支抗牵引前牙局部弓的方法打开咬合。

4.随形弓的应用　牙周病患者采用整体弓丝矫治时,弓丝的设计和应用必须灵活,应尽量避免盲目地用镍钛成品弓全面排齐牙列。对有严重病损不需移动的患牙可不粘托槽,通过细不锈钢弓丝的水平弯曲,轻接触患牙,以控制其位置;对一些不需移动的支抗牙,例如仅需前牙排齐,不需变动后牙区咬合关系者,可将后牙区弓丝的形态沿着唇颊面,随牙弓形态的弯曲调整,使其放入后牙托槽沟后不对其产生移动力。同理,也可通过将后牙托槽沟粘成一线以减小及避免弓丝放入后对后牙的受力移动。

5.减小冠根比　对于前牙深覆𬌗,下前牙临床牙冠伸长且牙槽骨吸收的患者,决不能贸然按常规强行压低下切牙打开咬合。由于牙周支持组织减少,阻力中心向根尖方向移动,相对轻微的力就可能产生较大的牙移动及唇向倾斜。并且这类牙周患者多伴有创伤咬合,常加重牙周组织丧失,故治疗时应首先考虑磨减牙冠高度,减小冠根比,以及将托槽高度向龈方做适当调整,使矫治力更靠近阻力中心。冠根比的改善可使治疗后咬合力对牙周组织的创伤减小,利于牙槽骨的轻力改建,并有利于咀嚼功能的恢复。

6.治疗中牙龈炎的处置　一些异物反应敏感的年轻患者、治疗前未做牙周洁治有龈下结石的患者、不注意口腔清洁卫生的患者,以及矫治器脱落、带环下沉等未及时复诊的患者,在正畸矫治中常可出现牙龈炎。程度、表现和症状各不相同。严重者龈缘增生红肿,覆盖至托槽,甚至感染。对此应充分注意。常用的措施有以下方面:

(1)控制炎症:可先洁治清洗、卫生教育。

(2)暂时拆除矫治器:可暂取下弓丝(严重者可一并去除托槽)停止加力,并做洁治抗感染处置。

(3)切龈术:请牙周医师会诊,洁治,炎症消除后有牙龈增生者应做切龈术,术后 1～4 周再重上矫治器治疗。

7.成人牙周病损与正畸牙移动　正畸牙移动对牙周组织的影响取决于其是否有利于牙周组织的健康,

牙周损害的类型及程度。所谓正畸治疗能够恢复受损牙周组织,是指在牙矫治移动时,牙周组织(包括牙周膜、牙槽骨及牙周软组织)会随牙齿的移动而移动,在良好的牙周健康条件下,可能发生牙槽骨的改建增生。在这个意义上,正畸治疗能改善牙周组织健康。例如:竖直创伤倾斜牙后,牙槽嵴随牙齿移动而改建,其形态得到明显改善,牙周组织健康恢复;牵张个别牙后,牙槽骨改建伸长,骨下袋深度降低;甚至,在骨缺损区移动牙齿能促进缺损区牙槽骨的部分骨量恢复。但是正畸治疗对牙周组织的这种恢复作用并不适用于所有的牙周病损,非生理性的正畸力同样也能加剧牙周组织的破坏。

(1)骨下袋与牙移动:骨下袋是指深入牙槽骨的垂直性骨吸收,它是由破坏性的牙周病造成。成人正畸治疗时倾斜或压入性牙移动,有可能会把菌斑带入牙槽嵴并形成骨下袋。有动物研究发现,在正畸整体牙移动进入骨下袋之前去除龈下炎症就不会造成牙周膜附着的丧失,而且垂直性的牙槽骨吸收可恢复,但牙周膜附着不会恢复。这说明,无炎症但牙周膜缺失的正畸牙移动不会造成牙周膜的进一步吸收,但一旦骨下袋有活跃的牙周炎症,牙移动会造成进一步的牙周损害。

(2)牙槽骨吸收与牙移动:成人患者由于发育异常或长期牙缺失,可出现局部牙槽骨吸收,高度降低、宽度变窄。在牙槽嵴吸收变薄处进行正畸牙移动不是禁忌,但也不是没有治疗风险。两牙间相互移动关闭间隙后,常出现牙龈的凹陷或堆积。颊舌向的移动则可能造成颊舌侧牙槽骨裂穿孔,后者用常规的 X 线检查常不能发现。动物实验研究表明,在吸收变低变窄的牙槽骨处移动牙,重要的是保持轻力,避免组织透明样变,牙移动要在骨松质中进行。如确需在严重萎缩牙槽嵴部位移动牙齿,正畸牙移动前则需外科植骨手术恢复牙槽嵴形态。

(3)伸长牙齿与牙周改建:动物及临床研究均证实,正畸伸长个别牙能促进牙周附着冠向增生,减小骨下袋深度。伸长的牙冠常需后续的牙体截短和牙髓治疗。此外,动物研究还发现,在切牙伸长时,游离龈伸长了牙移动的 90% 的距离,附着龈伸长了 80%,而黏膜牙龈界位置保持不变。这说明,将拟拔除的前牙伸长能改善前牙区牙龈的高度和位置,能促进今后修复治疗的牙龈美观。因此对于临床上无法保留的牙齿,可以尝试在修复或植牙前做正畸伸长,牙周附着及牙槽骨能随牙齿的伸长而升高,修复骨及牙周缺损,从而在拔牙后得到良好的牙槽牙龈外观,使修复治疗效果更好。

(4)压入牙齿与牙周改建:附着龈被认为是保证牙龈健康的重要结构。缺乏黏膜下层,固有层直接贴附于牙槽骨上,富含胶原纤维,表面角化程度高,对局部刺激具有较强的抵抗力。传统观念认为:大于等于 2mm 的角化龈冠根向宽度,即相当于 1mm 的附着龈宽度,可很大程度减小正畸过程中牙龈退缩的风险。Wennstrom 动物实验结果显示:是否容易发生菌斑引起的牙龈退缩,其关键因素是附着龈的颊舌向厚度,而不是冠根向宽度。Baker 等的研究为 Wennstrom 的结论提供了解释,他们发现:在薄的牙龈组织中,炎症侵袭可贯穿整个牙龈厚度,从而导致牙龈的快速退缩,在厚的牙龈组织中,炎症被局限在龈沟内而未侵及整个牙龈厚度,所以仅表现为龈袋的形成而不是牙龈退缩。因此,现代观念认为宽度与厚度是构成附着龈组织量的两个维度,临床检查中仅单独考虑其中之一是不明智的。足够的宽度与厚度也是维持牙龈健康的重要条件。

关于压入移动是否能造成牙周附着的增生改建尚存争议。组织学研究发现在炎症已控制的情况下,轻力压入移动可产生新的牙周附着。动物实验发现结合翻瓣手术,轻的压入力可引发新生牙骨质及牙周膜。临床上,牙周病造成的伸长前牙,在压入后牙槽骨高度及牙周健康都有明显的改善(尽管改善的程度不尽相同)。但是如前所述,牙齿的压入移动若将龈上菌斑带入牙槽嵴下,就会造成牙槽骨的垂直性吸收,形成骨下袋。所以,压入移动对牙齿的洁治、刮治要求特别高。

正畸压入移动的另一个目的是改善个别前牙的龈缘高度:前牙伸长的患者其龈缘往往与相邻牙的龈缘高度不同,影响前牙区美观。Levent 临床研究发现,在牙周健康的条件下伸长下颌前牙:游离龈缘与膜龈联合向冠方移动的距离分别为牙齿伸长距离的 80％和 52.5％，龈沟变浅，附着龈宽度与临床牙冠高度显著增加，未发现附着丧失。因此，用轻的间断力压入伸长的牙后，可平整龈缘高度，改善前牙区牙龈外观，然后再通过修复治疗恢复牙冠的高度不调。

（5）引导牙周再生术（GTR）与牙移动：现代引导牙周再生手术的发展为成人牙周缺损区的正畸牙移动提供了可能：比如牙周治疗利用滤过膜技术防止上皮细胞及龈结缔组织在清洁的牙根表面附着，以及用釉基质蛋白促进牙周膜纤维增生等技术，均可得到牙周膜的恢复，这使牙移动有了牙周组织基础，正畸治疗可在原本不能的牙周条件下进行。这是牙周病学与成人正畸治疗合作发展的一个新契机：动物研究发现，牙周组织的这种诱导再生主要发生在牙根间区域。有限的临床应用报道提示了其广阔的应用前景。

（6）牙槽骨吸收累及根分叉的磨牙竖直：正畸牙移动不能促进根分叉处破坏的牙槽骨的再生。反之，竖直磨牙时，磨牙的伸出移动造成根分叉吸收加重，牙周炎症未控制时更为明显。为了治疗的需要，有时也有把下颌磨牙劈成两半进行保留或移动，这种治疗的要求更高。所以，正畸竖直有根分叉吸收的磨牙是较困难的，更需要靠良好的治疗前及治疗中的牙周健康控制。

五、牙周整形手术及牙龈牙体美学考虑

1.牙周整形手术　成人正畸治疗中的牙周整形手术治疗，旨在预防、矫治由于组织外形、发育异常、外伤及牙周疾病造成的牙龈、牙槽黏膜（或牙槽骨）形态缺损的牙周手术。与正畸治疗有关的牙周整形手术主要有以下方面：

（1）附着龈扩大术：用于修复及预防唇侧牙龈退缩。造成唇侧牙龈退缩的原因很多，包括：菌斑、牙齿唇向错位、机械损伤（错误方式刷牙）、创伤殆、系带或肌肉附着过低、龈黏膜窄及唇肌异常肌力等。正畸治疗对于唇侧错位造成的龈退缩有预防的治疗作用。一般正畸患者，只要正畸牙移动维持在牙槽突的范围内，龈黏膜的破坏一般不会太严重，即使龈黏膜较窄。不过，临床也有 5％的正畸病例形成龈黏膜组织破坏。有病理研究表明，临床唇侧牙龈退缩与牙槽骨裂相关。因此，为防止正畸牙移动造成牙槽骨裂以及相应的牙龈退缩，临床可在正畸治疗前以及治疗后，在游离龈狭窄处做附着龈扩大术增加及修补游离龈，预防牙龈退缩及改善美观。手术包括两个带蒂瓣：游离龈瓣及龈黏膜瓣的根向移植，手术能有效维持异位牙的游离龈宽度。

（2）牙周膜纤维切除术：主要是指嵴上纤维环切术（CSF），防止旋转牙的复发。有时在牙周整形手术中同牙龈切除术、系带切开（除）术一起应用，减少复发。

（3）改良的系带切除术：常规的系带切除术主要用于唇系带过低过宽阻碍中切牙间隙的关闭及正畸间隙关闭后防止复发而进行的软组织切除，但是系带被切除可能会累及牙间龈乳突甚至腭侧的软组织。为避免系带切除术带来的龈乳突缺失，手术改良为将系带与牙龈及骨膜切断后，将其上移后缝合。系带切开术由于保留了牙间龈组织，预防了正畸治疗后牙间龈乳突的缺失。

（4）牙龈塌陷或龈裂的牙周去除手术：成人正畸患者的牙龈塌陷是由于关闭拔牙间隙时，牙周组织（包括牙槽骨）改建未能适应牙齿的移动造成的。临床牙龈塌陷从浅的牙龈折叠到深的累及牙槽骨的横跨唇舌面的牙龈裂都有可能出现。一般认为，牙龈塌陷多因为关闭间隙时牙龈的堆积造成，随时间的推移，牙龈的塌陷可自动恢复。但临床也发现大多数的牙龈塌陷在正畸结束后维持超过 5 年。正畸医师往往担心牙龈的堆积会造成拔牙间隙的复发，但临床研究发现两者并没有必然的联系。即便如此，出于正畸疗效的稳定或美观的需求，牙周手术去处牙龈塌陷有时也是必要的。牙龈塌陷手术方法：切除堆积在唇舌侧过多的龈组织及牙间龈乳突，重建牙间龈组织外形。手术同时可促进正畸后的稳定。严重的牙龈塌陷可累及

牙槽骨,造成从唇面到腭侧的龈裂,这种医源性的牙周缺损不仅影响正畸的美观和稳定,更严重影响了患者的健康。这时仅靠单纯的牙龈塌陷牙周去除术是不够的,还需牙周组织诱导再生术(GTR)及植骨配合。

2.牙龈牙体美学的考虑 成人正畸患者常伴有牙体形态畸形、牙间乳头退缩、相邻牙冠高度不齐等。正畸治疗完成后,牙排列仍不够美观,为此,在成人正畸的精细调节阶段需要有牙龈牙体美学方面的矫形考虑,进行必要的个性化调整,以达到较令人满意的效果。

(1)前牙形态的调磨:对缺损、磨耗不足的牙形进行修整及切缘调磨的目的,是恢复正常的切牙形态和唇齿的协调和美观。这种调磨应根据患者正貌、充分比照,参考上下唇与牙齿关系后进行,以突出患者个性的亮点,保证患者微笑、语言时适宜的牙冠外显度。对重度的前牙切缘磨损,恢复前牙外形只能通过修复的方法进行。

(2)切牙三角形间隙的处置:正畸排齐前牙后,前牙牙冠间龈乳突的完整对于前牙的美观相当重要,前牙龈乳突缺失、牙龈退缩使上前牙间龈方会出现黑色三角形间隙,影响患者美观。出现"黑色三角"的原因有:①牙槽骨吸收及龈组织退缩;②牙周手术去除牙周袋后牙间龈乳突缺失;③牙形异常,切缘形态过宽,拥挤错位失去牙间正常磨耗,排齐后出现三角形邻间隙;④正畸治疗未达到良好的牙根长轴平行。

对于牙间龈乳突萎缩的成人患者,与正畸治疗的有关的措施有四:①采用龈黏膜转瓣、牙周组织诱导术(GTR)等恢复牙间龈组织;②牙冠近远中径调磨,调磨主要是降低邻面触点,使触点龈方移动,减小邻间隙,使吸收的龈乳突更易填满邻间隙;③牙冠长轴的倾斜调整,如前牙美学弓等;④牙龈修复术,利用树脂、复合树脂、硅胶或烤瓷等修复体遮盖牙间乳突萎缩。通常,牙龈修复术应看做牙间乳突萎缩治疗的最后选择,而牙冠近远中径调磨是常规选择。

(3)前牙龈缘不齐(过高或过低)的修正:正畸结束后前牙龈缘不齐是另一影响正畸后治疗美观的因素,常需要在去除托槽后进行牙龈美观恢复手术。造成相邻牙牙龈高度不齐因素有:①侧切牙代替中切牙后,侧切牙龈缘高度过低;②牵引助萌的切牙或高位萌出的尖牙排齐后,其龈缘会较其他前牙的龈缘高;③个别前牙过度磨耗或折断,选择正畸排平的病例,也会出现前牙龈缘不齐;④个别伸长牙被压入后的龈缘过低。

对此,正畸治疗后可考虑:①重新排列前牙位置,如排齐排平伸长的前牙后,为平整牙龈高度进一步压入前牙直到其牙龈高度与其他邻牙平齐,然后再选择修复治疗恢复高度不齐的牙体;②侧切牙代替早失中切牙后,可压低侧切牙后,再用龈切除术切除过低侧切牙牙龈,陶瓷贴面修复使其与相邻中切牙牙龈高度一致;③有牙周病的患者牙龈吸收、牙根暴露,需做牙周手术解决牙周缺失,不属此列。

(4)露龈过多的修饰:成人正畸后龈缘过低,微笑露龈过多者。如系假性牙周袋、龈缘增生,可在正畸结束后行唇侧的龈切除术和系带切除术,提高龈线和系带,但仅能在有限范围内改善前牙的露龈。

六、牙周病正畸治疗后保持

与一般正畸患者的保持不同,牙周病正畸治疗后多需长期保持且不允许保持时有过多的牙移动,因此,保持器在吃饭时也必须戴用,饭后清洗再戴入。不宜采用正位器再做牙列最后精细调整移动的保持法。正畸治疗后的保持装置常设计为个体化的夹板式保持器、舌侧丝固定保持器等。对多个下切牙严重病损者,在畸形矫治后除调磨减改善冠根比外,可采用尼龙丝连续结扎树脂粘结固定法,使咬合力共同分担,同时也有利于美观。此外,正畸治疗后的修复体也可视为一种长期保持器。

(陆 瑶)

第十六节　成人正畸-正颌外科联合治疗

现代口腔医疗模式中,对于严重牙颌面畸形患者需用正畸.正颌外科联合治疗来重建颌骨的三维空间关系。目的是通过不同外科术式设计,进行颅颌骨切割拼移,重塑骨面的均衡匀称,恢复患者的正常形貌,并能维持其形态及功能活动的长期稳定性。因此,为达到术后个体满意的疗效,就必须从颌骨矫治的角度,充分考虑手术中颌骨切割、对位、重建及固定后的颌面软硬组织的比例协调。但同时,也必须全面考虑到手术后,即颌骨关系矫治后,牙、咬合、口唇、肌肉、关节的最终形态位置改变,包括术后的牙颌静态定位关系以及动态咬合运动关系的恢复和平衡。

牙是口腔活动的主要功能单位,手术后牙齿的整齐排列和咬合功能的恢复,是涉及最终颜面形态是否协调美观、功能是否重建、牙周是否健康、结果是否稳定、患者是否满意的核心评价指标,这些均离不开牙列的矫治调整。而牙列的矫治调整主要通过正畸牙移动来完成。特别是术前正畸治疗,可避免手术中不必要的骨体过多切割,从而减小手术创伤及复杂性,并有利于术后愈合。因而,正颌手术及术前后正畸的结合是患者达到形态恢复与功能重建目标的最终保障。

一、正畸-正颌外科联合治疗的适应证

绝大多数严重颌骨畸形患者就诊的目的是改善颜貌,追求美观。而骨骼作为颌面的框架,其结构的对称均衡、比例协调是构成颜貌和谐的基础要素。在正畸学中,对骨性畸形患者有三种方法进行治疗:①矫形治疗;②掩饰治疗;③正畸-正颌外科联合治疗。

1.矫形治疗　目前的观点认为矫形治疗对生长的量变作用很有限,实质上是生长改建加一定程度的牙代偿,因此生长型越好的患者牙代偿越少。但在成人正畸中,由于生长发育已基本完成,这种治疗已几乎不可能。

2.掩饰治疗　对成人轻度骨性畸形患者可采用牙代偿为主的正畸治疗,掩饰患者存在的骨性畸形,在一定范围内获得可接受的牙面美观和咬合关系。但是由于正畸牙移动范围十分有限,且移动过度将有损牙周健康和功能,对骨骼畸形严重者,由于颌骨框架比例得不到矫治,更不可能有效改善颜面形态美观。

3.正畸-正颌外科联合治疗　除早期常用于辅助正畸的外科正牙术、骨皮质切开术等对生长发育已完成,颌骨关系严重不调的成人患者,外科手术是唯一有效的治疗方法,手术可以重新定位上下颌骨。患者术前一般应采用正畸方法去除牙代偿。

无论是正颌或正畸医师,都应当充分认识牙齿及颌骨移动的限度、牙在牙槽骨内及颌骨上的空间关系,及牙与内外软组织间的和谐关系。Proffit 和 Ackerman 根据单纯牙移动、牙移动加上功能或矫形力,以及包括正颌外科的治疗限界范围,形象化的绘制了三维空间变化差异图,图中可见,单纯正牙移动的范围是极有限的。正牙加早期矫形治疗可扩大牙颌移动的范围。而再加上外科手术,将能为牙颌矫治提供更充分更大范围的移动空间。对于牙在牙槽骨中的移动问题,Ricketts 强调牙的移动应在牙槽骨松质中进行,如果移动中牙根靠近骨皮质,将导致血供减小,限制其移动(骨皮质支抗)甚至导致牙根吸收。而临床中也常见到当牙移动距离过大、过度倾斜时,可致根尖吸收、牙槽骨开裂、根尖处骨壁穿孔、附着龈丧失等;此外,不同牙列期(乳牙列、替牙列、恒牙列),牙弓在颌骨弓形上位置差异很大,牙弓形态与颌骨弓形态并不一致,成人的后段磨牙更靠近舌侧,其舌侧牙槽嵴薄。而牙弓前段切牙更近唇侧,其唇侧牙槽嵴更薄;为

此,基于对牙移动有限性的认识,Tweed-Merrifield 在拔牙矫治的理念中提出了"牙列空间限制"的理论。并在正畸专业领域强调了牙列的四个空间移动限制:前方限制、后方限制、垂直向限制及侧方限制,强调了正畸治疗不应损坏唇-齿关系及面部平衡的概念。由于人的颅面空间及形态结构是在长期的种系发育中形成,由个体遗传所决定的,而人为的改变是有限的! 因此,无论是正颌外科医师或正畸医师都必须对牙、颌移动的解剖界限应有着清醒的认识。

二、正颌外科手术治疗的常用类型

1.上颌手术　上颌手术既可以用来前移或后退上颌,也可用以上升或下降上颌。

(1)Le Fort Ⅰ型骨切开术:该手术的截骨线相当于 Le Fort Ⅰ型骨折线,从而将上颌牙槽骨与基骨分离。牙槽骨被游离后,可将其前移、后退(受颅底解剖结构限制而有限)、上升(需去骨)或下降(需植骨)。这种手术不仅可以改变上颌骨在矢状向和垂直向的位置,还可以通过倾斜骨块达到改变𬌗平面的目的。适用于上颌骨发育不足(或过度)和上颌骨垂直向发育过度(或不足)的矫治,同时还可于上颌骨的鼻侧面将其分割成 2～3 块,从而改变上颌骨的宽度和横𬌗曲线的曲度,从而矫治上下牙弓的不调。

(2)Le Fort Ⅱ型骨切开术:这种手术的切口在前份通过鼻根和眶下缘。常用于整个鼻上颌复合体后缩的病例,因此手术前移鼻上颌复合体,使面中份的突度得到改善。

(3)Le Fort Ⅲ型骨切开术(Le Fort Ⅲ osteotomy):这种手术要使整个颅面分离,手术难度较大。常用于骨缝早融,上颌前后向发育受限,眼眶发育不足导致眼球突出等症状的患者。如 Crouzon 综合征等。

(4)上颌前部骨切开术(AMO),目前最常用的是上颌前部折断降下法,在拔除第一前磨牙并去除该区牙槽骨的基础上,后退或向后上移动前颌骨段。适用于矫治上颌前颌骨发育过度或上前牙高度过大,开唇露齿严重的患者。

(5)上颌后部骨切开术(PMO),最早由 Schuchardt 报道。该手术方法是将上后牙槽与上颌骨分开,去骨后上移后牙段,从而使下颌自动产生逆时针旋转。主要适用于矫治由于上颌后牙槽高度发育过度所引起的前牙开𬌗。

2.下颌手术

(1)下颌支矢状骨劈开术(SSRO):该手术从矢状向劈裂升支内外骨板并完成远心骨段移位,可用于前伸和后退下颌骨,以及轻度旋转下颌而关闭开𬌗或打开咬合。适用于下颌发育过度(或不足)及骨性前牙开𬌗(或深覆𬌗)的治疗。

(2)下颌支垂直骨切开术(IVRO):该手术的截骨线由乙状切迹中份向后下通过下颌孔后方延伸到下颌角以切线方向分为垂直切开(IVRO)或斜行骨切开(IORO),离断下颌升支,然后将远心骨段后退,重叠于近心骨段的舌侧,也可以将其间骨皮质去掉而加速愈合。该手术可用于后退下颌骨。适用于下颌发育过度及下颌发育不对称患者。

(3)下颌前部根尖下骨切开术(AMSO):包括下颌前部根尖下截骨术、下颌后部根尖下截骨术及下颌全牙弓根尖下截骨术三种。其中下颌前部根尖下截骨术适用于骨性安氏Ⅱ类错𬌗并伴有下前牙槽高度过长的患者,可采用该手术降低下前牙槽高度,以利于前移下颌。下颌后部根尖下截骨术主要用于建立与上颌牙齿协调的𬌗关系,直立向颊侧或舌侧倾斜的下后牙。因该手术临床操作比较困难,且随着固定矫治技术的日益提高,目前已很少采用。下颌全牙弓根尖下截骨术适用于颏部发育正常而下颌骨基骨发育不足的患者。患者临床表现为下牙槽座点(B 点)后缩,颏唇沟较深。可采用该手术前移下牙弓,协调上下牙弓矢状关系,同时减小颏唇沟深度,改善侧面型。

3.颏成形术 是一大类手术的总称,包括多种术式,可以从三维方向对颏部的形态进行重建。适用于颏部发育不足、过度、不对称等患者的颏部形态重建。颏部突度及形态的改善对于患者面下 1/3 正、侧面型的改善有着画龙点睛的效果,值得重视。一般女性的颏部突度较小,且轮廓较圆滑,与女性温柔的性格相适应;而男性一般颏部突度较大,轮廓较锐利,更彰显男性刚毅的性格。

三、正颌外科患者治疗计划中应注意的问题

1.病例选择 成人的正畸-正颌外科联合治疗主要取决于患者的主诉,作为医师,首先必须弄清患者需要改善哪些问题,以及医师能够改善哪些问题。因为,有的患者由于种族和家庭遗传出现的个体面型,但其骨骼关系完全在正常范围之内;有的患者有严重牙颌畸形,但没有要求改善颜面美学的主诉。同时,治疗前必须让患者了解手术治疗的流程及预后,如是否需要住院、麻醉情况、手术类型及相关费用、可能的风险性和手术效果等。

2.患者的处理 在决定正畸外科联合治疗之前,应考虑是否能用正畸治疗的方法掩饰骨性畸形。如果必须选用正畸-正颌外科联合治疗,应让患者了解当采用正畸的方法去除牙代偿后,在手术前牙颌畸形可能暂时变得更加明显,同时,在治疗之前,正颌医师与正畸医师必须会诊讨论治疗方案,并将手术及正畸的方法告诉患者,供其选择,尽力达到医患双方满意、合作。目前,术前正畸去代偿治疗以及术后正畸调整治疗常规选用固定矫治器完成。

3.多学科治疗小组 正颌外科治疗由于多为成人患者,常常涉及牙体牙髓疾病、牙周疾病、牙列缺失或缺损、颞下颌关节疾病、面部整形手术(如鼻成形术等),以及社会心理问题及术后心理适应问题等,所以正颌外科患者的治疗计划应由多学科专科医师组成的治疗小组共同制订完成。多学科小组除了正畸专科医师和正颌外科医师以外,必要时应根据具体需要请口腔内科、口腔修复和牙种植,整形外科以及心理专科医师共同参与。针对患者问题提出相应的解决方案,并按照适当的顺序在患者的不同治疗阶段分别进行。

一般情况下,牙体牙髓疾病应在术前解决;牙周疾病的治疗可贯穿整个治疗过程。颞下颌关节疾病如仅涉及肌功能紊乱和盘-突关系异常,应在术前予以稳定𬌗板治疗,以恢复、稳定患者的 CR 位置,保证正颌外科手术效果的稳定性。例如:涉及特发性髁突吸收(ICR)的患者(常见于青年女性,以髁突进行性吸收、前牙进行性开𬌗为典型临床表现),应在正颌外科术前通过关节镜或开放手术做关节盘复位、固定术,以防止髁突进一步吸收,稳定髁突位置,再考虑行常规正畸.正颌外科联合治疗;鼻成形术可以与患者的双颌手术同时进行;义齿修复一般可放在术后进行,但如因牙列缺失严重,影响术后颌间牵引固定者,也可考虑术前进行种植修复,恢复足够的基牙后,再进行正颌外科手术;对于患者术前存在的社会心理问题,应由心理专科医师进行适当的心理治疗或辅导,此外,对一些正颌手术后可能出现难以适应其新面容的心理问题,仍需心理医师进行辅导,以帮助患者顺利渡过这一时期。

4.联合治疗的时机 一般情况下,正颌外科治疗应等到患者颌骨生长发育基本结束后再进行。随着近年来对于患者由于严重颌骨畸形而造成的社会心理问题的逐渐重视,也有部分学者开始探讨早期手术的问题。目前研究结果表明,正颌外科手术对于颌骨的生长发育基本没有影响。因此对于颌骨生长发育过度的患者,早期手术并不能防止手术后颌骨的过度生长,所以多数学者认为对于生长发育过度的颌骨畸形,除非患者有很严重的社会心理问题,并且愿意接受二次手术时方可考虑在其生长发育高峰期后即进行手术,否则都应在生长发育完全停止后再进行手术,以避免二次手术,尤其是下颌骨发育过度畸形。

对于遗传因素引起的颌骨生长发育不足,如颅骨骨缝早融或严重的偏侧小颌畸形,目前观点认为应在婴儿或儿童时期手术。对于因颌骨发育受限而造成的随着生长发育进行性加重的颌骨发育不足,如由于

儿童时期外伤或感染而造成颞下颌关节强直,继而影响下颌骨生长发育的患者,可在生长发育高峰前期手术治疗,解除其限制因素,使颌骨在生长发育高峰期到来时能正常生长。对于其他无明显限制因素的颌骨发育不足目前认为可在患者生长发育高峰期结束后即进行手术。

值得一提的是,随着牵张成骨技术(DO)的逐渐成熟,一部分严重影响患者社会心理发育的骨性畸形现在已经可以提前到 6~8 岁即通过牵张成骨技术加以治疗,从而尽早改善患者的侧貌,以利于他们社会心理的正常发育。中等程度的偏面萎缩畸形,以及导致严重上颌发育不足的颅面综合征,如 Crouzon、Apert 综合征等,是采用牵张成骨技术进行早期治疗的最佳适应证。但 DO 的最大缺点就是不能精确控制颌骨的移动,这意味着患者成年后大多仍然需要通过常规正畸-正颌外科联合治疗才能建立良好的咬合关系。

5.边缘性患者的处理——掩饰还是手术　　哪些可以采用正畸掩饰治疗,哪些应采用正颌外科治疗,是临床医师经常面临的选择。影响这种选择的因素很多,包括主客观两个方面。主观因素主要是正畸医师对正畸掩饰治疗目标的深刻理解。客观因素则主要与患者的全面情况有关,包括骨性畸形有无遗传因素、垂直面型、软组织侧貌等多方面因素。

简单来说,成功的掩饰治疗必须达到以下三个治疗目标:第一,适当掩盖患者颌骨及软组织不调,获得可以接受的面部外观;第二,建立良好的功能𬌗,同时保证基本正常的切牙倾斜角度;第三,长期的稳定性。由此标准来看,如果正畸治疗完成以后,患者外观仍然是一个不可接受的明显新月面型或严重下颌后缩面型,那么这样的治疗不是成功的掩饰治疗;如果正畸治疗完成以后,破坏了咬合平衡和功能,如在严重骨性Ⅱ类畸形中通过过度唇倾下切牙,舌倾上前牙,或在骨性Ⅲ类畸形中过度唇倾上切牙,舌倾下前牙,以此来勉强建立覆𬌗覆盖关系的治疗也不是成功的掩饰治疗;如果正畸治疗完成以后,牙弓过度扩大并导致与基骨关系严重不调而不稳定,这种不顾长期稳定性的治疗同样也不是成功的掩饰治疗。正畸医师必须牢记:掩饰不是妥协——camouflage is not compromise。

越来越多的经验丰富的正畸医师意识到,一个不成功的掩饰治疗对患者带来的新的伤害和功能异常,有时会远大于患者不做任何治疗。所以,当正畸医师面对一个肯定需要正颌手术才能改善面型或咬合功能的病例,而患者又试图寻求非手术治疗方案的时候,正畸医师也应坚定地对患者说:"不行"。

在明确了成功的掩饰治疗应达到的治疗目标之后,正畸医师就应该对患者的全面情况进行详细的评估,从而判断患者是否能够通过掩饰治疗达到前述的治疗目标。

(1)病因学分析:从病因学的角度来看,若患者有明显的家族遗传因素,那么患者在生长发育高峰期或高峰后期可能会持续表现出异常的颌骨生长。因此,对于这种患者最好等待其生长发育基本结束后再决定最终的治疗方案,不要贸然在青春期即采取掩饰治疗,尤其是拔牙掩饰治疗。当然,对于一些儿童颌骨发育不足的骨性畸形,也可在生长高峰期采取必要的矫形治疗来促进颌骨的发育,以减少成年后正颌手术的可能性或至少减小手术的复杂及困难程度。例如一个上颌发育不足合并下颌发育过度的患者,如果能在青春生长发育高峰期通过上颌前牵引治疗使得上颌发育不足得到改善,面中份突度增加,那么这个患者就有可能在成年后仅通过掩饰治疗或下颌单颌手术来成功掩饰或改善其骨性畸形,避免了相对复杂,风险性也相对增大的双颌手术。

(2)软组织侧貌分析:软组织侧貌在决定是否进行掩饰治疗时也是一个非常重要的因素。如果骨性Ⅱ类患者上牙槽座点(A 点)较前突,而上唇支持又不足,那么即使内收上前牙也不能改善患者的侧貌。同理,Ⅲ类患者如果颏部太突,那么即使拔除下颌第一前磨牙内收下前牙也不能改善侧貌,反而导致下前牙过度舌倾。所以对于这样的患者应考虑行正颌外科治疗。

(3)骨骼机制分析:患者三维空间的骨骼关系不调对治疗计划的制订有着重要影响。①矢状向:显而易见,患者在矢状向骨性不调越严重,成功掩饰治疗的可能性就越小,反之亦然。②垂直向:如果患者表现为长面综合征或骨性开𬌗,那么在正畸治疗时应尽可能避免伸长后牙,防止下颌进一步顺时针旋转而导致开𬌗加重,但在临床正畸矫治过程中往往很难完全避免后牙的伸长,故对于这类患者,掩饰治疗失败的可能性较大,应选择正颌外科治疗;反之,如果患者表现为短面综合征或骨性深覆𬌗,由于在正畸治疗中可伸长后牙,使下颌顺时针旋转,面下 1/3 增加,从而改善咬合,因此这类患者掩饰治疗成功的可能性较大。③横向:如果患者合并有横向不调的表现,则应在分析产生这些横向问题的原因及严重程度的基础上采用不同的治疗方法。如果是由于牙冠颊舌侧倾斜造成的横向关系不调,可通过正畸治疗解决;如存在上牙弓狭窄,可考虑扩弓治疗;如是上颌基骨弓狭窄而没有上颌骨前后向或垂直向问题,可考虑外科辅助快速扩大上颌(SARME),如果合并有上颌骨前后向或垂直向问题,可在 Le Fort Ⅰ型手术的基础上扩大上颌骨宽度;如果患者合并有较明显的下颌偏斜,口内表现为一侧深覆盖,另一侧为明显的反𬌗,且𬌗平面在冠状平面上明显倾斜,这种病例掩饰治疗成功的可能性很小,宜考虑正颌外科治疗。

(4)牙列分析:除前牙倾斜度外,还要考虑牙弓拥挤度的大小。因为在掩饰治疗中往往需要内收前牙调整覆𬌗覆盖关系或前移后牙调整磨牙关系,如牙弓可用间隙不足,将导致掩饰治疗失败。因此如患者拥挤较为严重,须仔细计算拔牙间隙是否足够满足排齐牙列和代偿性牙移动的需要,如不足,应考虑正颌外科治疗。

(5)功能分析:除了上述这些因素之外,还要注意观察患者是否存在一些功能性因素,如前牙𬌗干扰,导致患者最大牙尖交错位(MI)时骨性不调程度严重,软组织面型较差,而肌接触位(MCP)时骨性不调程度减轻,软组织面型尚可以接受。如果存在这样的功能因素,那么患者掩饰治疗成功的可能性较大。

综上所述,对患者全面情况的掌握和评估是正确制订边缘性骨性畸形患者治疗计划的前提和基础。一些仅通过几个矢状向头影测量指标来建立所谓骨性Ⅱ类或Ⅲ类正颌外科手术指征的做法是很不全面的,这种"管中窥豹"的思维方式也是一个优秀的正畸医师应该竭力避免的。

随着现代计算机头影测量及治疗预测模拟技术的成熟,使用计算机来精确模拟各种不同治疗方案对患者外观不同程度的影响已经逐渐普及。这种方法可以非常直观地让患者了解掩饰治疗或手术治疗对面型的不同影响,从而有利于他们作出正确的决定。

6.术前正畸治疗中的拔牙问题　与单纯正畸治疗或掩饰治疗相比,正颌外科术前正畸治疗的拔牙类型是截然不同的。前者拔牙的目的是掩盖性治疗。因此Ⅱ类患者一般拔除 4|4 或 $\frac{4|4}{5|5}$,这样可以有利于内收上前牙以及调整磨牙关系为中性,而Ⅲ类患者一般拔除 $\overline{4|4}$ 或 $\frac{5|5}{4|4}$,以有利于内收下前牙并调整磨牙关系为中性。对于准备进行正颌外科手术的患者来说,拔牙的目的不在于掩盖性治疗,反而是去除牙代偿并解除拥挤。由于Ⅱ类小下颌畸形患者其下切牙多为代偿性唇倾,因此在术前正畸治疗中根据下颌能前徙的程度,可考虑拔除 $\overline{4|4}$ 或一颗下切牙,将前倾的下前牙直立,这样在手术中就可获得相对足够的下颌前移。上颌一般可以不拔牙,如拥挤严重也可拔除 5|5,以尽量避免由于过度内收上前牙而妨碍手术中下颌前移;同理Ⅲ类患者应拔除 4|4,矫治前倾的上颌前牙,如果下牙弓需要间隙,可考虑拔除 $\overline{5|5}$,使下前牙不致过度内收,保证手术中获得足够的下颌后退或上颌前移。

四、正畸-正颌外科联合治疗的步骤

(一)术前口内问题的处理

当确定用正畸-正颌外科联合治疗后,在术前正畸治疗前如有牙周病、龋齿、牙龈萎缩等问题应先到口腔内科治疗。如果涉及下颌升支的手术,阻生的下颌第三磨牙应常规在术前半年拔除,以利于在术中采用坚固(RIF)内固定时,骨断面间能产生充分、良好的结合。下颌前突的Ⅲ类患者,上颌第三磨牙常因与下颌牙无殆接触而萌出过多,应术前拔除。同理,Ⅱ类小下颌畸形患者如过度萌出的第三磨牙可形成殆干扰,也应术前拔除。

(二)术前正畸治疗

1.术前正畸治疗的必要性　严重的颌骨畸形,由于骨-牙关系不调,必然表现有牙殆关系三维方向的形态异常、殆关系紊乱及咬合障碍等,临床可表现为反殆、深覆殆、深覆盖、开殆、锁殆、交叉殆等症状。加之患者本身可能同时并存错殆畸形改变(错殆畸形群体发病率高达67.8%),如牙拥挤、牙间隙、畸形牙、多生牙、埋伏阻生等。如果不预先处置这些错殆问题:①必将导致手术诊断设计复杂化;②增加骨块切割部位、增大手术创伤及难度;③妨碍手术中的骨移动;④影响骨愈合。此外,在长期生长适应中,大多数成人颌面畸形已通过牙磨耗、牙位置改变(倾斜、过长)、牙弓形态变化、殆曲线改变、关节及咀嚼运动方式改变等形成并建立部分代偿性接触关系,并达成了相对稳定的平衡,这也是大多数严重骨性错殆患者就诊时,功能未失、身体仍健的原因。但此时,如果直接采用正颌手术,必然会打破这种平衡代偿。由于未做牙列及咬合关系的预先正畸调整,手术后可造成牙列咬合紊乱,导致复发、部分丧失功能。严重者可因不能咬合及关节疾患等问题造成患者终身痛苦及医师的遗憾。

2.术前正畸治疗的目的与要求

(1)去除牙齿代偿性错位:多数颌骨畸形患者由于口周及牙弓内外肌肉的压力,牙齿产生代偿性错位,下颌发育过度的患者,上前牙常唇向倾斜,下前牙舌向倾斜;下颌后缩的小下颌畸形患者,上切牙常向舌侧倾斜,下前牙唇向倾斜以代偿上下颌骨在矢状方向的大小、位置的不调;下颌偏斜、面部不对称、颌骨宽度不调的患者,后牙常伴有颊舌向的代偿性错位,下颌偏向右侧时,左侧上后牙常向舌侧倾斜,右侧上后牙常向颊侧倾斜,以代偿下颌的偏斜。这些改变有利于患者上下牙趋于接触,以利于咬合,是机体的一种保护性适应,我们称其为"代偿"。

对上述严重骨性畸形需正颌手术治疗的患者,应当首先进行术前CR位的稳定以及牙位、牙弓形态矫治。即先恢复并稳定患者的CR位,并将牙齿排列到上下颌骨正常的直立位置上,协调上下牙弓的正常形态,使其手术后能恢复稳定正常的关节运动、达到牙、颌、面的最大改善,以及形态和功能重建的最佳效果。这种治疗称为"去代偿"。应该注意,由于骨性畸形的牙代偿往往是三维的,因此在术前正畸中,也应包括三维方向上的去代偿治疗。所以术前正畸治疗后牙齿的排列畸形会比正畸治疗前更为严重,使原有已接触代偿的牙,不再接触,并导致牙面畸形加重,此情况在治疗前应预先告诉患者,让其对此有适当的心理准备,以利于治疗的顺利完成。此外,在术前正畸治疗时,可以采用过度去代偿的方法,以便手术时使颌骨的移动稍多一些,来补偿术后可能的复发。

(2)平整牙弓殆曲线:牙弓内的高位、低位牙应矫治到正常的位置,使殆曲线的曲度达到正常,上下颌殆曲线相互协调,前牙深覆殆应矫治,否则手术时会形成殆干扰。

矫治下颌矢状曲线是压低前牙还是伸长后牙,或两者兼之,应根据患者前面高和牙槽高度来决定。前面高过大、前牙槽过高的患者,应尽量压入前牙;而前面高不足、后牙槽过低的患者,可以适度伸长后牙;开殆患者的上颌矢状曲线过大,后牙伸长过多,应尽量压入上后牙。

应当注意,咬合曲线的改正不仅是重视纵殆曲线的排平问题,还应十分注意横殆曲线的调整,通过弓丝转矩、颌内颌间牵引以及曲簧的设计,将旋转、错位、倾斜牙所造成的颊舌侧牙尖调正调平,对因长期无功能接触及无磨耗的过长牙尖,可做适当调磨。以保证在术中牙列最后对合固位时,无咬合高点、创伤及干扰。

（3）矫治牙列拥挤、排齐上下牙列：颌骨畸形伴牙列拥挤的患者，术前应按常规正畸治疗原则，分析牙弓中的可用间隙与必需间隙间的差值，确定矫治计划，必要时应减数矫治，但如前所述，应注意拔牙的方式与常规正畸治疗拔牙模式完全不同。

（4）上下牙弓的宽度、形态的协调：支撑牙/牙槽弓的基础是颌骨弓，因此，颌骨大小、形态和位置异常必然造成牙弓形态变形，并且这种骨弓与牙弓间的变化常常呈相反方向代偿性变化。骨前突、牙则内倾、骨后缩-牙多前倾、骨左偏、牙趋右倾等，一旦颌骨调正，必然造成牙失去接触。此外，不同的病因机制对上下颌的影响各异，有的是上颌变异，有的是下颌畸形，变化也千差万别，因此，为保证正颌手术后上下牙弓的有效咬合接触、术后固定和恢复功能，从治疗一开始就应充分注意上下牙弓形态的协调。弓形的协调也是保障正颌手术成功的最重要前提。临床上，牙弓的协调应注意以下几方面：

1）确定基准弓形：应参照患者面型、正常颌弓形、结合牙弓现有形态（有无失牙、缺损如腭裂等），以及手术要求（以上颌或下颌为准）等确定基准弓形态标准，并以此设计上下标准弓丝形态。同时，个体弓形一定要考虑到该患者牙移动限界、多选择变异较小或手术参照的一方（指上颌或下颌，如上颌狭窄应以下颌弓为准、下颌偏斜则以上颌弓为准）为基准。

2）确立协调的部位：根据模型观测，特别是𬌗面形态、咬合对位观察，判断弓形畸形部位，例如一侧正锁𬌗，应判断其是上牙颊移，还是下牙舌倾，从而决定其应协调矫治上牙弓还是下牙弓。同时，应参考手术术式，例如对于上颌前突患者选择局部截骨后徙手术或者选择Le Fort截骨整体牙弓移动，前者重点做局部（前部牙弓）调整，后者则应做全牙弓调整。

3）协调方法：严重颌骨畸形后，上下牙弓多丧失对应𬌗接触关系，因而要从患者口中观察上下弓形协调中的对应变化是不可能的。临床上除每次复诊更换弓丝时应做上下弓丝协调外，还必须定期制取研究模型，将模型置于术前预期的对应位置上，观察上下牙弓长度、宽度、高度是否协调，牙齿的咬合关系与𬌗接触，超𬌗与覆𬌗情况，以确定应协调的部位。从而在相应弓丝段设计弯曲，达到弓丝拴扎入后能准确施力调整。一般而言，当达到上下弓形一致，模型基本能较完满稳定对合，上下牙弓前后左右有较好的覆𬌗覆盖关系，嵌合平衡不撬动摇摆，即可手术。至于个别牙错位、高位、低位、少量间隙等，只要不影响咬合，可留待术后正畸中解决。

（5）适当调𬌗，去除牙尖干扰：将研究模型放置于术后要求的位置上检查（必要时上𬌗架）有无明显的早接触点和𬌗干扰，如有早接触点应标记在研究模型上。过大的早接触点或𬌗干扰应通过矫治解决，少量的𬌗干扰可以先在模型上模拟调𬌗，然后再按模型上的调改位置与调𬌗量在口内调𬌗。

3.矫治器的选择　为了便于手术中固定颌骨，保持口腔卫生，防止伤口感染，应采用固定矫治器，最好用方丝弓矫治器或直丝技术。托槽规格一般选择 0.022 英寸×0.028 英寸的槽沟尺寸，较宽的槽沟更有利于矫治中的滑动及矫治后的粗丝唇弓牵引杠的放入固定和术后颌间滑动调整。在术前正畸过程中，考虑到成人美观的要求，也可在前期矫治中采用无托槽隐形矫治器或活动矫治器，但该类矫治装置对牙的移动较慢且主要为牙冠受力倾斜移动，因而后期治疗中，考虑到牙精细调整及颌骨固定的需要，必须换为多托槽式固定矫治器完成后续治疗。

（三）几种常见骨性错𬌗的术前正畸治疗要点

1. Ⅱ类骨性畸形　造成Ⅱ类错𬌗的骨性机制多种多样，可能系上颌问题（过长、前移、旋转）也可能是下颌问题（不足、后缩、旋转），可合并牙/牙槽弓的畸形及肌肉、软组织障碍等。术前正畸主要以牙弓形态协调及手术后上下咬合恢复为矫治目标，Ⅱ类骨性错𬌗的术前正畸要点为：

（1）牙弓的扩大：绝大多数Ⅱ类骨性错𬌗均存在牙弓狭窄问题，特别是上颌牙弓狭窄，主要系矢状向不调所致。其机制为：由于颌骨矢状向错位（上颌前突或下颌后缩），将导致上颌牙弓相对较宽的后段咬合于下牙弓相对较窄的前段，上宽下窄，在长期的咬合适应改建过程中，上后牙逐渐代偿舌倾，形成上牙弓狭窄。

上牙弓的代偿性狭窄大多为上牙舌倾，因而改正并不困难。除发育性中缝早闭外，如无特殊，一般不采用通过外科手段松解腭中缝或外科辅助快速扩弓（SARME）方法。目前，在术前正畸临床上主要采用腭侧装置扩弓，常用有四眼扩大簧、镍钛扩弓簧、Hyrax 扩弓簧、Hass 扩弓簧、𬌗垫式扩弓簧、螺簧式扩弓簧等。

（2）切牙的定位：充分考虑颌骨手术后，上下切牙的倾斜度和位置，切牙的定位对鼻唇角、唇齿关系及下颌位置改善的影响十分重要，如果正畸排齐、排平牙弓后将造成前牙过度倾斜，特别是下切牙唇倾（下颌基骨不足），应考虑拔牙。如果排齐后会造成手术颌骨矢状向相对移动不足，如下颌前徙不足或上颌后退不足，或对颜面改善不理想，也应选择拔牙以提供更大的颌骨改善范围。此外，为了去除牙代偿，有时Ⅱ类错𬌗可行Ⅲ类颌间牵引以减小下切牙唇向倾斜。

（3）弓形的协调：Ⅱ类骨性畸形弓形的协调部位，应根据手术的术式不同而有不同侧重。目前常用矫治上颌前突的手术术式为上颌前部骨切开术或 Le Fort Ⅰ型骨切开术，矫治下颌后缩的术式多为下颌升支矢状劈开截骨术（或＋颏成形术）。因此：

1）如果手术拟整体移动颌骨：术前矫治重点应为：整体上下牙列的排齐、排平调整；上牙弓的去代偿扩大；上下弓形大小的协调。

2）如果手术拟上颌前部骨切开术后徙：术前矫治重点则为：上下牙弓后段弓形不变，主要进行上下前部弓形的协调。同时，下颌前部应预留足够位置供上颌后退，上颌应保留好拔牙空间（通常术前 3 个月拔牙既利牙槽骨复原，又能防止间隙丧失），供上前牙段后徙。此外，应特别注意将上尖牙区宽度略向颊侧扩大，以使术后的上尖牙远中截骨端与后牙截骨端对接时不致有太大阶梯，增大重合面，易于术后愈合。

2. Ⅲ类骨性畸形　Ⅲ类错𬌗是各类牙颌面骨性畸形中发病率最高的一类（约占 40%）。由于舌体的占位和压力，很多患者表现为下颌后牙弓宽大、下颌偏斜及下切牙舌倾。

（1）牙弓的扩大（或缩小）：众多学者均强调对骨性Ⅲ类畸形应进行上颌后段牙弓的扩弓。此外，在固有的临床矫治理念中，也认为骨性Ⅲ类的病因为下颌发育过度并伴有上颌发育不足。所以，术前正畸去代偿时往往要求对横向发育不足的上颌后段牙弓进行处理，即扩大上牙弓。

然而，临床发现，该类畸形的术前正畸治疗中，对上颌牙弓后段的处置并不仅仅是扩大，也涉及上牙弓的调整及缩小等去代偿问题。国内时函等曾以其收治的 31 例骨性Ⅲ类错𬌗患者为研究对象，对其上颌后段牙弓横向的代偿情况进行分析归类。通过初诊模型，类比手术移动，在保证前牙区建立正常覆𬌗覆盖关系中，观察了上下颌后段牙弓的宽度协调情况。在模型移动预测中出现了三种不同的后牙对合关系，即①上后牙弓狭窄；②上后牙弓过宽；③上下后牙弓基本协调。三种状态的分布约各占 1/3。

造成骨性Ⅲ类畸形上颌后段牙弓宽度过大的原因，应该也与矢状向错𬌗的位移及牙的代偿有关：即当下颌前突机制为下颌前移，处于前伸位置时，上牙弓磨牙段对应于下牙弓相对更后、更宽的牙段，上牙代偿性颊倾，下牙代偿性舌倾，从而导致上牙弓宽度增加。因此，骨性Ⅲ类错𬌗的术前去代偿应视上颌后段牙弓宽度的不同，而分别采用：①扩大上牙弓；②缩小上牙弓；③协调上下牙弓等不同的正畸手段。关于上颌弓的扩大方法比较常见，以下为缩小上颌后段的一些方法：

缩小上颌后段牙弓的方法：减数拔牙；反向应用螺旋扩弓器；橡胶圈颌内交互牵引；腭部种植钉牵引。

（2）切牙的定位：切牙及中线的位置对正颌手术的选择设计及美观效果有很大影响。骨性Ⅲ类错𬌗术前正畸中对切牙的考虑主要有以下三方面：①下颌牙弓：下切牙（以及下后牙）的代偿性舌倾是该类错𬌗最突出和最常见的牙列表现。正畸方法为：用细弓丝曲排齐、排平后、通过方丝弓转距及转矩辅弓的运用等改正下牙舌倾。切牙竖直的标准,一般应以牙齿能竖直于牙槽嵴中央,下中切牙-下颌平面角在 90°～95°为佳。②上颌牙弓:上切牙拥挤或过度唇倾,是上颌发育不良型骨性Ⅲ类错𬌗的常见代偿畸形表现。应根据手术方法,参考个体面型,选择扩大前牙弓或拔牙方法排齐上前牙,应控制上切牙位置在正常均值范围,上中切牙-前颅底平面角(∠U1-SN)约 100°～110°。③上牙弓中线:手术前应维持上切牙中线及尽量调正上中线,这对简化手术设计、减小创伤,及术后颜面美观的改善十分重要。

(3)弓形的协调:骨性Ⅲ类错𬌗手术目前多采用颌骨整体移动术式(SSRO、Le Fort Ⅰ型等)。因此,上下牙弓形态的术前正畸协调,多为采用上下整体弓丝协调矫治。每次必须取下弓丝进行个体上下弓形的协调。由于骨性错𬌗致咬合错位,多不能进行口内牙列对合观察,在中后期复诊时,应定期采取研究模型,在模型上发现问题、对比上下弓形差异,并按需调整弓丝后,再放入口中拴扎加力。

3.双颌前突畸形 此类患者牙列大多较完整、较整齐,甚至前后牙关系为正常𬌗。但唇吻部前突,并表现为前牙区的切牙唇倾、过长、拥挤、间隙等。手术多选择上下牙弓前段截骨后徙术,而后段牙弓基本不变。因而正畸处置应不困难,但很多双颌前突患者伴有颏后缩,加之切牙唇倾,加重了面型畸形,由于该类患者主述多要求解决前牙及口唇部前突问题,因而常需同期做颏成形术以改善颜面美观,此外,双颌前突患者的唇多闭合不全,前牙暴露,常合并前牙牙周炎,因此,在术前正畸中进行牙周治疗也十分重要。对不同病况表现的术前正畸中可有如下选择及注意要点:

(1)上下颌骨前部截骨切开术:由于前部牙弓截面宽度较窄,手术后徙与相对较宽的后牙弓截面对合处易形成阶梯,术前矫治重点为:①维持后牙区稳定,原则上不随意改变后牙区弓形大小及其后牙𬌗关系;②应适当扩大上下尖牙远中区宽度(可用片段弓扩大前段末端尖牙区远中宽度);③协调前牙区对接部上下弓形,弧度应协调一致,使手术后徙后有正常覆𬌗覆盖;④对切牙过度唇倾及伸长者,因为在手术后徙前段中,为达成正常切牙覆𬌗,骨块常后上旋动,可造成尖牙接触不理想,为此,应在术前正畸中尽量恢复切牙的正常唇倾度。

(2)上弓前段骨切开术+下弓前段正畸后徙:对于有时间及牙周条件允许的病例,临床中为减少手术创伤,可考虑下颌采用正畸拔牙内收矫治,仅上颌前段做手术截骨后徙。

4.开𬌗畸形 骨性开𬌗主要表现为牙弓局部无咬合接触。最多见为前牙区,严重者仅有后方磨牙能有咬合接触。可由发育、长期不良习惯、外伤、关节疾患等所致。并可同时表现有前牙深覆盖、反𬌗、偏𬌗等。

骨性开𬌗的手术式式选择较多,可为上颌、下颌整体或局部骨段移动,但从咬合的角度,开𬌗的牙及牙弓畸形特点主要为:①上颌牙弓狭窄,可呈 U 字形、上下弓形大小宽度不协调、②𬌗曲线不正,上咬合平面弧形过陡、下咬合曲线为反𬌗曲线;③垂直比例失调:前牙不能咬合、前后牙𬌗面阶梯、面下 1/3 可增高。通常,术前正畸应根据不同病因机制及手术设计选择进行:

(1)拟行 Le Fort Ⅰ型骨切开术式者:适应证多系上颌前上旋后牙槽过高,拟通过上颌前段向下后段向上整体旋转后,下颌自动前旋复位或下颌 SSRO 手术旋转、前徙。术前正畸重点为:①整体弓丝排平上下咬合曲线,平整𬌗面;②各自排齐上下牙列;③上弓狭窄者扩弓,努力协调上下弓形,使上下牙列对合时,前后左右有全面平衡接触关系。该类患者由于口中无法检查对合接触,复诊主要通过每次制取研究模型在口外比对,以进行弓丝调整弯制。

(2)拟行颌骨前部骨切开术式者:适应证为:前牙区垂直发育不足,选择对称拔除前磨牙(多选第 1 前磨牙),拟做上颌前部截骨、下颌前部根尖下截骨或上下前部截骨手术矫治的患者。术前正畸重点为:①结合模型分析,分别矫治前牙及后牙段:排齐、排平牙列;②分别调整前后段弓形,使其后牙(非手术移动区)有稳定咬合接触,使截骨移动段对应牙弓的上下大小弧形吻合;③维持后牙咬合并在调整前牙接触中确定术后的最佳个体正常接触(主要通过模型外科验证)。

（3）其他：对主要机制为上颌前突、下颌不足并发的开𬌗：由于主要机制系颌骨矢状向不调，手术选择同Ⅱ、Ⅲ类畸形，其正畸方法均可参考前述骨性Ⅱ类、Ⅲ类术前正畸矫治的矫治要点，即做好上下牙齿的排齐、上下𬌗曲线的排平，以及上下弓形的协调。并在颌骨手术的垂直向及矢状向调整中，同时解决开𬌗问题。

5.偏颌畸形　偏颌畸形的病因机制较复杂，可为单侧髁突过长、髁突肥大、关节强直；可为不对称下倾前突或单侧颌骨过长；也可为肿瘤、第1、第2鳃弓综合征以及偏面萎缩等。由于是骨面不对称畸变，主要通过正颌、关节、整形等手术进行矫治。术前正畸主要是咬合的协调准备，即恢复咬合平衡。由于长期咬合磨耗和牙代偿倾斜，骨性偏𬌗上下𬌗平面及弓形的不对称、不协调十分明显，也是正畸调整的主要难点。该类畸形的术前正畸矫治重点仍为：①牙的去代偿排齐、排平；②上下牙弓形态大小的协调；③上、下牙咬合接触达个体平衡稳定。正畸方法同前述畸形，但矫治中还应注意以下问题：

（1）复原牙弓对称性是术前正畸的难点。主要是因为交叉咬合常干扰矫治器的施力。因此，必要时可使用稳定𬌗板来消除𬌗干扰：一方面可用于恢复并稳定患者的CR位，以便准确评价颌骨的错位情况，另一方面也有利于牙齿的调整移动。

（2）可先行单颌（上颌或下颌）上矫治器调整，随着弓形的改善，常可减轻咬合障碍，有利于另一颌弓形态的继续施治调整。

（3）对下颌骨偏斜为主的患者，应注意保持及调整上颌牙中线和上颌弓形，尽力矫治上颌𬌗平面，以利于简化及术中下颌的矫治对位。

（4）对个别因𬌗干扰（反𬌗、锁𬌗、错位牙等），无法完全内收复原的局部弓形畸形，只要不影响手术移动对位，不对固位稳定形成干扰，可留待术后正畸解决。

（四）手术前的处理

当术前正畸治疗接近完成时应取上下颌印模，制作研究模型，将上下模型置于术后要求的位置上，观察上下牙弓的形态、大小是否协调，咬合是否平衡，有无𬌗干扰。对有𬌗干扰的牙可以调节弓丝再做细微调改，或适当地调改咬合。当术前正畸治疗结束后，应做术前记录，包括头侧位片、全景X线片、切牙区根尖周X线片和牙𬌗模型，再做头影测量预测和模型外科。外科医师与正畸医师再次会诊，最后确定治疗计划。做术前常规检查。入院后，取下原有矫治弓丝，再次取上下颌工作模型，以备作𬌗导板。

1.稳定弓丝的制作　稳定弓丝必须用方丝弯制，如为0.46mm的方丝弓托槽应采用0.43mm×0.64mm的方丝，而0.56mm的方丝弓托槽应采用0.53mm×0.64mm的方丝弯制。弯制良好的稳定弓丝应具有足够的强度，且能够充分地被动入槽，与槽沟接触紧密，对牙弓不产生主动的矫治力，牵引时不发生移位或转动。弓丝弯制完成后，在上下弓丝上焊接或夹接多个牵引钩，以备术中颌间牵引固定使用。完成后的稳定弓丝可预先用结扎丝拴扎固定于牙列上，但对手术需切断牙弓者应在手术完成后再拴扎。

2.定位𬌗导板的作用和制作

（1）𬌗导板的作用

1）稳定作用：很多正颌外科患者，尽管已经进行过术前正畸治疗，但由于骨畸形、牙错位及咬合的干扰，常难完全预达成完好的上下牙列嵌合关系。若手术结束时直接通过稳定弓丝作颌间牵引，由于不能达尖窝稳定对合接触，牵引可产生咬合滑动错位，不仅影响骨段愈合，而且可造成新的矢状向错位以及医源性前牙深覆𬌗等。为弥补这种术前咬合关系的对位不良，预先按模型外科模拟手术所达到的咬合关系在上下牙列间制作成定位𬌗导板是最为有效的方法。在手术中，按该𬌗板记录的上下牙印位置，对位上下牙列，然后再做颌内及颌间牵引固定，不仅可起到稳定和保持各截骨段间术后对位关系的作用。同时，避免了颌间牵引力不均衡可能导致的个别牙变位或伸长所造成的牙错位及深覆𬌗等新的畸形产生。

2)定位导引作用:除具有术后固位的作用外,定位𬌗导板另一个更重要的作用是手术中对颌骨的"定位"引导。在外科手术中,由于口腔的解剖生理特点,手术视野及方法的局限性,很难在手术时用量角器等仪器去精确测量和确定术前预测的骨段移动量及旋转角度,但采用了定位𬌗板后,由于𬌗板上预先记录了术前模型外科所确定的手术后颌骨及牙𬌗的既定位置关系,故只需将颌骨截断后,按𬌗板上的上下牙印,对位上下牙列位置并作固定,即可解决手术中定量化的移动和固定,这就大大降低了手术的难度,节省了手术时间。因此,作为一种成功的手段和方法,目前在正颌外科中定位𬌗板的制作已成为手术前常规的准备内容和步骤。

(2)𬌗导板的要求:𬌗导板应在保持足够强度的前提下尽可能薄;𬌗导板不宜过宽,唇颊面覆盖切缘与颊尖 0.5～1mm,舌侧微宽 1～2mm,且较颊侧稍厚形成楔形,以防止𬌗导板变形;应覆盖最后磨牙𬌗面1/2,防止磨牙伸长,同时避免妨碍术后通过磨牙后垫进食;如有必要,可在舌侧放置加强钢丝。在双侧上颌第一前磨牙区颊侧增宽并用 700 号裂钻磨 2 个小孔,以备术后钢丝结扎固定;同时,应在𬌗板的下颌面,即在其下牙印迹凹外缘去倒凹调磨,扩大形成弹坑样进入口,以利于手术中下颌顺利无阻就位;最后,𬌗导板的非固定面(如𬌗导板与上颌牙弓结扎固定,则其与下牙弓相对的面就是非固定面)的边缘应适当调磨光滑,使其既与对应牙弓保持稳定的尖窝关系,又不对下颌在功能运动过程中的侧方运动产生干扰。

(3)下颌单颌手术时𬌗导板的制作:如手术方案只涉及下颌单颌手术,𬌗导板的制作较为简单。只需将下颌模型按照手术方案模拟下颌骨移动的方向和距离,然后与上颌模型一起稳定地固定在简单𬌗架上,用热凝或自凝树脂按上述要求常规制作𬌗导板即可。

(4)上颌或双颌手术时𬌗导板的制作:如果手术方案涉及上颌或双颌手术,那么下颌 CR 位置的准确定位是确保手术能否获得精确颌骨移动的先决条件。正畸医师首先通过一定的手法精确定位患者的 CR 位置,并通过负荷试验验证该位置的精确性,取得 CR 位咬合记录。再利用面弓将上颌骨或上牙弓相对于髁突的三维空间位置精确转移到半可调式𬌗架上,继而用已取得的 CR 位咬合记录将下颌模型转移、固定在𬌗架上。然后将模型及邻近石膏底座的唇、颊侧面修整平整,标记好相应的水平和垂直参考线。然后根据X线头影剪裁预测的计测值及手术预期的目标,设计模型的切割、旋转,移动部位及移动量。模型的切割一般先上颌后下颌。上颌横切割线一般应高过腭顶,下颌常选择设计于约牙根尖下 3mm 处。纵切割线应不损伤切割部的牙间触点。模型拼对完成后,即用蜡充填固定以便正颌外科医师根据模型外科分析后模型及邻近石膏底座上参考线距离和角度的相对变化来预估手术中颌骨需要移动和旋转量的大小。

需进行双颌手术的患者,因手术中外科医师需要先利用下颌骨来定位上颌骨,然后再利用已固定的上颌骨来定位下颌骨的最终位置,所以𬌗导板也应制作两次,包括中间𬌗板和终末𬌗板。在𬌗架上进行模型外科分析的过程中,正畸医师根据手术方案先移动上颌模型到理想的最终位置,在此位置上固定上颌模型,并制作中间𬌗板。待中间𬌗板固化后将其小心取下(在此过程中应特别注意保证模型的𬌗面不受损伤),然后再移动下颌模型至手术最终位置,再次制作终末𬌗板。在手术过程中,外科医师先利用中间𬌗板来临时定位并固定上颌骨,然后再利用终末𬌗板来定位下颌骨的最终位置。

(5)𬌗导板的试戴:𬌗导板制作完成后,手术前应分别在上下牙弓上试戴,检查是否与上下牙弓𬌗面外形一致,有无翘动和早接触,是否与𬌗面平衡接触。𬌗导板试戴合适后,应浸泡在冷水中,以备术中使用。

(五)颌间牵引固定及方法

1.颌间牵引固定时间　手术后颌间橡胶圈牵引固定时间,过去一般认为应为 6～8 周,以利骨端愈合。随着坚硬内固定在正颌外科手术中的迅速普及,目前的观点认为,正颌外科术后没有必要对患者进行长时间的颌间牵引固定,而应尽快让患者开始功能训练,以利患者功能的尽早恢复。Proffit 等建议:𬌗导板只需戴用 4 周左右,然后即可开始术后正畸治疗。在术后第 1 周时,就可以让患者开始作非常轻微的张、闭口训练(以不感到疼痛为限),患者进流质食物;从术后第 2 周开始,嘱患者每天做 3 次,每次约 15 分钟的张、闭口以及侧向功能训练,训练中要求患者闭口时要回到𬌗导板的尖窝关系中,以诱导建立正确的咬合关系。在这个阶段,患者可以开始进食很细小的软食(同样以不感到过分疼痛为限)。只要患者能够坚持功能训练,6～8 周后其下颌运动即可完全恢复正常。必须注意,在术后 4 周内,𬌗导板及颌间牵引必须 24 小时戴用,以保证颌骨在正确位置上顺利愈合。

2.颌间辅助固定方法 在正颌术后除了采用常规的稳定弓丝牵引固定外,对于部分特殊患者也采用微种植钉进行颌间牵引固定。其主要是针对具有以下适应证的成年正颌患者:①无牙𬌗或失牙过多无法利用牙齿作为固定的患者;②严重牙周疾患,由于牙松动而不能或不能胜任稳定弓丝牵引的患者;③牙冠多数残缺、重度磨耗、脱钙、氟牙症等难以稳定粘固托槽,因而无法固定稳定弓丝的患者;④外伤缺损进行复位后,无法对位咬合的患者。

微种植钉一般在正颌术前 2～4 周前植入,如果术前正畸中有加强支抗设计需要,可早期植入应用。微种植钉主要作用为代替稳定弓丝上的牵引钩,植入上下牙槽骨后,通过在其上下螺钉间牵挂橡胶圈,从而固位上下颌于𬌗导板上。因而微种植钉不宜植入过多,但应充分考虑力的均衡和牵引方向,以达到上下牵引固位平稳为度。例如,对局部失牙患者,可在有牙接触区设计局部唇弓牵引杠并同时设计上下颌间整体全𬌗导板(失牙及缺损区可用塑胶𬌗垫充填占位),仅同时在局部失牙区上下各植入 1～2 颗微种植钉平衡局部牵引力即可。临床上,对上下牙过度磨耗、失牙、外伤后,需考虑术后恢复颌间距及重建颌位的患者,在牵引设计中可主要通过调整𬌗导板的形态厚度升高咬合,以及调整微种植钉植入的部位来平衡上下牵引力。

除微种植钉外,L 形及 T 形钛种植夹板也可用于代替稳定弓丝牵引,例如对于一些严重骨外伤并缺失牙的患者,则可考虑在手术复位时,一并临时植入 L 形或 T 形钛种植板,使一端伸出骨外供颌间固定牵引用。但种植夹板的缺点是最后取出时创伤较大,故应用较少。

(六)术后正畸治疗

绝大多数正颌患者需要进行术后正畸治疗。尽管正颌手术前患者已做过正畸调整,尽管手术已基本解决骨骼畸形及上下颌骨位置关系,但这种术后新建立的牙颌面关系尚不稳固,正常的咬合运动和𬌗平衡尚未建立,拔牙后产生的间隙可能未完全关闭,新颌位的建立改变口周肌环境(口腔缩小、肌力变化等)不易很快代偿适应,此外,还可能因术前正畸遗留或手术问题而出现一些新的𬌗关系紊乱等。因此,为了进一步改善咬合功能,尽快地取得𬌗平衡,及时关闭剩余间隙或利用剩余间隙矫治拥挤错位牙,以及为了防止畸形的复发和解决一些术后意外出现的𬌗关系紊乱等,都需要做术后正畸矫治。特别是某些骨性畸形,只有在术后才能取得矫治的条件,才能进行牙的移动调整,因此,术后矫治十分必要。实践证明,术后正畸治疗也是取得正颌外科满意及稳定效果必不可少的重要步骤。

在术后 4 周伤口基本愈合后,由正畸医师取下𬌗导板及稳定弓丝,换用较为细、软的正畸弓丝开始术后正畸治疗,进一步仔细调整牙位,使上下牙列达到最大尖窝锁结的稳定咬合关系。与术前正畸中的"去代偿"治疗目标不同,此时颌骨关系已矫治改善,主要是牙/牙槽弓关系的调整,因此,术后正畸的目标应与常规正畸基本相同,即在已矫治的颌骨基上作"代偿性牙移动"调整。主要包括:①排齐个别扭转或错位牙;②关闭剩余牙间隙;③改正深覆𬌗、矫治局部小开𬌗;④美学弓调整上下牙弓大小及咬合曲线;⑤精细调磨及完善牙齿的咬合接触关系(调𬌗、牵引)等。

但是必须要注意,在术后正畸治疗的初期,除了进食时可以取下橡皮圈外,其他时间患者仍应使用颌间橡皮圈牵引,如后牙或前牙轻力垂直牵引、小Ⅱ类或小Ⅲ类牵引,使上下颌牙齿在术后位置上建立最大的尖窝交错接触关系。一般术后 6～8 周时,患者即可恢复正常饮食。术后 8 周以后,颌间橡皮圈牵引仅在夜间使用即可。

最后,当术后正畸治疗结束后,去除矫治器,常规保持即可。一般来说,术前正畸治疗时间 0.5~1 年,一般不超过 1 年半,术后正畸治疗时间在半年内完成。

五、术后保持及特殊考虑

1.影响术后稳定的因素

(1)手术的影响:不同部位、不同类型的手术设计,由于涉及的骨移动方向、位移大小、组织血供及功能结构不同,都将影响术后的稳定。报道认为向上移动上颌骨和颏成形术是最稳定的正颌外科手术,其次是下颌前徙手术、颌骨前徙手术,而下颌骨后退术和上颌骨下降术稳定较差;稳定性最差为扩大上颌骨手术。这是由于扩大上颌骨后,被扩张腭部黏膜回位牵拉是骨块复位的主要原因。控制这种复发的关键,除在术中适当过度矫治外,往往应在术后进行较长时间的保持;

(2)神经肌肉的影响:神经肌肉适应性改建是正颌手术稳定性的必要条件。正颌外科手术在改变骨骼结构的同时,也改变了长期稳定的口颌系统神经肌肉环境,例如骨性 Ⅲ 类下颌后徙后,固有口腔缩小,舌活动空间被压缩。同时,下颌骨位置和牙列咬合的改变,将导致其下颌运动轨迹及咬合力改变增加,这些都必然影响颌骨的改建和位置的稳定,并需要一个较长的调整适应过程;

(3)颞下颌关节的变化:颞下颌关节位置与功能变化一直是临床医师关注的问题,正颌术前是否进行了 CR 位的精确定位,关系着术中骨移动调整量是否足够、就位是否准确;手术后下颌长度、咬合位、𬌗力及运动轨迹的改变必然影响关节的重新适应;此外,一些正颌术式如下颌支手术容易导髁突移位。文献中也有不少关于正颌外科术后髁突移位、吸收的病例报道。因此,髁突移位和功能障碍也常是导致畸形复发的重要因素。为此,除了应在手术中注意骨内固定的手法、维持髁突与关节窝的正确位置外,正颌术后应常规进行行术后正畸;正畸结束后也进行较长期的术后保持,以提供组织改建和适应的时间和空间,即应较长期戴用保持器装置非常重要。

2.保持器的选择　目前临床上最为常用的保持装置有:Hawley 式活动保持器、舌侧固位丝,以及压膜式保持器。全天戴固位器的时间一般 1 年,应定期观察,约 3 个月复诊一次,活动式保持可根据个体情况在 1 年后逐渐减少戴用的时间,直至𬌗关系完全稳定,极少数者需终身戴用保持器。

(刘 琪)

第十七节　正畸治疗中的口腔健康维护

近年来,随着矫治器的不断改进和矫治技术的不断更新,正畸医师已经可以做到精确地移动牙齿,同时在正畸治疗后获得良好的矫治效果和长期稳定的疗效。而正畸治疗是一个长期的过程,应该注意矫治器戴入口中后对口腔内环境的影响,需要医师和患者共同合作,对矫治器和口腔卫生进行良好维护,才能取得满意的矫治效果。

一、正畸治疗中口腔健康常见问题

(一)釉质脱矿

正畸治疗过程中,由于矫治器部件粘接在牙齿上,食物残渣容易附着在牙齿表面,造成菌斑堆积。在治疗中或拆除矫治器后,可在牙齿的唇(颊)面上发现形态不规则的白垩色斑,这就是釉质脱矿。当脱矿程度严重时,釉质表层剥离,出现明显的龋损。

有研究表明,在没有任何干预措施的情况下,正畸患者釉质脱矿的患病率高达 $50\%\sim60\%$。当患者能够在医师的指导下认真完成自身口腔卫生维护时,釉质脱矿的患病率就会明显下降。由此可知,患者自身口腔卫生的维护是减少釉质脱矿的关键。

(二)牙周组织炎症

戴用矫治器的正畸患者如果忽视了口腔卫生维护,就会出现不同程度的牙周组织健康问题,最常见的就是牙龈炎症。主要表现为牙龈红肿、探诊出血,有些表现为牙龈增生。少数患者的牙龈炎症也能在此期间发展为牙周炎,表现为牙齿松动度增大、牙龈退缩、牙槽骨吸收。

二、正畸治疗中口腔健康教育和卫生保健

(一)口腔健康教育

口腔健康教育已经成为正畸治疗中不可缺少的组成部分,在患者治疗前就应开始系统的健康教育。主要是向患者讲解保持口腔健康的重要性,介绍菌斑在牙体牙周疾病中的危害,指导正确的刷牙方法等。在以后的复诊中,主要工作是对患者口腔卫生状况的监控,对其口腔卫生行为的指导。

(二)口腔卫生保健

1.正畸治疗前的准备工作　在正畸治疗前可请相关科室会诊,仔细检查患者的口腔卫生状况和存在的牙体、牙周疾病。牙体牙髓疾病应在矫治前进行完善的治疗;正畸治疗前多需进行牙周洁治,清除龈上结石。

2.对于戴用固定矫治器的患者,应掌握正确有效的刷牙方法(推荐改良 Bass 法),准备好正畸专用牙刷或软毛牙刷。每次复诊时,可以先拆除结扎在托槽上的弓丝,再次指导患者如何刷牙,并反复练习。

3.规范正畸临床操作　正畸治疗中规范的临床操作,有助于减少釉质脱矿和牙周组织炎症的发生。

(1)釉质酸蚀应严格控制酸蚀的时间和面积,使其面积略大于托槽底板的面积即可,不应将整个牙齿唇颊面全部酸蚀。

(2)粘接托槽后及时将托槽周围的粘接剂"飞边"清除干净,减少菌斑附着。

(3)选择大小合适的带环,尽可能使带环边缘位于牙龈缘以上。

(4)对于已经患有牙周病的患者,尽可能使用直接粘接的颊面管。

三、矫治器的维护

(一)活动矫治器维护

1.教会患者自行取戴矫治器,掌握正确的摘戴方法,避免损伤口腔黏膜及其他面部组织。

2.教会患者正确清洁矫治器,每天进食后需要用牙刷蘸牙膏清洁矫治器的各个部位,尤其是与黏膜贴合的组织面,去除存留的食物残渣。但不可用力过猛以防变形、损坏。

3.注意检查矫治器的各个部位,如有问题应及时与医师联系。

4.树脂矫治器不宜用沸水烫洗,不宜用有机溶剂擦洗。

5.在特殊情况下不戴用矫治器时,应妥善保管,防止损坏和丢失。矫治器不可干放,清洗后用凉水浸泡,以防变形。

(二)固定矫治器维护

1.在安装矫治器前,需要让患者了解矫治器组成,不允许自行扳动或调整矫治器。

2.为了减少矫治器脱落频率,不要吃过硬、过黏、纤维多的食物,更不要啃食物。

3.矫治过程中如出现牙齿自发性疼痛、松动或出现托槽、带环的脱落及弓丝变形等情况,应及时请医师进行处理。

四、小结

成功的正畸治疗离不开患者的密切配合。矫治器的维护和口腔健康教育是正畸治疗整个过程的重要组成部分。正畸医师需要有意识地在患者治疗前就进行系统的讲解和教育,并提醒和督促患者做好口腔卫生保健。

正畸患者以青少年为主,应该尽可能让患者自身及其家长了解口腔卫生不良对牙齿及牙周的损害,使家长能够重视并起到协助教育和监督的作用。

活动矫治器可自行摘戴,正确的摘戴方法和及时的清洗尤为重要。固定矫治器粘接在牙齿表面,影响牙齿清洁,容易诱发釉质脱矿和牙周组织炎症,医师需要教会患者正确的去除菌斑的方法,并反复宣教。

(刘　琪)

第十八节　矫治后的保持

错𬌗畸形经过矫治后,牙齿或颌骨的位置发生了改变,但它们有退回到原有状态的趋势,即复发。为了让其周围骨质及邻近组织适应性改建,使牙齿、颌骨稳定于该特定位置,需要进行保持。因此,保持已获得的矫治效果应为矫治计划中不可或缺的一部分,在一定程度上决定着正畸治疗的成败。

一、保持的必要性

(一)新的动力平衡尚未建立

在错𬌗畸形形成过程中,唇、颊、舌肌及口周肌肉形成了与畸形相适应的肌动力平衡。错𬌗畸形的矫治,是用矫治器破坏畸形的动力平衡,恢复正常功能。由于畸形形态学的改变往往先于功能和肌动力的改建。这样,在畸形形态矫治完成后,新的形态还可能受到旧的动力平衡的影响而被破坏,导致畸形的复发。所以必须保持矫治后的新位置与新形态,等待肌系统改建完成,以建立新的动力平衡。

(二)牙周膜纤维张力尚未恢复平衡

错𬌗畸形矫治过程中,被矫治牙齿的牙周纤维束扭曲变形。在牙龈结缔组织纤维及牙周膜纤维的张力建立起新的平衡前,牙齿不能稳定于新的位置,尤其是扭转牙矫治后更易复发,因此必须进行保持,使牙周组织得到彻底而稳定的改建。

(三)𬌗关系的平衡尚未建立

在矫治过程中,由于改变了上下颌牙、牙弓或颌骨的位置,建立了新的𬌗关系。在上下颌牙齿的牙尖斜面关系未经咬合调整达到平衡前,这种新建立的𬌗关系是不稳定的,使错𬌗畸形有复发的趋势。因此,在矫治之后,必须通过功能磨耗或人工调𬌗建立新的平衡,这个过程需要借助较长时间的保持来完成。

(四)口腔不良习惯未破除

由口腔不良习惯导致的错𬌗畸形,在矫治的同时要注意不良习惯的彻底戒除,否则矫治效果就不会稳定。去除因各种口腔不良习惯造成的肌动力不平衡因素,对最终保持矫治疗效、防止复发有重要作用。

(五)生长发育

生长发育有助于许多错𬌗畸形的治疗,但是也可引起错𬌗畸形矫治后的复发。颌骨的生长是长、宽、高三维方向立体发展的,宽度的发育最早完成。正畸矫治通常在恒牙早期进行,颌骨长度和高度的发育会持续到矫治结束后几年的时间。因此,在制订保持计划时,必须充分考虑到生长发育可能对矫治效果产生的不良影响,有针对性地设计保持方法和保持时间。

(六)第三恒磨牙的萌出

上下颌第三磨牙,尤其是前倾和水平阻生的第三磨牙在萌出过程中,对牙弓有向前挤压的力量,这个力量可能与一些错𬌗畸形如上颌前突、下颌前突、前牙拥挤等的复发相关。虽然目前在此问题上还存在一定争议,但我们在制订矫治和保持计划时,应该考虑到第三磨牙的因素,并密切注意第三磨牙的萌出,必要时应及时拔除,以免第三磨牙的萌出对矫治疗效产生不利的影响。

二、影响保持的因素

(一)牙齿的大小、形态和数目

牙齿大小不调或是形态数目异常,可造成上下牙齿宽度比例失调,影响矫治效果,应配合减数或义齿修复,以稳固矫治效果。

(二)牙齿邻接关系

矫正后如果某个牙齿邻接关系不良,可危及到牙弓的稳定,引起新的错𬌗畸形。建立良好的牙齿邻接关系,能抵抗来自咬合及各个方向肌肉所施加的压力,有利于保持。

(三)𬌗关系的平衡

广泛的牙尖交错关系最稳定,而尖对尖的𬌗关系不利于矫治后的保持。另外,在矫治过程中要注意调整𬌗关系,消除早接触点,建立𬌗关系的平衡,避免功能性错𬌗的发生。

(四)牙弓的大小与基骨的关系

牙弓的大小应与基骨相适合,牙齿只有位于基骨之内才能保持稳定。矫治结束后,如牙弓大于颌弓,牙齿位于基骨之外,则容易复发。

(五)牙周软、硬组织的健康状况

健康的牙周组织是矫治效果稳定的先决条件。如果牙齿受力过大,牙周膜内的代谢紊乱,则不利于牙齿移动后的保持。牙槽骨发生病变,就难以承受正常的咀嚼压力,也就不利于矫治后牙齿的稳定。

(六)髁突的位置

正畸治疗过程中,如果下颌位置发生了改变,而髁突和关节窝的改建不足以适应新的下颌位置,一旦髁突回到正常位置,就会导致错𬌗畸形的复发。

(七)肌功能状态

恢复咀嚼肌、颜面肌和舌肌的正常功能,使其内外压力协调,有利于保持牙齿位置和咬合关系的稳定,从而达到防止错𬌗畸形复发的目的。

(八)超限矫治

机体组织器官的可塑性是有一定生理限度的,超过这个限度,治疗就会失败。临床矫治时如果超限矫治,采用任何方法进行保持也不会收到稳定的效果,因此在制订治疗计划时就应考虑到其生理限度。

三、保持的方法

为了使牙和颌骨稳定于矫治后的特定位置,保持良好的临床矫治效果,一般需要戴用保持器进行保持以防止复发。

(一)保持器应具备的条件

1.尽可能不妨碍各个牙齿的正常生理活动。

2.对于处在生长期的牙列,不能影响牙颌的正常生长发育。

3.不妨碍咀嚼、发声等口腔功能,不影响美观。

4.便于清洁,不易引起牙齿龋蚀或牙周组织的炎症。

5.结构简单,容易调整,摘戴方便,不易损坏。

(二)保持器的种类及应用

1.活动保持器

(1)Hawley 保持器标准型:适用于唇侧或舌侧错位牙齿矫治后的保持,以及防止扭转牙的复发,是临床最常用,历史最悠久的活动保持器。为 Hawley 于 1920 年设计,由双曲唇弓、一对磨牙卡环及树脂基托组成(图 21-39)。双曲唇弓应与前牙轻轻接触而无压力,卡环应具有良好的固位作用,基托可以覆盖全部硬腭,也可作成马蹄形。这种保持器允许牙齿有生理范围内的调整,唇弓控制切牙位置,曾用于关闭多带环固定矫治器所致的牙间隙。由于直接粘接技术的广泛应用,一般不再需要用它来关闭间隙,偶有需用带环的患者在保持时可考虑选用。

制作 Hawley 保持器时固位卡环的位置非常重要,卡环放置位置不当,会影响牙𬌗关系,破坏正畸治疗结果。在下颌制作 Hawley 保持器时要注意,如果制作时没有去除倒凹,其将很难戴入且摘戴时很易折断。

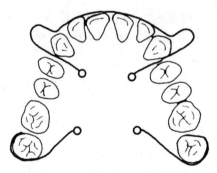

图 21-39   标准 Hawley 保持器

(2)改良 Hawley 保持器Ⅰ型:由双曲唇弓、一对磨牙箭头卡环及树脂基托组成。在第一前磨牙拔除的病例中,由于 Hawley 保持器标准型是将双曲唇弓横过拔牙间隙,不能保持已关闭的拔牙间隙,甚至适得其反。因此,对 Hawley 保持器标准型进行改良,将唇弓焊接在磨牙箭头卡环的颊侧桥体上,有利于保持关闭后的拔牙间隙。

(3)改良 Hawley 保持器Ⅱ型:其结构简单,由上下颌树脂基托及一个包埋于牙弓两侧最后磨牙远中面基托内的长唇弓组成(图 21-40)。唇弓在牙弓的两侧各弯制一个垂直曲,调节双曲可以关闭牙弓内的少量间隙,而且该双曲唇弓无越过咬合面的部分,所以不会影响咬合。

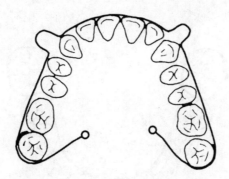

图 21-40　改良 Hawley 保持器Ⅱ型

（4）改良 Hawley 保持器Ⅲ型：该保持器适用于初诊时尖牙唇侧错位的患者，由唇弓、固位卡环和基托组成。它的特点是唇弓通过侧切牙和尖牙之间由唇侧进入舌侧，并由尖牙卡环来控制尖牙的位置，同时又可提供良好的固位作用。

（5）Hawley 保持器的其他改良型：在 Hawley 保持器基托上前牙的舌侧基托设计平面导板，使下切牙轻微接触平面导板，有利于深覆𬌗矫治后的保持；在 Hawley 保持器基托上前牙的舌侧基托设计斜面导板，使下切牙轻微接触斜面导板，有利于 AngleⅡ类错𬌗矫治后的保持。

（6）牙齿正位器：牙齿正位器目前多使用预成品，有多种规格，也可自行设计制作。它是用软橡胶或弹性树脂制成的一种具有可微量调整牙齿位置的保持器，其上下颌连成一体，覆盖所有牙冠，有利于咬合关系及牙位的稳定，适合于有一定生长潜力的患者矫治后的保持。

（7）负压压膜保持器：由弹性塑料制作，覆盖所有牙列的牙冠，用于矫治后的保持，有利于咬合关系及牙位的稳定，效果良好。压膜保持器外形美观，体积较小，目前应用较为广泛。

（8）功能性保持器：对于生长发育期已经进行了功能矫形治疗的患者，为了充分保持已取得的骨性和功能性矫形的效果并使肌功能平衡完全建立，又或者为了防止随着生长发育的进行而导致错𬌗的复发时，均可以选用唇挡、生物调节器、前庭盾等进行功能性矫形治疗的矫治器，来作为功能性保持器。当治疗结束后，可将原功能矫治器做适当的改动作为保持器继续使用，直到生长发育期基本结束为止（图 21-41）。在保持时，还应配合其他的一些方法，如肌功能训练、调𬌗等，以便加快肌肉、牙齿对新环境的适应。

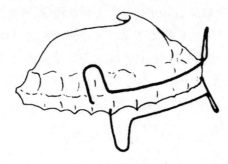

图 21-41　功能性保持器

2.固定保持器　设计和应用各种固定装置直接粘接于牙冠表面来进行保持，其不受患者合作因素的影响，且保持效果稳定、可靠，适用于需长期或终生保持的患者。

（1）固定舌弓或唇弓：根据保持的需要，在两侧第一磨牙带环上焊接与牙齿舌面或唇面接触的舌弓或唇弓，用于牙弓长度或宽度经矫治改变后的保持；也可在两侧尖牙上制作带环，然后焊接唇弓或舌弓（图 21-42）。临床上下颌尖牙之间的固定舌弓最常用，当下前牙拥挤经不拔牙矫治排齐后，尖牙之间的固定舌弓常需使用到第三磨牙萌出或拔除后。

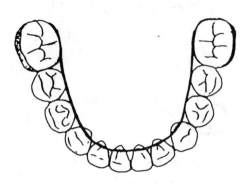

图 21-42　固定舌弓保持器

(2)粘固式前牙固定舌侧保持器：可以用麻花丝较容易地制作尖牙间粘固式保持器。青少年后期下切牙常常发生拥挤或加重拥挤的程度，特别是下前牙经过唇向开展矫治后的病例，主要原因是生长中唇肌的压迫。此时可用舌弓，将其在舌侧靠近舌隆突的位置与前牙粘接在一起，以便保持前牙的位置。

(3)牙间隙矫治后的固定保持丝：主要用于中切牙间隙矫治后的长期保持。取一段长短合适的麻花丝，将其弯制成一段弧形，与中切牙舌侧贴合，将其粘接在两中切牙舌隆突以上不影响咬合处，既允许中切牙有一定的生理动度，又能保持中切牙的位置(图 21-43)。

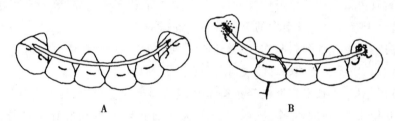

图 21-43　固定舌侧丝保持器
A.带环式　B.粘接式

(三)保持期限

由于正畸治疗完成后复发趋势可能始终存在，所以一般情况下正畸治疗完成后要求进行至少 2 年的保持，保持的时限受患者的年龄、健康状况、错𬌗的病因、类型及程度、矫治方法和矫治持续的时间等多种因素的不同而有较大的差别。不同的学者对此提出了从不保持到永久保持的各种建议。

一般情况，要求患者在最初的 6~12 个月内，白天晚上都戴用保持器；此后 6 个月内，只每天晚上戴用；再后 6 个月，隔日晚上戴用。如此逐渐减少保持器的戴用时间，直至牙齿稳定，不需再戴保持器为止。个别情况，如患者年龄小、矫治时间短、错𬌗程度轻等可适当缩短保持期限；而成年患者、遗传性错𬌗、扭转牙等的保持则应适当延长期限。

四、复发的预防

保持器去除后，患者几乎都有复发的倾向，针对不同的错𬌗畸形可采取以下预防复发的方法：

1.牙齿过度矫治　对某些患者常可预防矫治后的复发，如深覆𬌗或开𬌗，应矫正到超过正常覆𬌗的程度，扭转牙也有必要进行过度矫治。

2.早期治疗　在颌骨生长发育的快速期进行矫治，能获得比较稳定的效果。

3.牙颈部周围纤维切断 扭转牙矫治后,靠通常的保持方法往往不能得到稳定的效果,可对该牙进行牙颈部周围纤维切断,可减少保持时间并防止复发。

4.永久性保持 有的病例延长戴保持器的时间也不能防止复发,可采取固定或可摘修复体作为永久性保持器进行永久保持,如畸形钉状侧切牙、上中切牙间隙、严重扭转牙及恒牙缺失等。

5.外科正畸 有些错𬌗畸形仅仅依靠机械矫治治疗难以得到全面改善,往往须配合正颌外科手术治疗,如下颌前突畸形及开𬌗畸形等。

6.口腔不良习惯戒除 咬唇、吐舌等口腔不良习惯,在保持器去除前必须完全戒除,才能防止复发。

五、小结

保持是正畸治疗中的不可或缺的一个重要环节,对保持问题的关注应该贯穿整个正畸治疗的始终。任何正畸治疗计划都应该包括主动治疗完成之后的保持计划与设计,同时也是评价矫治成败的指标之一。牙齿、颌骨的移动与周围软硬组织的改建过程密切相关,很多原因都可能引起复发,必须对这些原因有深入的了解,才能帮助我们制定合理、有效的保持方法。

保持器有多种类型,临床中可根据患者错𬌗情况进行选择,既要有利于牙齿和骨骼的稳定,又要简单、方便,易于清洗。医师也要充分考虑到患者的配合程度,定期复诊观察,指导其顺利完成保持阶段。

（刘 琪）

第二十二章 口腔预防

第一节 氟化物的使用

20世纪预防口腔医学对人类最大的贡献之一是发现了氟化物能够预防龋病。氟是人体健康所必需的一种微量元素,适量的氟可预防龋病,摄入氟过多或过少都会给人体健康带来不利的影响,特别是在牙萌出之前和矿化期间。我们应该用科学的态度对待氟化物,充分发挥氟对人体的健康效应,同时避免过量氟对人体健康造成的负效应。

一、氟化物与口腔健康

(一)环境氟分布与人体氟来源

【环境氟分布】

氟是自然界固有的化学物质,在构成地壳的各种元素中居第17位,占地壳总量的0.06%~0.09%,地壳的含氟量是600~900mg/L,氟在自然界中的分布十分广泛。

1.岩石和土壤　由于氟的化学性质极其活泼,自然界中的含氟化合物种类很多,被鉴定含氟的矿物质就有50种以上,多数为硅酸盐,最常见的有:磷灰石,萤石,冰晶石等。

地壳中各种岩石均含有一定量的氟,其平均氟含量为650mg/kg(0.065%)。土壤氟随深度而增加。我国土壤的含氟量上限为6000mg/kg,一般为50~500mg/kg,水溶性含氟量为0.1~1.0mg/kg。土壤中水溶性的氟是活性氟的最大部分,是引起人类氟中毒的直接原因。

2.生物　各种植物体内普遍含有一定量的氟,植物中的氟多数来源于土壤。树叶中正常氟含量一般为干重2~20mg/kg,该含量随植物的种类、树叶的年龄、土壤的含氟量、化肥的使用情况及其他因素不同而发生变化。植物中含氟量最高的是茶树,据报道有的茶树含氟量每千克高达几百毫克。在不同品种的成品茶中,以砖茶的含量最高。

3.水　由于地壳中普遍存在氟化物,因此水中都会有不同浓度的氟化物。我国各地区自然水源含氟量差异亦较大,大多数大城市自来水含氟量都较低。近年来调查结果为0.1~21.8mg/L。

4.大气　在自然状态的大气中,含氟量是很低的,人体从空气中摄入的氟常可忽略。但是,在空气氟污染严重的地区却能使人体中毒。

【人体氟来源】

1.饮水和饮料中的氟　人体氟的主要来源是饮水,约占人体氟来源的65%。水中氟很容易被吸收。机体从饮水中摄入氟量的多少直接受到饮水氟浓度和饮水量的调控。习惯饮茶可增加入体氟的摄入量。

一个嗜好饮茶的人,每日从茶叶中可摄入 1～3mg 的氟。饮料是人体氟的另一重要来源。

2.食物中氟　人体每天摄入的氟约有 25% 来自于食品。所有食品,包括植物或动物食品中都含有一定量的氟,但差异很大。

植物食品如五谷种子类、蔬菜、水果、调味剂等,常因地区的不同其含氟量有较大差异。

动物性食品中以骨、软骨、肌腱的含氟量较高,其次为表皮。

3.空气中的氟　虽然空气中的氟不是人体氟的主要来源,但是在某些特殊环境条件下可引起空气氟污染,人体通过呼吸道吸入空气中的氟,造成机体氟中毒。

4.牙科制品中的氟　随着含氟牙科产品的广泛应用,人们越来越多地接触到氟,而某些口腔局部用氟产品的氟浓度很高,使用这样的产品不小心咽下的氟可达到甚至超过饮食中摄取的氟量。因此,婴幼儿不推荐使用含氟牙膏。

(二)人体氟的代谢

了解氟化物的代谢过程,对安全有效的使用氟化物非常重要。

【吸收】

一般情况下,氟随饮料、食物或以某种氟片剂被摄取。氟化物在机体内的吸收受到诸多因素的影响。氟化物的溶解度和理化特性可决定其吸收率的高低。可溶性氟化物如氟化钠,几乎 100% 被吸收;不溶性的氟化物如氟化钙吸收率只有 37%～54%。食物中无机氟及钙、铝含量高时,氟的吸收就减少。胃的 pH 影响氟吸收的速率,结论是胃的 pH 值与氟吸收率呈负相关。大多数局部应用的含氟制剂吞咽后,氟几乎全部被吸收,如含氟牙膏、酸性磷酸氟凝胶、含氟涂料等。

【分布】

1.血液、乳汁和软组织　血浆是氟分布至机体各部位及排除体外必须流经的中心部位,大多数软组织细胞内液体中的含氟量与血浆氟浓度之间存在着稳定状态。几种特殊的体液,如龈沟液、导管唾液、胆汁与尿及血浆氟也有稳定的关系。没有证据表明氟与任何软组织结合。氟化物可通过胎盘,胎儿血氟水平约为母体血氟水平的 75%,说明胎盘只有部分屏障作用。

2.骨和牙　氟是钙化组织的亲和剂,机体内约 99% 的氟沉积在钙化组织中。氟以氟磷灰石或羟基氟磷灰石的形式与骨晶体相结合。骨氟含量随摄氟量和年龄增加而增加。但实际沉淀率与年龄呈负相关。

牙的氟蓄积与骨基本相似,也是随着年龄和供水氟浓度的增加而增加。氟在牙形成、矿化时期以及矿化后进入牙组织,牙骨质含氟量最高,其次是牙本质,牙釉质较低。釉质氟主要聚集在表层,釉质表层较深层高 5～10 倍。

【排泄】

1.经肾脏排泄　肾脏是排泄体内氟的主要途径,一般成人摄氟量的 40%～60% 由尿排出。尿氟排泄速度在摄入氟的最初 4 小时最快,3～4 小时排出 20%～30%,24 小时可排出摄入氟的一半以上。

2.其他排泄通道　机体还可以通过其他途径排出部分氟,由粪便排出 12.6%～19.5%,由汗腺排出的氟占 7%～10%,还有微量的氟从乳汁、泪腺、头发、指甲排出。

(三)氟防龋的机制

【氟能降低釉质的溶解度和促进釉质再矿化】

1.降低釉质的溶解度　氟能降低釉质的溶解度主要原因是氟离子能置换釉质中羟基磷灰石的羟基形成氟磷灰石。氟磷灰石是一种较理想稳定的晶体,在酸中的溶解度比羟磷灰石低。临床资料和所有的流行病学调查都显示高氟地区牙釉质的溶解度较低。

2.促进釉质再矿化　体外研究表明,氟化物能增强再矿化过程。在磷酸钙溶液中加入 0.05mmol/L 的氟化物可以使釉质的再矿化速度增加4～5倍。在矿化液中加入微量氟化物,较单独用矿化液更能迅速和有效地增强釉质的硬度。

用氟化物处理龋损形成的白斑时,氟化物可渗入到牙釉质表层,大面积的海绵样多孔部位优先获得氟化物,促使龋损处釉质再矿化,溶解性降低,从而抵抗酸的再侵袭,龋坏停止发展。

【氟对微生物的作用】

1.细菌对氟的摄取　氟化物抗微生物的作用在防龋中非常重要。氟化物在一定的条件下进入口腔细菌体内,对细菌的代谢产生影响。一般认为控制氟化物进入细菌菌体内的两个因素是菌体外的氟化物浓度与pH差异(ΔpH)。变链菌对氟的摄取受ΔpH的影响,在实验条件下,细胞内氟浓度可以比细胞外的氟浓度高5～12倍。

2.对致龋菌糖酵解的影响

(1)氟的抑酶作用:氟化物能抑制与糖酵解和细胞氧化有关的酶,如烯醇酶、琥珀酸脱氢酶等。烯醇酶对氟化物非常敏感。

(2)抑制细菌摄入葡萄糖:氟化物能抑制某些口腔致龋菌包括变链菌对葡萄糖的摄取、转化和利用,从而影响胞外多糖的合成、胞内多糖的贮存,干扰细菌和菌斑在牙面上的堆积和黏附。

(3)反馈性抑制细菌产酸:氟可通过对胞内、外pH的影响抑制细菌的产酸能力。

【影响牙的形态学结构】

全身用氟除了使羟基磷灰石处于氟化状态、减少可溶解性并增加龋损的再矿化进程外,还可通过改变牙体形态增强牙的抗龋能力。生活在氟化地区儿童的牙有明显的形态学改变,即牙尖圆钝、沟裂变浅,而非氟化的低氟区儿童的牙则没有这种改变。氟化物影响牙形态学改变的可能机制是氟化物在牙发育期间产生的作用之一,这种形态的改变可以使牙易于自洁,抵抗力增强。

(四)氟的毒性作用

氟化物广泛应用于口腔保健领域来降低龋病的发生。适宜剂量的氟可维持机体生理的需要。当机体摄入过量氟后,会导致中毒、甚至死亡。

【急性氟中毒】

一次大量误服氟化物,可造成急性氟中毒。急性氟中毒的主要症状是恶心、呕吐、腹泻甚至肠道出血,血钙平衡失调,肌肉痉挛、虚脱、呼吸困难;重者引起心、肝、肾器质性损害,以至昏迷。

急性氟中毒的急救处理原则是:减少氟的进一步吸收,促进体内氟的排出,维持生命体征。最简单易行的现场抢救措施之一是迅速给患者补充大量牛奶,使牛奶中的钙与氟部分结合,从而减轻氟对机体的毒性作用,但仍需及时采取其他急救措施。

【慢性氟中毒】

慢性氟中毒最常见的是地方性氟中毒和工业氟中毒。根据氟的来源不同,地方性氟中毒又可分为饮水型和生活燃煤污染型。饮水氟浓度达到3mg/L以上可产生氟骨症。慢性氟中毒的临床表现是氟牙症、氟骨症,以及神经系统、骨骼肌和肾脏等非骨相损害。氟骨症主要表现为骨质硬化和骨旁软组织骨化。

【氟牙症】

氟牙症又称氟斑牙或斑釉症,是在牙发育矿化时期机体摄入过量的氟所引起的一种特殊的釉质发育不全,是地方性慢性氟中毒的一种突出表现。

分类和诊断:为研究氟牙症的程度与氟摄入量的密切关系,许多学者提出了氟牙症的分类及诊断标准。诸如Smith分类法、Dean分类法、TF分类法等。现将Dean分类法介绍如下(表22-1):

表 22-1　Dean 分类法及标准

分类（代码）	检查标准
正常（0）	釉质似半透明玻璃状，表面光滑，有光泽，通常呈浅乳白色。
可疑（1）	釉质透明度有轻度改变，从少数白纹到偶有白色斑点。临床不能诊断为很轻，而又不完全正常的情况。
很轻（2）	小的似纸样的白色不透明区不规则地分布在牙面上，且不超过牙面的 25％。双尖牙或第 2 磨牙的牙尖顶部常可见直径不超过 2mm 的白色不透明区。
轻度（3）	釉质白色不透明区更广泛，但不超过牙面的 50％。
中度（4）	釉质表面均受累，超过 50％，且有明显磨损，常可见棕色斑，影响美观。
重度（5）	釉质表面严重受累，明显发育不全，甚至可影响牙齿的整体外形。此型诊断要点为不连续或融合的凹陷缺损区，棕染广泛。牙齿常有侵蚀样表现。

二、全身用氟

氟化物的全身应用是通过消化道将氟化物摄入机体，通过胃肠道吸收进入血循环系统，然后转输至牙体及唾液等组织，达到预防龋病的目的。全身用氟的渠道有：

（一）饮水氟化

饮水氟化是将饮用水的氟浓度调整到最适宜的水氟浓度，以达到既能防止龋病的发生，又不引起氟牙症的流行。饮水氟化有自来水氟化、学校饮水氟化和家庭饮水氟化。饮水氟化已得到全球 150 多个科学和卫生组织的认可，如 WHO、FDI、IADR 等。

【自来水氟化】

为了达到防龋的目的，在低氟区将社区供水的氟浓度调整到适宜浓度即为自来水氟化。实施过程中，水厂要有严格的管理和检测系统，能确保饮水氟浓度达到并保持在预定的标准范围内，投加的氟化物有氟硅酸（H_2SiF_6）、氟硅酸钠（Na_2SiF_6）和氟化钠（NaF）等，具体根据当地原水氟浓度、气候以及供水量定量投加，每天定期监测和记录。

经过 50 多年的实践检验，饮水氟化的防龋效果与安全性已得到充分肯定，表现在：

1.饮用氟化水时间越早效果越好，饮用氟化水时间越长效果越好。自出生时即开始饮用氟化水防龋效果最好，龋可减少约 50％。

2.饮用氟化水对恒牙的防龋效果优于乳牙。

3.饮水氟化地区恒牙无龋儿童是非饮水氟化区的 6 倍。

4.从儿童开始一直饮用氟化水，效果可持续到中老年人。对成人而言，牙冠龋可减少 60％。长期饮用氟化水能减少中老年人的根面龋。

5.氟对光滑面龋的预防效果优于点隙窝沟龋。有资料表明氟可使游离光滑面龋减少 85％，邻面龋减少 78％，窝沟龋减少 26％～45％。因此，只有将氟化物和窝沟封闭联合使用，才能最大限度地预防龋齿。

6.错位牙和牙间接触不良减少，这可能是因为第 1 恒磨牙缺失减少，乳磨牙早失和双尖牙早萌减少的结果。

7.饮水氟化可使牙釉质更有光泽，釉质矿化不全和非氟斑减少。

【学校饮水氟化】

学校饮水氟化适用于不能实施公共自来水氟化的低氟区，如没有自来水的乡村。由于学生只有部分时间在学校饮水（20％～25％），而且年龄已在 6 岁以上，恒前牙牙冠已矿化，不会产生氟牙症问题，所以在小学内的饮水氟浓度可以为社区自来水水氟适宜浓度的 4.5 倍。防龋效果相似于自来水氟化。

【家庭饮水氟化】

适用于不能实施公共自来水氟化和学校饮水氟化的低氟区。

（二）食盐氟化

食盐氟化是调整食盐的氟浓度并以食盐作为载体，将氟化物加入人们常吃的食品中，以达到适量供氟、预防龋病的目的。

实施食盐氟化除了具有饮水氟化类似的效果外，还有一些饮水氟化所没有的优点，主要包括：①覆盖人群广泛，不受地区条件限制可大规模的生产和供应。②不需要设备完好的供水系统。③与饮水氟化相比，减少了氟的浪费。④生产和控制方法简单，费用较低。⑤每个家庭可自由选择，无心理上的压力。

氟化食盐的不足之处在于：①防龋效果与大众接受程度和范围有关，因此，氟化食盐的推广需要加强对大众的宣传和教育。②难以精确控制每一个体的耗盐量，特别是对幼儿，存在着摄盐量过少而达不到良好的防龋效果。③食盐摄取量在不同地区与不同人群之间差异很大，WHO 推荐每人每天 6g 摄入量，我国全国平均为 13.2g，北方地区可高达 20g 以上，这对氟化食盐氟含量的确定带来一定困难。④氟化食盐的销售范围难以控制，如果进入高氟或适氟地区摄取量过多也不排除发生氟牙症的可能。

（三）牛奶氟化

牛奶氟化是将适量的氟化物添加到牛奶之中，使牛奶达到所需要的氟化物浓度。氟化牛奶可以不同形式生产，如液体奶和奶粉。用于牛奶氟化的氟化物有氟化钠、氟化钙、单氟磷酸钠和氟硅酸钠。

牛奶营养丰富，含有人体所必需的 6 大营养素，是婴幼儿、孕妇和生长发育期儿童以及老弱病残者普遍饮用的营养食品。牛奶还是一种氟化物的良好载体，又属于非致龋食品，所以在全世界范围内引起广泛关注，WHO 与一些国家合作进行了氟化奶的实验，其中在北京海淀区进行了数年的试验，近期正在进行效果评定。

（四）氟片

氟片是由氟化钠或酸性氟磷酸盐加香料、赋形剂、甜味剂制成的片剂，目前推荐的有 0.25mg 和 0.5mg 两种不同的含氟量。口服氟片适用于未能实施其他全身性用氟防龋的低氟区。由口腔科医师开处方后方可服用，每次处方氟化钠总剂量不得超过 120mg。应用剂量与当地饮水氟浓度和儿童年龄有关。

口服氟片时，应先将片剂嚼碎或含化并布满整个口腔，使它兼有局部作用，以增加效果。服用后嘱半小时内不漱口，不进食，氟片一般不宜吞服。

虽然口服氟片的方法简便易行，效果也较好。但由于家长易忘记、怕麻烦等因素，致使不易长期坚持。因此，作为一项公共卫生措施，氟片的应用是有限的。

（五）氟滴剂

氟滴剂适用于 2 岁以下的幼儿。每日睡前将含氟溶液滴于颊黏膜或舌部，不漱口、不饮水，可获得全身和局部的双重作用。

三、局部用氟

在氟防龋的应用中，局部用氟是应用最为广泛的方法。大量科学研究证明局部用氟是有效的防龋方法，常见的局部用氟有含氟牙膏、含氟漱口液、含氟凝胶、含氟涂料等。

（一）含氟牙膏

含氟牙膏是应用最多的局部用氟方法。它利用牙膏为载体，将一定浓度的氟化物带进口腔并与牙接触,从而获得较广泛的防龋效果。

【常用的含氟牙膏】

1.单氟磷酸钠牙膏(MFP)　单氟磷酸钠牙膏是一种共价型氟化物牙膏。主要特点是单氟磷酸钠与摩擦剂的相容性好,对牙齿不染色,pH接近中性而且比较稳定,对人无副作用。

2.氟化亚锡牙膏　氟化亚锡具有内在抗菌、抗龋作用及根面牙本质脱敏作用。经过研究改进,产生一种新的稳定型氟化亚锡牙膏,其生物学活性更加稳定,保存时间延长,用以抗牙菌斑、牙龈炎,同时又起到防龋与牙本质脱敏作用。

3.氟化钠牙膏(NaF)　氟化钠是首先在牙膏中采用的一种"离子"型氟化物。氟化钠牙膏的临床试验结果表明可降低龋患11%~48%。氟化钠牙膏没有使牙齿染色的特点,pH接近中性,性能比较稳定。

4.氟化胺牙膏　氟化胺作为一种有机氟化物,由于其特殊的分子结构,实验研究表明在减少牙釉质溶解度方面比无机物更具优越性。

目前市场上的含氟牙膏多采用MFP和NaF,或两者合用。

【牙膏含氟的浓度】

目前市场上的含氟牙膏其氟浓度多为1000~1500mg/kg。研究表明幼儿使用含氟浓度低(550mg/kg)的牙膏刷牙,其防龋功效与高浓度(1000mg/kg)相似。专家建议儿童使用的含氟牙膏其氟浓度为500mg/kg。

【含氟牙膏的防龋机制】

局部用氟并不能大幅度提高牙釉质的氟浓度,它们提供的是对牙釉质表面即时的保护作用,或者将氟结合和浓缩于牙菌斑和口腔黏膜中,这些氟就像氟离子仓库,当牙齿脱矿时,氟离子游离出来.帮助其再矿化。近期研究证明氟在高浓度时会在釉质表面形成类似氟化钙的物质,当牙齿脱矿时其中的氟发挥再矿化的功能。

【使用含氟牙膏的注意事项】

儿童在使用牙膏时经常会吞食一部分,为身体所吸收,经常过多吞食含氟牙膏的儿童有患氟牙症的可能。解决这一问题的方法是:6岁以下儿童应在家长监督与指导下使用含氟牙膏,儿童使用牙膏时用量应少,约为黄豆大小或挤出牙膏约5mm,使用含氟浓度低的儿童牙膏。另外,在饮水氟含量过高,有地氟病流行的地区,3岁以下的儿童不推荐使用含氟牙膏。

(二)含氟漱口液

含氟漱口液使用方便、容易掌握、价格较低、实际可行,适合在低氟区及适氟区的学校和家庭使用。含氟漱口液一般推荐使用中性或酸性氟化钠配方,此外,还有含氟化亚锡、氟化胺或氟化磷酸盐的漱口液,其中氟化钠味道易接受,价格也较便宜。

但5岁以下儿童不推荐使用。

(三)含氟凝胶与含氟泡沫

含氟凝胶和含氟泡沫是两种由口腔专业人员使用的方法。

1.含氟凝胶　含氟凝胶是一种局部用氟措施,使用酸性磷酸氟,含有氟化钠及磷酸。含氟凝胶的优点是用托盘放置含氟凝胶一次可以处理全口牙,比传统涂氟方法容易,花费时间少。其缺点是对胃肠道有刺激,使用之后血浆及尿氟浓度都很高。

2.含氟泡沫　含氟泡沫是一种富含氟离子的泡沫,用于增强牙齿抗酸力,促进再矿化,预防易感儿童、老人以及放射治疗病人的龋病。含氟泡沫的含氟浓度和pH与含氟凝胶相同,但由于是泡沫,使用量及病人的暴露量小。

（四）含氟涂料

是将氟化物溶入一种有机溶液,涂布于牙齿表面几分钟内硬化以预防龋病的方法。它具有在牙面上停留一段时间的优点,是一种高氟浓度的涂料。使用含氟涂料操作必须严格按步骤进行。首先用牙刷彻底清洁牙表面,用棉球或气枪吹干牙面,医生用小刷子或棉签将 0.3～0.5ml 涂料直接涂抹于牙上,并可借助牙线将涂料带到邻面。涂料可以在几分钟内在口腔内的潮湿环境中凝固。要求病人最好在 2～4 小时内不进食,当晚不刷牙,以保证涂料与牙齿表面的最大接触,不脱掉。涂膜一般保持 24～48 小时。一般推荐每间隔 4 个月作 1 次涂膜。

（五）涂氟

涂氟是使用最早的局部防龋方法。常用的氟化物有:2％NaF 溶液、8％～10％氟化亚锡溶液。

除上述局部用氟的方法外,还可在充填材料、窝沟封闭剂、牙线中加氟。含氟充填材料是在玻璃离子黏固粉、聚羧酸黏固粉、银汞合金和洞衬剂等中加入适量的氟化物,在充填材料凝固后缓慢释放氟离子,以促进充填部位牙质的再矿化并预防继发龋的发生;在窝沟封闭剂中加氟,可发挥窝沟封闭和氟防龋的双重作用;使用含氟牙线可增加牙邻面氟的沉积,减少邻面菌斑中变链菌的数量。

（单俊文）

第二节　口腔卫生

维持良好的口腔卫生是口腔预防保健的重要内容,口腔卫生与口腔疾病密切相关,拥有一口洁白整齐的牙齿是走向健康的第一步。

一、漱口

口腔是食物进行消化的第一道门户,食物经过牙齿、口腔内唾液的作用,被粉碎,吞咽入胃。经过粗加工的食物,有少量的食糜残留在牙间隙,牙窝沟内。实验证明:饭后 2 小时,牙面上有薄膜形成,很快细菌黏附,形成菌斑。口腔内酸性产物增多,有效的简便的自我保健方法——漱口。

【方法】

含一定量的清水或茶水,通过两颊肌肉,上下唇鼓动 1～2 分钟,利用水与牙齿、牙龈、牙间隙、口腔黏膜的充分接触,在水流的冲击力作用下,清除附着在牙表面,牙间隙的残留碎屑、软垢,降低饭后口腔的酸性,从而达到清洁口腔的目的。

【漱口水】

广义地说,凡是用于口腔内对抗细菌的药剂,它只能作为治疗口腔疾病的辅助用药。常见有化学性漱口水和中药漱口水:

1.复方氯己定含漱剂(复方洗必泰含漱液)　由 0.12％氯己定,0.02％甲硝唑组成。有相当强的广谱抑菌、杀菌作用,用本品漱口 3 次/日,1 周后菌斑涂片中螺旋体和杆菌比例明显下降。用于牙龈炎、牙周炎、牙科手术后感染,预防和治疗癌瘤病人的口腔感染等。

2.2％～4％碳酸氢钠(俗称苏打水)　具有弱碱性,能中和酸。水溶液含漱,使口腔呈弱碱性,能减少局部刺激和抑制某些细菌生长,可用于白色念珠菌的感染。

3.3％过氧化氢溶液(俗称双氧水)　为氧化剂,具有清毒防腐除臭等作用,口腔临床用于厌氧菌的感染。如奋森氏龈炎、牙周脓肿的含漱。但对黏膜有一定刺激,长期含漱会引起牙面脱钙或出现舌乳头肥大等不良反应。

4.其他 复方硼砂液、三黄含漱液、龙掌口含液。

二、刷牙

刷牙是目前人类最有效的保持口腔卫生的自我保健方法,它能有效地清除牙面上的菌斑、食物残渣,保持口腔清洁,减少口腔环境中的致病因素。每一个人必须养成每天刷牙的好习惯,有助于增强口腔组织的防御能力。

但是,如果刷牙的方法不正确,会引起楔状缺损、牙龈退缩。由此可见,在大众群体中进行口腔健康教育和卫生指导是非常重要的。

【牙刷的种类与选择】

牙刷的种类很多。有儿童和成年人使用类型,有普通型和特殊型。根据年龄和口腔的实际情况,选择适合自己的牙刷。普通型牙刷:头小,刷毛尖端圆钝,质地柔软、易弯曲、柄直,对牙体、牙根损伤较小。特殊型:为了适应口腔特殊情况和目的,刷毛排列方式不尽相同,有波浪型、半球型、平向状。

这几年,随着科学的发展出现了一些具有特殊功能的牙刷,指套牙刷、电动牙刷、邻间刷、磁疗牙刷。根据年龄、口腔状况和解剖特点,及个人喜好进行选择。

【刷毛的特点】

目前采用优质尼龙丝,其直径为 0.18~0.2mm,柔软、刷毛尖端圆钝,不损伤牙龈,有一定弹性,吸水性差,耐磨,易进入龈沟及牙邻间隙,有利于清除邻间及龈下菌斑。

【牙刷的保管】

牙刷作为日常清洁工具,它能有效地去除菌斑,按摩牙龈,促进局部血液循环,提高抗病能力。如果保管不当,被病菌污染也能传播疾病。实验证明:牙刷使用 1 个月后,上面都附着大量的白色念珠菌、肺炎杆菌等。所以,每次刷牙完毕,用清水反复冲洗牙刷毛,并将刷毛的水甩干,放在干燥、通风的地方,牙刷不能混用,以防交叉感染,1~2 月需更换。

【牙膏的分类】

牙膏的基本成分包括洁净剂、摩擦剂、胶黏剂、芳香剂。目前我国使用的牙膏分为普通牙膏、含氟牙膏、药物牙膏三大类。

【牙膏的作用】

牙膏作为刷牙的辅助剂,作用如下:

1.增加牙刷的去除菌斑、软垢、食物残渣的效果,保持牙面光洁、牙周健康。

2.有助于去除口腔异味,保持口气清新。

3.具有特殊功效:如含氟牙膏、药物牙膏可以防龋,减轻牙周炎症等作用。

长期滥用药物牙膏,会干扰口腔生态平衡,导致菌群失调。

【刷牙的方法】

根据牙刷与牙齿的位置关系及动作,有垂直刷牙法、水平颤动法、旋转刷牙法、Charter 刷牙法、Smith 刷牙法,在这些方法中都包含有旋转、拂动、颤动三种基本动作。每一种方法都有一定的特点。根据自己实际情选择适合自己的正确刷牙方式:

1.垂直颤动法 适合于正常健康的牙龈,是提倡推广的刷牙方法。

（1）手持刷柄：刷毛与牙齿长轴平行，紧贴牙面，刷毛尖指向牙龈。

（2）旋转牙刷，使刷毛与牙体长轴呈 45°角。

（3）轻度加压作前后距离平行颤动。

（4）上牙向下，下牙向上作拂刷，拾面作前后拂刷。

2.旋转刷牙法　适合于儿童作一般的清洁。

（1）手持刷柄，刷毛指向根尖方向，上颌牙向下，下颌牙向上。

（2）刷毛一侧放在附着龈上，另一侧贴于牙面缓慢旋牙刷。

（3）牙的舌（腭）侧面。刷头刷毛紧贴牙面，上颌向下，下颌向上拂刷反复 3～4 次。

3.Charter 刷牙法　目的在于预防。适用于去除邻面牙面菌斑，特别是牙周手术后，去除基牙、固定修复体龈缘下的菌斑，清洁矫治器。

（1）手持刷柄。刷毛与拾平面（切面）成 45°角。

（2）轻度施压，刷毛弯曲，另一侧压迫龈缘。

（3）轻柔的做前后距离颤动 7～8 次。

（4）更换牙位，反复上述动作。

（5）牙的舌腭侧面，用 Charter 刷牙法难以完成，常建议用改良的 Stillman 法。

4.改良的 Stillman 刷牙法　一般用来清洁牙面，按摩牙龈，最早由 Stillman 创造。

（1）手持刷柄，刷毛指向根尖方向（上颌牙向下，下颌牙向上）。

（2）旋转转动刷柄，刷毛与牙体长轴呈 45°角。

（3）旋转并颤动牙刷，使刷毛端与牙龈、牙面接触，使部分刷毛进入邻间区。

（4）反复拂刷 7～8 次。

（5）牙的舌腭侧面，用旋转、压迫、颤动反复刷洗。

5.刷牙的要求　将全口牙齿按上下、左右分成若干区，依次洗刷唇颊面、拾面、舌腭面，一旦确定要按顺序进行，才能面面刷到。早、晚刷牙，饭后漱口，每次刷牙 3～4min，如有条件每次饭后也刷牙。还有人主张"三三三"制刷牙方法，即每日 3 次，每次 3min，刷洗三个牙面。

三、牙齿邻面的清洁

刷牙虽然是每个人有效的自我口腔保健措施，但有报道说单纯的刷牙平均只能清除菌斑 45% 左右。漱口也只能将残留的食物碎屑、软垢、少量的菌斑清除。相邻两牙间牙龈呈锥体状充填，称龈乳头，在后牙颊侧和舌腭侧龈乳头顶端位置高，在牙邻面接触点下形成相互连接低平凹下的龈谷。此处不易清洁，易形成菌斑和牙石。因此，我们需要一些特殊工具将菌斑清除。

1.取一段 18cm 的牙线，将线的两端缠于中指。

2.将双手的示指、拇指绷紧牙线，将牙线通过两相邻牙的接触点进入龈沟底，两指间牙线 1～2cm，将线与牙面呈"C"型接触做上、下拉动，4～5 次。

3.余牙按上述方法进行。

4.将牙线从拾面取出，再依次对其他牙间隙进行清除。

牙签适用于牙龈萎缩，牙间隙增大时，清洁邻面和根分叉区。使用方法：将牙签以 45°角进入牙间隙，紧贴牙邻面，向拾方运动，清除嵌塞的食物和菌斑。动作要轻，否则牙签会损伤健康的龈乳头，破坏上皮附着形成人为的牙间隙。

牙间刷:对去除邻间的菌斑比牙线、牙签更有效。适用于牙龈萎缩、牙周病、牙排列不齐的清洁。

四、咀嚼与牙龈按摩

咀嚼是在神经系统的支配下,通过咀嚼肌的收缩,带动颞下颌关节、颌骨、牙齿及牙周组织产生节律性运动。

咀嚼运动的作用有:

1.促进消化吸收,粉碎食物便于吞咽,增强味觉,反射性地引起胃、胰、肝、胆囊等分泌消化液。

2.促进颌骨、殆面的正常生长发育。

3.运动与牙龈按摩:当咀嚼运动过程中,咀嚼食物对牙齿、牙龈上皮起摩擦作用,牙齿会有轻微的运动,调节牙槽骨和牙髓的血液循环。咀嚼肌的功能性刺激,促进牙周组织、颌骨的血液循环,淋巴回流,增强代谢。不仅有利于增强牙周组织抵抗力,还促进颅、殆面正常发育。因此乳牙殆形成后,鼓励儿童多吃粗粮和富含纤维的食物,增强咀嚼功能,有利于儿童的殆、颌、面的发育,防止颌骨退化及错殆畸形病的发生。

五、菌斑显示及其评价

牙菌斑是无色、柔软的物质,黏附于牙面,肉眼不易发现,借助牙菌斑染色剂,使牙菌斑着色。分为溶液和片剂两类。

(一)常用菌斑染色剂

1.2%碱性品红 1.5g、酒精 25ml,漱口的浓度为 1%水溶液。

2.2%~5%藻红,片剂 15mg/片,使用时对体质过敏者,要详细询问过敏史。

(二)适应证

1.了解口腔卫生状态。

2.指导刷牙和评价刷牙效果。

3.做口腔预防保健宣传教育用。

(三)操作方法

液体菌斑显示剂的使用方法用小棉球或棉棒蘸液后涂于牙面,停留 1 分钟后漱口;片剂可嘱被检查者将药片放入口中咀嚼 1 分钟,然后漱口。无牙菌斑处显示剂被冲掉。

(四)评价

口腔卫生指标把全口牙上下颌的左右、前牙组共分为 6 组,记录 4 个牙面,$\frac{7}{7}|\frac{7}{7}$ 的唇(颊)面、舌(腭)面。记分标准为:

0 为无菌斑附着;

1 为菌斑附着占牙面 1/3 以内;

2 指菌斑附着占牙面 1/3~2/3;

3 为菌斑附着牙面大于 2/3。

指数计算为记分总和除以受检牙组数。

简化口腔卫生指数记分标准同口腔卫生指数,受检牙 $\frac{61}{1}|\frac{6}{}$ 唇颊面,$\frac{}{6}|\frac{}{6}$ 的舌面,指数计算为记分总和除以受检牙数。若第 1 磨牙缺失,以第 2 磨牙检计;若中切牙缺失,以对侧中切牙检计。

六、口腔常见疾病预防

(一)龋病的三级预防

1.一级预防　促进口腔健康,普及口腔健康教育,定期口腔检查。在口腔专业医生指导下,做各种预防如氟化物防龋、窝沟封闭术等。

2.二级预防　早期发现,早期诊断,早期治疗。

3.三级预防　防止龋病引起并发症,对已出现的牙髓及根尖周病进行牙体-牙髓治疗。修复牙体组织的缺损和缺失以恢复牙颌系统的生理功能。

(二)龋病预防的方法

1.菌斑的控制　机械清除菌斑包括牙刷、牙线、牙间隙刷;化学方法有氯己定的漱口水、牙膏等;还有生物学方法、免疫学方法等。

2.糖代用品　目前广泛使用木糖醇取代蔗糖、甜菊糖。

3.增强牙的抗龋能力　常用氟防龋、窝沟封闭术。

(三)牙周病的三级预防

1.一级预防　加强口腔健康教育,普及口腔健康知识,正确认识牙周病,建立良好的口腔卫生习惯。

2.二级预防　早期发现、早期诊断、早期治疗。进行牙周基础治疗,定期追踪观察。

3.三级预防　用各种药物和牙周手术方法最大限度治愈牙周组织病损,恢复其功能。还应治疗相关的全身疾病,如糖尿病、血液病等。

牙周病的预防必须采取自我口腔保健和专业性防治相结合的综合性措施。

(宋智全)

第二十三章　口腔常见疾病药物治疗

一、口腔单纯性疱疹

【用药方法及注意事项】

1.阿昔洛韦

(1)用法用量:口服:200mg,一日5次,1个疗程5～7日;静脉滴注:有并发症的病人可静脉滴注,一次5～10mg/kg,每8小时1次,连用5～7日;外用:软膏剂,每2小时1次,一日6次,共7日,涂患处。

(2)注意事项:①对阿昔洛韦过敏者禁用;②哺乳期妇女应慎用;③除偶有头晕、呕吐、头痛外,口服阿昔洛韦几乎无毒,静注耐受较好,高剂量静注可引发神经系统障碍。大剂量突击性注射,可发生急性肾小管坏死。

2.伐昔洛韦

用法用量:口服:一次500mg,一日2次。

3.利巴韦林

(1)用法用量:口服:一日0.6～1g,分3～4次服。肌内注射:一日10～15mg/kg,分两次给药。

(2)注意事项:①孕妇禁用;②偶见食欲减退、胃部不适、呕吐、轻度腹泻、便秘、头晕及睡眠差。长期或大剂量服用对肝功、血象有不良影响。

4.聚肌胞

(1)用法用量:肌内注射:一次1～2mg,隔日1次。

(2)注意事项:①孕妇禁用;②如出现过敏反应,应立即停药;③注射后少数病人可有低热,如2天后不能自行消失,应即停药。

5.醋酸氯己定溶液

(1)用法用量:含漱:一次10ml,一次含漱2～5分钟后吐弃。

(2)注意事项:①牙周炎患者、门牙填补患者、对本品过敏者禁用;②过敏体质者慎用;③含漱后应吐出,不得咽下。

6.复方硼砂溶液

(1)用法用量:含漱:加5倍量温水稀释后漱口,一日数次。

(2)注意事项:①老年患者、孕妇及哺乳期妇女慎用;②不可内服,本品误服引起局部组织腐蚀,吸收后可发生急性中毒。

7.5%金霉素软膏

(1)用法用量:外用:软膏涂在患处,如涂在无菌纱布上更好。一日1～2次。

（2）注意事项：有四环素类药物过敏史者禁用。

8.喷昔洛韦

（1）用法用量：外用：软膏涂于患处，一日 4～5 次。

（2）注意事项：①对本品过敏者禁用；②不推荐用于黏膜，因刺激作用，勿用于眼内及眼周；③严重免疫功能缺陷患者（如艾滋病或骨髓移植患者）应在医生指导下使用。

二、球菌性口炎

【用药方法及注意事项】

1.青霉素

（1）用法用量：肌内注射：一日 80 万～320 万 U，分为 2～4 次给予；静脉滴注：成年人一日 240 万～2000 万 U，分为 4～6 次给予。

（2）注意事项：①有青霉素类药物过敏史或青霉素皮肤试验阳性患者禁用；②过敏反应较常见，偶见过敏性休克，一旦发生，必须就地抢救，予以保持气道畅通、吸氧及给用肾上腺素、糖皮质激素等治疗措施；③青霉素水溶液在室温不稳定，因此应用本品须新鲜配制。

2.氨苄西林

（1）用法用量：口服：一次 0.25～0.75g，一日 4 次。空腹给药；静脉滴注：一日 4～8g，分 2～4 次给药。重症感染患者一日剂量可以增加至 12g，一日最高剂量为 14g。

（2）注意事项：①有青霉素类药物过敏史或青霉素皮肤试验阳性患者禁用；②孕妇应仅在确有必要时使用本品，哺乳期妇女用药时宜暂停哺乳；③过敏反应较常见，偶见过敏性休克，一旦发生，必须就地抢救，予以保持气道畅通、吸氧及给用肾上腺素、糖皮质激素等治疗措施；④偶见粒细胞和血小板减少。

3.阿莫西林

（1）用法用量：口服：一日 2～4g，分 3～4 次给药。

（2）注意事项：①青霉素过敏患者禁用；②哮喘、花粉症等过敏性疾病、老年人和肾功能严重损害时慎用；③孕妇应仅在确有必要时应用本品。乳汁中可分泌少量阿莫西林，乳母服用后可能导致婴儿过敏；④常见恶心、呕吐、腹泻及假膜性肠炎等胃肠道反应，皮疹、药物热和哮喘等过敏反应。

4.头孢羟氨苄

（1）用法用量：口服：一日 1～2g，分 2 次服用。

（2）注意事项：①对有头孢菌素类药物过敏史者和有青霉素过敏性休克史者或即刻反应史者禁用；②有胃肠道疾病史的患者，尤其有溃疡性结肠炎、局限性肠炎或抗菌药物相关性结肠炎者以及有肾功能减退者慎用；③本品不良反应以恶心、上腹部不适等胃肠道反应为主，少数患者尚可发生皮疹等过敏反应。偶可发生过敏性休克，也可出现尿素氮、血清氨基转移酶、血清碱性磷酸酶一过性升高。

5.头孢氨苄

用法用量：口服：一次 0.5～1g，一日 4 次，空腹服用。

6.头孢呋辛

（1）用法用量：肌内注射、静脉注射或静脉滴注：一般或中度感染，一次 0.75g，一日 3 次；重症感染，剂量加倍，一次 1.5g，一日 3 次，静脉滴注 20～30 分钟。

（2）注意事项：①对本品及头孢菌素类抗生素过敏者禁用；②对青霉素过敏、妊娠早期慎用，哺乳期妇女应权衡利弊后使用;③有胃肠道疾病史者,特别是溃疡性结肠炎、局限性肠炎或抗生素相关性结肠炎(头孢菌素类很少产生假膜性结肠炎)者,和有肾功能减退者应慎用;④偶见皮疹及血清氨基转移酶升高,停药后消失;⑤肌内注射时,注射部位会有暂时的疼痛,剂量较大时尤其如此。

7.红霉素

(1)用法用量:口服:一日 1～2g,分 3～4 次;静脉滴注:一日 1～2g;分 2～3 次。

(2)注意事项:①胃肠道反应,可有恶心、呕吐、腹痛及腹泻,反应与剂量大小有关;②过敏反应,可有荨麻疹及药物热;③可引起肝脏损害,如血清丙氨酸氨基转移酶升高,出现黄疸等;④静注或静滴乳糖酸红霉素可引起血栓性静脉炎,不宜肌内注射。

8.阿奇霉素

(1)用法用量:口服:第 1 日,0.5g 顿服,第 2～5 日,一日 0.25g,顿服;或一日 0.5g,顿服,连服 3 日。

(2)注意事项:①对大环内酯类药物过敏者禁用;②常见不良反应有胃肠道反应、皮肤反应、阴道炎、头晕或呼吸困难等。

9.氧氟沙星

(1)用法用量:口服:一次 0.1～0.2g,一日 2～3 次;静脉滴注:一日 400～600mg,分 2～3 次静脉输注,每 200mg 输注时间不应少于 30 分钟。

(2)注意事项:①对本品及喹诺酮类药过敏的患者禁用;②原有中枢神经系统疾病患者,例如癫痫及癫痫病史者均应避免应用;③常见胃肠道反应、中枢神经系统反应、过敏反应;④偶可发生癫痫发作、精神异常、烦躁不安等;光敏反应较少见。

10.甲硝唑

(1)用法用量:口服:一次 0.2g,一日 4 次,疗程为 7 日。

(2)注意事项:①有活动性中枢神经系统疾患和血液病者禁用,孕妇及哺乳期妇女禁用;②常见恶心、呕吐、食欲缺乏、腹部绞痛、头痛、眩晕,偶有感觉异常、肢体麻木、共济失调、多发性神经炎等,大剂量可致抽搐。少数病例发生荨麻疹、潮红、瘙痒、膀胱炎、排尿困难、口中金属味及白细胞减少等;③本品可抑制酒精代谢,用药期间应戒酒,饮酒后可能出现腹痛、呕吐、头痛等症状。

11.替硝唑

用法用量:口服:成年人单剂量 2g 顿服,间隔 3～5 日可重复 1 次。

12.奥硝唑

用法用量:口服:一次 500mg,一日 2 次,共用 5 日。

三、坏疽性口炎

【用药方法及注意事项】

1.青霉素

(1)用法用量:静脉滴注:一次 400 万 U,一日 2 次。

(2)注意事项:①有青霉素类药物过敏史或青霉素皮肤试验阳性患者禁用;②过敏反应较常见,偶见过敏性休克,一旦发生,必须就地抢救,予以保持气道畅通、吸氧及给用肾上腺素、糖皮质激素等治疗措施;③青霉素水溶液在室温不稳定,因此应用本品须新鲜配制。

2.红霉素

(1)用法用量:口服:一日 1～2g,分 3～4 次。静脉滴注:一日 1～2g,分 2～3 次给药。

(2)注意事项:①对大环内酯类药物过敏者禁用;②胃肠道反应,可有恶心、呕吐、腹痛及腹泻,反应与剂量大小有关;③可引起肝脏损害,如血清丙氨酸氨基转移酶升高,出现黄疸等;④静注或静滴乳糖酸红霉素可引起血栓性静脉炎,不宜肌内注射。

3.交沙霉素

用法用量:口服:一日 800～1200mg,分 3～4 次服用。

4.阿奇霉素

用法用量:口服:第 1 日,0.5g,顿服,第 2～5 日,一日 0.25g,顿服;或一日 0.5g 顿服,连服 3 日。

5.甲硝唑

(1)用法用量:口服:一次 0.2g,一日 4 次,7 日为 1 个疗程。

(2)①有活动性中枢神经系统疾病和血液病者禁用,孕妇及哺乳期妇女禁用;②常见恶心、呕吐、食欲缺乏、腹部绞痛、头痛、眩晕,偶有感觉异常、肢体麻木、共济失调、多发性神经炎等,大剂量可致抽搐。少数病例发生荨麻疹、潮红、瘙痒、膀胱炎、排尿困难、口中金属味及白细胞减少等;③本品可抑制酒精代谢,用药期间应戒酒,饮酒后可能出现腹痛、呕吐、头痛等症状。

5.替硝唑

用法用量:口服:成年人单剂量 2g,顿服,间隔 3～5 日可重复 1 次。

6.奥硝唑

用法用量:口服:一次 500mg,一日 2 次,共用 5 日。

四、口腔念珠菌病

【用药方法及注意事项】

1.克霉唑

(1)用法用量:含化或口服:一次 0.5～1g,一日 3 次。

(2)①肝功能不全、粒细胞减少、肾上腺皮质功能减退及对本品过敏者禁用;②孕妇、哺乳期妇女及无性生活史的女性应在医师指导下使用;③口服后常见胃肠道反应,严重者常需中止服药;④可出现肝损害,停药后可恢复;⑤偶可发生暂时性神经精神异常,表现为抑郁,幻觉和定向力障碍等。此类反应一旦出现,必须中止治疗。

2.咪康唑

(1)用法用量:涂口腔患处:散剂可用于口腔黏膜,霜剂适用于舌炎及口角炎,1 个疗程 10 日。凝胶涂义齿表面,一日 4 次治疗义齿性口炎。

(2)注意事项:①孕妇及哺乳期妇女慎用;②常见局部刺激、瘙痒和灼热感、盆腔痉挛、荨麻疹,皮肤丘疹也有发生;③治疗期间即使症状迅速消失,也要完成治疗疗程,在月经期应持续使用。

3.制霉菌素

(1)用法用量:局部涂搽:可用 5 万～10 万 U/ml 的水混悬液涂搽,每 2～3 小时 1 次,1 个疗程 7～10 日;含化:口服制霉菌素含化,一次 25 万～50 万 U,一日 3～4 次。

(2)注意事项:①对本品过敏者禁用,过敏体质者慎用;②孕妇及哺乳期妇女应在医师指导下使用;

③用药部位如有烧灼感、红肿等情况应停药。

4.酮康唑

(1)用法用量：口服：一次 200mg，一日 1 次，2～4 周为 1 个疗程。

(2)注意事项：①对本品过敏、急慢性肝病患者、孕妇及哺乳期妇女禁用；②老年患者慎用；③个别患者有胃肠道不适、恶心、头痛、头晕、畏光、感觉异常、血小板减少症。偶见皮疹、瘙痒及脱发。

5.伊曲康唑

(1)用法用量：口服：一次 200mg，一日 1 次。

(2)注意事项：①对本品过敏孕妇及哺乳期妇女禁用；②心脏病患者慎用；③本品对肝酶的影响较酮康唑为轻，但仍应警惕发生肝损害；④常见消化不良、恶心、呕吐、腹泻、腹痛和便秘；⑤其他可见过敏、头痛、低血钾、水肿、充血性心力衰竭和肺水肿。

6.氟康唑

(1)用法用量：口服：首次一日 200mg，以后一日 100mg，连续 7～14 日。(2)注意事项：①对本品过敏、急慢性肝病患者、孕妇及哺乳期妇女禁用；②消化系统常见腹痛、腹泻、胃肠胀气、恶心。偶有出现严重肝毒性；③血液系统可见白细胞减少，包括中性粒细胞减少和粒细胞缺乏症，血小板减少症。

五、药物过敏性口炎

【用药方法及注意事项】

1.氯苯那敏

(1)用法用量：口服：一次 4mg，一日 3 次，5～7 日为 1 个疗程。

(2)注意事项：①癫痫患者、婴儿及哺乳期妇女、高空作业、机器操作者禁用；②幽门梗阻、前列腺肥大、膀胱梗阻、青光眼、甲状腺功能亢进症及高血压患者慎用；③有稍微口干、眩晕、恶心、嗜睡，心悸或皮肤瘀斑、出血倾向，但很少见。

2.苯海拉明

(1)用法用量：口服：一次 25mg，一日 3～4，饭后服。肌内注射：一次 20mg，一日 1～2 次。

(2)①青光眼、新生儿、早产儿、乳妇等忌用；②高血压、甲状腺功能亢进症、心悸患者慎用，驾驶员在工作时不宜使用；③较多见的不良反应有头晕、头痛、嗜睡、口干、恶心、倦乏，停药或减药后消失；④偶可引起皮疹、粒细胞减少，长期应用(6 月以上)，可引起贫血。

3.赛庚啶

(1)用法用量：口服：一次 2～4mg，一日 3 次。

(2)注意事项：①青光眼、尿潴留症、消化道溃疡、幽门梗阻、体弱年老者禁用；②孕妇及哺乳期妇女慎用；③不良反应有嗜睡、口干、乏力、头晕、恶心等。

4.西替利嗪

(1)用法用量：口服：一次 10mg，一日 1 次，晚饭时服用。

(2)注意事项：①对本品过敏者、妊娠期及哺乳期妇女禁用；②司机、操作机器或高空作业人员慎用；③不良反应轻微且为一过性，可能有困倦、嗜睡、头痛、眩晕、激动、口干、鼻干及胃肠道不适等；④肾功能损害者应减量。

5.非索非那定

(1)用法用量:口服:推荐剂量为 60mg,一日 2 次。肾功能患者推荐起始剂量为 60mg,一日 1 次。

(2)注意事项:①对本品成分过敏者禁用;②孕妇、哺乳期妇女慎用;③肝功能不全者不需减量,肾功能不全者需减半;④常见不良反应为头痛、上呼吸道感染、背痛、痛经、嗜睡、消化不良、疲劳等。

6.葡萄糖酸钙

(1)用法用量:口服:一次 1～2g,一日 3 次。静脉注射:一次 1～2g,一日 1 次,用 25％葡萄糖注射液稀释后缓注。

(2)注意事项:①应用强心苷期间禁止静注本品,不宜用于肾功能不全患者与呼吸性酸中毒患者;②静脉注射可有全身发热,静注过快可产生心律失常甚至心搏停止、呕吐、恶心。可致高钙血症。

7.泼尼松

(1)用法用量:口服:一日 30～60mg,2 周为 1 个疗程。

(2)注意事项:①高血压、血栓症、胃与十二指肠溃疡、精神病、电解质代谢异常、心肌梗死、内脏手术、青光眼等患者一般不宜使用;②糖尿病、骨质疏松症、肝硬化、肾功能不良、甲状腺功能低下患者、孕妇及哺乳期妇女慎用;③长期服药后,停药时应逐渐减量。

8.氢化可的松

用法用量:静脉滴注:一次 200～400mg,一日 1 次。

六、复发性阿弗他溃疡

【用药方法及注意事项】

1.泼尼松

(1)用法用量:口服:开始时,一次 10～30mg,一日 3 次,溃疡控制后逐渐减量,维持量为一日 5～10mg,每 3～5 日减量一次,每次按 20％递减。

(2)注意事项:①孕妇及糖尿病、高血压、胃肠溃疡病、感染性疾病者禁用或慎用;②大剂量或长期使用可引起肥胖症、糖尿病、胃肠溃疡、感染扩散、肾上腺皮质功能减退等。

2.地塞米松

用法用量:口服:一次 0.375～0.75mg,一日 3 次。

3.环磷酰胺

(1)用法用量:口服:一次 25mg,一日 2 次。一般控制在 2 周,最长连服不超过 4～6 周。

(2)注意事项:①孕妇及哺乳期妇女禁用;②骨髓抑制、有痛风病史、肝功能损害、感染、肾功能损害、肿瘤细胞浸润骨髓、有泌尿道结石史、以前曾接受过化疗或放射治疗者慎用;③骨髓抑制为最常见的毒性。

4.甲氨蝶呤

(1)用法用量:口服:一次 1.25mg,一日 2 次。一般控制在 2 周,最长连服不超过 4～6 周。

(2)注意事项:①已知对本品高度过敏的患者禁用;②不良反应有消化道反应;肝功能损害;大剂量应用时,可出现血尿、蛋白尿、尿少、氮质血症甚或尿毒症、骨髓抑制、脱发、皮肤发红、瘙痒或皮疹、白细胞低下时可并发感染。

5.硫唑嘌呤

(1)用法用量:口服:一次 25mg,一日 2 次。一般控制在 2 周,最长连服不超过 4～6 周。

(2)注意事项：①已知对本品高度过敏的患者、肝功能差者、孕妇禁用；②可致骨髓抑制、肝功能损害、畸胎、亦可发生皮疹；偶见肌萎缩。

6.转移因子

(1)用法用量：皮下注射：一次 1 支，一周 1～2 次。

(2)注意事项：①对本品过敏者禁用；②浑浊或变色勿用；③注射部位疼痛。

7.左旋咪唑

(1)用法用量：口服：一日 150～250mg，分 3 次口服，连服 2 日后停药 5 日，4～8 周为 1 个疗程。

(2)注意事项：①肝肾功能、肝炎活动期、妊娠早期或原有血吸虫病者禁用；②类风湿关节炎患者服用本品后易诱发粒细胞缺乏症。

8.醋酸氯己定溶液

(1)用法用量：含漱：一次 10ml，一次含漱 2～5 分钟后吐弃。

(2)注意事项：①对本品过敏者、牙周炎患者、门牙填补者禁用；②过敏体质者慎用；③含漱后应吐出，不得咽下。

9.复方硼砂漱

(1)用法用量：口液含漱：加 5 倍量温水稀释后漱口，一日数次。

(2)注意事项：①老年患者、孕妇及哺乳期妇女慎用；②不可内服，本品误服引起局部组织腐蚀，吸收后可发生急性中毒。

七、口腔扁平苔藓

【用药方法及注意事项】

1.泼尼松

(1)用法用量：口服：一次 15～30mg，一日 1 次，1～3 周为 1 个疗程。

(2)注意事项：①孕妇及糖尿病、高血压、胃肠溃疡病，感染性疾病者禁用或慎用；②大剂量或长期使用可引起肥胖、糖尿、胃肠溃疡、感染扩散、肾上腺皮质功能不足等。

2.雷公藤总苷

(1)用法用量：口服：一日 1～1.5mg/kg，分 3 次，饭后服用。或一次 10～20mg，一日 2～3 次。2 个月为 1 个疗程，可服用 1～4 个疗程。

(2)注意事项：①孕妇忌用；②心血管疾病患者和小儿慎用；③可能引起白细胞和血小板减少、恶心、纳差、月经紊乱、精子减少等不良反应；④长期服用应定期复查血象。

3.氯喹

(1)用法用量：口服：一次 125mg，一日 2 次，饭后服用。30 日为 1 个疗程。

(2)注意事项：①肝、肾功能不全、心脏病患者、孕妇及哺乳期妇女禁用；②重型多形型红斑、血卟啉病、银屑病及精神病患者慎用；③可有畏光、色视受损、视力下降，严重时可有失明。也可引起窦房结的抑制，导致心律失常、休克，严重时可发生阿-斯综合征，甚至死亡。

4.维生素 A

(1)用法用量：口服：一日 2.5 万 U，一日 3 次。

(2)注意事项：一般无毒性，长期大量服用(一日 5 万～50 万 U，连服数月)可引起食欲缺乏、头痛、发热、脱发、皮肤瘙痒等慢性中毒症状。

5.左旋咪唑

(1)用法用量:口服:一日 150～250mg,分 3 次口服,连服 2 日后停药 5 日,4～8 周为 1 个疗程。

(2)注意事项:①肝肾功能不全、肝炎活动期、妊娠早期或原有血吸虫病者禁用;②类风湿关节炎患者服用本品后易诱发粒细胞缺乏症。

八、盘状红斑狼疮

【用药方法及注意事项】

1.泼尼松

(1)用法用量:口服:一日 10mg,与氯喹合并使用。

(2)注意事项:①孕妇及糖尿病、高血压、胃肠溃疡病、感染性疾病者禁用或慎用;②大剂量或长期使用可引起肥胖、糖尿病、胃肠溃疡、感染扩散、肾上腺皮质功能不足等。

2.雷公藤总苷

(1)用法用量:口服:一日 0.5～1.0mg/kg,分 3 次口服,饭后服用。

(2)①孕妇忌用,心血管疾病患者慎用;②本药可能引起白细胞和血小板减少、恶心、纳差、月经紊乱、精子减少等不良反应;③长期服用应定期复查血象。

3.氯喹

(1)用法用量:口服:一次 125mg,一日 2 次,饭后服用。

(2)注意事项:①肝、肾功能不全、心脏病患者、孕妇及哺乳期妇女禁用;②重型多形型红斑、血卟啉病、银屑病及精神病患者慎用;③可有畏光、色视受损、视力下降,严重时可有失明。也可引起窦房结的抑制,导致心律失常、休克,严重时可发生阿—斯综合征,甚至死亡。

4.昆明山海棠

(1)用法用量:口服:一次 0.5g,一日 3 次。

(2)注意事项:①孕妇忌用;②肾功能不全,体弱者慎用;③部分病人可出现胃部不适或胃痛、闭经,精子计数、活动度与活动率明显下降,有的可出现药疹。

5.沙利度胺

(1)用法用量:口服:一日 100mg,可加大剂量为 400mg,每 4 周剂量减半或间断服用。

(2)注意事项:①对本品过敏者、孕妇及哺乳期妇女禁用;②不良反应有:口鼻黏膜干燥,头晕,倦怠,嗜睡,恶心,腹痛、便秘,面部水肿,面部红斑、过敏反应及多发性神经炎等。

九、急性牙髓炎

【用药方法及注意事项】

1.复方磺胺甲噁唑

(1)用法用量:口服:一次 1～2 片,一日 2 次,首剂加倍。

(2)注意事项:①肝功能不全患者禁用;②过敏反应较为常见,可引起中性粒细胞减少或缺乏症、血小板减少症及再生障碍性贫血、溶血性贫血及血红蛋白尿。易出现结晶尿、血尿、蛋白尿、尿少、腰痛等。

2.联磺甲氧苄啶

用法用量:口服:一次 2 片,一日 2 次,首次剂量加倍。

3.青霉素

(1)用法用量:肌内注射:一日 80 万～320 万 U,分为 2～4 次给予;静脉滴注:成年人一日 240 万～2000 万 U,分为 4～6 次给予。

(2)注意事项:①有青霉素类药物过敏史或青霉素皮肤试验阳性患者禁用;②过敏反应较常见,偶见过敏性休克,一旦发生,必须就地抢救,予以保持气道畅通、吸氧及给用肾上腺素、糖皮质激素等治疗措施;③青霉素水溶液在室温不稳定,因此应用本品须新鲜配制。

4.氨苄西林

(1)用法用量:口服:一次 0.25～0.75g,一日 4 次。空腹给药;静脉滴注:一日 4～8g,分 2～4 次给药。重症感染患者一日剂量可以增加至 12g,一日最高剂量为 14g。

(2)注意事项:①有青霉素类药物过敏史或青霉素皮肤试验阳性患者禁用;②孕妇应仅在确有必要时使用本品,哺乳期妇女用药时宜暂停哺乳;③过敏反应较常见,偶见过敏性休克,一旦发生,必须就地抢救,予以保持气道畅通、吸氧及给用肾上腺素、糖皮质激素等治疗措施;④偶见粒细胞和血小板减少。

5.阿莫西林

(1)用法用量:口服:一次 0.5g,一日 3～4 次。

(2)注意事项:①青霉素过敏患者禁用;②哮喘、花粉症等过敏性疾病、老年人和肾功能严重损害时慎用;③孕妇应仅在确有必要时应用本品。乳汁中可分泌少量阿莫西林,乳母服用后可能导致婴儿过敏;④常见恶心、呕吐、腹泻及假膜性肠炎等胃肠道反应,皮疹、药物热和哮喘等过敏反应。

6.头孢氨苄

(1)用法用量:口服:一次 250～500mg,一日 4 次,最高剂量一日 4g。

(2)注意事项:①对头孢菌素过敏者及有青霉素过敏性休克或即刻反应史者禁用;②有胃肠道疾病史的患者,尤其有溃疡性结肠炎、局限性肠炎或抗菌药物相关性结肠炎者以及肾功能减退者应慎用;③常见恶心、呕吐、腹泻和腹部不适、皮疹、药物热、头晕、复视、耳鸣、抽搐等不良反应;④应用本品期间偶可出现一过性肾损害、偶有患者出现血清氨基转移酶升高、Coombs 试验阳性。溶血性贫血罕见。

7.头孢羟氨苄

(1)用法用量:口服:一次 0.5～1.0g,一日 2 次。

(2)注意事项:①对有头孢菌素类药物过敏史者和有青霉素过敏性休克史者或即刻反应史者禁用;②有胃肠道疾病史的患者,尤其有溃疡性结肠炎、局限性肠炎或抗菌药物相关性结肠炎者以及有肾功能减退者慎用;③本品不良反应以恶心、上腹部不适等胃肠道反应为主.,少数患者尚可发生皮疹等过敏反应。偶可发生过敏性休克,也可出现尿素氮、血清氨基转移酶、血清碱性磷酸酶一过性升高。

8.头孢呋辛

(1)用法用量:肌内注射、静脉注射或静脉滴注:一般或中度感染,一次 0.75g,一日 3 次;重症感染,剂量加倍,一次 1.5g,一日 3 次,静脉滴注 20～30 分钟。

(2)注意事项:①对本品及头孢菌素类抗生素过敏者禁用;②对青霉素过敏、妊娠早期慎用,哺乳期妇女应权衡利弊后使用;③有胃肠道疾病史者,特别是溃疡性结肠炎、局限性肠炎或抗生素相关性结肠炎(头孢菌素类很少产生假膜性结肠炎)者,和有肾功能减退者应慎用;④偶见皮疹及血清氨基转移酶升高,停药后消失;⑤肌内注射时,注射部位会有暂时的疼痛,剂量较大时尤其如此。

9.去痛片

(1)用法用量:口服:一次1～2片,必要时服用。

(2)注意事项:①孕妇及哺乳期妇女不推荐使用;②本复方所含氨基比林和非那西丁均有明显不良反应。服用氨基比林可有呕吐、皮疹、发热、大量出汗及发生口腔炎等,长期服用非那西丁可引起肾乳头坏死、间质性肾炎并发生急性肾衰竭。

十、急性根尖周炎

【用药方法及注意事项】

1.青霉素

(1)用法用量:肌内注射:一日80万～320万U,分为2～4次给予;静脉滴注:一日240万～2000万U,分为4～6次给予。

(2)注意事项:①过敏反应较常见,包括荨麻疹等各类皮疹、白细胞减少、间质性肾炎、哮喘发作等和血清病型反应;②用前做皮试。溶液现用现配。

2.青霉素V钾

(1)用法用量:口服:一次125～250mg,每6～8小时1次。

(2)注意事项:①常见恶心、呕吐、上腹部不适、腹泻等胃肠道反应及黑毛舌。可致过敏反应和二重感染;②孕妇慎用,哺乳期妇女慎用或用药期间暂停哺乳。老年患者应根据肾功能情况调整用药剂量。

3.头孢氨苄

(1)用法用量:口服:一次250～500mg,一日4次,最高剂量一日4g。

(2)注意事项:①对头孢菌素过敏者及有青霉素过敏性休克或即刻反应史者禁用;②有胃肠道疾病史的患者,尤其有溃疡性结肠炎、局限性肠炎或抗菌药物相关性结肠炎者以及肾功能减退者应慎用;③常见恶心、呕吐、腹泻和腹部不适、皮疹、药物热、头晕、复视、耳鸣、抽搐等不良反应;④应用本品期间偶可出现一过性肾损害、偶有患者出现血清氨基转移酶升高、Coombs试验阳性。溶血性贫血罕见。

4.头孢羟氨苄

(1)用法用量:口服:一次0.5～1.0g,一日2次。

(2)注意事项:①对有头孢菌素类药物过敏史者和有青霉素过敏性休克史者或即刻反应史者禁用;②有胃肠道疾病史的患者,尤其有溃疡性结肠炎、局限性肠炎或抗菌药物相关性结肠炎者以及有肾功能减退者慎用;③本品不良反应以恶心、上腹部不适等胃肠道反应为主,少数患者尚可发生皮疹等过敏反应。偶可发生过敏性休克,也可出现尿素氮、血清氨基转移酶、血清碱性磷酸酶一过性升高。

5.头孢呋辛

(1)用法用量:肌内注射、静脉注射或静脉滴注:一般或中度感染,一次0.75g,一日3次;重症感染,剂量加倍,一次1.5g,一日3次,静脉滴注20～30分钟。

(2)注意事项:①对本品及头孢菌素类抗生素过敏者禁用;②对青霉素过敏、妊娠早期慎用,哺乳期妇女应权衡利弊后使用;③有胃肠道疾病史者,特别是溃疡性结肠炎、局限性肠炎或抗生素相关性结肠炎(头孢菌素类很少产生假膜性结肠炎)者,和有肾功能减退者应慎用;④偶见皮疹及血清氨基转移酶升高,停药后消失;⑤肌内注射时,注射部位会有暂时的疼痛,剂量较大时尤其如此。

6.甲硝唑

(1)用法用量:口服:一日 0.6～1.2g,分 3 次服,7～10 日为 1 个疗程;静脉滴注:首次 15mg/kg,维持量 7.5mg/kg,每 6～8 小时静脉滴注 1 次。

(2)注意事项:①有活动性中枢神经系统疾病和血液病者禁用,孕妇及哺乳期妇女禁用;②常见恶心、呕吐、食欲缺乏、腹部绞痛、头痛、眩晕,偶有感觉异常、肢体麻木、共济失调、多发性神经炎等,大剂量可致抽搐。少数病例发生荨麻疹、潮红、瘙痒、膀胱炎、排尿困难、口中金属味及白细胞减少等;③本品可抑制酒精代谢,用药期间应戒酒,饮酒后可能出现腹痛、呕吐、头痛等症状。

7.替硝唑

用法用量:口服:一次 1g,一日 1 次,首剂量加倍,1 个疗程 5～6 日,或根据病情决定。

8.奥硝唑

用法用量:口服:一次 500mg,一日 2 次,早、晚各服 1 次。

9.去痛片

(1)用法用量:口服:一次 1～2 片,必要时服用。

(2)注意事项:①孕妇及哺乳期妇女不推荐使用;②本复方所含氨基比林和非那西丁均有明显不良反应。服用氨基比林可有呕吐、皮疹、发热、大量出汗及发生口腔炎等,长期服用非那西丁可引起肾乳头坏死、间质性肾炎并发生急性肾衰竭。

十一、颌面部面隙感染

【用药方法及注意事项】

1.青霉素

(1)用法用量:肌内注射:一日 80 万～320 万 U,分为 2～4 次给予;静脉滴注:一日 240 万～2000 万 U,分为 4～6 次给予。

(2)注意事项:①过敏反应较常见,包括荨麻疹等各类皮疹、白细胞减少、间质性肾炎、哮喘发作等和血清病型反应;②用前做皮试。溶液现用现配。

2.氨苄西林

(1)用法用量:口服:一次 0.25～0.75g,一日 4 次。空腹给药。静脉滴注:一日 4～8g,分 2～4 次给药。重症感染患者一日剂量可以增加至 12g,一日最高剂量为 14g。

(2)注意事项:①有青霉素类药物过敏史或青霉素皮肤试验阳性患者禁用;②孕妇应仅在确有必要时使用本品,哺乳期妇女用药时宜暂停哺乳;③过敏反应较常见,偶见过敏性休克,一旦发生,必须就地抢救,予以保持气道畅通、吸氧及给用肾上腺素、糖皮质激素等治疗措施;④偶见粒细胞和血小板减少。

3.头孢氨苄

(1)用法用量:口服:一次 250～500mg,一日 4 次,最高剂量一日 4g。

(2)注意事项:①对头孢菌素过敏者及有青霉素过敏性休克或即刻反应史者禁用;②有胃肠道疾病史的患者,尤其有溃疡性结肠炎、局限性肠炎或抗菌药物相关性结肠炎者以及肾功能减退者应慎用;③常见恶心、呕吐、腹泻和腹部不适、皮疹、药物热、头晕、复视、耳鸣、抽搐等不良反应;④应用本品期间偶可出现一过性肾损害、偶有患者出现血清氨基转移酶升高、Coombs 试验阳性。溶血性贫血罕见。

4.头孢羟氨苄

(1)用法用量:口服:一次 0.5～1.0g,一日 2 次。

(2)注意事项:①有头孢菌素类药物过敏史者和有青霉素过敏性休克史者或即刻反应史者禁用;②孕妇慎用;③不良反应以胃肠道反应为主,少数患者尚可发生皮疹等过敏反应。偶可发生过敏性休克,也可出现尿素氮、血清氨基转移酶、血清碱性磷酸酶一过性升高。

5.头孢唑林

(1)用法用量:静脉滴注或注射:一次 2g,一日 4 次。

(2)注意事项:①对头孢菌素过敏者及有青霉素过敏性休克或即刻反应史者禁用;②对青霉素过敏或过敏体质者慎用;③个别病人可出现暂时性血清氨基转移酶、碱性磷酸酶升高;④偶见药疹、嗜酸性粒细胞增高、药物热和白色念珠菌二重感染。

6.红霉素

(1)用法用量:静脉滴注:一次 0.5～1.0g,一日 2～3 次。

(2)注意事项:胃肠道反应多见,有腹泻、恶心、呕吐、中上腹痛、口舌疼痛、胃纳减退等,肝毒性少见,患者可有乏力、恶心、呕吐、腹痛、发热及肝功能异常,偶见黄疸等。过敏反应表现为药物热、皮疹、嗜酸性粒细胞增多等,偶有心律失常、口腔或阴道念珠菌感染。

7.罗红霉素

(1)用法用量:口服:一次 150mg,一日 2 次,餐前服。

(2)注意事项:①对本品、红霉素或其他大环内酯类药物过敏者禁用;②孕妇及哺乳期妇女慎用;③主要不良反应为胃肠道反应,但发生率明显低于红霉素。偶见皮疹、皮肤瘙痒、头晕、头痛、肝功能异常、外周血细胞下降等。

8.甲硝唑

(1)用法用量:口服:一日 0.6～1.2g,分 3 次服,7～10 日为 1 个疗程。静脉滴注:首次 15mg/kg,维持量 7.5mg/kg,每 6～8 小时静脉滴注 1 次。

(2)注意事项:①有活动性中枢神经系统疾病和血液病者禁用,孕妇及哺乳期妇女禁用;②常见恶心、呕吐、食欲缺乏、腹部绞痛、头痛、眩晕,偶有感觉异常、肢体麻木、共济失调、多发性神经炎等,大剂量可致抽搐。少数病例发生荨麻疹、潮红、瘙痒、膀胱炎、排尿困难、口中金属味及白细胞减少等;③本品可抑制酒精代谢,用药期间应戒酒,饮酒后可能出现腹痛、呕吐、头痛等症状。

8.奥硝唑

用法用量:口服:一次 500mg,一日 2 次,早、晚各服一次。

十二、干槽症

【用药方法及注意事项】

1.复方磺胺甲噁唑

(1)用法用量:口服:一次 1～2 片,一日 2 次,首剂加倍。

(2)注意事项:①肝功能不全患者不宜使用;②过敏反应较为常见,可引起中性粒细胞减少或缺乏症、血小板减少症及再生障碍性贫血、溶血性贫血及血红蛋白尿。易出现结晶尿、血尿、蛋白尿、尿少、腰痛等。

2.联磺甲氧苄啶

用法用量:口服;一次2片,一日2次,首次剂量加倍。

3.青霉素

(1)用法用量:肌内注射:一日80万~320万U,静脉滴注:成年人一日240万~2000万U,分为4~6次给予。

(2)注意事项:①有青霉素类药物过敏史或青霉素皮肤试验阳性患者禁用;②过敏反应较常见,偶见过敏性休克,一旦发生,必须就地抢救,予以保持气道畅通、吸氧及给用肾上腺素、糖皮质激素等治疗措施;③青霉素水溶液在室温不稳定,因此应用本品须新鲜配制。

4.阿莫西林

(1)用法用量:口服:一次0.5g,一日3~4次。

(2)注意事项:①青霉素过敏及青霉素皮肤试验阳性患者禁用;②老年人和肾功能严重损害时可能须调整剂量;③孕妇应仅在确有必要时应用本品;④有恶心、呕吐、腹泻及假膜性肠炎等胃肠道反应及皮疹、药物热和哮喘等过敏反应。

5.青霉素V钾

(1)用法用量:口服:一次125~250mg,每6~8小时1次。

(2)注意事项:①孕妇慎用,哺乳期妇女慎用或用药期间暂停哺乳。老年患者应根据肾功能情况调整用药剂量;②常见恶心、呕吐、上腹部不适、腹泻等胃肠道反应及黑毛舌。可致过敏反应和二重感染。

6.甲硝唑

(1)用法用量:含漱:浓度0.5%含漱液,一次10~20ml,先含30秒再漱口,一日3~4次,一周为1个疗程。口腔黏附:口颊片,一次5mg,一日3次。

(2)注意事项:①有活动性中枢神经系统疾病和血液病者禁用,孕妇及哺乳期妇女禁用;②常见恶心、呕吐、食欲缺乏、腹部绞痛、头痛、眩晕,偶有感觉异常、肢体麻木、共济失调、多发性神经炎等,大剂量可致抽搐。少数病例发生荨麻疹、潮红、瘙痒、膀胱炎、排尿困难、口中金属味及白细胞减少等;③本品可抑制酒精代谢,用药期间应戒酒,饮酒后可能出现腹痛、呕吐、头痛等症状。

十三、颌面部疖痈

【用药方法及注意事项】

1.青霉素

(1)用法用量:肌内注射:一日80万~320万U;静脉滴注:成年人一日240万~2000万U,分为4~6次给予。

(2)注意事项:①有青霉素类药物过敏史或青霉素皮肤试验阳性患者禁用;②过敏反应较常见,偶见过敏性休克,一旦发生,必须就地抢救,予以保持气道畅通、吸氧及给用肾上腺素、糖皮质激素等治疗措施;③青霉素水溶液在室温不稳定,因此应用本品须新鲜配制。

2.阿莫西林

(1)用法用量:口服:一次0.5g,一日3~4次。

(2)注意事项:①青霉素过敏及青霉素皮肤试验阳性患者禁用;②孕妇应仅在确有必要时应用本品;③有恶心、呕吐、腹泻及假膜性肠炎等胃肠道反应及皮疹、药物热和哮喘等过敏反应。老年人和肾功能严重损害时可能须调整剂量。

3.苯唑西林

用法用量:肌内注射或静脉滴注:一次 0.5～1.0g,每 4～6 小时 1 次,病情严重者剂量可增加。

4.头孢唑林

(1)用法用量:静脉滴注或肌内注射:一次 0.5～1g,一日 2～4 次,严重感染可增加至一日 6g,分 2～4 次静脉给予。

(2)注意事项:①对头孢菌素过敏者及有青霉素过敏性休克或即刻反应史者禁用;②对青霉素过敏或过敏体质者慎用;③个别病人可出现暂时性血清氨基转移酶、碱性磷酸酶升高;④偶见药疹、嗜酸性粒细胞增高、药物热和白色念珠菌二重感染。

5.头孢氨苄

(1)用法用量:口服:一次 250～500mg,一日 4 次,最高剂量一日 4g。

(2)注意事项:①对头孢菌素过敏者及有青霉素过敏性休克或即刻反应史者禁用;②有胃肠道疾病史的患者,尤其有溃疡性结肠炎、局限性肠炎或抗菌药物相关性结肠炎者以及肾功能减退者应慎用;③常见恶心、呕吐、腹泻和腹部不适、皮疹、药物热等、头晕、复视、耳鸣、抽搐等不良反应;④偶可出现一过性肾损害、偶有患者出现血清氨基转移酶升高、Coombs 试验阳性。溶血性贫血罕见。

6.头孢呋辛

(1)用法用量:肌内注射、静脉注射或静脉滴注:一般或中度感染,一次 0.75g,一日 3 次;重症感染,剂量加倍,一次 1.5g,一日 3 次,静脉滴注 20～30 分钟。

(2)注意事项:①对本品及头孢菌素类抗生素过敏者禁用;②对青霉素过敏、妊娠早期慎用,哺乳期妇女应权衡利弊后使用;③有胃肠道疾病史者,特别是溃疡性结肠炎、局限性肠炎或抗生素相关性结肠炎(头孢菌素类很少产生假膜性结肠炎)者,和有肾功能减退者应慎用;④偶见皮疹及血清氨基转移酶升高,停药后消失;⑤肌内注射时,注射部位会有暂时的疼痛,剂量较大时尤其如此。

7.红霉素

(1)用法用量:静脉滴注:一次 0.5～1.0g,一日 2～3 次。

(2)注意事项:①对本品及其他大环内酯类药物过敏者禁用;②胃肠道反应多见,有腹泻、恶心、呕吐、中上腹痛、口舌疼痛、胃纳减退等。少数患者可有乏力、恶心、呕吐、腹痛、发热及肝功能异常,偶见黄疸等;③过敏反应表现为药物热、皮疹、嗜酸性粒细胞增多等,偶有心律失常,口腔或阴道念珠菌感染。

8.阿米卡星

(1)用法用量:肌内注射或静脉滴注:每 12 小时 7.5mg/kg,或每 24 小时 15mg/kg。一日不超过 1.5g,1 个疗程不超过 10 日。

(2)注意事项:①过敏者禁用;②妊娠、失水、重症肌无力、帕金森病、肾功能损害者慎用,需进行血药浓度监测;③有一定耳毒性和肾毒性;④不能与肌松药同时应用,不能做静脉推注。

十四、急性化脓性腮腺炎

【用药方法及注意事项】

1.青霉素

(1)用法用量:肌内注射:一日 80 万～320 万 U,分为 2～4 次给予;静脉滴注:成年人一日 240 万～

2000万U,分为4~6次给予。

(2)注意事项：①有青霉素类药物过敏史或青霉素皮肤试验阳性患者禁用；②过敏反应较常见，偶见过敏性休克，一旦发生，必须就地抢救，予以保持气道畅通、吸氧及给用肾上腺素、糖皮质激素等治疗措施；③青霉素水溶液在室温不稳定，因此应用本品须新鲜配制。

2.氨苄西林

(1)用法用量：口服：一次0.25~0.75g，一日4次。空腹给药；静脉滴注：一日4~8g，分2~4次给药。重症感染患者一日剂量可以增加至12g，一日最高剂量为14g。

(2)注意事项：①有青霉素类药物过敏史或青霉素皮肤试验阳性患者禁用；②孕妇应仅在确有必要时使用本品，哺乳期妇女用药时宜暂停哺乳；③过敏反应较常见，偶见过敏性休克，一旦发生，必须就地抢救，予以保持气道畅通、吸氧及给予肾上腺素、糖皮质激素等治疗措施；④偶见粒细胞和血小板减少。

3.阿莫西林

(1)用法用量：口服：一日2~4g，分3~4次给药。

(2)注意事项：①青霉素过敏患者禁用；②哮喘、花粉症等过敏性疾病、老年人和肾功能严重损害时慎用；③孕妇应仅在确有必要时应用本品。乳汁中可分泌少量阿莫西林，乳母服用后可能导致婴儿过敏；④常见恶心、呕吐、腹泻及假膜性肠炎等胃肠道反应，皮疹、药物热和哮喘等过敏反应。

4.苯唑西林

(1)用法用量：静脉滴注或注射：一次2g，一日6次(4小时1次)给药。

(2)注意事项：①有青霉素类药物过敏史或青霉素皮肤试验阳性患者禁用；②有哮喘、湿疹、花粉症、荨麻疹等过敏性疾病及肝病患者慎用；③孕妇应仅在确有必要时使用，哺乳期妇女用药时宜暂停哺乳；④本品毒性很低，少数可见皮疹、药物热等过敏反应；偶有呕吐、腹泻等胃肠道反应，但不影响继续治疗；极个别出现转氨酶升高，停药后可消失。

5.头孢氨苄

(1)用法用量：口服：一次250~500mg，一日4次，最高剂量一日4g。

(2)注意事项：①对头孢菌素过敏者及有青霉素过敏性休克或即刻反应史者禁用；②有胃肠道疾病史的患者，尤其有溃疡性结肠炎、局限性肠炎或抗菌药物相关性结肠炎者以及肾功能减退者应慎用；③常见恶心、呕吐、腹泻和腹部不适、皮疹、药物热、头晕、复视、耳鸣、抽搐等不良反应；④偶可出现一过性肾损害、偶有患者出现血清氨基转移酶升高、Coombs试验阳性。溶血性贫血罕见。

6.头孢唑林

(1)用法用量：静脉滴注或注射：一次2g，一日4次。

(2)注意事项：①对头孢菌素过敏者及有青霉素过敏性休克或即刻反应史者禁用；②对青霉素过敏或过敏体质者慎用；③个别病人可出现暂时性血清氨基转移酶、碱性磷酸酶升高；④偶见药疹、嗜酸性粒细胞增高、药物热和白色念珠菌二重感染。

7.头孢呋辛

(1)用法用量：肌内注射、静脉注射或静脉滴注：一般或中度感染，一次0.75g，一日3次；重症感染，剂量加倍，一次1.5g，一日3次，静脉滴注20~30分钟。

(2)注意事项：①对本品及头孢菌素类抗生素过敏者禁用；②对青霉素过敏、妊娠早期慎用，哺乳期妇女应权衡利弊后使用；③有胃肠道疾病史者，特别是溃疡性结肠炎、局限性肠炎或抗生素相关性结肠炎(头孢菌素类很少产生假膜性结肠炎)者，和有肾功能减退者应慎用；④偶见皮疹及血清氨基转移酶升高，停药后消失;⑤肌内注射时,注射部位会有暂时的疼痛,剂量较大时尤其如此。

8.万古霉素

(1)用法用量:静脉滴注:一日2g,分2～4次静脉滴注,每次静脉滴注在60分钟以上,可根据年龄、体重、症状适量增减。老年人减半量。

(2)注意事项:①对本品过敏、肾功能不全者禁用;②妊娠期患者避免应用本品,哺乳期妇女、老年患者慎用;③少见休克、过敏样症状,急性肾功能不全、间质性肾炎,多种血细胞减少、无粒细胞血症、血小板减少,皮肤黏膜综合征、中毒性表皮坏死症、脱落性皮炎,第8对脑神经损伤(眩晕、耳鸣、听力低下),假膜性大肠炎,肝功能损害、黄疸;④可致严重的耳毒性和肾毒性,大剂量和长时间应用时尤宜发生;⑤本品不可肌内注射,也不宜静脉推注,静脉滴注速度不宜过快,每次滴注时间宜在1小时以上。

9.去甲万古霉素

用法用量:静脉滴注:一日0.8～1.6g(80万～160万U),分2～3次静滴。

十五、急性颌下腺炎

【用药方法及注意事项】

1.青霉素

(1)用法用量:肌内注射:一日80万～320万U,分为2～4次给予;静脉滴注:成年人一日240万～2000万U,分为4～6次给予。

(2)注意事项:①有青霉素类药物过敏史或青霉素皮肤试验阳性患者禁用;②过敏反应较常见,偶见过敏性休克,一旦发生,必须就地抢救,予以保持气道畅通、吸氧及给用肾上腺素、糖皮质激素等治疗措施;③青霉素水溶液在室温不稳定,因此应用本品须新鲜配制。

2.氨苄西林

(1)用法用量:口服:一次0.25～0.75g,一日4次。空腹给药;静脉滴注:一日4～8g,分2～4次给药。重症感染患者一日剂量可以增加至12g,一日最高剂量为14g。

(2)注意事项:①有青霉素类药物过敏史或青霉素皮肤试验阳性患者禁用;②孕妇应仅在确有必要时使用本品,哺乳期妇女用药时宜暂停哺乳;③过敏反应较常见,偶见过敏性休克,一旦发生,必须就地抢救,予以保持气道畅通、吸氧及给用肾上腺素、糖皮质激素等治疗措施;④偶见粒细胞和血小板减少。

3.阿莫西林

(1)用法用量:口服:一日2～4g,分3～4次给药。

(2)注意事项:①青霉素过敏患者禁用;②哮喘、花粉症等过敏性疾病、老年人和肾功能严重损害时慎用;③孕妇应仅在确有必要时应用本品。乳汁中可分泌少量阿莫西林,乳母服用后可能导致婴儿过敏;④常见恶心、呕吐、腹泻及假膜性肠炎等胃肠道反应,皮疹、药物热和哮喘等过敏反应。

4.头孢氨苄

(1)用法用量:口服:一次250～500mg,一日4次,最高剂量一日4g。

(2)注意事项:①对头孢菌素过敏者及有青霉素过敏性休克或即刻反应史者禁用;②有胃肠道疾病史的患者,尤其有溃疡性结肠炎、局限性肠炎或抗菌药物相关性结肠炎者以及肾功能减退者应慎用;③常见恶心、呕吐、腹泻和腹部不适、皮疹、药物热、头晕、复视、耳鸣、抽搐等不良反应;④偶可出现一过性肾损害、偶有患者出现血清氨基转移酶升高、Coombs试验阳性。溶血性贫血罕见。

5.头孢唑林

(1)用法用量:静脉滴注或注射:一次2g,一日4次。

(2)注意事项:①对头孢菌素过敏者及有青霉素过敏性休克或即刻反应史者禁用;②对青霉素过敏或过敏体质者慎用;③个别病人可出现暂时性血清氨基转移酶、碱性磷酸酶升高;④偶见药疹、嗜酸性粒细胞增高、药物热和白色念珠菌二重感染。

6.头孢羟氨苄

(1)用法用量:口服:一日1～2g,分2次服用。

(2)注意事项:①对有头孢菌素类药物过敏史者和有青霉素过敏性休克史者或即刻反应史者禁用;②有胃肠道疾病史的患者,尤其有溃疡性结肠炎、局限性肠炎或抗菌药物相关性结肠炎者以及有肾功能减退者慎用;③本品不良反应以恶心、上腹部不适等胃肠道反应为主,少数患者尚可发生皮疹等过敏反应。偶可发生过敏性休克,也可出现尿素氮、血清氨基转移酶、血清碱性磷酸酶一过性升高。

7.头孢呋辛

(1)用法用量:肌内注射、静脉注射或静脉滴注:一般或中度感染,一次0.75g,一日3次;重症感染,剂量加倍,一次1.5g,一日3次,静脉滴注20～30分钟。

(2)注意事项:①对本品及头孢菌素类抗生素过敏者禁用;②对青霉素过敏、妊娠早期慎用,哺乳期妇女应权衡利弊后使用;③有胃肠道疾病史者,特别是溃疡性结肠炎、局限性肠炎或抗生素相关性结肠炎(头孢菌素类很少产生假膜性结肠炎)者,和有肾功能减退者应慎用;④偶见皮疹及血清氨基转移酶升高,停药后消失;⑤肌内注射时,注射部位会有暂时的疼痛,剂量较大时尤其如此。

十六、急性化脓性颞下颌关节炎

【用药方法及注意事项】

1.青霉素

(1)用法用量:肌内注射:一日80万～320万U,分为2～4次给予;静脉滴注:成年人一日240万～2000万U,分为4～6次给予。

(2)注意事项:①有青霉素类药物过敏史或青霉素皮肤试验阳性患者禁用;②过敏反应较常见,偶见过敏性休克,一旦发生,必须就地抢救,予以保持气道畅通、吸氧及给用肾上腺素、糖皮质激素等治疗措施;③青霉素水溶液在室温不稳定,因此应用本品须新鲜配制。

2.氨苄西林

(1)用法用量:口服:一次0.25～0.75g,一日4次。空腹给药;静脉滴注:一日4～8g,分2～4次给药。重症感染患者一日剂量可以增加至12g,一日最高剂量为14g。

(2)注意事项:①有青霉素类药物过敏史或青霉素皮肤试验阳性患者禁用;②孕妇应仅在确有必要时使用本品,哺乳期妇女用药时宜暂停哺乳;③过敏反应较常见,偶见过敏性休克,一旦发生,必须就地抢救,予以保持气道畅通、吸氧及给用肾上腺素、糖皮质激素等治疗措施;④偶见粒细胞和血小板减少。

3.阿莫西林

(1)用法用量:口服:一日2～4g,分3～4次给药。

(2)注意事项:①青霉素过敏患者禁用;②哮喘、花粉症等过敏性疾病、老年人和肾功能严重损害时慎用;③孕妇应仅在确有必要时应用本品。乳汁中可分泌少量阿莫西林,乳母服用后可能导致婴儿过敏;

④常见恶心、呕吐、腹泻及假膜性肠炎等胃肠道反应,皮疹、药物热和哮喘等过敏反应。

4.苯唑西林

(1)用法用量:静脉滴注或注射:一次 2g,一日 6 次(4 小时 1 次)给药。

(2)注意事项:①有青霉素类药物过敏史或青霉素皮肤试验阳性患者禁用;②有哮喘、湿疹、花粉症、荨麻疹等过敏性疾病及肝病患者慎用;③孕妇应仅在确有必要时使用,哺乳期妇女用药时宜暂停哺乳;④本品毒性很低,少数可见皮疹、药物热等过敏反应;偶有呕吐、腹泻等胃肠道反应,但不影响继续治疗;极个别出现转氨酶升高,停药后可消失。

5.头孢氨苄

(1)用法用量:口服:一次 250～500mg,一日 4 次,最高剂量～日 4g。

(2)注意事项:①对头孢菌素过敏者及有青霉素过敏性休克或即刻反应史者禁用;②有胃肠道疾病史的患者,尤其有溃疡性结肠炎、局限性肠炎或抗菌药物相关性结肠炎者以及肾功能减退者应慎用;③常见恶心、呕吐、腹泻和腹部不适、皮疹、药物热、头晕、复视、耳鸣、抽搐等不良反应;④偶可出现一过性肾损害、偶有患者出现血清氨基转移酶升高、Coombs 试验阳性。溶血性贫血罕见。

6.头孢唑林

(1)静脉滴注或注射;～次 2g,一日 4 次。

(2)注意事项:①对头孢菌素过敏者及有青霉素过敏性休克或即刻反应史者禁用;②对青霉素过敏或过敏体质者慎用;③个别病人可出现暂时性血清氨基转移酶、碱性磷酸酶升高;⑤偶见药疹、嗜酸性粒细胞增高、药物热和白色念珠菌二重感染。

7.头孢呋辛

(1)用法用量:肌内注射、静脉注射或静脉滴注:～般或中度感染,～次 0.75g,一日 3 次;重症感染,剂量加倍,一次 1.5g,一日 3 次,静脉滴注 20～30 分钟。

(2)注意事项:①对本品及头孢菌素类抗生素过敏者禁用;②对青霉素过敏、妊娠早期慎用,哺乳期妇女应权衡利弊后使用;③有胃肠道疾病史者,特别是溃疡性结肠炎、局限性肠炎或抗生素相关性结肠炎(头孢菌素类很少产生假膜性结肠炎)者和有肾功能减退者应慎用;④偶见皮疹及血清氨基转移酶升高,停药后消失;⑤肌内注射时,注射部位会有暂时的疼痛,剂量较大时尤其如此。

8.头孢吡肟

(1)用法用量:静脉滴注:一次 1～2g,每 12 小时 1 次,1 个疗程 7～10 日。

(2)注意事项:①对本品及头孢菌素类抗生素过敏者禁用;②孕妇及哺乳期妇女慎用;对肾功能不全的患者,应根据肾功能调整本品剂量或给药间歇时间;③常见不良反应主要是腹泻,皮疹和注射局部反应。

9.万古霉素

(1)用法用量:静脉滴注:一日 2g,分 2～4 次静脉滴注,每次静脉滴注在 60 分钟以上,可根据年龄、体重、症状适量增减。老年人减半量。

(2)注意事项:①对本品过敏、肾功能不全者禁用;②妊娠期患者避免应用本品,哺乳期妇女、老年患者慎用;③少见休克、过敏样症状,急性肾功能不全、间质性肾炎,多种血细胞减少、无粒细胞血症、血小板减少,皮肤黏膜综合征、中毒性表皮坏死症、脱落性皮炎,第 8 对脑神经损伤(眩晕、耳鸣、听力低下),假膜性大肠炎,肝功能损害、黄疸;④可致严重的耳毒性和肾毒性,大剂量和长时间应用时尤宜发生;⑤本品不可肌内注射,也不宜静脉推注,静脉滴注速度不宜过快,每次滴注时间宜在 1 小时以上。

10.去甲万古霉素

用法用量:静脉滴注:一日 0.8～1.6g(80 万～160 万 U),分 2～3 次静脉滴注。

11.萘普生

(1)用法用量:口服:首次 0.5g,以后一次 0.25g,必要时每 6～8 小时 1 次。本品为对症治疗药,连续使用不得超过 5 日。

(2)注意事项:①胃及十二指肠活动性溃疡患者、孕妇、哺乳期妇女禁用;②过敏体质、60 岁以上、支气管哮喘、肝肾功能不全、凝血机制或血小板功能障碍(如血友病)者慎用;③可见恶心、呕吐、消化不良、便秘、胃不适、头晕、头痛、嗜睡、耳鸣、呼吸急促、呼吸困难、哮喘、皮肤瘙痒、下肢水肿、视物模糊或视力障碍、听力减退、腹泻、口腔刺激或痛感、心悸、多汗。

12.阿司匹林

(1)用法用量:口服:一次 0.3～0.6g,一日 3 次,必要时可每 4 小时 1 次。

(2)注意事项:①活动性溃疡病或其他原因引起的消化道出血禁用;②肝、肾功能不全者慎用;③较常见的不良反应有恶心、呕吐、上腹部不适或疼痛、可逆性耳鸣、听力下降、哮喘、荨麻疹、血管神经性水肿或休克等。

十七、急性化脓性颌骨骨髓炎

【用药方法及注意事项】

1.青霉素

(1)用法用量:肌内注射:一日 80 万～320 万 U,分为 2～4 次给予;静脉滴注:成年人一日 240 万～2000 万 U,分为 4～6 次给予。

(2)注意事项:①有青霉素类药物过敏史或青霉素皮肤试验阳性患者禁用;②过敏反应较常见,偶见过敏性休克,一旦发生,必须就地抢救,予以保持气道畅通、吸氧及给用肾上腺素、糖皮质激素等治疗措施;③青霉素水溶液在室温不稳定,因此应用本品须新鲜配制。

2.氨苄西林

(1)用法用量:口服:一次 0.25～0.75g,一日 4 次;空腹给药。静脉滴注:一日 4～8g,分 2～4 次给药。重症感染患者一日剂量可以增加至 12g,一日最高剂量为 14g。

(2)注意事项:①有青霉素类药物过敏史或青霉素皮肤试验阳性患者禁用;②孕妇应仅在确有必要时使用本品,哺乳期妇女用药时宜暂停哺乳;③过敏反应较常见,偶见过敏性休克,一旦发生,必须就地抢救,予以保持气道畅通、吸氧及给用肾上腺素、糖皮质激素等治疗措施;④偶见粒细胞和血小板减少。

3.阿莫西林

(1)用法用量:口服:一日 2～4g,分 3～4 次给药。

(2)注意事项:①青霉素过敏患者禁用;②哮喘、花粉症等过敏性疾病、老年人和肾功能严重损害时慎用;③孕妇应仅在确有必要时应用本品。乳汁中可分泌少量阿莫西林,乳母服用后可能导致婴儿过敏;④常见恶心、呕吐、腹泻及假膜性肠炎等胃肠道反应,皮疹、药物热和哮喘等过敏反应。

4.苯唑西林

(1)用法用量:静脉滴注或注射:一次 2g,一日 6 次(4 小时 1 次)给药。

(2)注意事项:①有青霉素类药物过敏史或青霉素皮肤试验阳性患者禁用;②有哮喘、湿疹、花粉症、荨麻疹等过敏性疾病及肝病患者慎用;③孕妇应仅在确有必要时使用,哺乳期妇女用药时宜暂停哺乳;④本品毒性很低,少数可见皮疹、药物热等过敏反应;偶有呕吐、腹泻等胃肠道反应,但不影响继续治疗;极个别出现转氨酶升高,停药后可消失。

5.头孢氨苄

(1)用法用量:口服:一次 250～500mg,一日 4 次,最高剂量一日 4g。

(2)注意事项:①对头孢菌素过敏者及有青霉素过敏性休克或即刻反应史者禁用;②有胃肠道疾病史的患者,尤其有溃疡性结肠炎、局限性肠炎或抗菌药物相关性结肠炎者以及肾功能减退者应慎用;③常见恶心、呕吐、腹泻和腹部不适、皮疹、药物热、头晕、复视、耳鸣、抽搐等不良反应;④偶可出现一过性肾损害、偶有患者出现血清氨基转移酶升高、Coombs 试验阳性。溶血性贫血罕见。

6.头孢唑林

(1)用法用量:静脉滴注或注射:一次 2g,一日 4 次。

(2)注意事项:①对头孢菌素过敏者及有青霉素过敏性休克或即刻反应史者禁用;②对青霉素过敏或过敏体质者慎用;③个别病人可出现暂时性血清氨基转移酶、碱性磷酸酶升高;④偶见药疹、嗜酸性粒细胞增高、药物热和白色念珠菌二重感染。

7.头孢呋辛

(1)用法用量:肌内注射、静脉注射或静脉滴注:一般或中度感染,一次 0.75g,一日 3 次;重症感染,剂量加倍,一次 1.5g,一日 3 次,静脉滴注 20～30 分钟。

(2)注意事项:①对本品及头孢菌素类抗生素过敏者禁用;②对青霉素过敏、妊娠早期慎用,哺乳期妇女应权衡利弊后使用;③有胃肠道疾病史者,特别是溃疡性结肠炎、局限性肠炎或抗生素相关性结肠炎(头孢菌素类很少产生伪膜性结肠炎)者,和有肾功能减退者应慎用;④偶见皮疹及血清氨基转移酶升高,停药后消失;⑤肌内注射时,注射部位会有暂时的疼痛,剂量较大时尤其如此。

8.头孢吡肟

(1)用法用量:静脉滴注:一次 1～2g,每 12 小时 1 次,1 个疗程 7～10 日。

(2)注意事项:①对本品及头孢菌素类抗生素过敏者禁用;②孕妇及哺乳期妇女慎用;对肾功能不全的患者,应根据肾功能调整本品剂量或给药间歇时间;③常见不良反应主要是腹泻,皮疹和注射局部反应。

9.万古霉素

(1)用法用量:静脉滴注:一日 2g,分 2～4 次静滴,每次静滴在 60 分钟以上,可根据年龄、体重、症状适量增减。老年人减半量。

(2)注意事项:①对本品过敏、肾功能不全者禁用;②妊娠期患者避免应用本品,哺乳期妇女、老年患者慎用;③少见休克、过敏样症状,急性肾功能不全、间质性肾炎,多种血细胞减少、无粒细胞血症、血小板减少,皮肤黏膜综合征、中毒性表皮坏死症、脱落性皮炎,第 8 对脑神经损伤(眩晕、耳鸣、听力低下),假膜性大肠炎,肝功能损害、黄疸;④可致严重的耳毒性和肾毒性,大剂量和长时间应用时尤宜发生;⑤本品不可肌内注射,也不宜静脉推注,静脉滴注速度不宜过快,每次滴注时间宜在 1 小时以上。

10.去甲万古霉素

用法用量:静脉滴注:一日 0.8～1.6g(80 万～160 万 U),分 2～3 次静脉滴注。

(王子薇)

参考文献

1.周曾同.口腔内科学.北京:世界图书出版社,2012

2.攀明文.2015口腔医学新进展.北京:人民卫生出版社,2015

3.胡德渝.预防口腔医学-基本方法与技术.北京:世界图书出版社,2008

4.杜晓岩.口腔医学美学.北京:人民卫生出版社,2012

5.章魁华.实验口腔医学.北京:人民卫生出版社,2009

6.石冰.口腔医学实验学.北京:科学技术文献出版社,2010

7.刘红宝,陶天庆,黄琦主.实用口腔诊疗学.南昌:江西科学技术出版社,2010

8.白丁,赵志河.口腔正畸策略、控制与技巧.北京:人民卫生出版社,2015

9.陈扬熙.口腔正畸学-基础、技术与临床.北京:人民卫生出版社,2012

10.胡开进.口腔外科门诊手术操作规范.北京:人民卫生出版社,2013

11.(美)普若费特.当代口腔正畸学(第五版).北京:人民卫生出版社,2015

12.张志勇.口腔颌面种植修复学.上海:上海兴界图书出版社,2009

13.胡勤刚.口腔内科医师手册.合肥:安徽科学技术出版社,2008

14.李晓菁.口腔医学临床前技能培训.北京:人民卫生出版社,2013

15.韩科,王兴.口腔治疗计划与决策.北京:人民军医出版社,2012

16.邱蔚六.口腔颌面-头颈外科手术学.安徽:安徽科学技术出版社,2015

17.朱智敏.口腔修复临床实用新技术.北京:人民卫生出版社,2014

18.韩科.美容口腔医学.北京:人民卫生出版社,2010

19.郑家伟.口腔颌面外科学精要.上海:上海科学技术出版社,2014

20.胡砚平,万前程.口腔颌面外科学.北京:人民卫生出版社,2015

21.麻健丰,郑宝玉.牙周病与口腔种植临床诊治要点.北京:人民卫生出版社,2015

22.苟建重.口腔内科学.西安:西安交通大学出版社,2011

23.王翰章,郑谦.口腔颌面外科学.北京:科学技术文献出版社,2010

24.宫苹,梁星.陈安玉口腔种植学.北京:科学技术文献出版社,2011

25.张志勇.口腔颌面种植修复学.北京:世界图书出版社,2009

26.陈永进.口腔全科医师临床操作手册.北京:人民卫生出版社,2012

27.艾红军.口腔修复.辽宁:辽宁科学技术出版社,2009

28.姬爱平.口腔急诊常见疾病诊疗手册.北京:北京大学医学出版社,2013

29.于海洋,胡荣党.口腔医学美学.北京,人民卫生出版社,2015

30.潘可风.口腔医学美学.北京:人民卫生出版社,2009

31.陈卫民.口腔疾病诊疗指南.北京:科学出版社,2015

32.胡静.正颌外科学.北京:人民卫生出版社,2010

33.沈国芳,房兵.正颌外科学.浙江:浙江科学技术出版社,2012

34.李祖兵.口腔颌面创伤外科学.北京:人民卫生出版社,2011

35.张大华,张衍蓉,安伟,杨艳霞,高利敏,刘虎,翟媛媛,杨玉,梁园园.儿童口腔疾病综合干预的实践.口腔疾病防治,2016,09:549-553.

36.吉祖芬.不同根管充填程度治疗牙体牙髓的疗效比较.中国现代药物应用,2016,01:97-98.

37.张晓燕,邵永新.口腔种植修复牙列缺损的美学观察和疗效分析.世界最新医学信息文摘,2016,49:252+254.

38.李星.口腔种植牙修复牙列缺隙的临床应用效果体会.中国继续医学教育,2016,18:136-137.

39.陈亚琼.微型种植体支抗在口腔正畸临床中的应用分析.全科口腔医学电子杂志,2016,02:89-90.

40.陈士景.正畸治疗在口腔修复中的临床应用.中国卫生标准管理,2016,02:40-41.

41.李晓婷.口腔进口种植体治疗牙列缺损的临床价值分析.全科口腔医学电子杂志,2016,01:35+37.

42.于丰华.正畸治疗在口腔修复中的临床应用.全科口腔医学电子杂志,2016,01:48-49.

43.魏兆海.口腔修复中正畸治疗的疗效.全科口腔医学电子杂志,2016,01:75+77.

44.柳晓莉.口腔疾病患者进行口腔修复治疗的临床意义探究.全科口腔医学电子杂志,2016,01:114-115.

45.张君琦,韩锋.牙体牙髓病患者的临床特征与治疗方法研究.全科口腔医学电子杂志,2016,01:119-120.